世界影像学名著系列

骨骼肌肉系统影像解剖学

IMAGING ANATOMY: MUSCULOSKELETAL

下 肢 卷

（第 2 版）

原　著　B.J. Manaster　Julia Crim

主　译　徐文坚　白荣杰

副主译　聂　佩　钱占华　詹惠荔　田少奇　董　诚　陈海松

秘　书　张　月

北京大学医学出版社

GUGE JIROU XITONG YINGXIANG JIEPOUXUE (DI 2 BAN)　XIAZHIJUAN

图书在版编目（CIP）数据

骨骼肌肉系统影像解剖学：第 2 版．下肢卷 /（美）B.J. 马纳斯特（B.J. Manaster），（美）朱莉娅·克里姆（Julia Crim）原著；徐文坚，白荣杰主译．— 北京：北京大学医学出版社，2023.5

书名原文：IMAGING ANATOMY: MUSCULOSKELETAL SECOND EDITION

ISBN 978-7-5659-2801-7

Ⅰ. ①骨…　Ⅱ. ①B…　②朱…　③徐…　④白…　Ⅲ. ①肌肉骨骼系统–影像诊断–人体解剖学　Ⅳ. ①R680.4

中国版本图书馆 CIP 数据核字（2023）第 006620 号

北京市版权局著作权合同登记号：图字：01-2022-5818

Elsevier (Singapore) Pte Ltd.
3 Killiney Road, #08-01 Winsland House I, Singapore 239519
Tel: (65) 6349-0200; Fax: (65) 6733-1817

IMAGING ANATOMY: MUSCULOSKELETAL, SECOND EDITION

ISBN-13：978-0-323-37756-0

《骨骼肌肉系统影像解剖学》（第 2 版）下肢卷（徐文坚　白荣杰 主译）
ISBN：978-7-5659-2801-7

骨骼肌肉系统影像解剖学（第 2 版）　下肢卷

主　　译： 徐文坚　白荣杰
出版发行： 北京大学医学出版社
地　　址：（100191）北京市海淀区学院路 38 号　北京大学医学部院内
电　　话： 发行部 010-82802230；图书邮购 010-82802495
网　　址： http: //www.pumpress.com.cn
E-mail： booksale@bjmu.edu.cn
印　　刷： 北京金康利印刷有限公司
经　　销： 新华书店
责任编辑： 冯智勇　**责任校对：** 靳新强　**责任印制：** 李　啸
开　　本： 889 mm × 1194 mm　1/16　**印张：** 41.75　**字数：** 1690 千字
版　　次： 2023 年 5 月第 1 版　2023 年 5 月第 1 次印刷
书　　号： ISBN 978-7-5659-2801-7
定　　价： 398.00 元

译者名单

主译

徐文坚　青岛大学附属医院

白荣杰　北京积水潭医院

副主译

聂　佩　青岛大学附属医院

詹惠荔　北京积水潭医院

董　诚　青岛大学附属医院

钱占华　北京积水潭医院

田少奇　青岛大学附属医院

陈海松　青岛大学附属医院

译者（按姓名汉语拼音排序）

曹宇鹏　北京积水潭医院

房亚军　青岛大学附属医院

和　福　济南市人民医院

胡尊英　青岛大学附属医院

闵繁懿　青岛大学附属医院

王金娥　北京积水潭医院

颜瑞馨　青岛大学附属医院

张　弛　青岛大学附属医院

张　恒　北京积水潭医院

张　月　青岛大学附属医院

段崇峰　青岛大学附属医院

冯　硕　青岛大学附属医院

胡　川　青岛大学附属医院

吕　喆　北京积水潭医院

邵川洋　青岛大学附属医院

王玉坚　青岛大学附属医院

游婷婷　青岛大学附属医院

张国平　陕西省人民医院

张　伟　北京积水潭医院

秘书：张　月（兼）

原 著 者

主编:

B.J. Manaster, MD, PhD, FACR
Emeritus Professor
Department of Radiology
University of Utah School of Medicine
Salt Lake City, Utah

Julia Crim, MD
Chief of Musculoskeletal Radiology
Department of Radiology
University of Missouri
Columbia, Missouri

编者:

Catherine C. Roberts, MD
Professor of Radiology
Mayo Clinic
Scottsdale, Arizona

Theodore T. Miller, MD, FACR
Chief, Division of Ultrasound
Hospital for Special Surgery
Professor of Radiology
Weill Medical College of Cornell University
New York, New York

Cheryl Petersilge, MD, MBA
Clinical Professor of Radiology
Cleveland Clinic Lerner College of Medicine
Case Western Reserve University
Cleveland, Ohio

William B. Morrison, MD
Professor of Radiology
Director, Division of Musculoskeletal Imaging and Intervention
Department of Radiology
Thomas Jefferson University Hospital
Philadelphia, Pennsylvania

Carol L. Andrews, MD
Associate Professor
Division Chief, Musculoskeletal Radiology
University of Pittsburgh Medical Center
Pittsburgh, Pennsylvania

Jeffrey W. Grossman,MD
Owner/Manager
Bonehead Radiology, PLLC
Eagle, Idaho

Zehava Sadka Rosenberg, MD
Professor of Radiology and Orthopedic Surgery
NYU School of Medicine
NYU Langone Medical Center
New York, New York
New York, New York

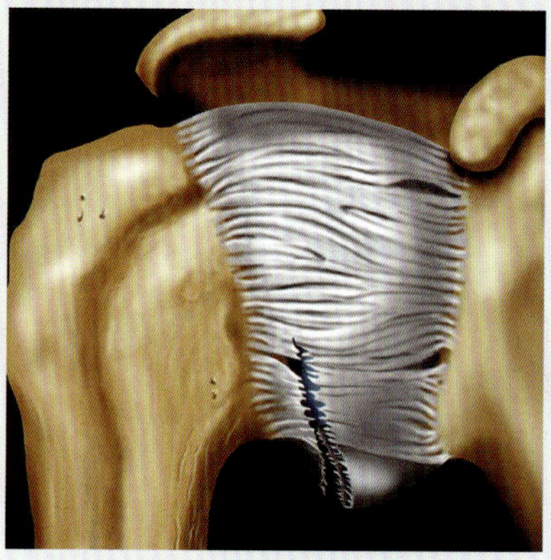

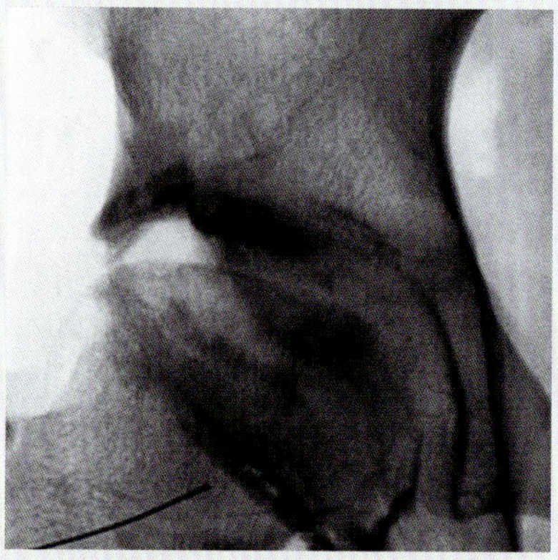

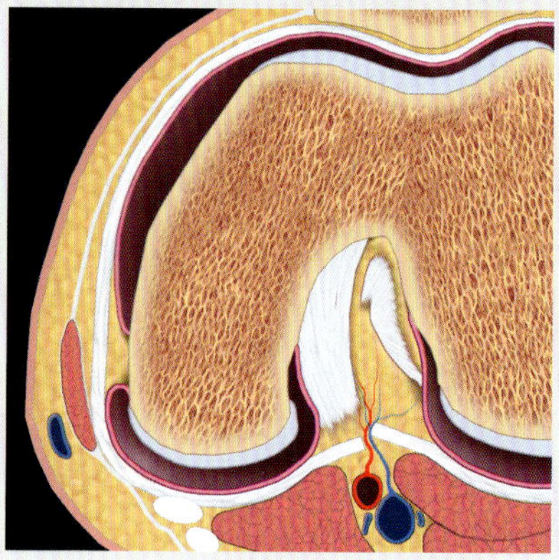

译者前言

医学影像学发展至今已历经百余年时间，从以二维宏观 X 线成像为主的传统放射学，逐步发展成为包含 CT、MR、超声、SPECT、PET-CT 及 PET-MR 等多种以断层成像为主要方式的现代医学影像学。医学影像学已经由二维成像发展到三维甚至四维成像，由宏观解剖结构成像发展到微观如细胞、亚细胞甚至分子水平成像，由静态成像发展到动态成像，进入了全方位精准显示人体内部结构和功能的精准医学时代。无论哪一种成像方式，解剖学尤其是断层解剖学都是医学成像的基础和医师分析与解读图像的基础。人体骨骼肌肉系统器官众多，结构复杂，形态各异，给图像分析与解读、诊断与鉴别诊断造成较大困难，掌握影像解剖学知识对提高医师认识和解读图像技能必不可少。

一次偶然的机会，北京大学医学出版社冯智勇总编向我们推荐了 *IMAGING ANATOMY：MUSCULOSKELETAL*（第 2 版）并咨询是否可译成中文供国内读者使用。翻阅后，我们被本书的设计、结构、内容和表述方式所吸引。本书由美国犹他大学医学院 B.J. Manaster 教授和密苏里大学医院 Julia Crim 教授联合美国多家大学及医院的专家们共同编著而成，详细展示了上、下肢常用的横轴位、冠状位和矢状位断层图像，几乎每幅图像都同时配有精心绘制的成像方位和层面示意图；对于特殊部位或重要的解剖结构，如骨骼、关节、肌肉、韧带、血管及神经等，作者还绘制了大量精美易懂的大体解剖和断层解剖示意图，并与影像对照，更加通俗易懂；全书还介绍了四肢常见部位的 X 线解剖，甚至包括常用的关节造影解剖；每个章节还配以条目式、简练的文字描述，便于读者整体理解、归纳、总结和记忆。同时，作者在每一个章节内还指出一些容易导致诊断错误的注意事项，对临床避免误诊极具价值，非常精彩。

纵观本书，与既往诸多相关影像断层解剖和图谱类参考书有诸多的不同，其独有的表述特色、精美的原创示意图、翔实而又简练的条目式文字描述，使本书易看、易懂、易记，方便读者置于案头随时阅读与参考使用。

好书岂能错过。我们遂欣然答应北京大学医学出版社的邀请翻译本书，希望能为国内读者提供一本真正有价值的工具书。由于原书厚达 1100 余页，携带、阅读均不方便，按照出版社的建议，将本书分为上肢和下肢两卷出版。本册为下肢卷，主要以青岛大学附属医院和北京积水潭医院的翻译团队为主，联合其他医院中青年专家完成。本书基本采用“原页原位”的翻译方式，以求最大程度地保留英文原著的风格。书中插图引线注释采用中英文对照方式，便于读者了解和学习相应结构的英语名称。

衷心感谢所有译者的参与，并在短时间内完成了本书的翻译工作。感谢北京大学医学出版社对我们翻译团队的信任。由于翻译时间较短，加之水平有限，译文中难免有不足之处，还望同道们不吝指正！

徐文坚　白荣杰

致　谢

文字编辑

Dave L. Chance, MA, ELS
Arthur G. Gelsinger, MA
Nina I. Bennett, BA
Sarah J. Connor, BA
Tricia L. Cannon, BA
Terry W. Ferrell, MS

图片编辑

Jeffey J. Marmorstone, BS
Lisa A. M. Steadman, BS

医学编辑

Megan K. Mills, MD

绘图

Richard Coombs, MS
Lane R. Bennion, MS
Laura C. Sesto, MA

艺术指导和设计

Tom M. Olson, BA
Laura C. Sesto, MA

责任编辑

Rebecca L. Hutchinson, BA
Lisa A. Gervais, BS

产品协调

Angela M.G. Terry, BA
Rebecca L. Hutchinson, BA

原著前言

《骨骼肌肉系统影像解剖学》第 2 版除了保留第 1 版广受欢迎的特征外，在三个成像方位图像中对骨与关节的结构进行了广泛标注，同时对冠状位和横轴位图像的左、右侧也分别进行了标注。解剖学描述部分特别关注具有临床意义的问题和事项。这些内容是本版的更新之处，我们相信这些更新将使得本书内容更加完整，更易于使用。

在新版本中，章节构架更加统一。每个解剖区域的概述部分均包含文字内容，并附有彩色解剖插图。概述之后是放射解剖、关节造影解剖和 MR 解剖图谱。在 MR 解剖图谱中，定位像的图像更大，更容易相互参照。之后的其他章节则对特殊、困难的解剖或功能区域，包括髋关节、手、拇指、踝关节和足部等进行了描述。

本书还详细描述了标准的扫描基线、角度和相关测量知识，以便于放射科医生进行影像检查和参考正常值。此外，还增加了正常变异、影像学注意事项等内容。在本版编写过程中也发现并改正了第 1 版中的一些标注错误。

我们希望并期待读者和同道们能够发现本版内容的改进，也期待本书对读者的工作有所帮助。

B.J. Manaster, MD, PhD, FACR
Emeritus Professor
Department of Radiology
University of Utah School of Medicine
Salt Lake City, Utah

Julia Crim, MD
Chief of Musculoskeletal Radiology
Department of Radiology
University of Missouri
Columbia, Missouri

献　词

谨以此书献给多年来和我们并肩工作的住院医师和专科医师们，很高兴能成为你们的老师和朋友。在编写《骨骼肌肉系统影像解剖学》第2版期间，针对你们提出的许多解剖学问题，我们力求能做出清晰的回答。希望你们以及所有学习骨骼肌肉系统影像解剖的学者们都能从中获益。

B.J. Manaster, MD, PhD, FACR
Julia Crim, MD

目 录

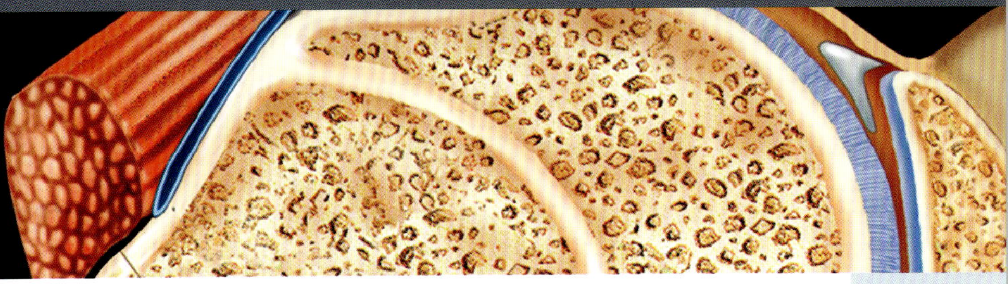

译者说明

本书所有插图的引线注释均采用中英文对照形式，由于部分英语注释内容过多，为了节省版面，突出中文翻译，将部分常见的英语名词缩写为通用的缩略语模式，包括下列名称：

1. muscle 缩写为 m.
2. tendon 缩写为 t.
3. ligament 缩写为 lig.
4. nerve 缩写为 n.
5. artery 缩写为 a.
6. vein 缩写为 v.
7. and 缩写为 &

第一章　骨盆和髋部

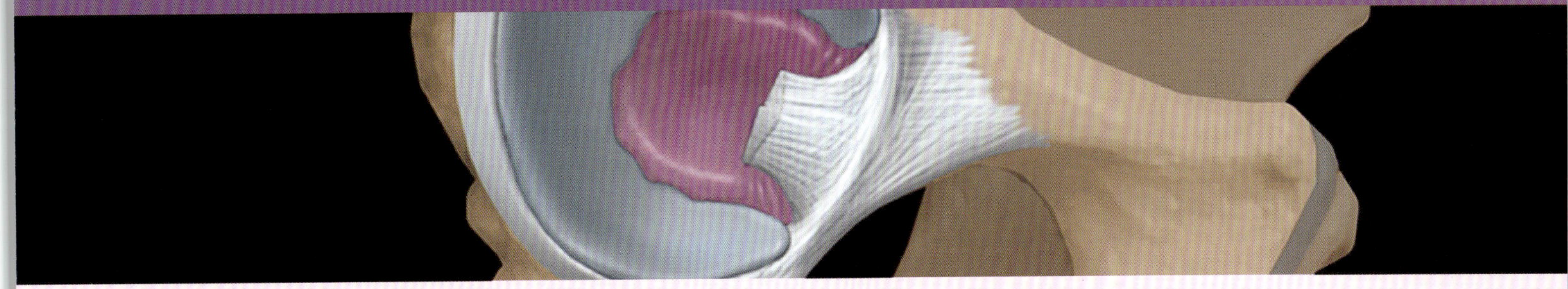

1. 骨盆概述

大体解剖

骨盆解剖基本概念

- 骨盆环由骶骨、尾骨、髋骨组成
  - 关节：腰骶关节、骶尾关节、骶髂关节、耻骨联合
- 将身体的重量传递到下肢，并吸收下肢的应力
- 骨盆和下肢之间的解剖界线
  - 骨盆骨 / 骶骨 / 尾骨外表面、髂嵴、腹股沟韧带、耻骨联合、坐骨耻骨支、坐骨结节、骶结节韧带
- 向前倾斜
  - 骨盆入口与水平面呈 50°
  - 髂前上棘（ASIS）及耻骨前上方沿着同一纵轴方向
- 髋臼朝向内下方
  - 髋臼切迹向下开口
- 髋骨：坐骨、髂骨、耻骨
  - 关节：球窝关节
- **大骨盆（假骨盆）和小骨盆（真骨盆）**
  - 大骨盆：腹腔的一部分
  - 小骨盆：骨盆入口和骨盆出口之间
  - **骨盆入口**：真假骨盆界线，骶岬、骶翼、**髂耻线**（髂骨弓状线、耻骨梳、耻骨嵴）
  - **骨盆出口**：耻骨弓、坐骨结节、骶结节韧带、尾骨尖
- **闭孔**：由闭孔膜覆盖
  - 界限：耻骨、坐骨、耻骨上支及坐骨耻骨支
  - 减轻骨盆重量
  - **闭膜管**：有闭孔血管和神经通过闭孔膜

骨骼

- **骶骨**
  - 三角形，前凹、后凸
  - 由 5 个椎体融合而成
    - 移行腰骶椎常见
    - 第一尾骨常与骶骨融合
  - 4 个嵴状隆起和 4 个骶前（腹）神经孔
    - 嵴状残存的椎间盘
  - **骶骨翼**：位于侧面
  - 椎板后部融合，覆盖椎管至 S4 水平
  - **腰骶角**：130°~160°
  - **骶正中嵴**：S1~S3，± S4 节段棘突的融合
  - **骶管裂孔**：S3 或 S4 节段以下椎管后方覆盖部分的背侧缺损
    - 用作尾侧硬膜外麻醉的注射点
  - **骶中间嵴**：关节突融合
  - **骶外侧嵴**：横突融合后的尖部
  - **骶角**：S5 下关节面
    - 与尾骨相连（可以是纤维连接，也可完全融合）
  - 侧面：骶髂关节（SI）
  - **骶岬**：S1 前上角
- **尾骨**
  - 三角形，由 3~5 节尾椎融合而成
  - 尾骨角与骶骨相连
- **髋骨**
  - 由 3 块骨构成
    - 髂骨、坐骨、耻骨
    - 由三辐轮状的软骨连接，15~16 岁成熟
- **髂骨**
  - **髂骨翼**宽大，扁平，位于髂骨上部
    - 髂骨翼内面凹陷，称**髂窝**
    - 髂骨翼外面称为臀面，髂骨翼后下方为**耳状面**
  - **髂嵴**是髂骨翼的上缘，从髂前上棘（ASIS）延伸至髂后上棘（PSIS）
    - **髂结节**位于前外上缘
    - L4/5 椎间盘通常位于髂嵴水平
  - **髂嵴副骨化中心**
    - 首先出现于髂嵴外侧缘
    - 随着骨骼的成熟逐渐向内进展
    - 通常女性 14 岁骨化完成，男性 16 岁
  - **髂前上棘（ASIS）**
    - 髂嵴的前端
    - 缝匠肌起点
  - **髂前下棘（AIIS）**
    - 轮廓呈圆形
    - 股直肌直头、髂股韧带的起点
  - **髂前下棘骨化中心**
    - 13~15 岁开始骨化
    - 20~25 岁时完全融合
  - **髂后上棘（PSIS）**
    - 髂嵴的后端
    - 多裂肌背侧沟附着部
  - **髂后下棘（PIIS）**
    - 坐骨大切迹后缘
  - **髋臼的髂骨部分**
    - 髋臼后上部属髂骨的一部分
    - 约占髋臼的 2/5
- **坐骨**
  - **坐骨棘**：坐骨后缘
    - 坐骨大切迹位于坐骨棘后方
    - 坐骨小切迹位于坐骨棘前方
  - **髋臼的坐骨部分**
    - 构成髋臼的后下 2/5
  - **坐骨结节**
    - 圆形，坐骨的下部
    - 坐位时，坐骨结节承受着身体的全部重量
  - **坐骨结节骨化中心**
    - 14~16 岁开始骨化
    - 20~25 岁融合

- ○ **坐骨支**
  - – 连接耻骨下支形成坐骨耻骨支
- • **耻骨**
  - ○ 分为体部及上、下两支
  - ○ 耻骨支在中线处汇合形成耻骨联合
  - ○ **耻骨体**
    - – 耻骨外侧部分，构成髋臼的内上 1/5
  - ○ 与髂骨的结合处形成**髂耻隆起**
  - ○ **耻骨上支**
    - – 延伸到髋臼的耻骨部分
    - – 外侧部通常被称为耻骨支的“根”
  - ○ **耻骨下支**与坐骨支相延续
  - ○ **耻骨嵴**沿耻骨联合及耻骨体前上缘
  - ○ **耻骨结节**：耻骨嵴外侧
    - – 腹股沟韧带附着点
  - ○ **耻骨梳**：沿耻骨上支从耻骨结节到弓状线的侧嵴
  - ○ **次级骨化中心**
    - – 位于耻骨的内侧缘
    - – 青春期出现，成人早期骨化

肌群

- • 髋内收肌
  - ○ 耻骨肌、短收肌、长收肌、大收肌、闭孔外肌、股方肌
- • 髋屈肌
  - ○ 髂腰肌、股直肌、缝匠肌
- • 髋外展肌
  - ○ 臀中肌、臀小肌、阔筋膜张肌、缝匠肌
- • 髋外旋肌
  - ○ 梨状肌、孖肌、股方肌、闭孔内肌、闭孔外肌
- • 髋内旋肌
  - ○ 梨状肌（当髋部屈曲时）
- • 髋伸肌
  - ○ 臀大肌、股二头肌长头、半膜肌、半腱肌

血管

- • **髂动脉**
  - ○ 起自主动脉下端
  - ○ L4 水平
  - ○ 在骨盆入口平面分为髂内动脉和髂外动脉
- • **髂内动脉**：供应盆壁、骨盆脏器、臀部、大腿内侧
  - ○ 长 3~4 cm，分为前、后两支
  - ○ 后支分支：髂腰动脉、骶外侧动脉、臀上动脉
  - ○ 前支分支：臀下动脉、阴部内动脉、膀胱下（或子宫）动脉、直肠下动脉、阴道动脉、脐动脉
- • **臀上动脉**：髂内动脉后支的延续
  - ○ 穿行于腰骶干和 S1 神经之间
  - ○ 于梨状肌上方出骨盆
  - ○ 分支供应肌肉组织
    - – 浅支：臀大肌
    - – 深支：臀中、小肌及阔筋膜张肌
  - ○ **臀上静脉**：与同名动脉伴行，汇入髂内静脉
- • **臀下动脉**：髂内动脉前支大的终末支
  - ○ 穿行于 S1 和 S2 或 S2 和 S3 之间
  - ○ 经坐骨切迹于梨状肌下方出骨盆
  - ○ 位于坐骨神经的后内侧
  - ○ 供应盆膈、梨状肌、股方肌、腘绳肌上部和臀大肌、坐骨神经
  - ○ **臀下静脉**：与同名动脉伴行，汇入髂内静脉
- • **闭孔动脉**：髂内动脉前支分支
  - ○ 沿盆侧壁走行；位于输尿管、输精管、腹膜外侧
  - ○ 经闭膜管出骨盆，进入大腿内侧
  - ○ 髋臼支经髋臼切迹进入股骨头韧带
  - ○ 约 20% 起源于腹壁下动脉，形成迷走动脉
  - ○ **闭孔静脉**与同名动脉伴行，汇入髂内静脉
- • **髂外动脉**
  - ○ 分支：腹壁下动脉、旋髂深动脉
  - ○ 走行于腹股沟韧带下方后移行为股动脉

神经

- • **腰丛**：由第 1~3 腰神经前支和第 4 腰神经前支的一部分组成
  - ○ 位于腰大肌深面、腰椎横突前方
  - ○ 分支：髂腹下神经：L1 ± T12；髂腹股沟神经：L1；生殖股神经：L1、L2（前组）；股外侧皮神经：L2、L3（后组）；闭孔神经：L2、L3、L4（前组）；副闭孔神经：L3、L4（前组）；股神经：L2、L3、L4（后组）
    - – 闭孔神经和股神经
- • **骶丛**：**腰骶干**（下行的第 4 腰神经，第 5 腰神经前支），S1、S2、S3
  - ○ 汇合于梨状肌和尾骨肌的前表面
  - ○ 分支
    - – 坐骨神经分支为胫神经：L4、L5、S1、S2、S3（前组）；腓总神经：L4、L5、S1、S2（后组）
    - – 肌支：梨状肌：S1、S2；肛提肌和尾骨肌：S3、S4；股方肌和下孖肌：L4、L5、S1；闭孔内肌和上孖肌：L5、S1、S2
    - – 臀上神经：L4、L5、S1；臀下神经：L5、S1、S2；股后皮神经：S1、S2、S3；穿皮神经：S2、S3；阴部神经：S3、S4；盆内脏神经：S2、S3、S4；会阴支：S4
- • **尾丛**：S4、S5、尾神经
  - ○ 支配尾骨肌及肛提肌
  - ○ 分支：肛尾神经

骨和韧带

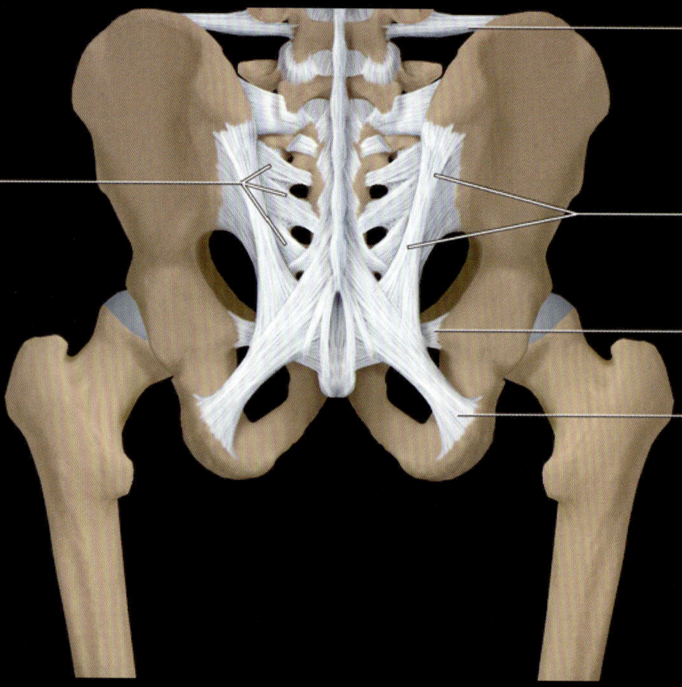

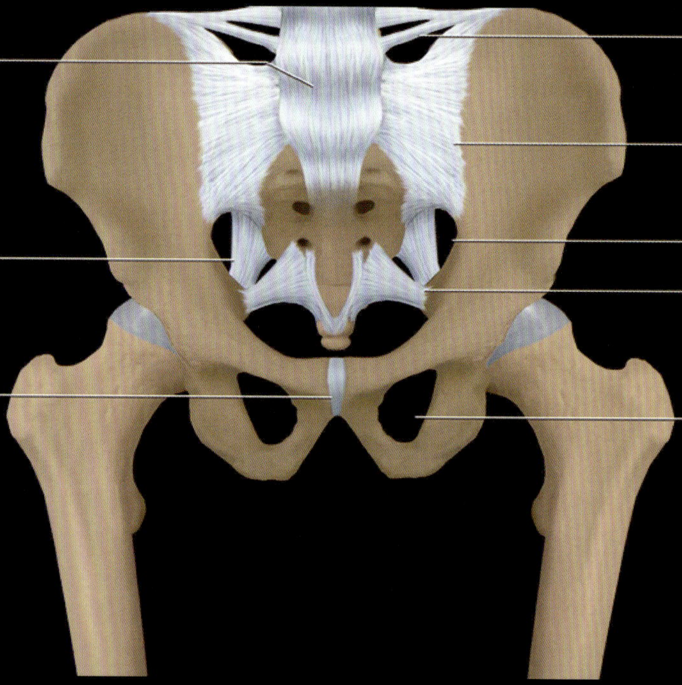

上图：骶髂韧带后面观，示水平方向的骶髂后短韧带及垂直方向的骶髂后长韧带。水平方向的髂腰韧带是骶髂后韧带复合体的一部分，骶髂后韧带复合体对于维持骨盆稳定至关重要。
下图：骶髂关节和骨盆韧带前面观，骶髂关节腹侧的韧带较薄弱，主要由关节囊组成。

髋骨外面观

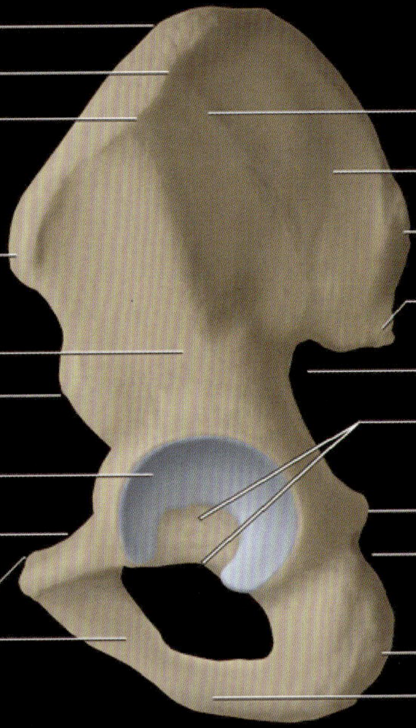

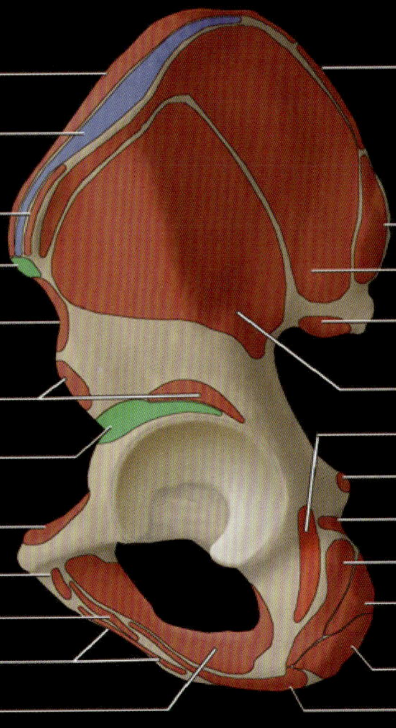

上图：示髋骨外面观。由于人体双足站立姿势，使骨盆呈向前倾斜状态，注意髂前上棘和耻骨联合沿同一纵轴方向，髋臼切迹向下。

下图：示髋骨外表面肌肉及韧带附着部。注意长收肌肌腱的起点相对较小，短收肌位于长收肌深面，股薄肌位于短收肌外侧。大收肌有两个头，小头（小收肌或耻骨股骨部分）起自坐骨耻骨支，大头（坐骨部分）起自坐骨结节。

髋骨内面观

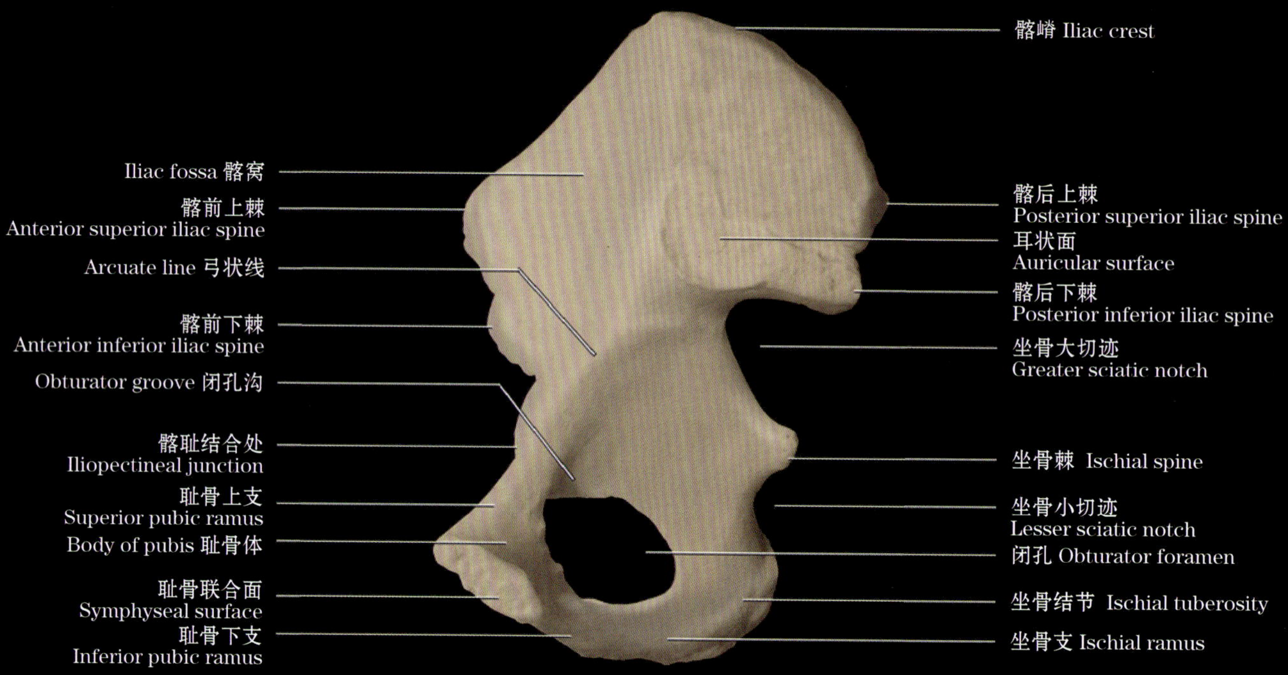

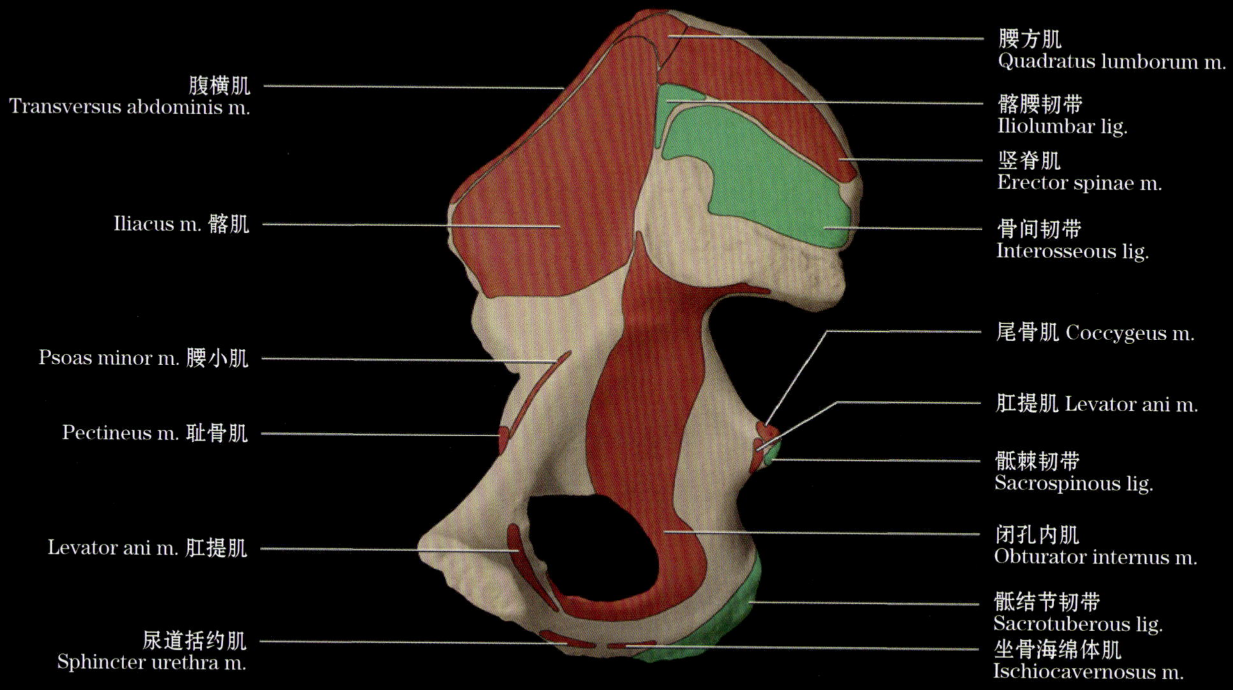

上图：示骨盆内面观，注意由坐骨棘分隔的坐骨大切迹和坐骨小切迹之间的关系。

下图：示肌肉和韧带附着在骨盆内面，下肢肌肉包括髂肌、腰大肌、耻骨肌和闭孔内肌。

骨盆壁内面观

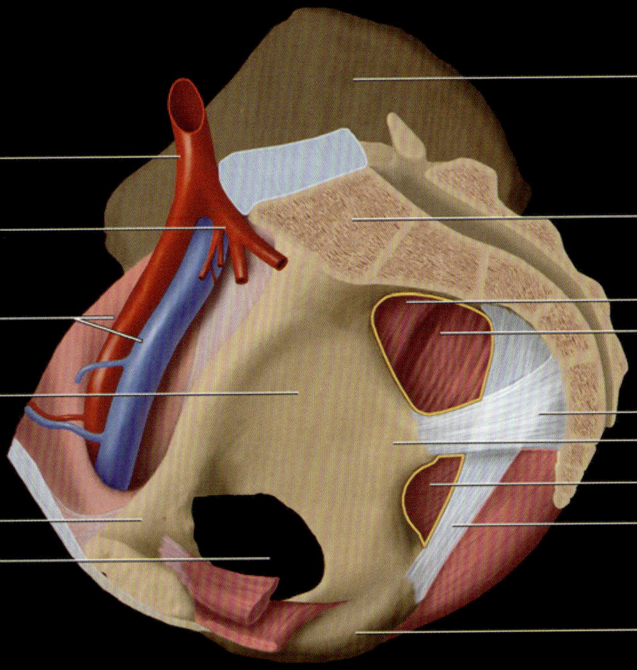

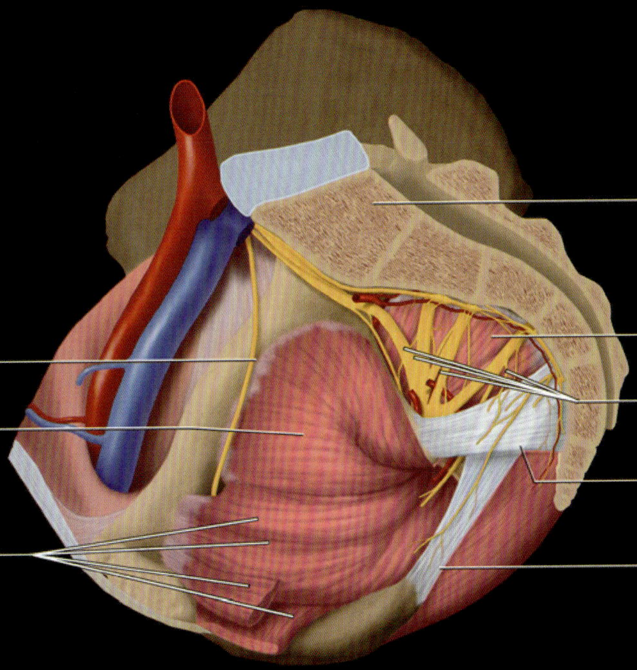

上图：示骨盆壁内面观，可显示坐骨孔的轮廓，坐骨大、小孔用黄色标线勾勒出。坐骨大切迹与垂直方向走行的骶结节韧带围成坐骨大孔。骶结节韧带和骶棘韧带交叉与坐骨小切迹围成坐骨小孔。
下图：闭孔内肌、梨状肌和骶丛覆盖坐骨孔。闭孔神经不是骶丛的一部分，而是起源于第 2~4 腰神经的腹侧支。肛提肌起源于坐骨、闭孔内肌筋膜及耻骨。

骶骨

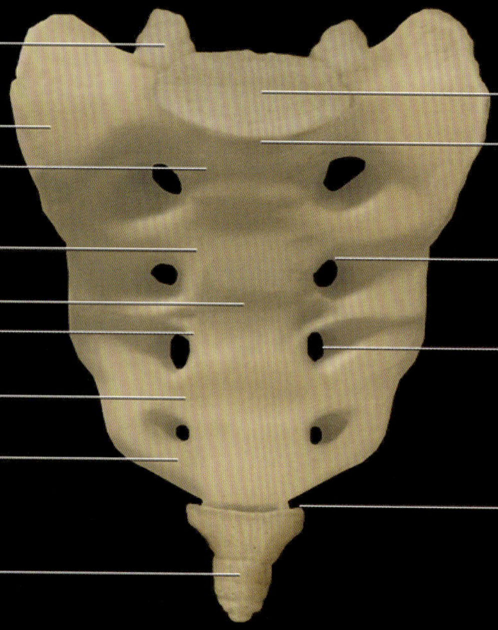

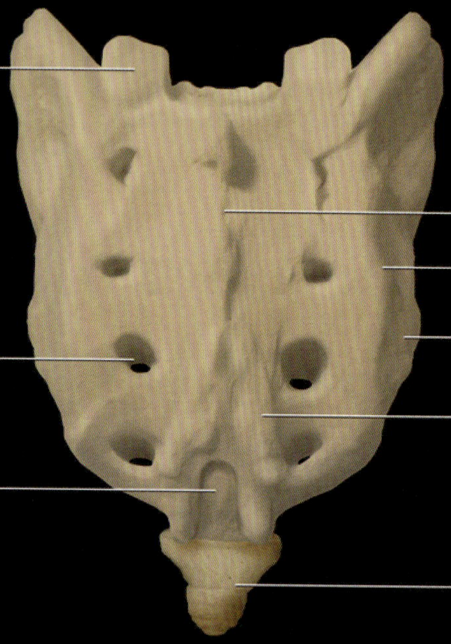

上图：示骶骨前面观。S1 前上部是骶岬，骶骨侧面的“翅膀”是骶骨翼。注意椎体的残余结构，包括每个节段之间的椎间盘残余及神经孔。

下图：示骶骨后面观。骶椎各部分不如骶骨前面易识别。图中可看到棘突融合形成的骶正中嵴，关节突融合形成的骶中间嵴，以及横突融合形成的骶外侧嵴。骶髂后长、短韧带附着于骶外侧嵴。骶骨下端椎板的不完全融合形成了骶管裂孔，骶管裂孔是进入硬膜外间隙的入口。

骨盆后面观及骶丛

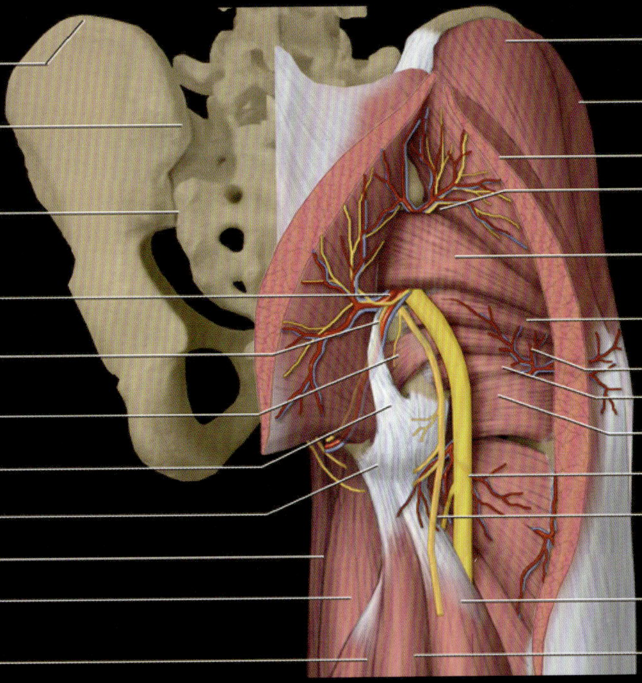

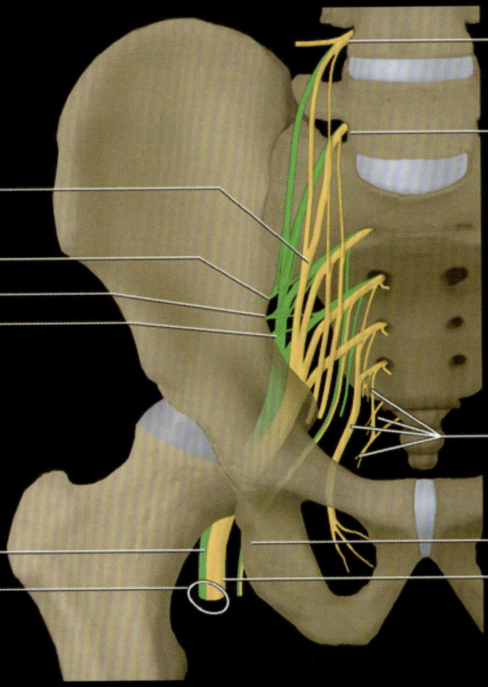

上图：骨盆水平大腿近端后面观。臀大肌被切断以显示髋部外旋肌。坐骨神经起自骨盆，穿过坐骨大孔，走行于外旋肌后方。阴部神经也穿过坐骨大孔离开骨盆，但又经坐骨小孔进入丛骨肛门窝外侧壁的会阴管。

下图：示骶丛走行于梨状肌前方，骶丛神经的前支（黄）和后（绿）支。腓总神经为轴后神经，胫神经为轴前神经，二者组成坐骨神经并伴行行走，在横轴位 MR 图像上可以清楚区分。

2. 骨盆 MR 解剖

解剖成像事宜

成像推荐

- 骨盆 MR 应当注意
  - 包含髂嵴至小转子
  - 包括所有肌肉组织，但不必在三个方位图像上都包含所有骨盆的结构
- 髋关节 MR 检查可用于评估整个骨盆
  - 临床上多采用整个骨盆的冠状位 T_1WI、STIR
    - 髋关节疼痛难以定位，多方位骨盆成像常常能显示未知病变
  - 采用躯干线圈或体线圈
- 通常只做症状侧的横轴位、矢状位成像
  - 使用表面线圈
    - 最佳扫描方式是采用躯干线圈进行整个骨盆扫描
    - 关闭躯干线圈并切换到髋部线圈来扫描患侧
  - 关键区域建议采用高分辨率图像采集
  - 矢状位、横轴位、冠状位、斜轴位

影像学注意事项

- 通常难以看清神经
  - 采用 T_1WI 或者 PDWI 定位神经
  - 结合自由水敏感序列
  - T_1WI 或 PDWI 有助于区分血管中的液体成分与神经束
  - 束状脂肪结构，在坐骨神经尤为显著
    - 胫神经和腓神经自起始端至腘窝分叉部均易区分
- 肌肉在任何一个平面上都很难区分
  - 平面之间的交互参考有助于区分肌肉
  - 利用肌肉间的相对位置关系来准确区分

骨盆的解剖间隙

- 水平方向分为真骨盆和假骨盆
- **假骨盆**：髂嵴到髂耻线
  - 为腹腔的一部分
- **真骨盆**：髂耻线到坐骨结节
- **坐骨大切迹**
  - 沿髂骨下缘位于髂骨后下缘与坐骨棘之间的凹陷
  - 沿坐骨大切迹下缘走行的骶棘韧带将坐骨大切迹围成坐骨大孔
  - 坐骨大孔大部分被梨状肌占据
  - 梨状肌上方的结构：臀上血管和神经
  - 梨状肌下方的结构：臀下血管、阴部内血管、坐骨神经、股后皮神经、支配闭孔内肌的神经、支配股方肌的神经
- **坐骨小切迹**
  - 坐骨棘前的小切迹
  - 骶棘韧带和骶结节韧带将坐骨小切迹围成坐骨小孔
  - 包含闭孔内肌、支配闭孔内肌的神经、阴部内血管和神经
- **闭孔**
  - 闭孔骨环由耻骨体、耻骨上下支和坐骨构成
  - 闭孔大部分被闭孔膜覆盖
  - 闭孔上部无闭孔膜覆盖
    - 又称闭孔管
    - 闭孔动脉、静脉和神经经闭孔管出骨盆
  - 闭孔内肌起于闭孔环内缘和闭孔膜
  - 闭孔外肌起于闭孔环外缘和闭孔膜
- **腹股沟管**
  - 前壁：腹内斜肌下缘；腹外斜肌腱膜和腹内斜肌
  - 后壁：腹横筋膜和联合腱
  - 上壁：腹内斜肌下缘
  - 下壁
    - 外侧部：髂耻束
    - 中部：腹股沟韧带
    - 内侧部：腔隙韧带
  - 入口：腹股沟管深环
    - 位于腹股沟韧带中点
    - 腹横筋膜开口
  - 出口：腹股沟管浅环
    - 腹外斜肌腱膜在耻骨结节外侧的裂孔
    - 外侧脚：止于耻骨结节
    - 内侧脚：止于耻骨嵴
    - 脚间纤维：沿着腹股沟管表面；连接内、外侧脚
  - 包含：髂腹股沟神经、精索（男性）或子宫圆韧带（女性）以及伴行血管
- **腹股沟下间隙**
  - 腹股沟韧带深面
  - 包含股血管和神经、髂腰肌
  - 股血管（韧带尾侧）和髂外血管（韧带头侧）之间的分界点

临床意义

临床重要性

- 骨盆是连接躯干与下肢的桥梁
- 腰椎疾病常误诊为骨盆疾病，反之亦然
- 骨盆 MR 检查时，注意将腰椎和腹壁包括在内
- 骶髂关节异常可能表现为背部或髋部疼痛
  - 关节炎累及滑膜部分
    - 首先累及关节的下部
    - 从小部分滑膜延伸至关节前上部
  - 创伤可导致骶髂关节不稳定
    - 通常也能看到髂腰韧带的断裂
- 坐骨神经痛可由梨状肌综合征引起，而非椎间盘的异常
  - 坐骨神经经过梨状肌时走行异常
  - 梨状肌可有重复的肌腹
  - 梨状肌信号在梨状肌综合征中多为正常

横轴位 T_1WI，骨盆上部

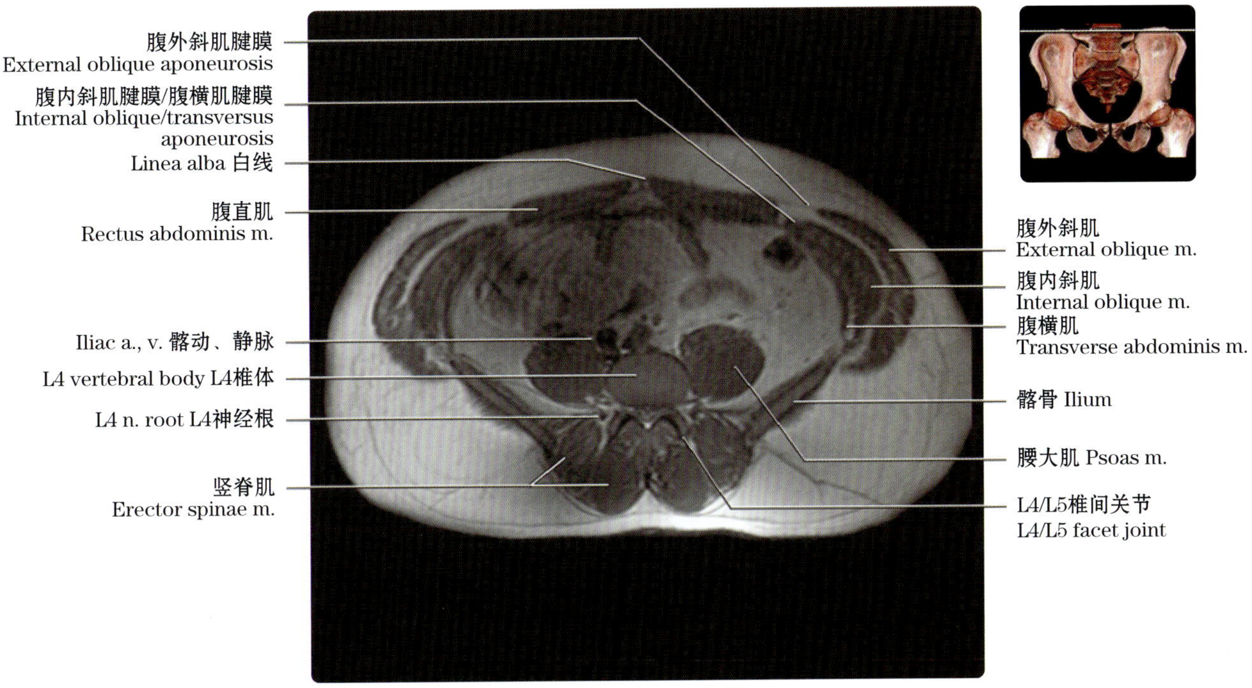

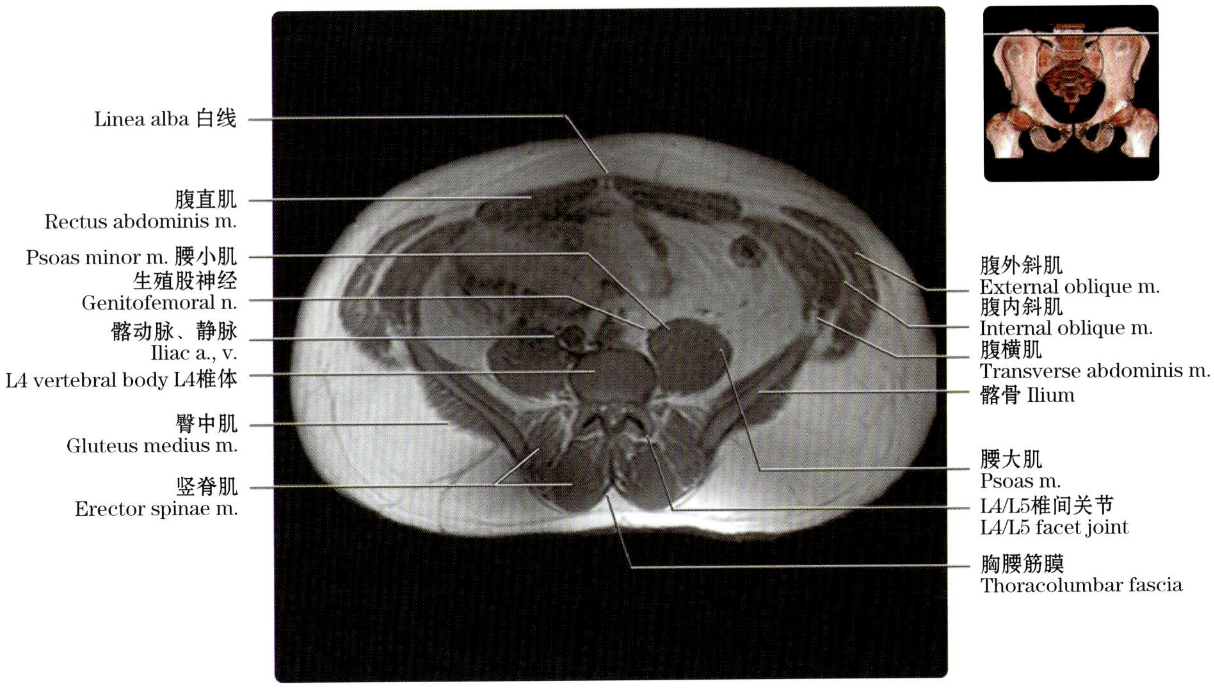

上图：骨盆横轴位图像。腹外侧前壁的三层肌肉清晰可见，腰大肌伴行多个椎体向下延伸。髂嵴的最高点与 L4/5 椎间盘间隙相对应。

下图：腹主动脉分支水平，腹部中央成对的腹直肌由密集的纤维相连，称为白线。

横轴位 T_1WI，骨盆上部

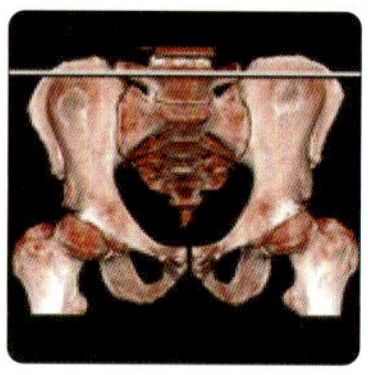

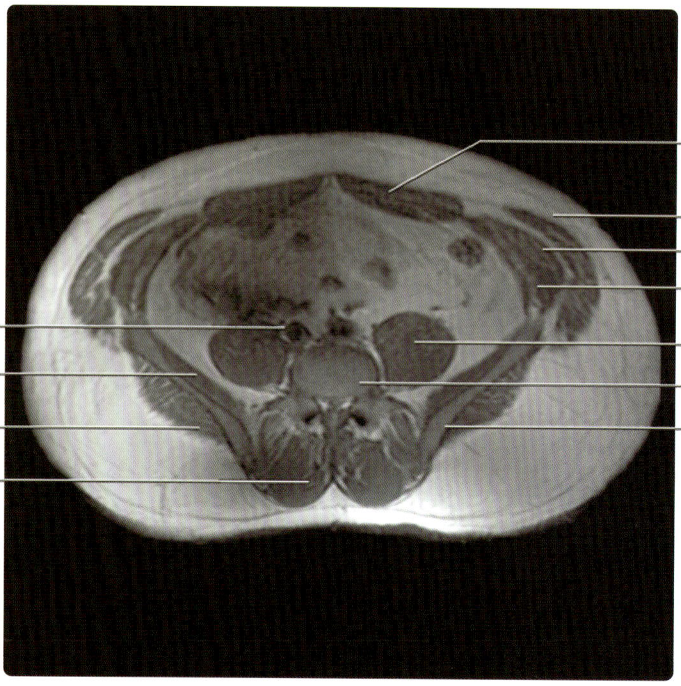

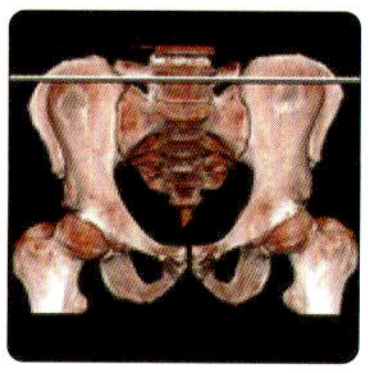

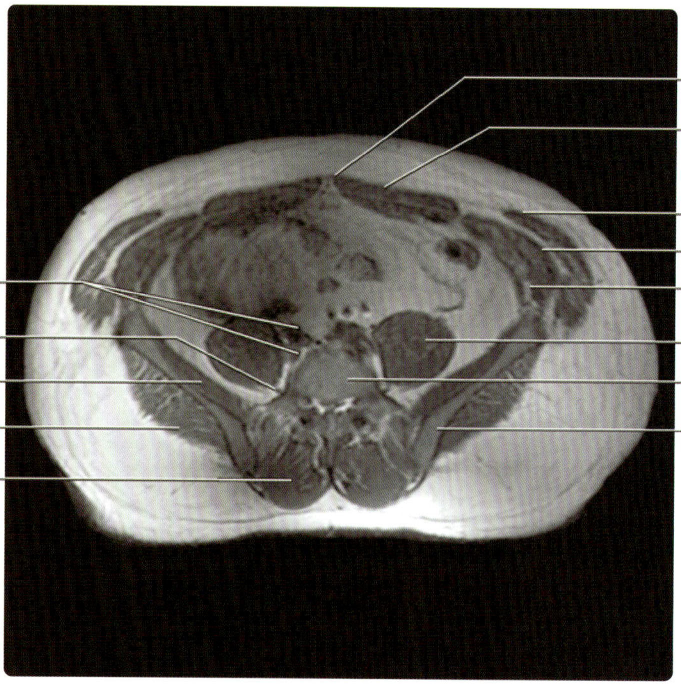

上图：臀中肌是臀肌中起点位置最高的肌肉，竖脊肌是一组成对的沿脊柱后方纵向走行的肌肉复合体。
下图：髂肌起点附着处较宽，起于髂骨深面。髂动脉和静脉位于腰大肌内侧缘，动脉位于静脉前方。闭孔神经位于骨盆入口的腰大肌内侧。

横轴位 T_1WI，骨盆上部

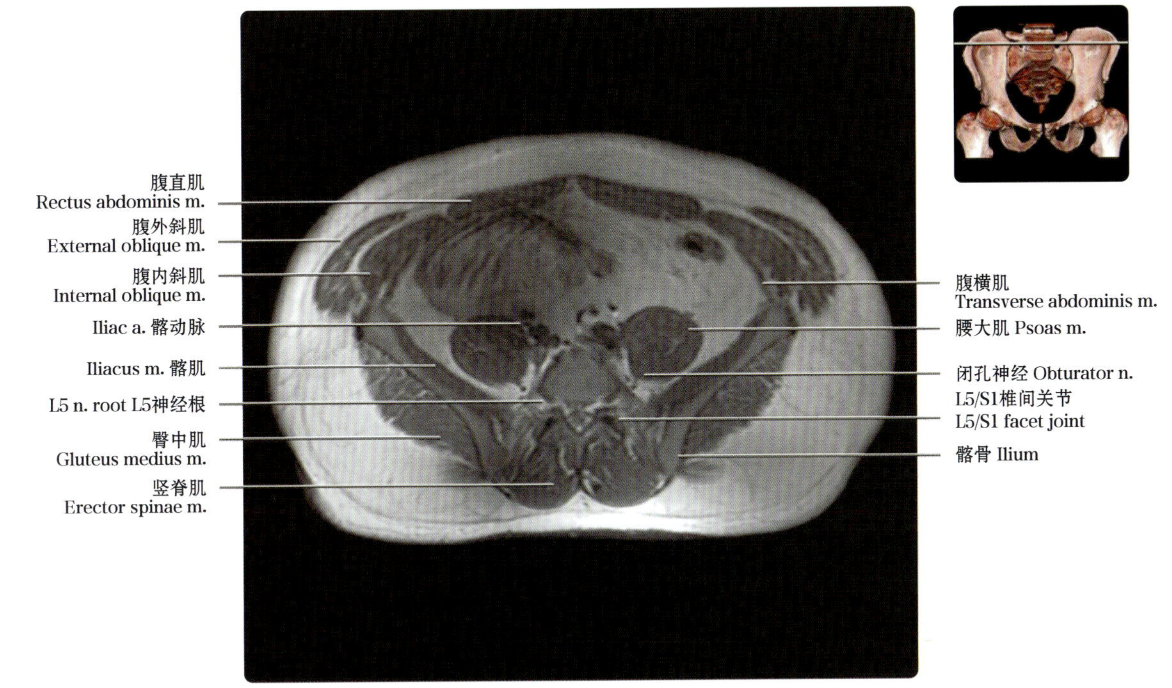

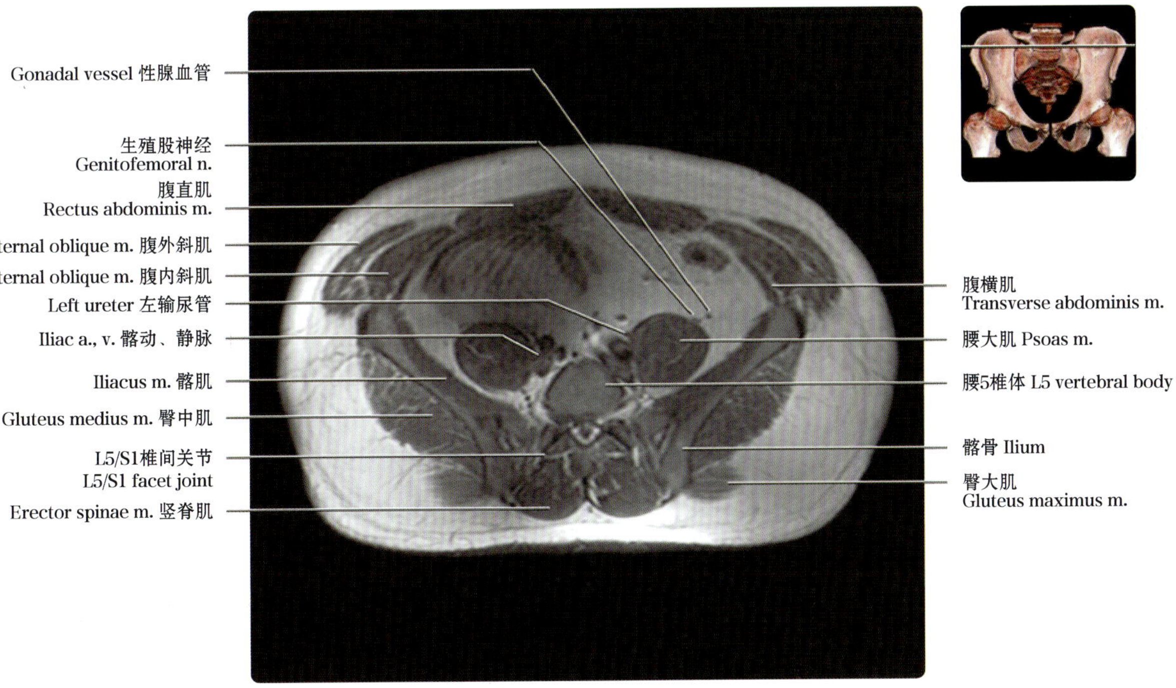

上图：L5 神经根从神经孔穿出。髂血管沿着腰大肌的内侧走行。注意髂肌和腰大肌在行经骨盆的大部分时仍保持分离状态。

下图：臀大肌起于髂骨外表面，位于臀中肌后方。

横轴位 T_1WI，骨盆上部

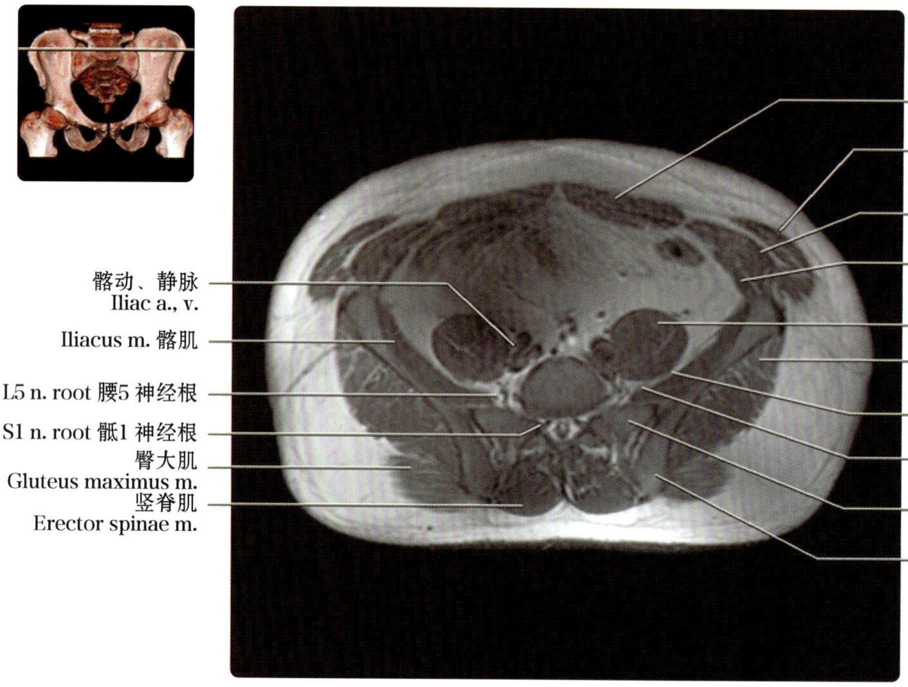

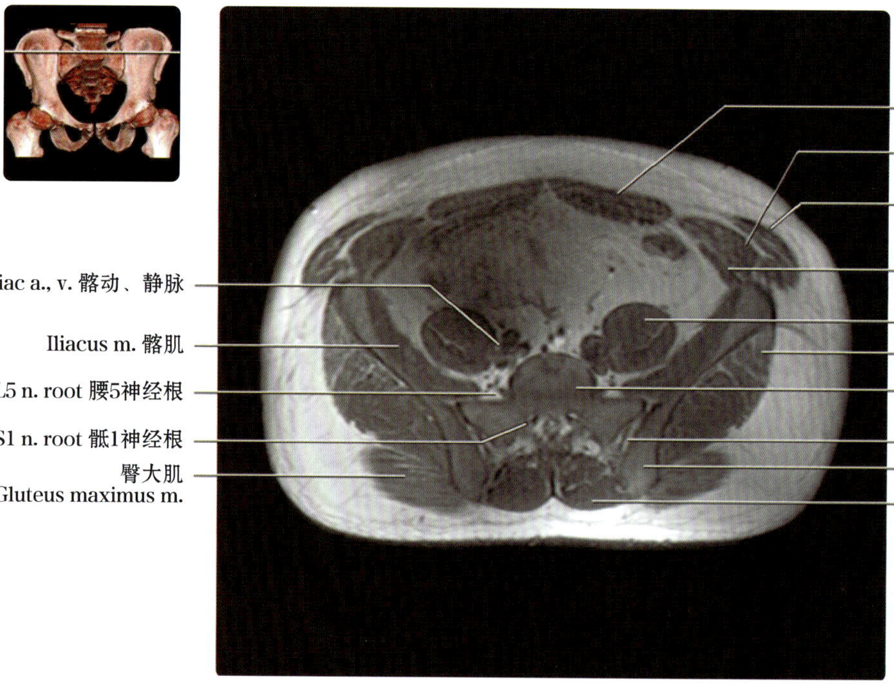

上图：股神经沿髂腰肌切迹走行，闭孔神经位于腰大肌后方，腹横肌和腹内斜肌共用同一个联合腱 / 腱膜，腹外斜肌则为单独的一块肌肉。

下图：L5 神经根沿骶骨前部走行，在此平面骶髂关节以韧带连接。

横轴位 T_1WI，骨盆上部

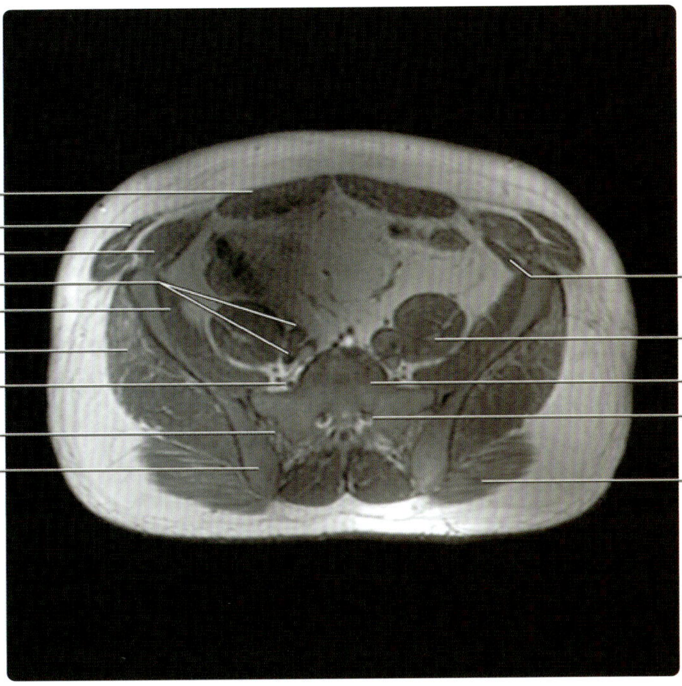

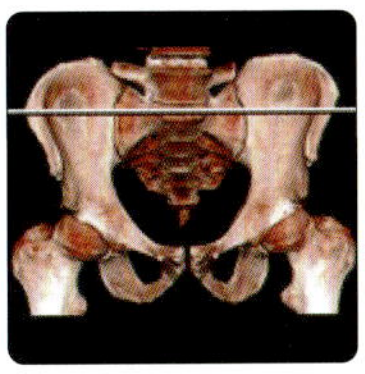

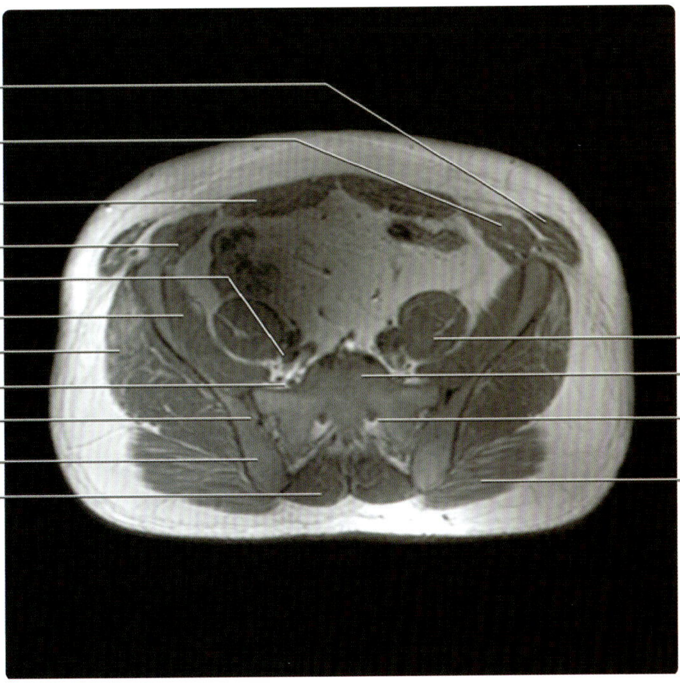

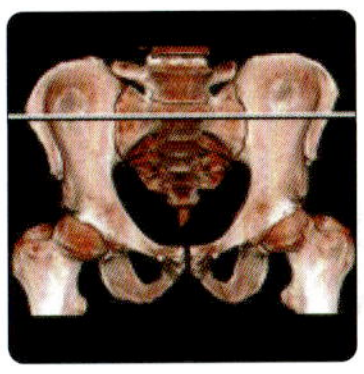

上图：臀大肌向下、向外侧走行，在其上方，只有一小部分肌肉可见。
下图：竖脊肌复合体下部体积较小。

横轴位 T_1WI，骨盆上部

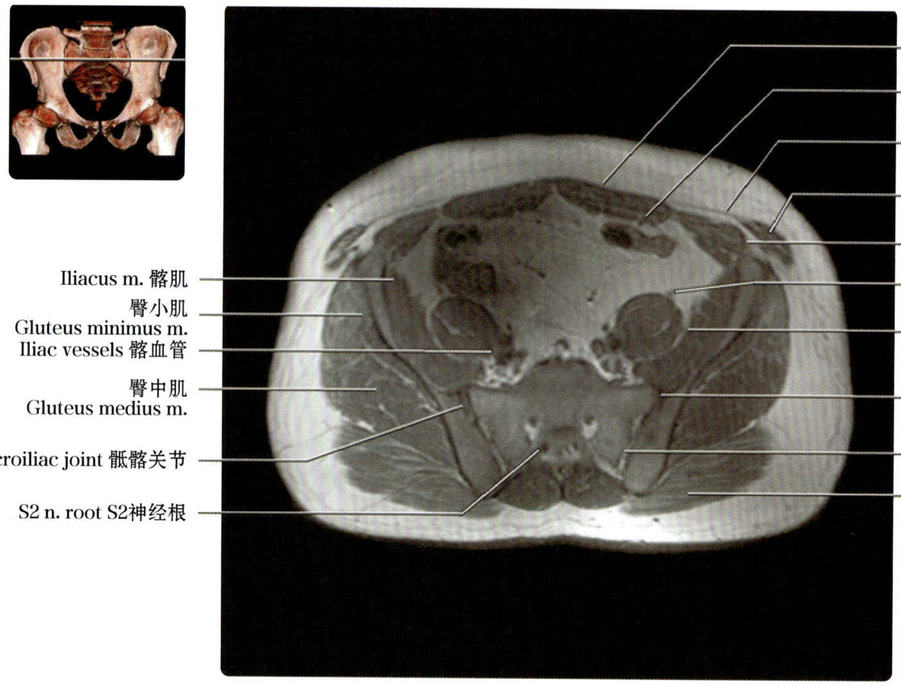

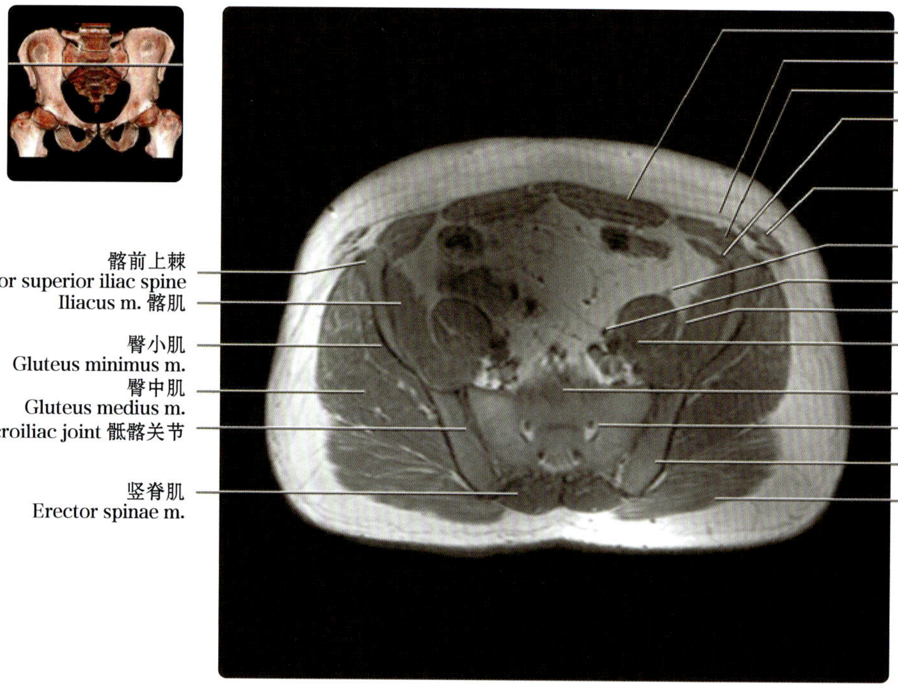

上图：S2 神经根显示清晰，在此层面骶髂关节前部为滑膜部，关节主体由牢固的骶髂后韧带固定。
下图：臀小肌的起点在臀肌中位于髂骨翼的最前方，髂前上棘是髂骨前部骨质球状增大的部分，是缝匠肌和腹股沟韧带的起点。腹股沟韧带由腹外斜肌腱膜的下缘构成。

横轴位 T_1WI，骨盆中部

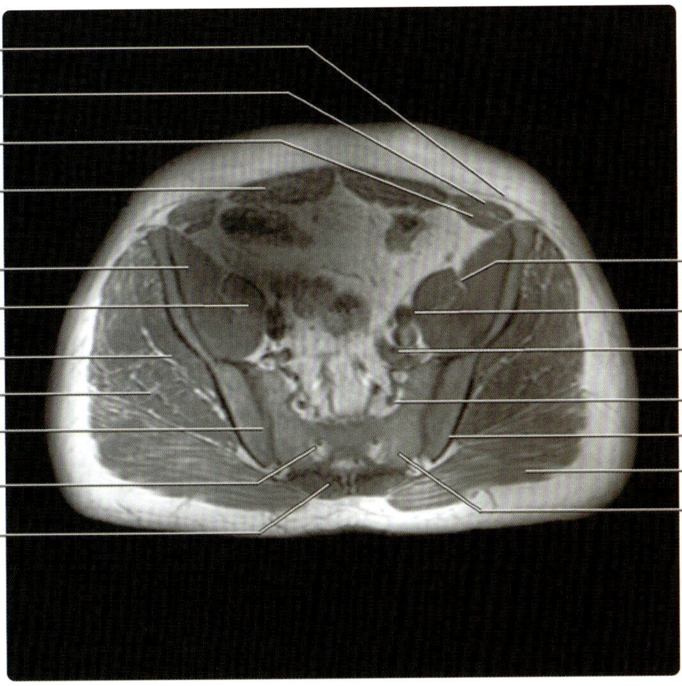

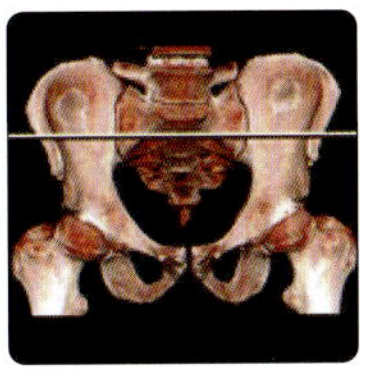

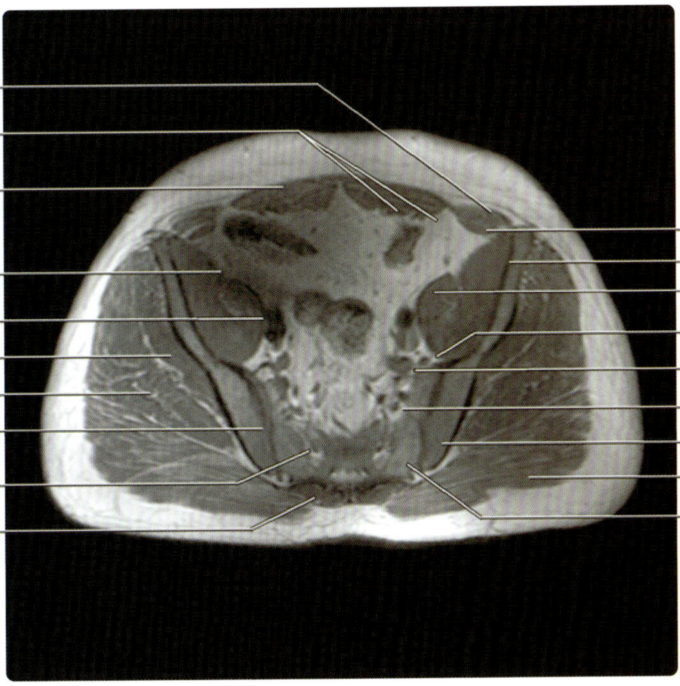

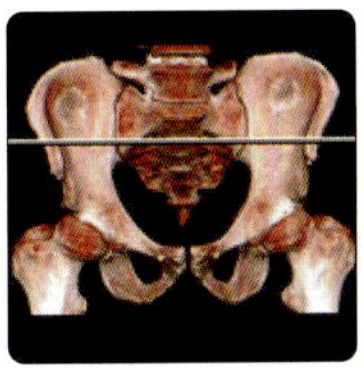

上图：S1 神经根出神经孔，向外下走行，而 S2 神经根仍然位于神经孔内。

下图：髂肌和腰大肌位置排列更加紧密，但两者之间前方仍旧保留一浅的凹槽，股神经从中走行。

横轴位 T_1WI，骨盆中部

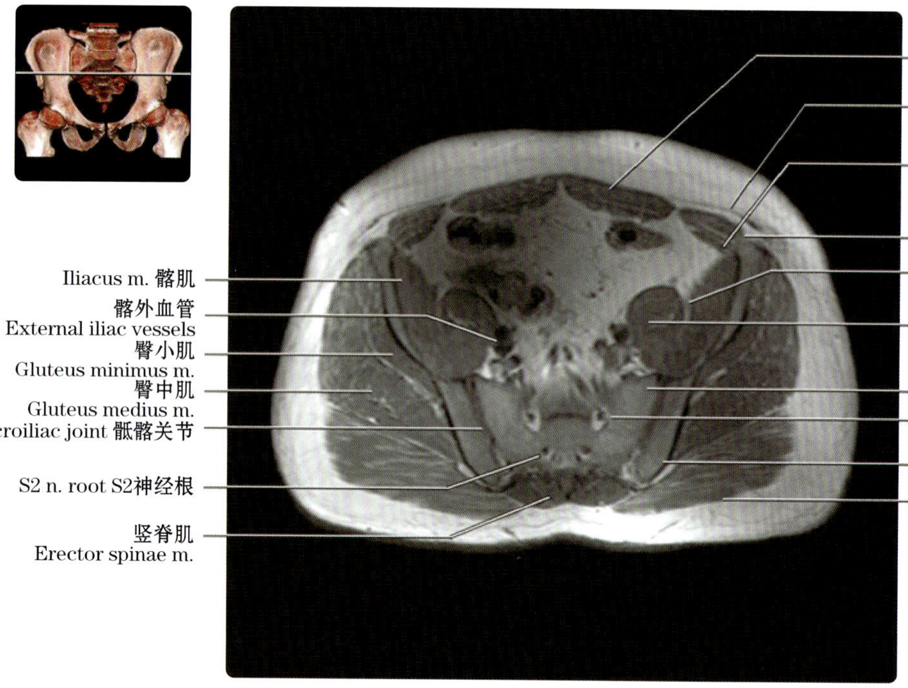

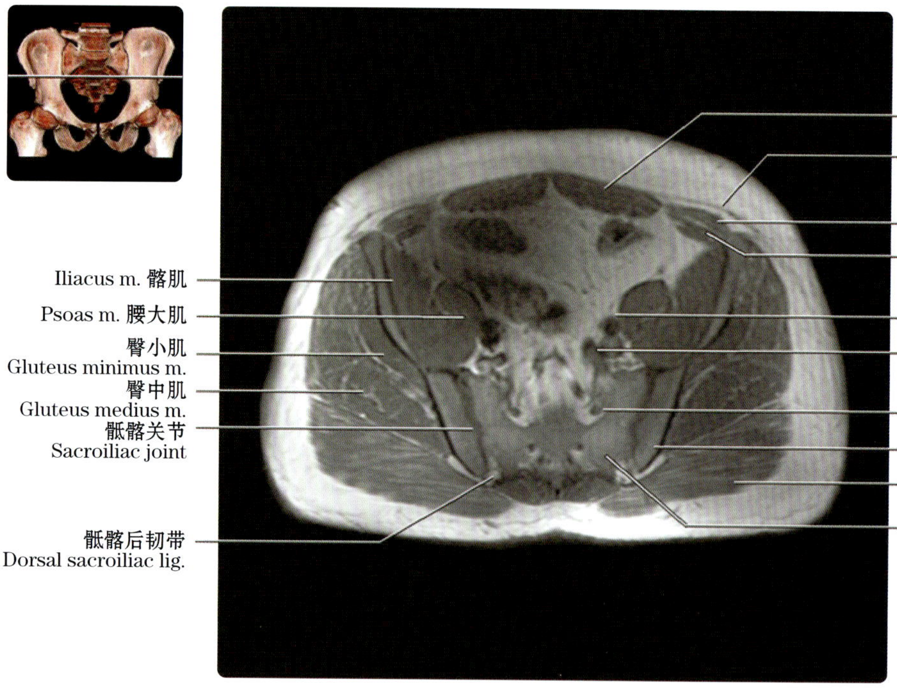

上图：髂肌和腰大肌融合，其间有一清晰的髂腰肌肌间沟，股神经在其中走行。
下图：髂血管分叉水平，髂内血管进入骨盆向后走行。此平面以下，骶髂关节主要以滑膜关节为主，关节后方可见骶髂后韧带，是维持骨盆稳定的重要结构。

横轴位 T_1WI，骨盆中部

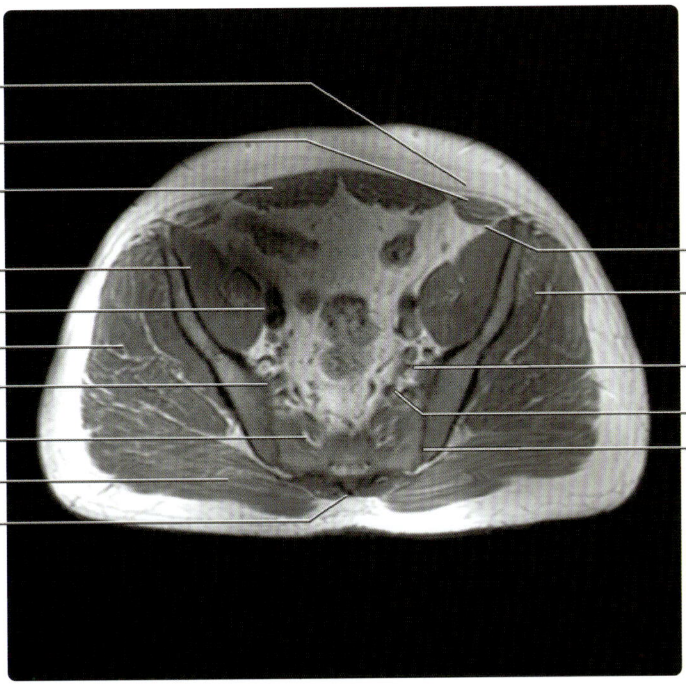

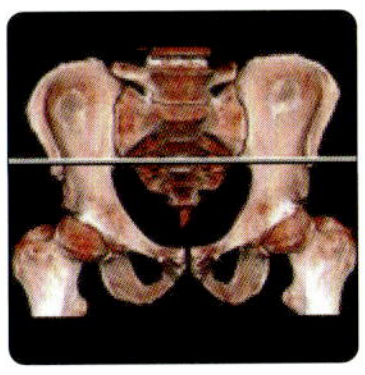

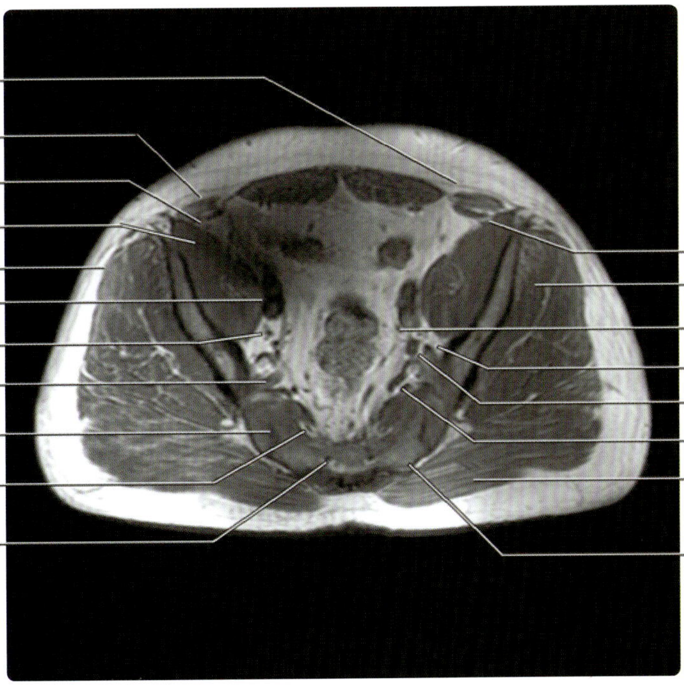

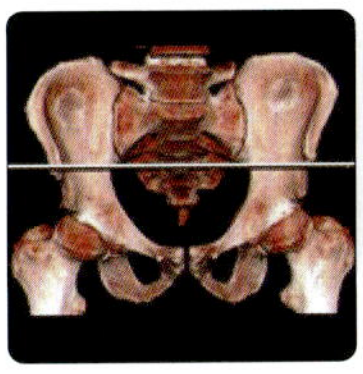

上图：臀上血管从髂内血管发出，髂外血管沿腰大肌内侧走行。髂肌和腰大肌在合二为一之前仍可区分辨认，从该平面向下常被称为髂腰肌。

下图：沿髂外血管后方、腰大肌内侧缘可见闭孔神经。

横轴位 T_1WI，骨盆中部

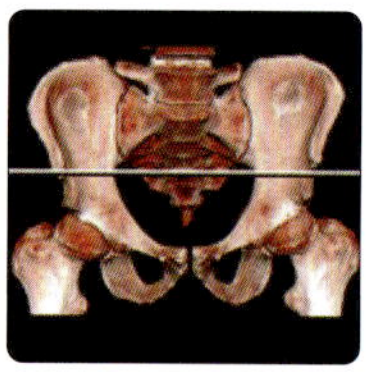

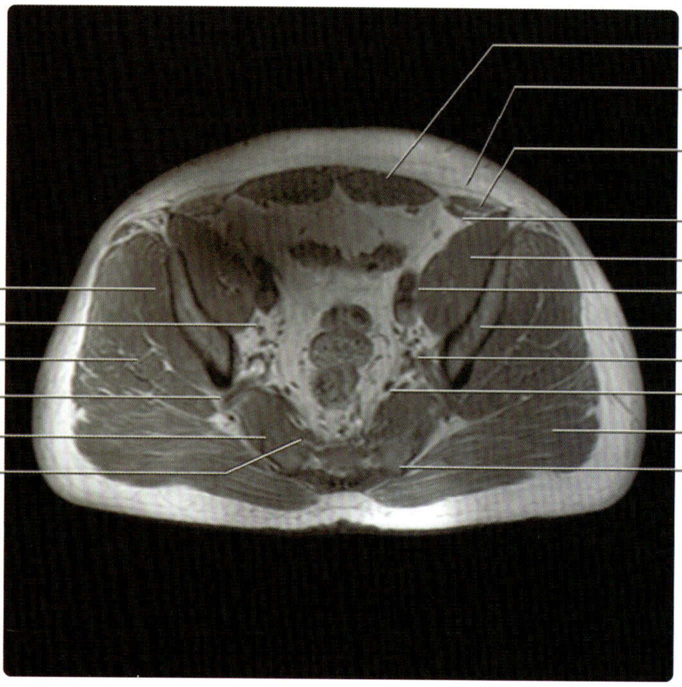

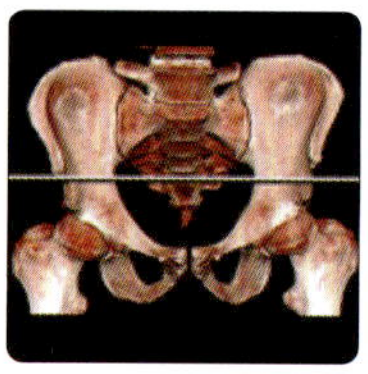

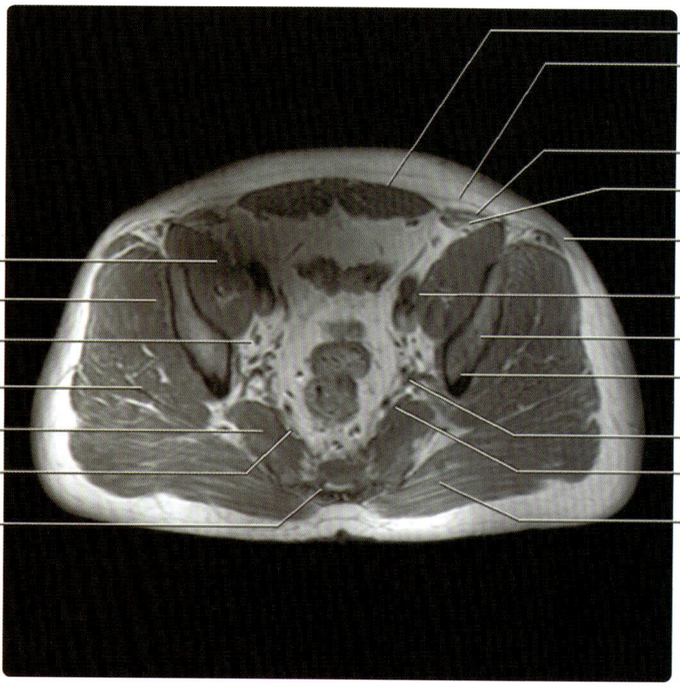

上图：臀上血管沿着梨状肌上缘走行出骨盆。腹内斜肌在以上层面比腹横肌更靠内侧，与其向内下走行的特点相一致。

下图：可见阔筋膜张肌肌纤维。髂后下棘为坐骨大切迹前上缘的位置标志。

横轴位 T_1WI，骨盆中部

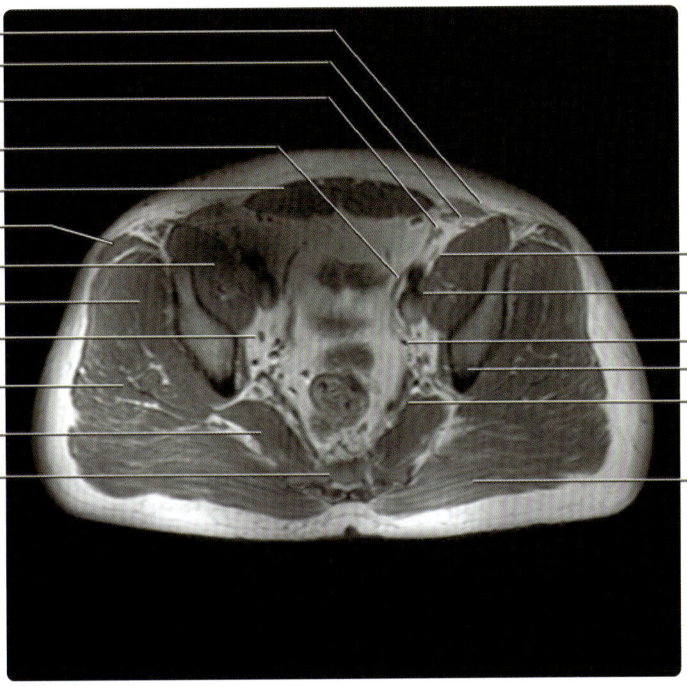

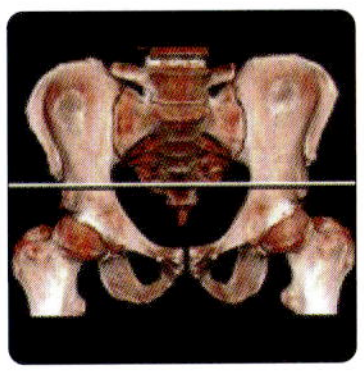

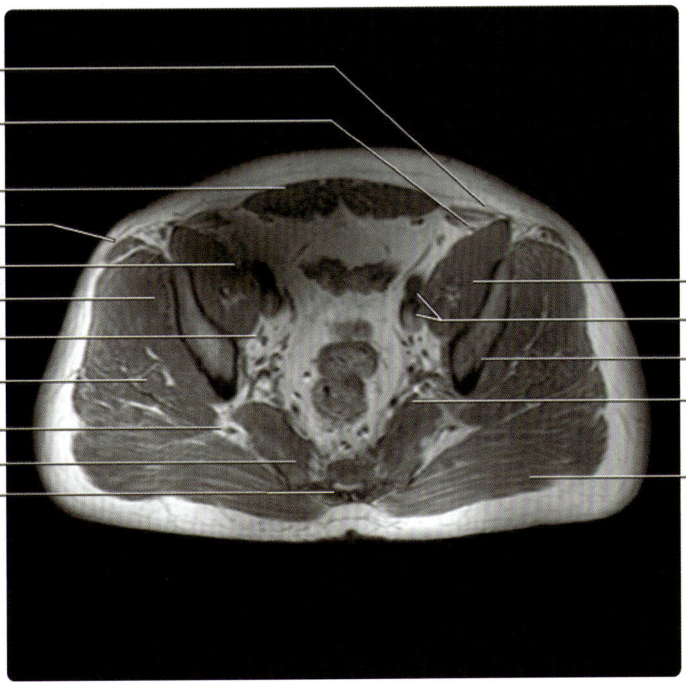

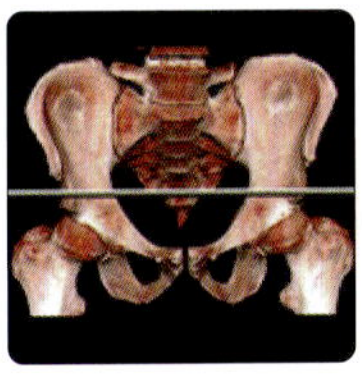

上图：髂内血管的分支与梨状肌深面的骶丛神经根之间存在复杂的解剖关系。

下图：臀上血管离开骨盆后，穿行在臀大肌深部的脂肪层内。

横轴位 T_1WI，骨盆中部

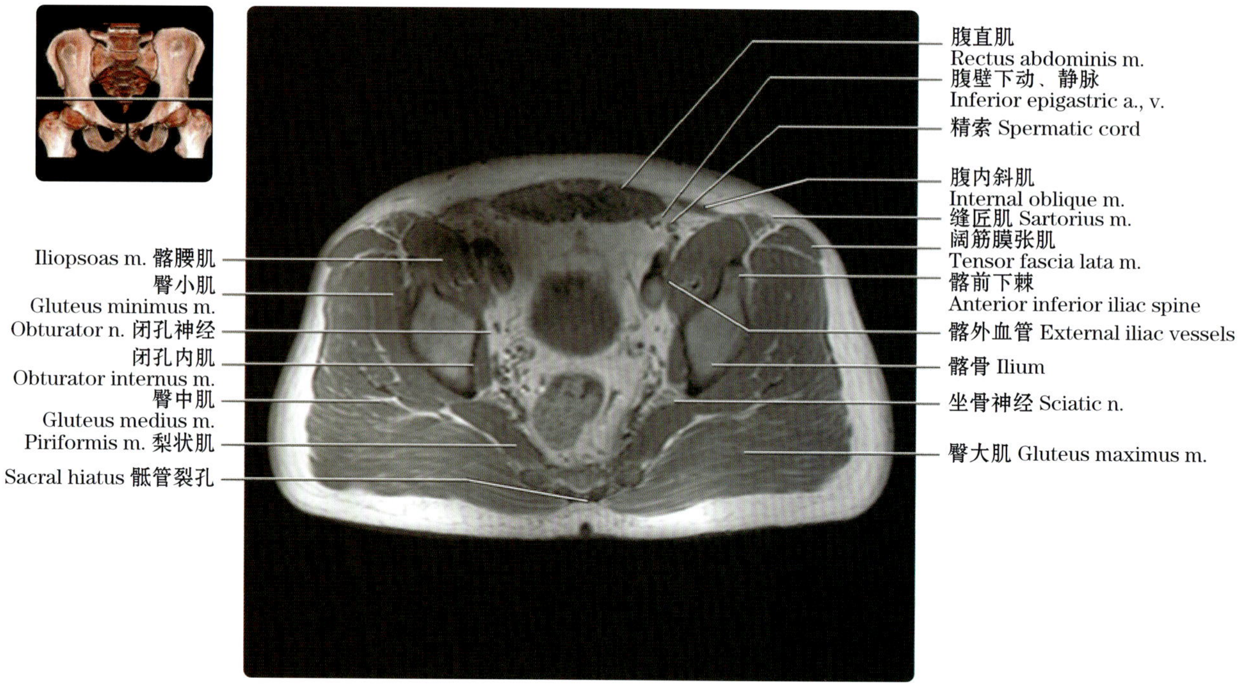

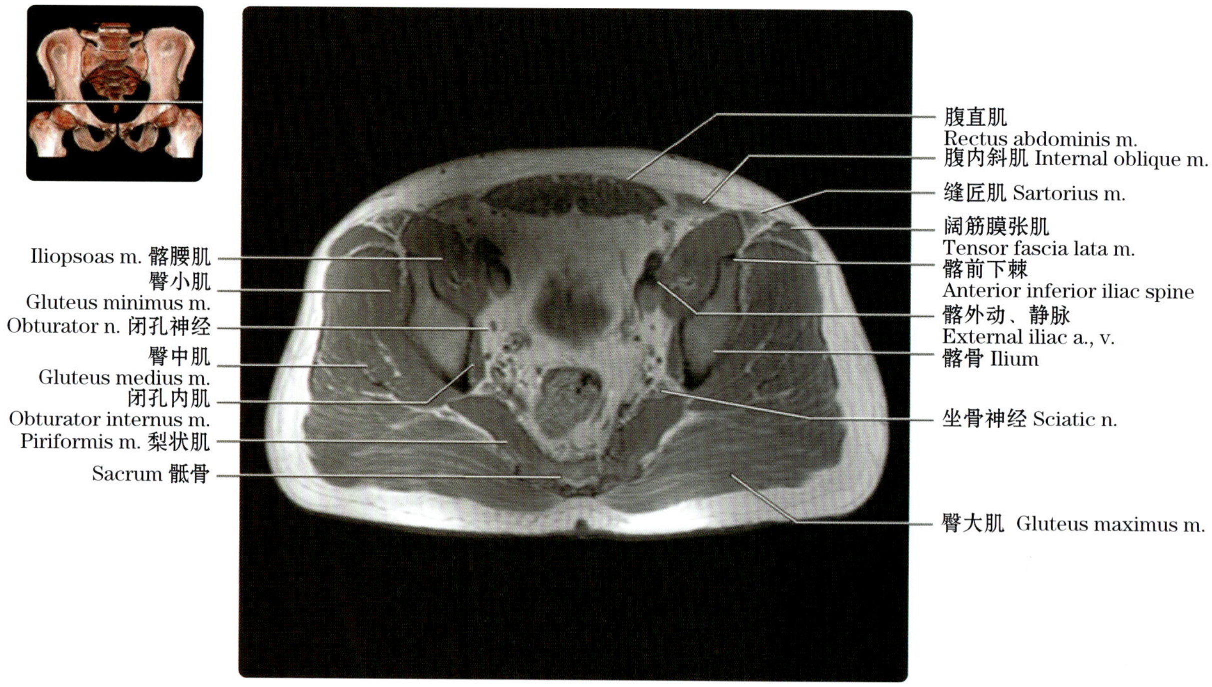

上图：梨状肌起于骶骨，向外走行穿过坐骨大切迹，坐骨神经沿其前缘走行。缝匠肌显示清晰，位于髂前上棘起点的下方。

下图：髂前下棘位于髋臼上方，是股直肌直头的起点，髂股韧带起于其下缘。

横轴位 T_1WI，骨盆下部

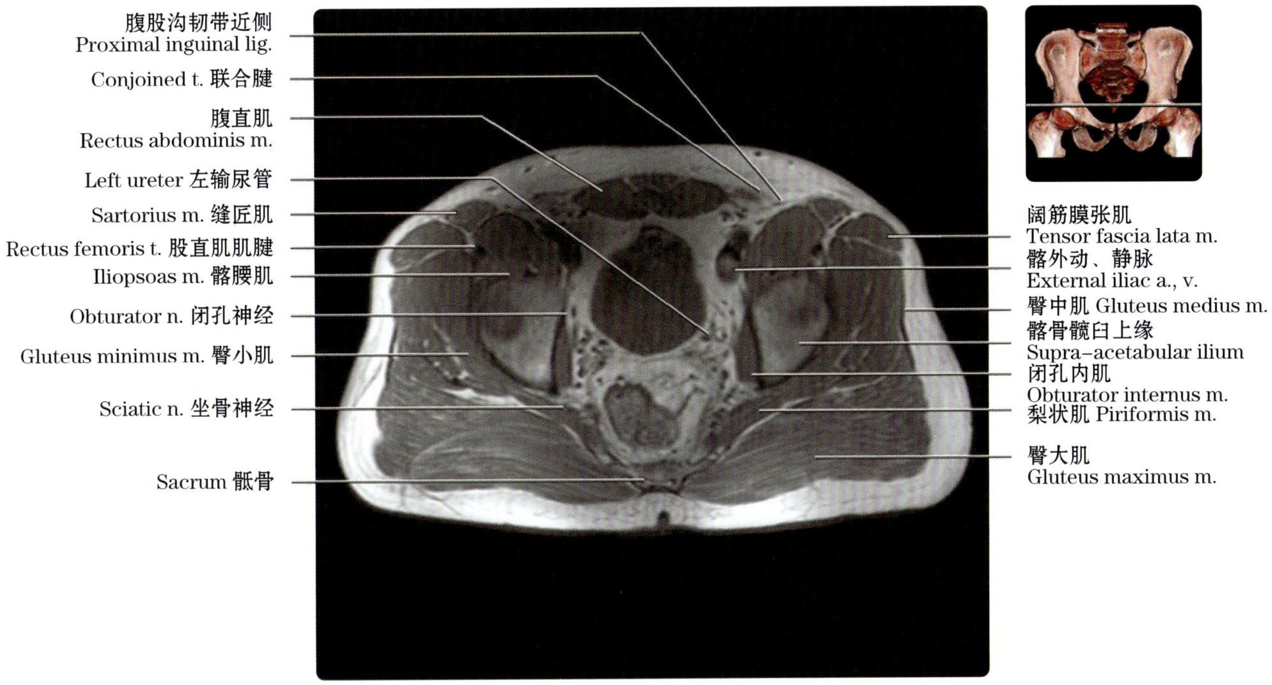

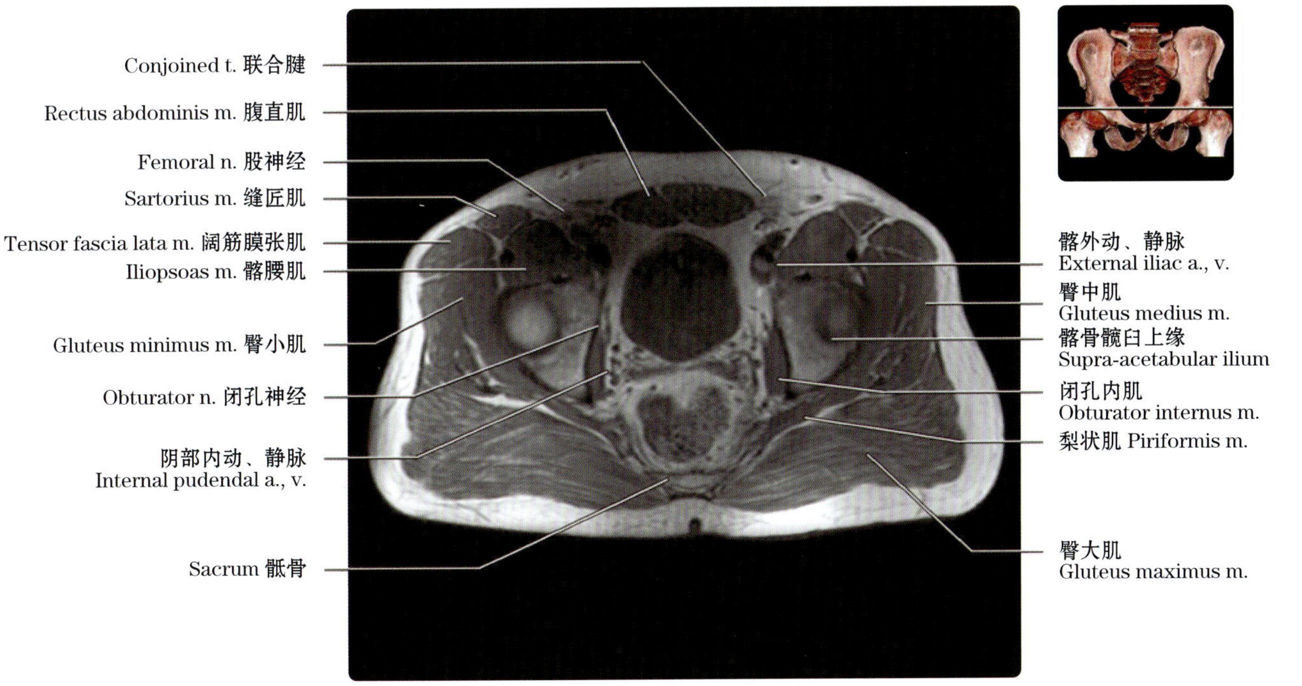

上图：缝匠肌位于腰大肌前方，股直肌直头肌腱位于髂腰肌外侧，呈一扁狭窄的结构。

下图：腹横肌和腹内斜肌最靠下内的部分形成联合腱，此层面以下，该肌腱与腹直肌无法区分。阴部内血管位于闭孔神经的后方。

横轴位 T_1WI，骨盆下部

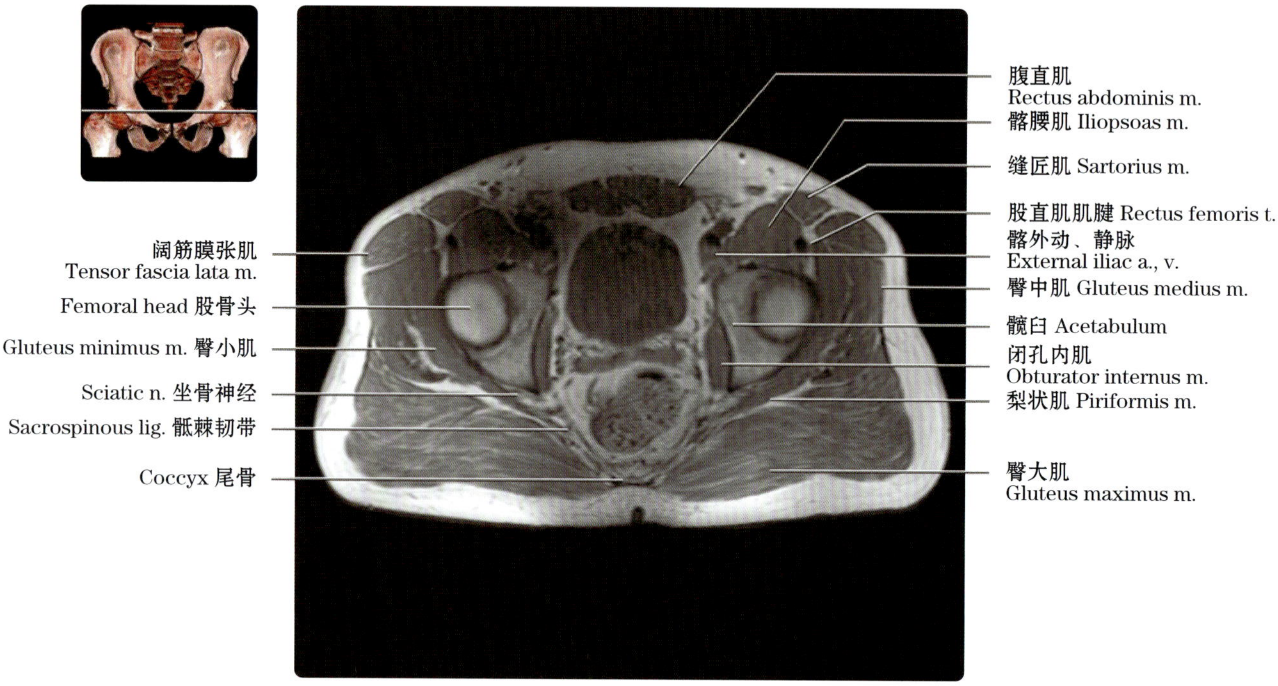

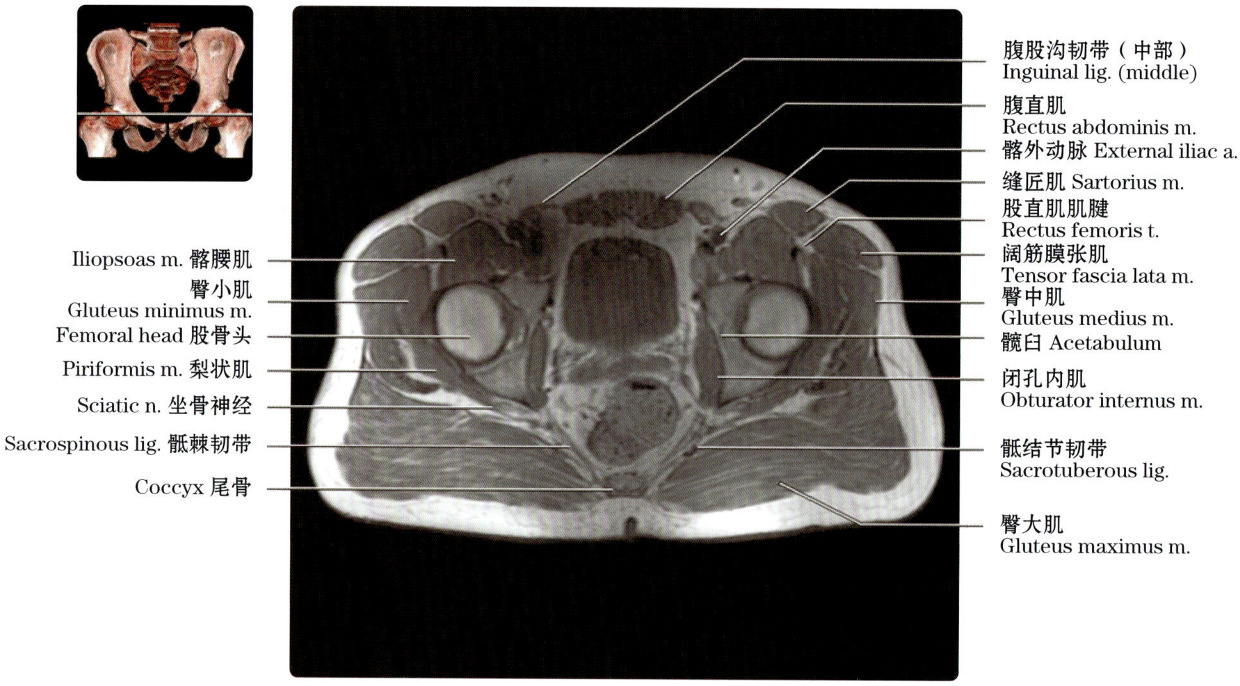

上图：图内可见骶棘韧带，位于骶结节韧带前方。髂腰肌与髋关节的前部紧密相连，并紧邻股动脉和股静脉的外侧。

下图：坐骨神经出坐骨大切迹后沿髋臼后缘走行。

横轴位 T_1WI，骨盆下部

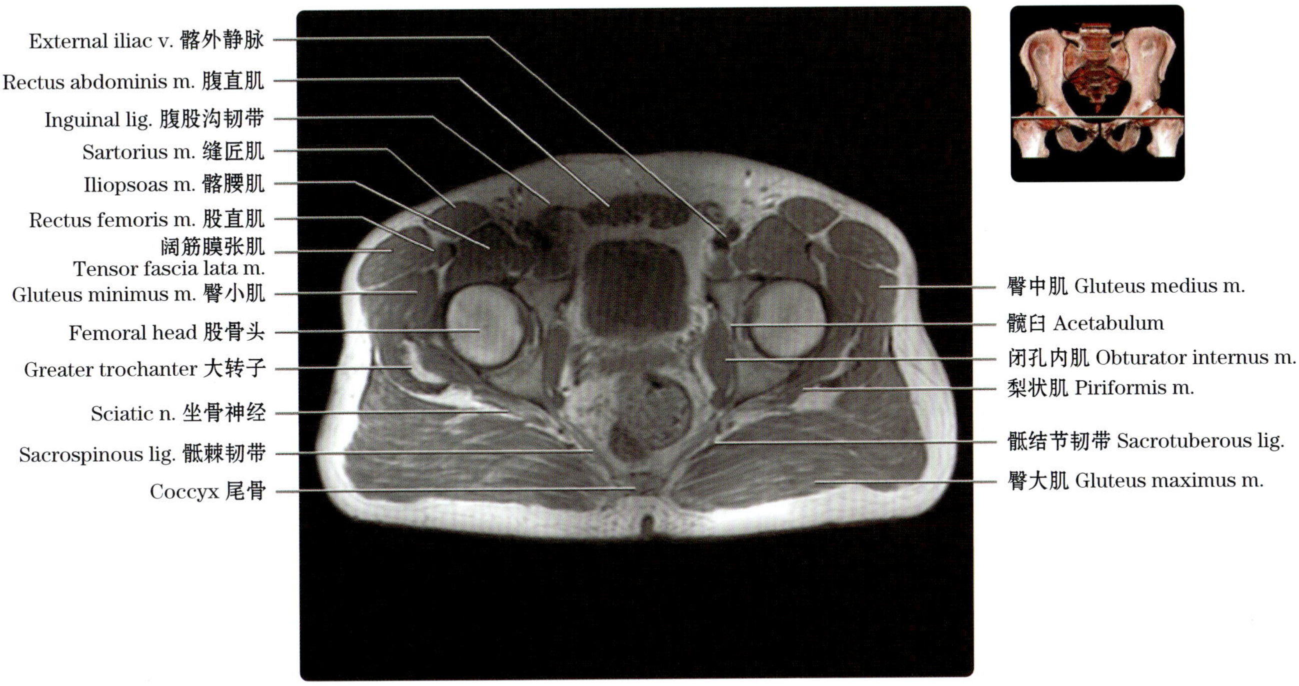

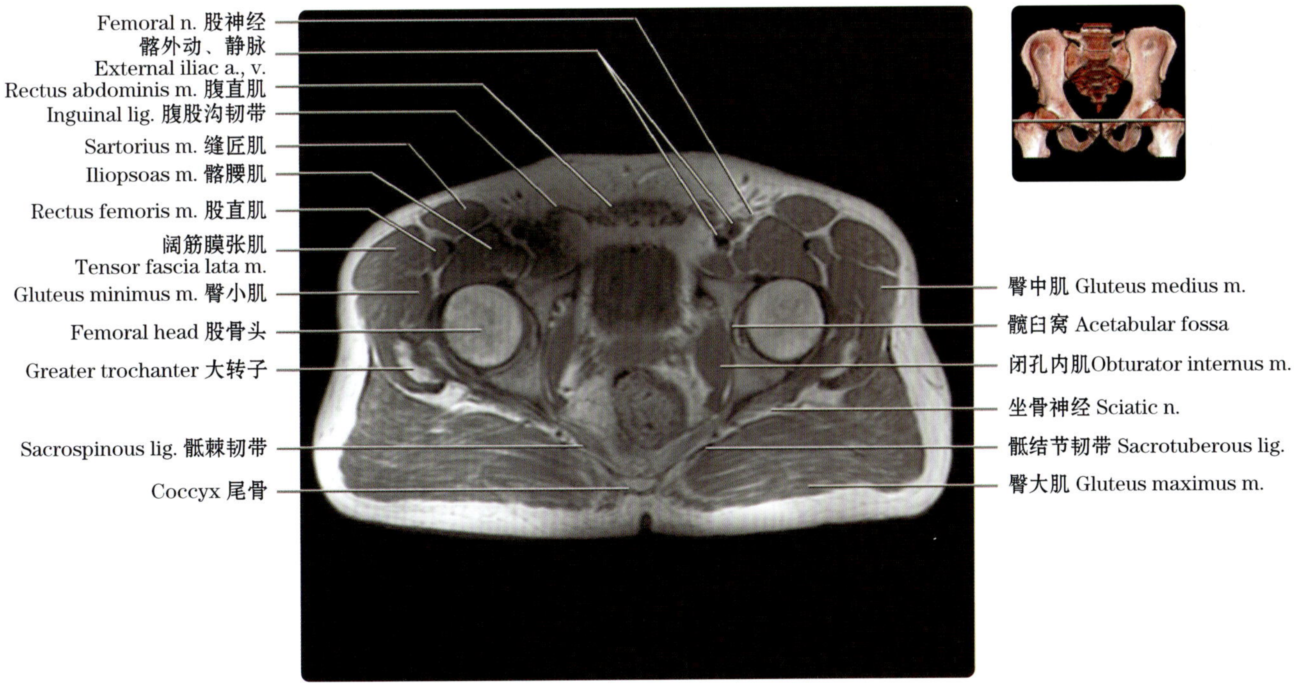

上图：腹股沟韧带位于腹直肌外侧，与肌肉相似，也斜向下内走行，图像中只能看到部分节段，其最下方的部分位于中线区。

下图：沿臀大肌深面可见骶结节韧带的部分节段，由于此韧带垂直走行，在横轴位图像上只能观察到该韧带的一部分断面。

横轴位 T_1WI，骨盆下部

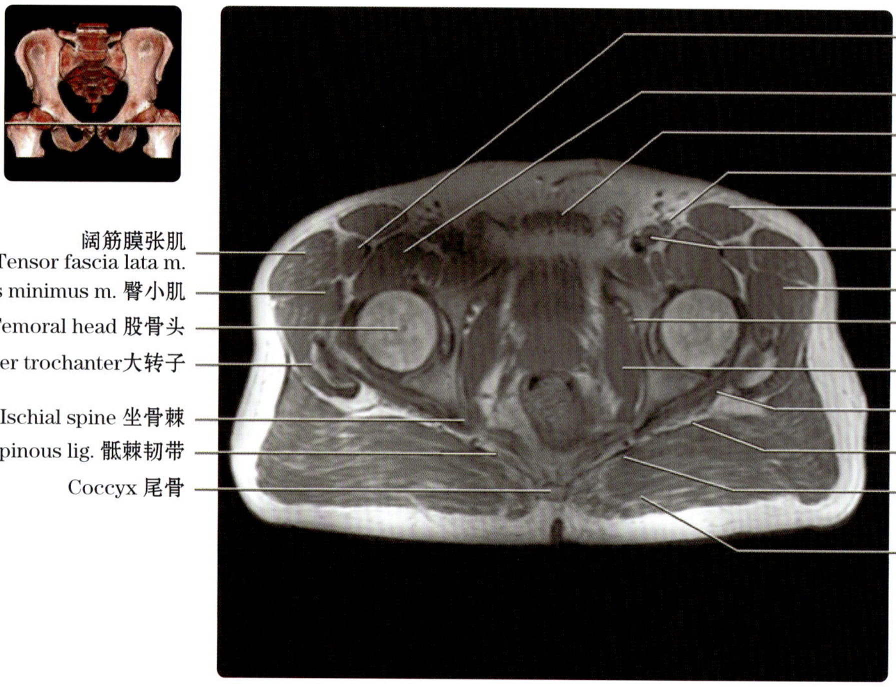

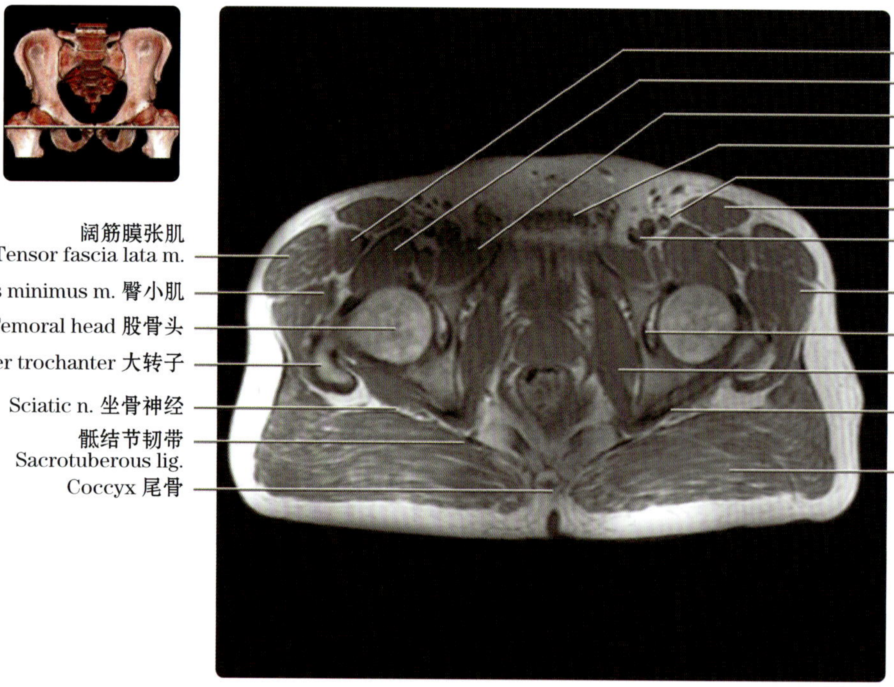

上图：此层面髂外血管在腹股沟韧带下方穿行，延续为股总血管。静脉位于动脉内侧，股神经位于动脉外侧。

下图：注意闭孔内肌离开骨盆后走行变化较大，环绕在髋臼后缘。坐骨神经与闭孔内肌腱的后部紧密相连，常难以区分。该层面中，腹直肌位于耻骨嵴的起始部。

横轴位 T_1WI，骨盆下部

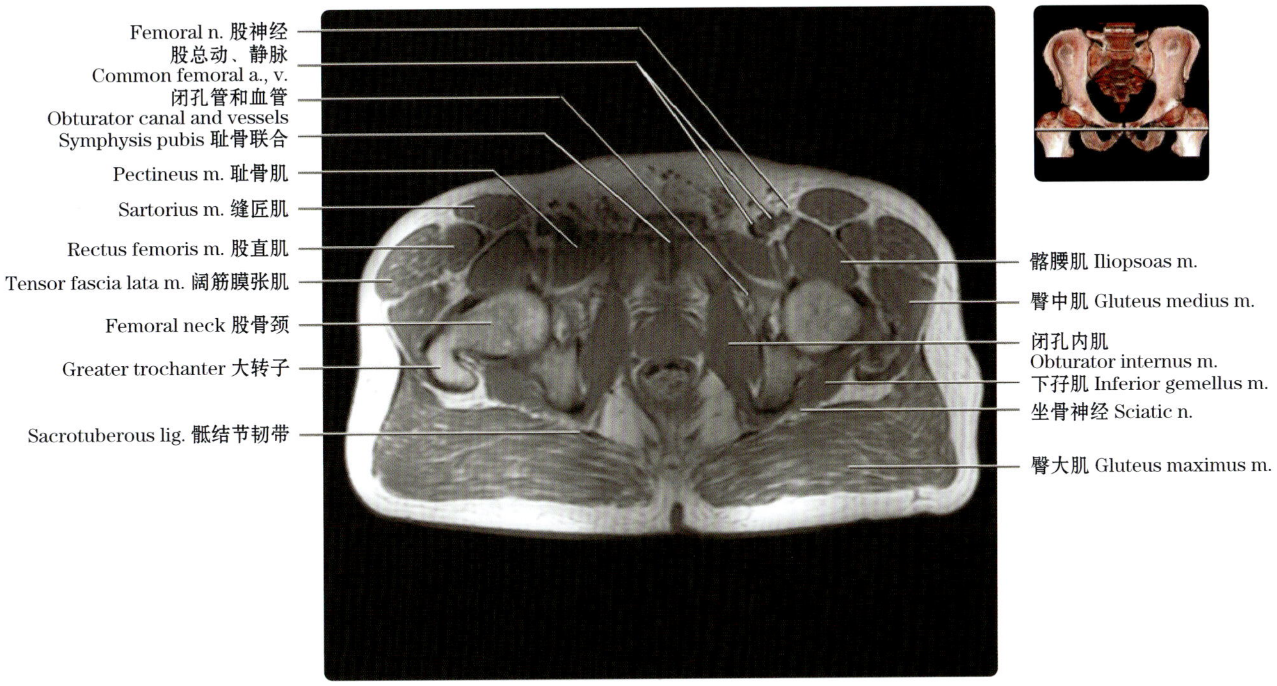

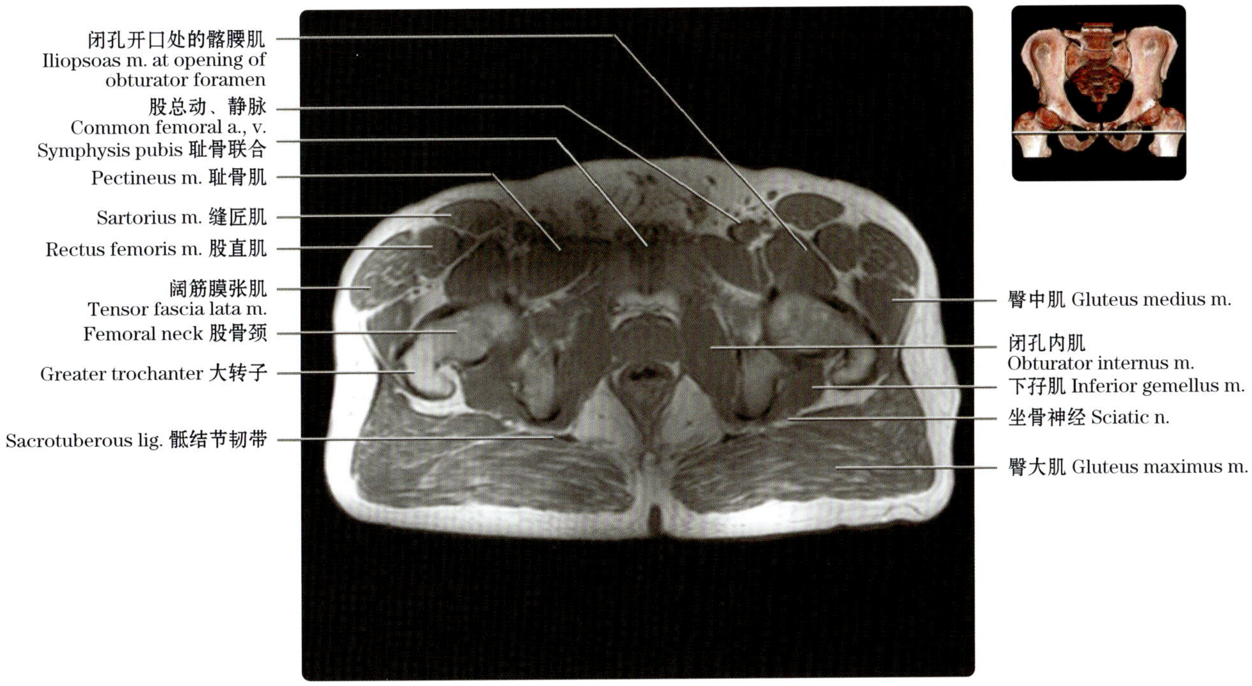

上图：注意腹直肌肌腱沿着耻骨联合的前部延伸，与内收肌腱膜相连。内收肌腱膜与长收肌起点相连。该层面可见大腿内收肌群。耻骨肌位置最靠上。

下图：在闭孔的开口处，闭孔内肌覆盖整个深面。坐骨神经沿臀大肌深面走行于髋臼的外侧。

冠状位 T_1WI，骨盆后部

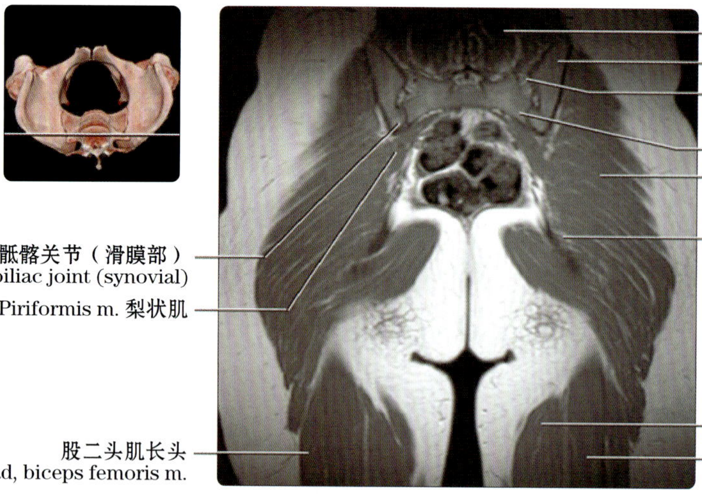

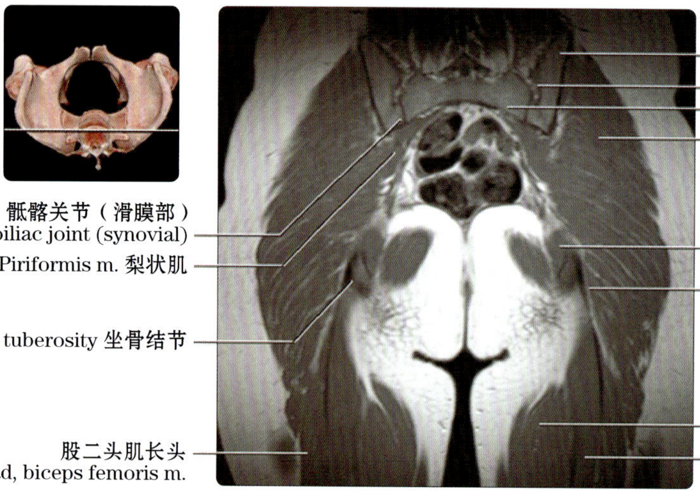

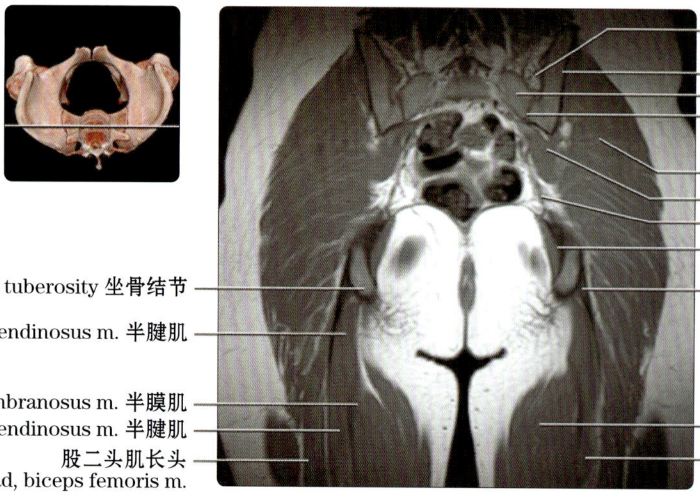

上图：骨盆冠状位图像，显示大块状臀大肌。

中图：梨状肌起自骶骨前表面，坐骨神经位于其前缘。

下图：臀下血管与坐骨神经走行相同，血管位于神经内侧。

冠状位 T_1WI，骨盆后部

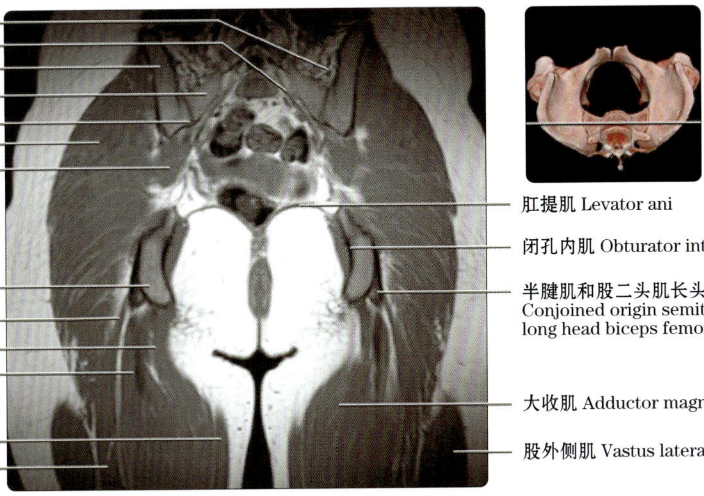

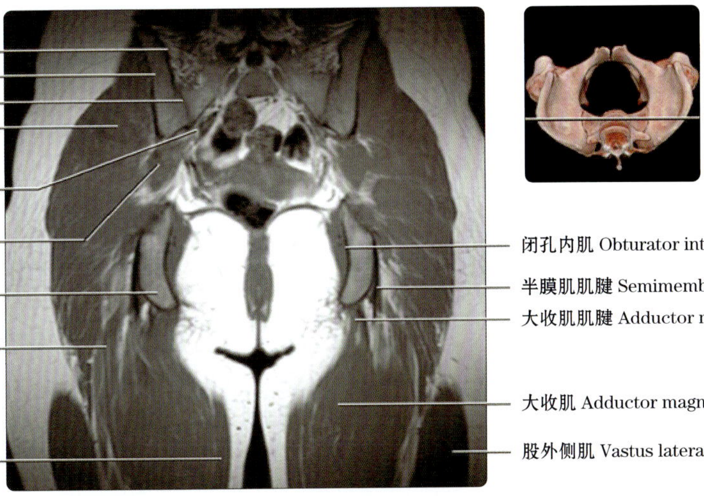

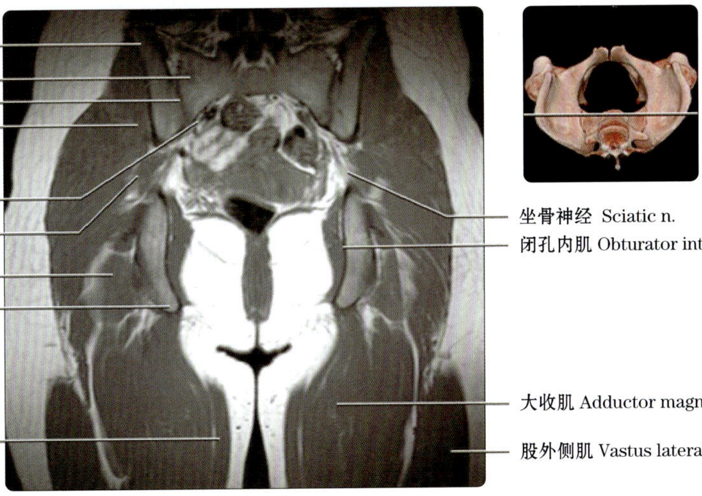

上图：半腱肌和股二头肌长头肌腱共同起自坐骨结节的后部，半膜肌肌腱起自于其稍前外侧。

中图：骶髂关节上部主要以韧带连接为主，只有一小部分滑膜向前延伸。尽管仍有牢固的骶髂后韧带，但其下部关节主要为滑膜关节。

下图：大腿后部主要为大收肌，股薄肌位于大腿最内侧，股外侧肌占据大腿外侧的大部分区域。

冠状位 T_1WI，骨盆后部

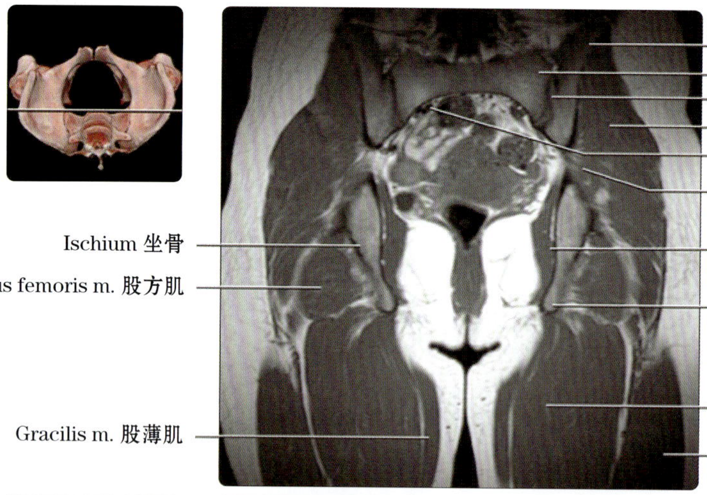

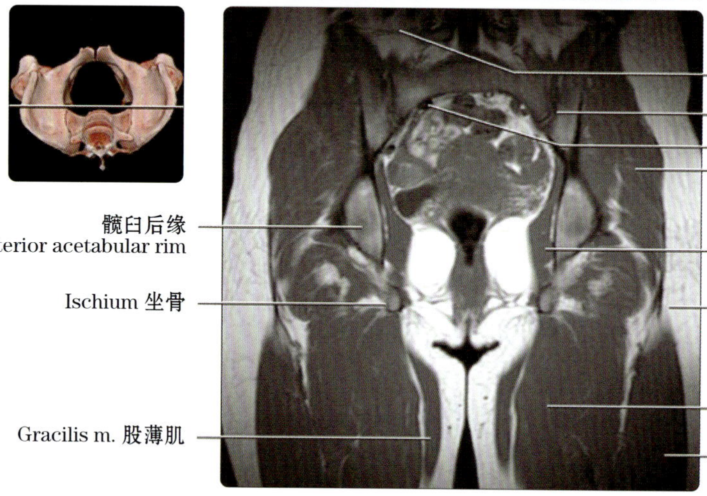

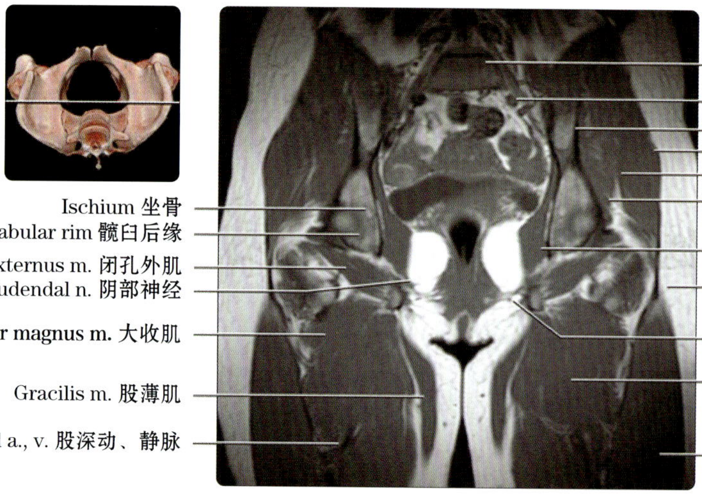

上图：股方肌宽大，近水平方向走行，从坐骨结节向股骨后部延伸。

中图：显示骶髂关节滑膜部，呈弯曲轮廓。髂腰韧带从 L5 横突延伸至髂骨，该韧带造成的横突撕脱骨折是后骨盆不稳的重要征象。

下图：显示闭孔外肌从闭孔起始部至梨状窝止点附着处的整个轮廓，闭孔膜将其与闭孔内肌相区分。

冠状位 T_1WI，骨盆后部

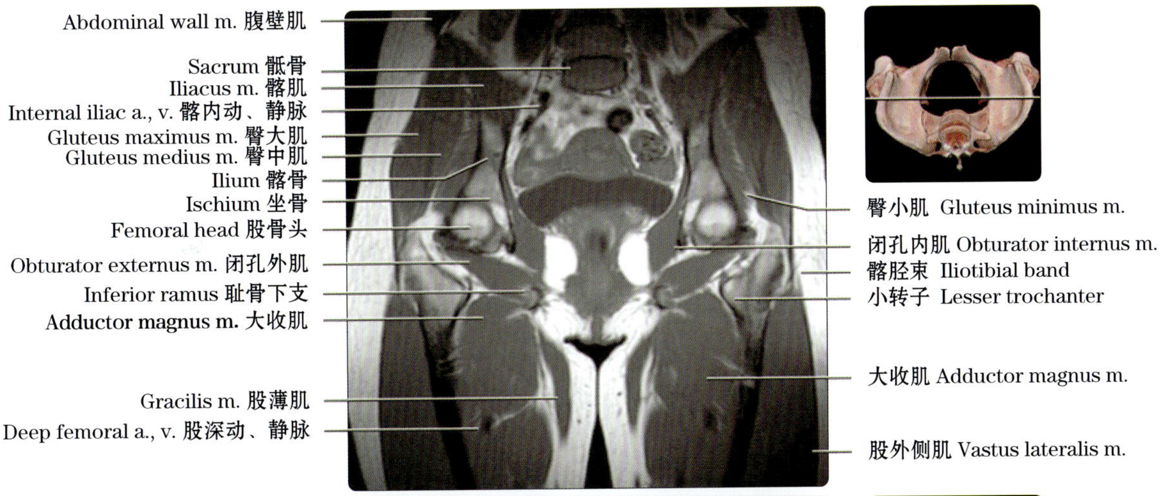

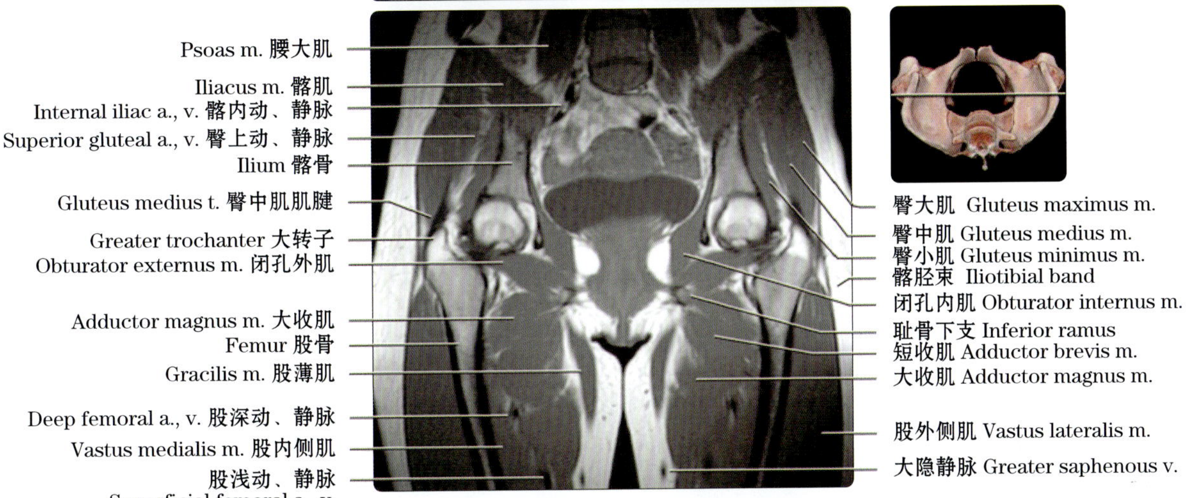

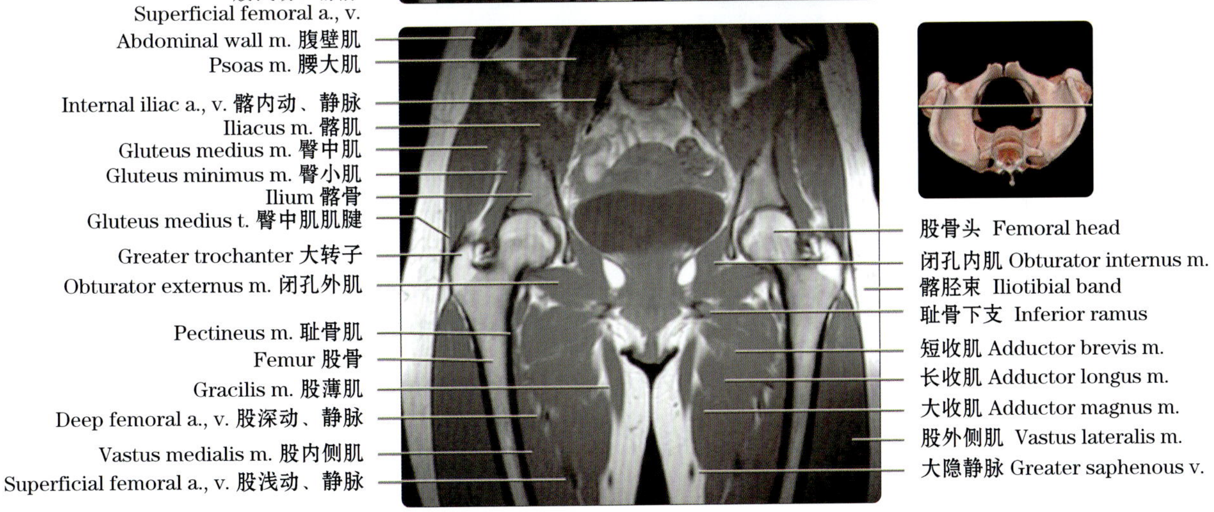

上图：内收肌层面冠状位图像。大收肌有两个头，此层面显示的短而偏上的头（有时也被称为小收肌），从坐骨耻骨支延伸到股骨后部。

中图：内收肌逐渐显示。耻骨肌的附着点在各内收肌中位置最高，其附着于股骨后部。本层面可见部分股深部血管节段。

下图：注意大腿主要血管之间的相互关系，大隐静脉位于内侧、皮下脂肪间隙内，股浅血管位于股深血管内侧。

冠状位 T_1WI，骨盆中部

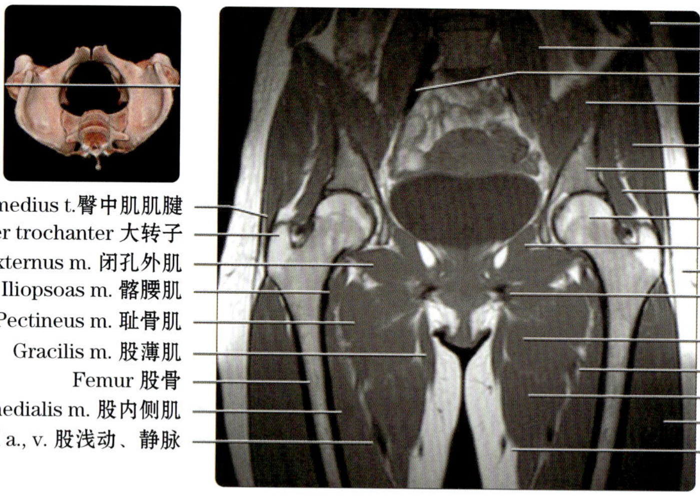

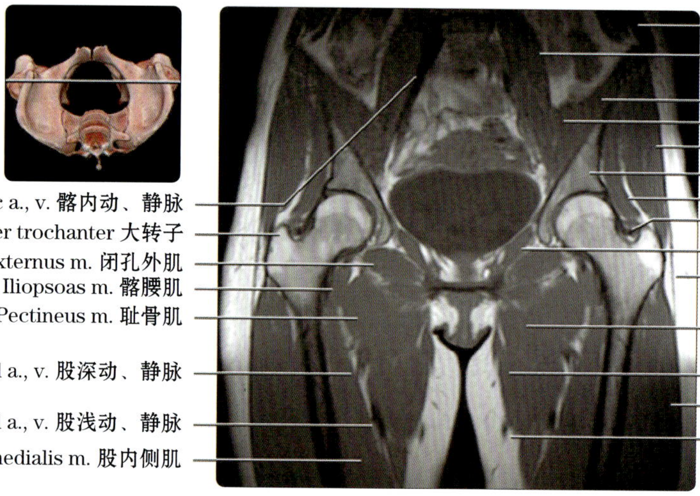

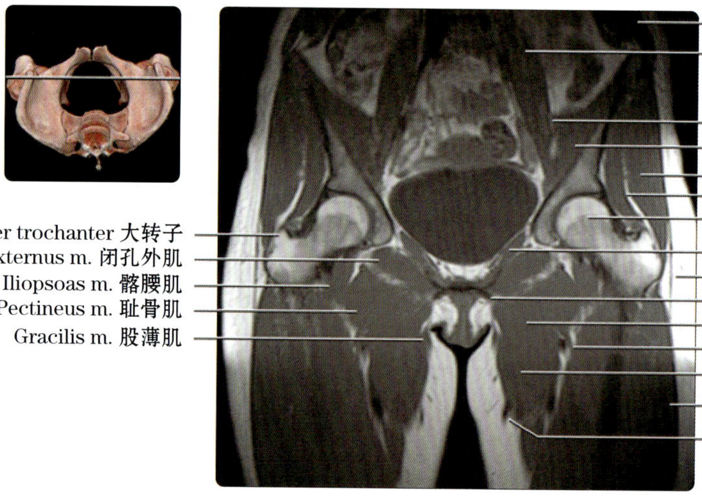

上图：臀中肌肌腱止于股骨大转子的外侧面。臀大肌向远侧延伸，止于髂胫束、股外侧肌筋膜和股骨后部。

中图：股神经位于髂肌和腰大肌之间，走行于髂腰肌肌间沟中。图中可见臀中肌附着于股骨大转子的外侧缘，臀小肌向前止于大转子的前缘。

下图：闭孔内肌与闭孔外肌由闭孔的脂肪层分隔。

冠状位 T_1WI，骨盆前部

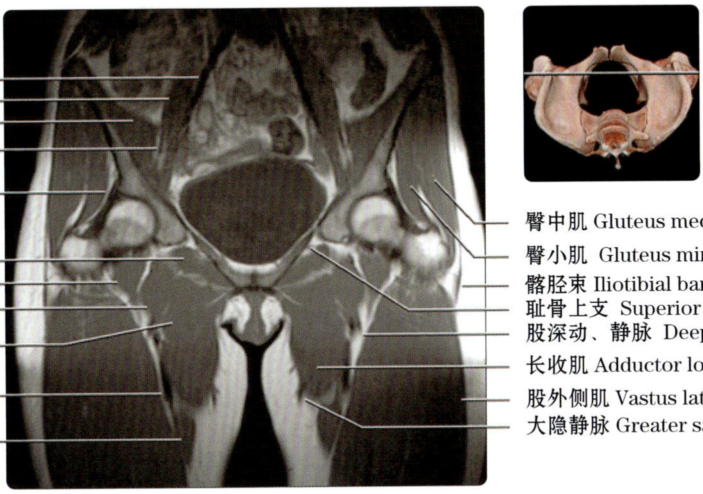

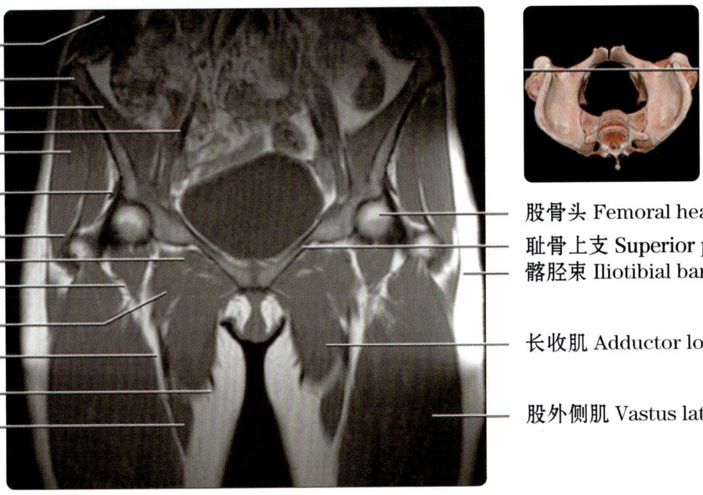

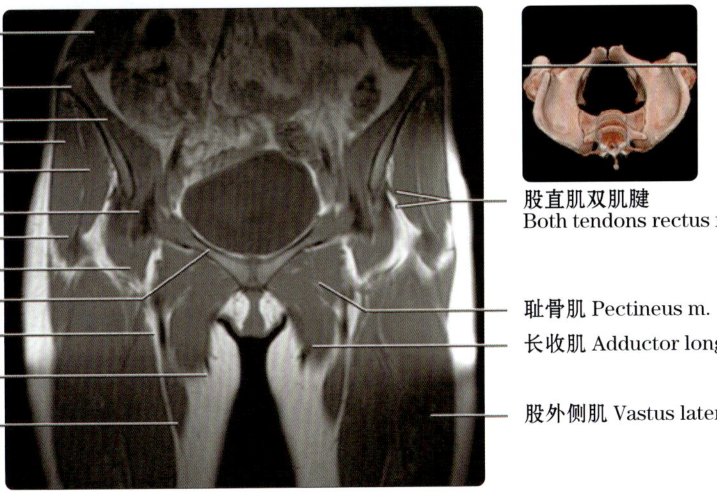

上图：臀小肌肌腱止于大转子的前缘，股血管分叉成股深血管和股浅血管。

中图：股血管沿着长收肌的前表面走行，长收肌形成股三角的底部。

下图：缝匠肌和长收肌的交点形成股三角的顶点，顶点下方有血管穿过内收肌管。偏后层面可显示血管通过内收肌管的走行。阔筋膜张肌位于髂胫束前缘。

冠状位 T_1WI，骨盆前部

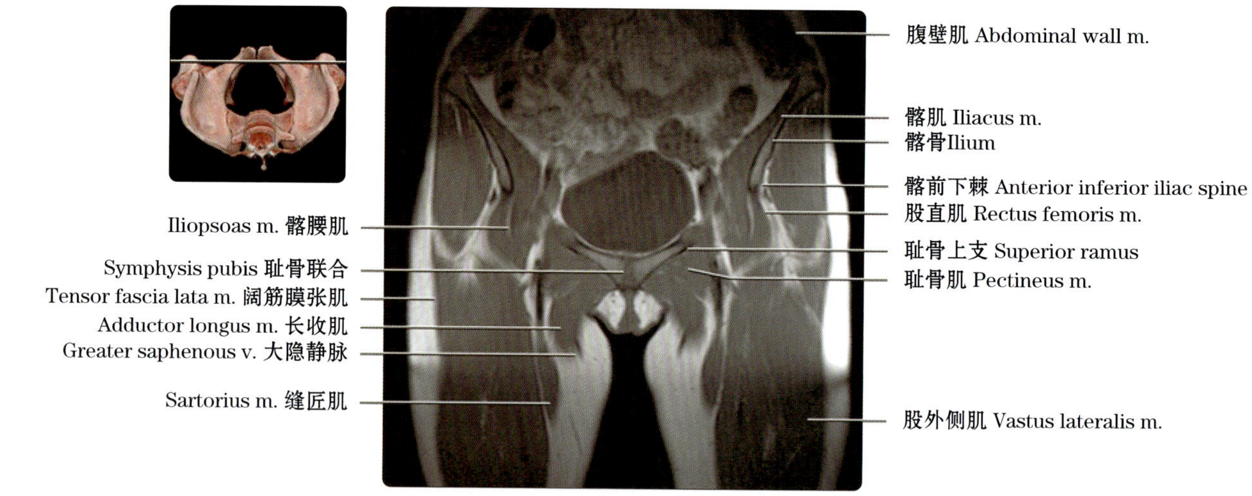

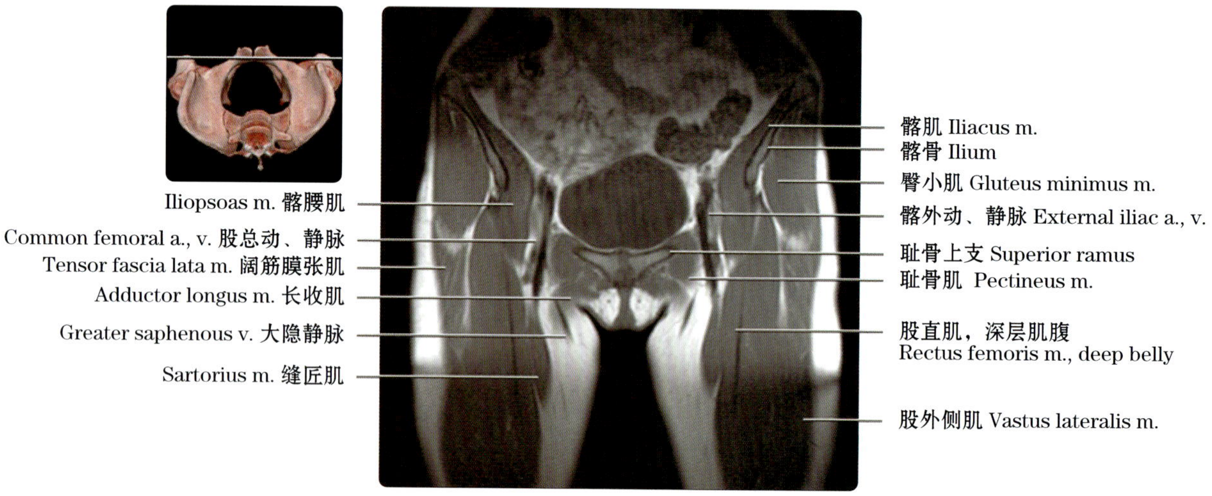

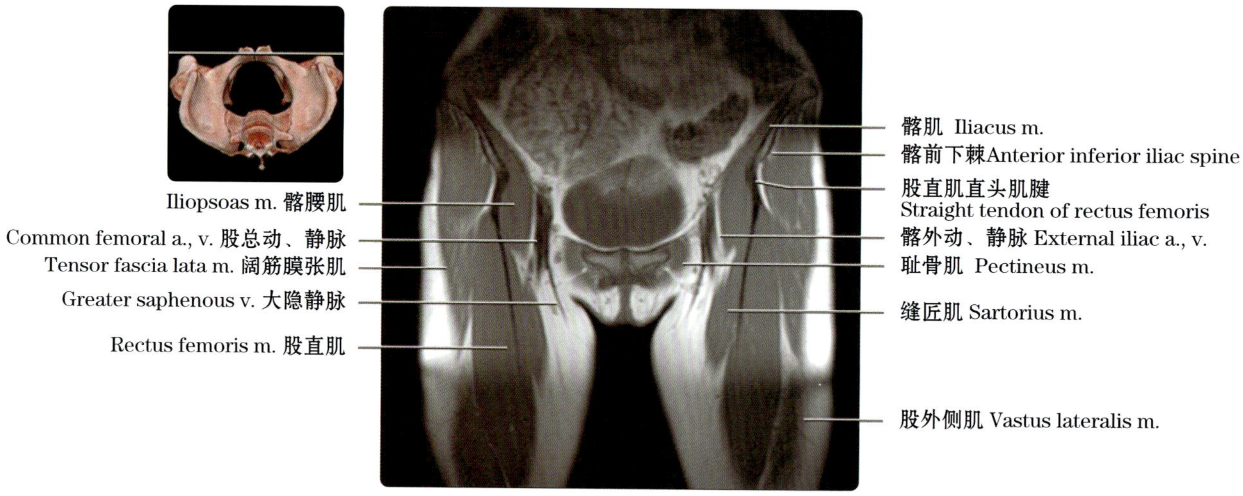

上图：耻骨联合是骨盆前部的关节。股直肌直头起于髂前下棘，而其反折头起于髋臼上方。

中图：髂外血管进入大腿部时，血管位于髂腰肌内侧。通过腹股沟韧带下方时，血管则称为股总血管。股神经是进入股三角的最外侧结构。本序列检查无法显示股神经。

下图：大隐静脉和股总静脉的连接在图像中清晰可见，髂外血管在经过腹股沟韧带下方后更名为股总血管。

冠状位 T_1WI，骨盆前部

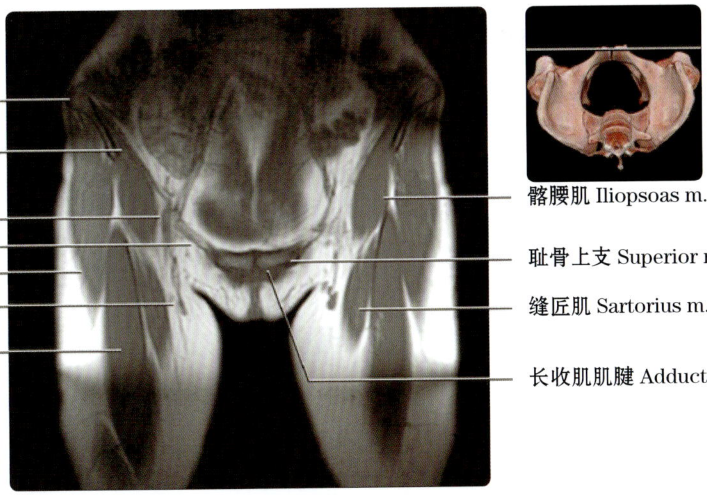

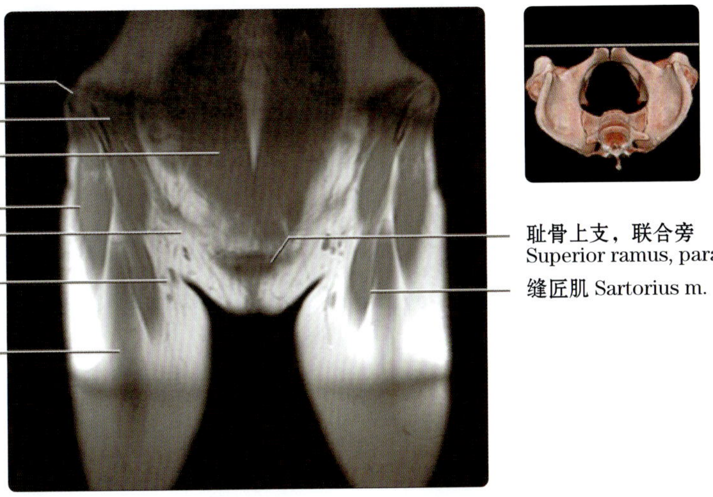

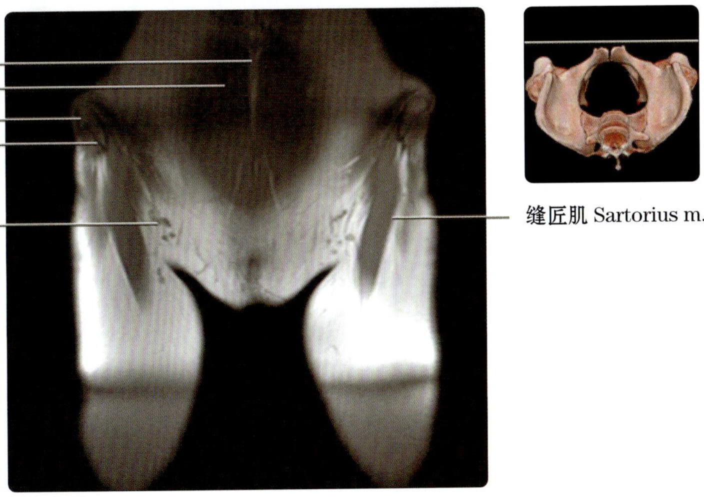

上图：显示腹股沟韧带一小段位于耻骨结节附近，淋巴管位于股三角入口处的最外侧。

中图：缝匠肌和股直肌是大腿最前部的肌肉，缝匠肌起自髂前上棘，沿对角线止于胫骨内侧。大腿前部有丰富的淋巴管。

下图：可见成对的腹直肌，起点为耻骨上支和耻骨嵴。

矢状位 T_1WI，骨盆中部

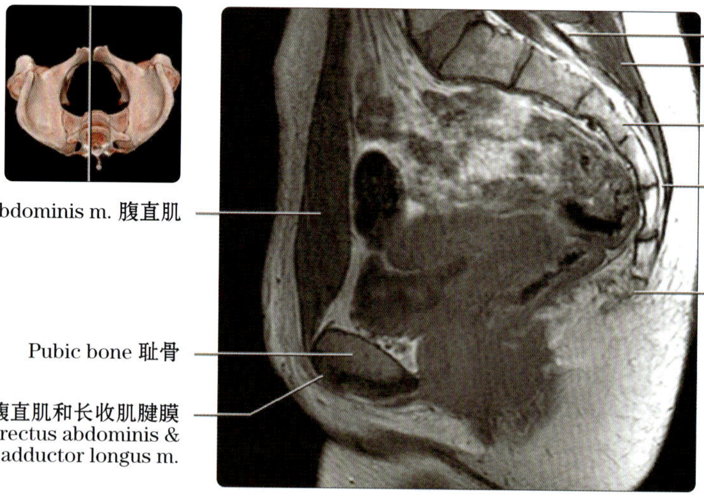

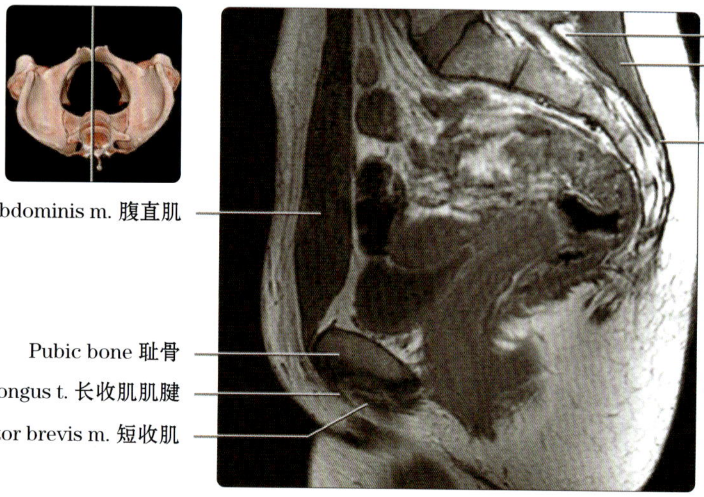

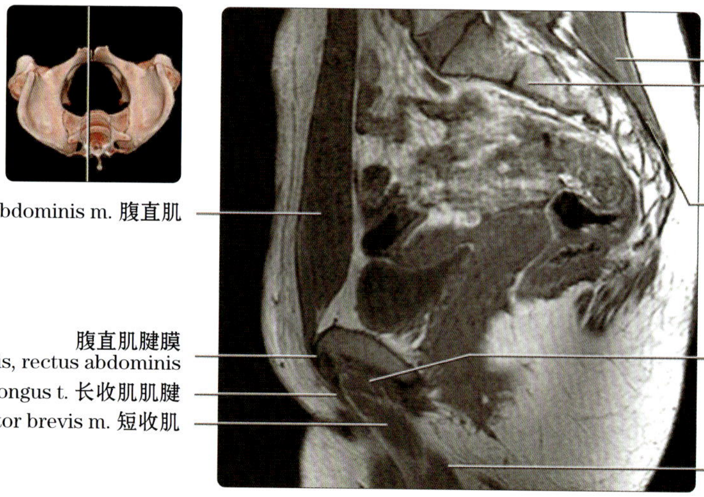

上图：骨盆和大腿上部矢状位图像，患者有 6 个骶椎，考虑为第一尾骨移行椎，为常见变异。
中图：骶骨背侧椎板 S4（有时为 S5）及以下缺失，形成骶骨裂孔，可用于尾部穿刺进针入硬脊膜外间隙。
下图：腹直肌于止点处形成腱膜，止于耻骨前缘，并与长收肌肌腱的起点相延续。运动时，集中在该区域的肌肉力量可导致腱膜撕脱，此类综合征被称为运动性耻骨痛。

矢状位 T_1WI，骨盆中部

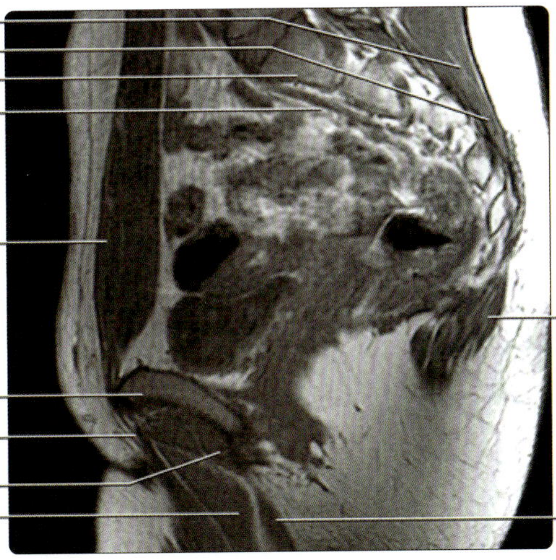

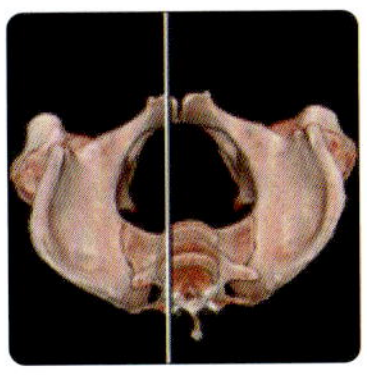

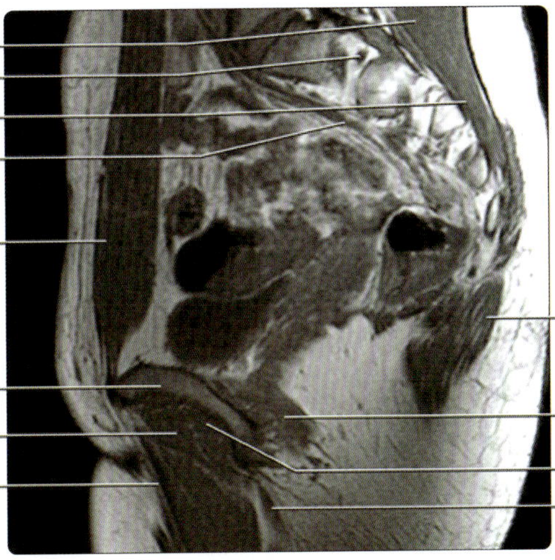

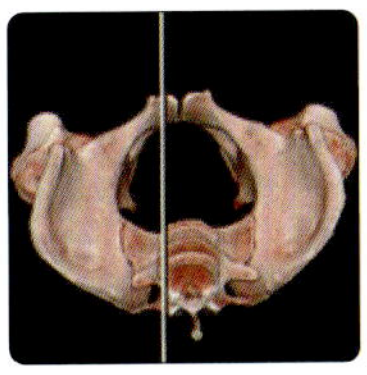

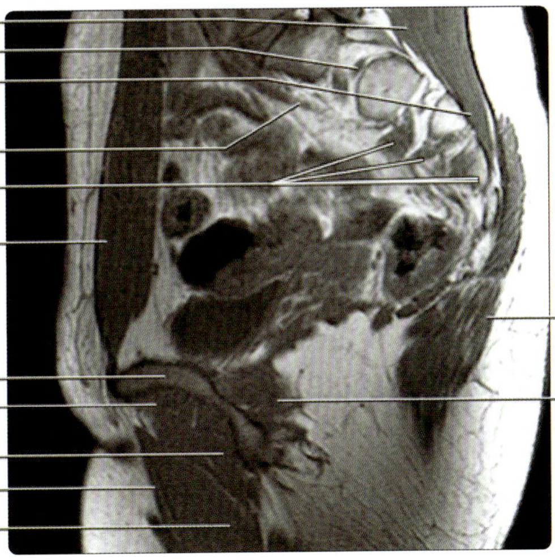

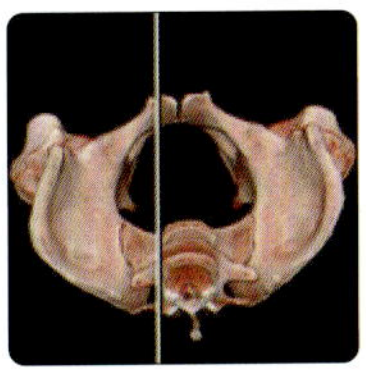

上图：短收肌位于长收肌深面，注意长收肌的长肌腱，起于耻骨体前部的小凹槽部。

中图：股薄肌是内收肌群中最内侧的肌肉，肌腱菲薄，起于耻骨下支内侧。

下图：闭孔内肌几乎覆于整个骨盆深面。大收肌的起点在内收肌群中最靠下，起自耻骨体和坐骨的下部。

矢状位 T_1WI，骨盆中部

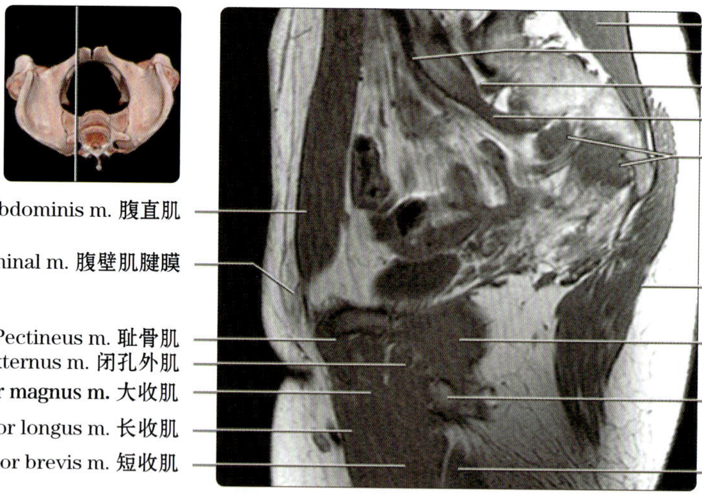

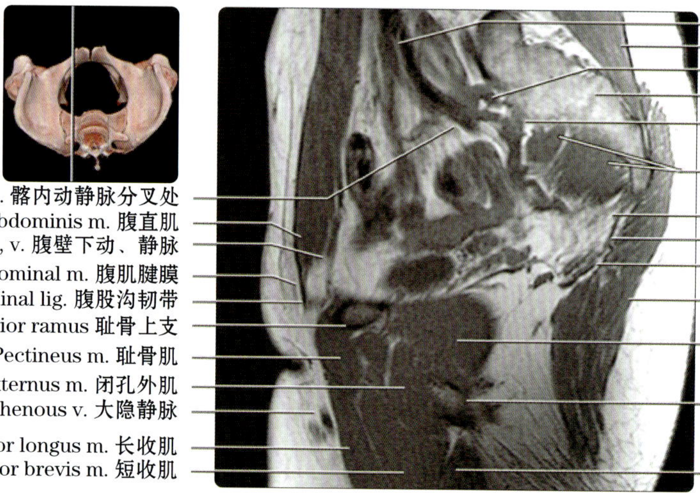

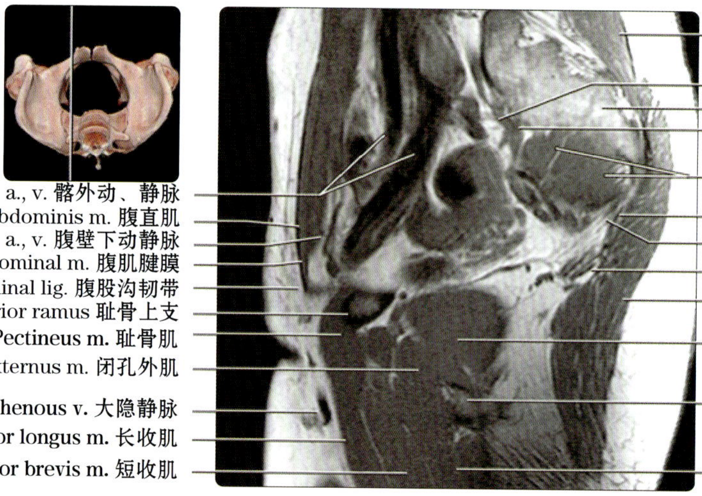

上图：旁中线区层面图像，大收肌占据原股薄肌的位置，腹外斜肌、腹内斜肌和腹横肌腱膜位于腹直肌外侧。

中图：腹横肌和腹内斜肌肌腱位于腹直肌外侧。骶棘韧带纤维略呈水平走行，位于较纵向走行的骶结节韧带深面。

下图：层面恰好沿长轴切分髂外血管，腹股沟韧带位于腹外斜肌腱膜的下缘，图像中可见耻骨支的截面。

矢状位 T_1WI，骨盆中部

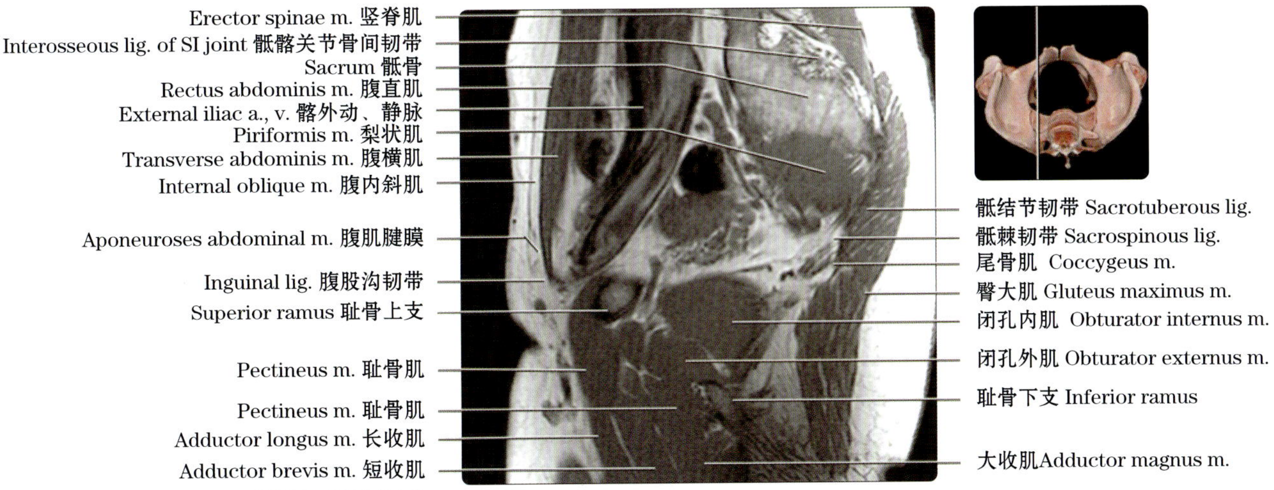

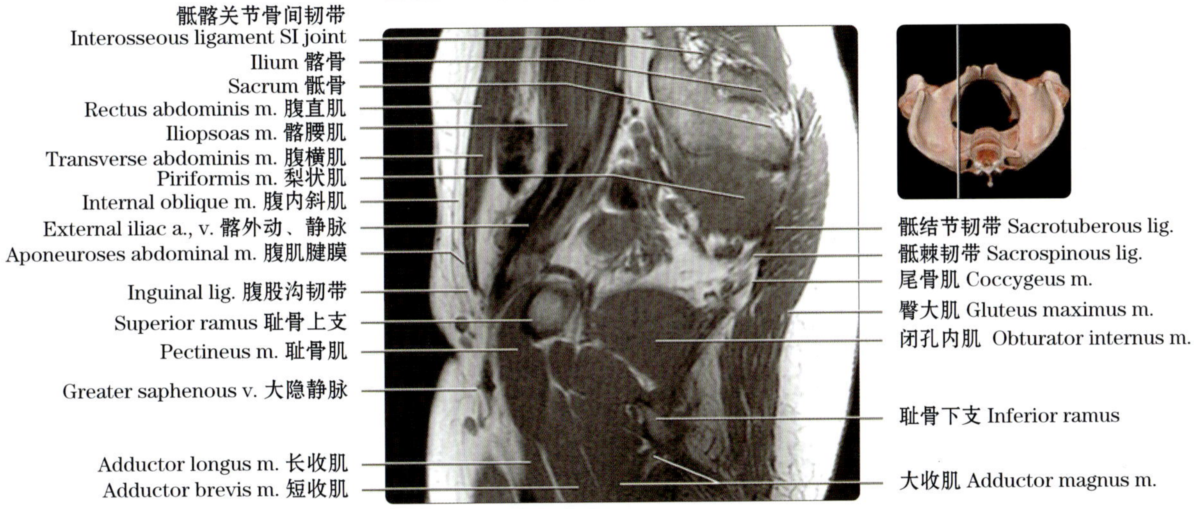

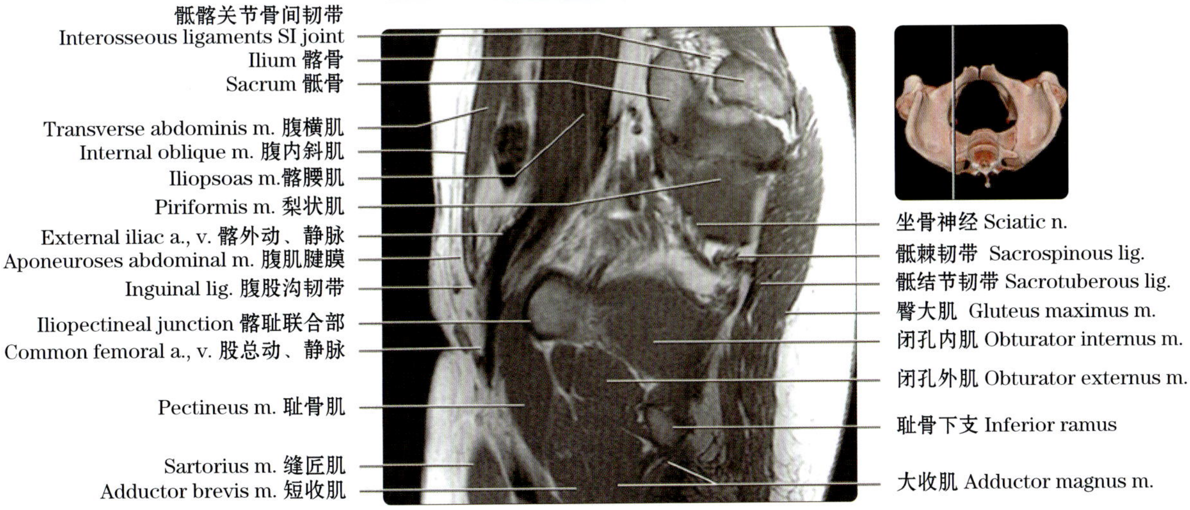

上图：矢状位图像，腹直肌与外侧肌肉不易区分，腹直肌上宽下窄，可在更外侧图像中显示。此层面可见骶髂关节骨间韧带。

中图：大收肌有两个独立的起点，在本层面图像中均可见，其中坐骨部起于坐骨结节，内收肌部起于耻骨下支。本层图像显示大隐静脉最靠外侧，经隐静脉裂隙汇入股总静脉。

下图：髂外血管在腹股沟韧带下方交叉走行，而后延续为股总血管。骶髂关节呈斜向走行，图像只显示其中一个节段。髂耻骨联合的横截面大于耻骨上支时，提示从耻骨上支移行为髋臼。

矢状位 T_1WI，骨盆外侧部

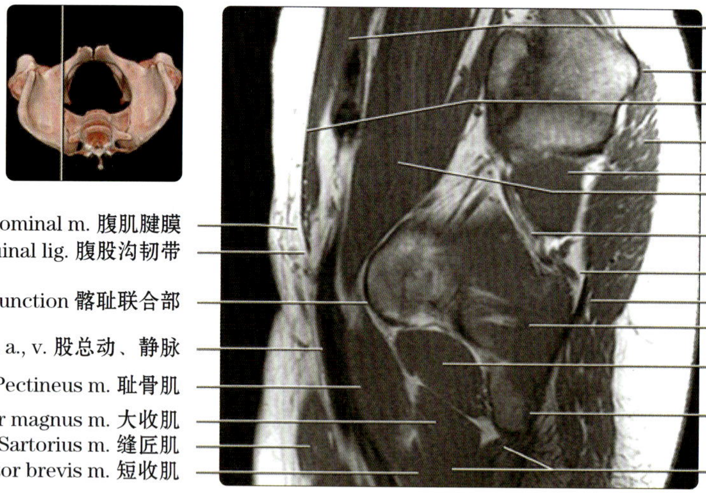

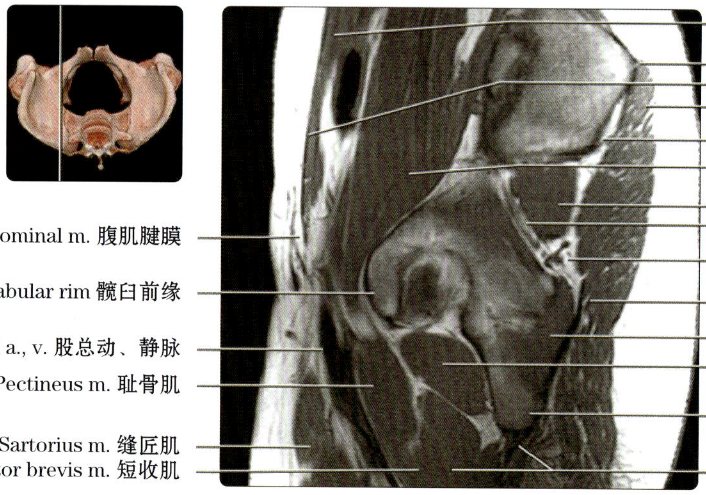

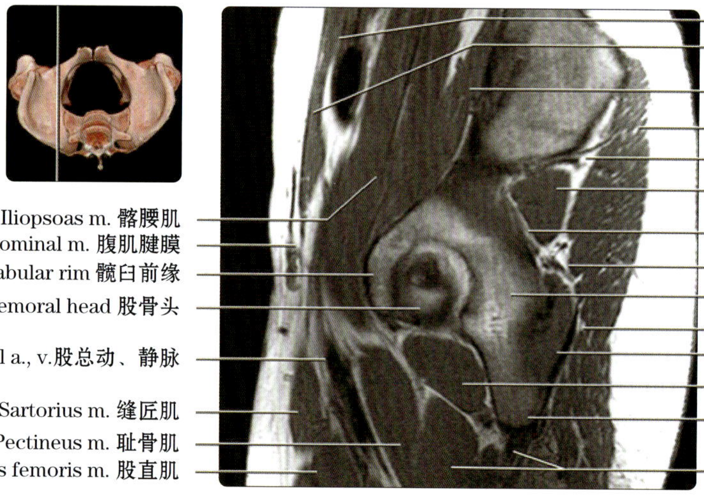

上图：显示骶结节韧带下段较长节段附着于坐骨结节，同时可见梨状肌深部较长节段的坐骨神经。臀下血管位于坐骨神经内侧。

中图：髂后上、下棘可清晰显示，髂后下棘是坐骨大切迹的上缘。

下图：臀上血管在梨状肌上缘的上方经坐骨大切迹出骨盆，坐骨神经和臀下血管从下方穿出，位于梨状肌前缘。

矢状位 T_1WI，骨盆外侧部

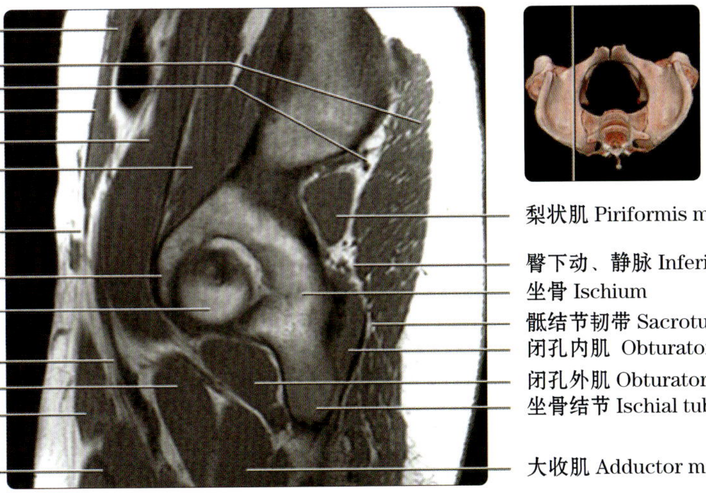

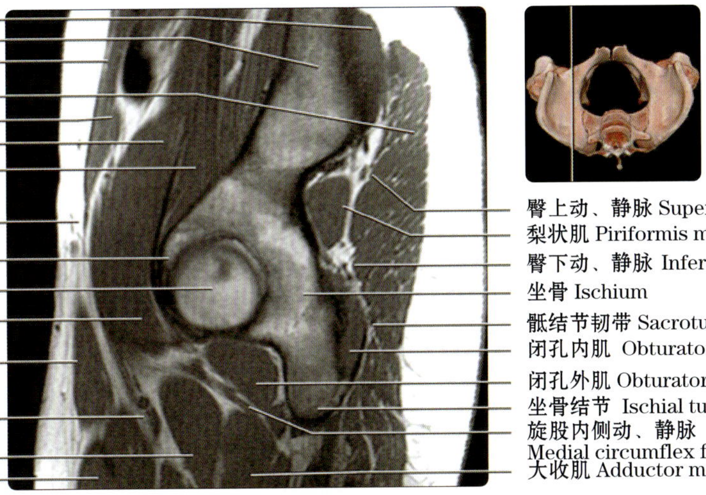

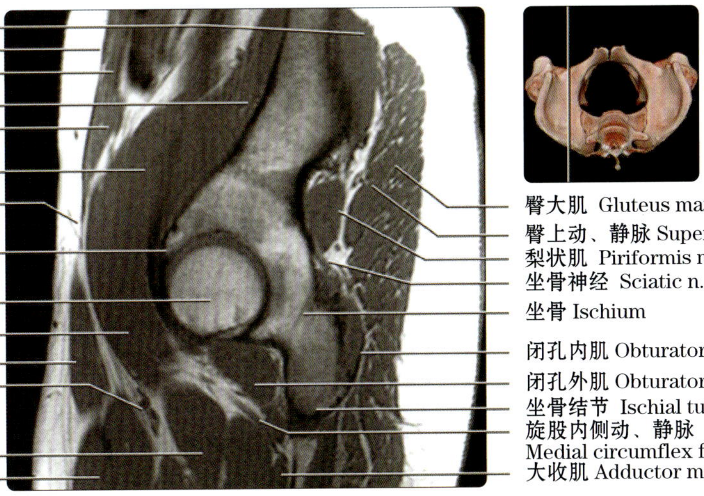

上图：腰大肌和髂肌走行于骨盆外缘。

中图：旋股内侧血管位于耻骨肌和髂腰肌之间，旋股外侧血管位于缝匠肌和股直肌的深面。

下图：可见位于大腿前部的股直肌。注意髂骨和髋臼形成的倒“Y”形结构。其中“Y”主干是髂骨，前支是髋臼前部，后支是从髂骨延伸到坐骨的后柱。

矢状位 T_1WI，骨盆外侧部

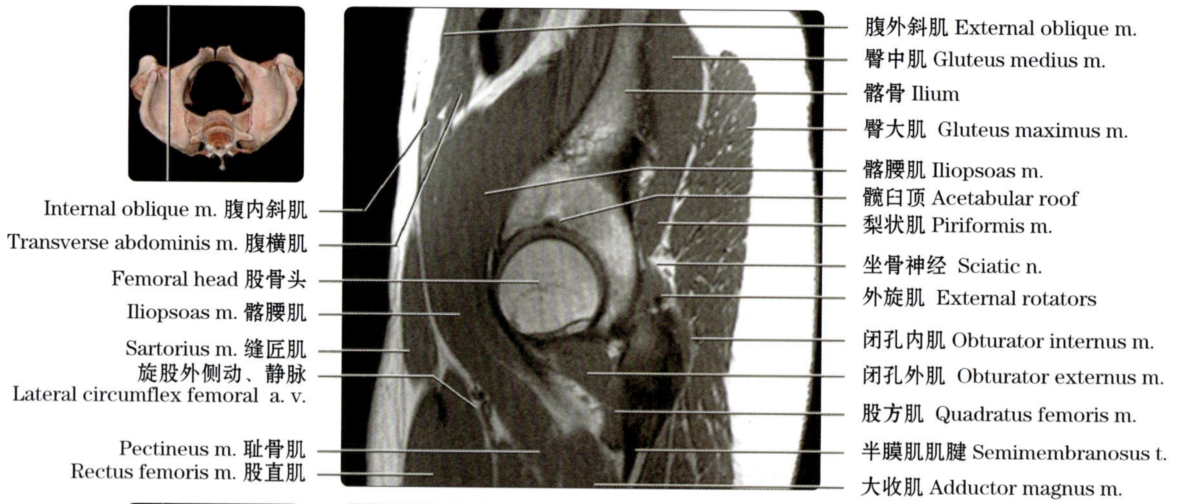

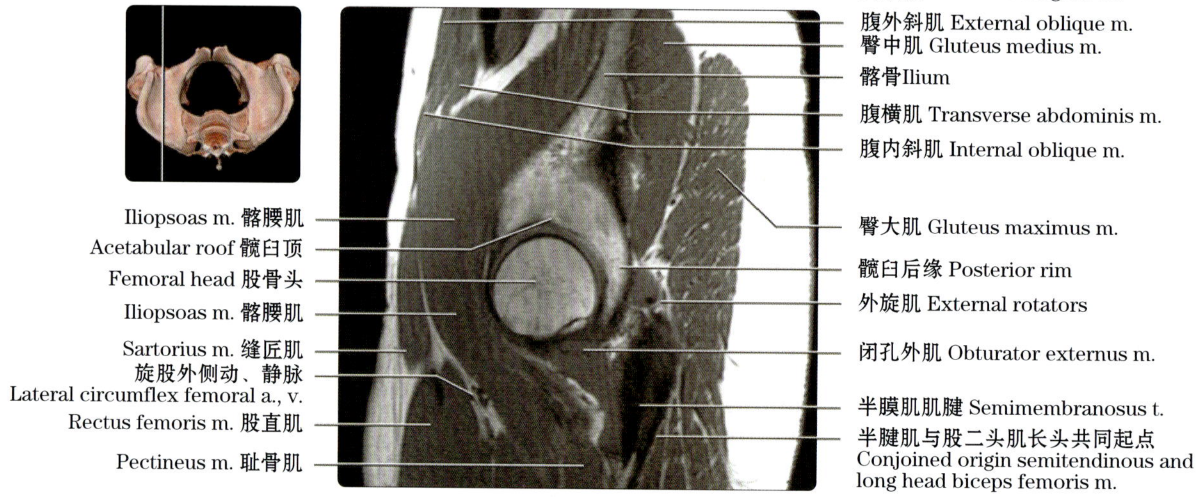

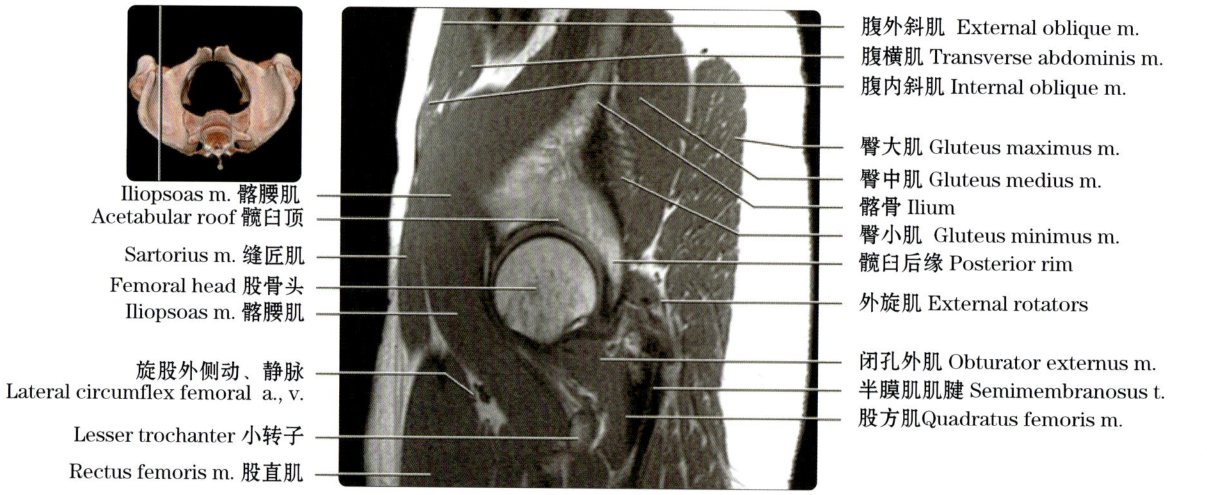

上图：外旋肌位于髋臼的后缘。注意半膜肌的起点位于坐骨结节的外侧部。

中图：由于坐骨神经紧邻髋关节外旋肌，不能单独区分坐骨神经。股二头肌长头、半腱肌共同起自半膜肌起始部后方的坐骨结节。股方肌也起于坐骨结节，位于腘绳肌肌腱深面。

下图：矢状位图像上可很好地显示臀肌之间的位置关系，臀大肌覆盖范围广泛。

矢状位 T_1WI，骨盆外侧部

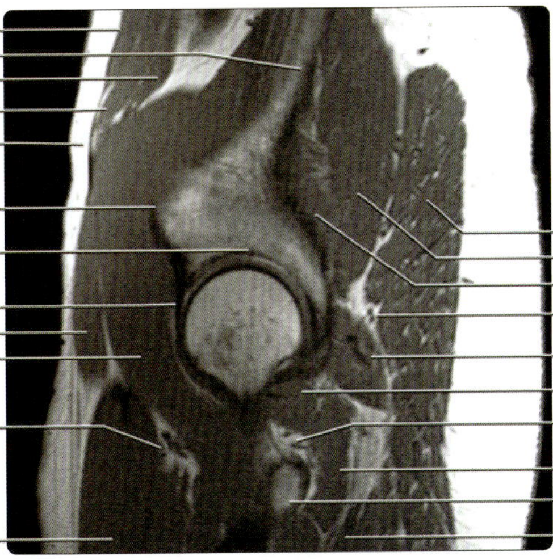

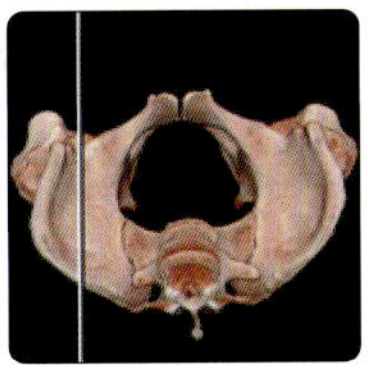

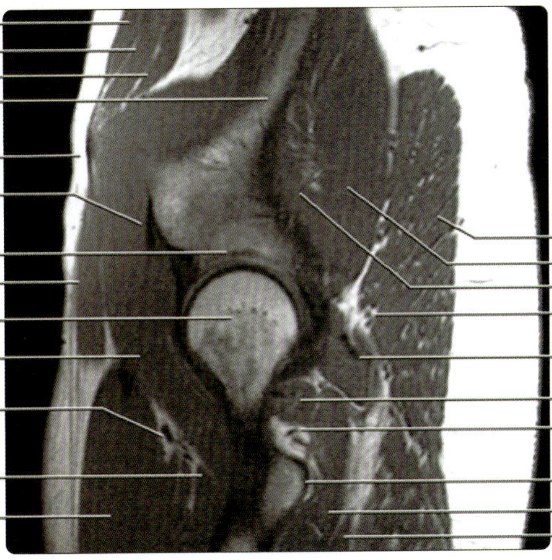

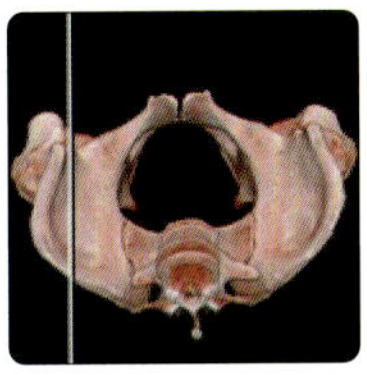

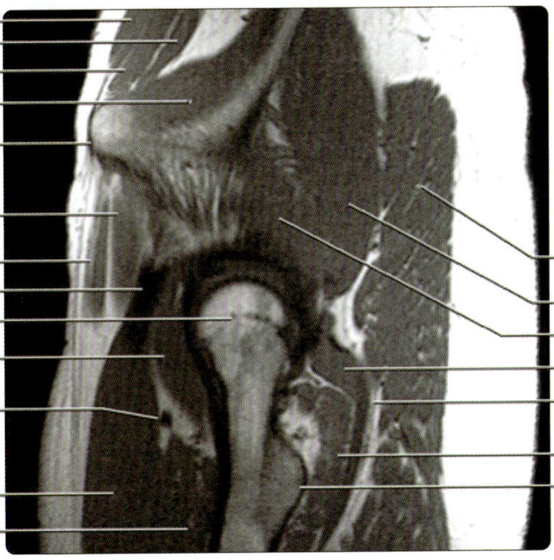

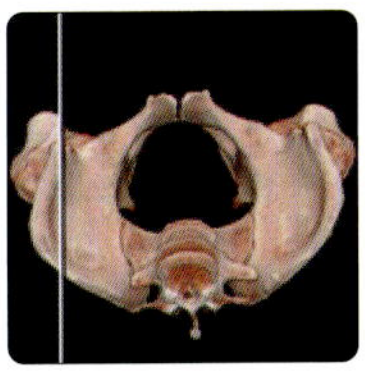

上图：髂腰肌位于股骨头和股骨颈的前面，止于小转子。注意旋股外侧血管在股骨颈前部，旋股内侧血管走行于股骨颈后部。

中图：股直肌起于髂前下棘。臀大肌深面的臀下血管清晰可见。虽然有一丛离散的神经无法辨认，但与臀下血管相邻的一束神经为坐骨神经。腹股沟韧带位于腹外斜肌腱膜的最下缘。

下图：坐骨神经紧贴股方肌肌腱后缘。

3. 前骨盆

影像解剖

骨骼解剖

- **耻骨：由耻骨体和上、下支组成**
- 耻骨体在耻骨联合处形成关节
- **耻骨上、下支**为耻骨的延伸
  - 耻骨上支延伸至髋臼
  - 耻骨下支与坐骨融合
- **耻骨梳**：耻骨体上部的后侧面
  - 耻骨肌起点
  - 腹壁联合腱附着点
- **耻骨嵴**：耻骨体前部上表面
  - 腹横肌和腹外斜肌附着点
  - 腹直肌起点
- **耻骨结节**：耻骨嵴外侧缘小突起
  - 腹股沟韧带附着处
- **耻骨弓**：坐耻骨（下）支底面
- **耻骨角**：坐耻骨（下）支之间
  - 男性和女性骨盆的主要区别特征
  - 女性更宽（接近 90°）

耻骨联合

- 耻骨体间非滑膜关节
- 无透明软骨覆盖
- 纤维软骨连接
  - 10% 的成人有关节盘裂隙
- 正常关节宽度 2~7 mm
- 关节处运动幅度极小
  - 上下运动 <2 mm
  - 旋转 <3°
- **耻骨上韧带**：连接关节，附着于耻骨结节
- **耻骨下韧带（耻骨弓状韧带）**
  - 关节下缘纤维弓
  - 与关节融合
  - 下缘与股薄肌和长收肌腱膜融合
- **耻骨前韧带**
  - 深层：与关节融合
  - 浅层：与腹外斜肌和腹直肌腱膜融合
- **耻骨后韧带**：薄，横行纤维少

腹前壁肌层

- 均附着于耻骨
- 肌肉功能：躯干屈曲、侧弯、旋转；收腹、抬高膈肌
- 神经支配：第 7~11 对肋间神经、肋下神经、髂腹下神经、髂腹股沟神经
  - **髂腹下神经**：在髂前上棘前横穿腹内斜肌，在腹股沟管浅环上方横穿腹外斜肌
  - **髂腹股沟神经**：在腹股沟管深环附近横穿腹内斜肌，走行通过腹股沟管
- **腹直肌**：成对，垂直走行的旁正中带状肌肉
  - 中心由白线连接
    - 股直肌、腹横肌、内外斜肌由腱膜连接
  - 肌肉起点：耻骨上支、耻骨嵴
  - 肌肉止点：剑突、第 5~7 肋软骨
  - 被腹直肌鞘包绕
    - 前鞘：腹内斜肌、腹外斜肌及腹横肌腱膜
    - 后鞘：腹膜
  - 腹直肌拉伤是引起运动性耻骨痛综合征的重要原因
    - 腹直肌腱膜与耻骨前筋膜相连，后者与长收肌起点相延续
    - 这些肌肉之间的不平衡导致耻骨前筋膜分离，长收肌拉伤 / 撕裂
- **腹外斜肌**：位置最表浅
  - 起点：第 5~12 肋
  - 止点：耻骨嵴、髂嵴前部、白线
  - 腹股沟韧带：腱膜下缘
- **腹内斜肌**：腹横肌、腹外斜肌之间
  - 起点：腹股沟韧带外侧、髂嵴、胸腰筋膜
  - 附着点：耻骨梳（联合腱）、耻骨嵴、第 10~12 肋骨下面、白线
    - 附着于腹直肌外侧
    - 附着于腹股沟管浅环后内侧
  - 形成腹股沟管顶
  - 起自于腹股沟管深环前部
- **腹横肌**：位置最深
  - 起点：髂嵴、腹股沟韧带外侧后部、胸腰筋膜
  - 止点：耻骨嵴、耻骨梳（联合腱）、白线
  - 始终位于腹股沟管后方
  - **腹横筋膜**沿深面走行
- **联合腱（腹股沟镰）**：腹内斜肌和腹横肌联合附着于耻骨梳
  - 存在不一致

腹股沟韧带

- 腹外斜肌腱膜下缘增厚
- 将下肢与骨盆分开
  - 髂外血管越过韧带成为股血管
- **腹股沟韧带反折**：腹股沟韧带纤维越过耻骨结节与对侧外斜肌腱膜交叉
- **腔隙韧带**：腹股沟韧带深层纤维，弓形且向后附着于耻骨结节外侧
  - 腹股沟下间隙内侧壁
- **耻骨梳韧带**：腔隙韧带外侧大部分纤维，延伸并附于耻骨梳
- 附着：ASIS 和耻骨结节
- 阔筋膜附着于下缘
- **髂耻束**

- ○ 横筋膜下缘增厚
- ○ 腹股沟韧带与其平行走行

腹股沟下间隙：腹股沟韧带深部

- 股血管和神经，髂腰肌进入股三角的通道

腹股沟管

- 前壁：腹外斜肌腱膜、腹内斜肌
- 后壁：腹横筋膜和联合腱
- 顶部：腹内斜肌下缘
- 底：髂耻束外侧、腹股沟韧带中段、腔隙韧带内侧
- 入口：腹股沟管深环
    - ○ 位于腹股沟韧带中部
    - ○ 为腹横筋膜向外的突口，有精索 / 圆韧带通过
- 出口：腹股沟管浅环
    - ○ **腹股沟管浅环**：在耻骨结节外侧的腹外斜肌腱膜部分
        - – **外侧脚**：附着于耻骨结节
        - – **内侧脚**：附着于耻骨嵴
        - – **脚间纤维**：管的浅部；从内侧脚到外侧脚
- 走行：斜向内下
    - ○ 倾斜防止疝形成
    - ○ 斜度解释了从外侧到内侧边界发生的变化
- 内容物：髂腹股沟神经；男：精索，女：圆韧带；相关血管
    - ○ 被外翻的腹横筋膜覆盖

大腿内收肌

- **耻骨肌**：可屈曲髋关节
    - ○ 最浅、最顶部的髋内收肌
    - ○ 起点：耻骨结节、耻骨梳和髂耻隆起
    - ○ 止点：股骨后部、小粗隆外侧，紧邻髂腰韧带下部
    - ○ 神经：股神经和副闭孔神经
- **长收肌**：屈曲、内旋髋关节
    - ○ 起点：耻骨前、耻骨嵴下、耻骨肌后
    - ○ 止点：股骨粗线中 1/3
    - ○ 神经：闭孔神经
- **短收肌**：
    - ○ 起点：耻骨前和耻骨下支，长收肌后方
    - ○ 止点：股骨粗线近端
    - ○ 神经：闭孔神经
- **大收肌**：分为两部分
    - ○ **小收肌**：小，上方水平的部分
        - – 也称为大收肌的耻股部或内收部
        - – 起点：耻骨下支
        - – 止点：股骨粗线上部，臀大肌内侧
        - – 神经：闭孔神经（后支）
    - ○ **坐骨髁部（腘绳肌）**
        - – 起点：坐骨结节
        - – 止点：从股骨中部的粗线到股骨内上髁上方的收肌结节
        - – 神经：胫神经
- **股薄肌**：有较小的髋关节屈曲、内旋功能
    - ○ 起点：耻骨联合前部和耻骨下支
        - – 起自短收肌内侧，长收肌深部
    - ○ 止点：胫骨内侧，为鹅足腱的一部分
    - ○ 神经：闭孔神经

解剖成像相关事宜

影像学建议

- 斜位成像有助于区分肌肉并发现运动性耻骨痛的原因

影像学注意事项

- 内收肌由于倾角不同，在冠状位图像上很难区分

运动性疝

- 本术语已更名为运动性耻骨痛

腹股沟疝

- 在耻骨结节内上方从腹股沟浅环突出
- **直疝**：发生于较为薄弱的腹股沟后壁
    - ○ 腹壁下动脉内侧
    - ○ 精索外侧
    - ○ 不累及腹股沟管深环
    - ○ 不形成囊
    - ○ 腹横筋膜覆盖
- **腹股沟斜疝**经鞘状突进入腹股沟管深环
    - ○ **鞘状突**：睾丸下降后的腹膜憩室，通常封闭
    - ○ 腹壁下动脉外侧
    - ○ 精索内
    - ○ 总体上比较常见
    - ○ 男性更常见
    - ○ 可能进入阴囊 / 阴唇
- **耻骨炎**
    - ○ 耻骨联合部不规则的骨质侵蚀
    - ○ 考虑：运动性耻骨痛，多产，感染

耻骨联合

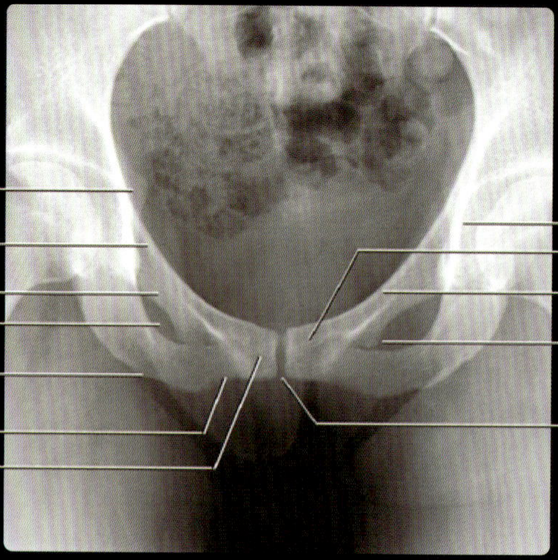

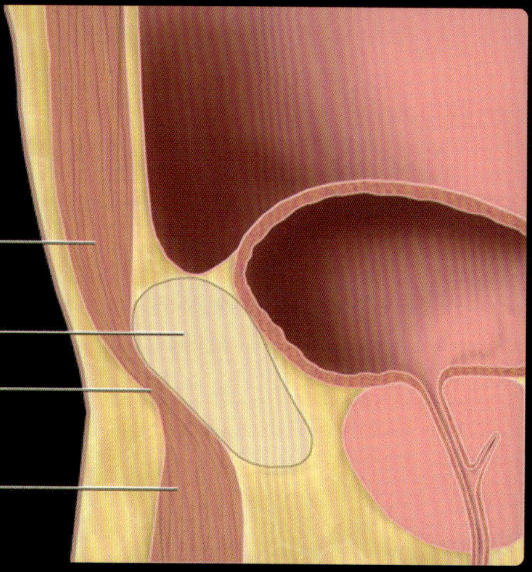

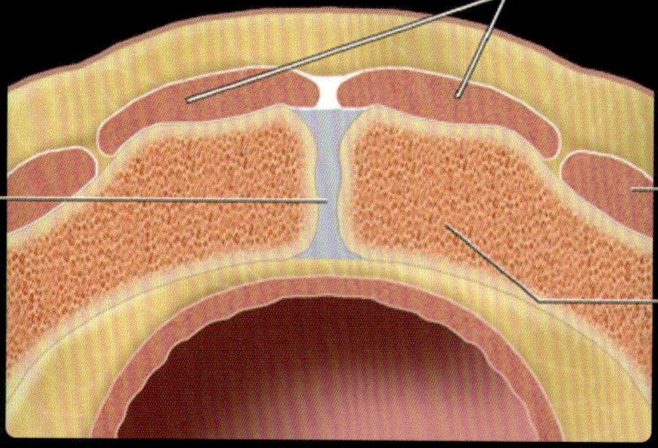

上图：骨盆前部的前后位 X 线片，可见耻骨联合及耻骨体和耻骨支相关结构。

中图：矢状位示意图显示腹直肌与长收肌肌腱之间通过腱膜连接，腱膜是耻骨前缘的筋膜片，腱膜比图示要薄。运动性耻骨痛综合征时，两块肌肉之间的不对称应力可引起腱膜分离。

下图：轴位示意图显示腹直肌和长收肌肌腱的共有腱膜。耻骨肌位于腱膜的侧方，起源于耻骨的前缘和上缘。

横轴位 T_1WI，耻骨联合和内收肌

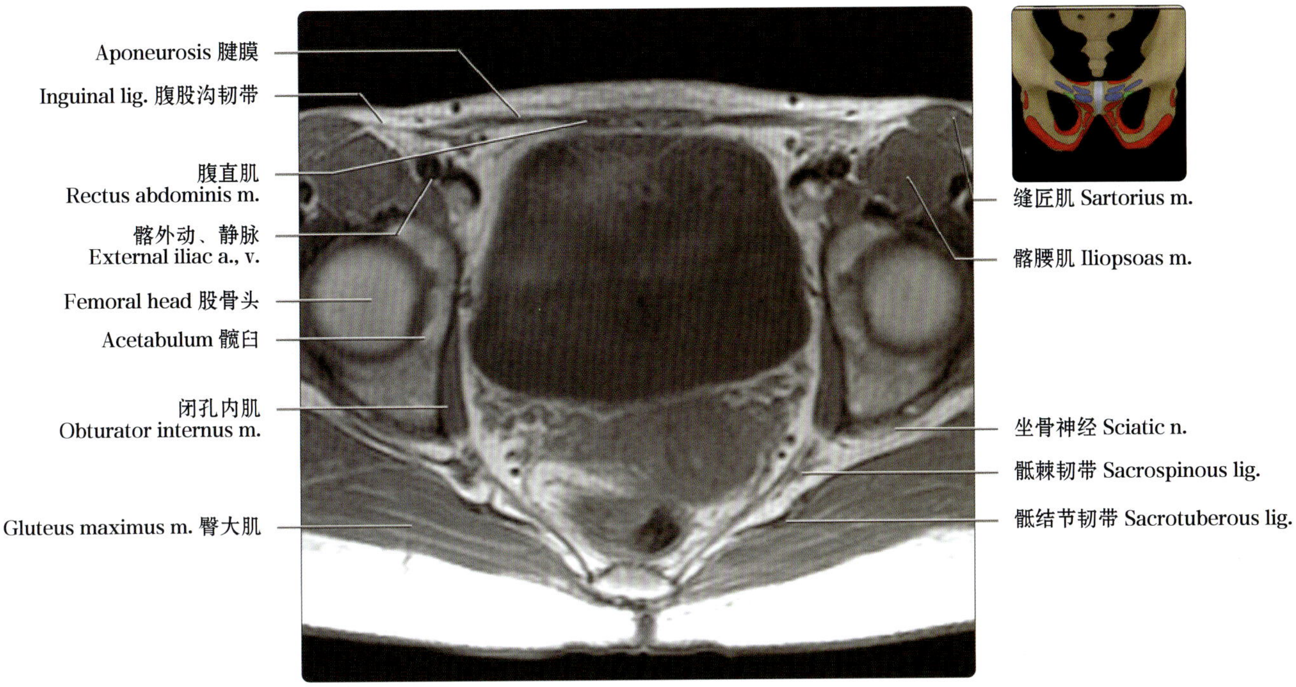

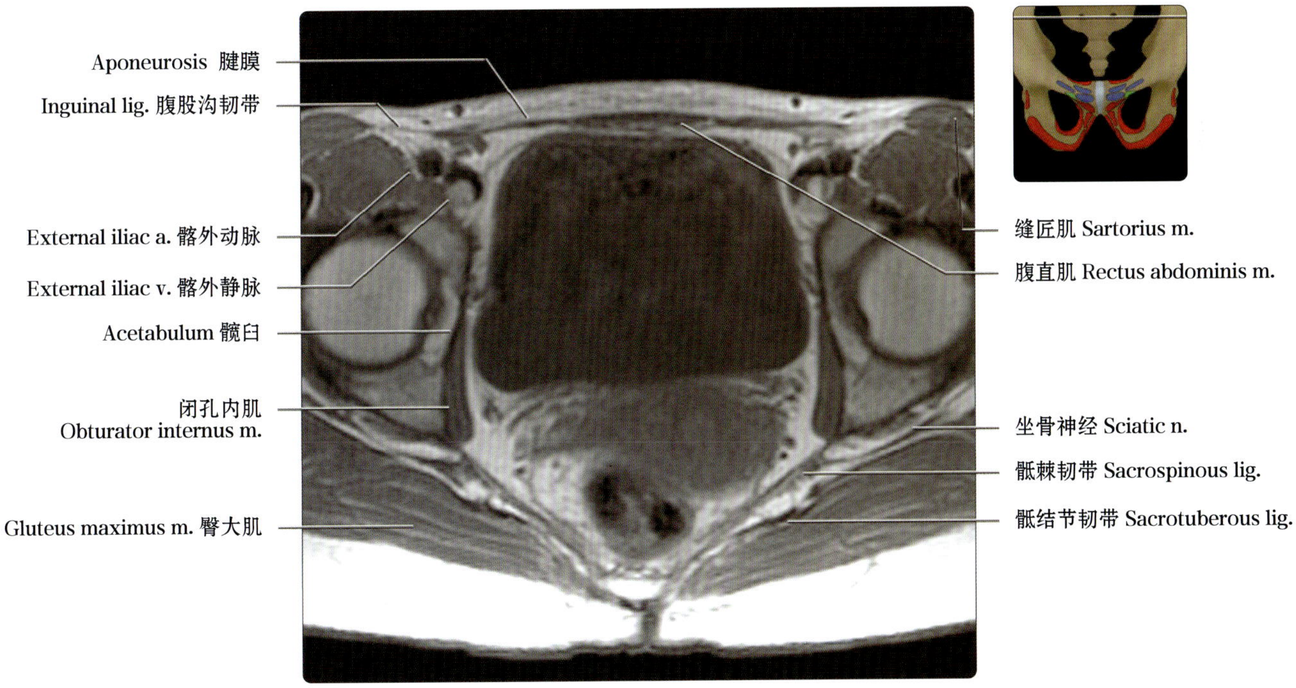

上图：显示腹直肌成对位于中线区。在此层面上，腹内、外斜肌和腹横肌肌腹不再显示，其腱膜相互融合。

下图：腹股沟韧带由腹外斜肌腱膜下缘所形成，由外上斜向内下走行，在横轴位图像上可见其沿腱膜的外侧缘走行。

横轴位 T_1WI，耻骨联合和内收肌

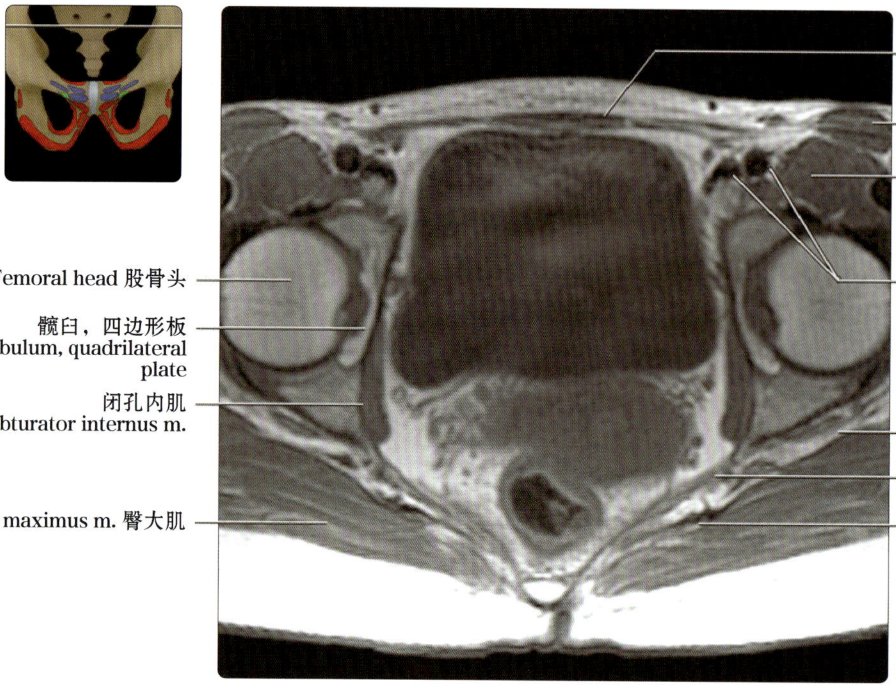

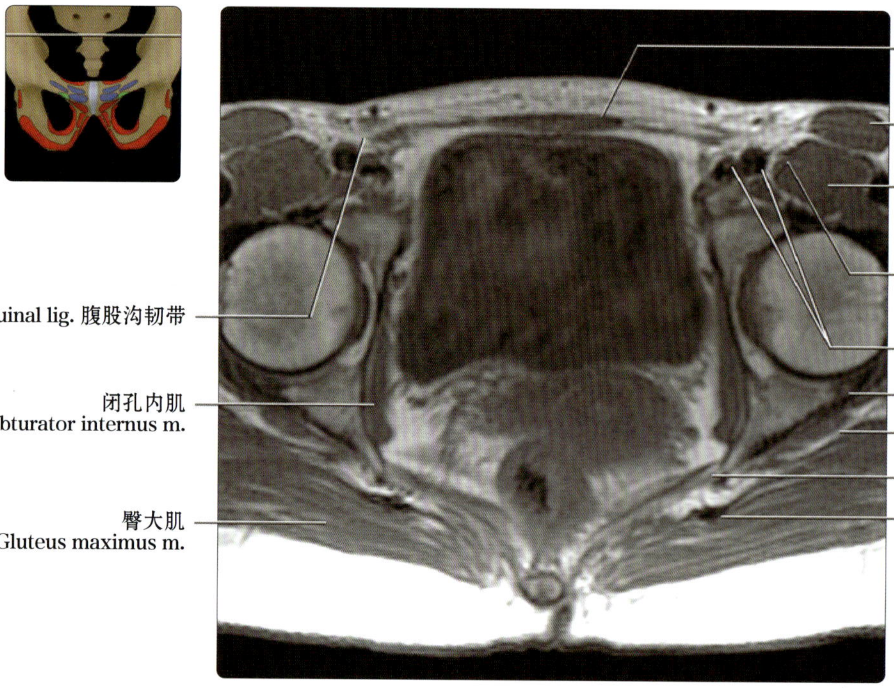

上图：腹股沟韧带是分隔骨盆和大腿的标志。横轴位图像上，大腿部结构位于韧带外侧，骨盆内结构位于韧带内侧和深部。

下图：髂外血管位于腹股沟韧带深部。

横轴位 T_1WI，耻骨联合和内收肌

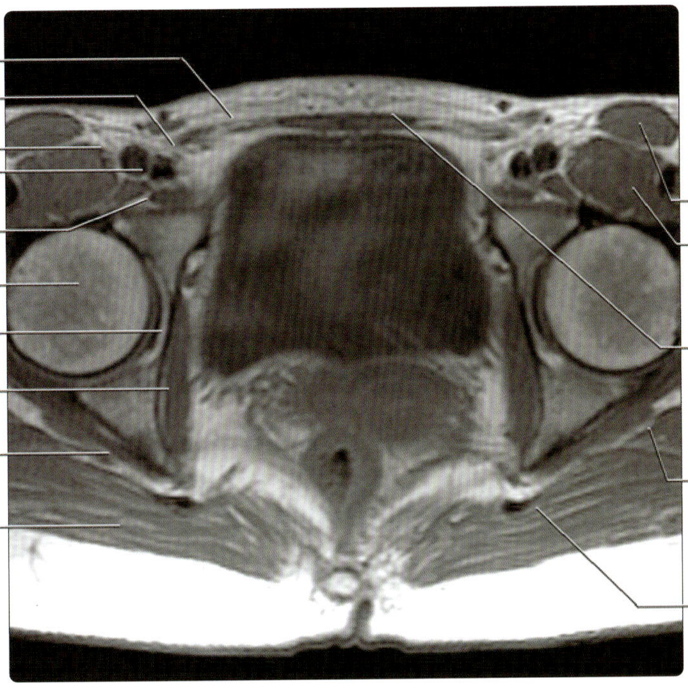

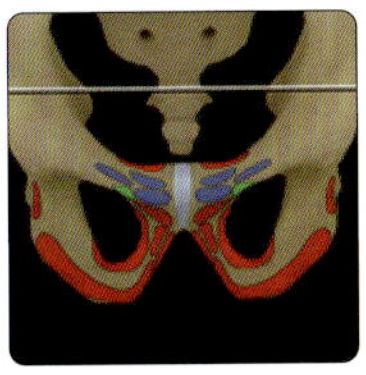

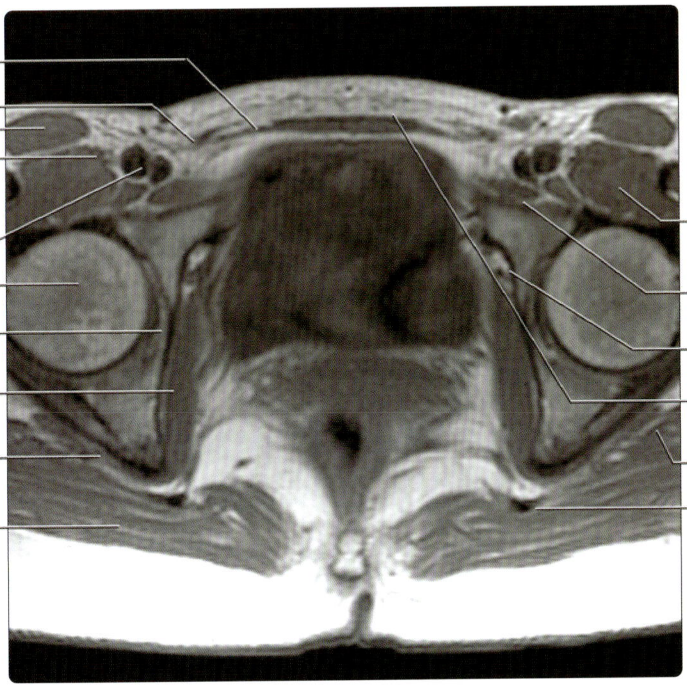

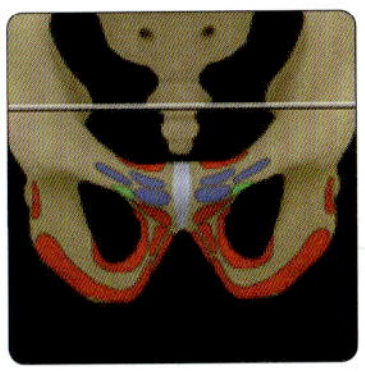

上图：血管穿过腹股沟韧带后，移行为大腿的股总血管。

下图：股血管位于股三角内。股神经位于髂腰肌内侧，靠近动脉。

横轴位 T_1WI，耻骨联合和内收肌

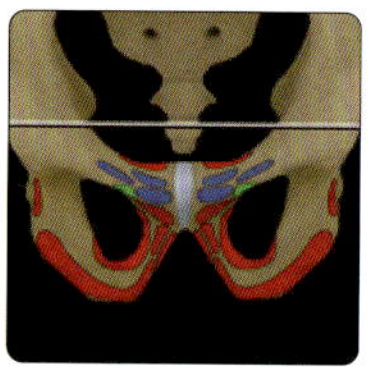

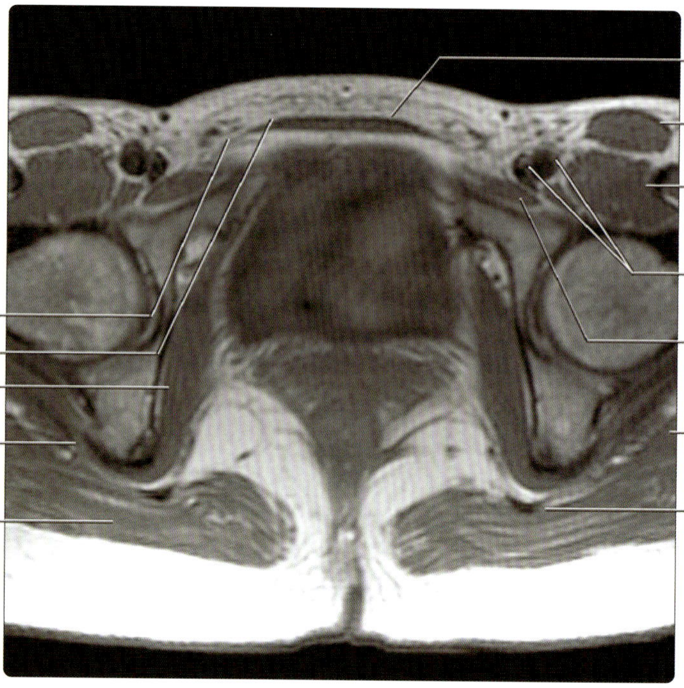

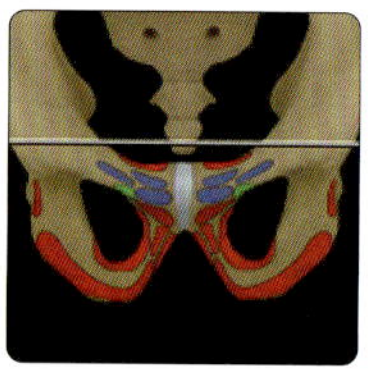

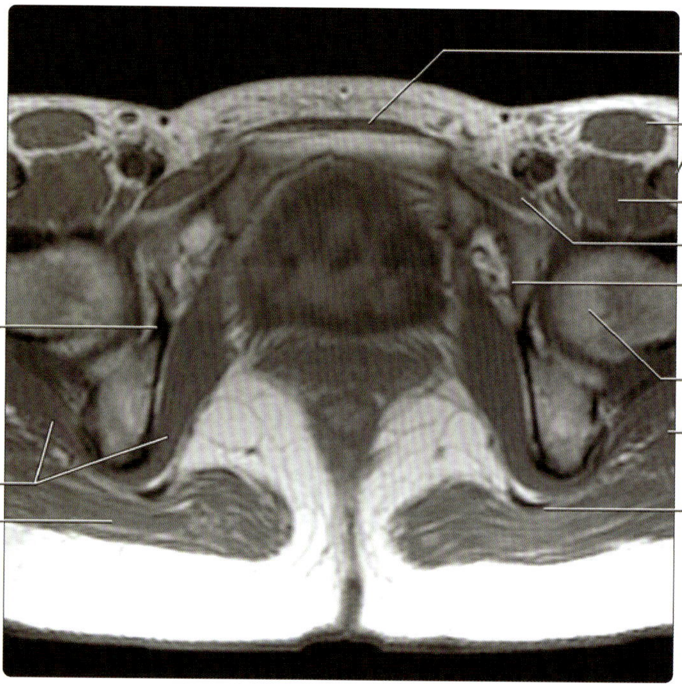

上图：耻骨肌起于耻骨上支耻骨梳，是收肌中起点最靠上的肌肉，环绕耻骨上支的上部及前表面。
下图：沿骨盆前部可见闭孔，其内包含闭孔血管和神经。

横轴位 T_1WI，耻骨联合和内收肌

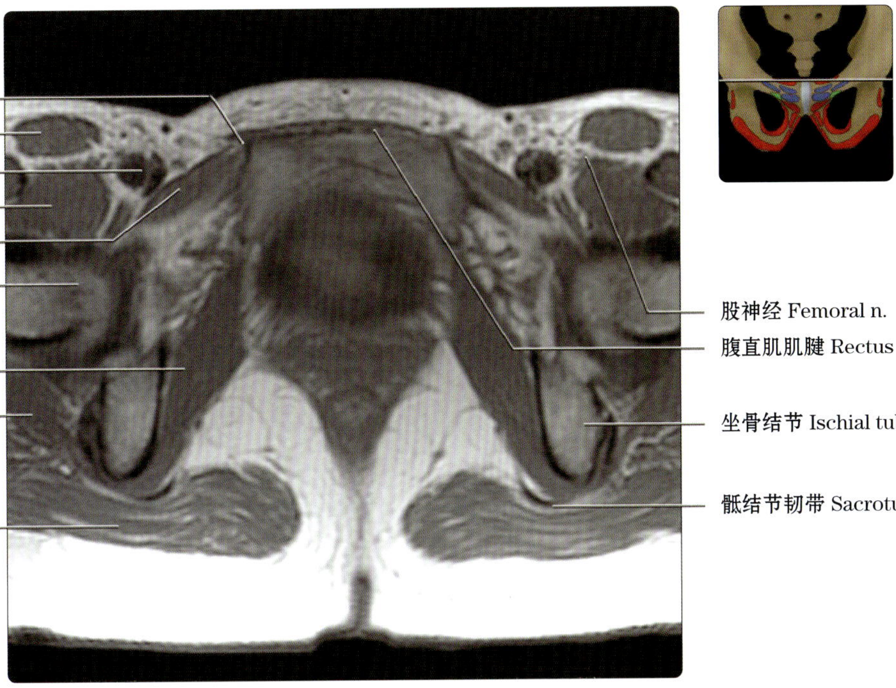

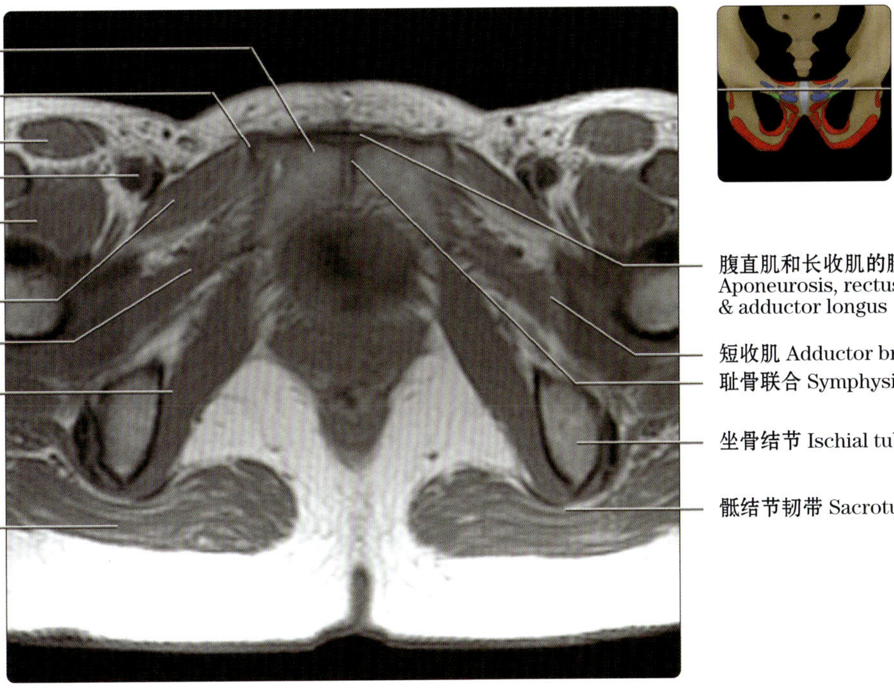

上图：股神经为股三角最外侧的结构。沿耻骨前缘可见薄层的腹直肌腱膜。
下图：耻骨结节从耻骨体前表面突出，为腹股沟韧带的内侧附着部。

横轴位 T_1WI，耻骨联合和内收肌

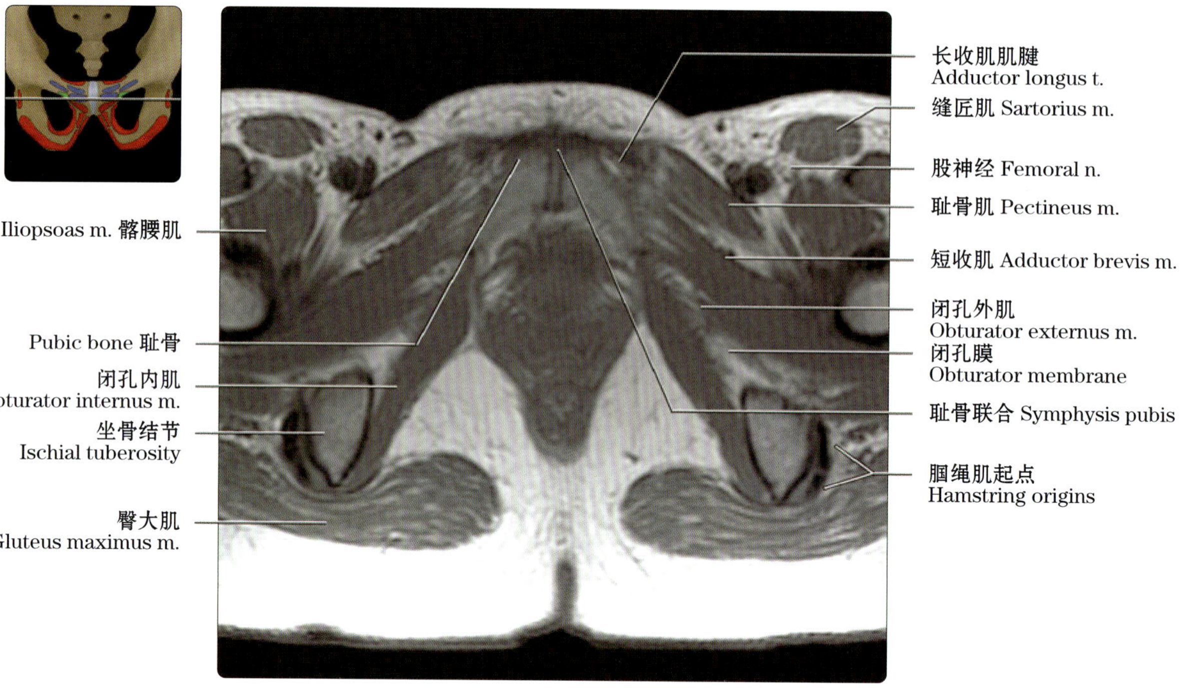

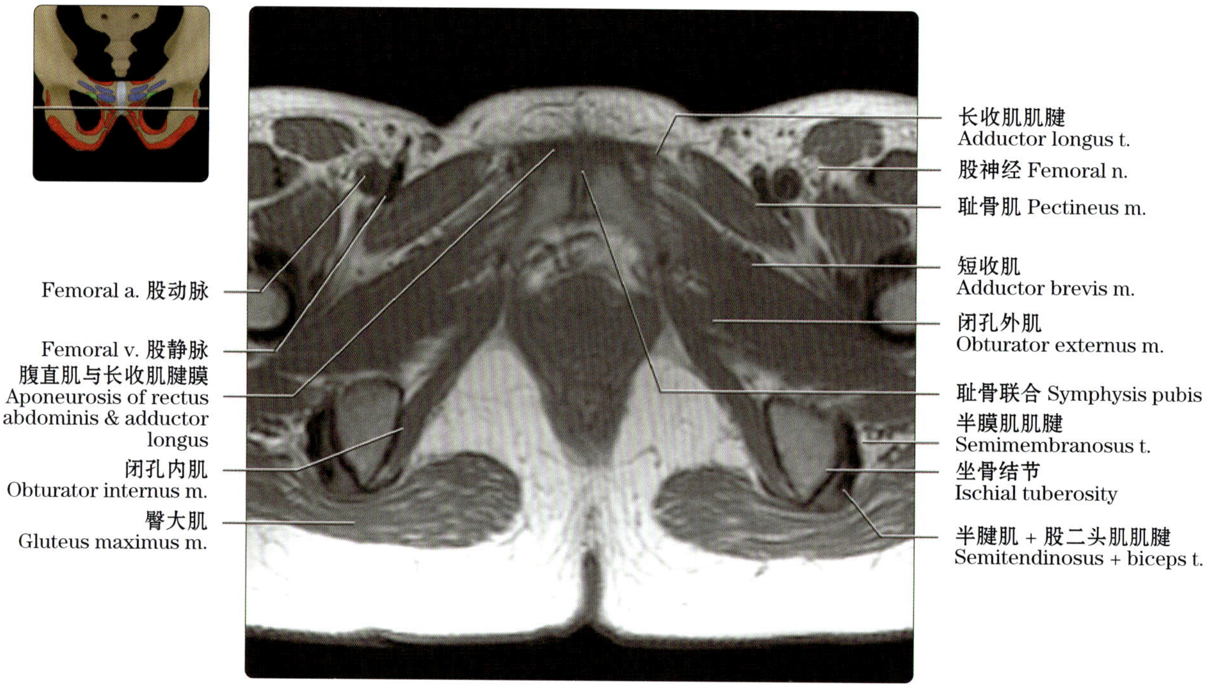

上图：闭孔外肌起于闭孔的耻骨缘。

下图：长收肌通过长肌腱起于耻骨嵴下部耻骨体前区。腹直肌腱膜和长收肌腱膜在耻骨前缘形成低信号带。

横轴位 T_1WI，耻骨联合和内收肌

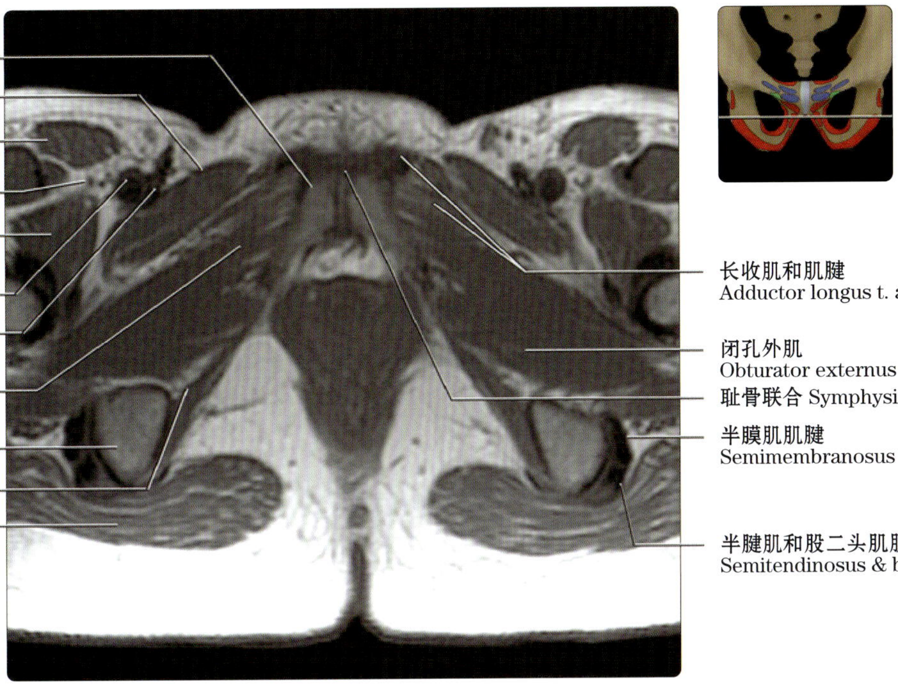

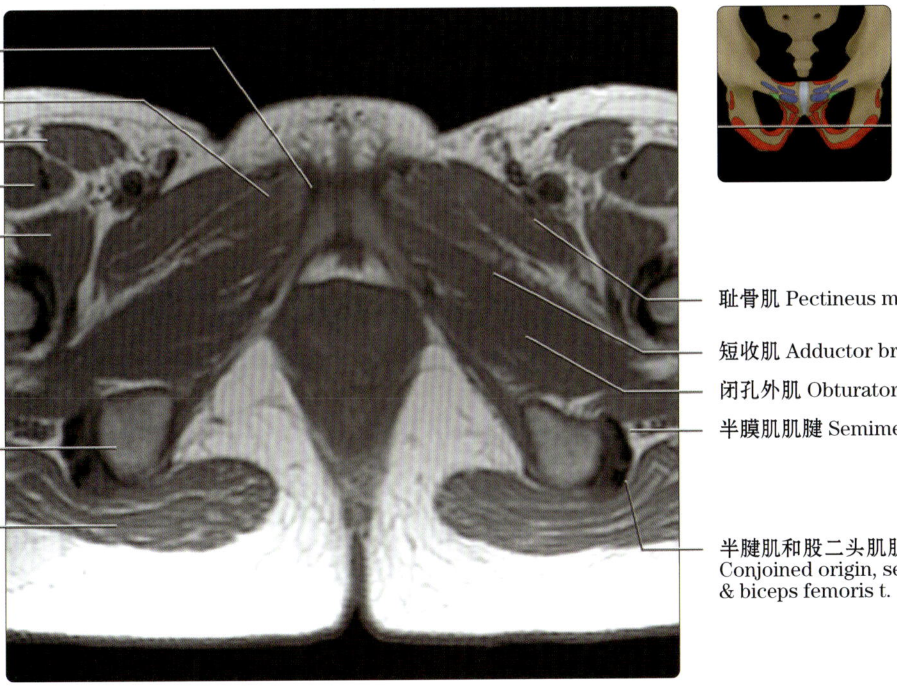

上图：短收肌起自耻骨下支的前表面、耻骨联合的远端，位于长收肌的外侧和深部。
下图：短收肌位于闭孔外肌的前方，在横轴位图像上二者难以区分。

横轴位 T_1WI，耻骨联合和内收肌

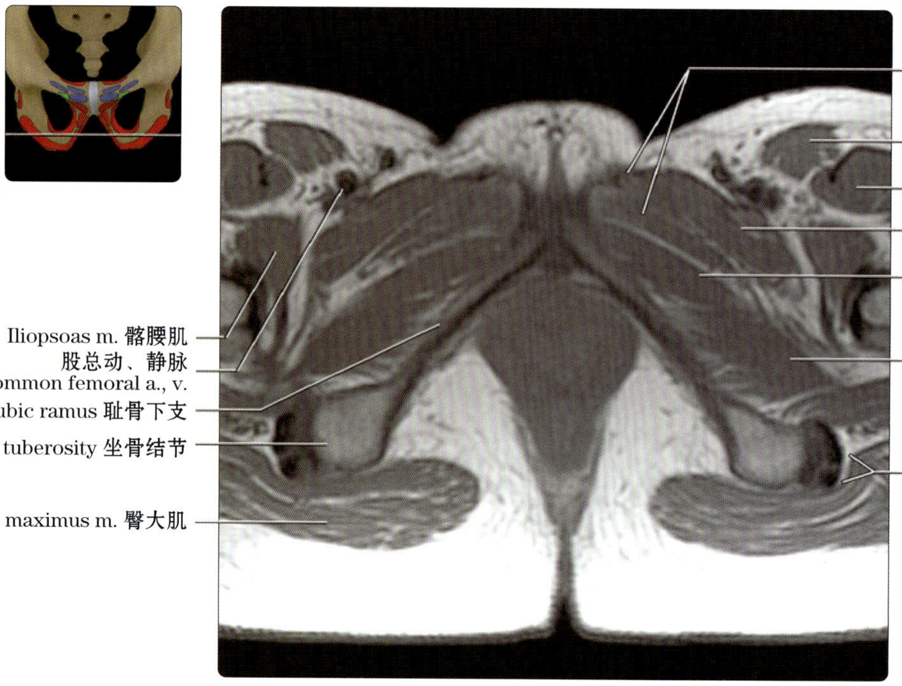

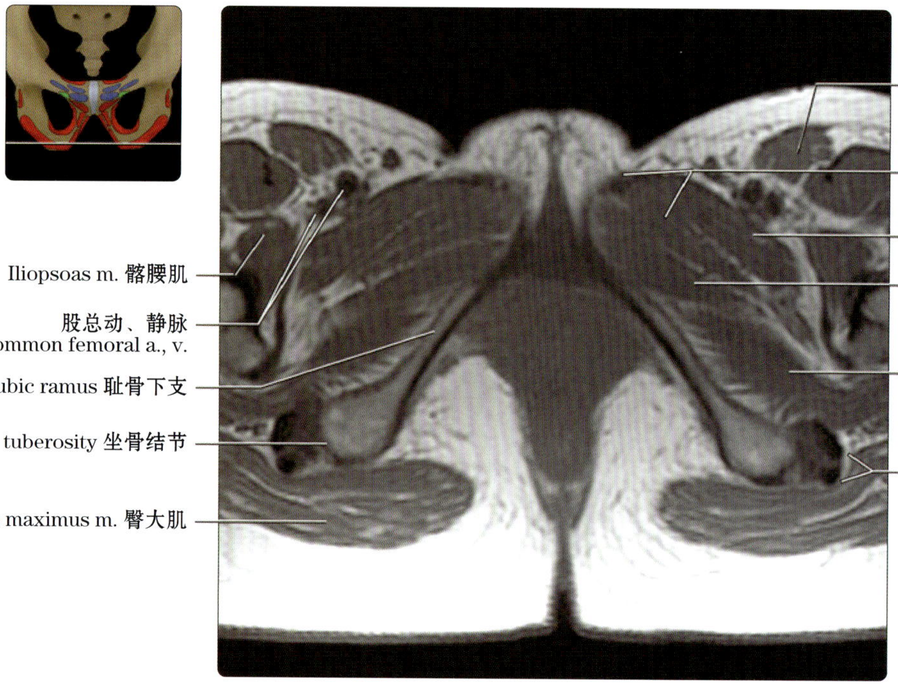

上图：大腿上部层面，内收肌肌群从前到后分别是耻骨肌、长收肌和短收肌。

下图：在横轴位图像上，耻骨肌和长收肌位于同一平面，耻骨肌止于股骨后部、髂腰肌止点的远端。

冠状位 T_1WI，耻骨和内收肌

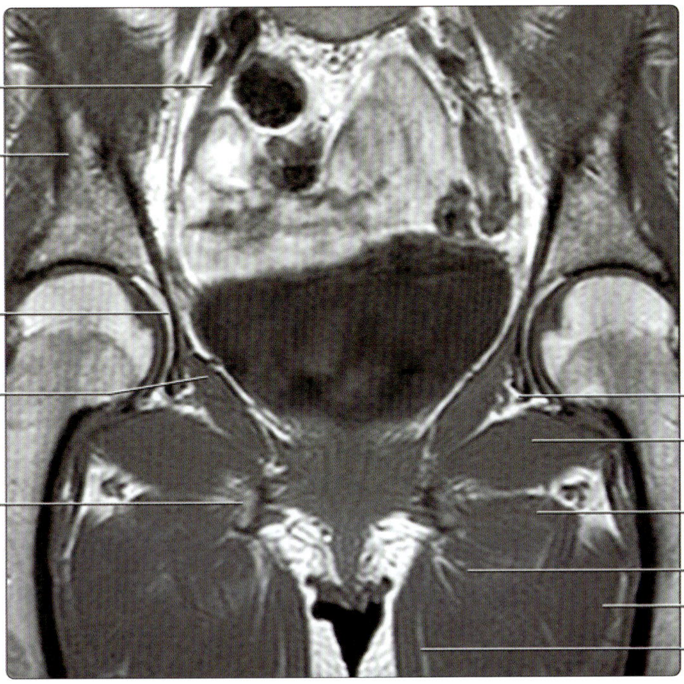

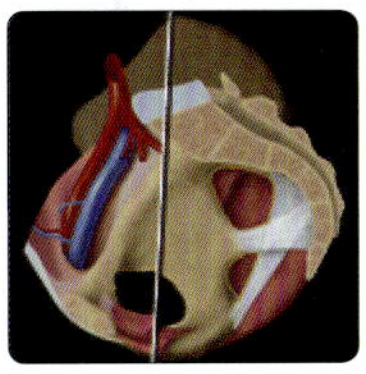

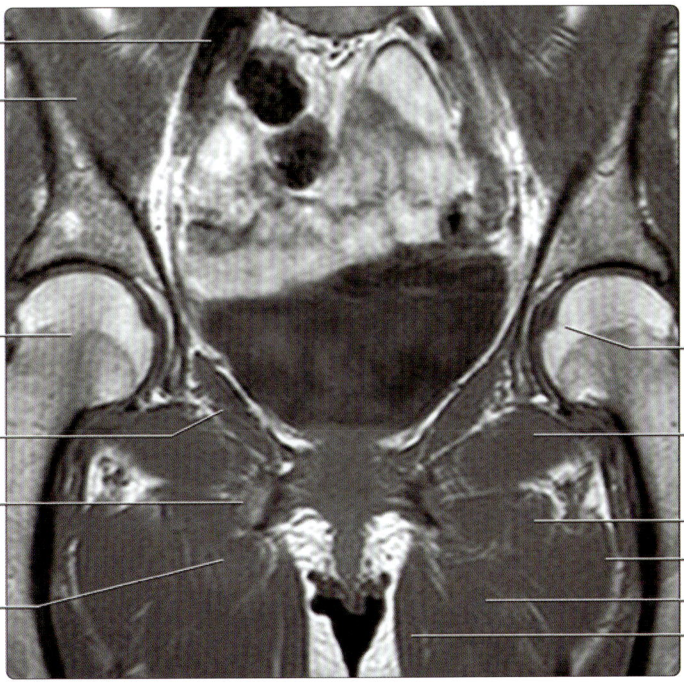

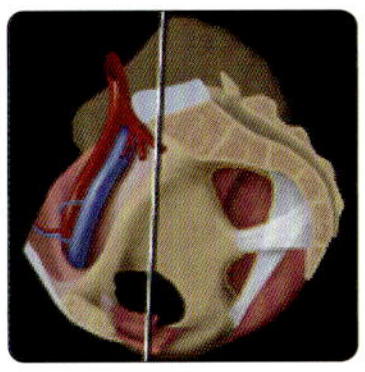

上图：从后到前的骨盆冠状位图像。闭孔内、外缘分别可见闭孔内肌和闭孔外肌。大收肌是内收肌群位置最靠后的部分，其最上面的纤维呈水平排列，止于股骨近端，位于臀大肌止点的内侧。
下图：在前后方向上，短收肌位于大收肌和长收肌之间。因此，这 3 块肌肉在同一幅冠状位图像中不能同时显示。短收肌纤维向外下方走行。

冠状位 T_1WI，耻骨和内收肌

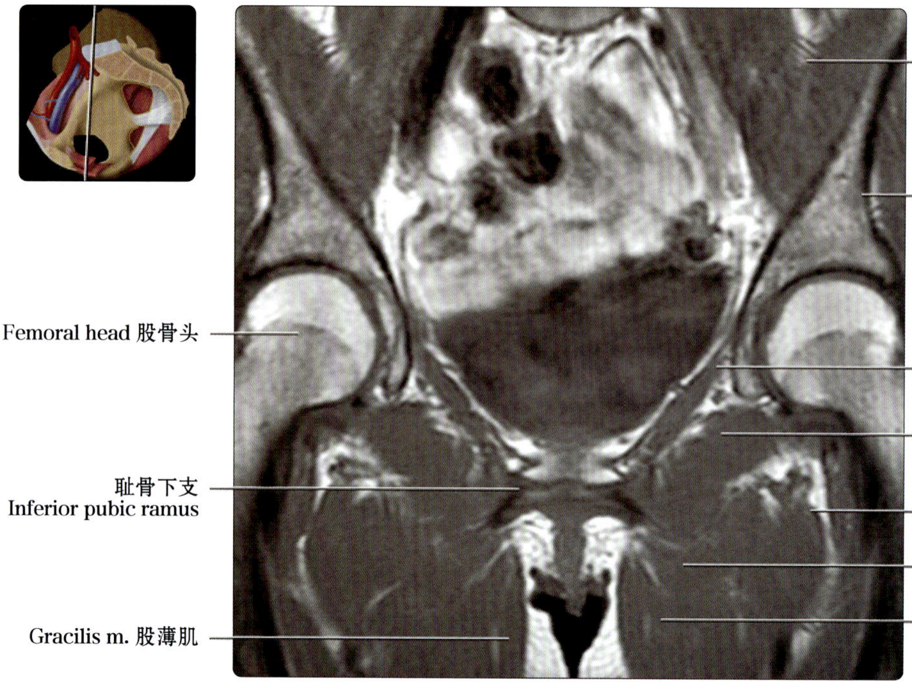

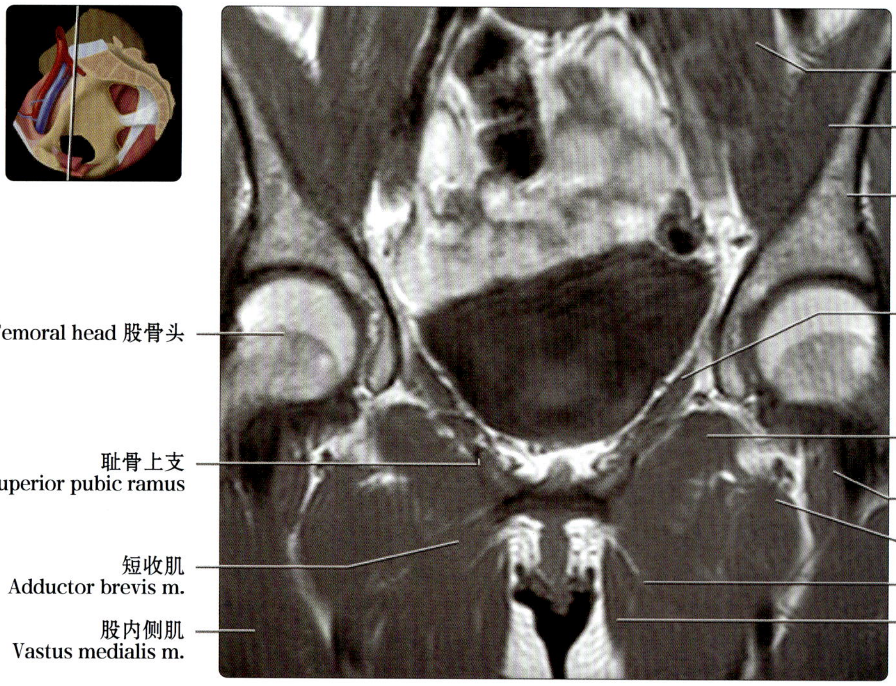

上图：股神经位于髂腰肌肌腹间的肌间沟中，在离开骨盆之前不与血管伴行，在股三角内位于股动脉外侧。

下图：耻骨肌位于长收肌和短收肌的外侧，耻骨肌在股骨后部的附着部位于这些肌肉的最内侧，髂腰肌腱的下方。

冠状位 T_1WI，耻骨和内收肌

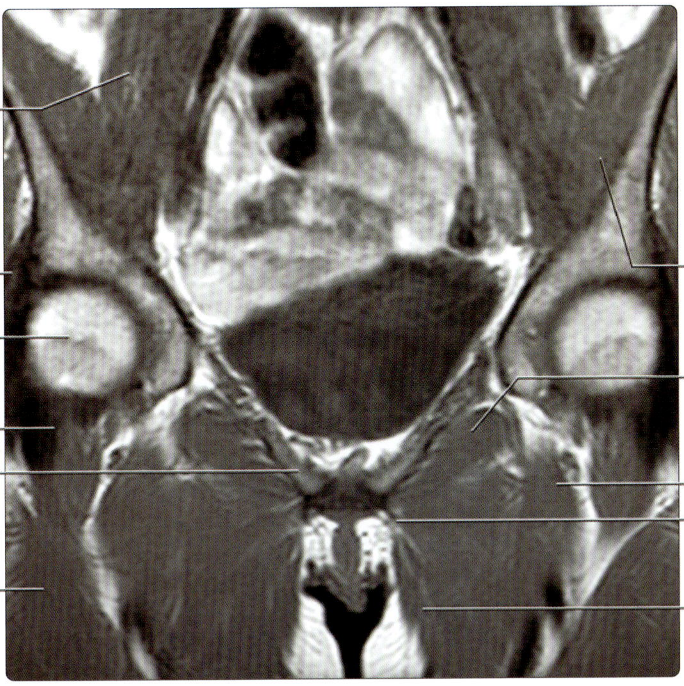

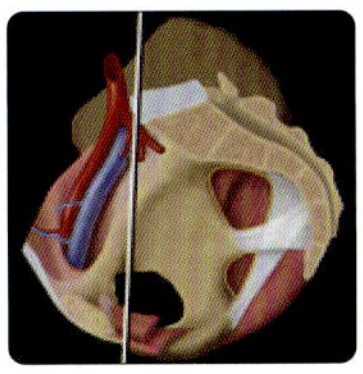

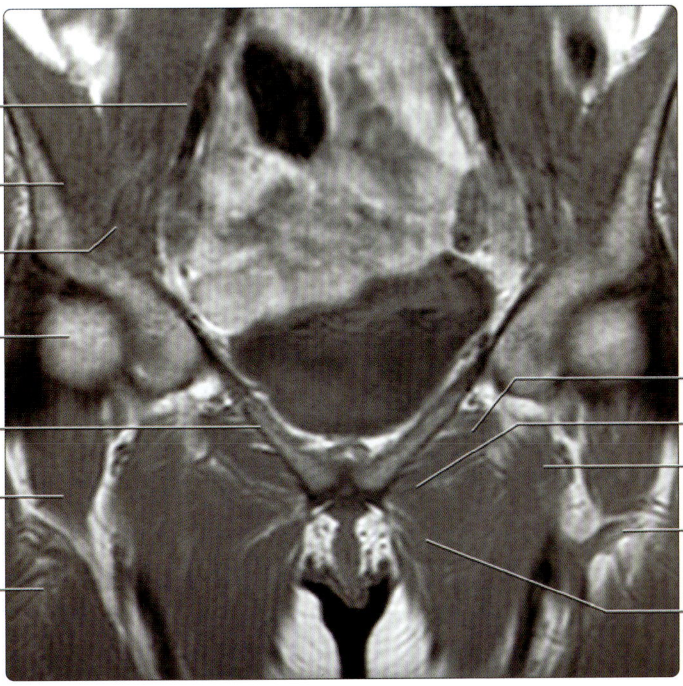

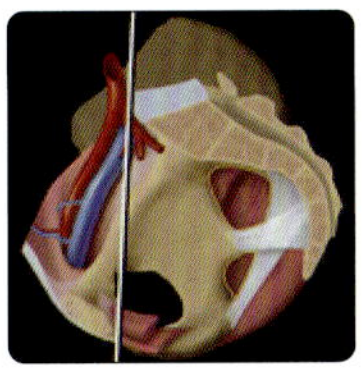

上图：耻骨上支的识别有助于辨认长收肌，并可将其与短收肌区分。

下图：长收肌形成股三角内侧边界。因此，股部血管可作为冠状位上区分长收肌和短收肌的标志物。小收肌为大收肌短头的别名。

冠状位 T_1WI，耻骨和内收肌

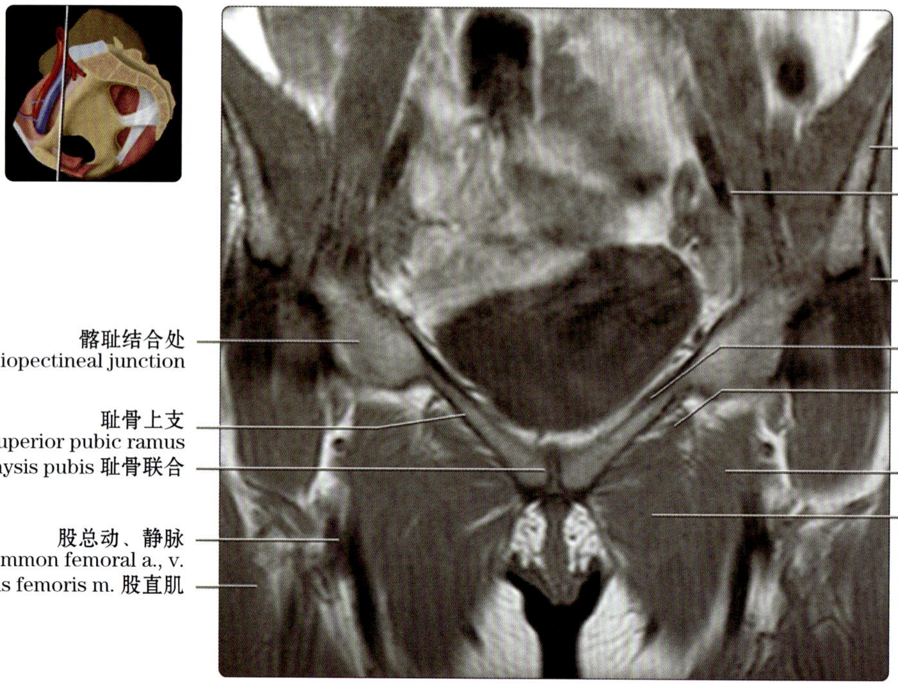

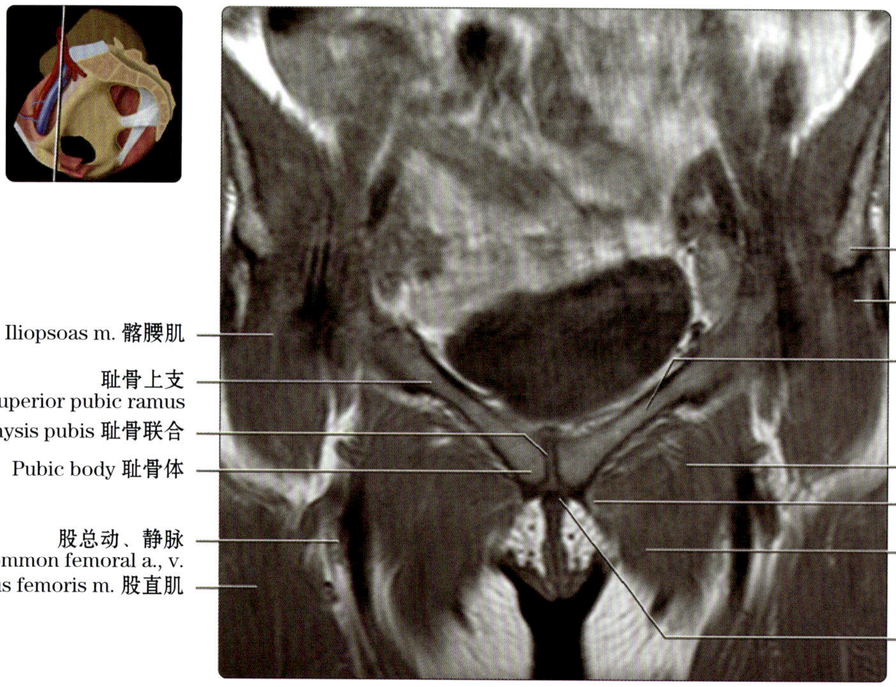

上图：弓状韧带相对较厚，有助于稳定耻骨联合下部。沿着耻骨上支的嵴状结构称为耻骨梳。
下图：长收肌肌腱起于耻骨前缘的腱膜。股直肌直头起于髂前下棘。

冠状位 T_1WI，耻骨和内收肌

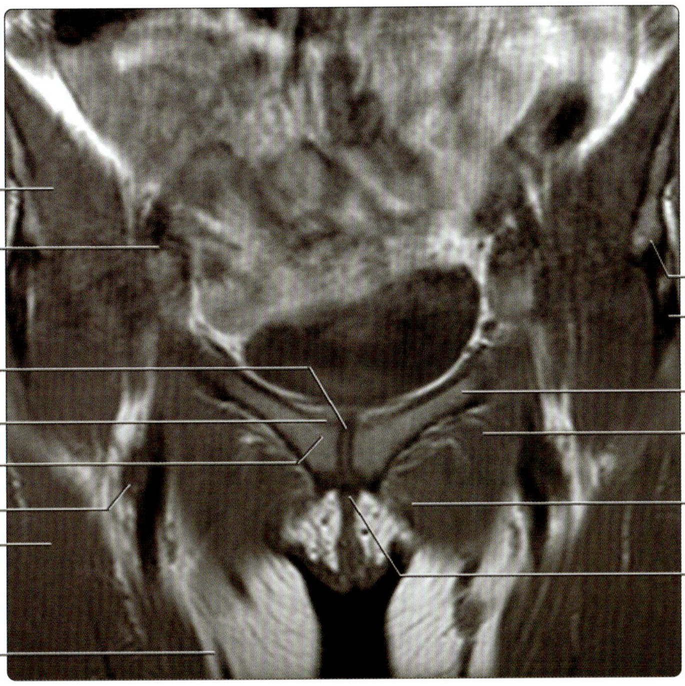

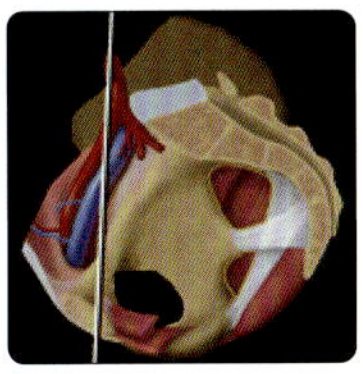

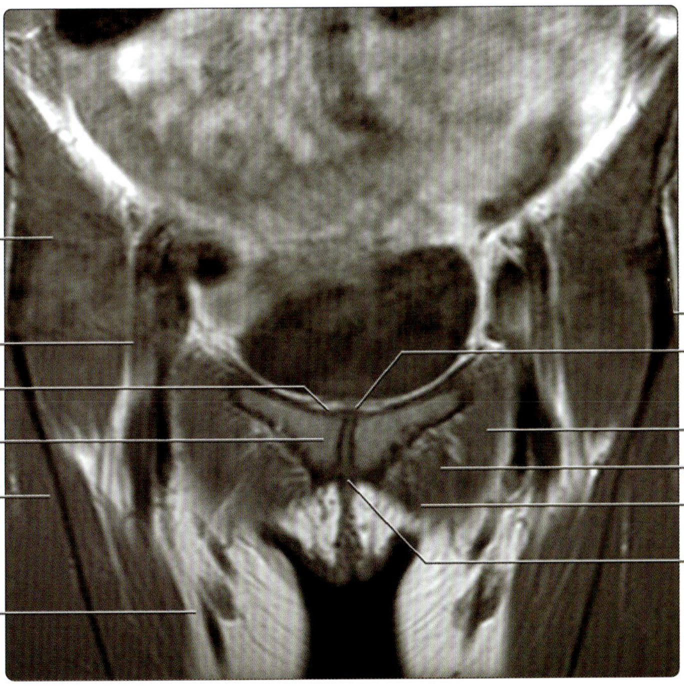

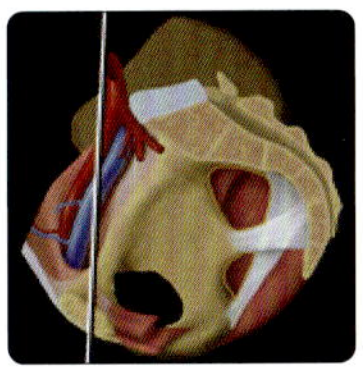

上图：长收肌邻近耻骨联合，功能障碍或损伤可能导致耻骨联合不稳定。

下图：显示细小的耻骨上韧带。股直肌长头起于髂前下棘，反折头起自髋臼前外侧缘、关节囊上方。

冠状位 T_1WI，耻骨和内收肌

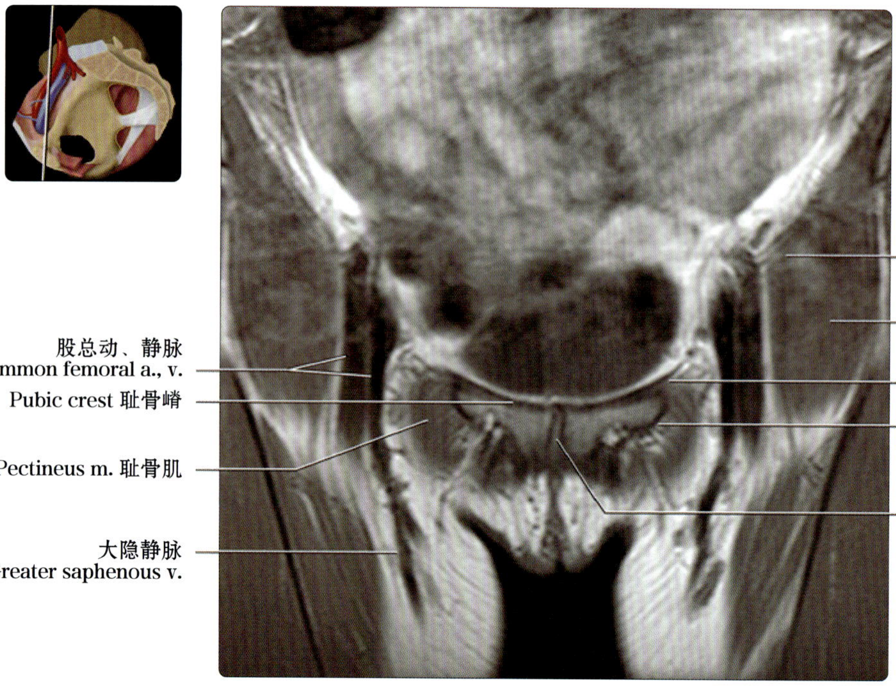

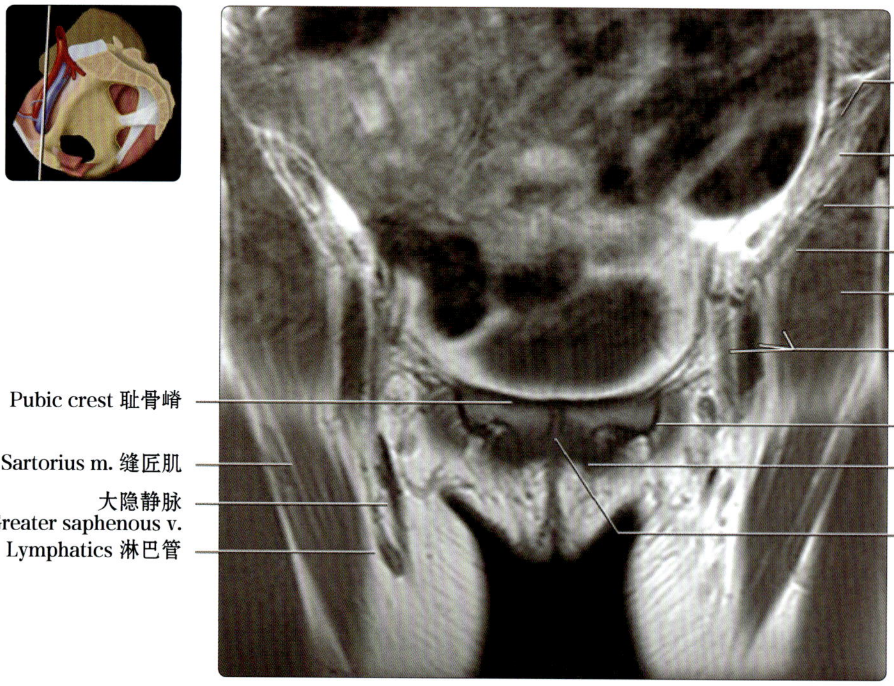

上图：容易辨认耻骨结节。耻骨嵴位于耻骨体上部、耻骨结节内侧。闭孔内肌和腹横肌的联合腱止于耻骨嵴。

下图：腹股沟韧带由外上向内下走行，图像上容易辨认。注意血管在韧带下走行并进入股三角。

冠状位 T_1WI，耻骨和内收肌

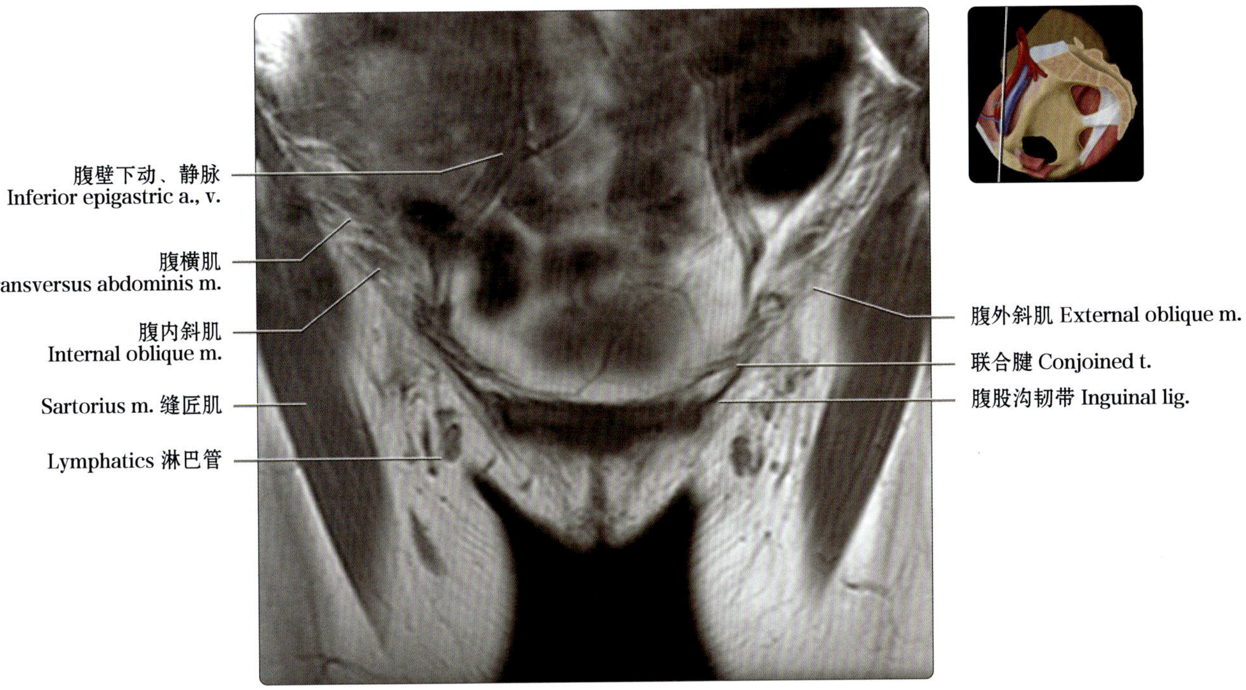

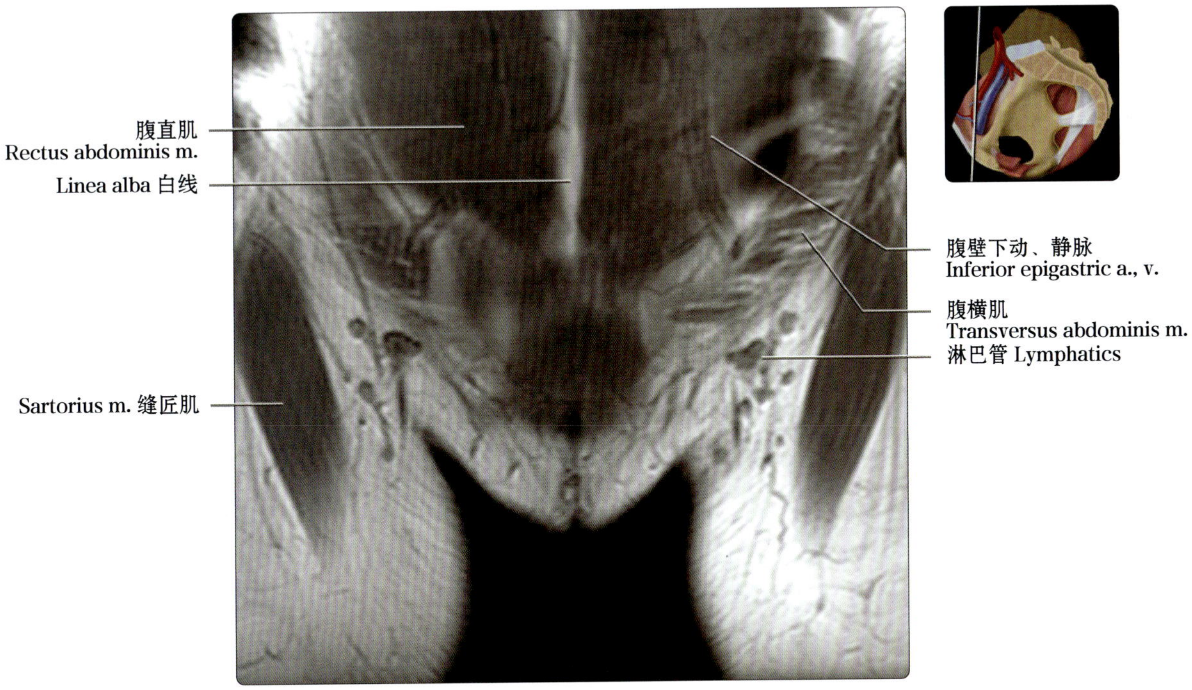

上图：前侧腹壁由 3 层组成，腹横肌纤维位于最深层，呈水平方向走行；中间层为腹内斜肌，由髂嵴向上、向内侧走行的肌纤维构成；腹外斜肌纤维由外上至内下方向走行。

下图：腹直肌是腹壁最内侧的肌肉，在中线被白线分隔，腹壁下血管沿其肌腹外侧走行。

矢状位 T_1WI，耻骨和内收肌

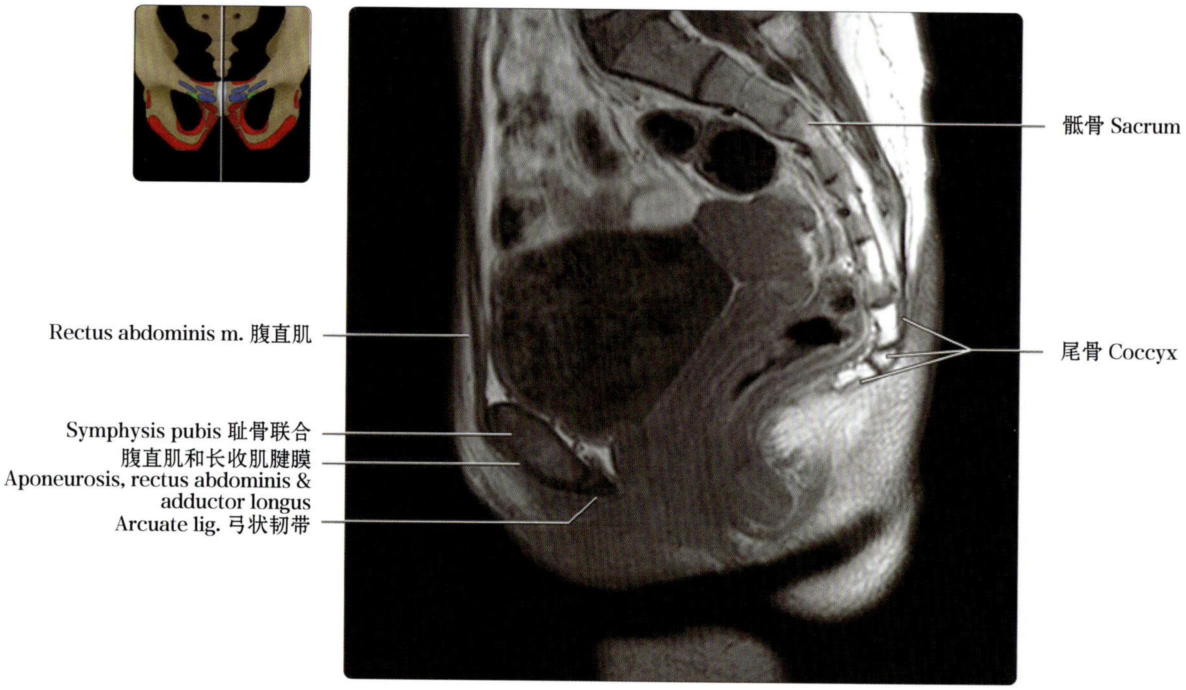

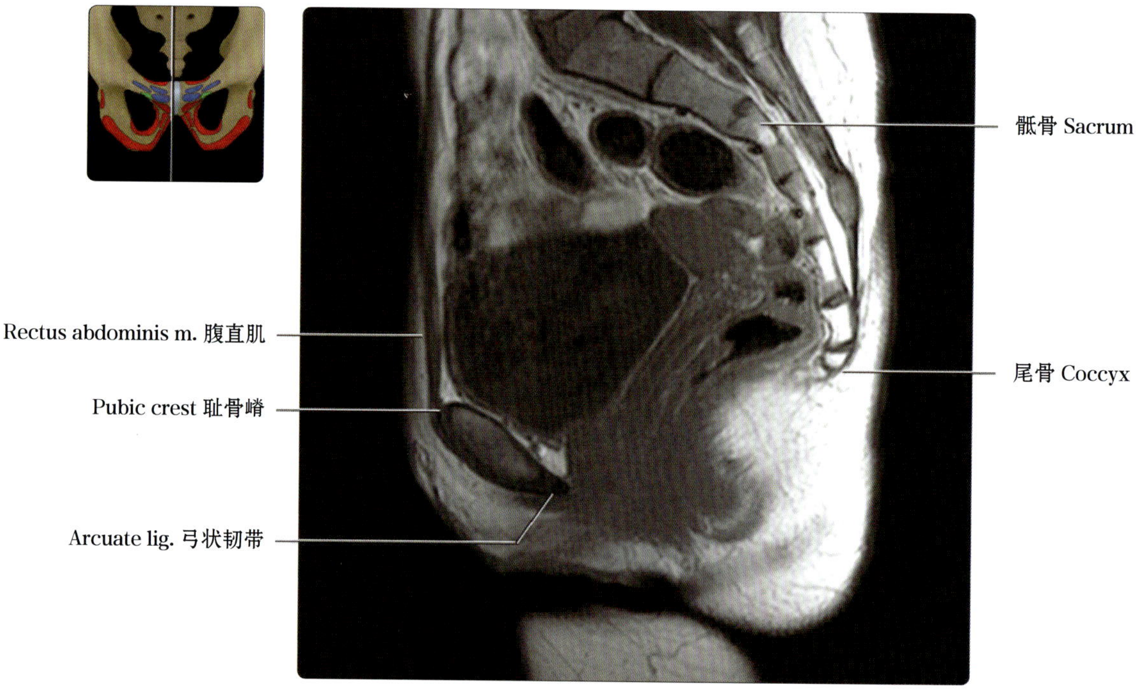

上图：从中线向外侧的骨盆矢状位图像。耻骨联合为耻骨体的一部分。此患者有 5 个骶椎、3 个独立尾椎（系正常变异）。

下图：示较厚的弓状韧带走行于耻骨联合下方。腹直肌起于耻骨嵴，腹直肌纤维沿着耻骨前缘与长收肌腱膜融合。

矢状位 T_1WI，耻骨和内收肌

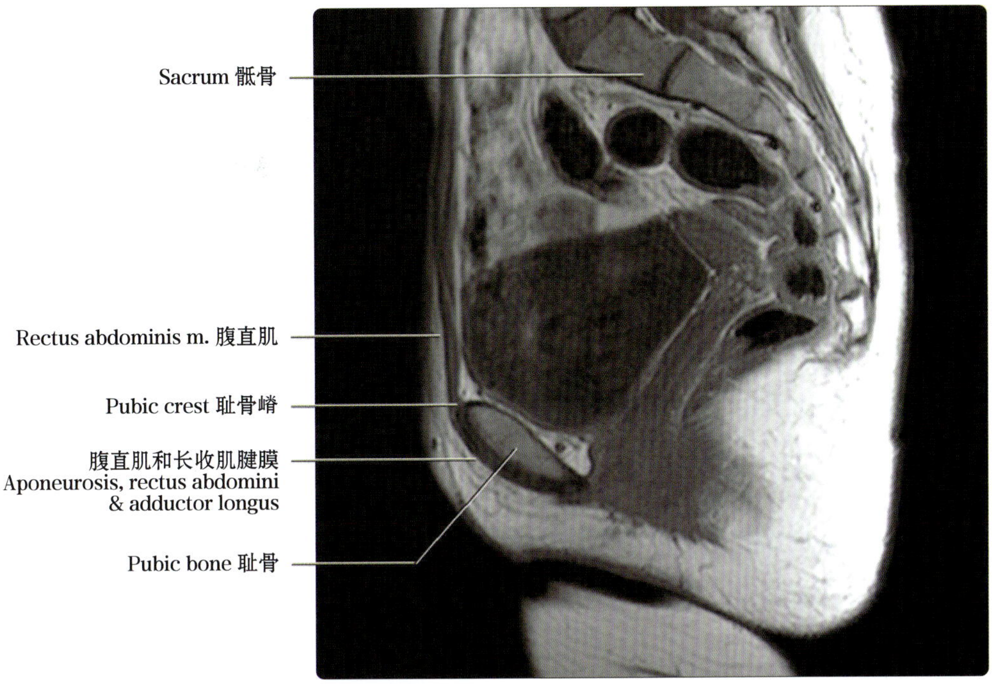

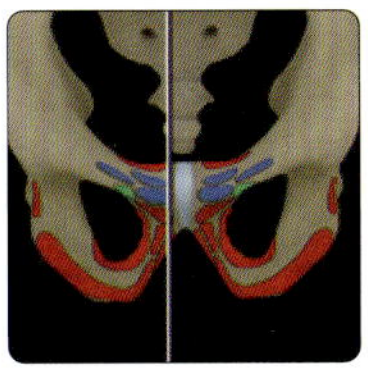

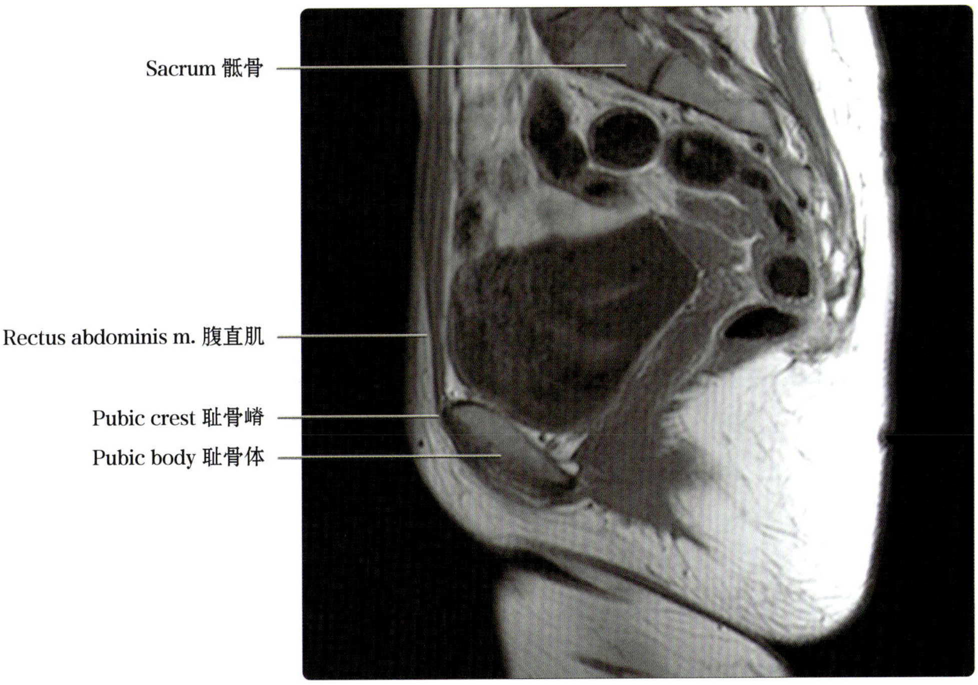

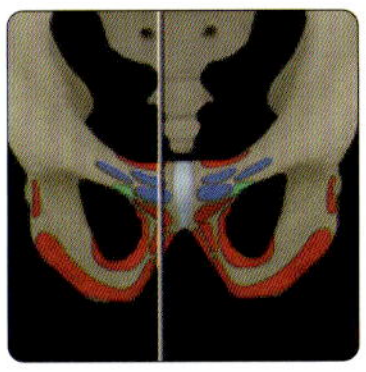

上图：耻骨上、下支在内侧缘的连接部，称为耻骨体。
下图：注意腹直肌起自耻骨、止于肋骨，从上至下逐渐变薄。

矢状位 T_1WI，耻骨和内收肌

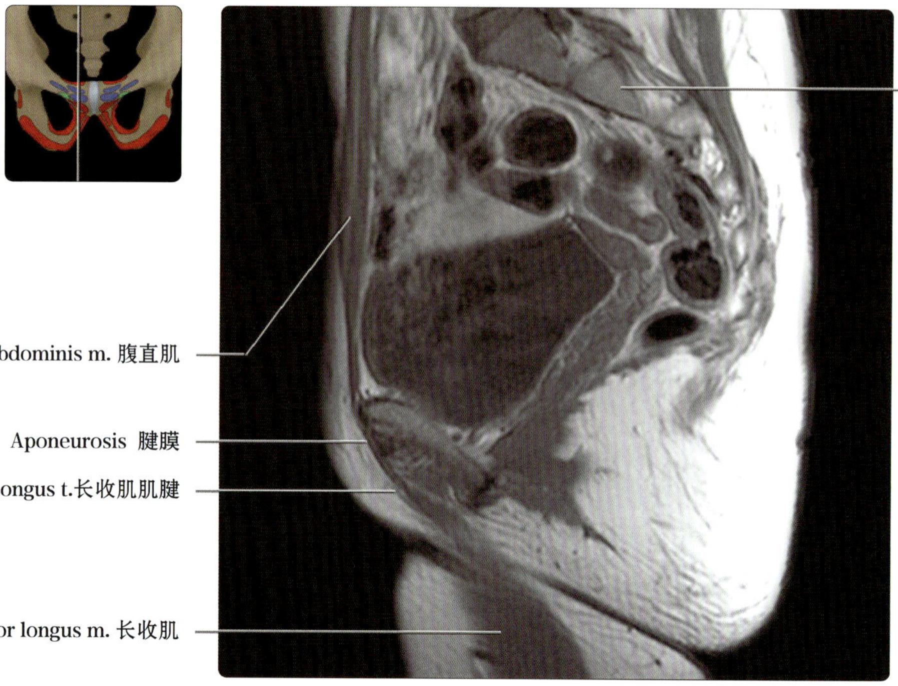

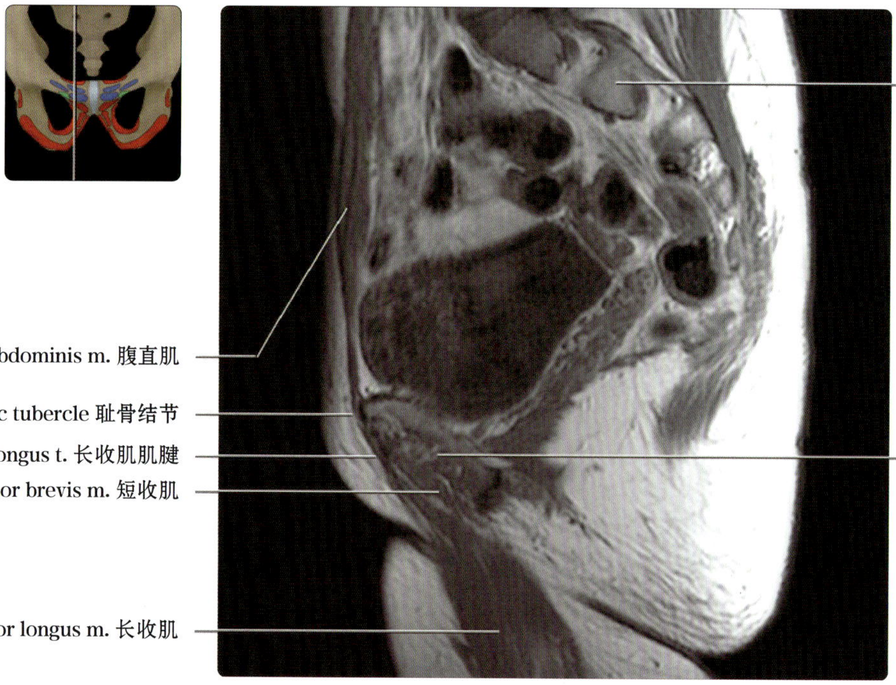

上图：长收肌起于耻骨前表面，斜向走行，止于股骨中段股骨粗线的内侧。
下图：耻骨结节前突明显。短收肌位于长收肌的深部，闭孔外肌位于短收肌深部。

矢状位 T_1WI，耻骨和内收肌

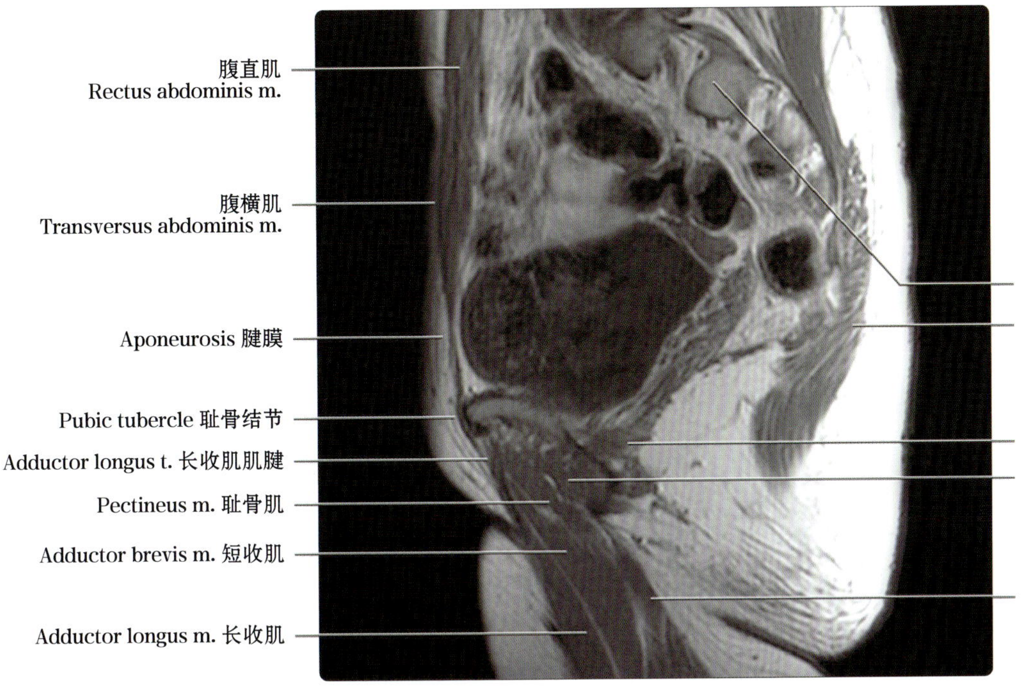

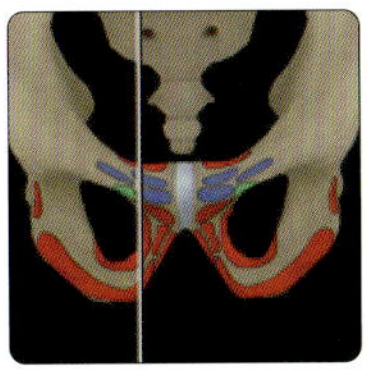

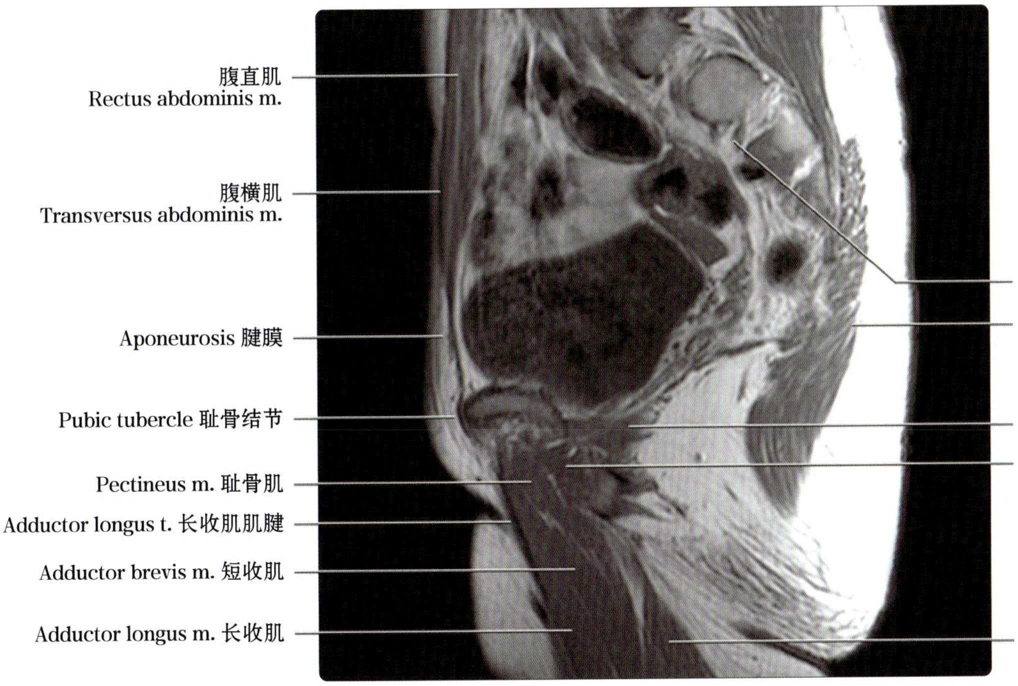

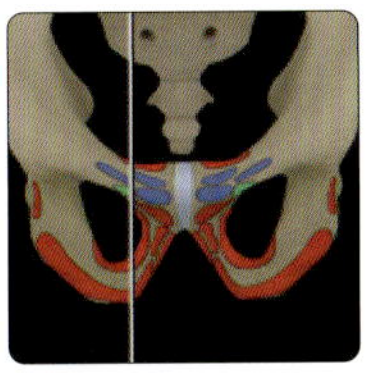

上图：矢状位 MR，从腹直肌到腹外侧肌的移行不易显示。图像显示股薄肌起于耻骨下支。

下图：腹外侧肌的薄层融合腱膜位于腹壁外下缘。腹股沟韧带由腹外斜肌腱膜的下缘构成，图像显示其附着于耻骨结节。

矢状位 T_1WI，耻骨和内收肌

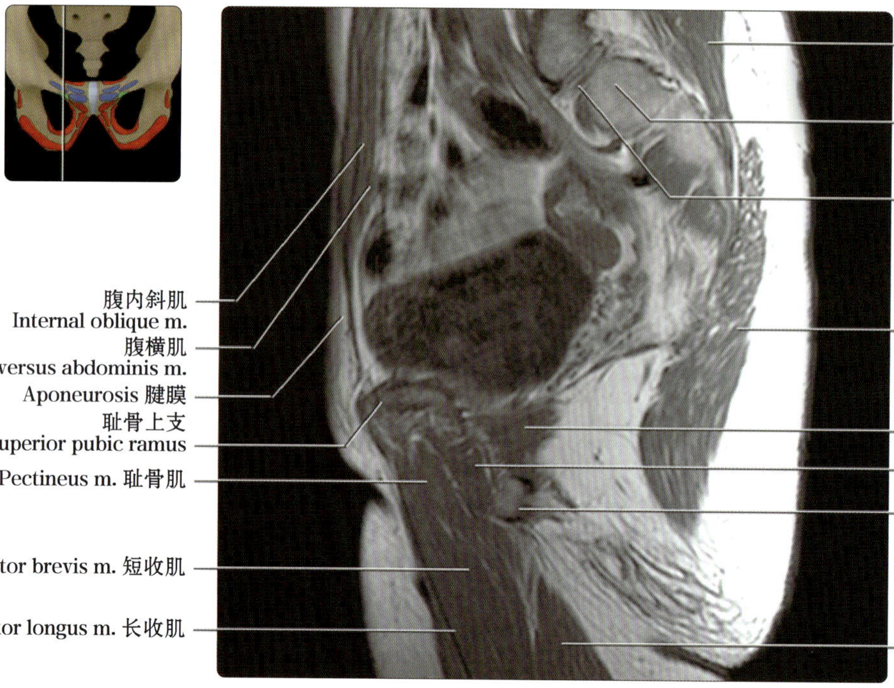

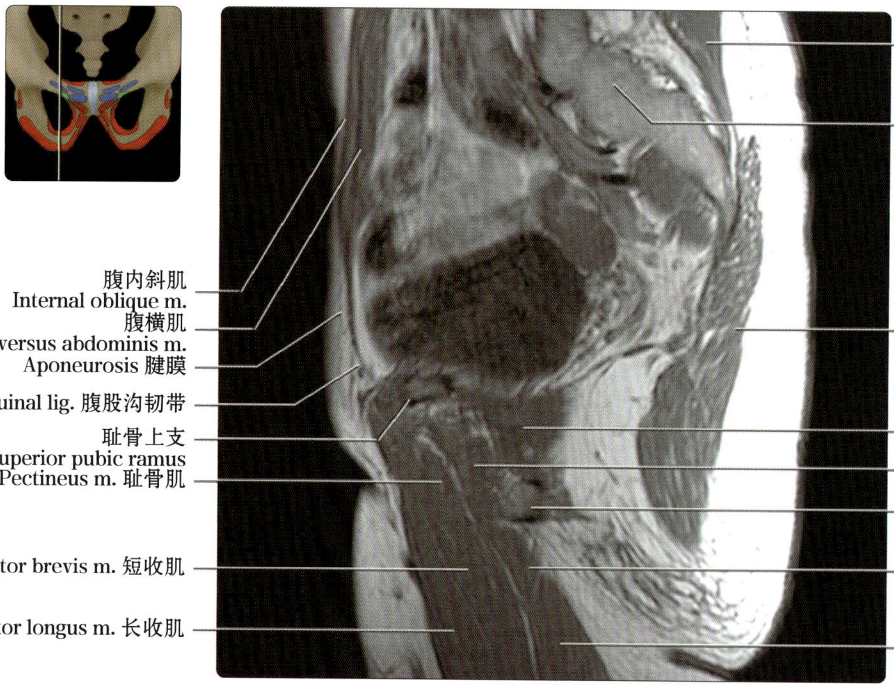

上图：耻骨上支位置比耻骨下支略偏前。观察骨盆出口时，需留意两者之间的解剖关系。
下图：沿腹壁腱膜的下缘可见腹股沟韧带。

矢状位 T_1WI，耻骨和内收肌

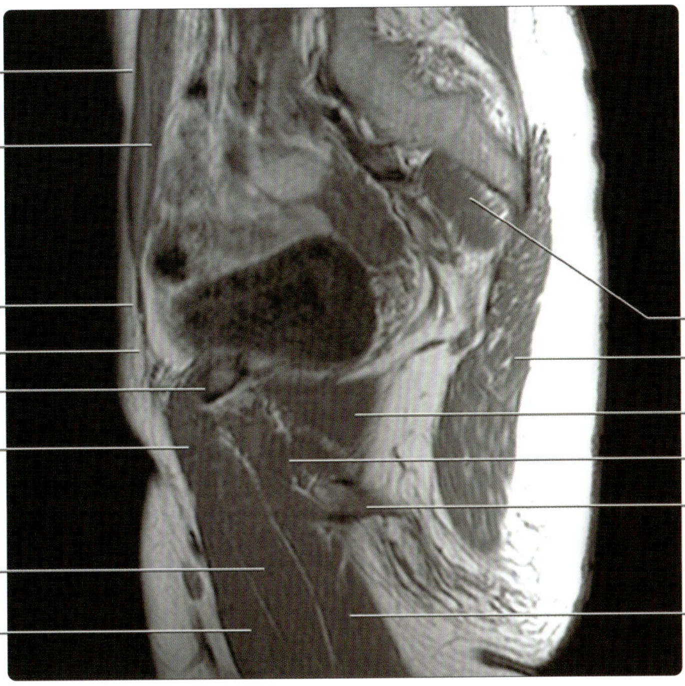

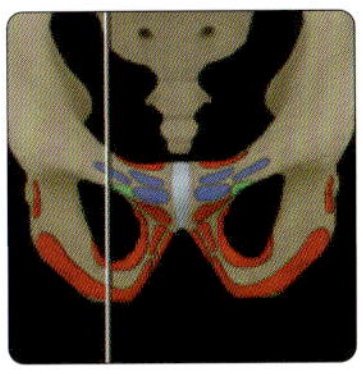

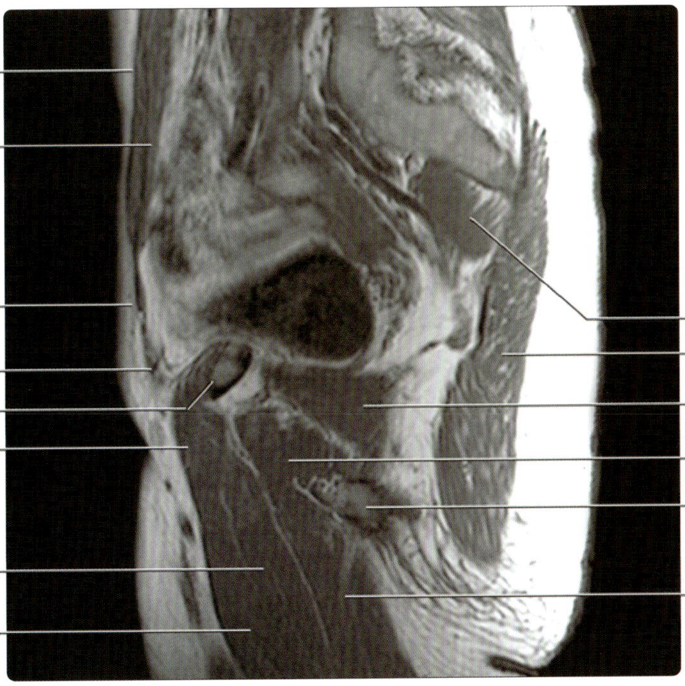

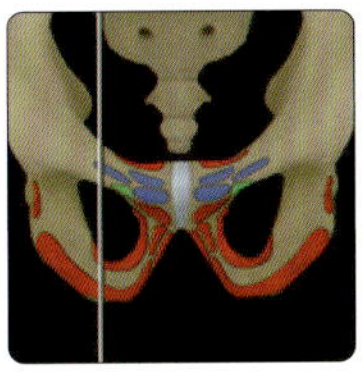

上图：由内至外浏览图像时，需注意股薄肌与大收肌的移行过程。本图可清晰显示耻骨肌起自耻骨上支的耻骨梳，同时包绕耻骨上支。

下图：耻骨肌起自耻骨上支的前上缘。

斜轴位 T_1WI，耻骨和内收肌

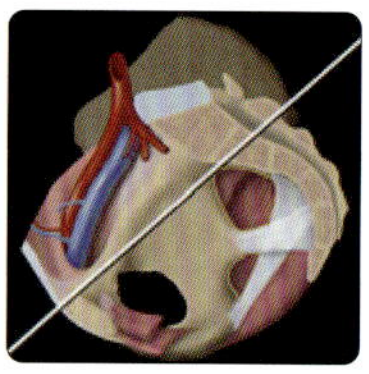

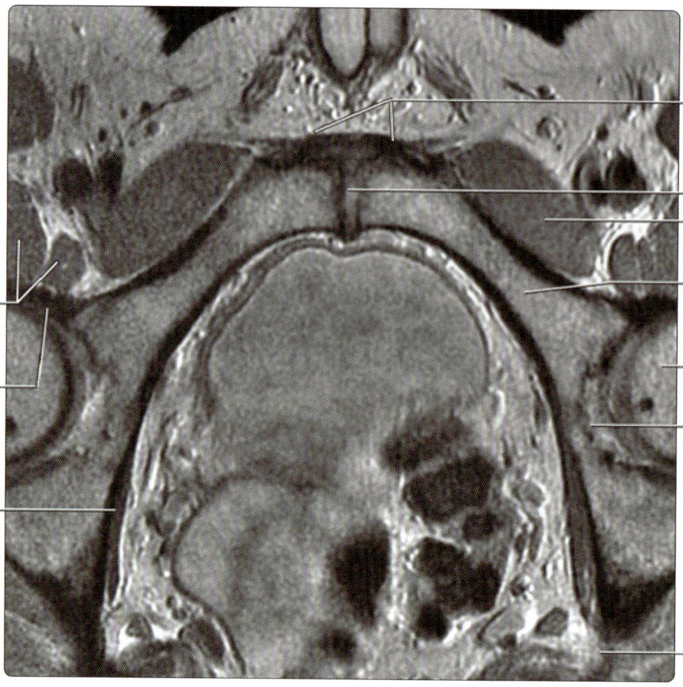

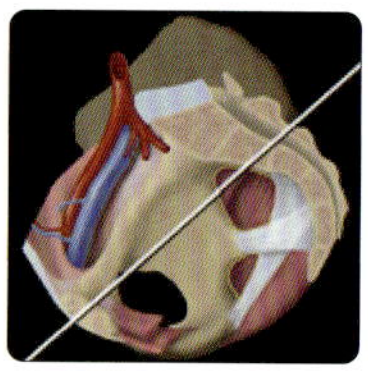

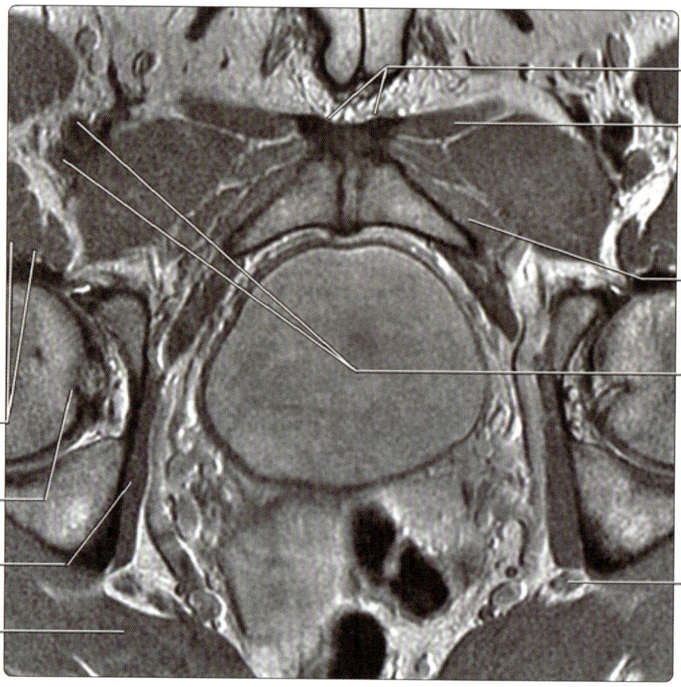

上图：斜轴位图像（垂直于骶骨）有助于显示前部肌层。腹直肌和长收肌沿耻骨前缘形成一个联合腱膜。腱膜撕脱是运动性耻骨痛的一个重要特征。

下图：耻骨肌转向后外侧，长收肌是位置最靠前的收肌。耻骨肌位于股总血管的内侧，髂腰肌位于股总血管的外侧，股总血管为重要标志。

斜轴位 T_1WI，耻骨和内收肌

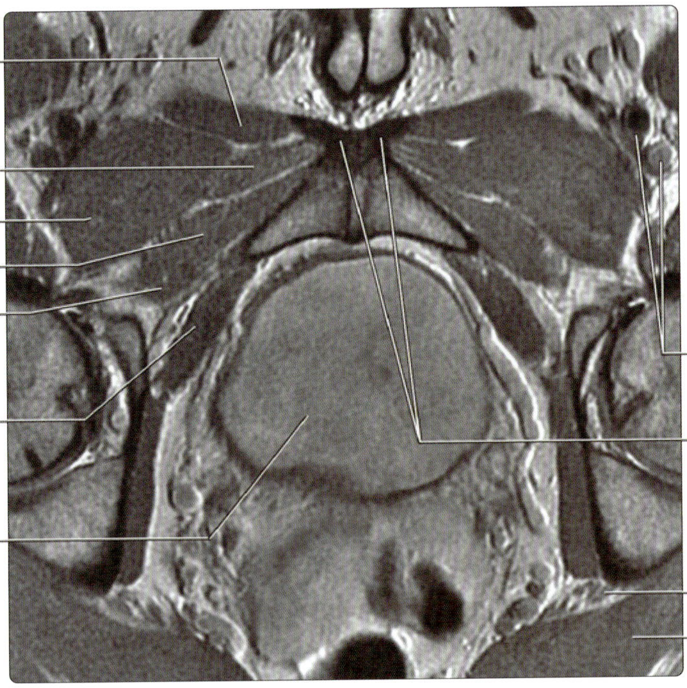

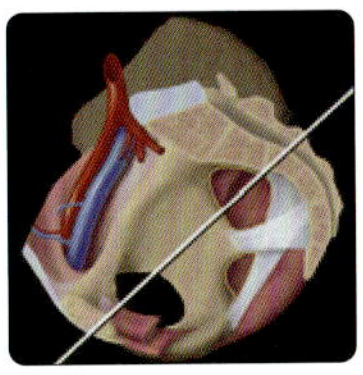

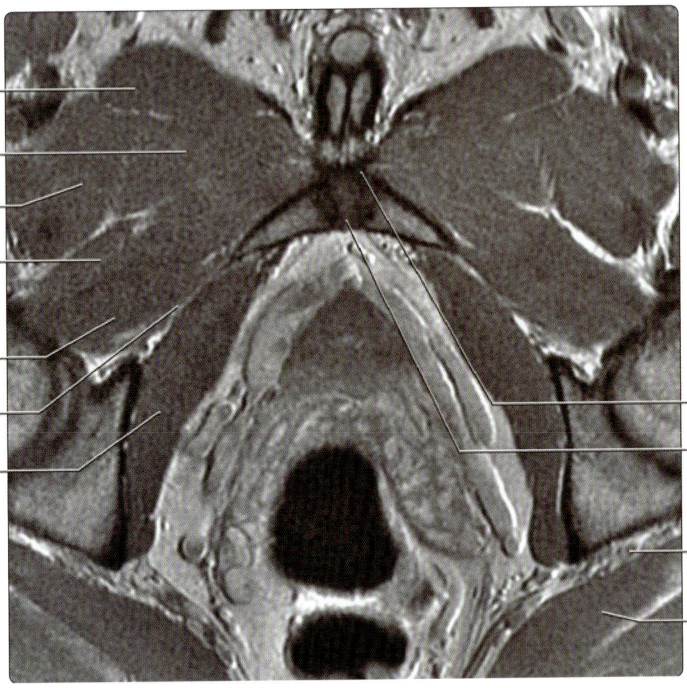

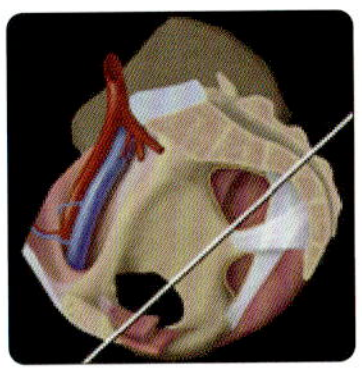

上图：腹直肌和长收肌形成联合腱膜，但长收肌走行更倾斜，肌肉轴线的不同会对腱膜产生剪切力。
下图：示起自闭孔膜和耻骨下支的闭孔外肌，通过闭孔膜与闭孔内肌分隔。

4. 髋部概述

专业术语

缩略语

- 肌肉起点（O）
- 肌肉止点（I）
- 肌肉神经支配（N）
- 肌肉功能（F）

定义

- **髋关节肌腱袖**：由 3 块臀肌组成
  - 可能发展成类似肩袖的肌腱病、退行性撕裂
- **髋“三头肌”**：包括闭孔内肌和上、下孖肌，作为一个功能单位

大体解剖

概述

- 运动
  - 身体最稳定的关节
  - 关节活动范围仅次于盂肱关节
  - 屈曲伴随膝关节屈曲，受限于腹部
  - 屈曲伴随膝关节伸展，受限于腘绳肌
  - 后伸不超过人体垂直轴 30°
  - 外展不受限
  - 内收受限于对侧肢体
  - 外旋 > 内旋
  - 内旋为最弱运动
  - 伸展时稳定性最大
- 肌肉 / 韧带平衡
  - 前韧带比内旋韧带强韧
  - 外旋韧带比后韧带强韧

血供

- 旋股内、外侧动脉分支，臀上深支动脉，臀下动脉，圆韧带动脉（闭孔动脉分支）

神经支配

- 多神经分支支配：支配股直肌的神经、支配股方肌的神经、闭孔神经前支、副闭孔神经、臀上神经

骨骼

- 髋臼
  - 由耻骨、髂骨、坐骨（髋骨）组成
  - 朝向前、下、外侧
  - 后柱（髂坐骨）将体重从躯干传递至下肢
  - 前柱（髂耻骨）连接前骨盆
  - 覆盖超过 50% 的股骨头
  - 关节面称为月状面
    - 被马蹄形关节软骨覆盖
  - 中央区（髋臼窝）没有关节软骨
  - **髋臼窝**：髋关节中央内侧区
    - 月状面中心的凹陷区
    - 滑膜覆盖：除髋臼窝上缘关节隐窝外，属关节外区
    - **纤维脂肪垫**：为填充髋臼窝的纤维脂肪组织
    - 圆韧带部分附着于髋臼窝，主要附着于横韧带。
  - **髋臼切迹**：下缘骨性开口
  - **前缘和后缘**：髋臼骨缘
  - **内侧壁**：四边形髂骨板
    - 影像上的髋臼线
  - **泪滴**：影像上的团状阴影
    - 外侧：髋臼窝壁
    - 内侧：四边形髂骨板的前下缘
- **股骨头**
  - 球体的 2/3
    - 以柱状股骨颈为中心
    - 通常从股骨头到股骨颈周径减小
  - 除股骨头凹处，股骨头被关节软骨覆盖
    - 软骨上方最厚
    - 头颈连接部软骨变薄
  - **股骨头凹**：股骨头上内侧碗状凹陷
    - 圆韧带附着部位

髋臼盂唇

- 纤维软骨
- 形态学
  - 三角形：66%~94%
    - 随着年龄的增长发生率降低
  - 后上方最厚
  - 前上方最宽
  - 变异：圆形、变钝、缺失
  - 盂唇缺失：前唇缺失，并少许上唇残余
    - 10%~14% 个体无症状
  - 覆盖关节软骨
- 附着于髋臼边缘
  - 覆盖髋臼 270°，髋臼下方未覆盖
    - 横韧带横穿关节下缘
  - 在髋臼前缘、上缘、后缘周围形成马蹄形垫
- 下方附着于髋臼横韧带
  - **盂唇韧带沟**：连接韧带和盂唇
- **盂唇软骨裂隙**
  - 关节软骨与盂唇之间
  - 前上、后下
  - 可能为正常变异
- 血供：闭孔支、臀上动脉和臀下动脉
  - 主要在关节囊表面
  - 关节面无血供
    - 修复能力有限
- 功能
  - 分离关节的表面和深层部分
  - 帮助保持关节深处的滑液
    - 这种滑液可保护和滋养软骨
  - 防止股骨头外侧平移

滑膜关节囊

- 附着物
  - 髋臼
    - 前：盂唇基底部
    - 上：盂唇以上几毫米
    - 后：盂唇基底部或内侧几毫米

- 下：髋臼横韧带
- ○ 股骨
  - 前：转子间线
  - 后：转子间嵴近端
- 髂耻皱襞：沿股骨颈内侧缘的滑膜皱襞
- 滑膜皱襞也包绕旋股内侧动脉
  - ○ 在轮匝带下面

髋关节韧带

- 韧带是维持髋关节稳定的重要结构
- 髂股韧带、耻股韧带、坐股韧带以及轮匝带形成关节囊的外层，滑膜外侧
- **髂股韧带（Bigelow 韧带）**
  - ○ 人体最强韧的韧带
  - ○ 防止前移、过伸
  - ○ 起源于髂前下棘下表面
  - ○ 呈倒 V 形，广泛附着于股骨
    - 外侧、内侧支附着于转子间线
- **耻股韧带**
  - ○ 防止过度外展
  - ○ 向前、下、纵向螺旋
  - ○ 内侧附着于闭孔耻骨嵴
  - ○ 外侧与关节囊融合
- **坐股韧带**：向后部、纵向螺旋
  - ○ 在髋部韧带中最薄弱
- **轮匝带**：向深部，圆形
  - ○ 围绕股骨颈的中心部分
  - ○ 导致髋关节中心变窄
- **圆韧带**
  - ○ 附着：股骨头凹、髋臼横韧带以及纤维脂肪垫
  - ○ 被滑膜所包裹：关节囊内、关节外
  - ○ 含有圆韧带动脉
    - 在成人，对于股骨头的血供量微不足道
  - ○ 上边窄，下边宽
  - ○ 有助于髋关节稳定
  - ○ 髋关节屈曲、内收、外旋时韧带紧张
  - ○ 可引起疼痛
- **髋臼横韧带**
  - ○ 在髋臼下缘跨越髋臼切迹
    - 使髋臼窝完整
  - ○ 在髋臼切迹边缘与盂唇融合
    - 连接处见盂唇韧带沟

髋关节肌肉

- **臀肌：臀大肌、臀中肌和臀小肌**
  - ○ 通常称为髋关节肌腱袖
  - ○ **臀大肌**
    - O：髂骨臀线后部，骶、尾骨后部，骶结节韧带
    - I：髂耻束，股骨臀肌粗隆
    - N：臀下神经
    - F：髋关节伸展、外展、外旋
  - ○ **臀中肌**
    - O：髂骨后部
    - I：大转子后上面、外侧面
    - N：臀上神经
    - F：外展，髋关节内旋
  - ○ **臀小肌**
    - O：髂骨后部
    - I：大转子前面
    - N：臀上神经
    - F：外展，髋关节内旋
- **髋后部深层肌群**
  - ○ **梨状肌**
    - O：骶骨前，骶结节韧带
    - I：大转子
    - N：S1，S2
    - F：外旋，髋关节轻度外展
  - ○ **上孖肌**
    - O：坐骨棘
    - I：梨状肌窝
    - N：支配闭孔内肌的神经
    - F：外旋，髋关节轻度外展
  - ○ **下孖肌**
    - O：坐骨结节
    - I：梨状肌窝
    - N：支配股方肌的神经
    - F：外旋，髋关节轻度外展
  - ○ **闭孔内肌**
    - O：闭孔内表面和闭孔膜
    - I：梨状肌窝
    - N：L5，S1，S2（不是闭孔神经）
    - F：外旋，髋关节轻度外展
  - ○ **闭孔外肌**
    - O：闭孔外表面和闭孔膜
    - I：梨状肌窝
    - N：闭孔神经
    - F：髋关节外旋
  - ○ **股方肌**
    - O：坐骨结节外侧
    - I：股方肌线，股骨转子间嵴
    - N：L4，L5，S1
    - F：髋关节外旋

滑囊

- **髂腰肌滑囊**：在肌肉与髋关节囊之间
  - ○ 与髋关节交通：10%~14%
- **闭孔外肌滑囊**：轮匝带与坐股韧带之间外凸状
- **大转子滑囊**：转子外侧边缘与臀大肌之间

参考文献

1. Tan V et al: Contribution of acetabular labrum to articulating surface area and femoral head coverage in adult hip joints: an anatomic study in cadavera. Am J Orthop. 30(11):809-12, 2001
2. Abe I et al: Acetabular labrum: abnormal findings at MR imaging in asymptomatic hips. Radiology. 216(2):576-81, 2000
3. Cotten A et al: Acetabular labrum: MRI in asymptomatic volunteers. J Comput Assist Tomogr. 22(1):1-7, 1998

髋部韧带

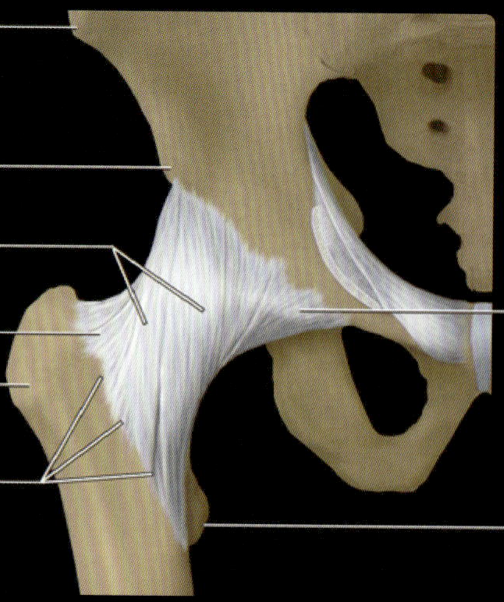

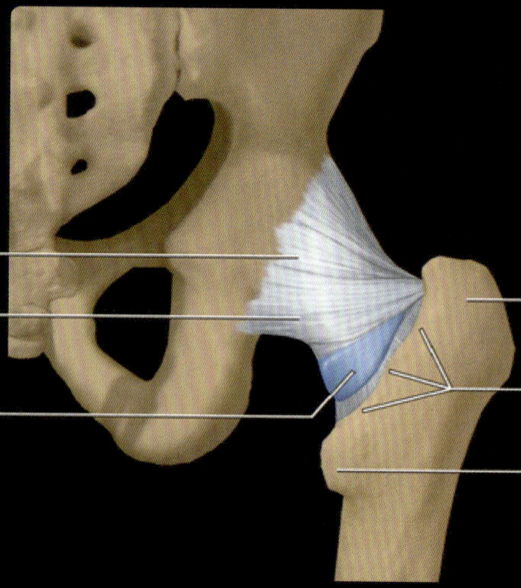

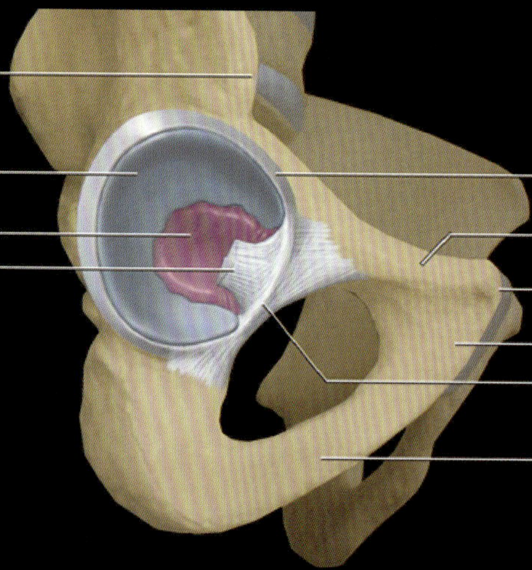

上图：髋部示意图前面观显示髂股韧带和耻股韧带的纵向纤维，分别附着于髂前下棘和闭孔的耻骨面。坐股韧带位于关节的后部，包裹在股骨颈的上部并与股骨颈前部相连。

中图：髋部示意图后面观显示坐股韧带的纵向纤维，闭孔外肌滑囊沿着坐股韧带的下缘突出于关节。

下图：髋臼示意图外侧观显示围绕髋臼窝的马蹄形关节软骨，髋臼窝内充满脂肪组织，称为纤维脂肪垫。盂唇位于髋臼边缘，其下缘与横韧带融合。股骨头圆韧带与横韧带相连。

髋部肌肉止点

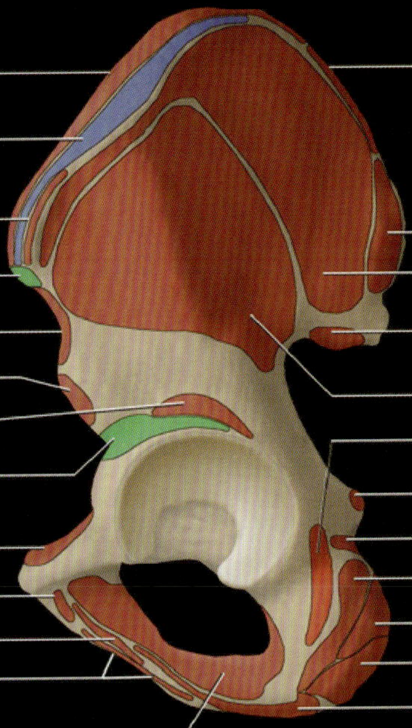

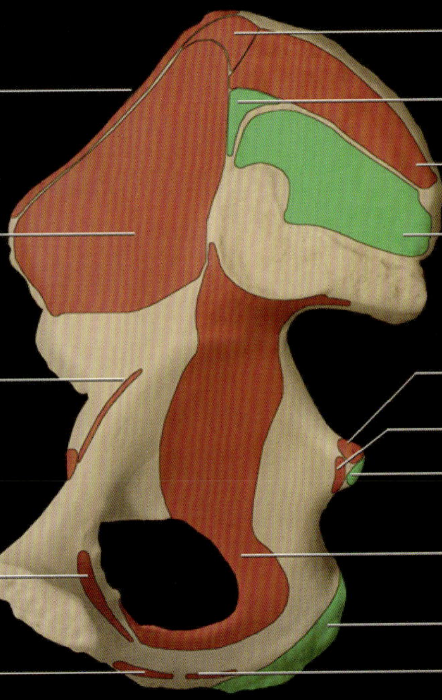

上图：示髋骨外表面的肌肉和韧带附着点，注意长收肌腱的起点相对较小，短收肌位于长收肌深面，股薄肌起点位于短收肌外侧。大收肌起点较宽，有两个头，来自耻骨体的纤维有时被称为小收肌，呈水平走行；起于坐骨结节的纤维垂直于股骨中部和远端。

下图：示附着于骨盆内表面的肌肉和韧带。

5. 髋部 MR 解剖

解剖成像事宜

成像推荐

- 受检侧髋关节使用表面线圈
  - 视野（FOV）：14~20 cm
  - 层厚：3~5 mm
  - 横轴位
    - 包括髋臼顶至小转子
  - 斜轴位
    - 沿股骨颈长轴方向
    - 包括整个髋臼和股骨颈
    - 主要用于评估股骨髋臼撞击的 α 角
    - 也可用于评估盂唇撕裂
  - 矢状位
    - 包括从骨盆中线到肌肉组织的外缘
    - 是观察盂唇撕裂、游离的最佳方位
  - 冠状位
    - 包括所有肌肉
- 髋关节成像应包括骨盆全视野冠状位 T_1 STIR 成像
  - 髋关节疼痛常由髋关节以外部位异常引起
  - 视野：32~44 cm
  - 层厚：4~6 mm
- 也可采用体部线圈覆盖至股骨髁
  - 可用于测定股骨前倾

影像诊断注意事项

- 髋臼盂唇结构可先天缺如
- 盂唇下沟可类似撕裂
  - 可发生在任何部位
  - 边缘光滑、平行。撕裂表现为锯齿状、不规则状
- 位于盂唇与关节囊之间的沟可似撕裂
- 盂唇变性较常见，不应诊断为撕裂
- 盂唇撕裂多发生在前上象限
  - 冠状位上部分容积效有时可类似撕裂或影响撕裂的显示
  - 撕裂在矢状位或斜轴位更易显示

临床提示

临床意义

- 由于解剖结构的变异，多种撞击综合征可以发生在髋关节周围
- **股骨髋臼撞击（FAI）**
  - 钳夹型：髋臼过度覆盖，甚至整个股骨头，也可局部覆盖
    - 冠状位和矢状位图像可评估过度覆盖程度
    - 横轴位图像可评估股骨头顶部上缘后倾情况
  - 凸轮型：股骨头 / 颈交界处隆突
    - 沿股骨颈的斜轴位图像显示最佳
    - 矢状位图像显示好
  - 股骨髋臼撞击综合征的结局
    - 盂唇撕裂
    - 盂唇旁软骨缺失
    - 股骨头前部纤维囊性变
    - 早期骨性关节炎
- **坐骨股骨撞击**
  - 股方肌在坐骨和小转子之间摩擦撞击
  - 多见于女性
  - 在液体敏感序列上，肌肉内出现异常信号较间隙的测量更为重要
  - 通常与先前的创伤、坐骨骨过度生长或全髋关节置换术位置有关
- **腰大肌撞击**
  - 髋屈曲、内旋腰大肌发生撞击
  - MR 显示肌肉形态和信号强度通常正常
  - 前中部盂唇撕裂时可高度怀疑

髋关节滑囊

- **髂腰肌滑囊**
  - 肌肉深面
  - 以髋臼前壁为中心
  - 在 MR 图像上很少显示扩张
  - 穿刺引流可缓解腰肌的撞击
- **大转子滑囊**
  - 在臀中肌和臀大肌之间
  - 滑囊炎的临床诊断往往不准确
  - 此区域疼痛通常由肌腱病或臀肌撕裂引起
- **闭孔外肌滑囊**
  - 滑膜从髋关节后侧膨出
  - 坐股韧带和轮匝带之间
  - 位于闭孔外肌深面
- **臀下中滑囊**
  - 位于臀中肌肌腱附着处深面
- **臀下小滑囊**
  - 位于臀小肌肌腱附着处深面

参考文献

1. Kassarjian A et al: Obturator externus bursa: prevalence of communication with the hip joint and associated intra-articular findings in 200 consecutive hip MR arthrograms. Eur Radiol. 19(11):2779-82, 2009
2. Woodley SJ et al: Morphology of the bursae associated with the greater trochanter of the femur. J Bone Joint Surg Am. 90(2):284-94, 2008
3. Pfirrmann CW et al: Greater trochanter of the hip: attachment of the abductor mechanism and a complex of three bursae–MR imaging and MR bursography in cadavers and MR imaging in asymptomatic volunteers. Radiology. 221(2):469-77, 2001

髋关节图示

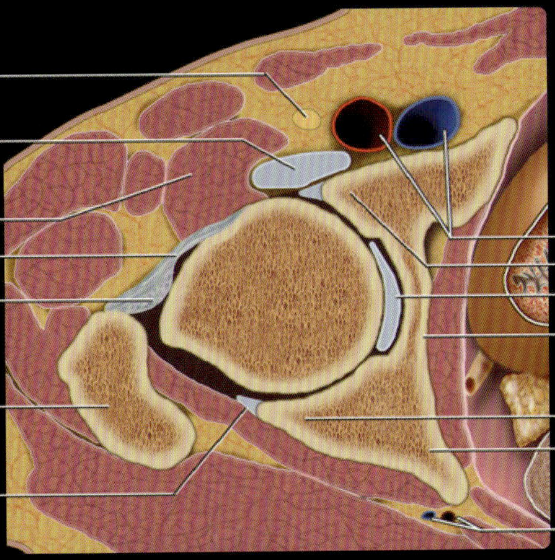

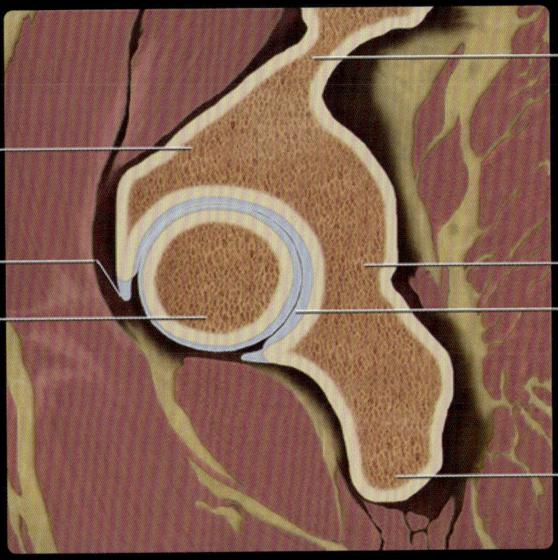

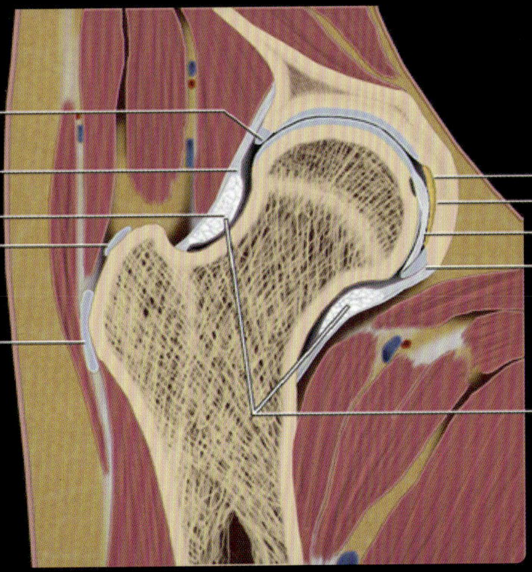

上图：髋关节横轴位示意图。髂腰肌滑囊紧贴关节前方。圆韧带侧面观呈扁平状。关节囊外部的两层结构：浅层的纵向纤维和深层的环状纤维。

中图：髋关节矢状位可清楚显示髋臼倒 Y 形结构，髂骨是主干，两分支是髋臼的前、后柱。

下图：冠状位显示髋关节结构，关节囊外侧韧带的纵向纤维和深层轮匝带的环状纤维，注意圆韧带的长轴及其在横韧带上的附着点。纤维脂肪垫填充了髋臼窝。

横轴位 T_1WI

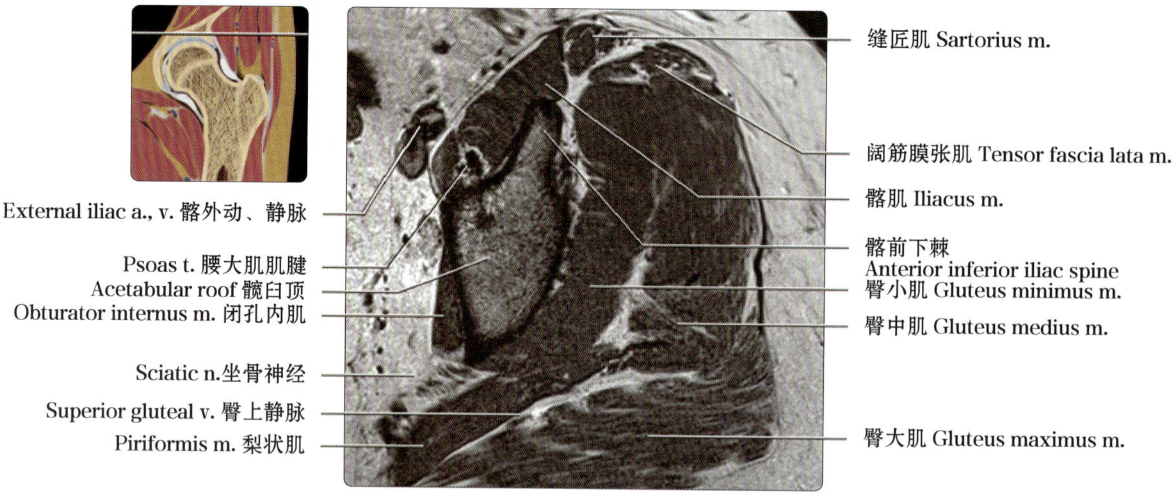

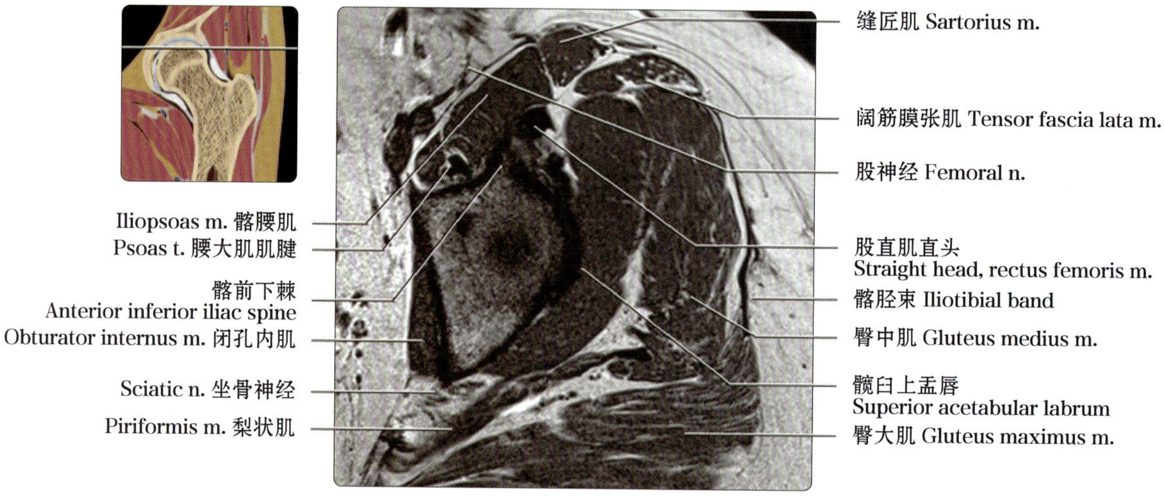

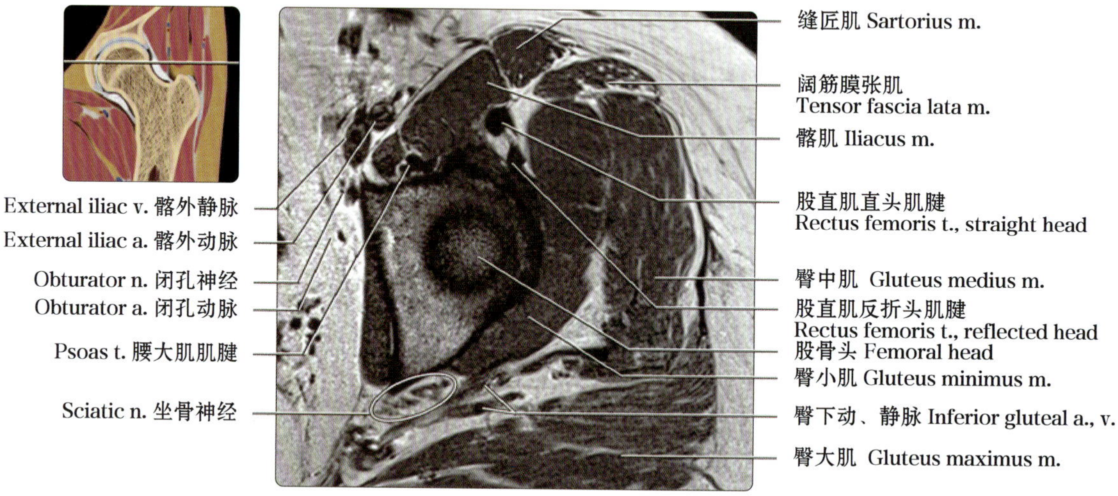

上图：左髋部横轴位 T_1WI 示闭孔神经位于闭孔内肌上方，坐骨神经经坐骨大切迹出骨盆。
中图：在髂腰肌后缘可见一明显的低信号结构，为腰大肌肌腱，股直肌直头肌腱附着于髂前下棘。
下图：示股直肌肌腱的两个头。髂腰肌位于股直肌内侧，缝匠肌斜穿过髂腰肌。

横轴位 T_1WI

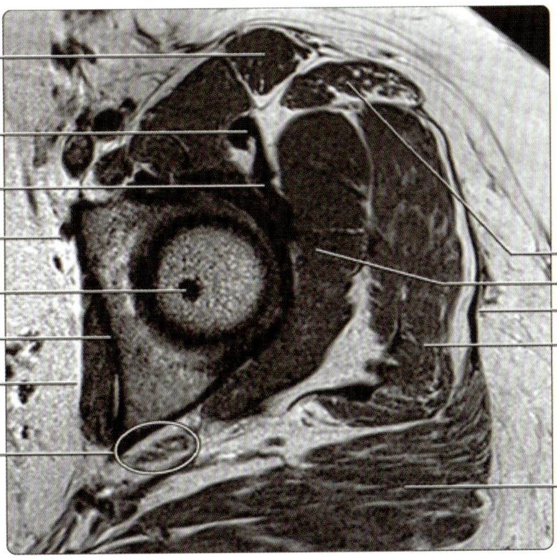

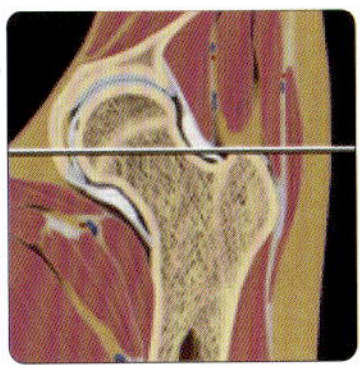

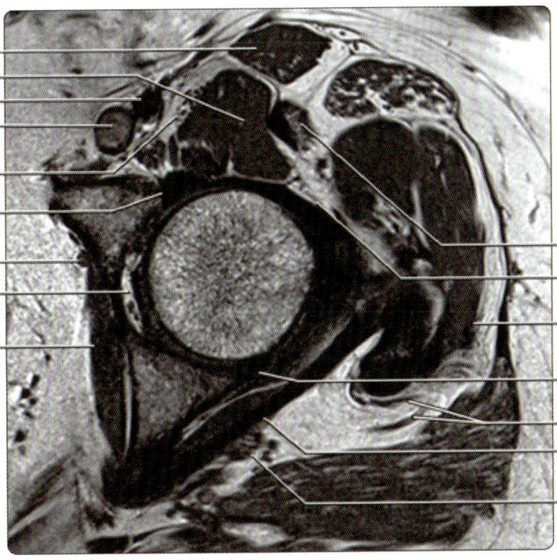

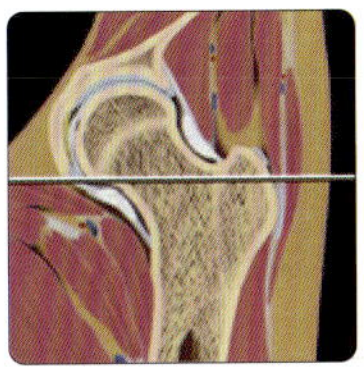

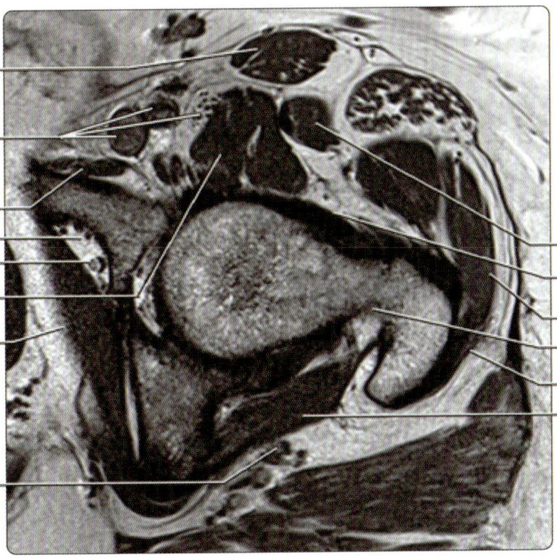

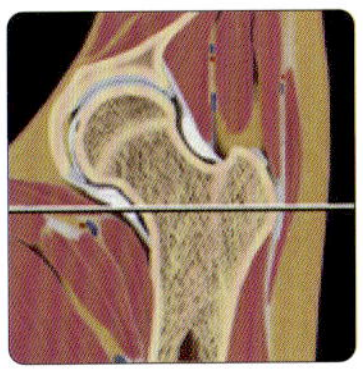

上图：坐骨神经斜行出骨盆，横轴位图像呈卵圆形。股直肌肌腱直头与反折头在该层面汇合。

中图：旋股内侧血管包绕大转子后缘并供应股骨近端。闭孔内肌自髋臼内侧面走行，以锐角包绕坐骨，向前外方向延伸至梨状窝。

下图：示臀小肌和臀中肌肌腱至大转子的附着点。

5. 髋部 MR 解剖

横轴位 T_1WI

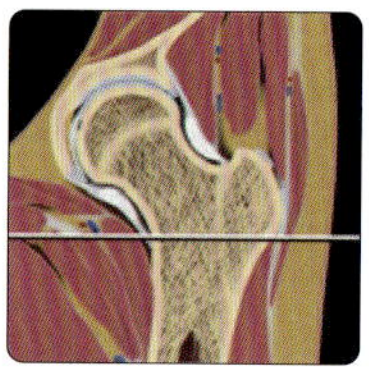

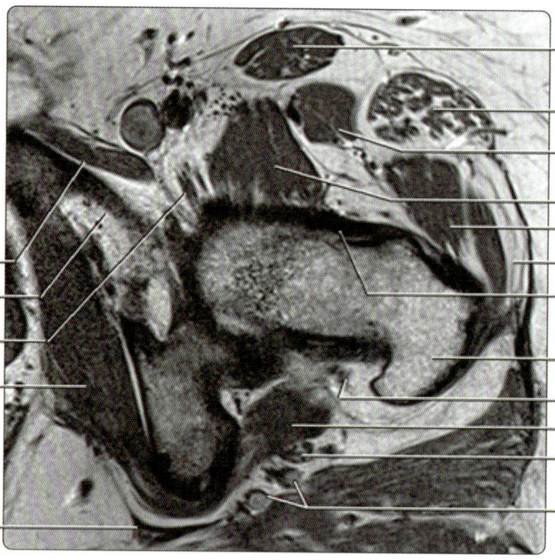

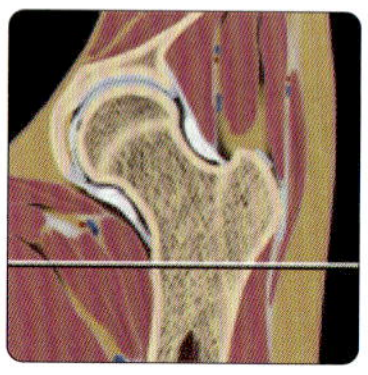

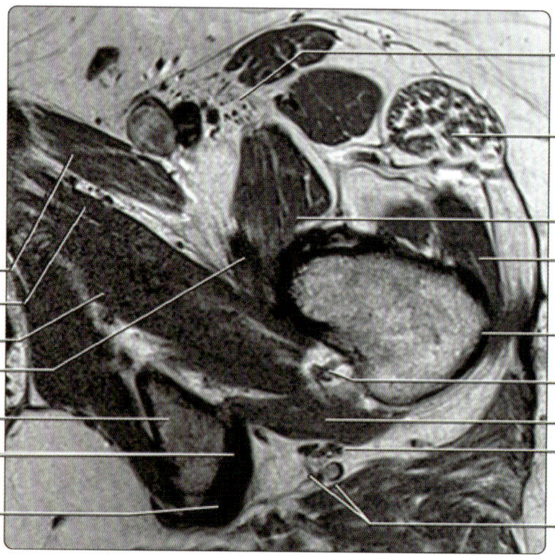

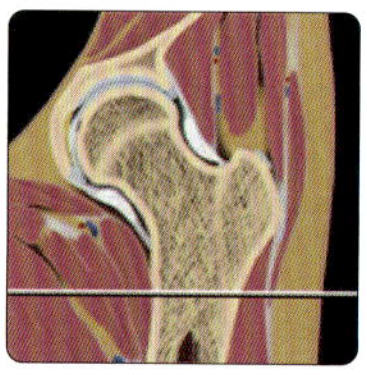

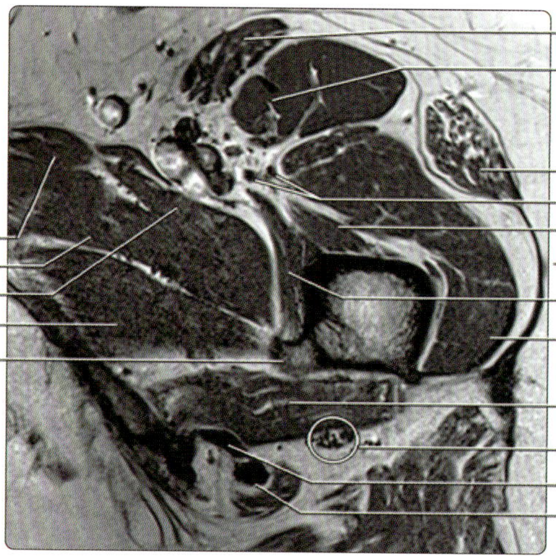

上图：示腰大肌肌腱位于髂腰肌后内侧缘。

中图：示半膜肌肌腱起于半腱肌和股二头肌联合肌腱的前方。

下图：大收肌一般认为由两块肌肉构成，图示上面接近水平走行的部分，被称为小收肌，内收髋关节；垂直走行的部分，起于坐骨结节，在股骨干上有多个附着处，主要附着于股骨内侧髁的收肌结节。

斜轴位 T_1WI

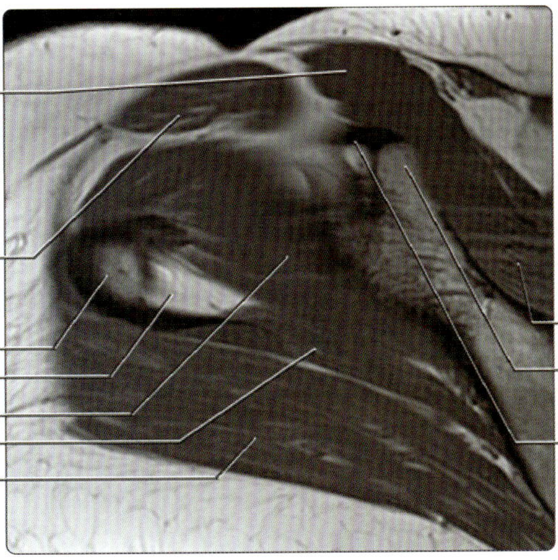

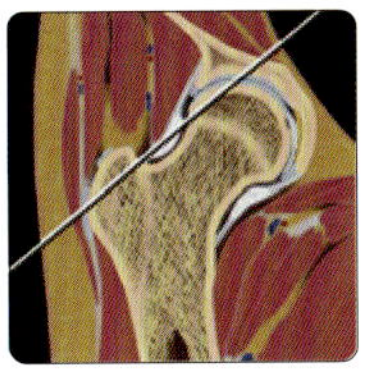

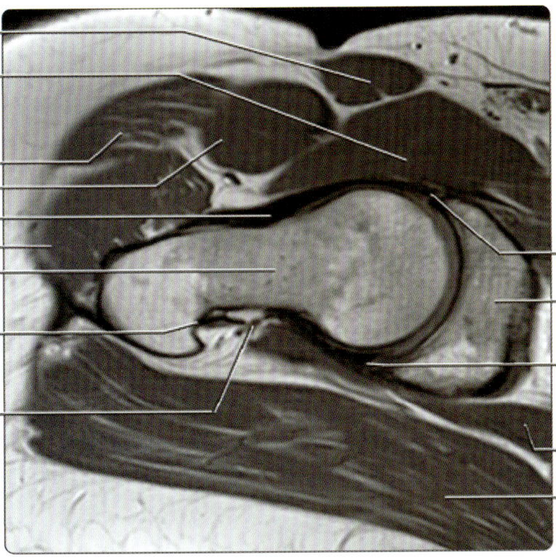

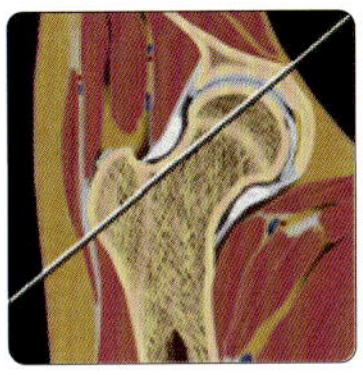

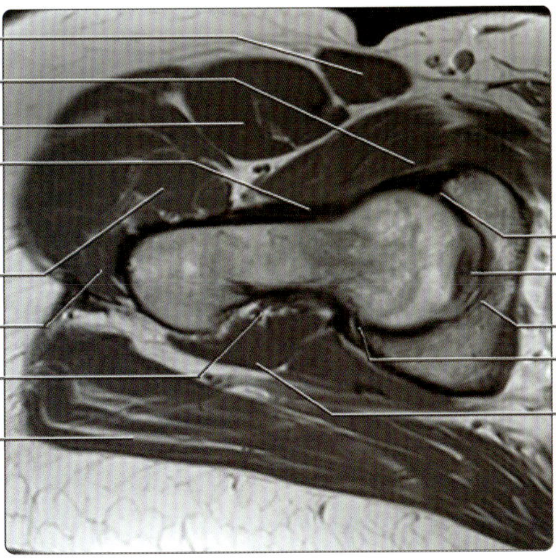

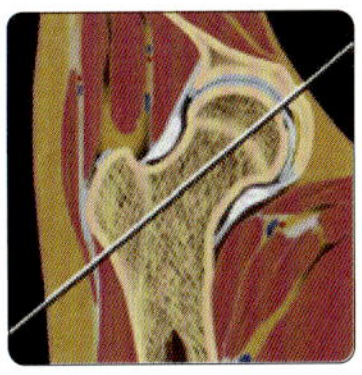

上图：经右髋关节斜轴位 T_1WI。斜轴面沿股骨颈长轴成像，可用于股骨髋臼撞击的评估，也可用于显示肌肉组织。

中图：轮匝带为关节囊增厚和收缩的部分，关节囊附着于股骨颈基底部股骨粗隆间线上，关节囊由髂股韧带、耻股韧带和坐股韧带加固。

下图：显示股骨头凹的下缘层面，髋臼前唇和后唇为三角形低信号影，用于加深髋臼窝。

矢状位 T_1WI

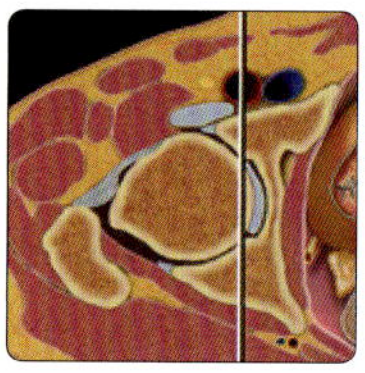

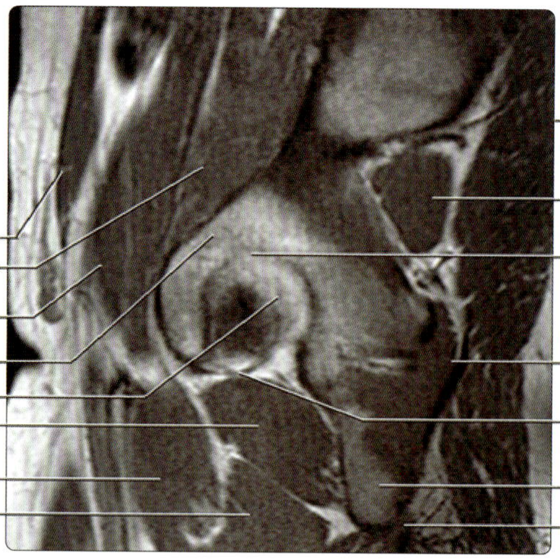

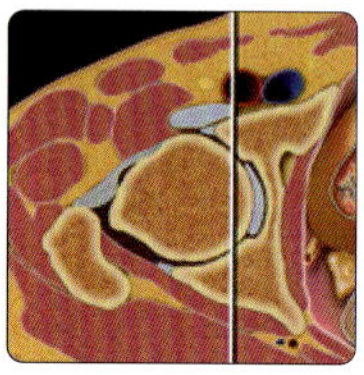

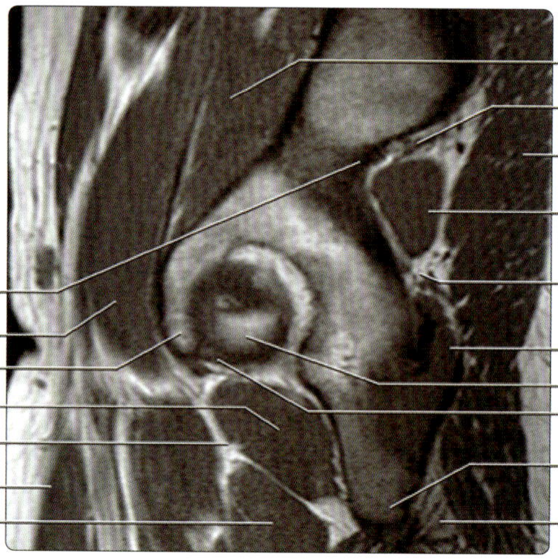

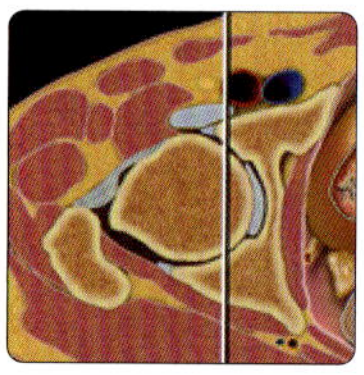

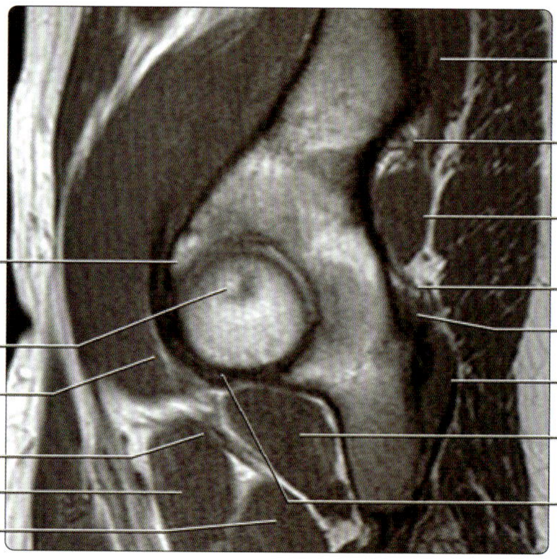

上图：矢状位 T_1WI 由内向外图像显示髋关节形态，可见髋关节内侧的纤维脂肪垫。髋臼呈马蹄形，开口向下。小部分下横韧带横穿髋臼下缘，即髋臼开口部。

中图：臀上神经经梨状肌上方出坐骨切迹。坐骨神经位于梨状肌和上孖肌之间。后皮神经位于坐骨结节的后方。

下图：坐骨神经沿梨状肌下缘进入下肢。闭孔内肌肌腹在髋关节后部走行并逐渐变细。

矢状位 T_1WI

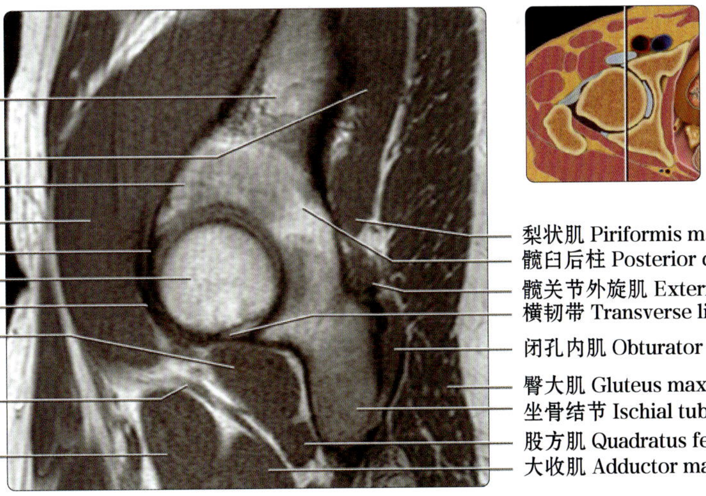

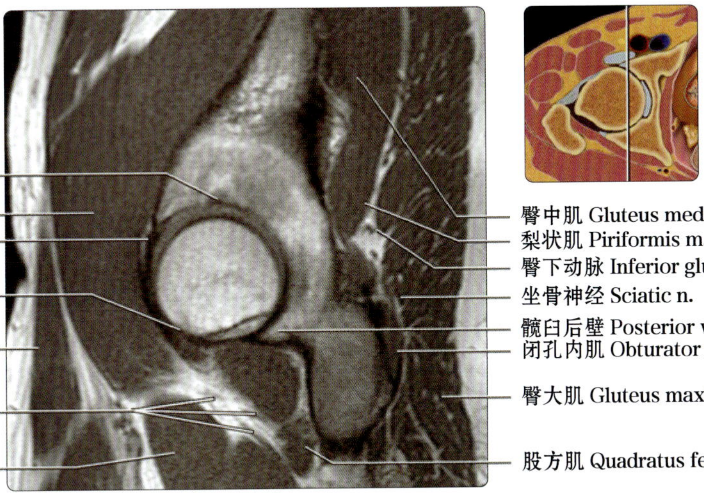

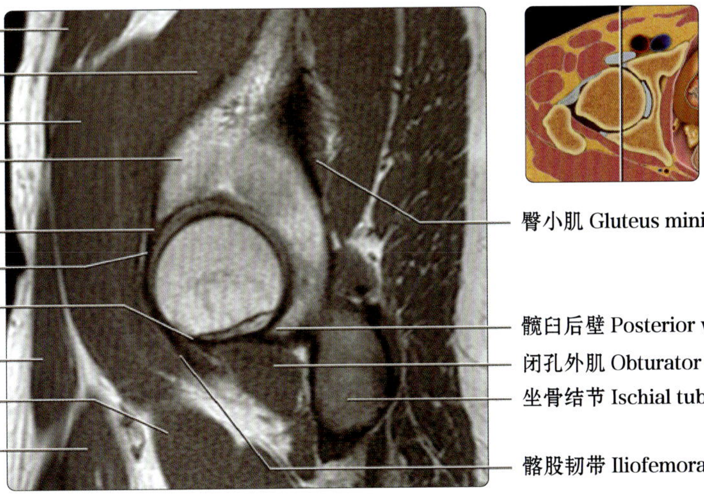

上图：髋臼前、后柱呈倒 Y 形，在股骨头周围形成一个杯状结构，后柱止于坐骨结节下方。

中图：坐骨神经位于闭孔内肌和臀大肌之间，臀中肌位于臀大肌深面、梨状肌之上。髋臼上部可见一小凹陷，为星状褶皱（Stellate crease）。

下图：髋臼呈前倾状，前、后壁下缘不等长，使得髋关节屈曲程度大于伸展。

矢状位 T_1WI

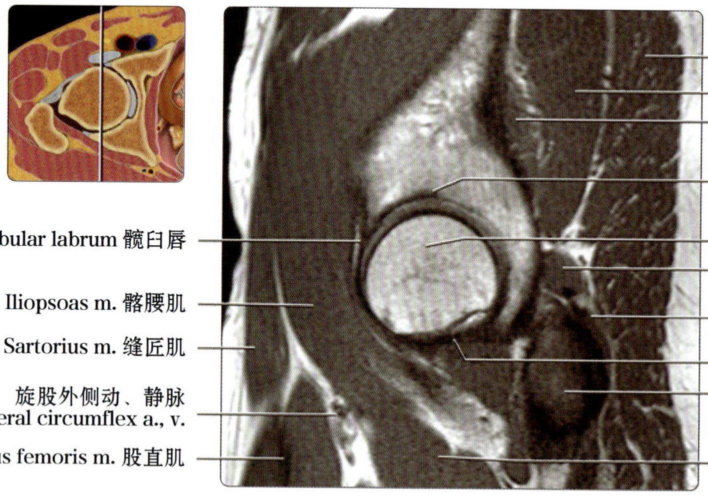

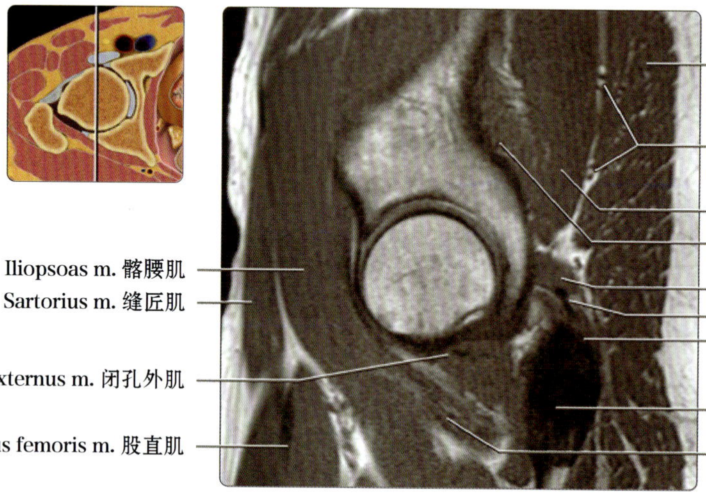

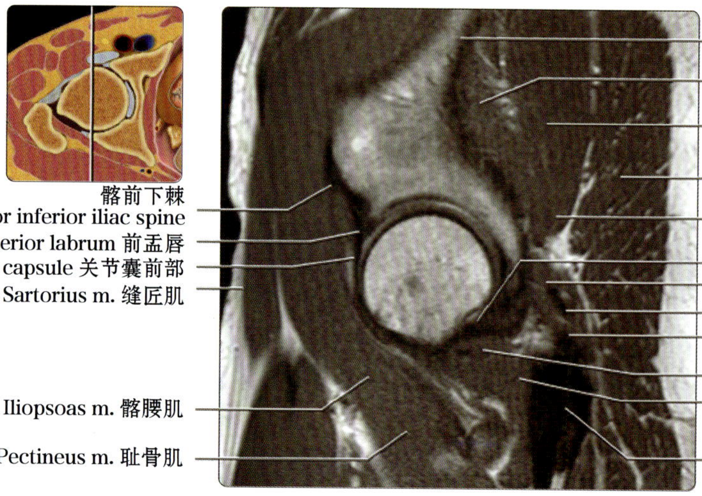

上图：矢状位可清晰显示髋臼盂唇。本例髋臼盂唇较小，但轮廓和信号强度正常。

中图：臀小肌位于臀肌最深和最外侧。臀上血管行至臀大肌深处脂肪层发出分支。在坐骨外侧，闭孔外肌向后延伸，与髋关节的其他外旋肌汇合。

下图：需特别注意髋关节周围这些复杂肌肉间的相互关系。闭孔外肌位于股方肌上方。髂腰肌在此层面位于股方肌上方，在更内侧层面位于股方肌的外侧。孖肌位于闭孔内肌旁。

矢状位 T_1WI

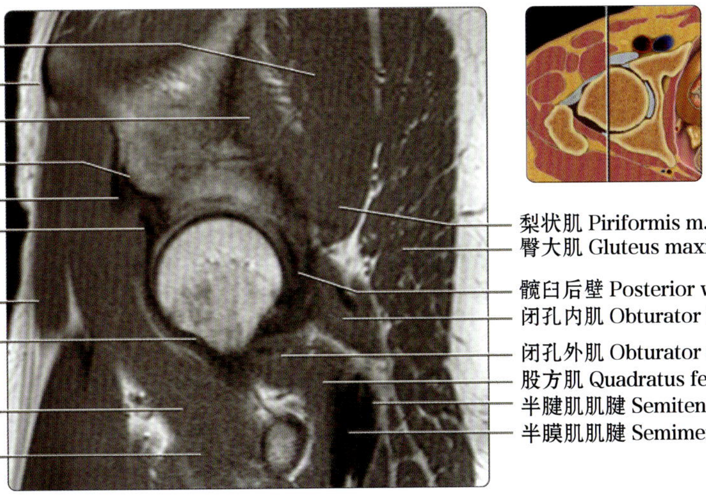

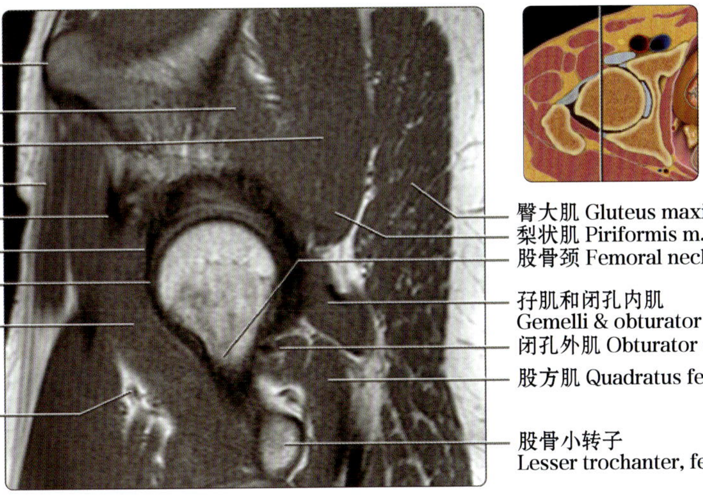

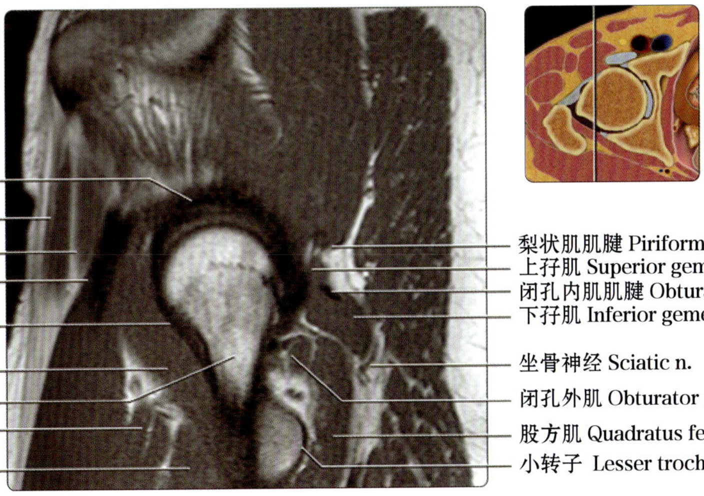

上图：股直肌直头附着于髂前下棘（AIIS），髂股韧带附着于髂前下棘的下缘。

中图：髋臼盂唇撕裂主要发生于前上象限，通常以矢状位图像上显示最好。

下图：示坐骨神经沿下孖肌下缘走行。闭孔外肌沿髋后部走行，外形、体积逐渐减小。

矢状位 T_1WI

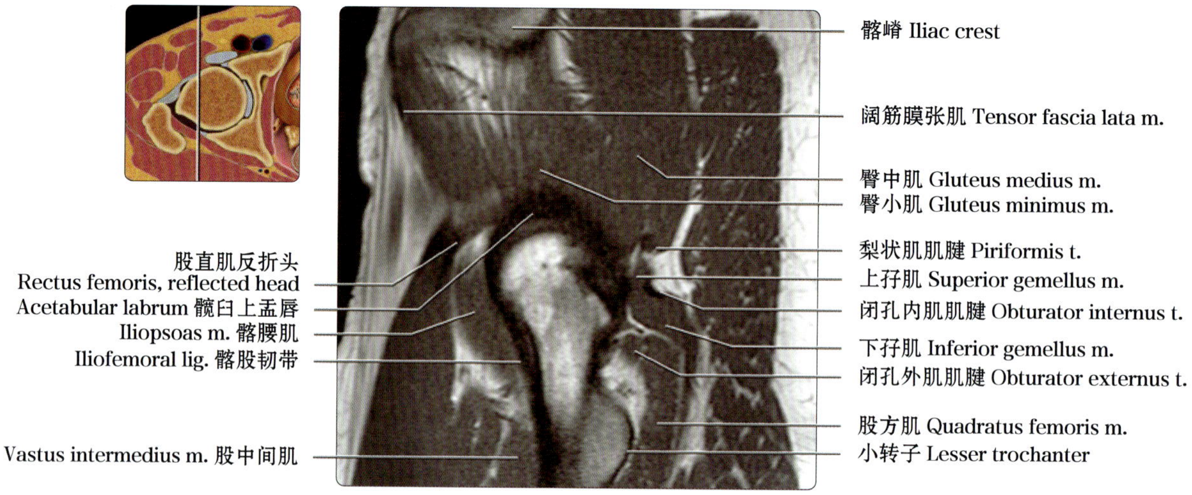

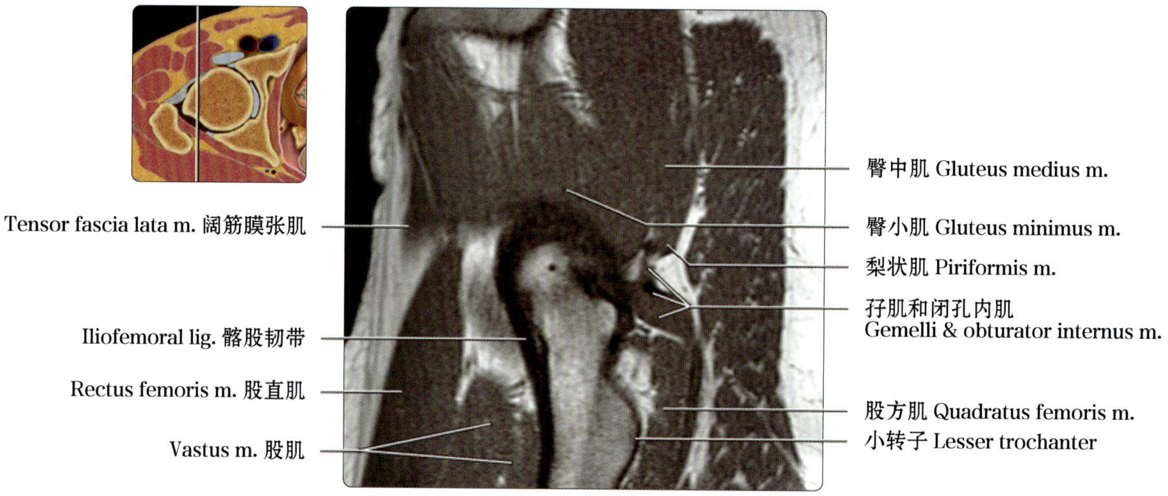

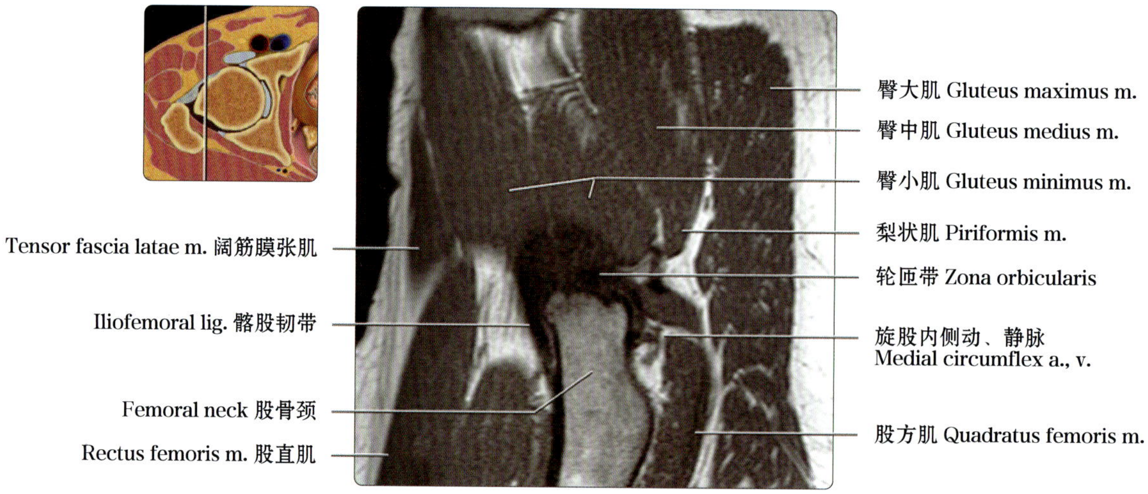

上图：矢状位利于显示髋关节外旋肌的相互关系。沿着深层肌肉，最上方是梨状肌肌腱，依次是上孖肌肌腱、闭孔内肌肌腱、下孖肌肌腱，最后是闭孔外肌肌腱，这些肌肉都附着于梨状窝。股方肌位于臀大肌深面并插入臀大肌股骨后部附着端的内侧。臀小肌和臀中肌附着于股骨大转子。

中图：髂股韧带厚达 10 mm，受其厚度影响，尤其是关节隐窝无扩张，关节内注射时，穿刺针可能只有部分进入到关节内，另一部分可能在韧带内。略向头侧及外侧倾斜进针，可使针头完全进入关节内。

下图：旋股内侧动脉的分支包绕股骨颈后方。

矢状位 T_1WI

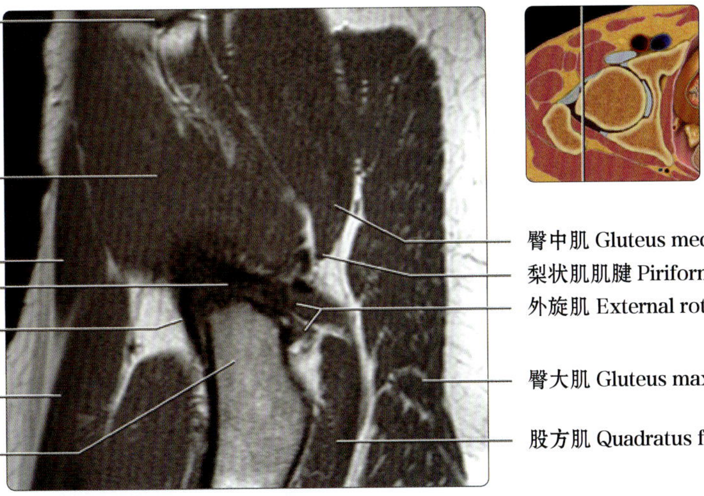

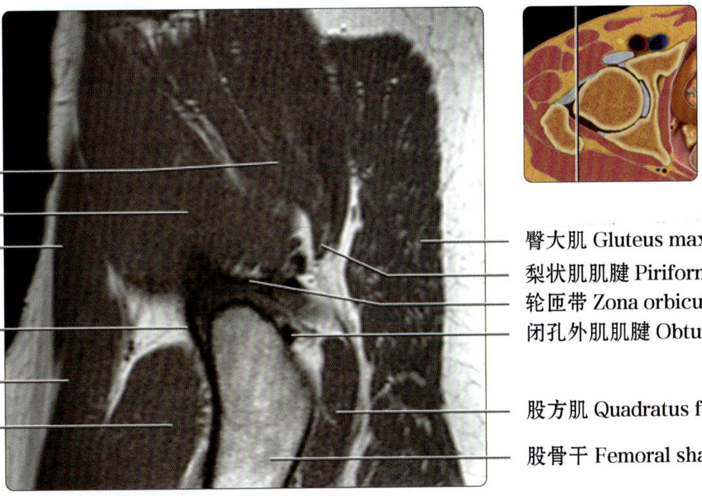

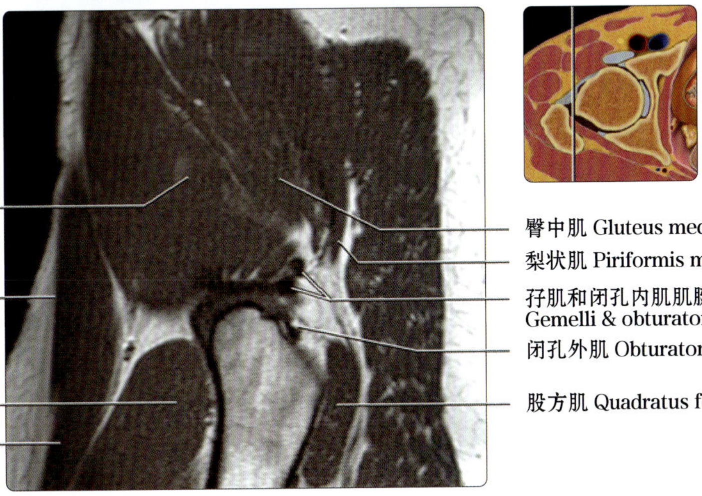

上图：阔筋膜张肌是髋关节最前外侧的肌肉。

中图：轮匝带为一束粗的横向走行纤维，用于稳固髋关节囊，位于髋关节外侧缘。

下图：梨状肌位于臀中肌下缘，在矢状位图像上很难区分，与梨状肌平行的横轴位图像上可清晰区分。

矢状位 T_1WI

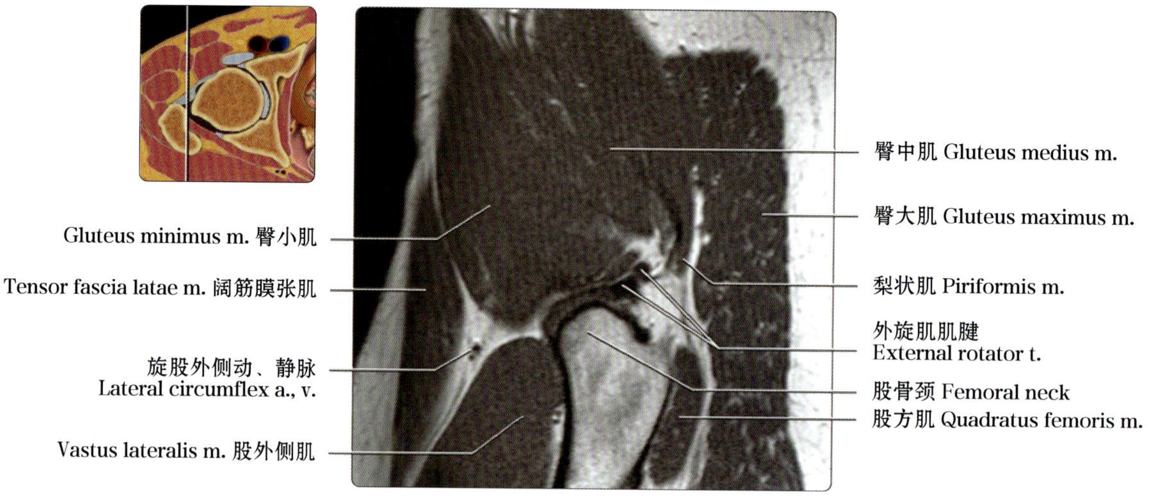

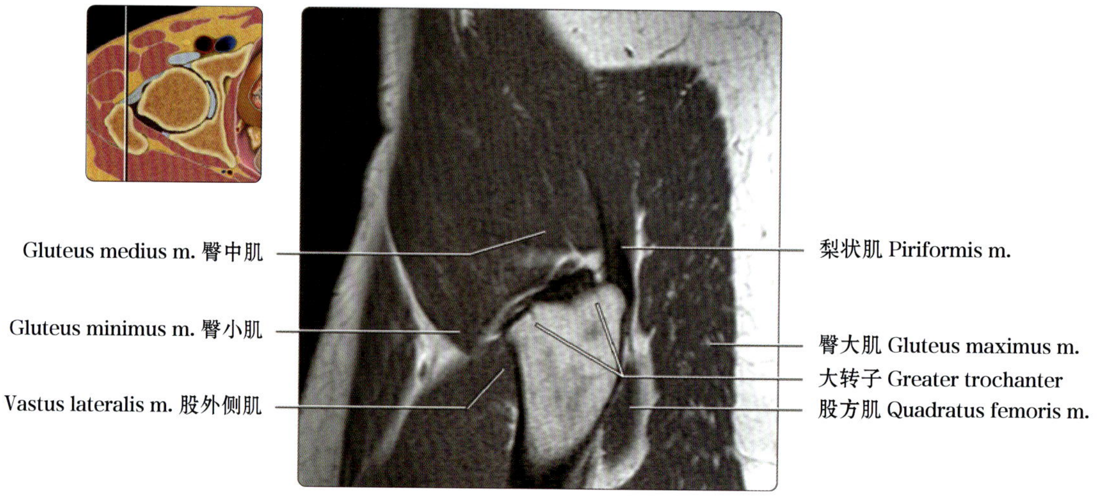

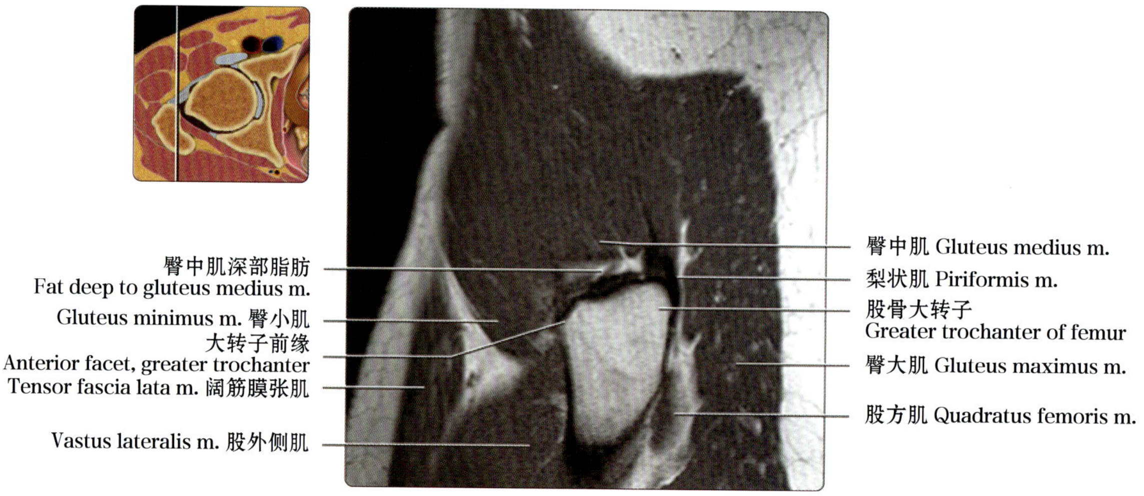

上图：股方肌外形平坦、呈束带状从坐骨延伸到股骨后端，是位置最低的髋关节外旋肌。

中图：梨状肌肌腱、闭孔内肌和孖肌在大转子后缘的止点区相互毗邻。臀中肌肌腱附着于大转子的外侧面，分为两部分：一个沿冠状方向走行，另一个沿矢状方向走行。本图显示冠状方向走行的部分。

下图：示臀小肌位于股骨的前缘，接近其在大转子前缘的附着点。

矢状位 T_1WI

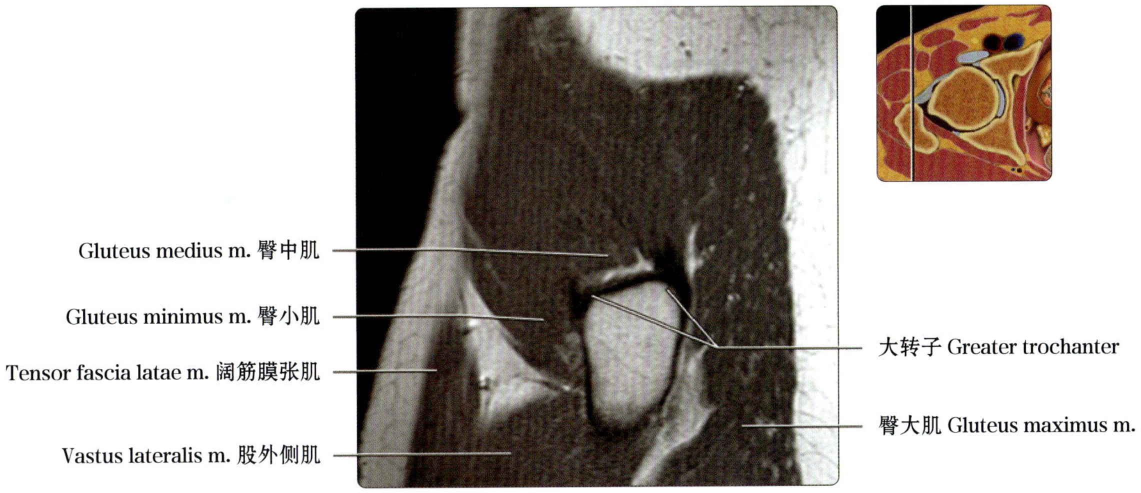

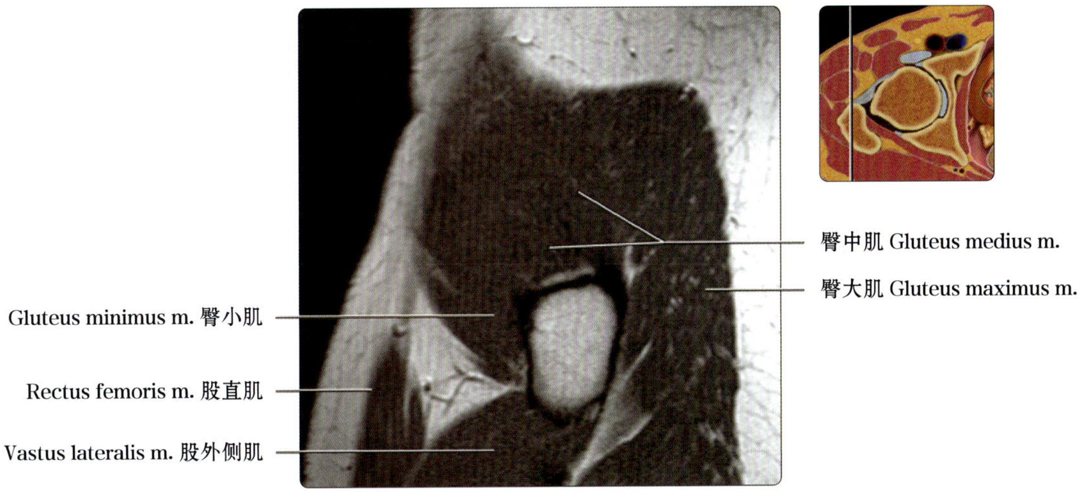

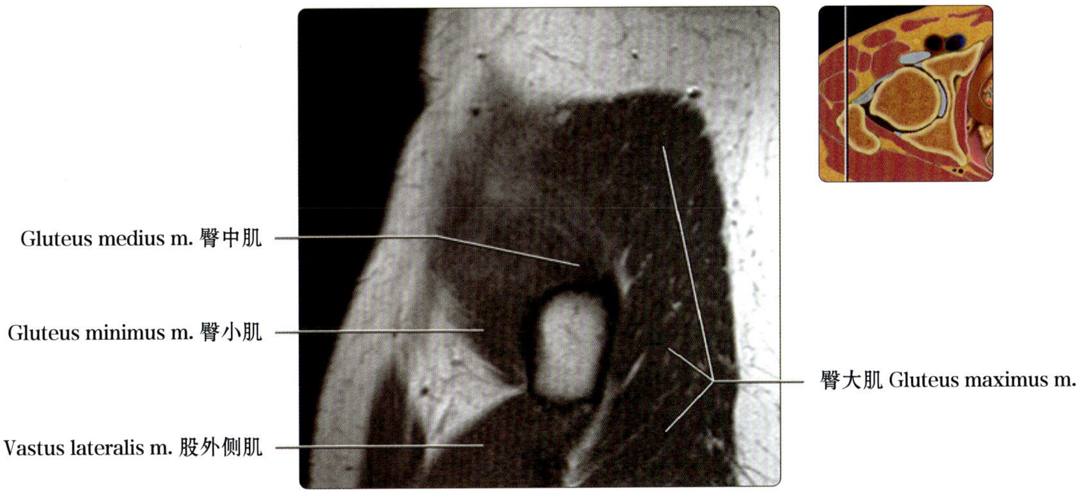

上图：臀肌也被称为髋关节的肌腱袖，本图像与肩袖矢状位图像类似。

中图：股外侧肌包绕股骨的前部和外侧部。

下图：臀小肌附着于股骨大转子的前部，臀中肌附着于大转子的上部及外侧缘。臀大肌不附着于大转子，而是跨大转子走行，借由转子滑囊与臀中肌分隔。

冠状位 T_1WI

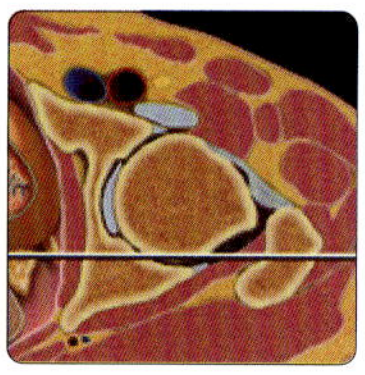

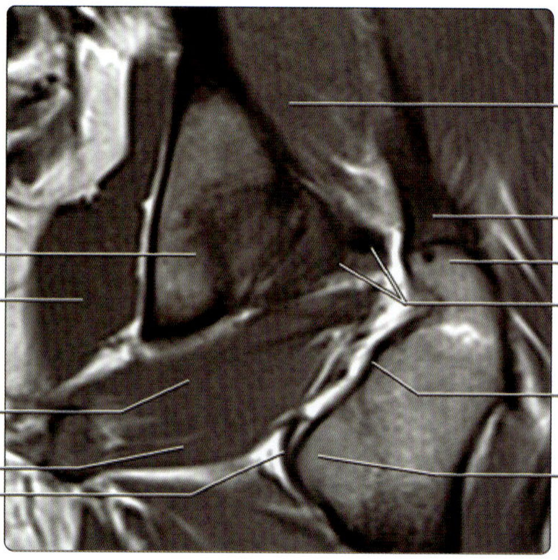

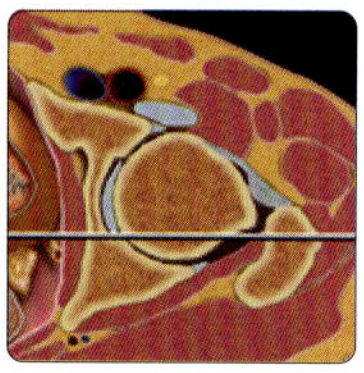

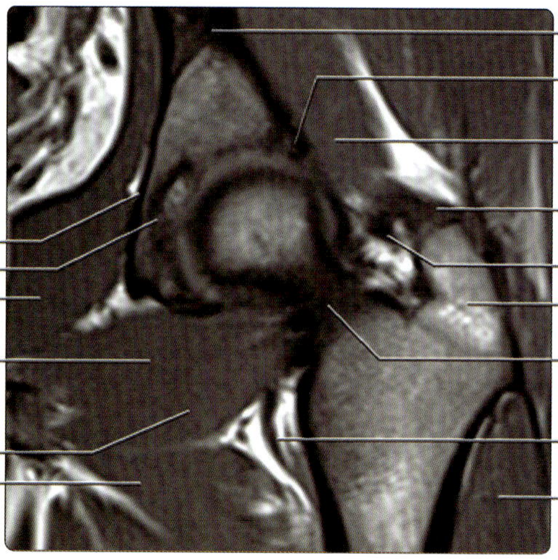

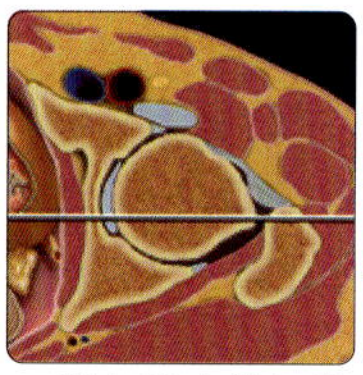

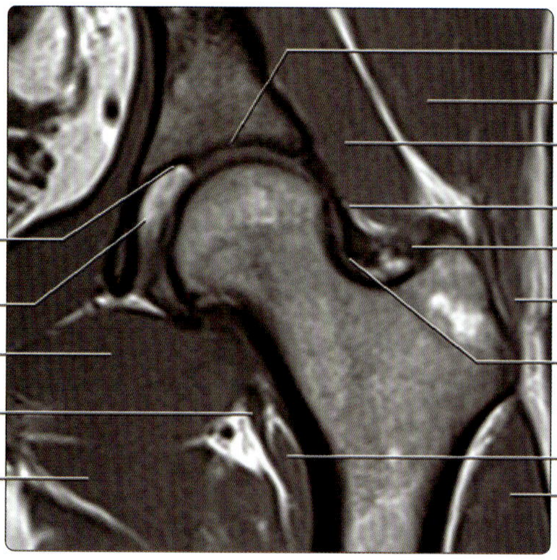

上图：可见附着于股骨小转子上的髂腰肌腱。髋关节的外旋肌包括闭孔内肌和闭孔外肌、上孖肌和下孖肌、梨状肌及股方肌。

中图：图示闭孔环两侧闭孔外肌和闭孔内肌的相对位置。

下图：髋臼窝充满脂肪组织，称为纤维脂肪垫。髋臼窝上缘的正常切迹有时易被误为骨折引起的皮质凹陷。

冠状位 T_1WI

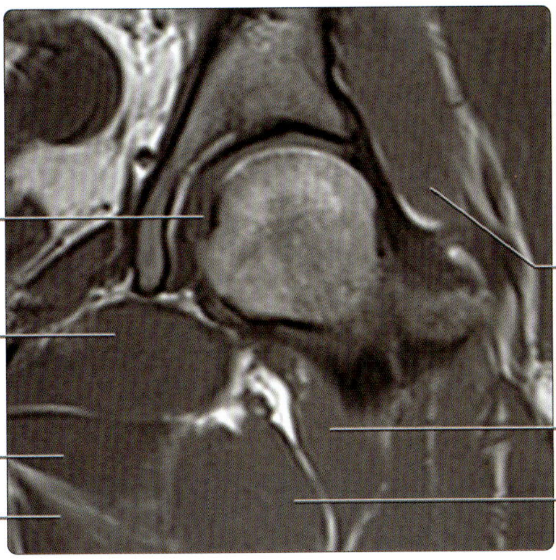

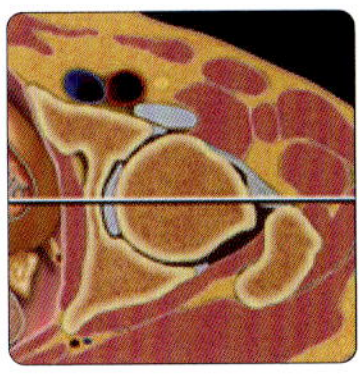

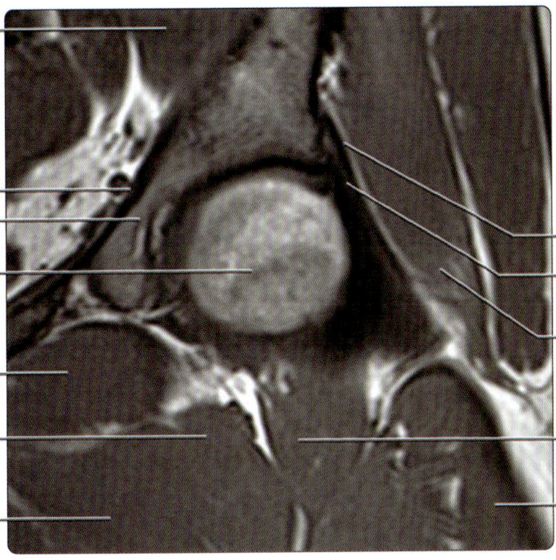

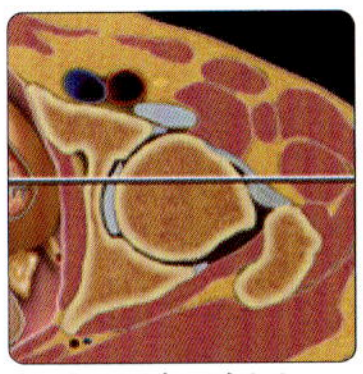

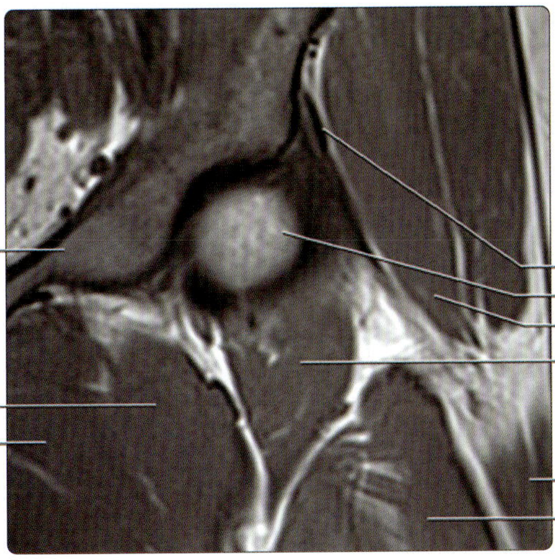

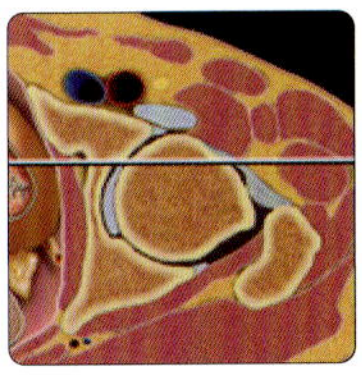

上图：股骨头中央凹（股骨头凹）是股骨头内侧的一个正常凹陷，为股骨头圆韧带的附着部位。
中图：髋臼四边形板是髋臼的内侧骨壁，其外缘有一中央凹陷，称为髋臼凹或髋臼窝。
下图：耻骨上支的最外侧部分毗邻髋臼，称为耻骨上支根部。

6. 骨盆和髋关节放射解剖与关节造影解剖

影像解剖

概述

- 骨盆前后位
  - 以耻骨联合为中心
  - 患者仰卧或直立，前后照射
  - 包括髂嵴到小转子以下
  - 可立位或仰卧位
  - 中立位保持骨盆倾斜
  - 髋关节内旋 10°
- 入口位
  - 患者仰卧，前后照射
  - 射线束向尾侧倾斜 25°
  - 观察骨盆入口轮廓的最佳位置
  - 可显示骨折前后移位
- 出口位
  - 患者仰卧，前后照射
  - 射线束向头侧倾斜 25°
  - 延长骨盆出口
  - 可显示骨折上下移位
- Judet 位
  - 患者直立或仰卧，前后照射
  - 骨盆旋转 45° 向后倾斜
  - 闭孔斜位：显示患侧闭孔
    - 可显示同侧前柱、髋臼后壁
  - 髂骨斜位：显示患侧髂骨翼
    - 可显示同侧后柱、髋臼前壁
- 蛙式位
  - 患者仰卧，前后照射
  - 骨盆放平，髋关节外展，膝关节弯曲，脚底并拢
- Dunn 位
  - 患者仰卧，前后照射
  - 髋关节外展 90° 或 45°（改良 Dunn 位）
  - 与蛙式位相似，但双脚平放
- 假斜位
  - 患者直立，前后照射
  - 骨盆旋转 45° ~65° 向后倾斜
  - 以髋关节为中心
- Löwenstein 侧位
  - 患者仰卧，前后照射
  - 骨盆旋转 45° 向后倾斜
  - 膝关节弯曲，膝关节外侧接触检查床面
- 髋关节侧位
  - 髋关节侧位、经腹股沟侧位或 Johnson 侧位
  - 患者仰卧
  - 正常侧髋关节屈曲
  - 射线束平行于检查台直接穿过患侧髋关节
  - 射线束从前向后并向头侧倾斜 20°
- 骶骨 Ferguson 位
  - 患者俯卧
  - 射线束从后向前并向尾侧倾斜 15°
- 骶骨前后位
  - 骶髂关节出现重叠
  - 与关节的倾斜方向有关
- 骶骨侧位
  - 患者仰卧或直立
  - 以骶骨中部为中心点
- 骶髂关节斜位
  - 患者仰卧，倾斜 30°

髋关节造影

- 患者仰卧，髋关节轻微内旋
  - 内旋利于展开股骨颈
- 最佳入路为股骨头 - 颈外侧交界处
  - 远离血管、股神经
  - 对于体型较大的患者，可能需要在注射区域上方用胶带固定腹部血管翳
- 另一种入路是倾斜式，沿股骨颈轴方向
  - 有助于避开较大的腹部血管翳
- 对比剂应该从针头流向关节内侧
  - 如果针尖上出现对比剂滞留，说明针未进入关节内
  - 可勾勒出轮匝带
- 请注意髋关节外的潜在间隙也可以流入对比剂
  - 对比剂不会沿轮匝带向内侧延伸

关节造影标志点

- 对比剂可勾勒出股骨头、股骨颈
- 不延伸至转子间线以下
- 不填充髋臼窝
- 在股骨头 - 颈交界处向内侧和外侧凹陷
- 关节盂唇和关节囊之间向外上凹陷
- 在股骨颈中部轮匝带处，关节囊收缩

骶髂关节造影

- 患者俯卧
- 呈角度照射以显示关节轮廓
- 在关节下 1/3 入路

耻骨联合关节造影

- 患者仰卧
- 稍微偏离中线进入关节，以避开纤维软骨

解剖成像事宜

成像技术推荐

- 可提供髋关节多个侧位视图
  - 使用穿桌侧位评估髋关节创伤
  - 每种侧位图对显示髋臼、股骨头 / 颈的形态略有差异
- 骶髂关节在 Ferguson 后前位上要比骨盆前后位显示得更清楚
- Judet 位视图用于评估髋臼创伤
- 骨盆入口 / 出口位视图用于评估骨盆环损伤

影像学注意事项

- 对髋臼的评估非常依赖于骨盆成像位置
  - 入口位需明显增加后倾角度
  - 出口位需明显增加前倾角度

骨盆及髋关节前后位

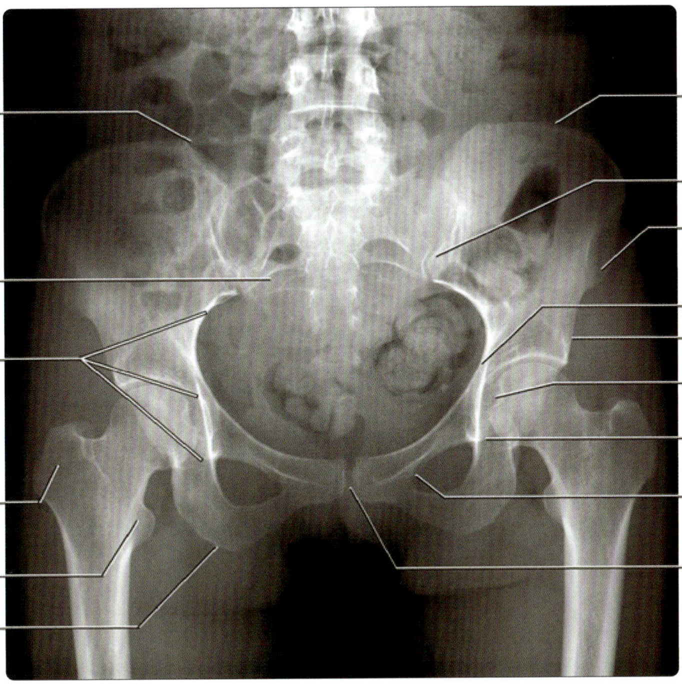

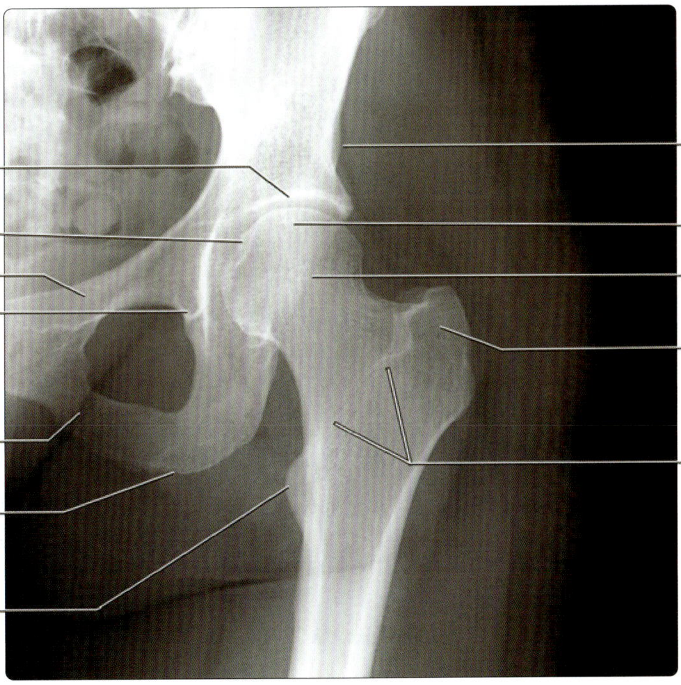

上图：骨盆前后（AP）位像。注意第二骶外侧嵴与骨盆边缘之间的连续性，连续性中断是骨折错位的征象。髂嵴从髂后上棘延伸到髂前上棘。

下图：髋关节前后（AP）位像示髂骨在髋臼顶之上，髋臼内壁薄，与髂坐线重叠。髋臼内壁下缘可见"泪滴"。月状面是髋臼顶部的骨皮质。

骨盆入口和出口位

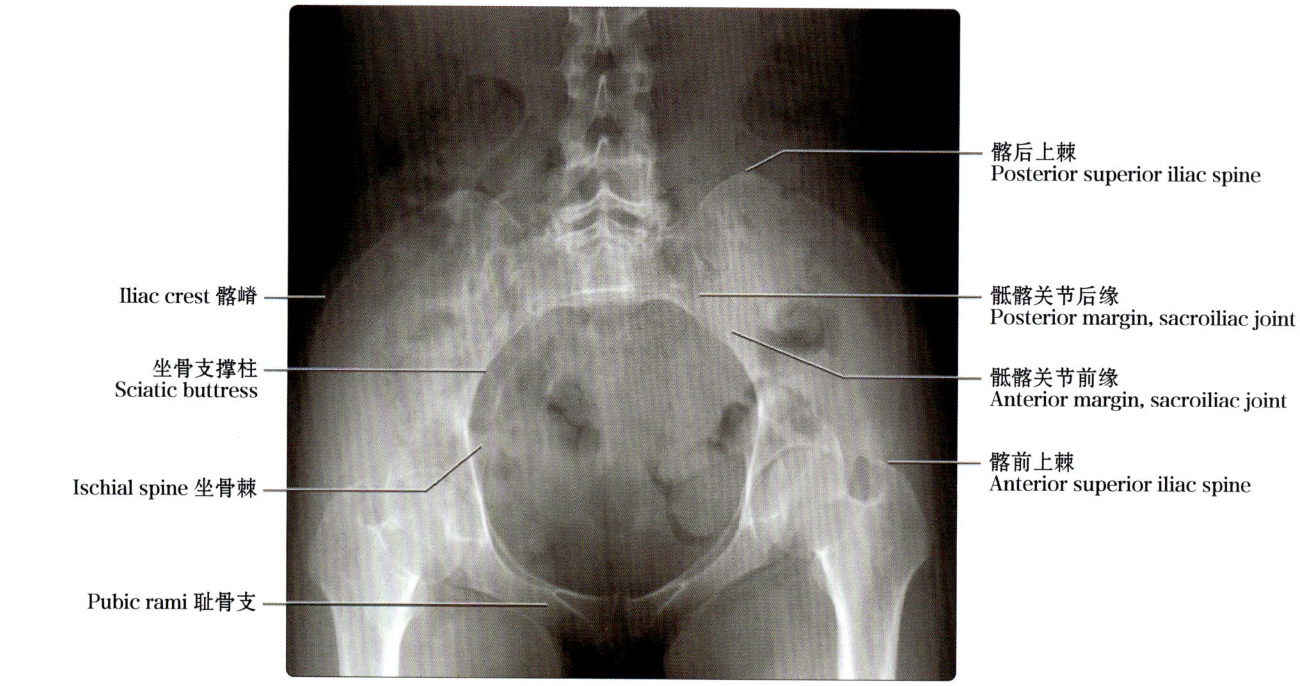

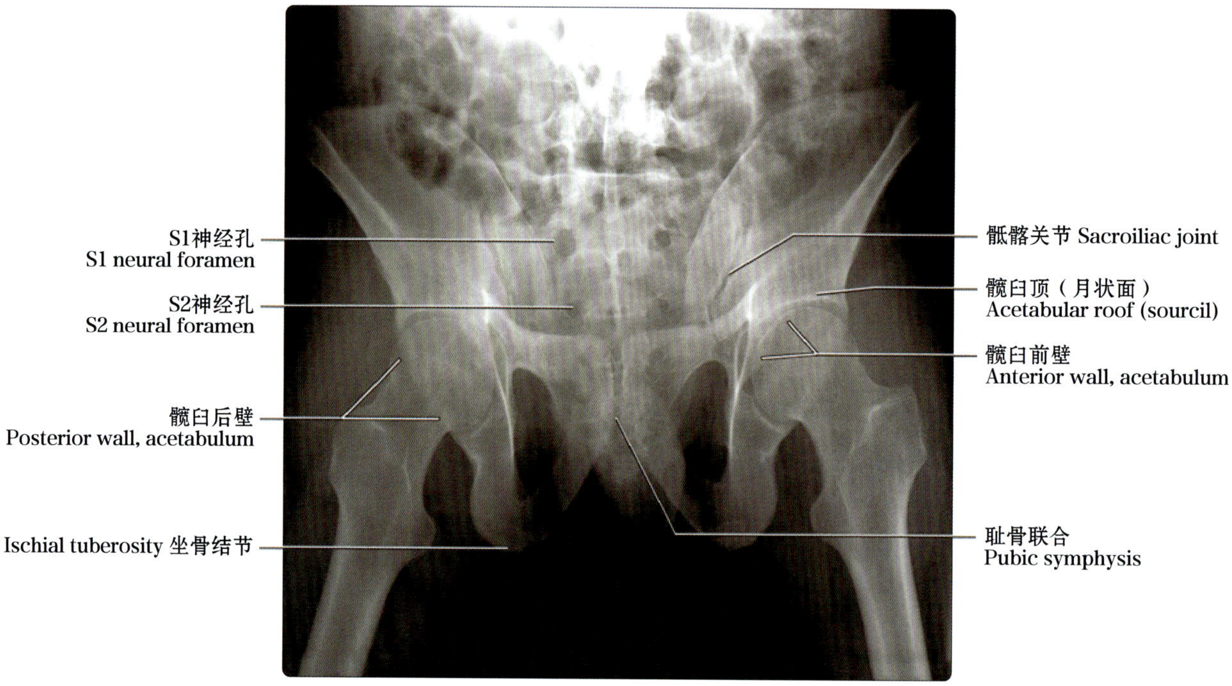

上图：骨盆入口位用于评估骨盆前后结构位置情况。耻骨上下支几乎重叠，耻骨下支位于上支稍后位置。髂前上棘和髂后上棘清晰可见，髂嵴位于两者之间。由于位置倾斜，骶髂关节的前缘在图像上位于后缘的外侧。下图：骨盆出口位用于评估骨盆上下结构位置情况，闭孔环呈“猫头鹰眼”外观，出口位通常是评价骶神经孔的最佳位置。

JUDET 位

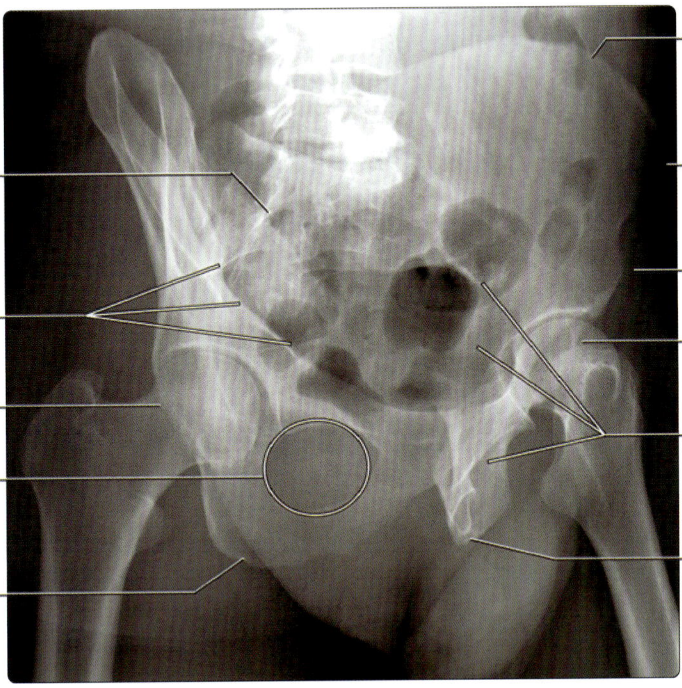

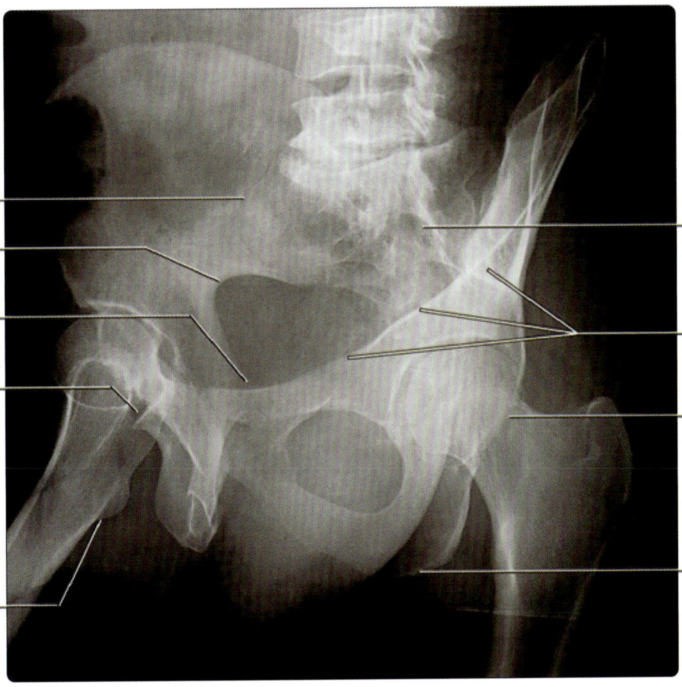

上图：左侧髂骨左后斜位片，即右侧闭孔斜位片，左侧可见髋臼后柱（髂 - 坐柱）和髋臼前缘。
下图：左侧闭孔左前斜位片，即右侧髂骨斜位片，侧面可见髋臼前柱（髂 - 耻柱）和髋臼后缘。

髋关节侧位

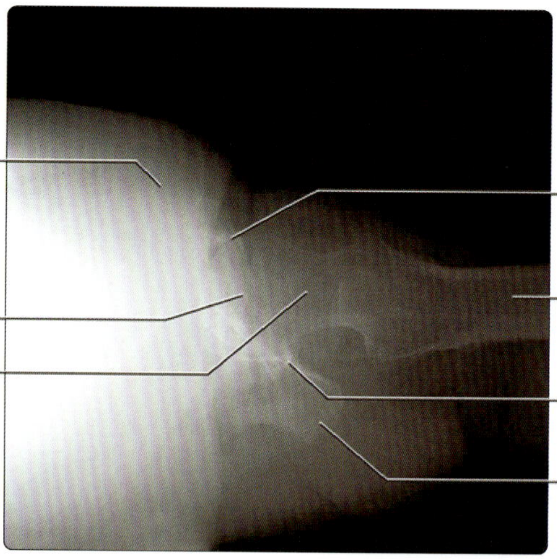

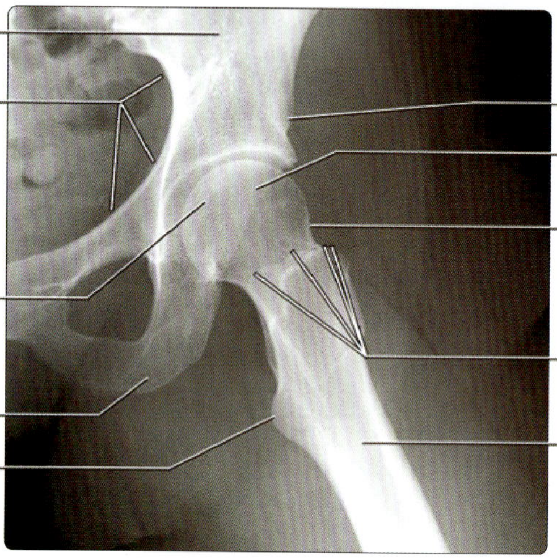

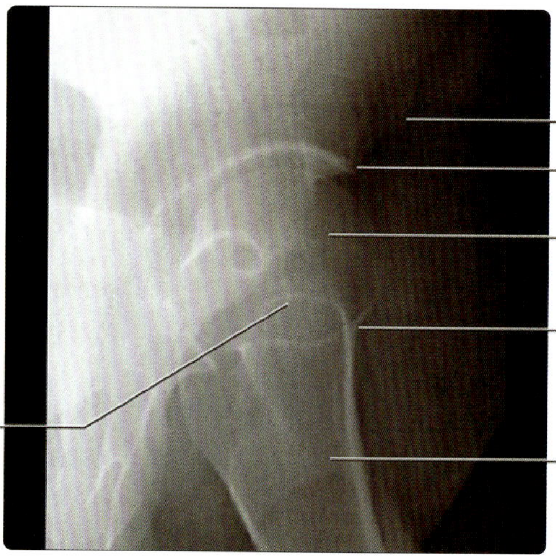

上图：髋关节侧位又称 Johnson 侧位，最常用于怀疑髋臼骨折或全髋关节置换后的髋臼评估，坐骨结节的隆起是识别髋关节后缘的标志。

中图：髋关节蛙式侧位显示短缩的股骨头 - 颈交界处前外侧，大转子和股骨颈相互重叠，股骨颈和股骨干在一条直线上。

下图：患者站立并向后斜旋转约 65°，为左髋关节假斜位片，可显示股骨头前部、髋臼顶形态以及股骨头 - 颈交界处前部的形态，小转子朝向前显示不清，股骨颈前倾。

骶髂关节位

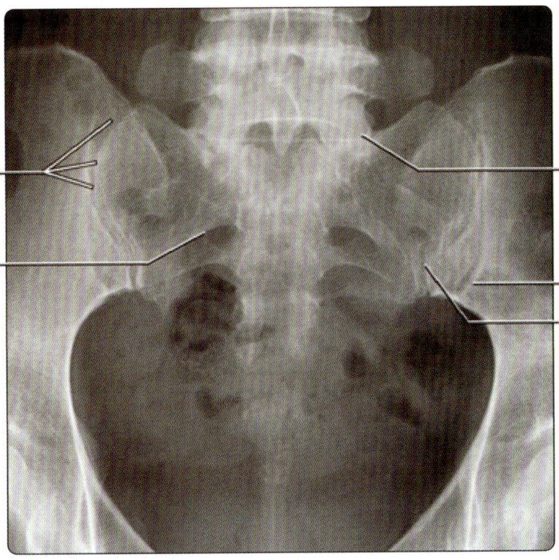

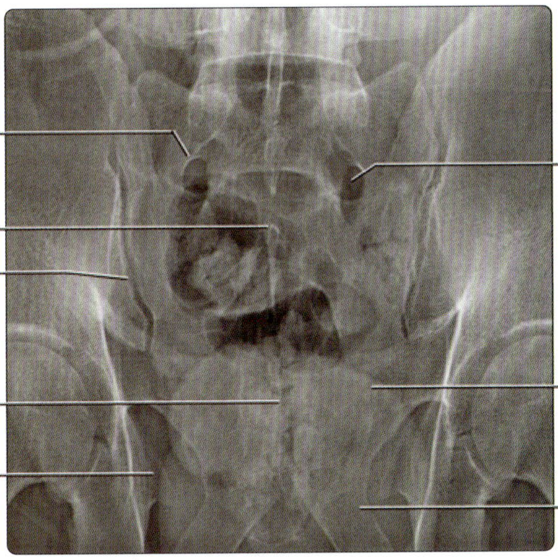

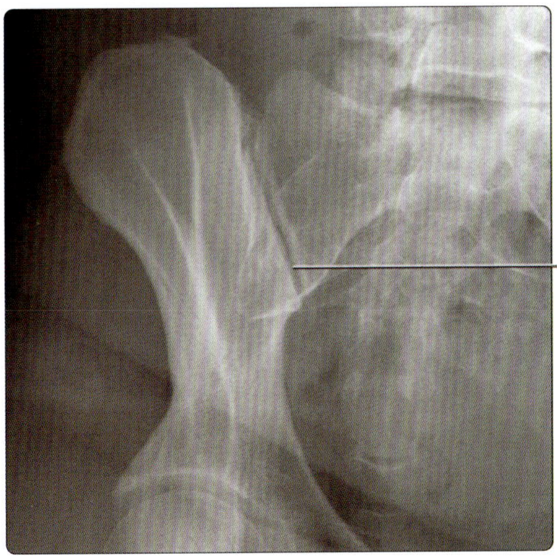

上图：骶髂关节前后位（AP）。每侧关节的下 2/3 处可显示出两个关节边缘，反映骶髂关节由后内侧向前外侧的倾斜方向。骶髂关节上 1/3 主要呈冠状方向。

中图：骶骨 Ferguson 位（骶骨后前位）。X 线束与骶髂关节前后缘呈一条直线。骶神经孔容易识别，弓状线为每个神经孔的上缘。

下图：左后斜位（右前斜位）可显示右侧骶髂关节及关节面轮廓。髂侧关节软骨较薄，因此，骶髂关节炎最早的影像学改变发生于髂侧。

髋关节造影

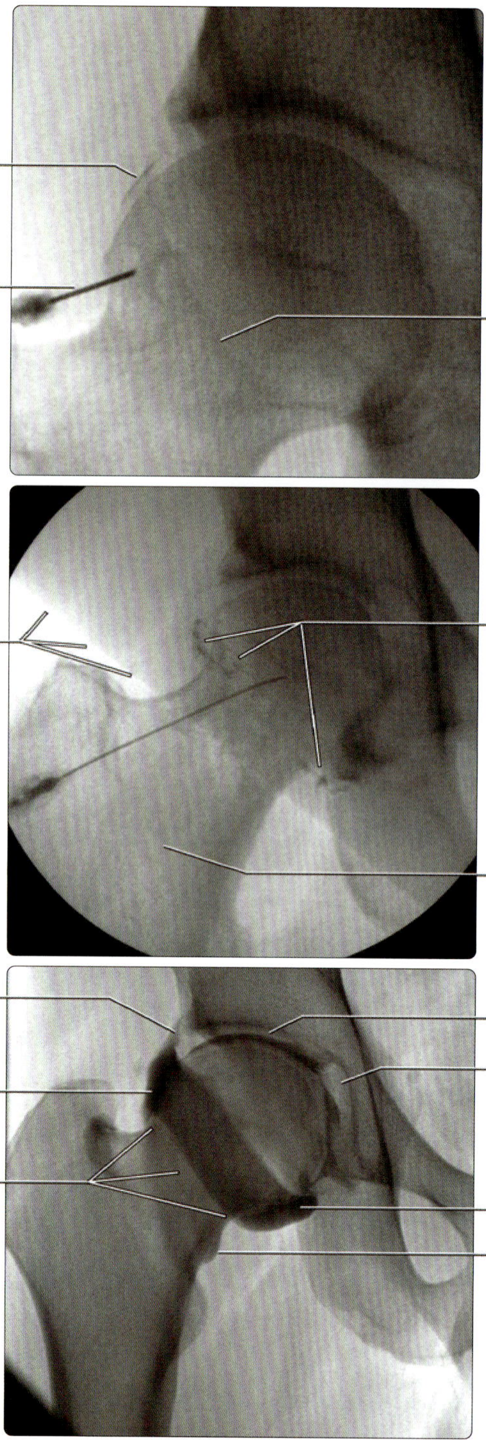

上图：髋关节前后位（AP）局部X线片显示穿刺针位于股骨头-颈交界处，髋关节造影由前方入路，首先注入少量对比剂，由针头处自由流动，证明穿刺针在关节腔内。

中图：本例患者体型较大，前后位局部透视点片示另外一种进针路径，用胶带固定腹部以促进对比剂容易进入关节腔。倾斜式入路，系穿刺针由转子间线进入并沿股骨颈轴线向内上倾斜。

下图：髋关节前后位（AP）X线片显示髋关节对比剂填充情况良好。拉伸患者腿部并保持在透视台近端位置，可促进对比剂进入髋关节深部间隙。轮匝带使局部关节囊紧缩，髋臼凹位于关节滑膜外，因此，对比剂无法填充这些区域。

髋关节冠状位 MR 造影

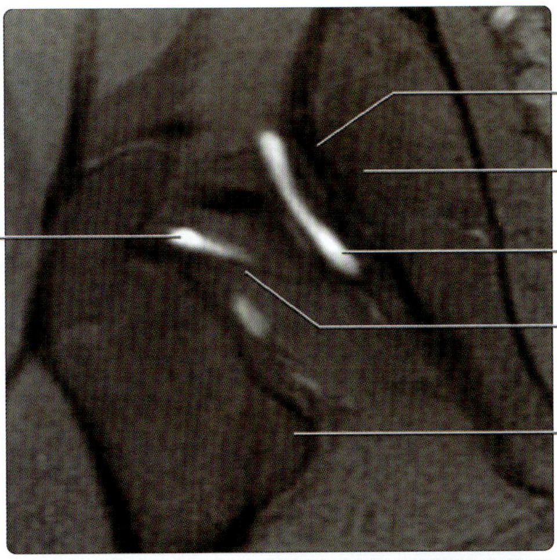

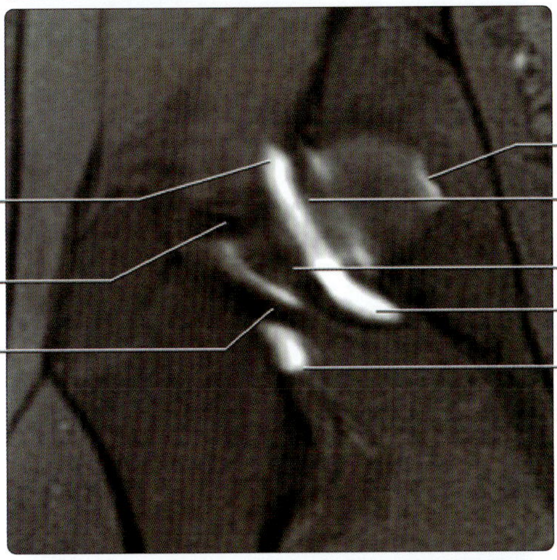

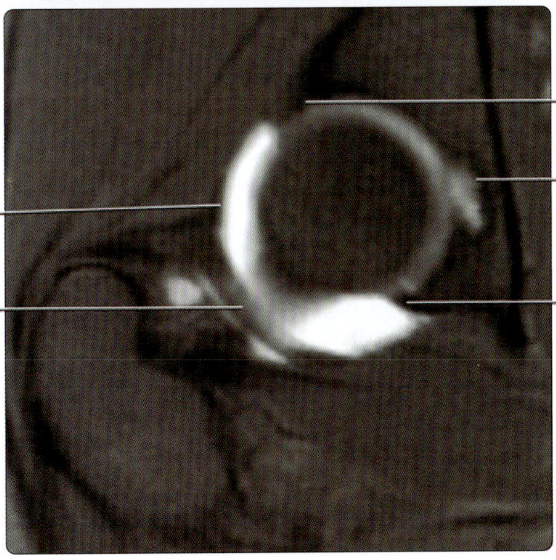

上图：冠状位脂肪抑制 T_1WI 关节造影图像，显示髋关节后隐窝和后盂唇，闭孔外滑囊为位于关节后部的隐窝，在轮匝带的下方。

中图：轮匝带是股骨颈中部关节囊的腰形收缩，轮匝带的上、下方可见关节隐窝。

下图：髋臼窝是髋臼内侧壁一个较宽的凹陷，部分被纤维脂肪垫填充，部分液体延伸到纤维脂肪垫周围，该区域的大部分位于滑膜外。

髋关节冠状位 MR 造影

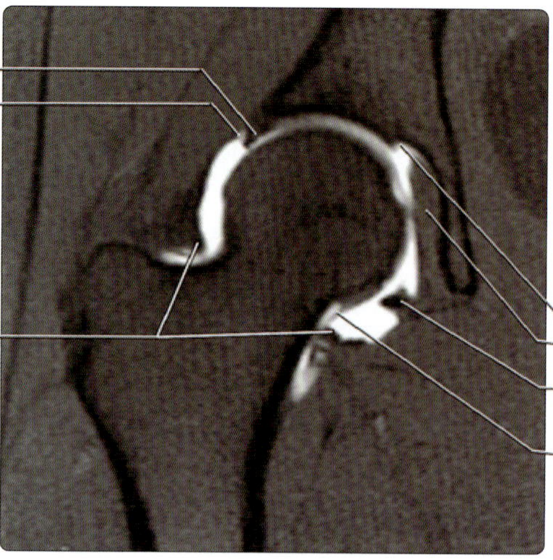

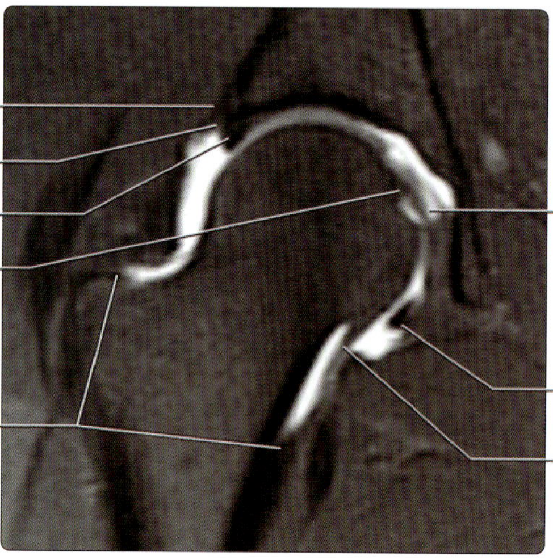

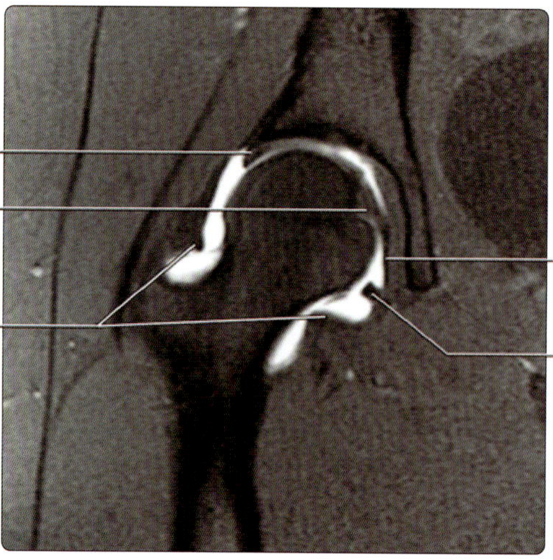

上图：髋臼顶关节面终止于髋臼窝边缘的一个切迹，并非是软骨缺损。髋臼窝内无关节软骨，窝内大部分被纤维脂肪垫充填，属滑膜外结构。

中图：图示股骨头凹处的圆韧带，梳状凹皱襞为一薄层正常滑膜皱襞，平行于股骨颈，附着于关节囊或股骨。

下图：圆韧带沿关节内侧缘呈垂直方向走行，毗邻纤维脂肪垫。在附着于横韧带前，圆韧带上部狭窄，下部呈扇形增宽。

髋关节冠状位 MR 造影

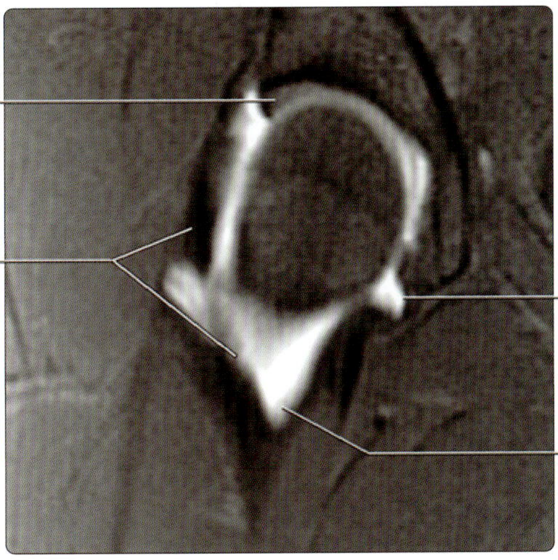

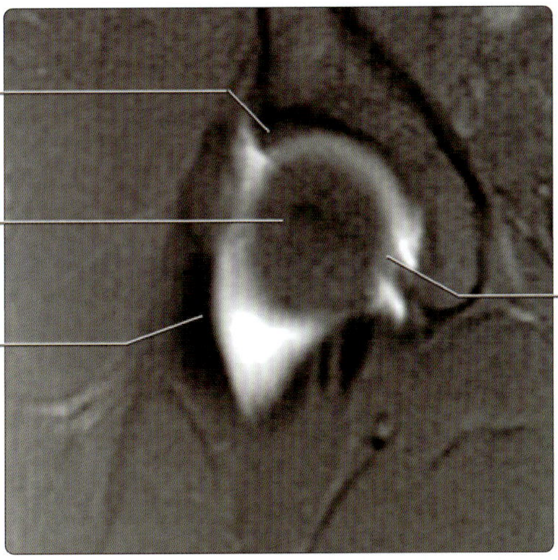

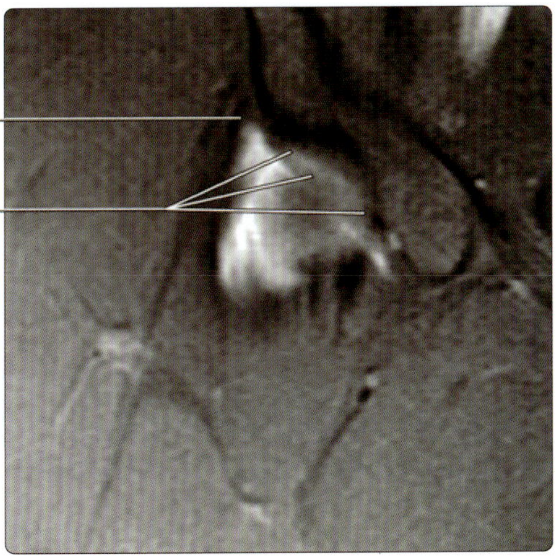

上图：髂股韧带起于髂前下棘下缘，呈倒 V 形，一束止于转子间线外侧，另一束止于转子间线内侧。

中图：由于髋臼前倾和由上往前的正常弯曲，前上盂唇呈倾斜状，需结合冠状位、矢状位和横轴位图像仔细观察，才能进行准确评估。多数盂唇撕裂发生在前上盂唇。

下图：示前盂唇似乎与髋臼分离，但其实是由于髋臼向前弯曲所致假象。

髋关节横轴位 MR 造影

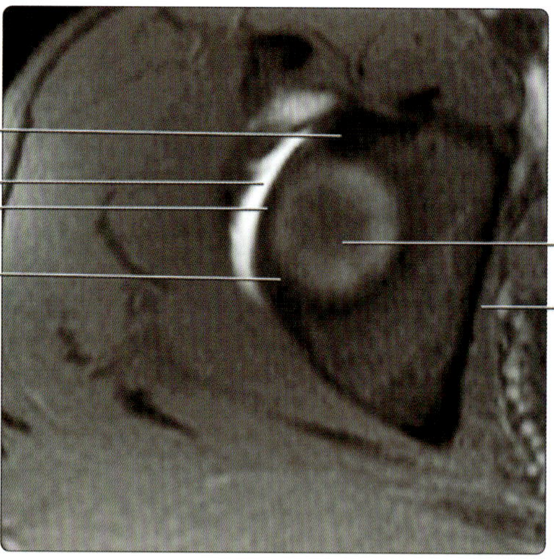

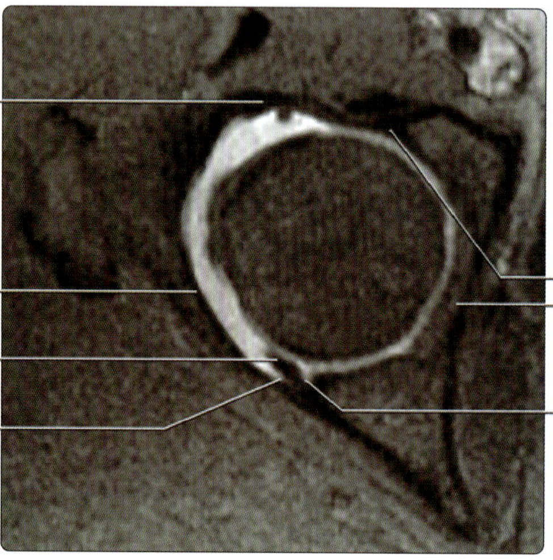

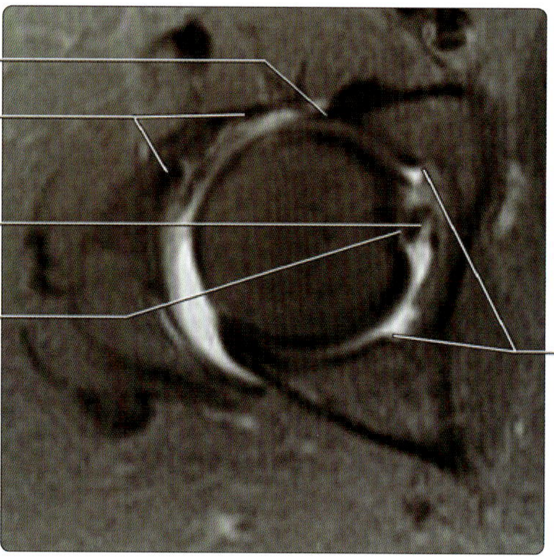

上图：横轴位脂肪抑制 T_1WI 关节造影图像，显示髋臼前倾，盂唇形成一条平滑弯曲的弧线，将关节浅腔和深腔分隔开，有助于保留深腔内的液体。

中图：股骨头凹上方层面，股骨头内侧轮廓呈圆形。后方可见唇下沟，该沟可见于盂唇各象限，轮廓光滑，与盂唇撕裂不同。

下图：髋臼窝占据髋臼内侧壁的大部分，其中大部分被纤维脂肪垫填充。髋臼窝也是关节内游离体存留的主要部位。

髋关节斜轴位 MR 造影

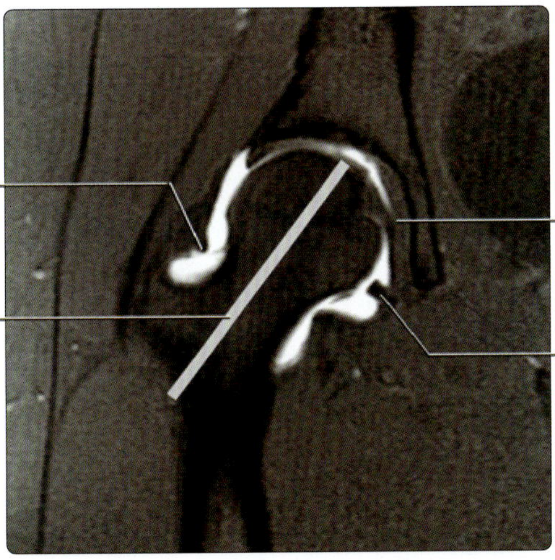

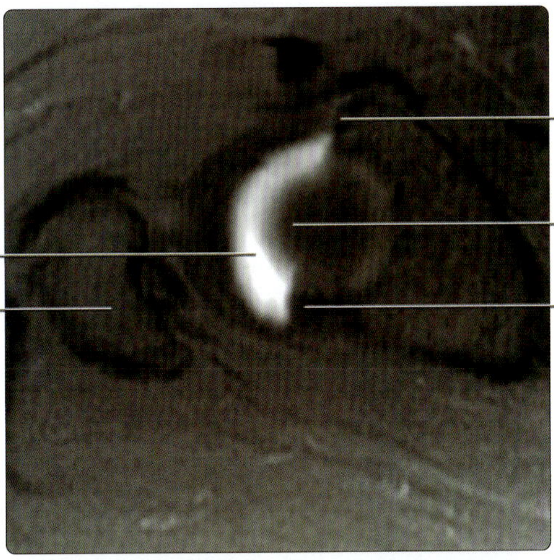

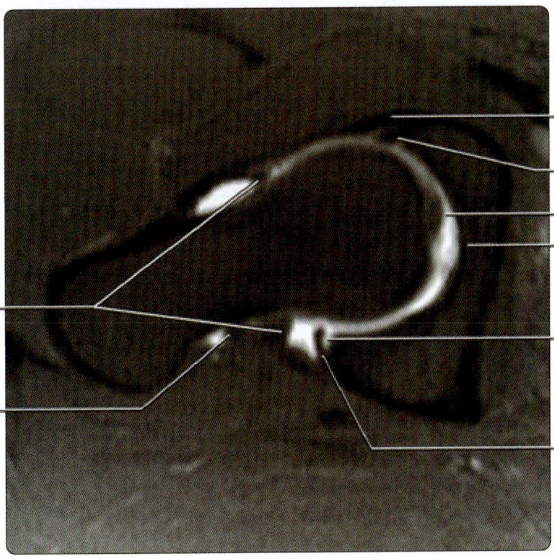

上图：冠状位图像上，沿着所示直线穿过股骨头中心即可获得斜冠状位图像。

中图：斜冠状位是评估盂唇异常非常有用的成像方位。盂唇异常最多见于盂唇前上部，由于髋臼形态弯曲，此处的撕裂很难显示。

下图：本图像是沿着股骨颈中轴成像，注意突出的唇下沟，为正常变异。

髋关节矢状位 MR 造影

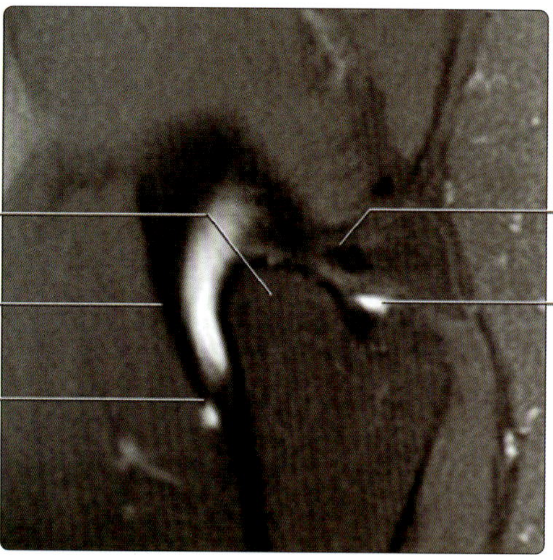

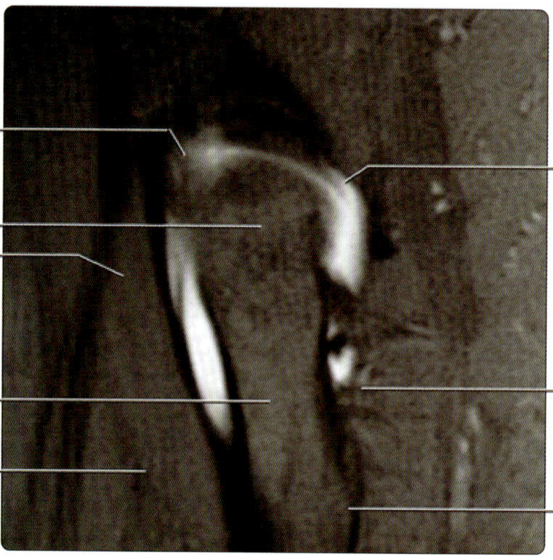

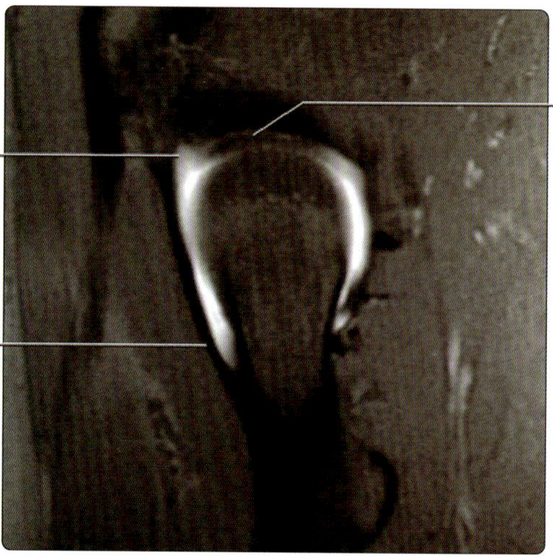

上图：矢状位脂肪抑制 PDWI 关节造影从外到内图像中较外侧的一幅，显示髋关节不同的结构。
中图：矢状位脂肪抑制 PDWI 关节造影从外到内图像中较内侧的一幅，显示髋关节不同的结构。
下图：矢状位图像上，唇周沟（隐窝）可能被误认为盂唇撕裂，需结合冠状位图像观察。注意髂股韧带厚度，注射的对比剂可能部分进入韧带内。

髋关节矢状位 MR 造影

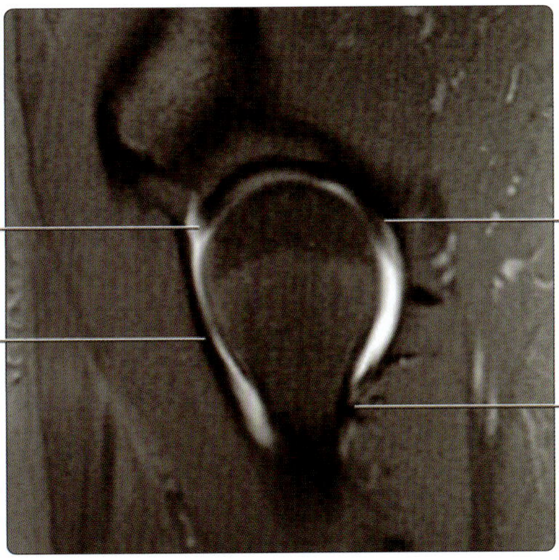

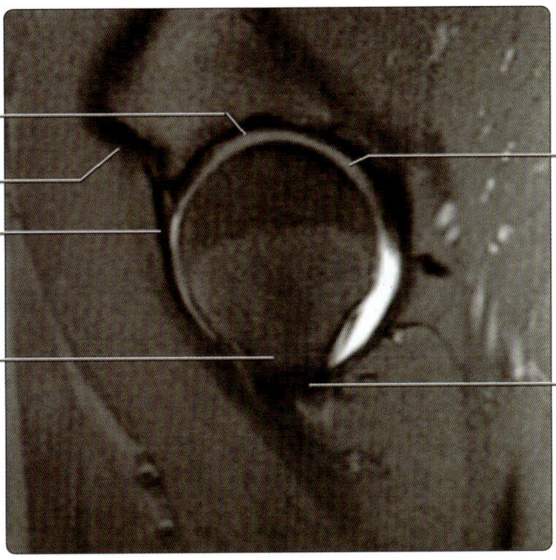

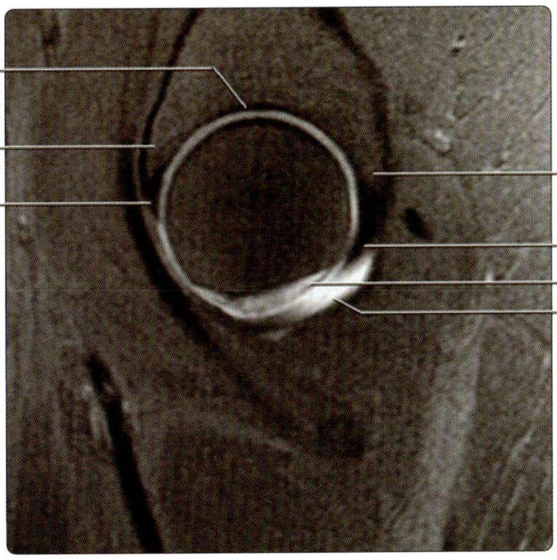

上图：盂唇与邻近透明软骨平滑融合，盂唇呈三角形或圆形；前盂唇有时可缺失，为正常变异。髋臼顶部骨质也称为月状面。

中图：尽管使髋关节充分伸展，股骨头软骨和髋臼软骨在图像上也无法用肉眼区分，但出现局灶性缺损时，通常可分辨出来。

下图：在轮匝带上方，股骨颈内侧轮廓外环绕一薄层的梳状凹皱襞。

髋关节矢状位 MR 造影

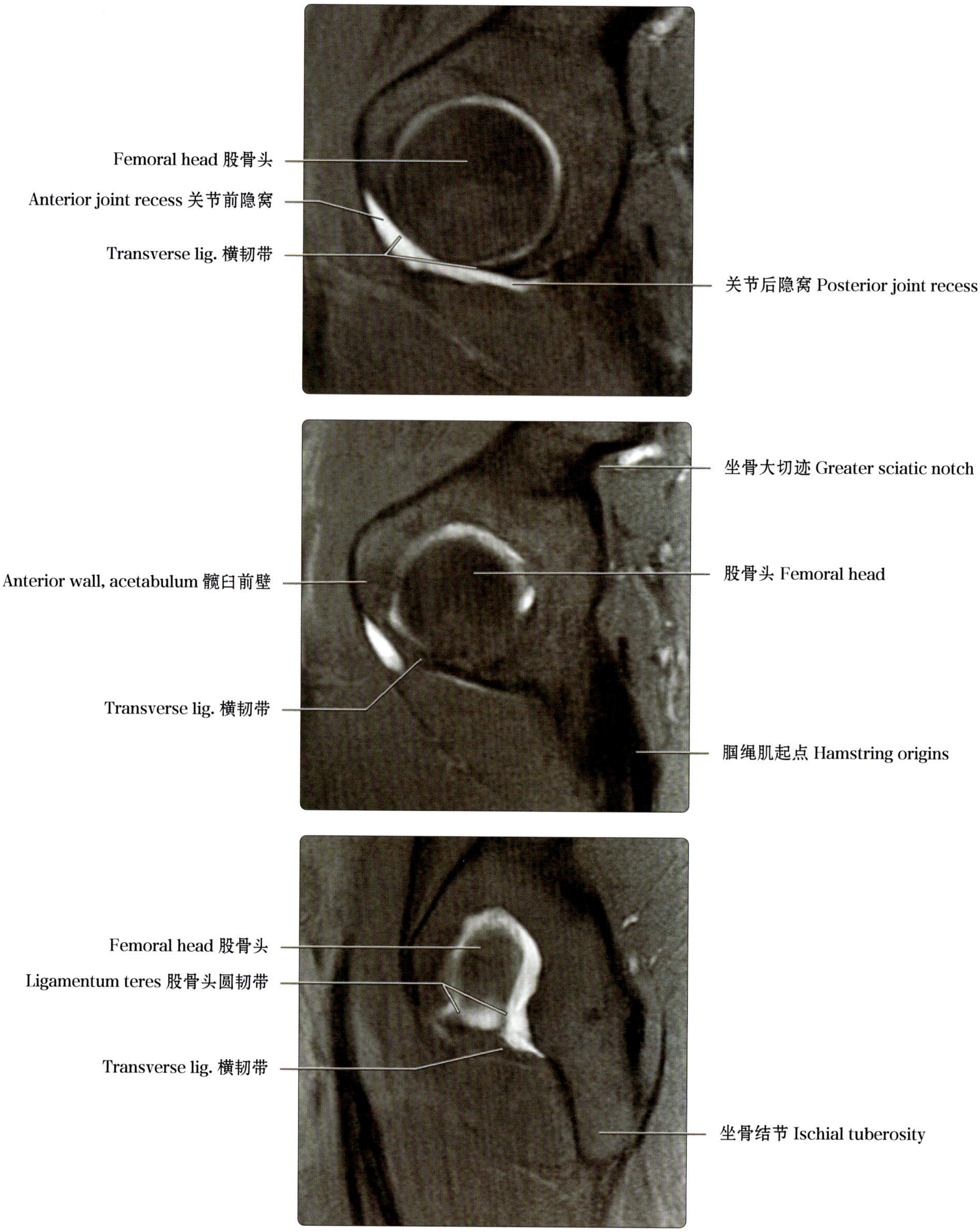

上图：矢状位内侧层面，股骨头被髋臼和横韧带所包围。
中图：矢状位髋臼窝层面，股骨头部分结构不能显示。
下图：示扇形的圆韧带附着于横韧带上。圆韧带在 MR 关节造影上常表现为松弛状低信号影。髋臼凹轮廓呈波浪状、马蹄形。

骶髂关节和耻骨联合关节造影

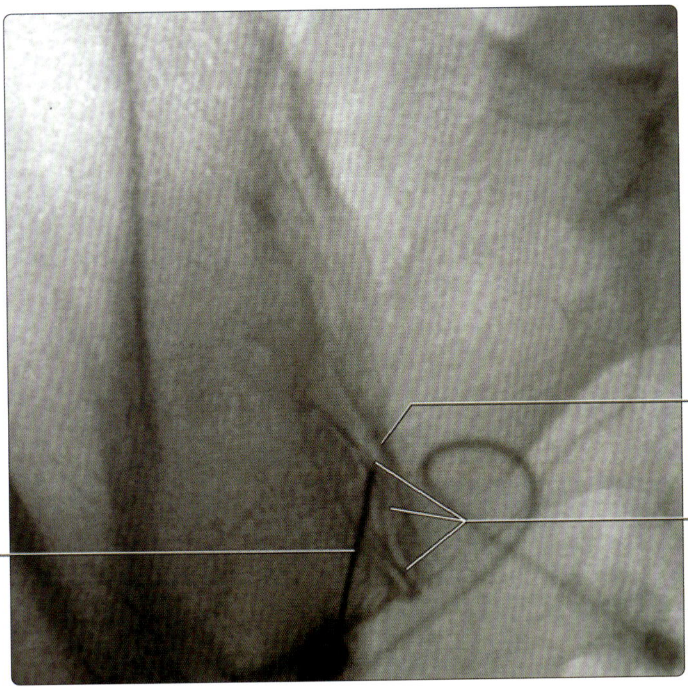

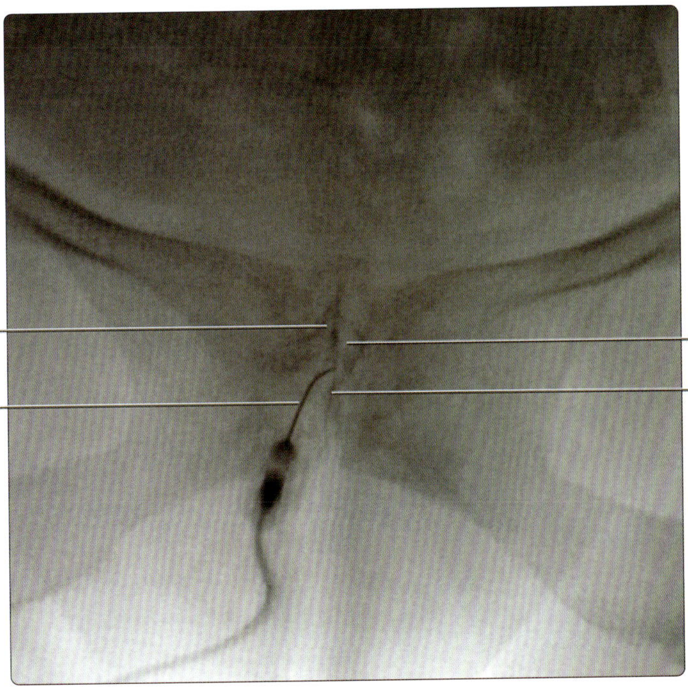

上图：后前斜位局部 X 线片显示骶髂关节造影，采用后入路方式，射线束倾斜以显示关节轮廓。在关节的下 1/3 处进针，此处大部分是滑膜关节。

下图：前后位局部 X 线片显示耻骨联合关节造影，采用前入路方式，利用对比剂显示出软骨和中央软骨板。软骨板穿孔常偶然发现，对比剂可借此通道进入对侧软骨板。

7. 骨盆和髋部正常变异与影像学注意事项

影像解剖

骨骼变异

- **腰骶部移行椎**
  - 大多数人有 12 节胸椎、5 节腰椎、5 节骶椎
  - 部分有腰骶部移行椎，如 4、5 或 6 节腰椎
  - 移行椎兼具腰椎和骶椎的特征
    - 横突可能会肥大，并与骶骨形成关节（融合关节）
    - 横突肥大，与骶骨融合
    - 可单侧或双侧变异
    - 可能是疼痛的原因（Bertolotti 综合征）
    - 研究显示 4.6% 的患者出现腰背痛、11.4% 为 30 岁以下
- **副骶髂关节**
  - 常见变异
  - 通常从 S2 神经孔近水平方向延伸至骶骨外侧缘
- **致密性髂骨炎**
  - 仅关节的髂骨侧发生硬化
  - 与多胎分娩有关
  - 无症状
- **关节旁窝（或关节旁沟）**
  - 骶髂关节旁的皮质凹陷，常见于女性
  - 不应被误认为骨质侵蚀
  - 可能与臀上动脉搏动有关
- **髋臼上切迹**
  - 又称髋臼上窝、软骨样缺损
  - 切迹位于髋臼上部、中央区
  - 可能有软骨填充
  - 10% 髋关节可见
  - 可能有皱襞自切迹延伸至纤维脂肪垫
- **星状褶皱 / 病变**
  - 线性缺损延伸至髋臼上切迹深面
  - 该术语也用于描述髋臼上切迹处的残遗性缺损
- **髋臼骨**
  - 未融合的二次骨化中心
  - 髋关节发育不良或股骨髋臼撞击综合征患者的疲劳骨折与其表现相似
  - 与髋臼唇骨化表现相似
- **凸轮形股骨**
  - 股骨头 - 颈偏距减小
  - 易患股骨髋臼撞击综合征
  - 也常见于无症状人群

肌肉及神经变异

- 梨状肌可能为 2 块（2 块肌腹）
- 与坐骨神经走行异常有关
- 胫神经或腓总神经可从肌腹间穿过
- 可能导致坐骨神经痛 / 梨状肌综合征

髋臼盂唇变异

- 据报道盂唇缺失发生率为 3%
- 盂唇通常为三角形，也可呈圆形
- 唇下沟可出现在盂唇任何位置
  - 最常见于上盂唇
  - 与盂唇撕裂的区别在于其边缘平滑、平行

解剖成像事宜

影像诊断注意事项

- **副骨化中心**
  - 髂嵴、坐骨结节、髂前下棘、髂前上棘、耻骨
  - 青春期骨化，青年期融合
  - 青少年可能会发生撕脱伤
- **髋臼窝**
  - 髋臼内侧壁滑膜外的凹陷
  - 含有脂肪，被称为“纤维脂肪垫”
  - 关节造影时上隐窝内无纤维脂肪垫填充，常有被对比剂充盈
- **唇囊隐窝**
  - 盂唇和关节囊之间的正常隐窝
  - 可深达几毫米
  - 关节造影时通常会显示
- **唇下隐窝**
  - 盂唇和透明软骨间的光滑凹陷
  - 盂唇各部位均可发生
  - 光滑的轮廓有助于与锯齿状撕裂鉴别
- **盂唇退变**
  - 常见的退变现象，不应被误认为是撕裂
  - 盂唇变小、变钝、不规则，信号不均匀
  - 盂唇撕裂表现为线性信号异常
- **凸轮型**股骨头可无症状
- **髂耻皱襞**可能被误认为异常
  - 沿股骨颈下缘的正常滑膜襞
- **圆韧带**
  - 可出现松弛，影像表现随髋关节旋转而变化
- **股骨头软骨**
  - 头颈交界处较薄
  - 可能难以发现软骨缺失
  - 纤维囊性改变为软骨损伤的继发征象

参考文献

1. Hack K et al: Prevalence of cam-type femoroacetabular impingement morphology in asymptomatic volunteers. J Bone Joint Surg Am. 92(14):2436-44, 2010
2. Martinez AE et al: Os acetabuli in femoro-acetabular impingement: stress fracture or unfused secondary ossification centre of the acetabular rim? Hip Int. 16(4):281-6, 2006
3. Quinlan JF et al: Bertolotti's syndrome. A cause of back pain in young people. J Bone Joint Surg Br. 88(9):1183-6, 2006
4. Saddik D et al: Prevalence and location of acetabular sublabral sulci at hip arthroscopy with retrospective MRI review. AJR Am J Roentgenol. 187(5):W507-11, 2006

骨骼变异

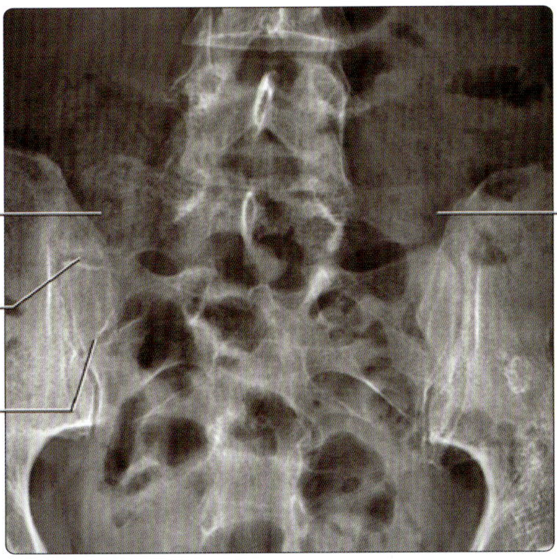

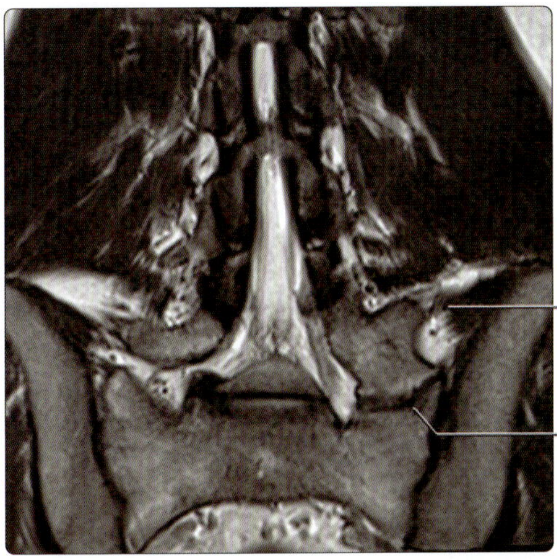

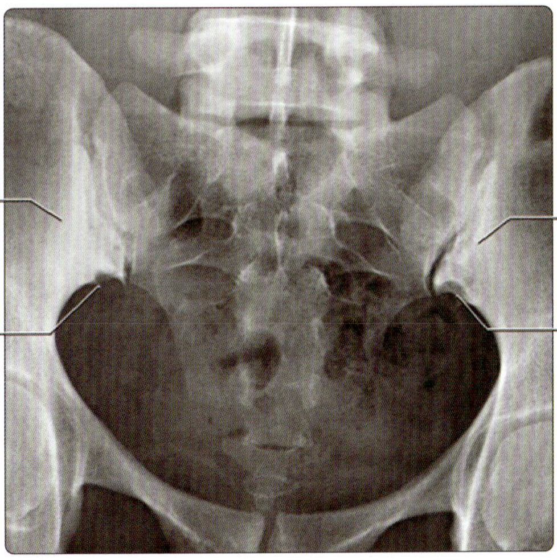

上图：患者有两种变异：右侧 L5 横突肥大并与 S1 形成关节；副骶髂关节，常从 S2 神经孔的外侧缘延伸到髂后上棘下方，本例位于 S1 水平。

中图：冠状位 T_2WI 轮廓不规则的副骶髂关节。融合关节骨关节炎为常见表现。髂腰韧带常从 L5 横突向髂骨走行，是识别脊柱节段的辅助标志。

下图：多胎经产妇骨盆前后（AP）位 X 线片显示髂骨致密性骨炎，表现为骶髂关节髂骨侧骨质硬化，关节面正常。本患者还显示有关节旁沟，为正常变异。

7. 骨盆和髋部正常变异与影像学注意事项

骨骼变异

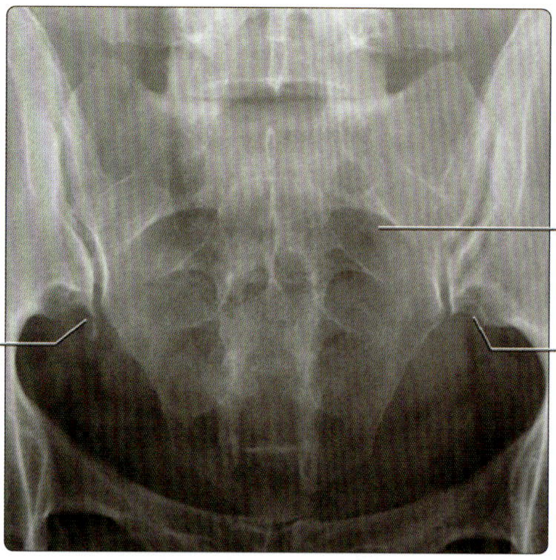

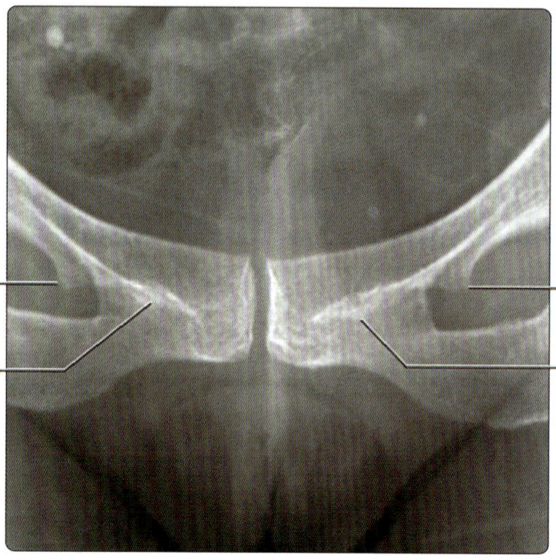

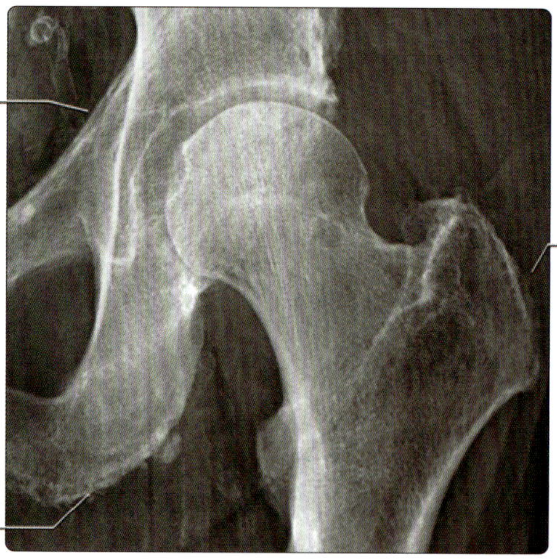

上图：示双侧扩大的关节旁沟，此变异可单侧或双侧出现，有硬化边，邻近骶髂关节形态正常，易与骨质侵蚀区分。关节旁沟邻近的正常骨可形成假骨刺，有时易被误为骨关节炎。

中图：骨盆前后（AP）位 X 线片显示双侧耻骨结节隆起，为腹股沟韧带附着点。耻骨棘是自耻骨结节向内侧延伸的隆起。

下图：髂耻线筋膜骨化常见于老年患者，通常是弥漫性特发性骨肥厚症（diffuse idiopathic skeletal hyperostosis，DISH）的一种表现，有时易被误为应力性骨折引起的骨膜反应。DISH 的其他表现，如腘绳肌起点骨化、臀中肌附着处骨化也较常见。

髋臼上切迹 / 星状褶皱

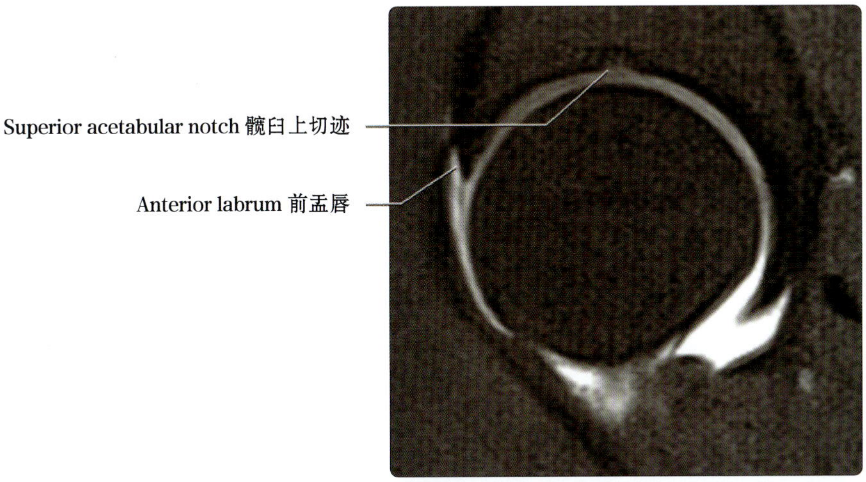

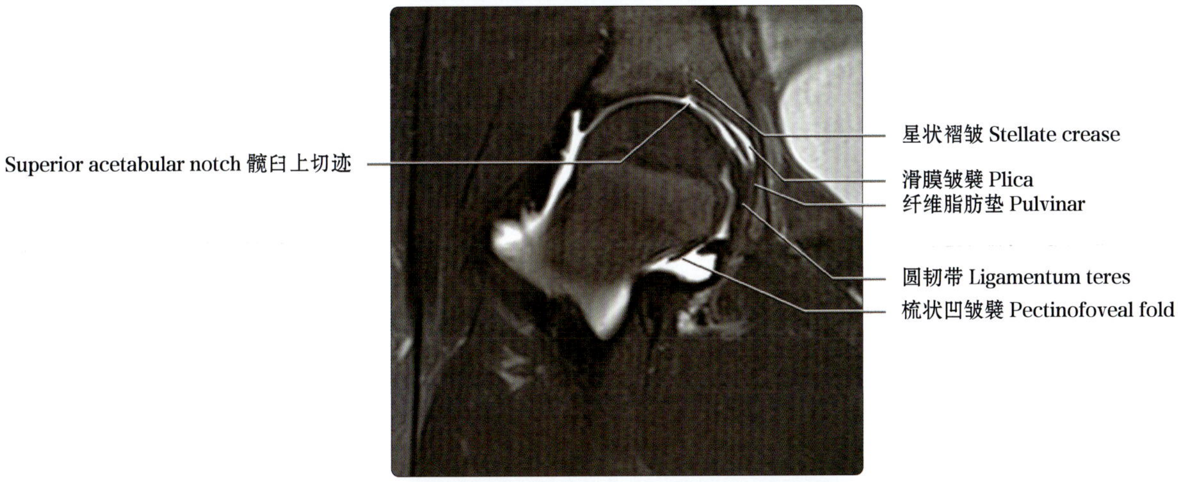

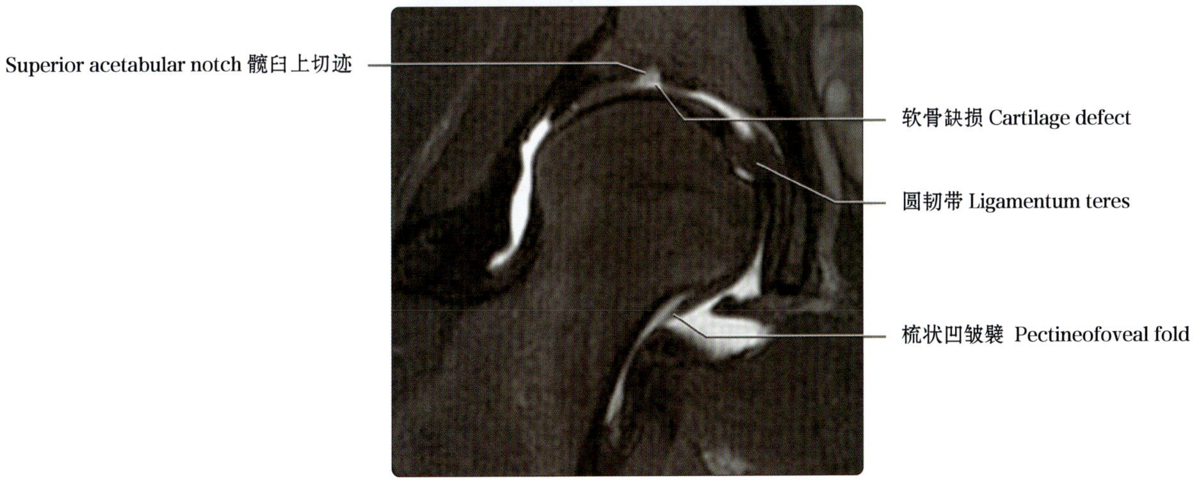

上图：矢状位脂肪抑制 T_1WI 关节造影显示髋臼上切迹内有软骨填充。该切迹大小不一，可以是裸区，也可被充填有软骨。

中图：冠状位脂肪抑制 T_2WI 关节造影显示髋臼上切迹内不含软骨，其内填充有对比剂。星状褶皱延伸到切迹上方。如本例所示，有时会看到从切迹延伸到纤维脂肪垫的滑膜皱襞。梳状凹皱襞为正常表现。

下图：冠状位脂肪抑制 T_1WI 关节造影显示髋臼上切迹 / 星状病变局灶性软骨缺损。(Courtesy P. Tirman, MD.)

髋臼骨

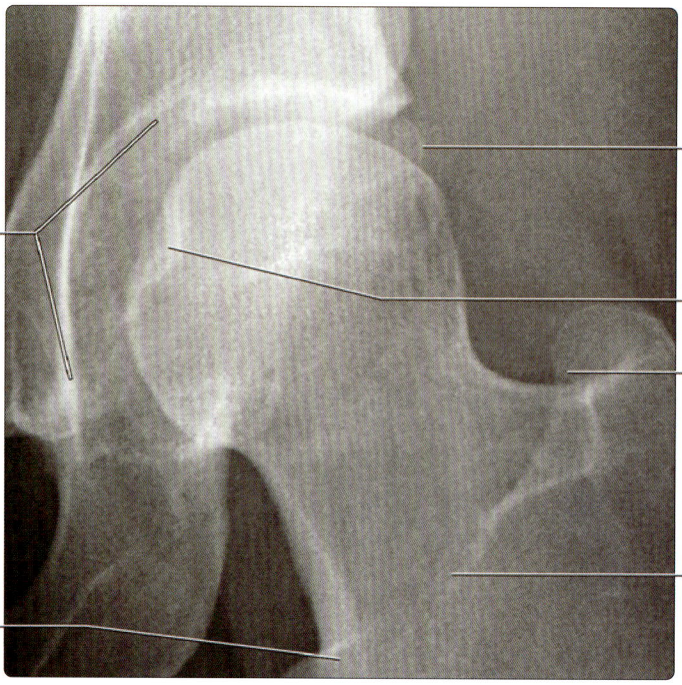

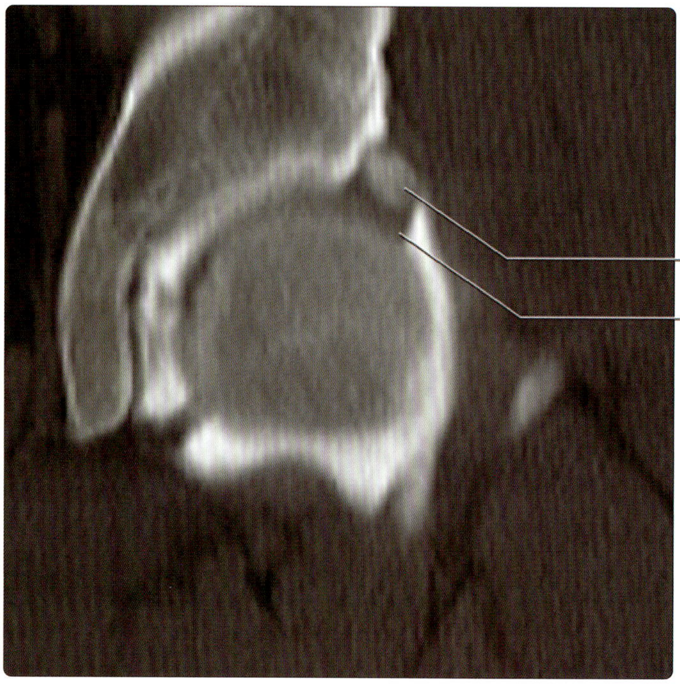

上图：髋臼骨通常位于髋臼顶的前外侧缘，一般呈圆形轮廓，有时与未愈合骨折不易区分。髋臼唇也可发生骨化。

下图：冠状位 CT 关节造影清晰显示圆形髋臼骨，可与髋臼缘未愈合骨折鉴别。

盂唇变异

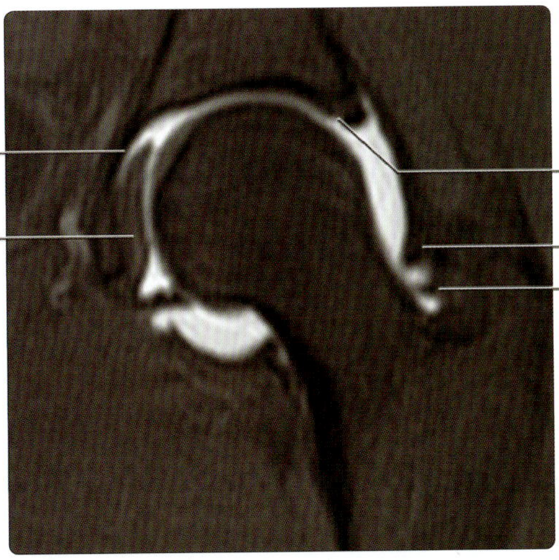

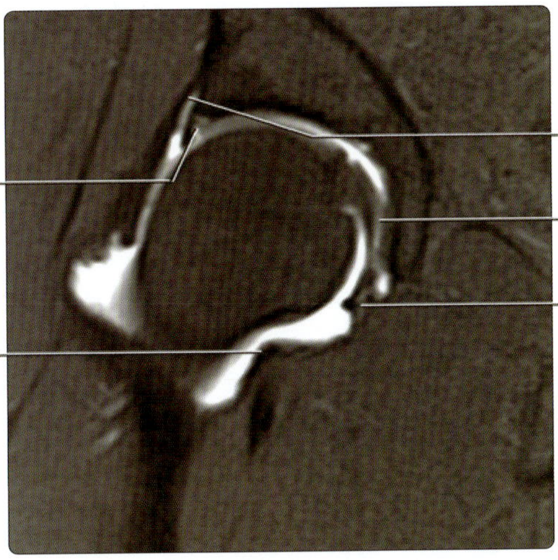

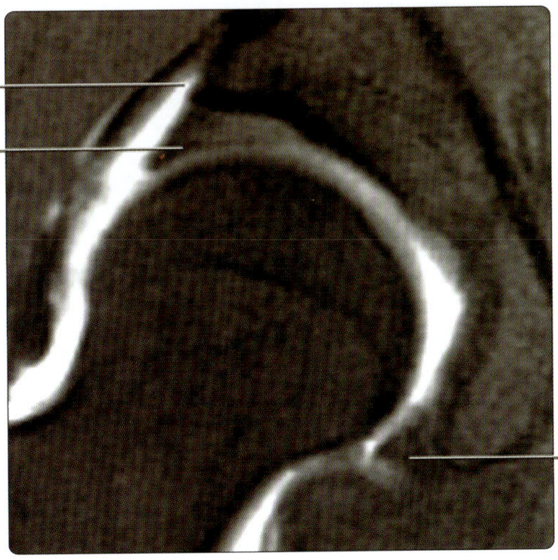

上图：唇下沟是一种常见变异，可位于盂唇任何部位。注意纤维脂肪垫填充了髋臼窝的大部分，但其上方的关节隐窝，关节造影时通常会充满对比剂。

中图：唇下隐窝较宽，边缘光滑，与盂唇平行，与盂唇撕裂易鉴别。

下图：此患者为轻度髋关节发育不良，盂唇增大（盂唇缘）。唇囊沟为正常表现，关节造影示有扩张。

梨状肌重复畸形

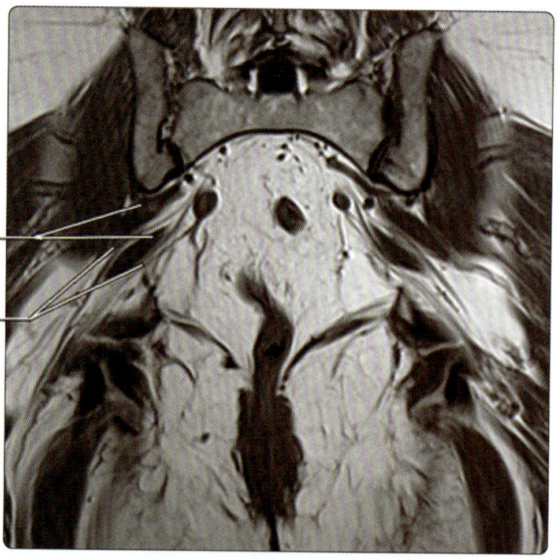

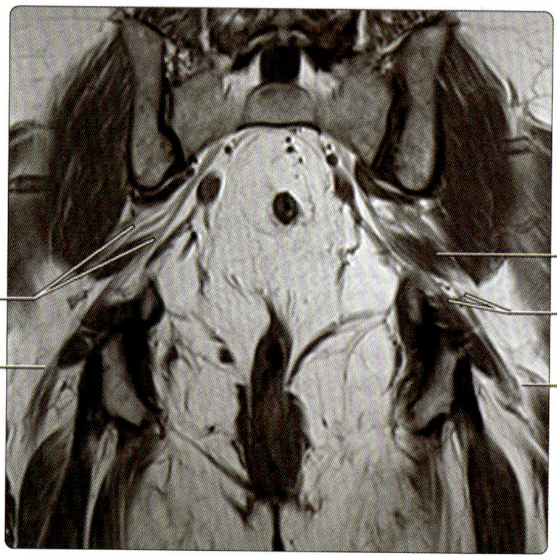

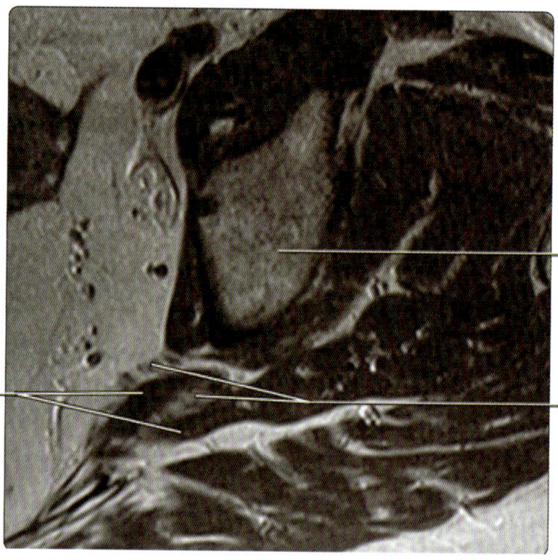

上图：坐骨神经分离，部分走行于重复的梨状肌之间。本例患者表现为双侧对称，这种变异也可单侧发生。

中图：分离的坐骨神经在梨状肌远端重新汇合。正常坐骨神经的两个部分（即腓总神经和胫神经）在坐骨神经整个走行过程中均可清晰辨认，并非是本例患者坐骨神经近端分离所致。

下图：示两分梨状肌。坐骨神经分离，一部分走行于两分梨状肌之间，一部分位于梨状肌前面，这种变异可能会引起坐骨神经撞击综合征。

儿童期变异

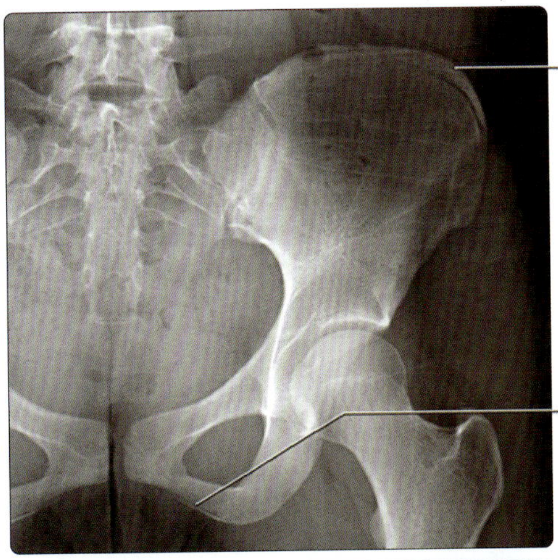

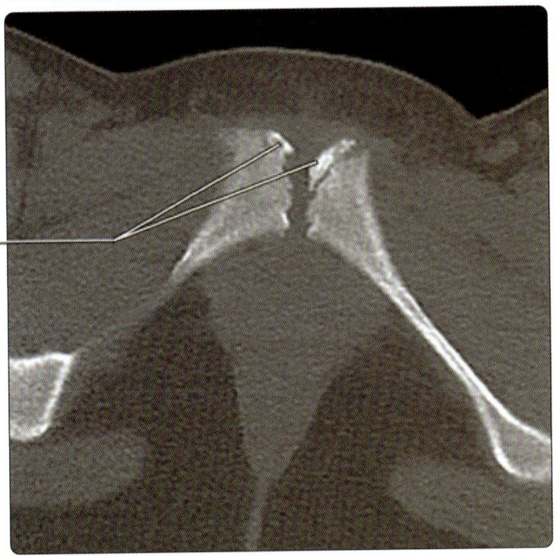

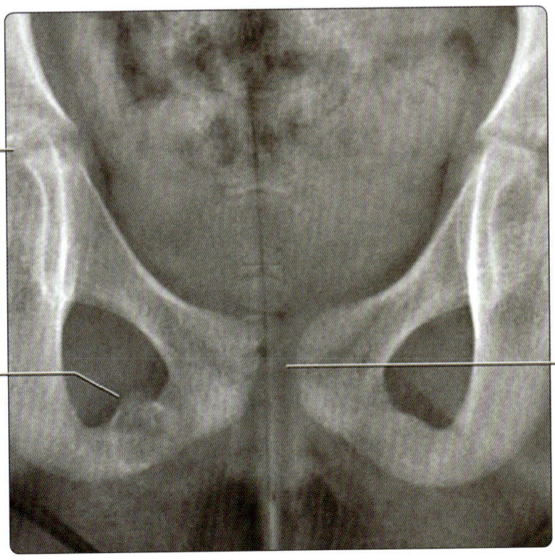

上图：女，17 岁，髂骨翼骨化中心。本年龄段髂骨翼骨骺覆盖整个髂骨翼，本例呈分节状，由两部分构成，属常见变异。坐骨结节骨突小而不明显，可能导致该处隆突撕脱伤漏诊。

中图：横轴位 CT 像显示耻骨的副骨化中心。如图所示，副骨化中心常不对称，青年人副骨化中心后方耻骨联合骨质呈波浪状轮廓为正常表现。

下图：女，7 岁，坐骨耻骨软骨结合不对称骨化，这种正常变异有时易被误为骨折或肿瘤。另外，需注意耻骨联合处轻度骨质不规整，在骨骼成熟前为正常表现。

8. 骨盆和髋部测量与径线

专业术语

同义词

- 中心 - 边缘角 =Wiberg 角 = 外侧中心 - 边缘角
- 前中心 - 边缘角 = 垂直中心前缘角 (VCA)

定义

- 髋臼深度：髋臼对股骨头的覆盖情况
  - 通过 Wiberg 中心边缘角测量
    - 同时使用外侧中心 - 边缘角和前中心 - 边缘角
- 髋臼过深：描述髋臼深度
  - 髋臼内侧壁位于髂坐线内侧
  - 中心边缘角 >40°
- 髋臼前突：描述髋臼深度
  - 股骨头内侧皮质位于髂坐线内侧
- 髋臼型：髋臼前后缘的关系
  - 前倾：前缘位于后缘内侧
  - 后倾：前缘位于后缘外侧
- 股骨型：股骨颈相对于股骨髁的旋转
  - 前倾：股骨颈轴位于股骨髁轴前方
  - 后倾：股骨颈轴位于股骨髁轴后方
- 月状面：髋臼顶部的承重部分
  - 以硬化的软骨下骨板标定
- Hilgenreiner 线：连接 Y 形软骨上缘的水平线

影像解剖学

概述

- 所有的测量均基于对患者严格摆位
- 骨盆前后位必须居中
- 入口位或出口位将导致测量不当

髋臼顶部形态

- 评估月状面形态的两种方法：髋臼指数和髋臼角
  - 任一测量值的增加都提示髋关节发育不良
- **髋臼指数**
  - 测量髋臼顶部轮廓
  - 在骨盆前后位 X 线片上进行测量
  - 儿童测量方法
    - 绘制 Hilgenreiner 线平分双髋关节 Y 形软骨顶部
    - 从月状面中心内侧缘到月状面外侧缘画线
    - 髋臼角即这两条线之间的夹角
    - 新生儿髋臼角达 30°
    - 角度随年龄增长而减小
  - 成年人测量方法
    - 从月状面内侧缘到月状面外侧缘画线
    - 从月状面内侧缘画水平线
    - 两线之间的夹角即髋臼指数
    - 正常髋臼指数为 3°~13°
- **髋臼角**
  - 测量髋臼顶部轮廓
  - 在骨盆前后位 X 线片上进行测量
    - 沿髋臼内下缘画水平线
    - 从髋臼内下缘到月状面外侧缘画线
    - 两线之间的夹角即髋臼角
    - 正常髋臼角：33°~38°

髋臼深度

- **基于髂坐线测量**
  - 在骨盆或髋关节前后位 X 线片上进行测量
  - 股骨头或髋臼相对于髂坐线的位置
  - 髋臼突出
    - 股骨头位于髂坐线内侧
  - 髋臼过深
    - 髋臼内侧壁位于髂坐线内侧
    - 并非表示股骨头过度覆盖
- **中心 - 边缘角**
  - 股骨头中心与髋臼外侧缘或前缘的夹角
    - 前后位 X 线片：外侧中心 - 边缘角（Wiberg 角）
    - 假侧位 X 线片：前中心 - 边缘角
  - 测量方法
    - 定位股骨头中心
    - 从股骨头中心画垂直线
    - 从股骨头中心到髋臼外侧缘（或前缘）画线
    - 两线之间夹角即中心 - 边缘角
  - 正常的外侧中心 - 边缘角：20°~35°
    - 发育性髋关节发育不良：<20°（有人认为 <25°）
    - 股骨头过度覆盖：>35°（有人认为 >40°）
  - 正常的前中心 - 边缘角：>20°（有人认为 >25°）

髋臼型

- 前后位 X 线片
  - 正常髋臼前缘和后缘呈倒置的“V”形，前缘位于后缘内侧
  - 当髋臼前缘位于后缘外侧时出现后倾
  - 髋臼外观易受患者体位差异影响
    - 入口位将高估后倾
    - 出口位将低估后倾
  - 若后倾至上缘，则与股骨髋臼撞击综合征相关
  - X 线片仅对上缘型进行定性评估
- CT 或 MR
  - 上缘型
    - 这是易发生钳型股骨髋臼撞击综合征的位置
    - 在显示股骨头的最上部层面测量

- 髋臼后缘和前缘的平分线与水平线之间的夹角
- 正常为 15°前倾
- ○ 球型
  - 在赤道面上测量
  - 髋臼后缘和前缘的平分线与水平线之间的夹角
  - 除非既往手术，否则很少出现后倾

股骨头覆盖

- **Perkin 线（儿童）**
  - ○ 在骨盆前后位上测量
  - ○ 髋臼顶部外侧垂直于 Hilgenreiner 线的垂直线
  - ○ 股骨头应位于 Hilgenreiner 线和 Perkin 线相交形成的内下象限
- **Shenton 线（儿童）**
  - ○ 在骨盆前后位上进行弧形测量
  - ○ 正常：从股骨颈内侧皮质经闭孔上壁和内侧壁的光滑弧线
  - ○ 发育性髋关节发育不良：弧线中断
- **突出指数**
  - ○ 髋臼未覆盖的股骨头占股骨头直径的百分比
  - ○ 正常：18%~28%
  - ○ 发育性髋关节发育不良：突出指数增加

股骨头形态

- α 角
  - ○ 测量股骨头 - 股骨颈偏心距
    - 股骨头和股骨颈之间的偏心距减小或骨质突出，可能导致股骨髋臼撞击综合征
  - ○ 在斜轴位 MR 或 CT 上测量
  - ○ 沿股骨颈轴中心层面
  - ○ 创建股骨头的最佳拟合圆
  - ○ 绘制股骨颈轴平分线
  - ○ 确定股骨颈和股骨头轮廓的交界处
  - ○ α 角是经股骨头中心的股骨颈轴与股骨颈和股骨头轮廓圆相交点之间的角度
- ≤ 50°为正常
  - ○ 更大的角度与股骨髋臼撞击综合征相关

股骨

- **股骨倾角（颈干角）**
  - ○ 在髋关节、股骨或骨盆的前后位 X 线片上测量
  - ○ 股骨颈轴线与股骨干轴线之间的夹角
  - ○ 出生时正常为：140°~150°
  - ○ 成年后正常为：120°~135°
  - ○ 角度减小 = 髋内翻
  - ○ 角度增大 = 髋外翻
- **股骨型测量**
  - ○ 股骨颈相对于股骨髁的旋转
  - ○ 在通过股骨颈和股骨髁的横轴位 CT 或 MR 图像上测量
    - 股骨颈轴线与股骨髁后缘之间的角度
  - ○ 正常：股骨颈相对于股骨髁前倾
    - 出生时正常为：前倾 30°~40°
    - 成年后正常为：前倾 8°~15°（男性 < 女性）

下肢力轴

- 通过下肢的重力传递轴
  - ○ 下肢力轴异常可导致骨关节炎
  - ○ 关节炎可导致下肢力轴异常
- 在包括髋关节到踝关节的立位 X 线片上评估
  - ○ 从股骨头中心到胫骨平台中心画线
  - ○ 正常：该线穿过髁间窝
  - ○ 内翻：该线穿过髁间窝内侧
    - 轻度内侧偏移可视为生理性内翻
  - ○ 外翻：该线穿过髁间窝外侧

解剖成像事宜

髋臼覆盖过度

- 导致钳型撞击
- 两种类型
  - ○ 整体覆盖过度：中心 - 边缘角增加
  - ○ 上缘后倾

髋臼覆盖不足

- 提示发育性髋关节发育不良的诊断

股骨头 - 股骨颈偏心距减小

- α 角现今已不常用
- 股骨头 - 颈交界处的局灶性隆起或股骨头 - 颈偏心距减小的定性评估更为常用

参考文献

1. Tannast M et al: What are the radiographic reference values for acetabular under- and overcoverage? Clin Orthop Relat Res. ePub, 2014
2. Nepple JJ et al: Coxa profunda is not a useful radiographic parameter for diagnosing pincer-type femoroacetabular impingement. J Bone Joint Surg Am. 95(5):417-23, 2013
3. Anderson LA et al: Coxa profunda: is the deep acetabulum overcovered? Clin Orthop Relat Res. 470(12):3375-82, 2012
4. Werner CM et al: Normal values of Wiberg's lateral center-edge angle and Lequesne's acetabular index–a coxometric update. Skeletal Radiol. 41(10):1273-8, 2012
5. Delaunay S et al: Radiographic measurements of dysplastic adult hips. Skeletal Radiol. 26(2):75-81, 1997
6. Notzli HP et al: The contour of the femoral head-neck junction as a predictor for the risk of anterior impingement. J Bone Joint Surg. 84:556-560, 2002
7. Reynolds D et al: Retroversion of the acetabulum. J Bone Joint Surg. 81-B:281-288, 1999

前突；股骨倾角；力轴

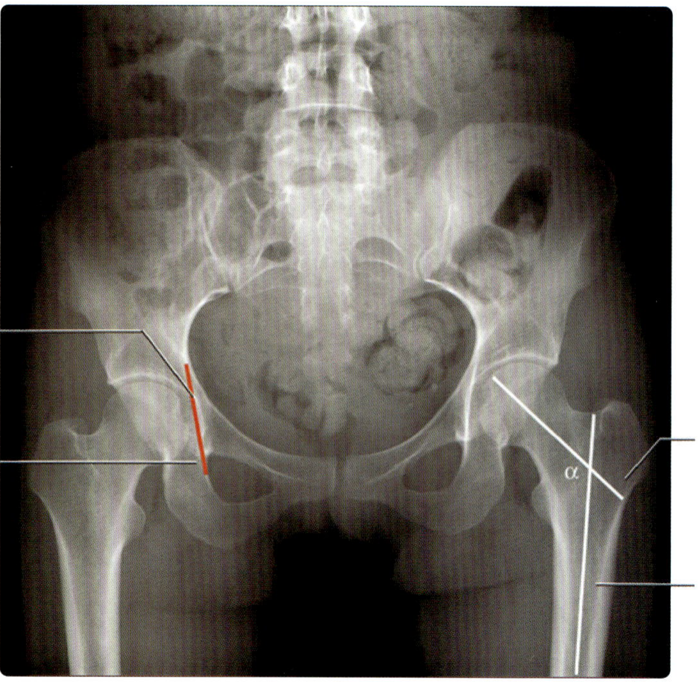

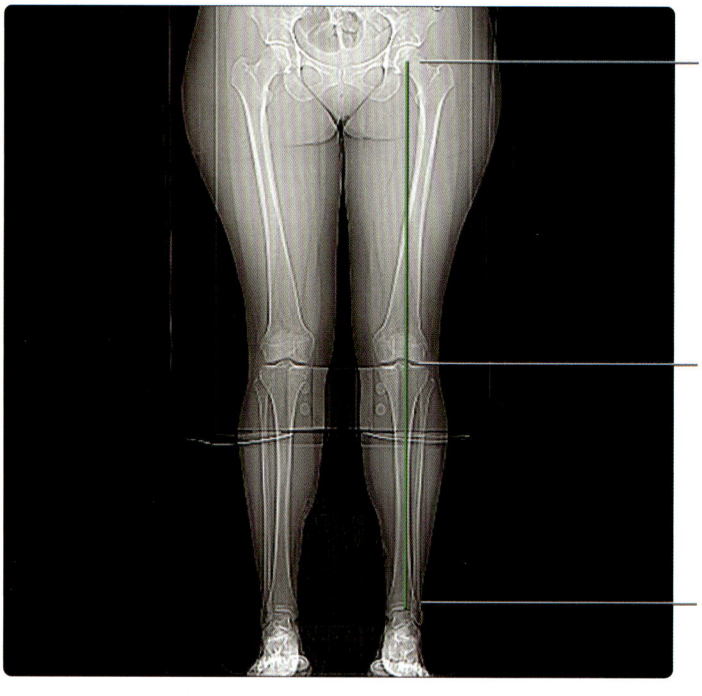

上图：颈干角的测量，此角又称为髋关节股骨倾角（α 角），是测量股骨干长轴与股骨颈长轴之间的角度。髋臼内侧壁位于髂坐线内侧时，提示髋臼过深。

下图：显示力轴（M 线）的测量。在正常力轴上，体重产生的主要作用力传导通过膝关节中心。

髋臼角，外移，α 角

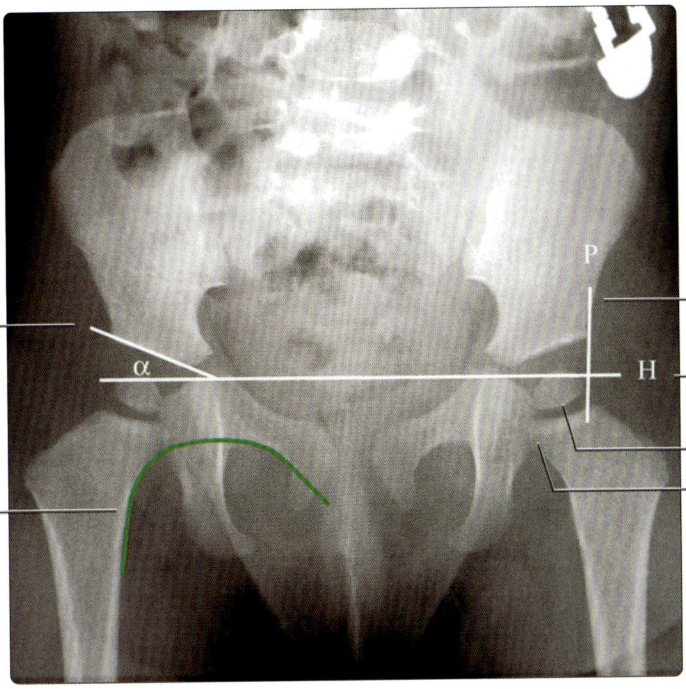

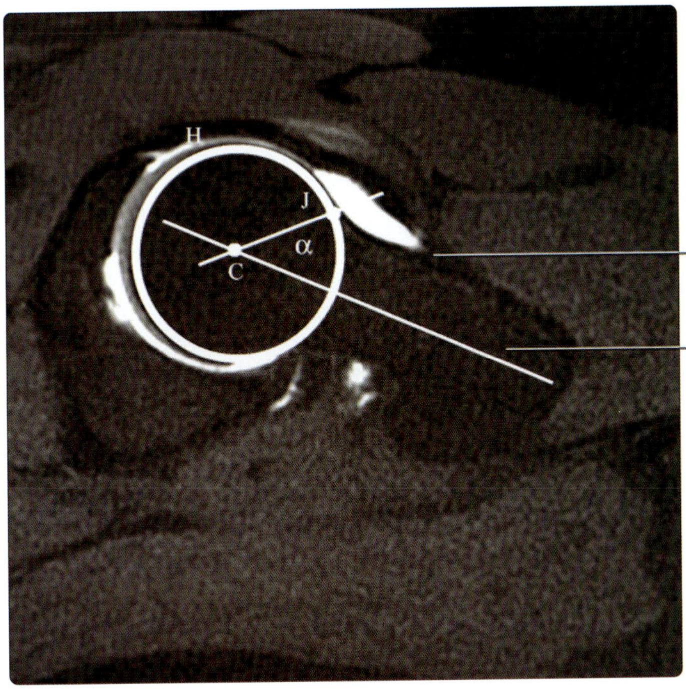

上图：右侧髋臼角（α 角）测量，画 Hilgenreiner 线和髋臼顶轴线（以左侧髋关节作为解剖参照），测量两条线的夹角。判定左侧股骨头是否外移，画 Hilgenreiner 线和 Perkin 线，本例髋关节正常，股骨头和干骺端喙位于此线内下象限。右侧 Shenton 线正常，此线为从闭孔延伸至股骨干骺端内缘的连续曲线。

下图：α 角用于测量股骨头 - 颈偏心距，角度增加可能与股骨髋臼撞击综合征有关。α 角在斜轴位图像上测量，测量点包括：圆圈 H（股骨头的最佳拟合圆）、C 点（股骨头中心）、J 点（圆圈 H 与股骨颈前缘骨皮质的交叉点），CJ 线（从股骨头中心到 J 点的连线），α 角为股骨颈长轴与 CJ 线之间的夹角。

骨盆前后位和假侧位，中心 - 边缘角

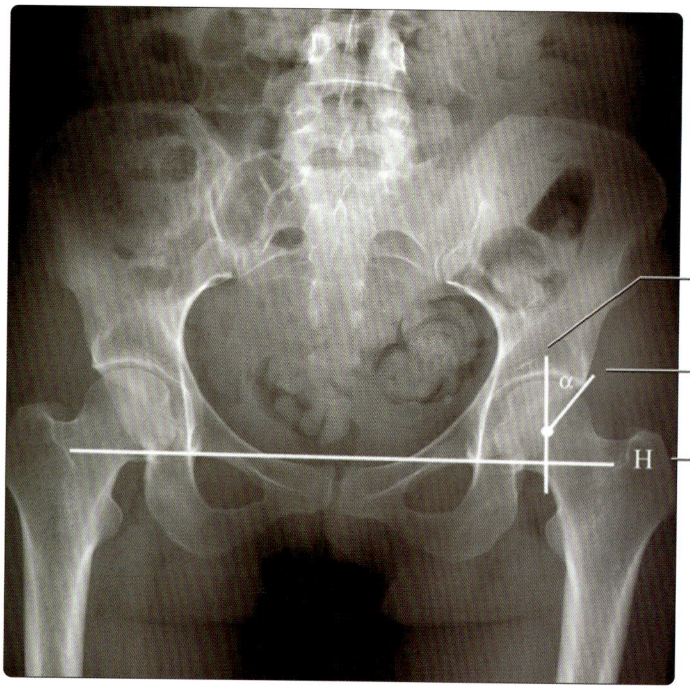

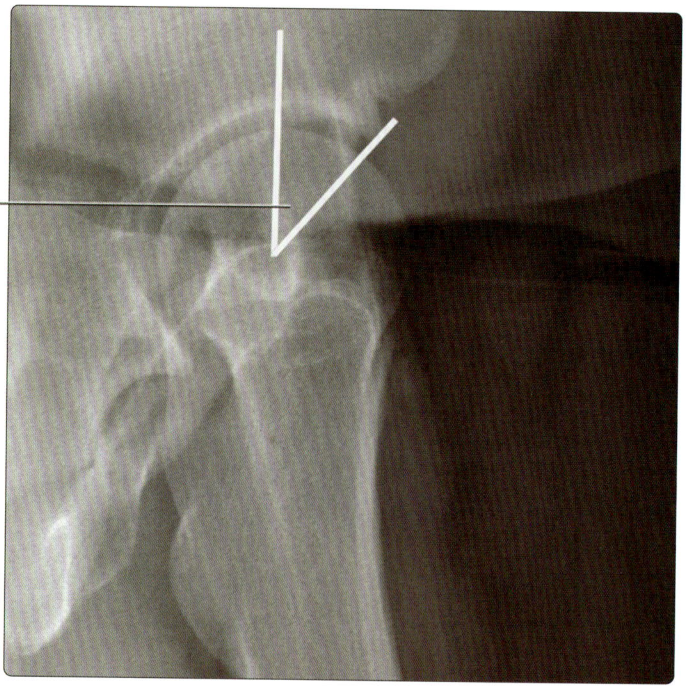

上图：骨盆前后（AP）位上测量髋臼中心 - 边缘角（α 角），用于评估髋臼外侧缘对股骨头的覆盖情况。
下图：骨盆假斜位上测量前中心 - 边缘角，患者立位，向后斜旋转 65°摄片。经过股骨头中心画一条垂直线，从股骨头中心至髋臼前缘画一条直线，两条线之间的夹角为前中心 - 边缘角。

髋臼倾斜的 X 线测量

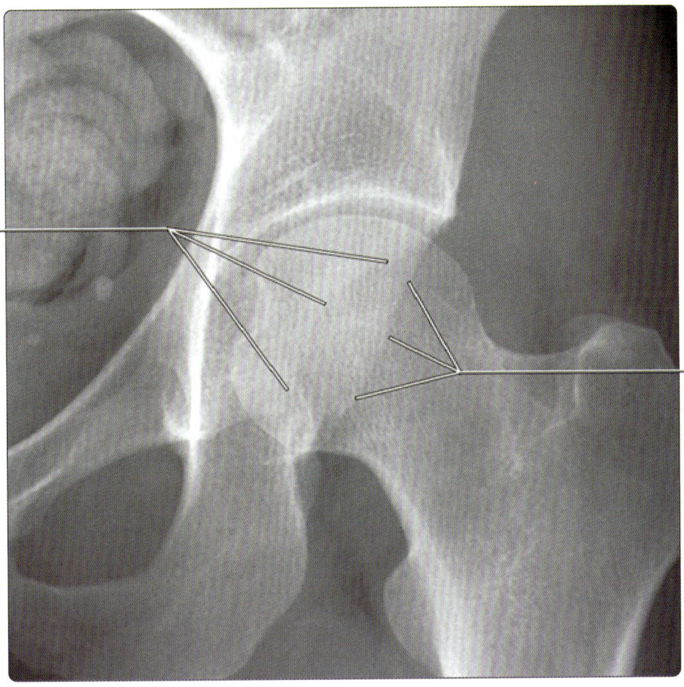

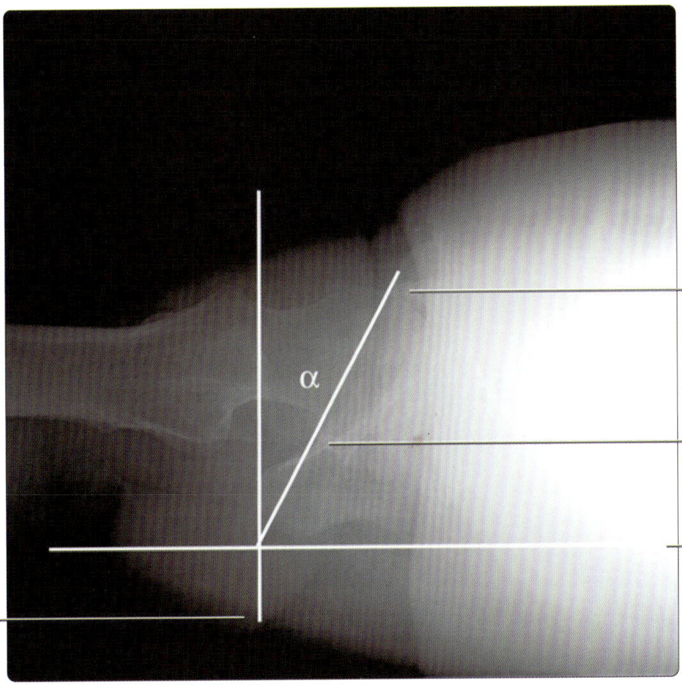

上图：髋臼倾斜的影像评估，主要测量两个髋臼缘的关系。髋臼前缘应位于后缘内侧，后缘应位于股骨头中心外侧。髋臼后倾通常局限于髋臼的最上部，髋臼前缘投影于髋臼后缘的外侧，形成交叉征。

下图：髋关节轴侧位（axiolateral view of the hip）上评估髋臼倾斜（α 角）。沿骨盆水平轴（与胶片边缘平行）画一条垂直线，再通过髋臼前后缘画一条直线，两条线的夹角为 α 角，用于评估髋关节置换术。髋臼撞击综合征时，需关注髋臼缘最上部，此处不详述。

第二章　大腿部

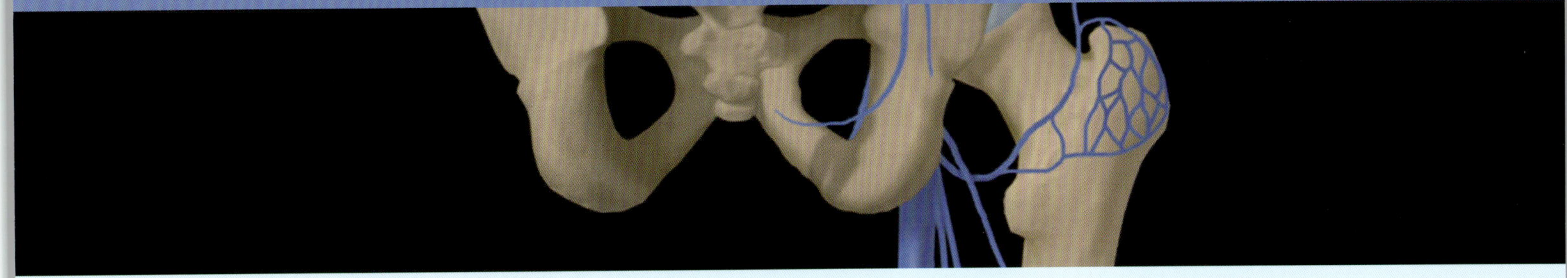

专业术语

缩略语

- 髂前上棘（ASIS）
- 功能（F）
- 肌肉止点（I）
- 神经支配（N）
- 肌肉起点（O）
- 由血管或神经营养的结构（S）
- 骶髂关节（SI）

影像学解剖

股骨的骨性解剖

- 股骨头
  - 呈圆形，约为一圆球的 2/3，其下由圆柱形的股骨颈支持
  - 股骨头凹：股骨头中间的凹陷，为股骨头圆韧带附着处
- 股骨颈
  - 连接股骨头及转子间区域
- 转子
  - 大转子：股骨颈与股骨干连接处后上方的隆起
  - 小转子：股骨颈与股骨干连接处后内侧的隆起
  - 由转子间嵴相连
- 股骨干
  - 向前弯曲，向内侧倾斜
  - 背面有股骨粗线；是大量肌肉附着处
- 股骨髁
  - 分为内侧髁和外侧髁，中间为髁间窝
  - 上髁是股骨髁的上缘

筋膜间室解剖

- 大腿部可以分为 3~4 个软组织间室
  - **前间室**：髂胫束、阔筋膜张肌、股四头肌（缝匠肌）
  - **内侧间室**：股薄肌、内收肌群
  - **后间室**：后侧肌群、股二头肌短头、坐骨神经
  - **缝匠肌**常被认为是单独的间室
- 骨盆 - 大腿交界处的肌肉：被认为自成间室
  - 耻骨肌、髂腰肌、闭孔外肌、股外侧肌
- 由阔筋膜分割成的间室
  - 内侧肌间隔：前内侧
  - 外侧肌间隔：前外侧
  - 纤细的筋膜将内侧及后间室分隔开来
- 临床意义：筋膜间室的解剖对于肿瘤的分期和组织活检的设计有着至关重要的作用
  - 跨筋膜间室生长的肿瘤或者因活检致肿瘤细胞污染其他间室等情况，有可能会让保肢治疗化为泡影转而需要截肢治疗

大腿内侧肌肉

- F：髋关节内收；辅助髋关节屈曲，髋关节内旋
  - 闭孔外肌除外（髋关节外旋）
- 长收肌
  - O：耻骨嵴下方的耻骨体
  - I：股骨粗线内侧
  - N：闭孔神经后支
- **短收肌**：位于长收肌后方
  - O：耻骨下肢
  - I：耻骨肌线下 2/3，股骨粗线内侧上 1/2
  - N：闭孔神经后支
- **大收肌**：体积巨大，后内侧肌肉可以被分为 3 部分
  - N：闭孔内肌后支，坐骨髁部除外（由胫神经支配）
  - 小收肌
    - O：耻骨支
    - I：股骨的臀肌粗隆，臀大肌内侧
  - 大收肌的内收及坐骨髁部
    - O：坐骨耻骨支，坐骨结节
    - I：广泛止于股骨粗线内侧，内上髁线
      - □ 止点处的腱膜有 5 个裂孔
      - □ 其中 4 个裂孔中有股深动脉的穿支和终末支走行
      - □ 最低的裂孔为收肌腱裂孔，股浅血管通过该孔进入腘窝
    - 坐骨髁部是位于最内侧（大腿后部）的部分，止于内上髁线
- **股薄肌**
  - O：耻骨下支，耻骨联合
  - I：胫骨近端内侧（鹅足部）
  - F：也辅助膝关节屈曲
- **闭孔外肌**
  - O：闭孔及闭孔膜外缘
  - I：梨状肌窝
  - F：仅使髋关节外旋
- **耻骨肌**
  - O：耻骨上支，耻骨梳
  - I：股骨的耻骨肌线
  - 股神经 ± 副闭孔神经

大腿前侧肌肉

- 共同神经支配：股神经
- 共同功能：伸膝（缝匠肌除外）
- **缝匠肌**
  - O：ASIS，低于坐骨切迹
  - I：胫骨近端内侧（鹅足腱）
  - F：髋关节屈曲、外展、外旋；膝关节屈曲
  - 跨越髋、膝关节
  - 人体最长的肌肉
  - 有单独的筋膜覆盖
- **股四头肌**：股直肌、股外侧肌、股内侧肌、股中间肌
  - 形成共同的肌腱止于髌骨的上、内及外侧
- **股直肌**
  - O：直头——髂前下棘
  - O：反折头——髂骨外侧，髋臼上沟

- I：髌骨上缘，胫骨结节
- F：屈髋
- 跨越髋、膝关节

- **股外侧肌**
  - O：股骨转子间线上部，大转子的前、下部，臀肌粗隆，股骨粗线外侧唇，外侧肌间隔
  - I：髌外侧支持带、髌骨外上侧、股直肌肌腱
  - 股四头肌中体积最大的肌肉
- **股内侧肌**
  - O：全部股骨粗线内侧唇、粗隆间线下部、内侧肌间隔
  - I：股直肌肌腱、髌骨内上侧（股四头肌肌腱）、胫骨内侧髁（髌内侧支持带）
- **股中间肌**
  - O：股骨干前外侧、股骨粗线外侧唇下部、外侧肌间隔
  - I：股直肌深面与股内侧肌、股外侧肌融合部
- **膝关节肌**
  - O：股骨下段前侧
  - I：膝关节滑膜
  - N：至股中间肌的神经

髂胫束：阔筋膜外侧增厚部分

- O：髂结节
- I：胫骨外侧髁
- 阔筋膜张肌和部分臀大肌的止点

大腿后侧肌肉

- 共同神经支配：坐骨神经
  - 胫神经分支：股二头肌长头、半腱肌、半膜肌、大收肌的坐骨髁部
  - 腓总神经分支：股二头肌短头
- 共同功能：屈髋、屈膝
- **腘绳肌**：股二头肌长头、半膜肌、半腱肌、大收肌的坐骨髁部
  - 不包括股二头肌短头
- **股二头肌**
  - 长头：O——坐骨结节（下、内侧）
    - 与半腱肌形成共同肌腱
  - 短头：O——股骨粗线外侧唇、外上髁线、外侧肌间隔
    - 大腿后部轴线肌肉
    - 不属于腘绳肌
  - I：腓骨头、胫骨外侧髁
  - F：外旋屈膝
- **半膜肌**
  - O：坐骨结节（外、上侧）
  - I：胫骨内侧髁后部、腘筋膜
    - 一些纤维延伸形成腘斜韧带（详见“膝关节内侧支持结构”章节）
  - F：内旋屈膝
  - 腱膜位于大腿上部
- **半腱肌**
  - O：坐骨结节（内、下侧）
    - 与股二头肌长头形成共同肌腱
  - I：胫骨近端内侧（鹅足腱）
  - F：内旋屈膝
  - 全部肌腱均位于大腿远端

屈髋肌肉

- 缝匠肌：股前肌肉
- 耻骨肌：股内侧肌肉
- **髂腰肌**：I：小转子
  - 髂肌
    - O：髂嵴、髂窝、骶骨翼、骶髂关节囊
    - N：股神经
  - 腰大肌
    - O：T12-L5 椎体及椎间盘外侧，所有腰椎横突
    - N：L1、L2、L3
  - 腰小肌
    - O：T12、L1 椎体外侧以及 T12-L1 椎间盘
    - N：L1、L2

股三角

- 前壁：腹股沟韧带
- 后壁：长收肌及耻骨肌（内侧）、髂腰肌（外侧）
- 内侧界：长收肌
- 外侧界：缝匠肌
- 顶点：跨越长收肌及缝匠肌
- 内容物：骨神经及其分支、股血管、淋巴结（Cloquet 淋巴结）、股鞘
  - 入口处由外向内的结构依次为：神经、动脉、静脉、淋巴系统
- 股动静脉的位置关系
  - 入口处：动脉位于外侧
  - 顶点处：动脉位于前方
- 股神经股三角内分支
  - 隐神经及股内侧肌支
- **股鞘**：腹横筋膜包绕血管近端形成
  - 共有 3 部分：外侧（动脉）、中间（静脉）、内侧（股管）
- **股管**：股鞘的内侧部分
  - 前壁：腹股沟韧带
  - 后壁：耻骨
  - 内侧壁：腔隙韧带
  - 外侧壁：股静脉
  - 入口：**股环**
    - 前界：腹股沟韧带内侧
    - 后界：耻骨上支
    - 内侧界：腔隙韧带
    - 外侧界：股管及股静脉间的纤维隔
    - 开口于腹腔
  - 内容物：淋巴管及淋巴结（Cloquet 淋巴结）、脂肪、结缔组织

收肌管（Hunter 管）

- 大腿至腘窝的血管通路
- 前内侧界：缝匠肌
- 前外侧界：股内侧肌
- 后界：长收肌及大收肌
- 入口：股三角的顶点，收肌腱裂孔
  - **收肌腱裂孔**：大收肌的裂孔，位于大腿远端收肌部和坐骨髁部之间
- 内容物：股动静脉、隐神经
  - 神经先是位于动脉前方后转向内侧
  - 动脉位于静脉前方
  - 膝降动脉起自管内

股血管

- 由腹股沟韧带深面入大腿，中点位于 ASIS 和尺骨联合之间
- 大腿近端：血管位于股三角内
  - 入口处：动脉位于静脉外侧
  - 出口处：动脉位于前方
- 大腿中段：血管位于收肌管中
  - 入口处：动脉位于前方
  - 出口处：动脉位于前方
- 大腿远端：经收肌腱裂孔出收肌管，进入腘窝
- **股总动脉分支**
  - **腹壁浅动脉、旋髂浅动脉、阴部外浅动脉**起自前方
  - **阴部外深动脉**起自内侧
    - 可能有来自旋股内侧动脉的分支
  - 分为深浅两支
  - **股前动脉**
    - 分支：**膝降动脉**
  - **股深动脉**
    - 起自股三角外侧
    - 沿耻骨肌和长收肌之间下行
    - 位于股内侧，长收肌深面
    - 股三角内分支：**旋股内侧动脉**（主要负责股骨头及股骨颈血供）、旋股外侧动脉、肌支
    - 收肌管中的分支：3 支穿支，膝降动脉
    - 终末支：第 4 穿支动脉
- **股静脉**：与动脉伴行
  - 属支：股深静脉、膝降静脉、旋股外侧静脉、旋股内侧静脉、阴部外深静脉、大隐静脉
  - **大隐静脉**
    - 人体最长的静脉
    - 自足趾至卵圆窝（阔筋膜）
    - 属支：副隐静脉、腹壁浅静脉、旋股浅静脉、阴部外浅静脉

股神经

- L2，L3，L4，L5；后股
- 腰丛最大的分支
- 由腰丛发出后沿腰大肌下行
- 沿腰大肌和髂肌之间的肌间沟下行
- 于腹股沟韧带下出骨盆，位于股血管外侧，进入股三角
- 股三角内众多分支
  - 肌支：支配耻骨肌、缝匠肌、股直肌、股外侧肌、股内侧肌和股中间肌
  - 皮支：股前部皮神经、隐神经
    - 隐神经出股三角入收肌管
  - 关节支至髋、膝关节

闭孔神经

- L2，L3，L4；前股
- 腰丛的分支
- 位置关系
  - 位于髂血管后方
  - 位于腰肌内侧
  - 位于髂内血管外侧
- 经闭孔至大腿
- S：内收肌群，髋、膝关节，大腿远端内侧皮肤
- 副闭孔神经：L3，L4
  - 发生率 9%

坐骨神经

- L4，L5，S1，S2，S3，骶丛的最大分支
- 二根神经共用一个神经鞘
  - 胫神经（内侧）和腓总神经（外侧）
  - 在大腿远端分离
- 于梨状肌下方出骨盆
- 穿行于上孖肌、闭孔内肌、下孖肌、股四头肌、大收肌间
- 股二头肌长头深部
- 大腿部分支：关节支至髋关节，大腿后部肌群分支
- **胫神经**：坐骨神经较大的分支
  - S：除股二头肌短头外的大腿后部肌群
- **腓总神经**
  - 沿股二头肌斜向外方走行
  - S：股二头肌短头

大腿筋膜

- **阔筋膜**：包裹整个大腿
  - 近端附着处：腹股沟韧带
- **髂胫束**：阔筋膜外侧增厚部分
  - 近端附着处：髂结节
  - 远端附着处：胫骨外侧髁结节（Gerdy 结节）
  - 部分臀大肌和阔筋膜张肌的止点
- **外侧肌间隔**：分隔股外侧肌和股二头肌
- **内侧肌间隔**：分隔内收肌群和股外侧肌

大腿部放射解剖与 MR 解剖

大腿前面观

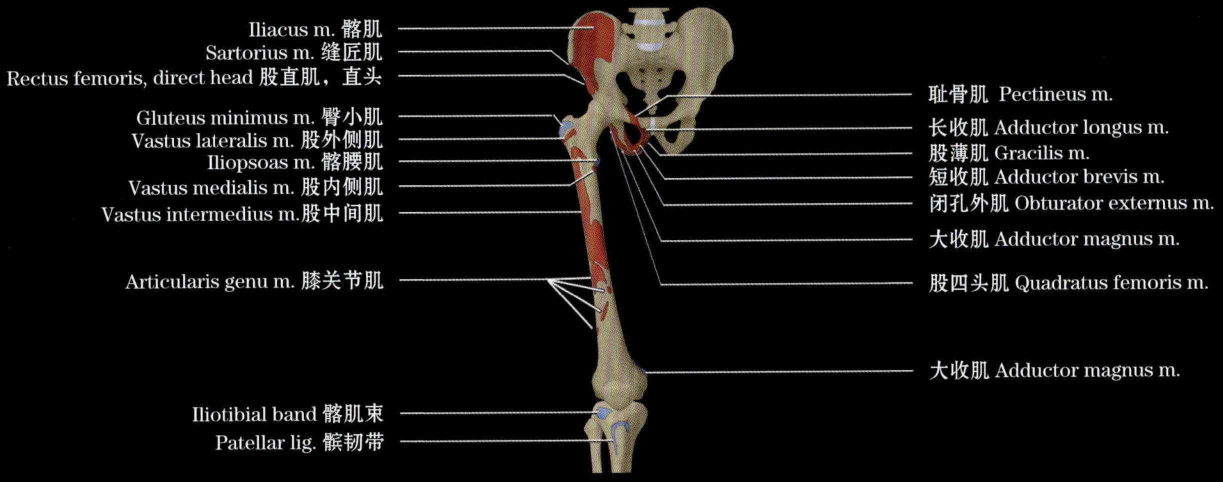

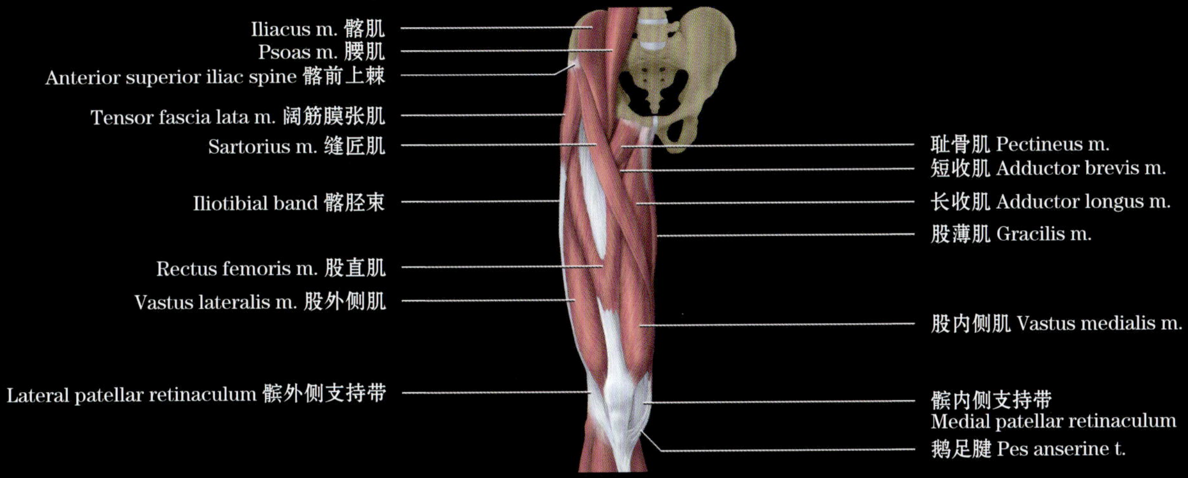

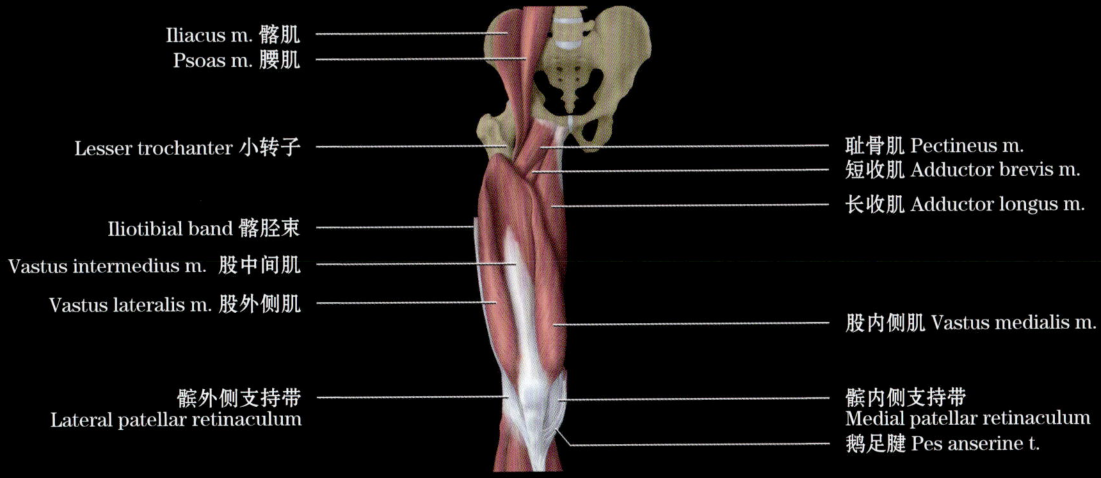

上图：显示骨盆及股骨前侧肌肉和韧带的附着处。股四头肌中的 3 块股肌是起自股骨前侧的主要肌肉。股骨髁上方的收肌结节是大收肌的止点。

中图：显示大腿前侧浅部肌肉。斜行的缝匠肌很容易辨认。短收肌位于长收肌和耻骨肌深面。最内侧的是股薄肌。股外侧肌和股内侧肌分别止于髌骨外侧及内侧缘。

下图：显示大腿前侧深部肌肉。股中间肌位于股直肌深面。去除缝匠肌后可以看到更多的短收肌部分。缝匠肌、股薄肌和半腱肌腱共同组成鹅足腱，止于内侧副韧带远端的胫骨前方。

大腿后面观

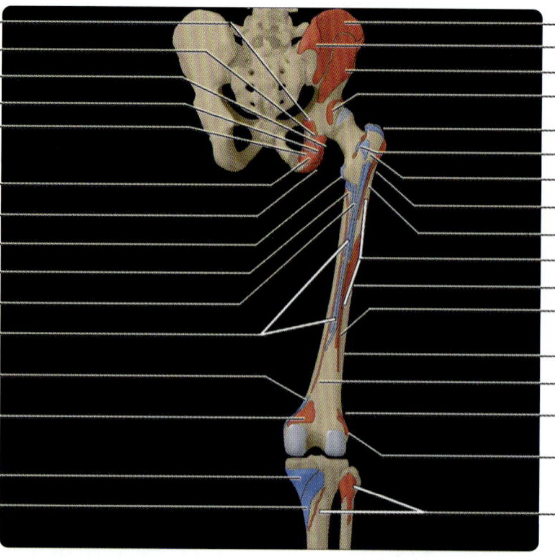

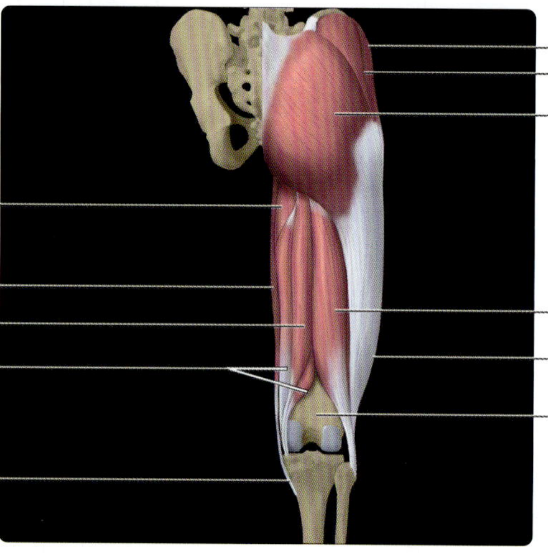

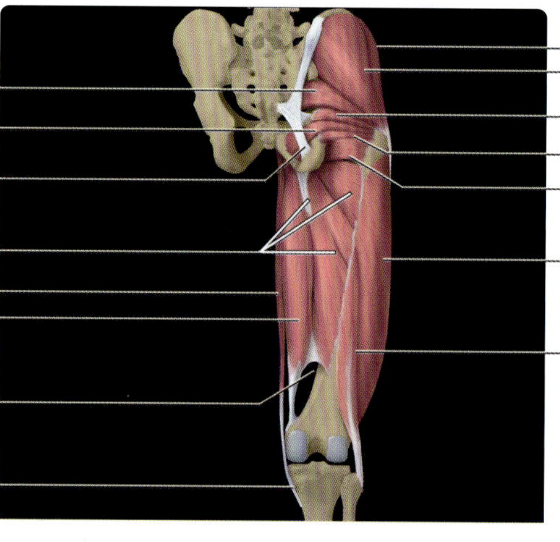

上图：显示骨盆及股骨后侧肌肉和韧带的附着处。短收肌止点要高于长收肌。大收肌横头（又名小收肌）止于臀大肌偏内侧一点。坐骨髁头位于股骨后侧的止点较长。

中图：显示大腿后部浅层肌肉。臀肌由前向后、由深至浅为臀小肌、臀中肌和臀大肌。半腱肌位于半膜肌表层。半膜肌起自股二头肌和半腱肌共同起点外侧。

下图：显示大腿后侧深部肌肉。移除腘绳肌后，可以看到大收肌延展的走行。其两个头于大腿远端分离形成收肌裂孔。股血管经收肌裂孔进入腘窝。

大腿的间室

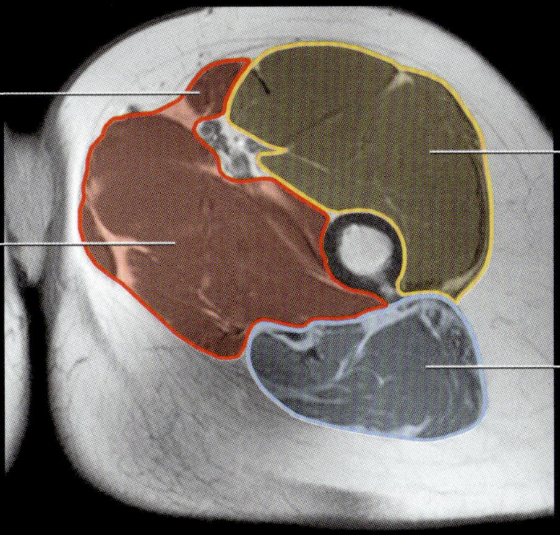

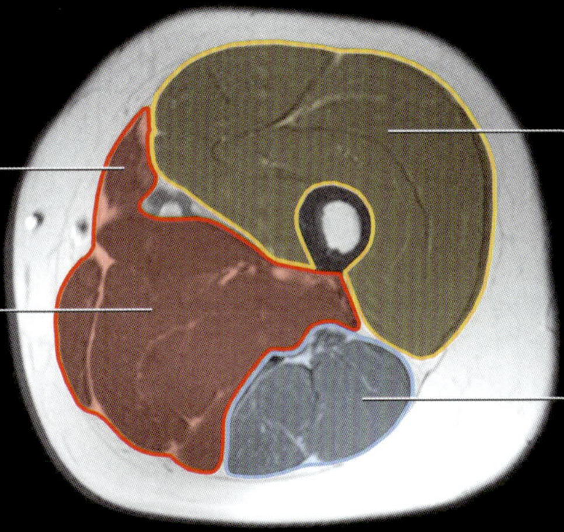

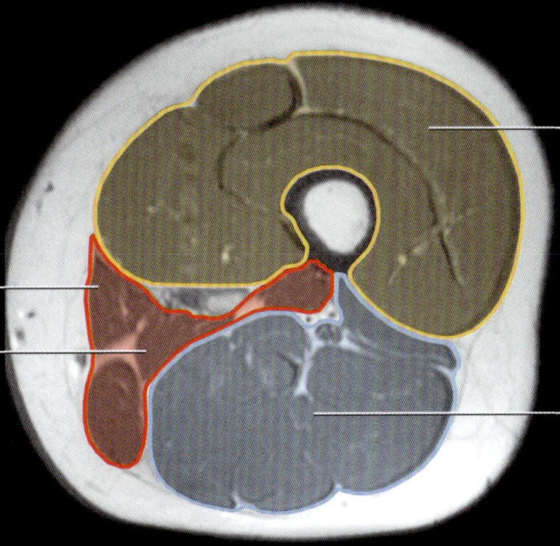

上图：大腿部有 3 个软组织间室：前间室，包含股四头肌；内侧间室，包含收肌群；后间室，包含腘绳肌。缝匠肌既可属于前间室也可属于内侧间室，但由于其拥有独立的筋膜，常被认为是独立的间室。

中图：显示大腿中部筋膜间室。可见内侧间室较大，后间室较小。

下图：显示大腿远端筋膜间室。大腿的筋膜间室是肿瘤活检和切除时需要重点考虑的因素，必须注意不得跨间室操作，以免造成肿瘤的广泛转移。

大腿的动脉解剖

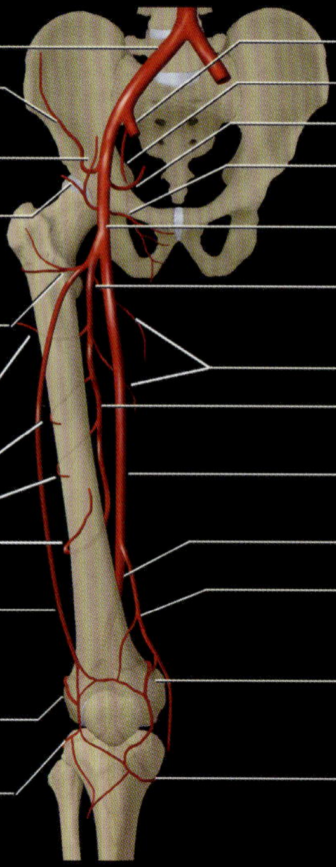

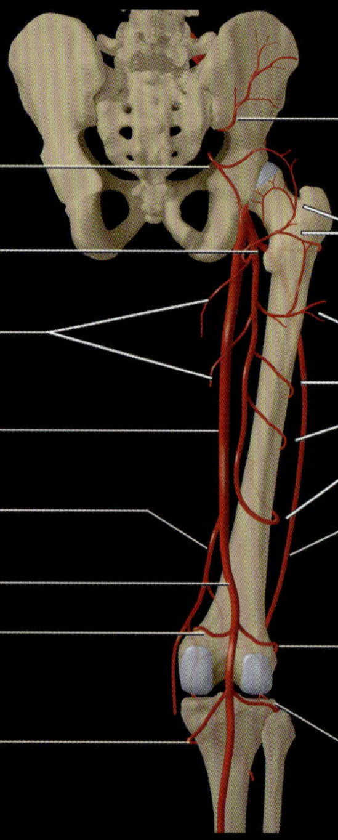

上图：显示大腿动脉前面观。股深动脉发出旋股动脉并负责大腿肌肉组织的血供。旋股外侧动脉走行于股直肌后方并绕股骨颈前部。

下图：显示股动脉、腘动脉及坐骨大切迹处臀上、下动脉后面观。旋股内侧动脉绕股骨颈后方。

大腿静脉解剖

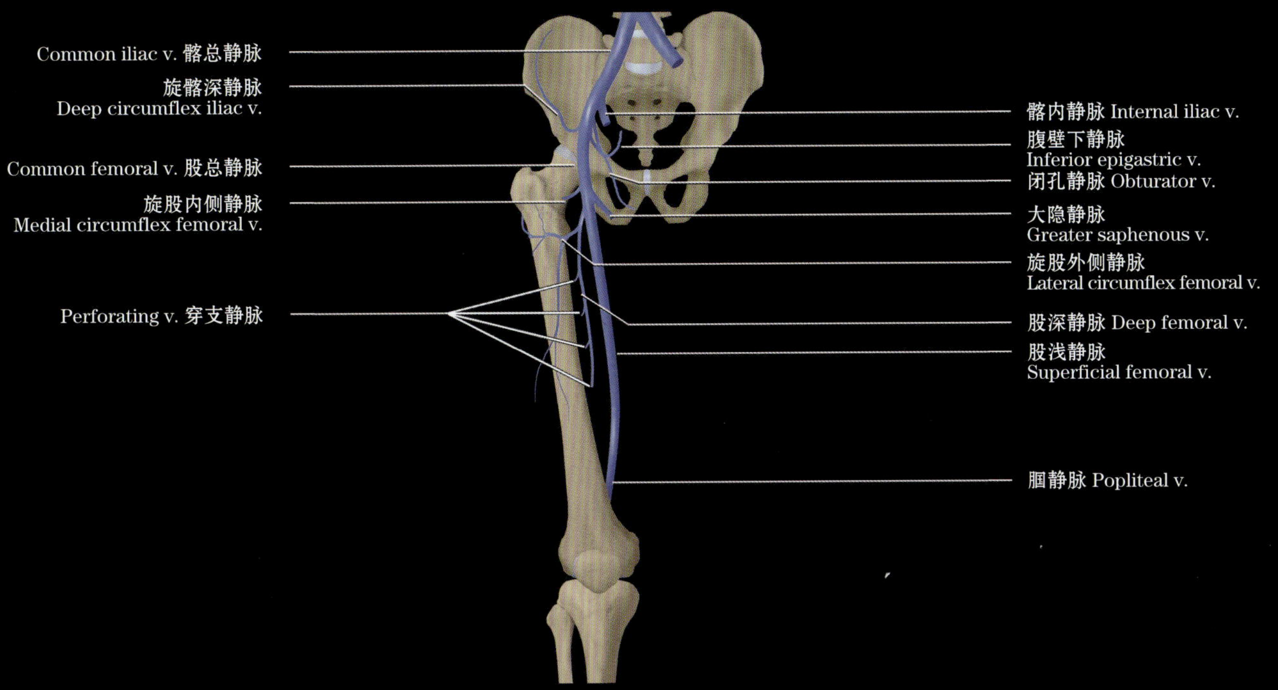

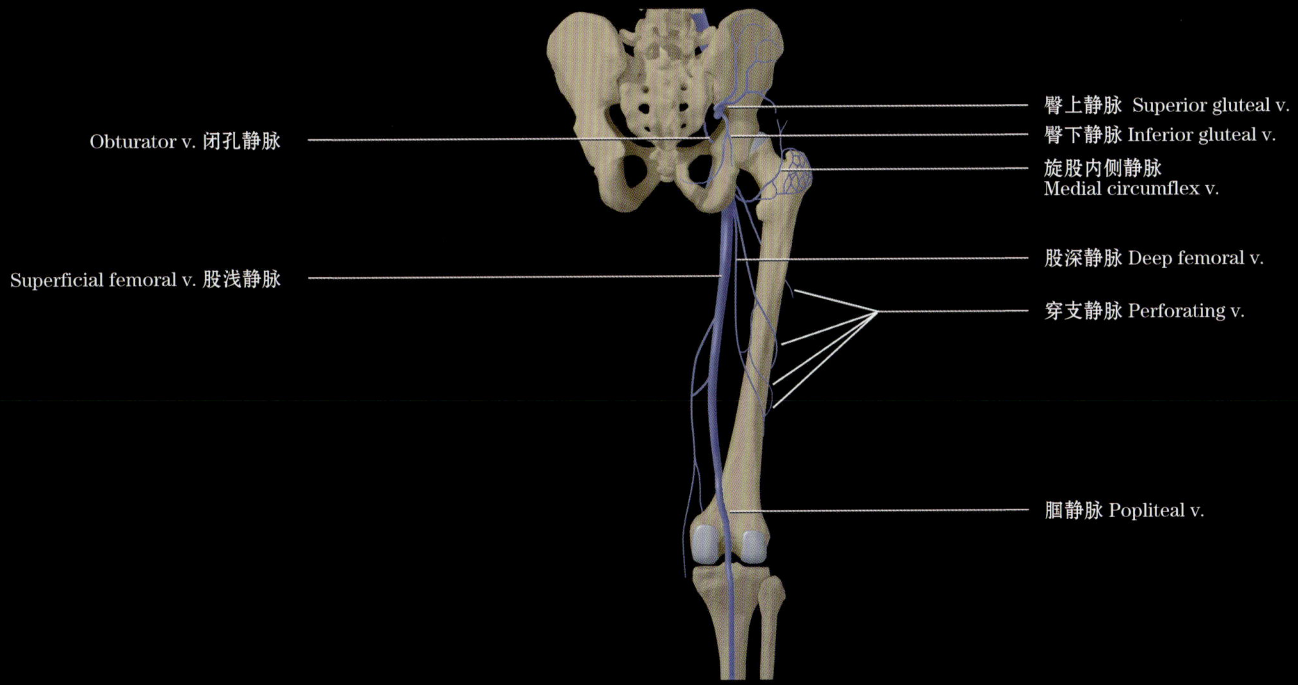

上图：显示大腿深静脉前面观。静脉通常与动脉伴行，负责静脉回流的主要是股浅静脉，但它其实是深静脉系统的一部分，需要注意的是大隐静脉汇入股静脉，但它没有动脉伴行。

下图：显示大腿和臀部静脉后面观，股浅静脉于腘窝处延续为腘静脉。

坐骨神经及其下肢皮肤感觉分布

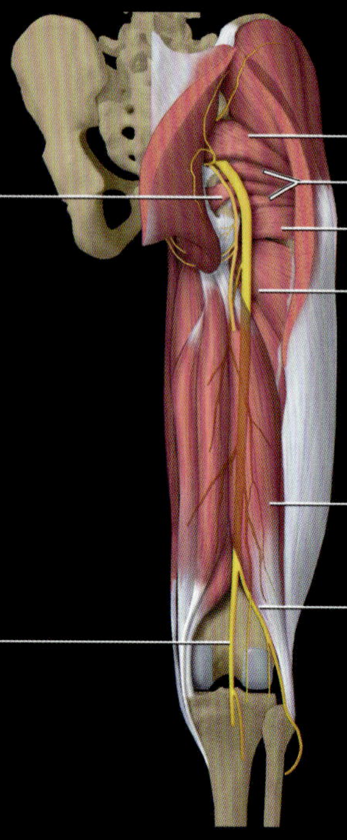

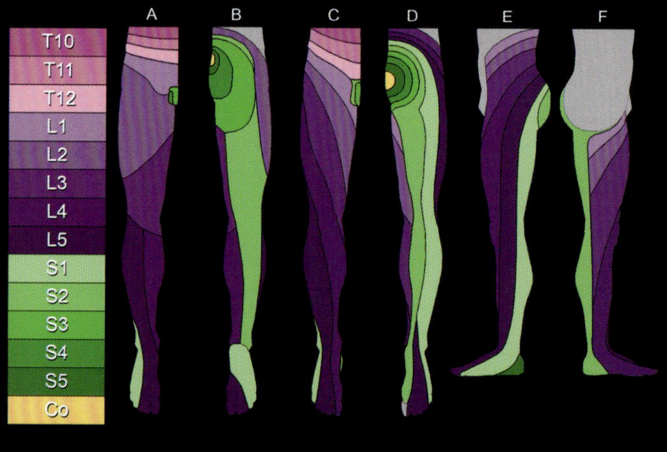

上图：坐骨神经经梨状肌下缘进入下肢。坐骨神经穿外旋肌腱至后方，后沿股二头肌深面向下走行，于股骨远端分为胫神经和腓总神经。胫神经位于腘窝正中，腓总神经则沿腓骨头侧的股二头肌下行。

下图：显示大腿前侧（A,C）、后侧（B,D）、外侧（E）及内侧（F）的皮肤感觉分布，如图所示，大腿前、后部的分布方式不同。

大腿内侧肌肉及股三角

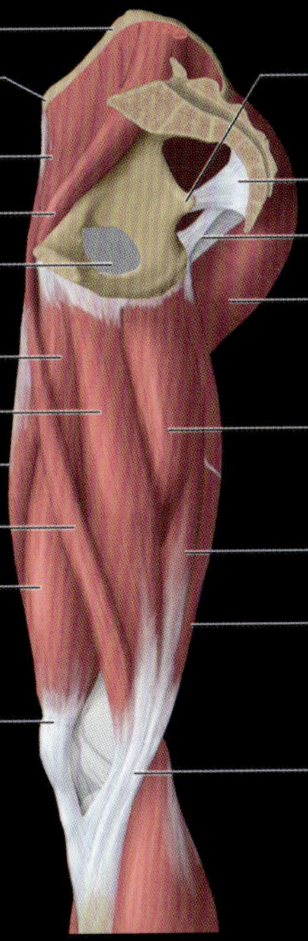

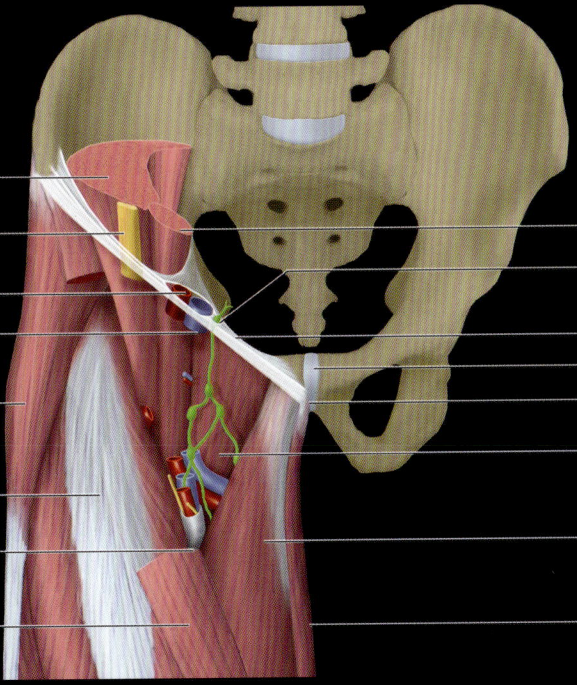

上图：显示大腿内侧肌肉。股薄肌前面观较薄，但侧面观较宽。半膜肌沿半腱肌深面走行，并止于鹅足腱后方的胫骨，本图上看不到其止点。髂腰肌途经骨盆边缘最终止于股骨小转子。

下图：股三角内容物自外向内依次是：股神经、股动脉、股静脉和淋巴管。股神经位于髂腰肌表面。股三角外侧壁是缝匠肌，前壁是腹股沟韧带。阔筋膜包裹着大腿的诸多结构，筋膜包绕近端血管形成股鞘。在近端切面上，注意筋膜将股鞘分为几个间室，股管属于内侧间室。

股骨近端 X 线片

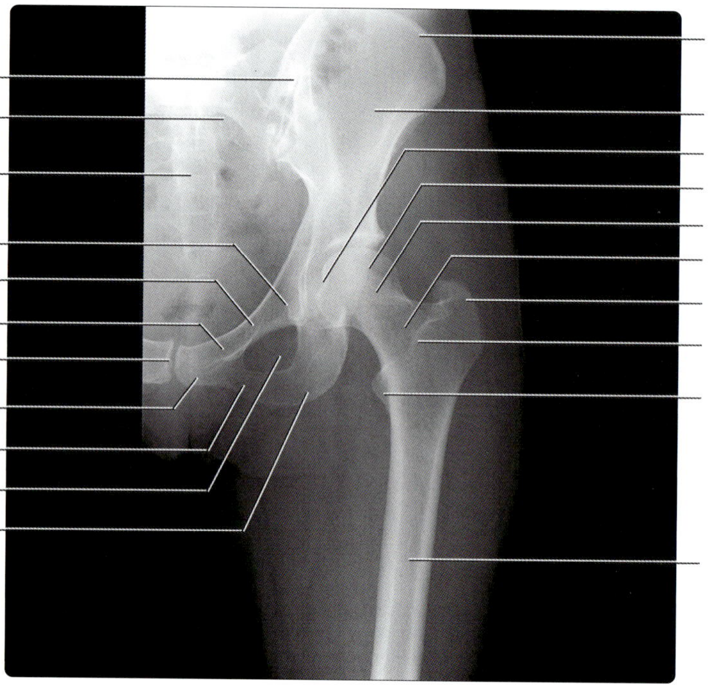

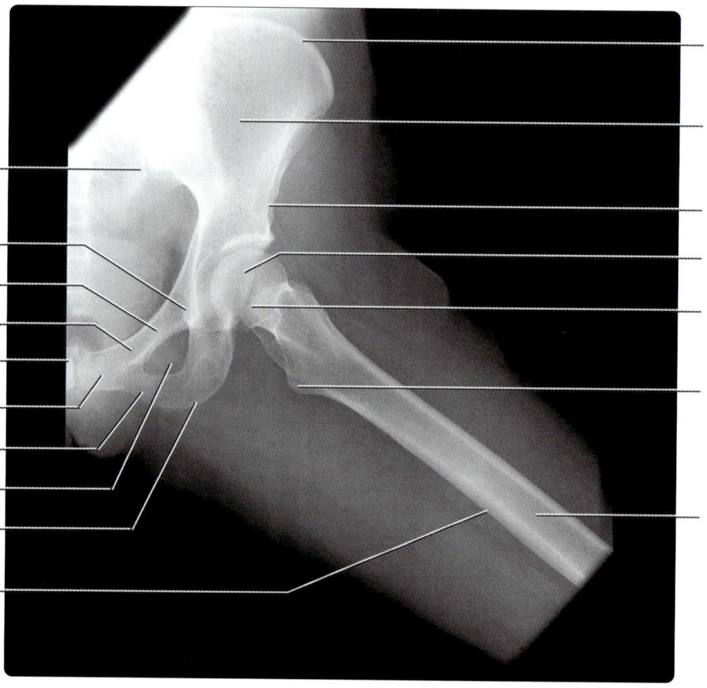

上图：股骨近端前后（AP）位像。股骨近端需要注意的位置：股骨头和股骨颈交界处的头下区以及股骨颈基底部的基底区。为方便描述，股骨颈头下区和基底部之间的骨折称为股骨颈骨折。在正常体位的股骨前后位像中，小转子应指向内后方，后方连接两转子的突出部为转子间嵴。股骨头凹表现为股骨头中央的凹陷。
下图：股骨近端侧位像。随着股骨的外旋，可在侧方显示小转子，其下方皮质与股骨颈相融合。股骨头、股骨颈以及大转子则相互重叠。

股骨远端 X 线片

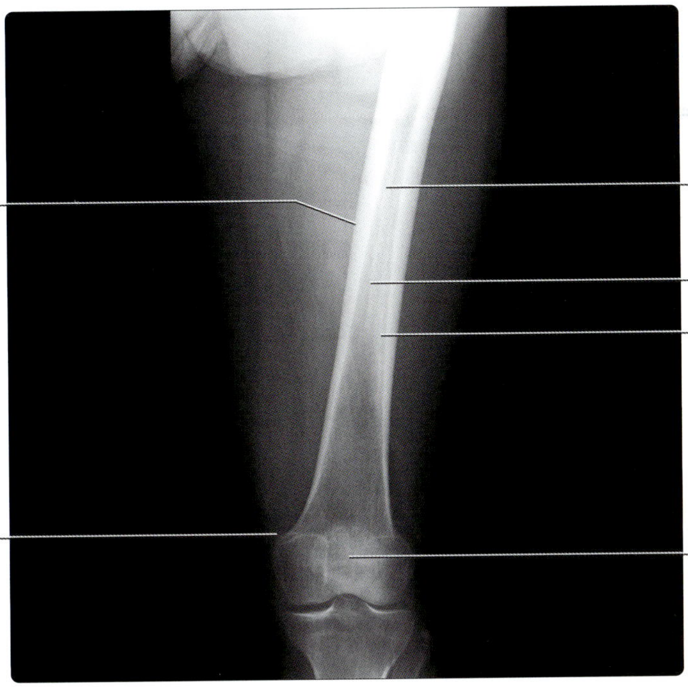

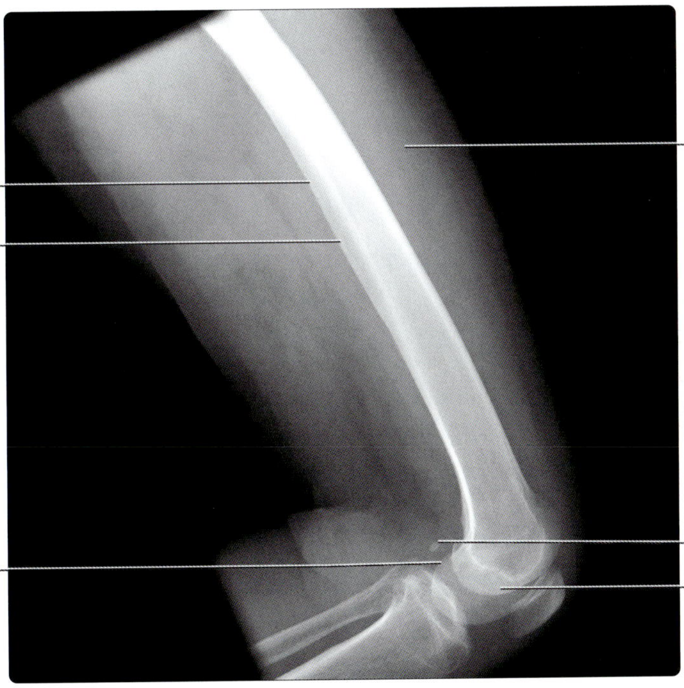

上图：股骨干有轻微内倾，以平衡股骨颈的外倾。需注意股骨粗线，其下部分为内、外侧髁上线。粗线骨质增生在老年患者中很常见。

下图：股骨远端侧位片可见股骨后方的翼状凸缘为股骨粗线，粗线是众多肌肉的附着处。股骨滋养动脉沟由股骨干中段进入股骨后方，并沿股骨干向前上走行。腓肠豆是腓肠肌外侧头中一位置多变的籽骨。

横轴位 T_1WI，右侧大腿上部

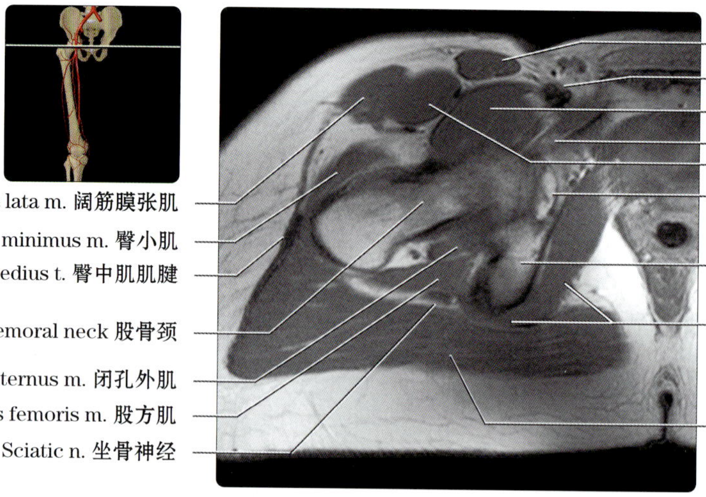

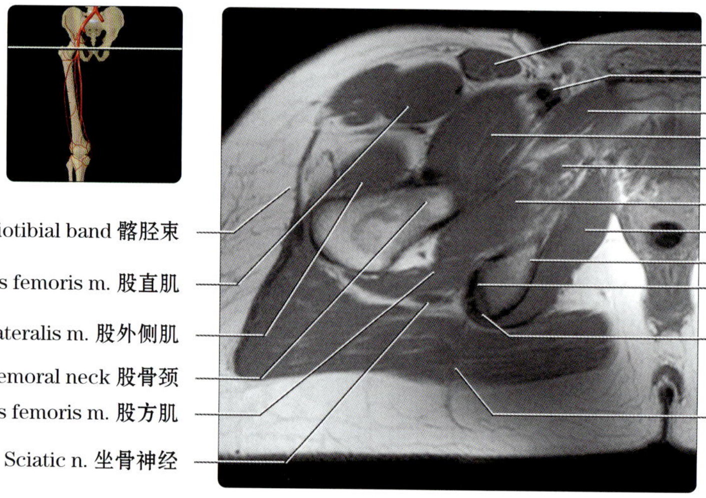

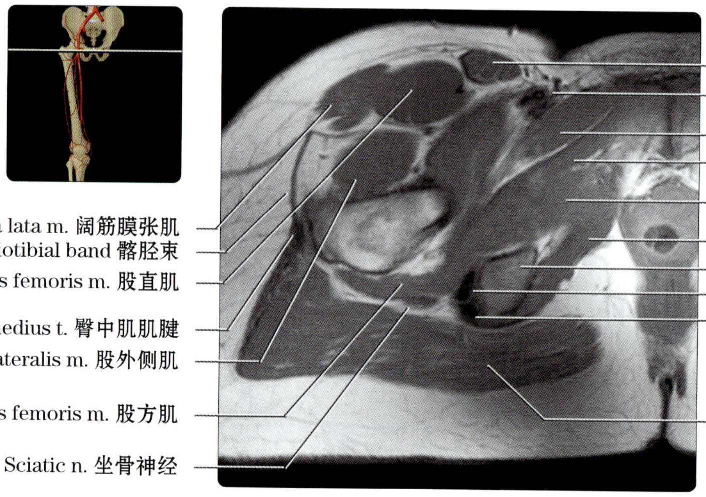

上图：坐骨神经位于股方肌和臀大肌之间，阔筋膜张肌和缝匠肌分别向外侧和内侧走行。

中图：闭孔内肌和闭孔外肌分别见于闭孔的内侧和外侧面，闭孔膜将二者分开。髂腰肌越向其小转子止点处走行越窄。臀大肌广泛覆盖于臀部下方。

下图：半膜肌起于坐骨结节外侧面、股二头肌长头和半腱肌共同起点前方。短收肌位于耻骨肌深面。

横轴位 T_1WI，左侧大腿上部

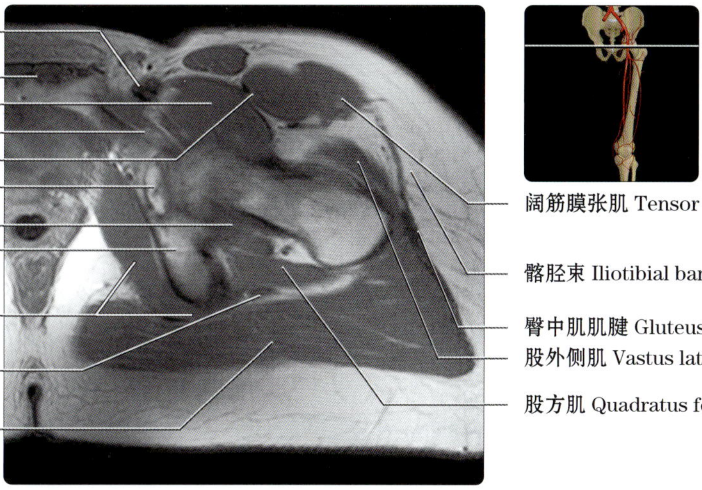

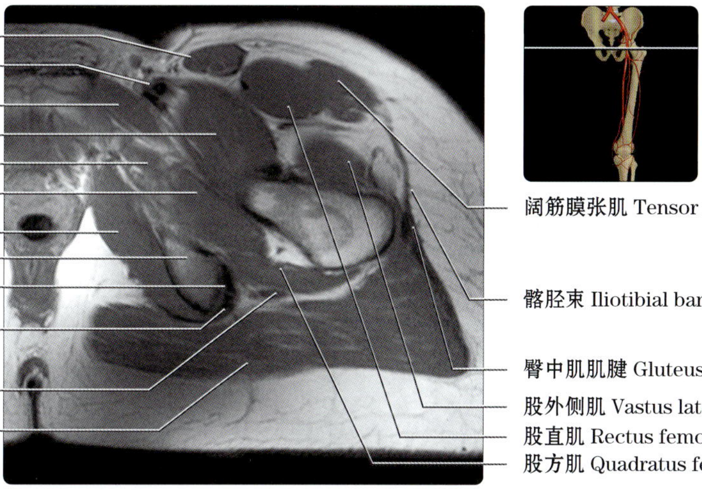

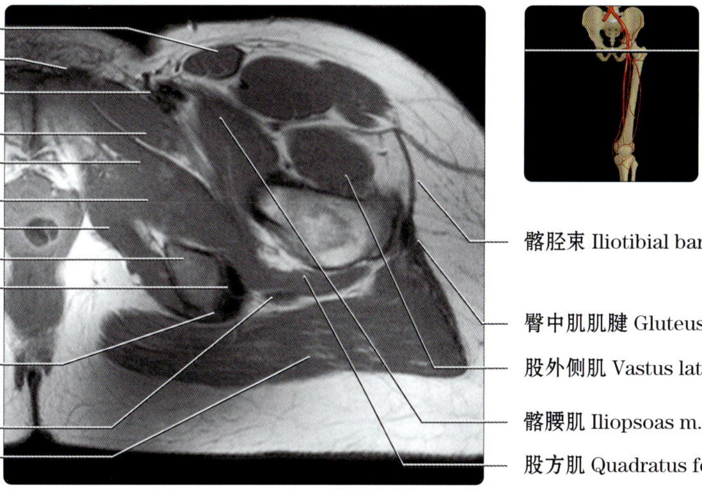

上图：坐骨神经位于股方肌和臀大肌之间。阔筋膜张肌和缝匠肌分别向外侧和内侧走行。

中图：闭孔内肌和闭孔外肌分别见于闭孔的内侧和外侧面，闭孔膜将二者分开。髂腰肌越向其位于小转子止点处走行越窄。臀大肌广泛覆盖于臀部下方。

下图：半膜肌起于坐骨结节外侧面、股二头肌长头和半腱肌共同起点前方，短收肌位于耻骨肌深面。

横轴位 T_1WI，右侧大腿上部

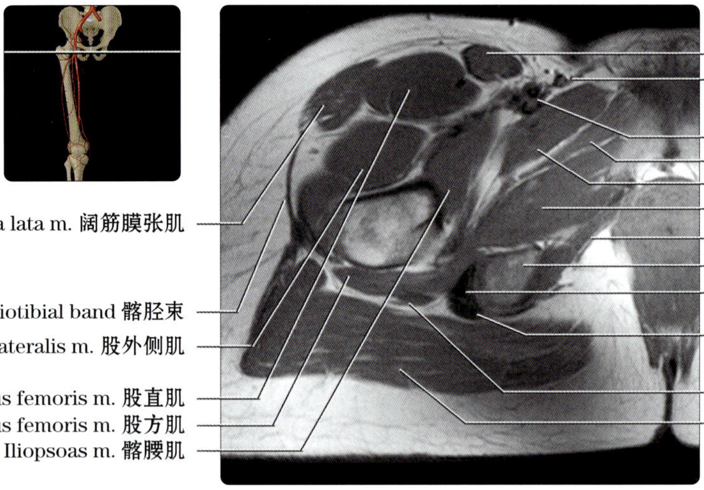

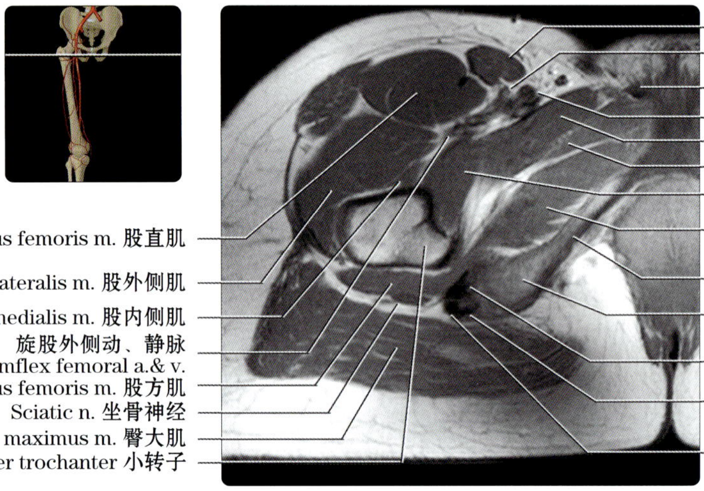

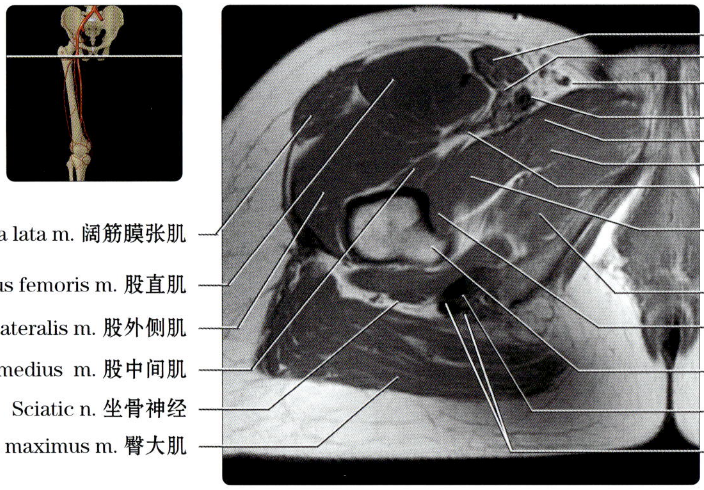

上图：大隐静脉汇入股总静脉中。除臀大肌外，股方肌是髋关节外旋肌中位于最下方的肌肉。

中图：耻骨肌位于髂腰肌内侧，并于其下方止于股骨干近端。半腱肌肌腱和股二头肌长头肌腱于此处分离。

下图：在股肌中，股外侧肌的起点最靠近侧，此层面可看到股中间肌。旋股外侧动脉走行于缝匠肌和股直肌深面。

横轴位 T_1WI，左侧大腿上部

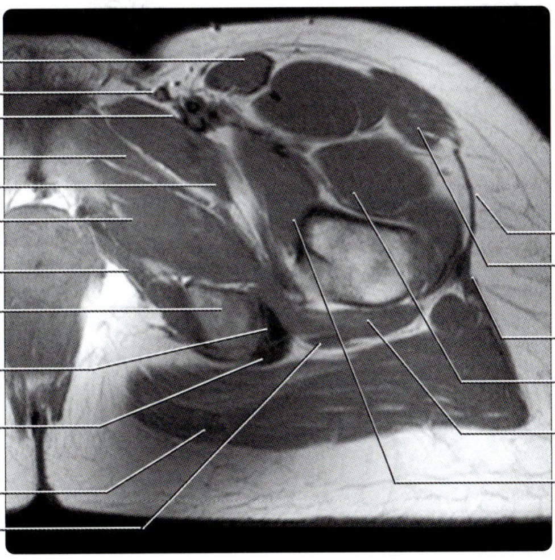

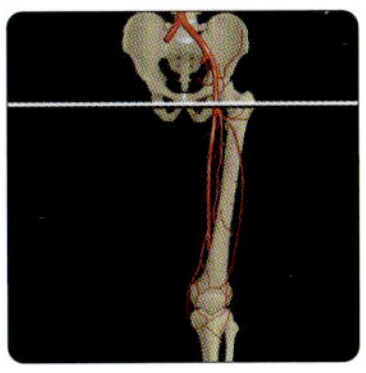

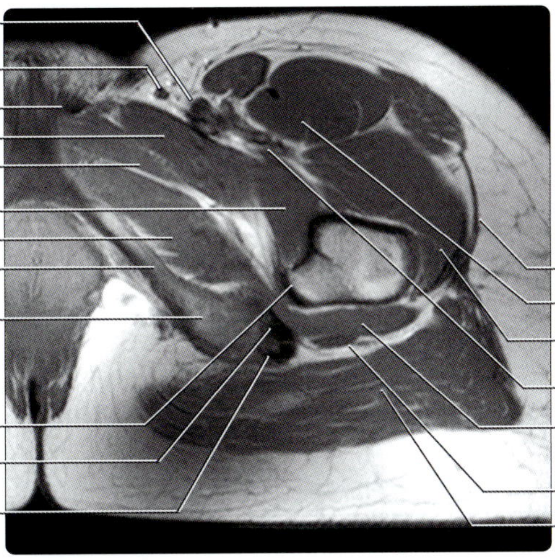

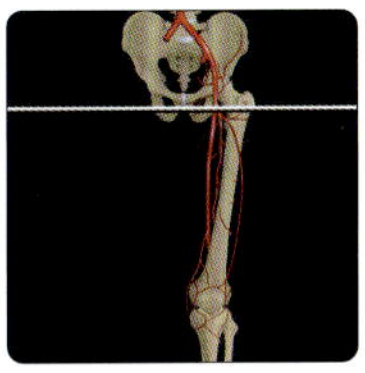

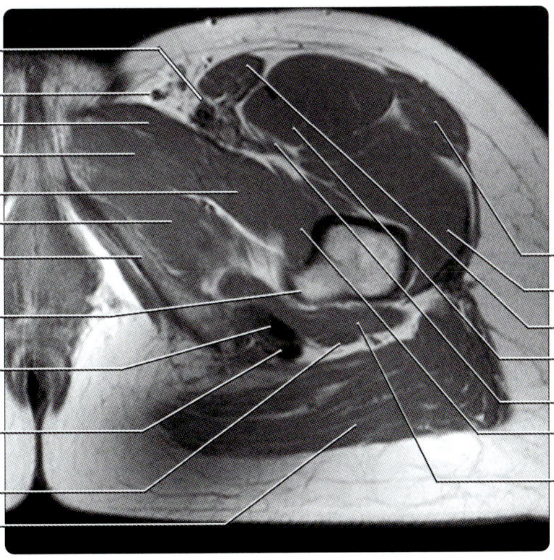

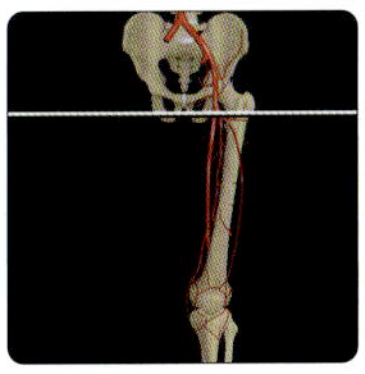

上图：大隐静脉汇入股总静脉中。臀中肌肌腱止于大转子外侧面。除臀大肌外，股方肌是髋关节外旋肌中位于最下方的肌肉，呈水平方向深入臀大肌深面。

中图：耻骨肌位于髂腰肌内侧，并于其下方止于股骨干近端。半腱肌肌腱和股二头肌长头肌腱于此处分离。

下图：在股肌中，股外侧肌的起点最靠近侧，此层面可看到股中间肌。旋股外侧动脉走行于缝匠肌和股直肌深面。

横轴位 T_1WI，右侧大腿上部

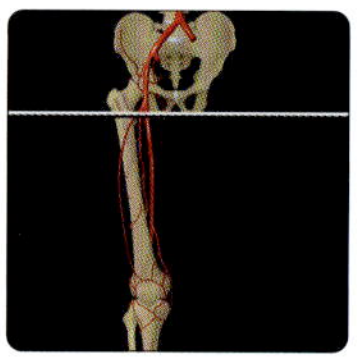

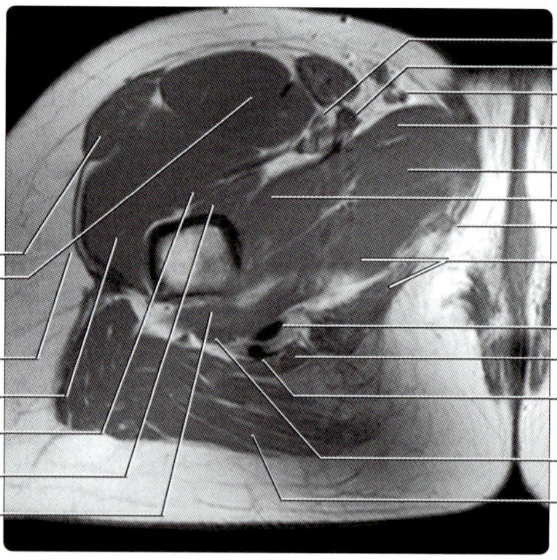

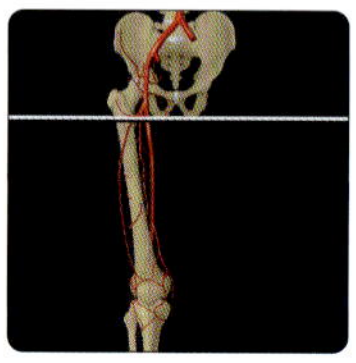

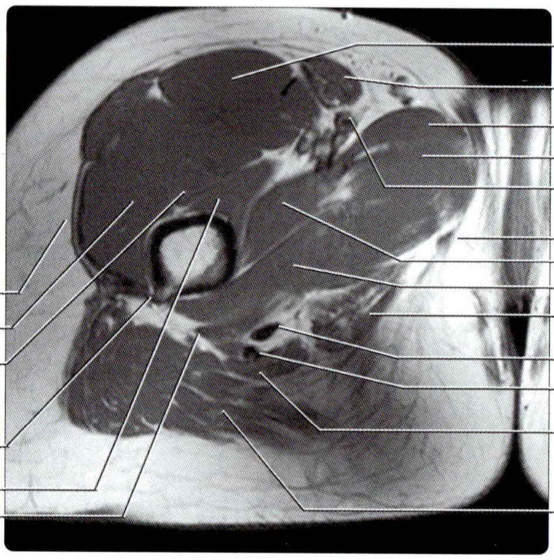

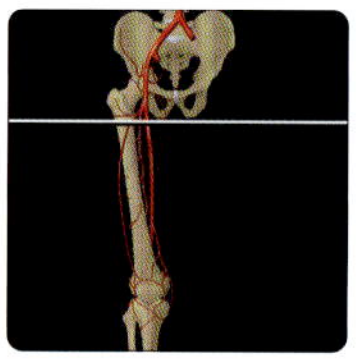

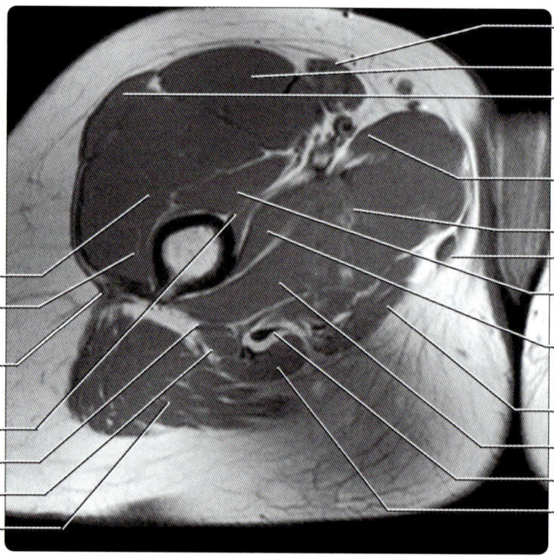

上图：此层面可看到全部 4 块股肌，股中间肌和股内侧肌较小。股神经可辨认，其分支完全位于股三角内。层面内可看到大收肌的两个起点，位于较前方的部分（又被称为小收肌）起自耻骨下支，而后部起自坐骨结节。

中图：半膜肌的走行方向与其他腘绳肌相反，半膜肌肌腱更靠内侧。本层面可清晰显示股薄肌肌腱，本层面以上与其他结构肉眼通常无法分辨。

下图：臀大肌止于髂胫束以及股骨臀肌粗隆（股骨粗线）的上外侧部分。小收肌是大收肌最上方的部分，止于臀大肌附近。

横轴位 T_1WI，左侧大腿上部

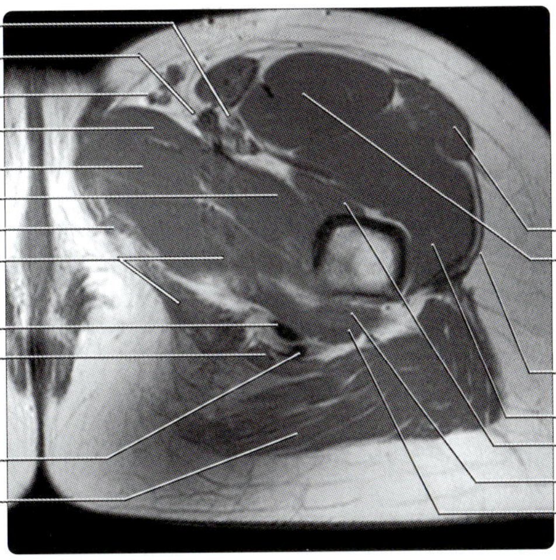

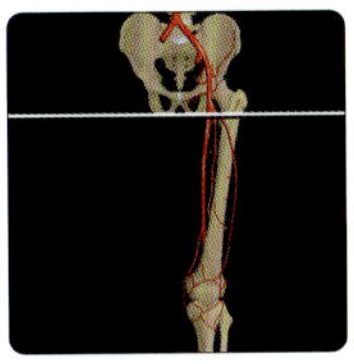

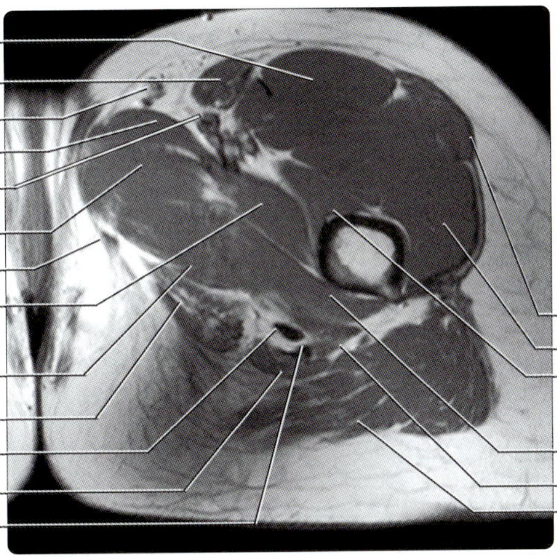

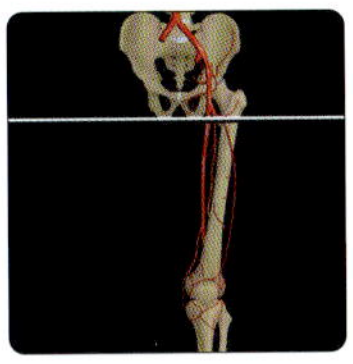

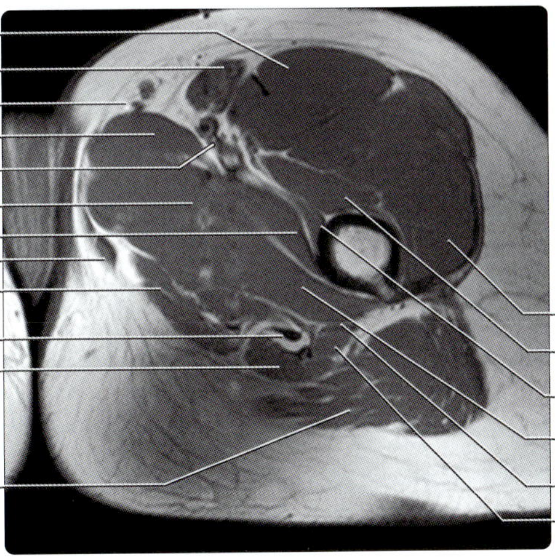

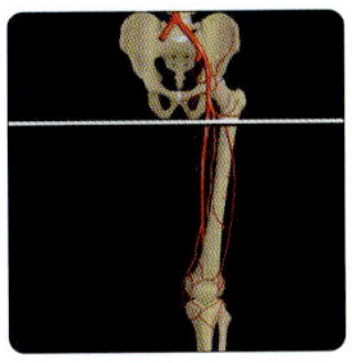

上图：此层面可看到全部 4 块股肌，股中间肌和股内侧肌较小。股神经可辨认，其分支完全位于股三角内。层面内可看到大收肌的两个起点，位于较前方的部分（又被称为小收肌）起自耻骨下支，而后部起自坐骨结节。

中图：半膜肌的走行方向与其他腘绳肌相反，半膜肌肌腱更靠内侧。本层面可清晰显示股薄肌肌腱，本层面以上与其他结构肉眼通常无法分辨。

下图：臀大肌止于髂胫束以及股骨臀肌粗隆（股骨粗线）的上外侧部分。小收肌是大收肌最上方的部分，止于臀大肌附近。

横轴位 T_1WI，右侧大腿上部

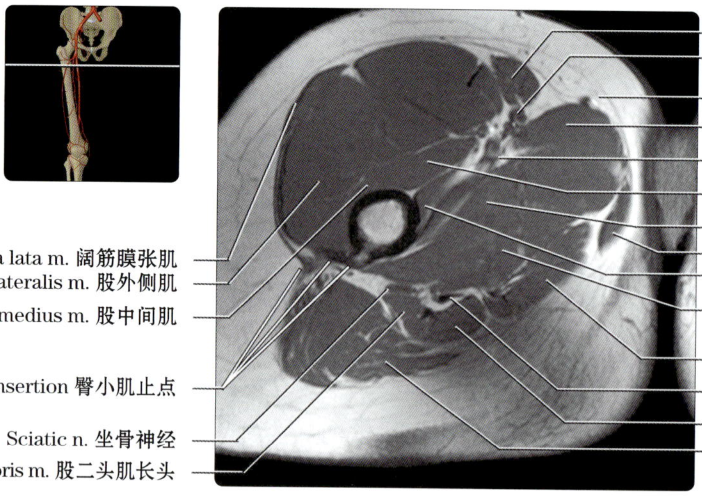

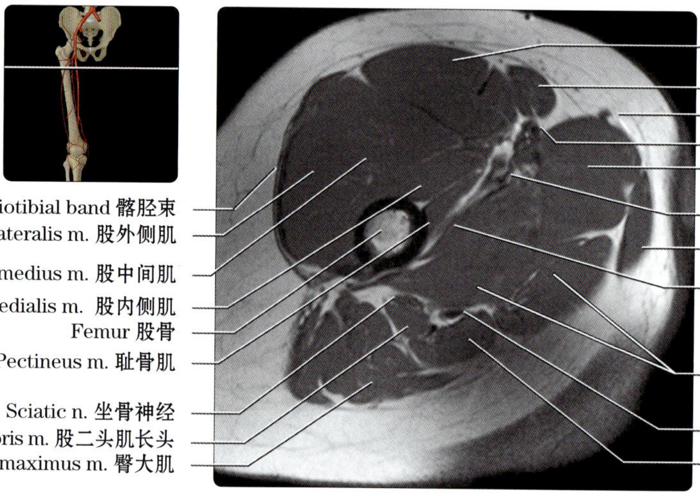

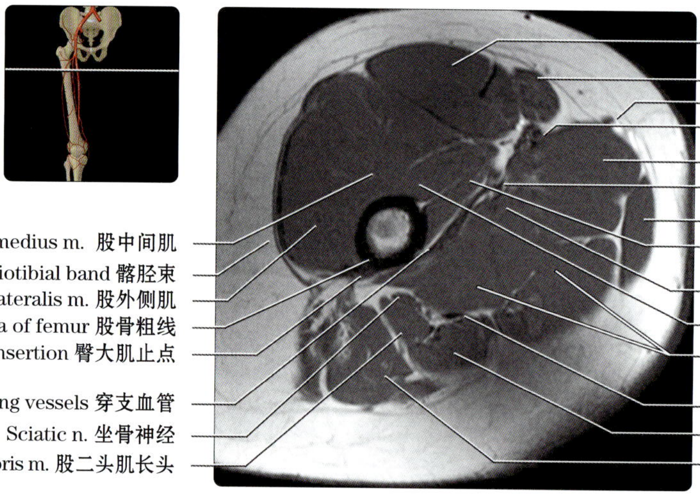

上图：股总血管分为股浅血管和股深血管。本层可见股薄肌。阔筋膜张肌更加扁平。坐骨神经位于股二头肌深面。

中图：大收肌由多个部分组成的大块肌肉，最内侧部分称为坐骨髁部，附着于股骨内侧髁上线的收肌结节处。

下图：本层面可见较大的穿支动脉，为股深动脉的分支。阔筋膜张肌完全止于髂胫束。在整个大腿部，坐骨神经均位于股二头肌深面。

横轴位 T_1WI，左侧大腿上部

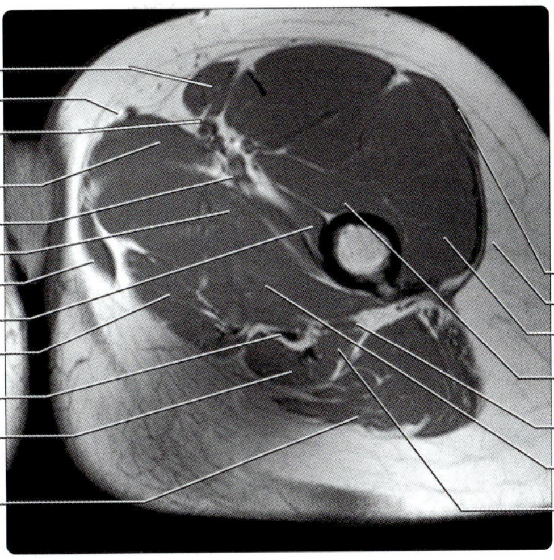

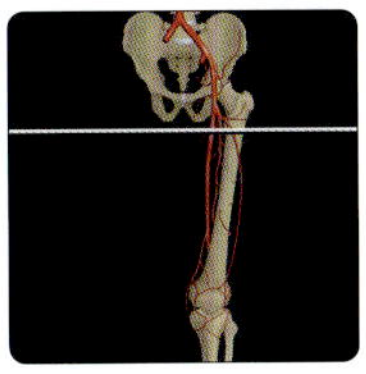

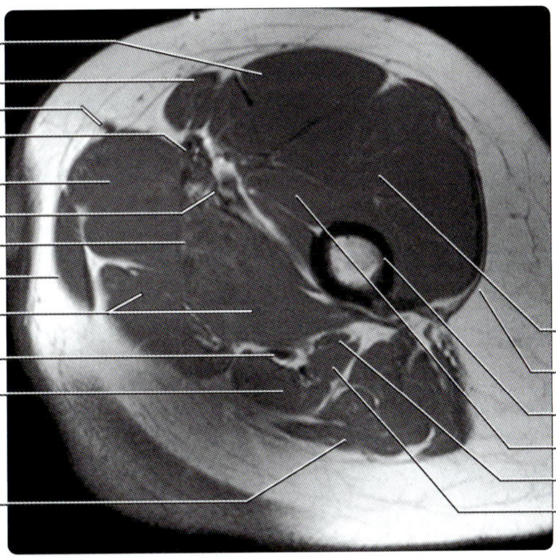

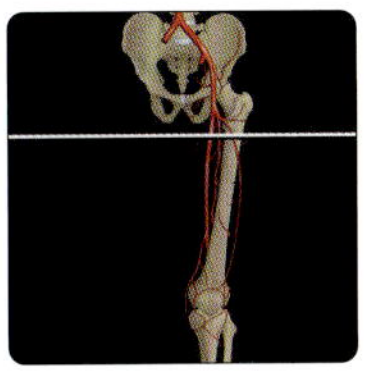

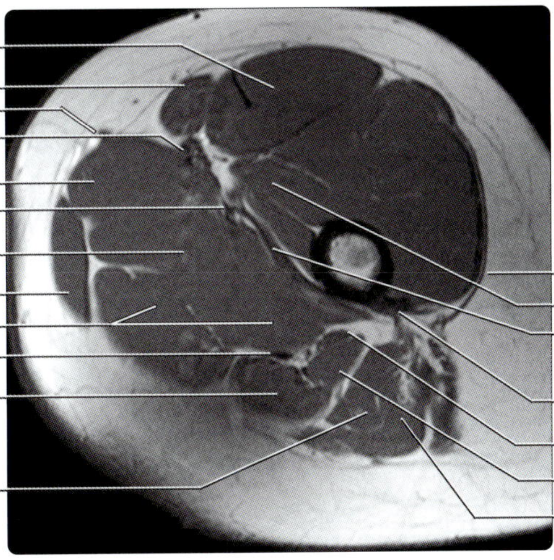

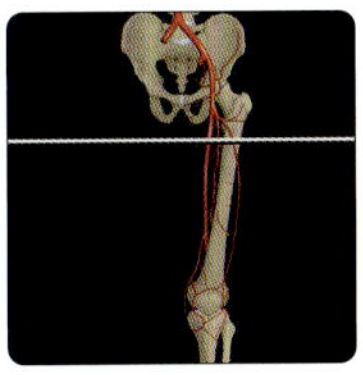

上图：股总血管分为股浅血管和股深血管。本层可见股薄肌。阔筋膜张肌更加扁平。坐骨神经位于股二头肌深面。

中图：大收肌是由多个部分组成的大块肌肉，最内侧部分称为坐骨髁部，附着于股骨内侧髁上线的收肌结节处。

下图：本层面可见较大的穿支动脉，为股深动脉的分支。阔筋膜张肌完全止于髂胫束。在整个大腿部，坐骨神经均位于股二头肌深面。

横轴位 T_1WI，右侧大腿中部

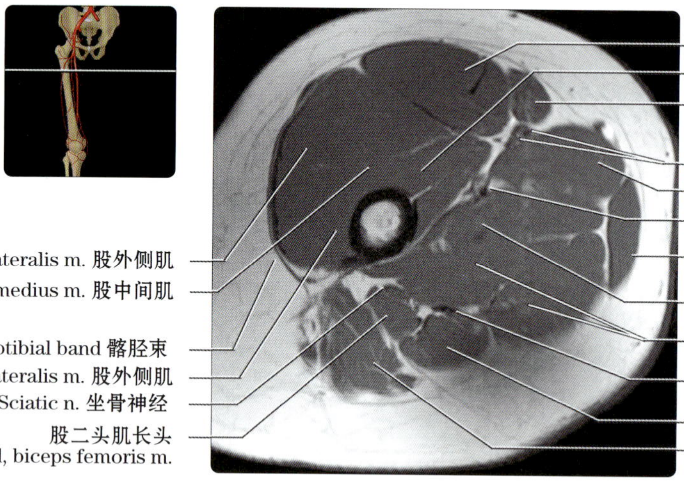

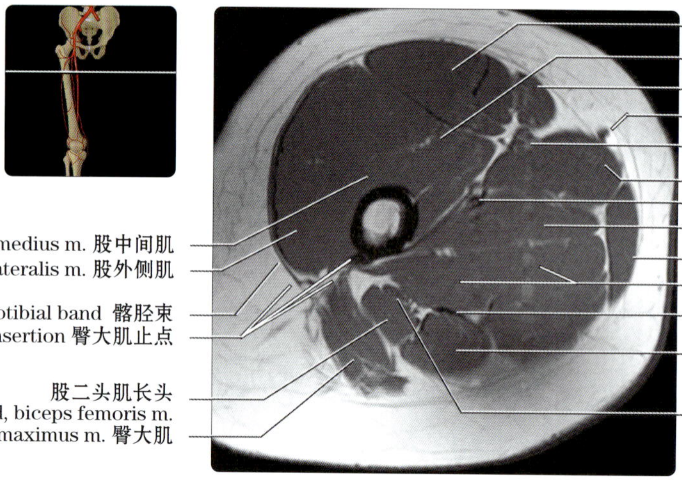

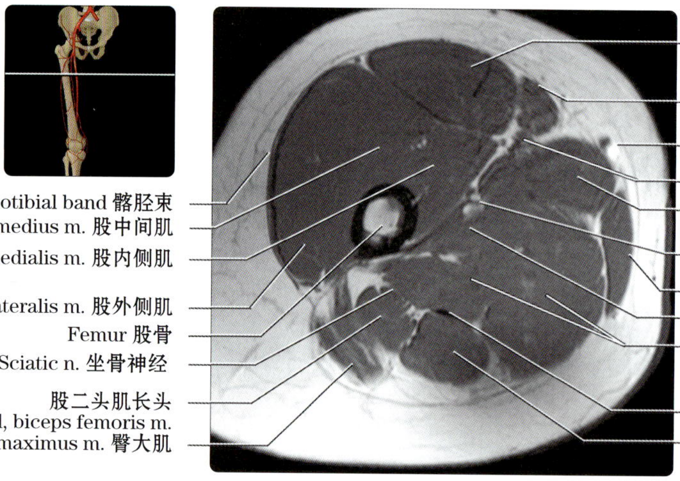

上图：在大腿中部层面，很难区分股部肌肉，各股肌之间由不完整的脂肪层分隔，股外侧肌环绕着股中间肌的前缘。

中图：臀大肌广泛止于髂胫束和臀肌粗隆，股骨粗线前外侧的突出。

下图：半腱肌肌腹于大腿中部增大，半腱肌和半膜肌肌腹关系紧密，半腱肌越向下走行越小，而半膜肌则增大。

横轴位 T_1WI，左侧大腿中部

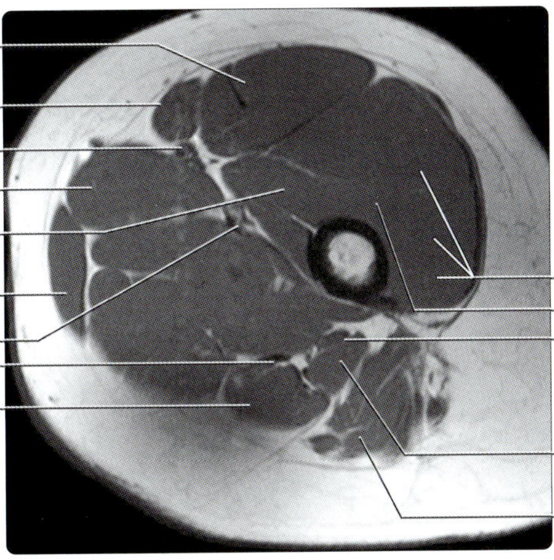

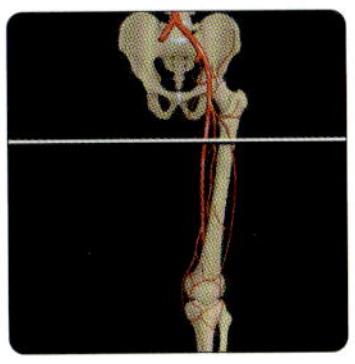

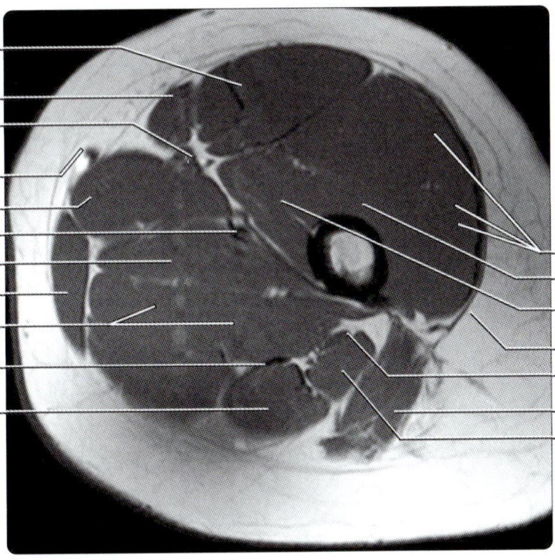

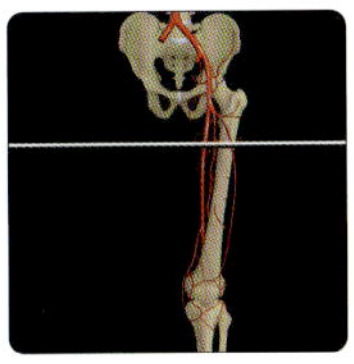

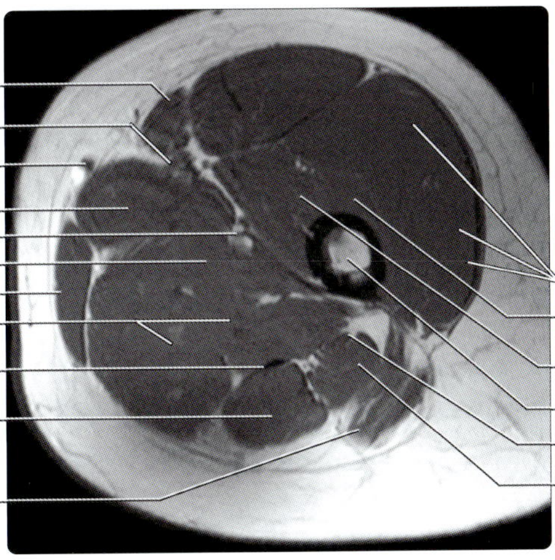

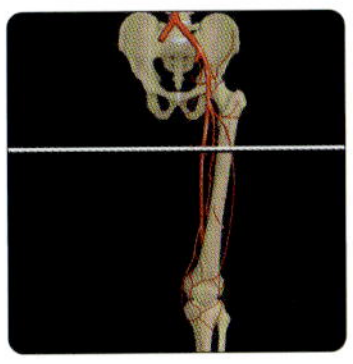

上图：在大腿中部层面，很难区分股部肌肉，各股肌之间由不完整的脂肪层分隔。股外侧肌环绕着股中间肌的前缘。

中图：臀大肌广泛止于髂胫束和臀肌粗隆，股骨粗线前外侧的突出。

下图：半腱肌肌腹于大腿中部增大，半腱肌和半膜肌肌腹关系紧密，半腱肌越向下走行越小，而半膜肌则增大。

横轴位 T_1WI，右侧大腿中部

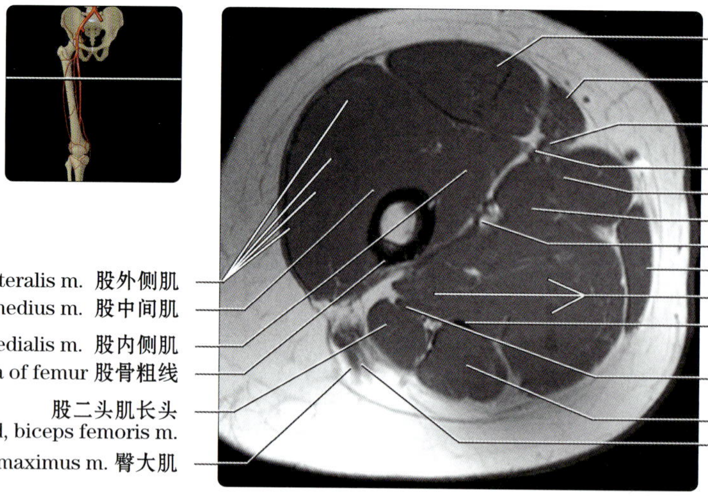

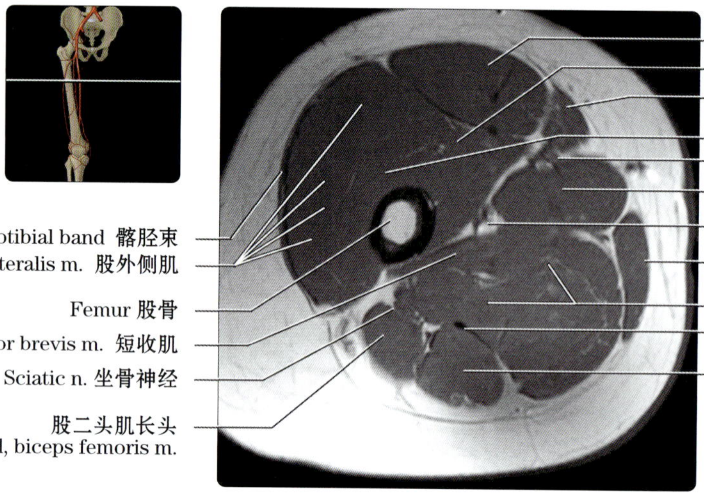

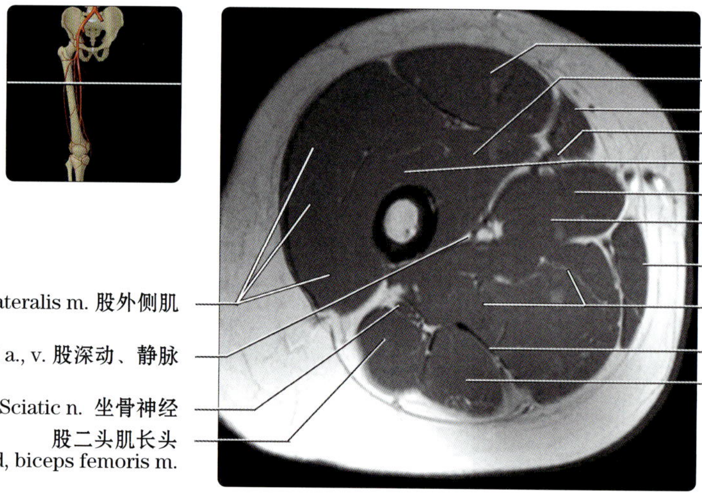

上图：隐神经是股神经最大的皮支，在本层面上位于股血管前方，再向下将偏内侧并接近皮下，与隐静脉伴行。

中图：股外侧肌宽大并覆盖于股中间肌表面，股薄肌变为束状并随之向下、稍向后方移行。

下图：在大腿中部层面，大收肌是最大的肌肉。半膜肌肌腱较薄，起始部向内侧走行，其肌腱起自半腱肌肌腱的前外侧。至大腿中部层面，半膜肌位于半腱肌的内侧，到大腿下部层面又回到半腱肌前方。

横轴位 T_1 WI，左侧大腿中部

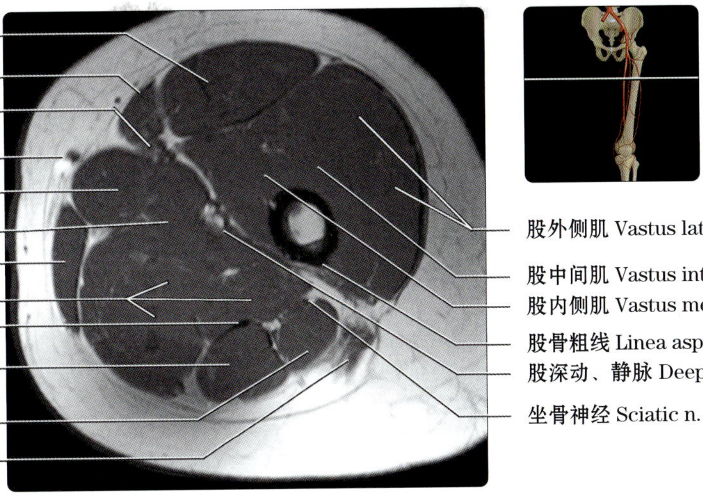

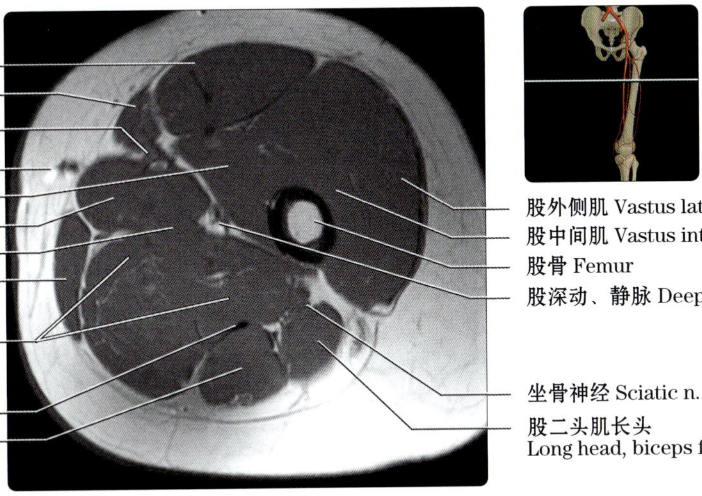

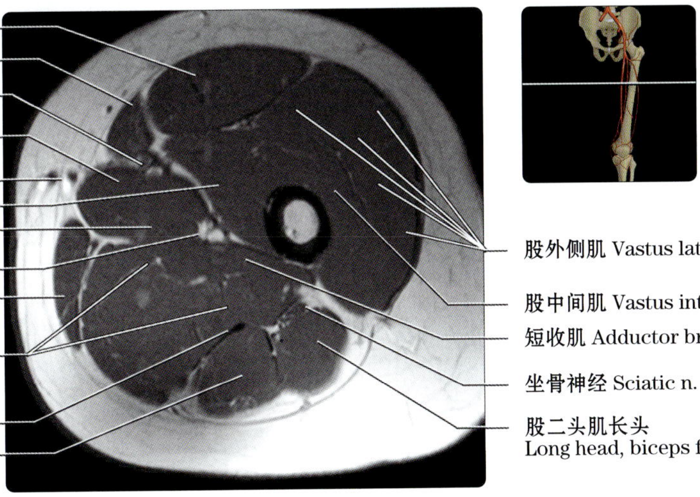

上图：隐神经是股神经最大的皮支，在本层面上位于股血管前方，再向下将偏内侧并接近皮下，与隐静脉伴行。

中图：股外侧肌宽大并覆盖于股中间肌表面，股薄肌变为束状并随之向下、稍向后方移行。

下图：在大腿中部层面，大收肌是最大的肌肉。半膜肌肌腱较薄，起始部向内侧走行，其肌腱起自半腱肌肌腱的前外侧。至大腿中部层面，半膜肌位于半腱肌的内侧，至大腿下部层面又回到半腱肌前方。

横轴位 T_1WI，右侧大腿中部

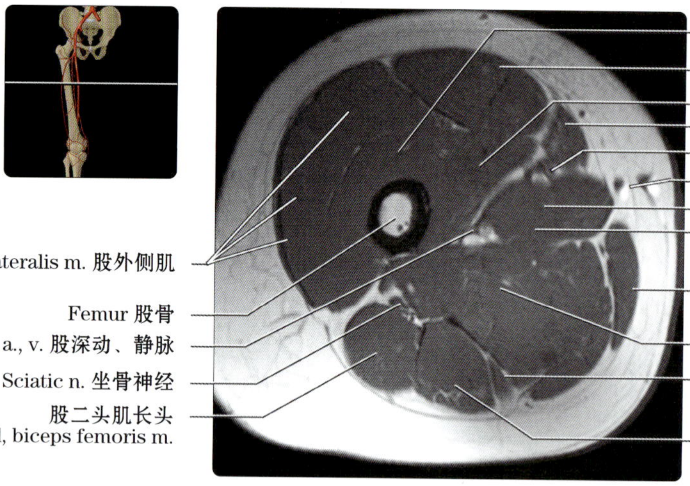

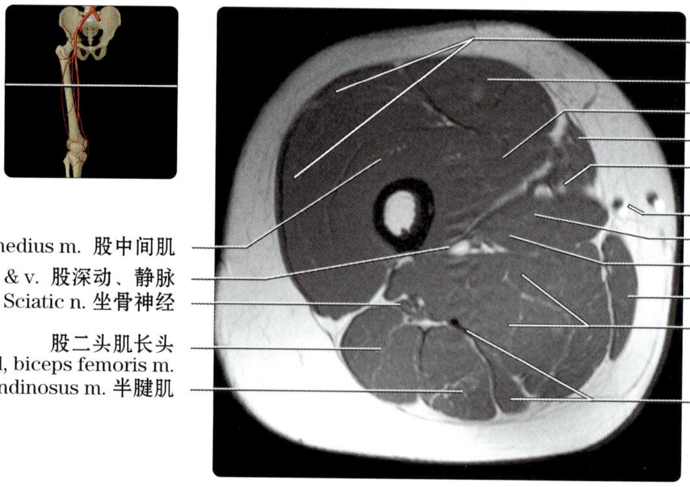

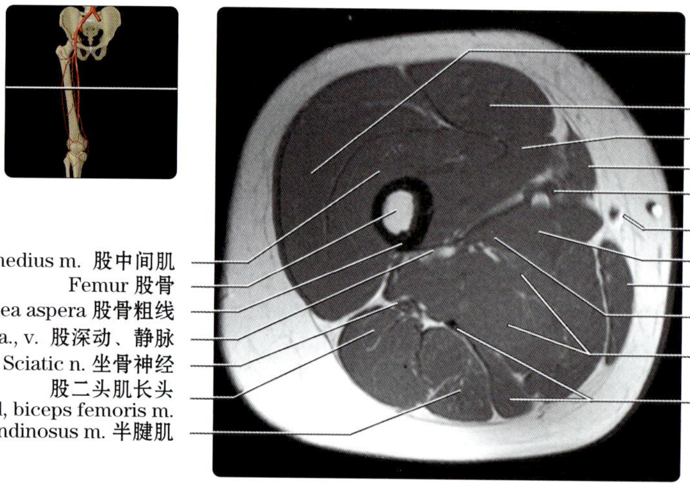

上图：在本层面及以下位置，可见有脂肪层将股外侧肌与股内侧肌分开。半膜肌肌腱内侧部逐渐出现，位于半腱肌的内侧。

中图：缝匠肌继续位于内侧走行，在本层面开始向后方走行，最终位于股薄肌的正前方。通过缝匠肌的位置可以大致判断大腿横轴位图像的位置。

下图：半膜肌体积继续增大。股二头肌长头在大腿中部横断面上其体积达最大，股二头肌短头尚未出现。短收肌止于股骨干。

横轴位 T_1WI，左侧大腿中部

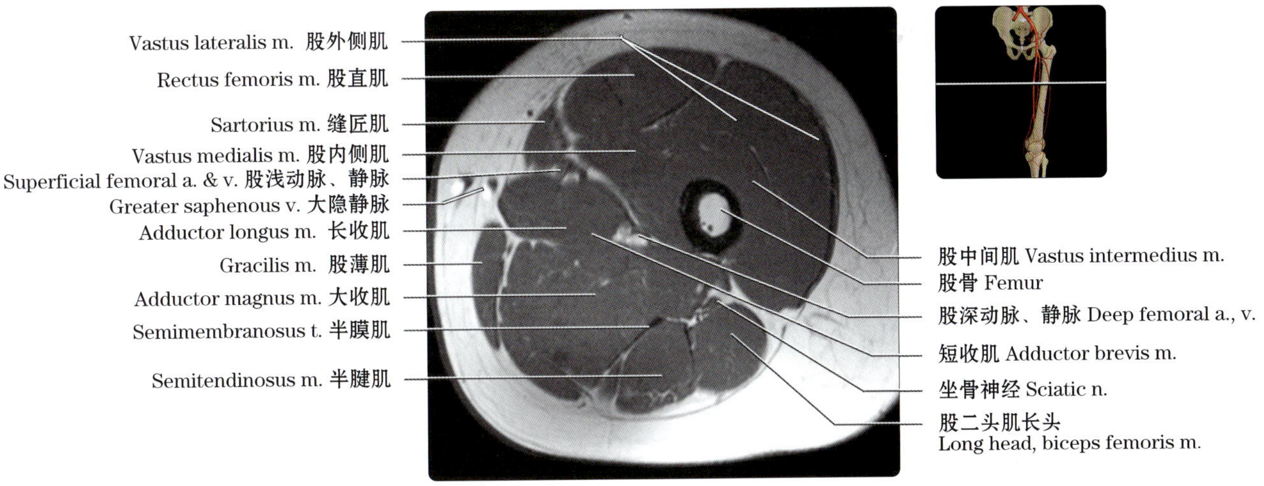

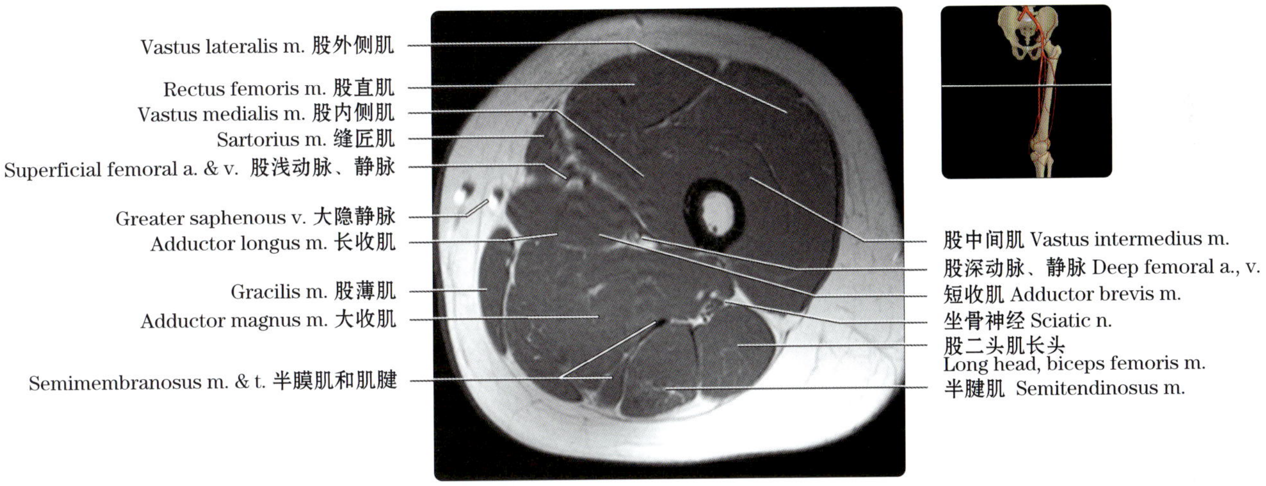

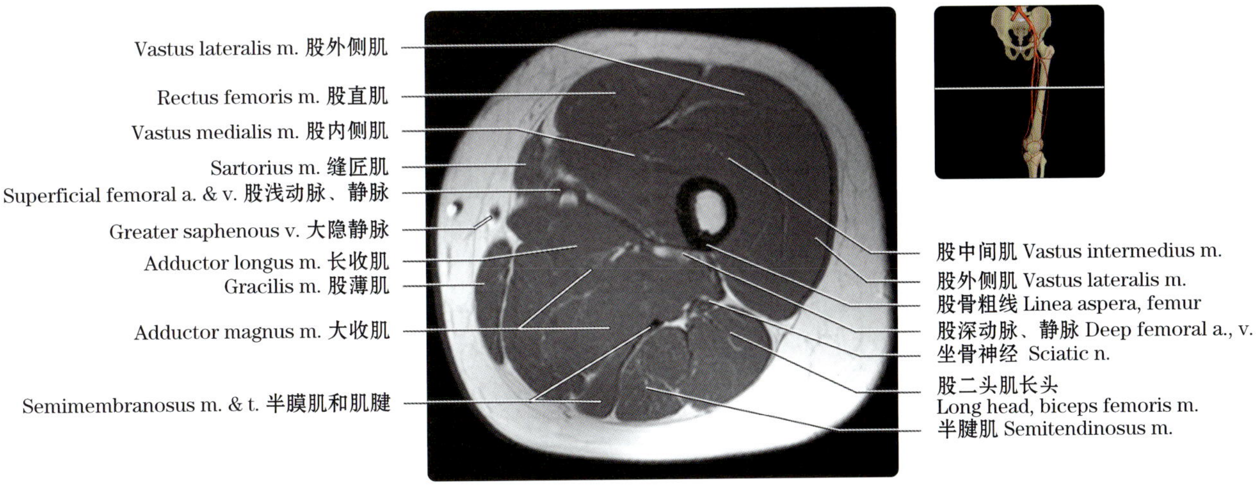

上图：在本层面及以下位置，可见有脂肪层将股外侧肌与股内侧肌分开，半膜肌肌腱逐渐出现，位于半腱肌的内侧。

中图：缝匠肌继续位于内侧走行，在本层面开始向后方走行，最终位于股薄肌的正前方。通过缝匠肌的位置可以大致判断大腿横轴位图像的位置。

下图：半膜肌体积继续增大。股二头肌长头在大腿中部横断面上其体积达最大，股二头肌短头尚未出现。短收肌止于股骨干。

横轴位 T_1WI，右侧大腿中部

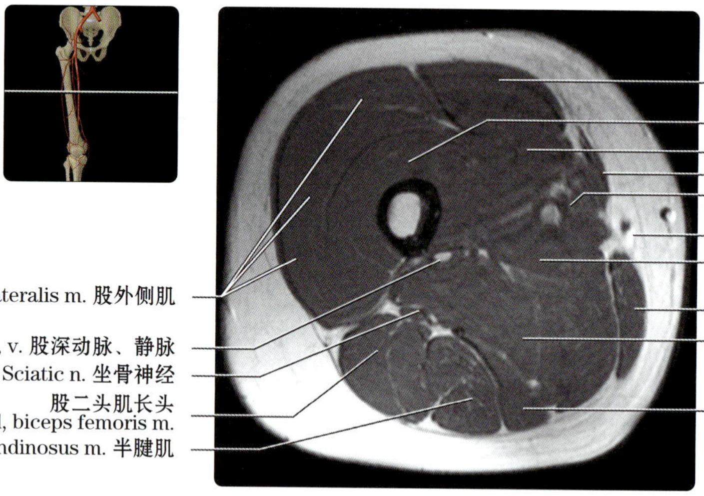

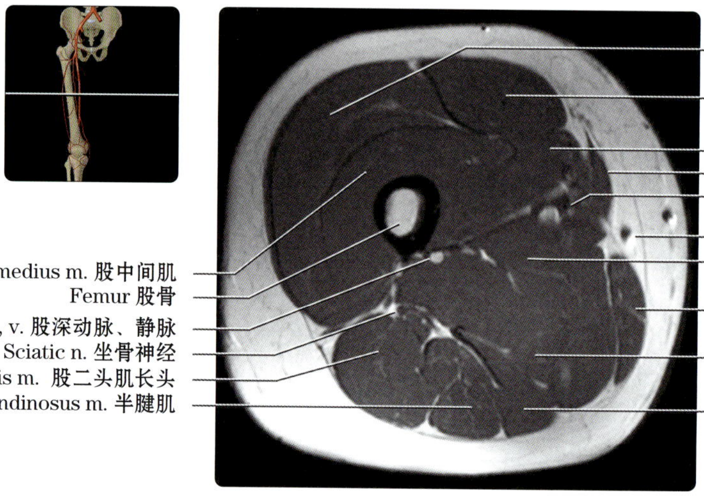

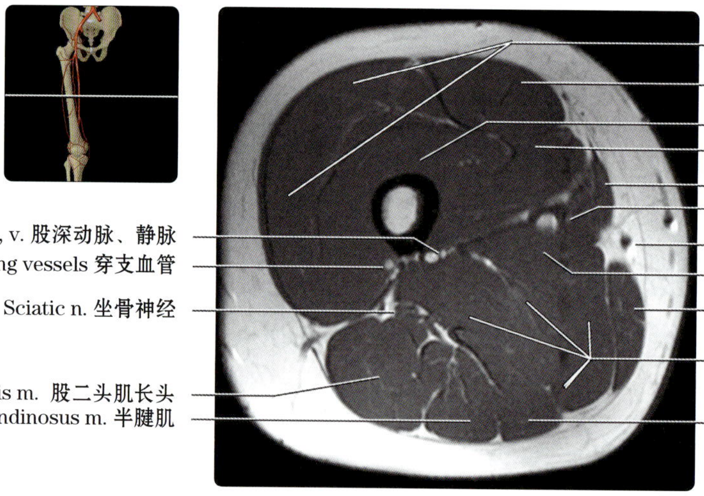

上图：股薄肌继续向后走行，缝匠肌移向股薄肌。

中图：半膜肌肌腹逐渐增大，半腱肌肌腹逐渐减小。大腿长收肌全程均位于大收肌前方。

下图：缝匠肌斜向走行并有独立筋膜覆盖，通常认为其具有相对独立的筋膜间室。高于此层面，此肌肉与前间室的其他肌肉没有直接联系。

横轴位 T_1WI，左侧大腿中部

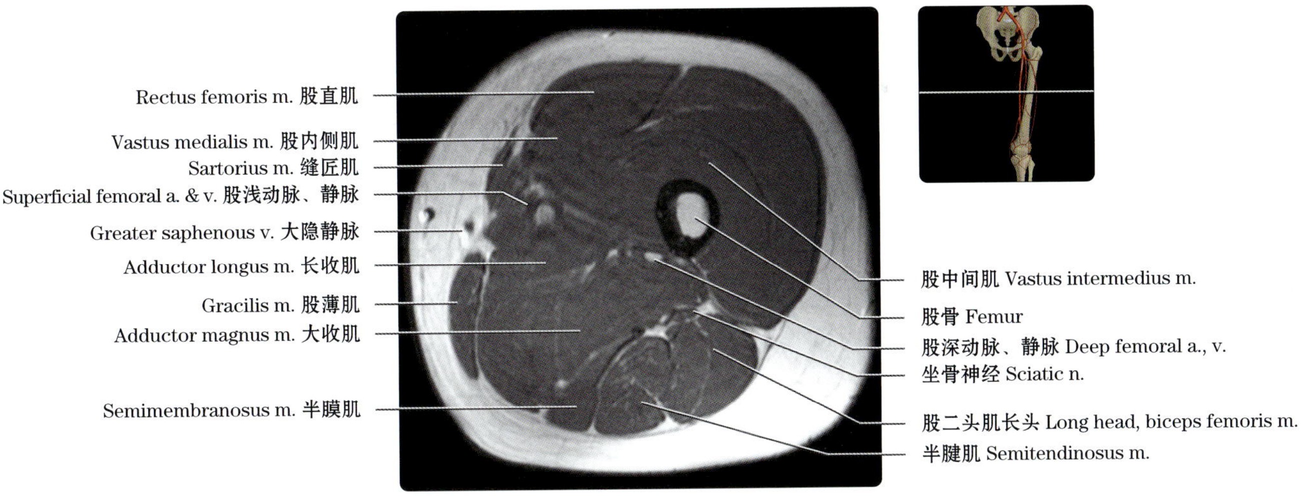

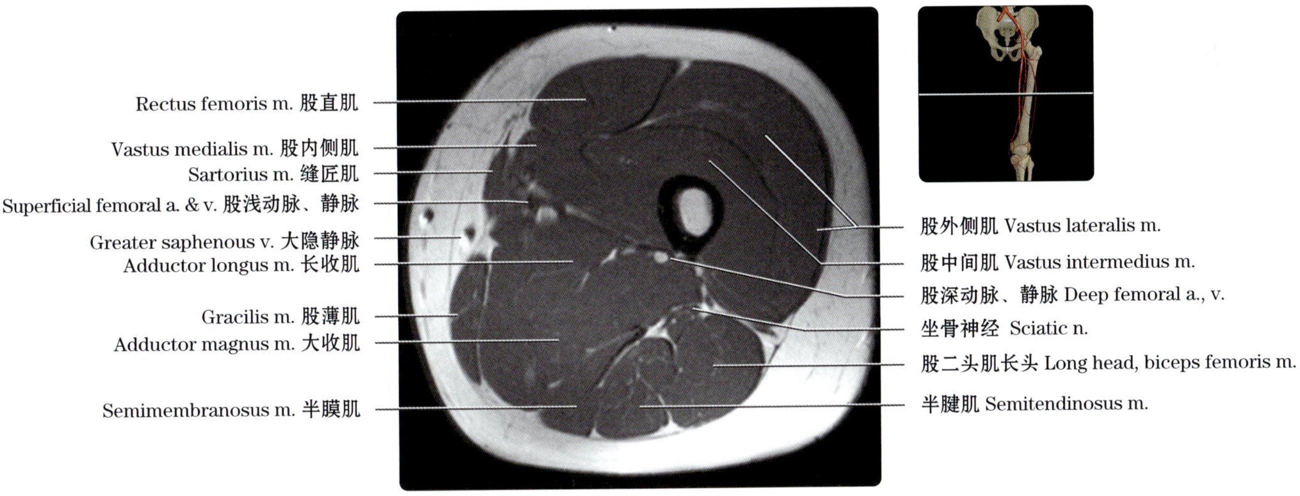

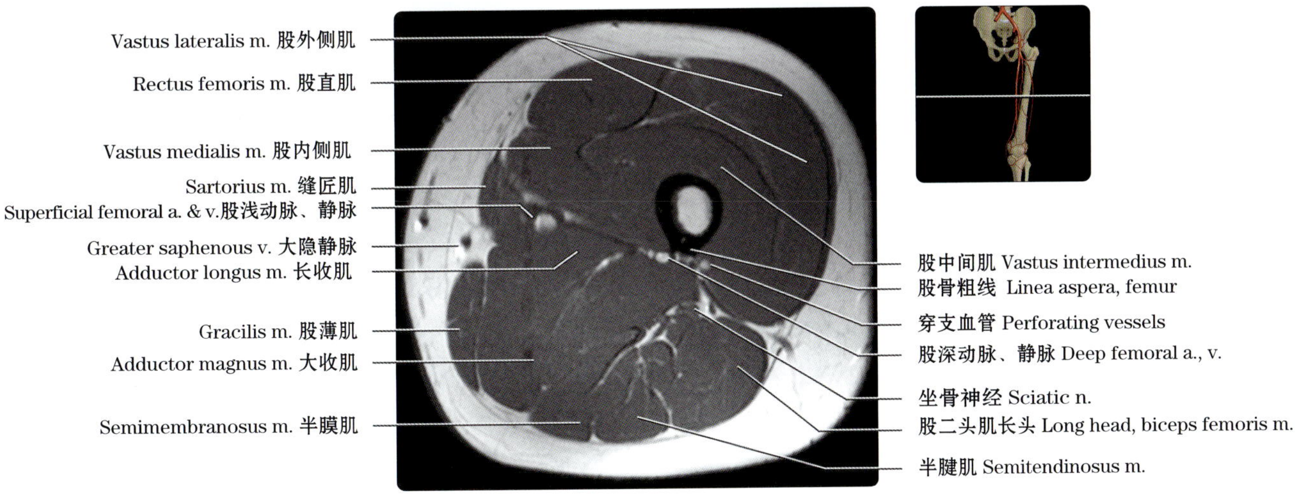

上图：股薄肌继续向后走行，缝匠肌移向股薄肌。

中图：半膜肌肌腹逐渐增大，半腱肌肌腹逐渐减小。大腿长收肌全程均位于大收肌前方。

下图：缝匠肌斜向走行并有独立筋膜覆盖，通常认为其具有相对独立的筋膜间室。高于此层面，此肌肉与前间室的其他肌肉没有直接联系。

横轴位 T_1WI，右侧大腿中部

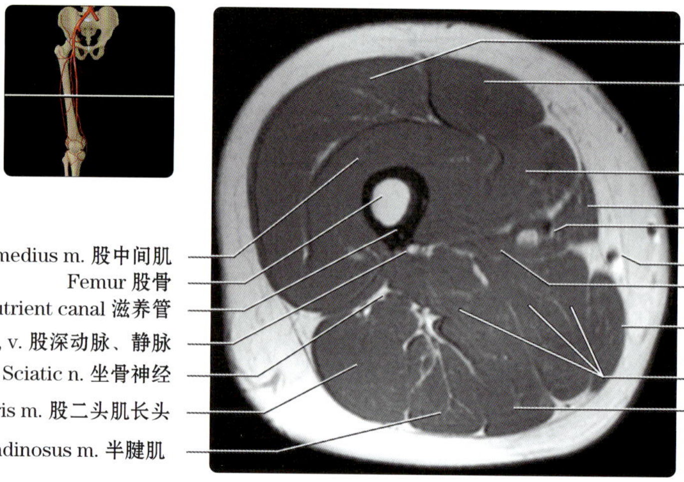

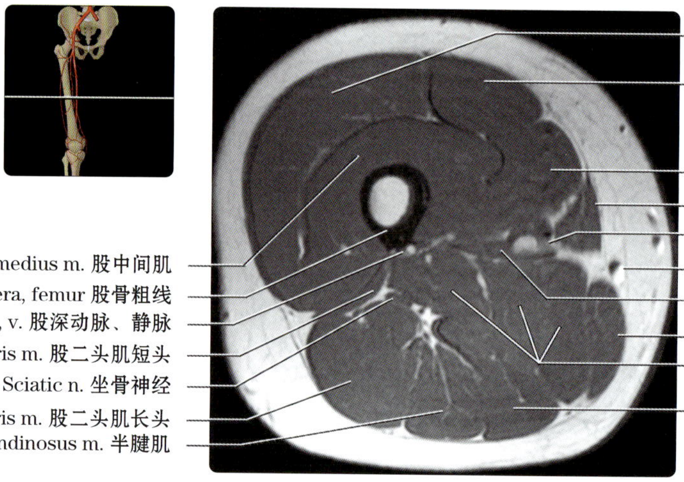

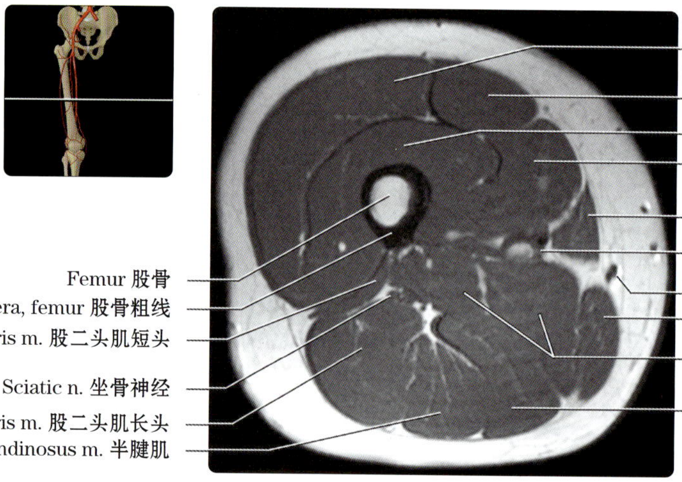

上图：股深血管从大腿上部的分支点起，向外下走行，本层面上走行于股骨后方。本层面可见长收肌的最下部。大收肌、股薄肌和缝匠肌是内侧筋膜间室中能延伸到大腿远端的肌肉。

中图：股二头肌短头起源于大腿中部粗线的外侧边缘，位于大收肌和股外侧肌之间。

下图：股直肌位于股内侧肌和股外侧肌之间，股深血管终止于大腿中部。

横轴位 T_1WI，左侧大腿中部

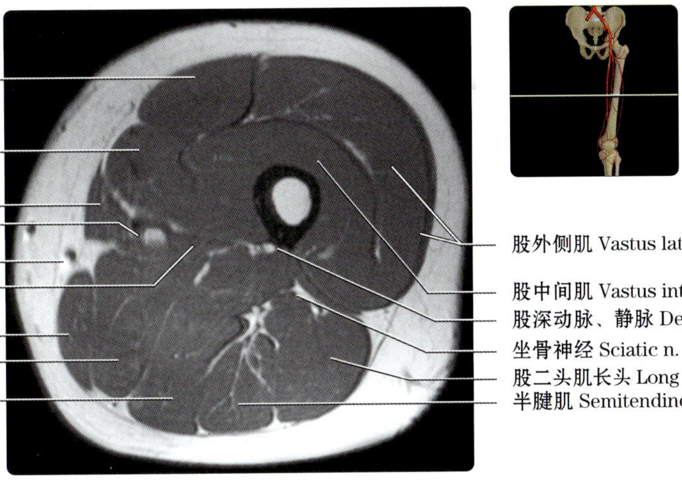

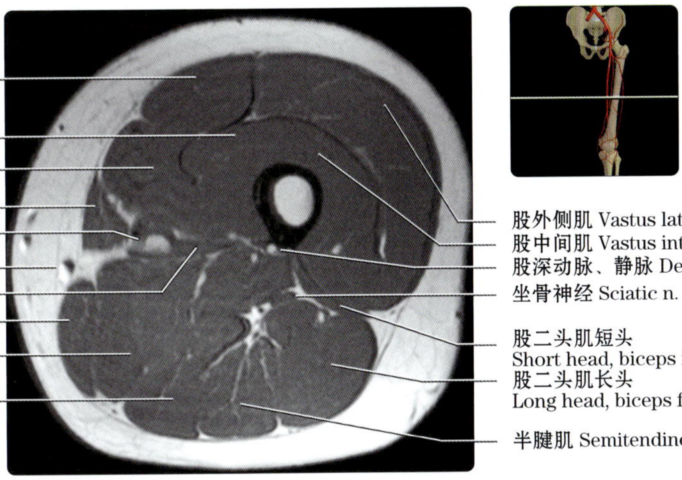

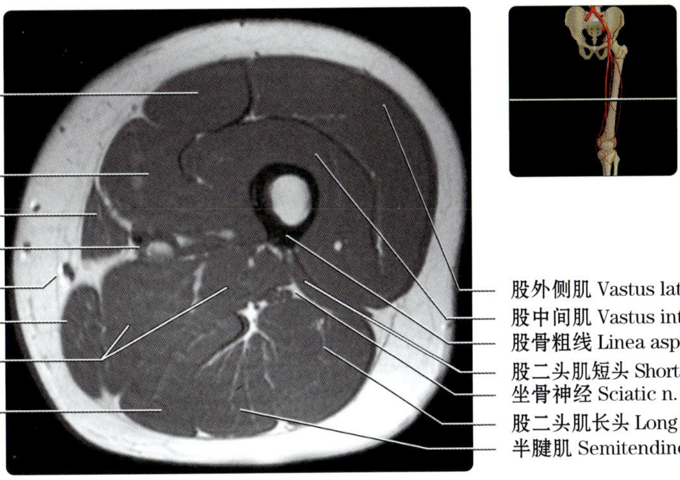

上图：股深血管从大腿上部的分支点起，向外下走行，本层面上走行于股骨后方。本层面可见长收肌的最下部。大收肌、股薄肌和缝匠肌是内侧筋膜间室中能延伸到大腿远端的肌肉。

中图：股二头肌短头起源于大腿中部粗线的外侧边缘，位于大收肌和股外侧肌之间。

下图：股直肌位于股内侧肌和股外侧肌之间。股深血管终止于大腿中部。

横轴位 T_1WI，右侧大腿中部

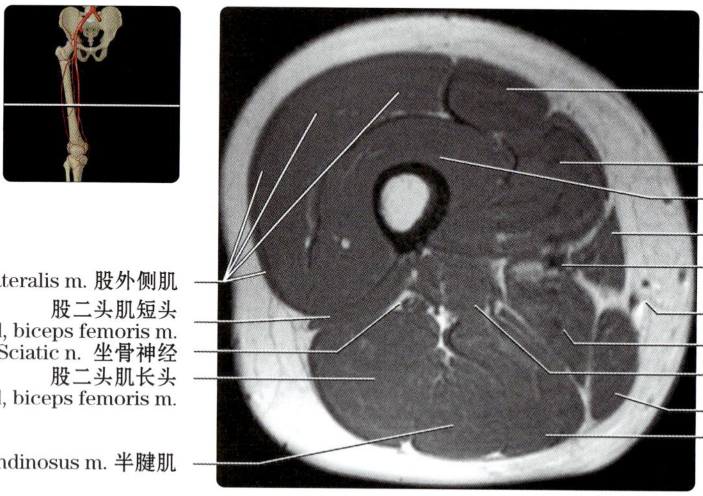

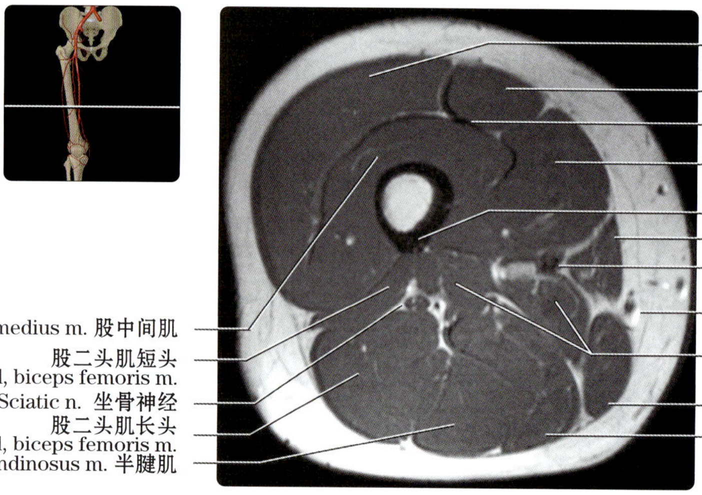

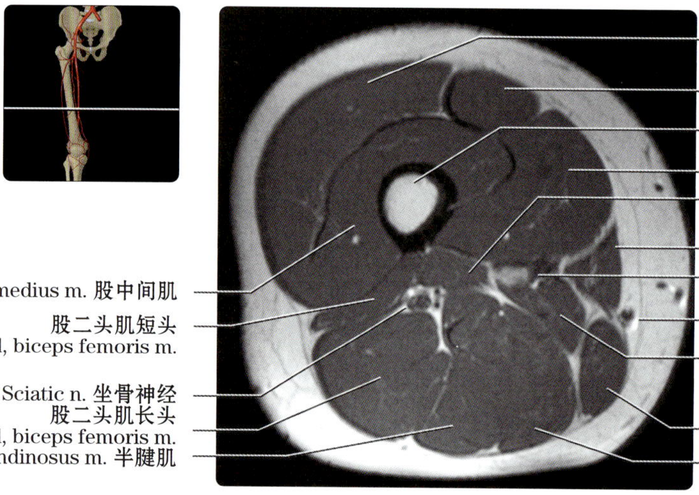

上图：大收肌部分止于股骨后侧，与向尾侧延伸的坐骨髁肌纤维分离，大收肌止点较宽。

中图：股直肌肌腱在本层面位于肌肉的深面。股二头肌短头的起点和大收肌位于股骨粗线上的止点清晰可见。

下图：股直肌和半腱肌的肌腹在大腿远段层面均变小，股二头肌短头位于股骨后方粗线上的起点较长。

横轴位 T_1WI，左侧大腿中部

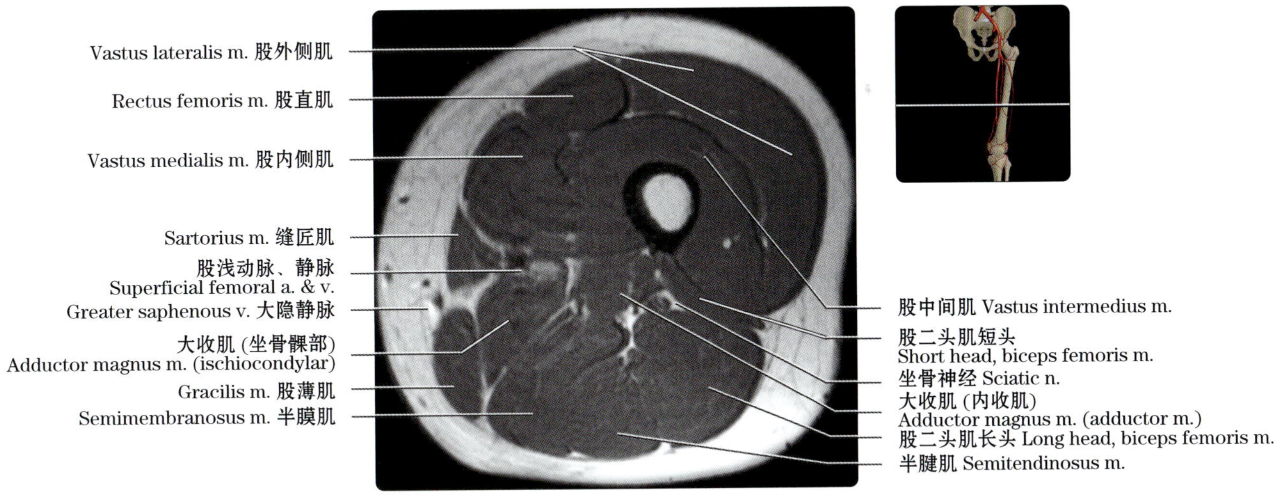

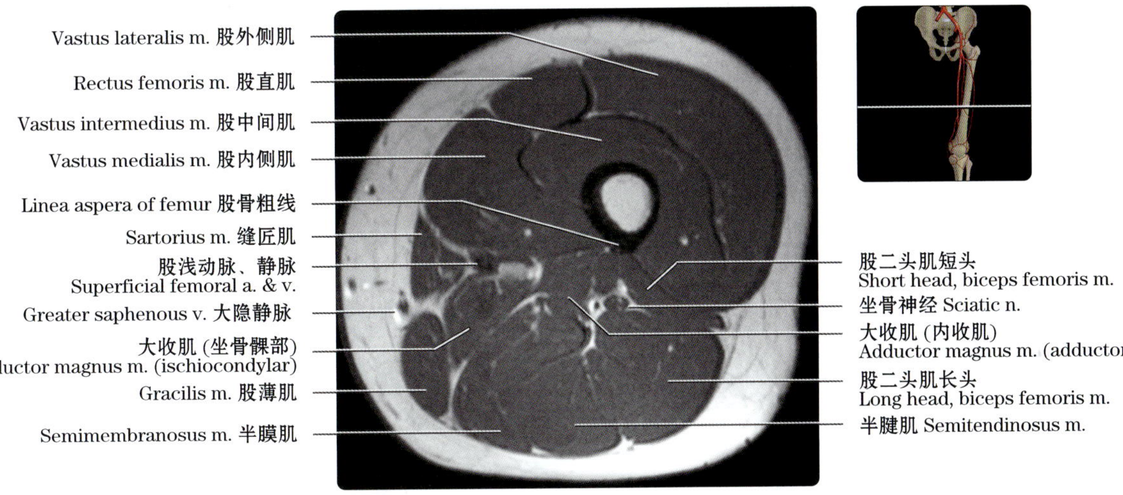

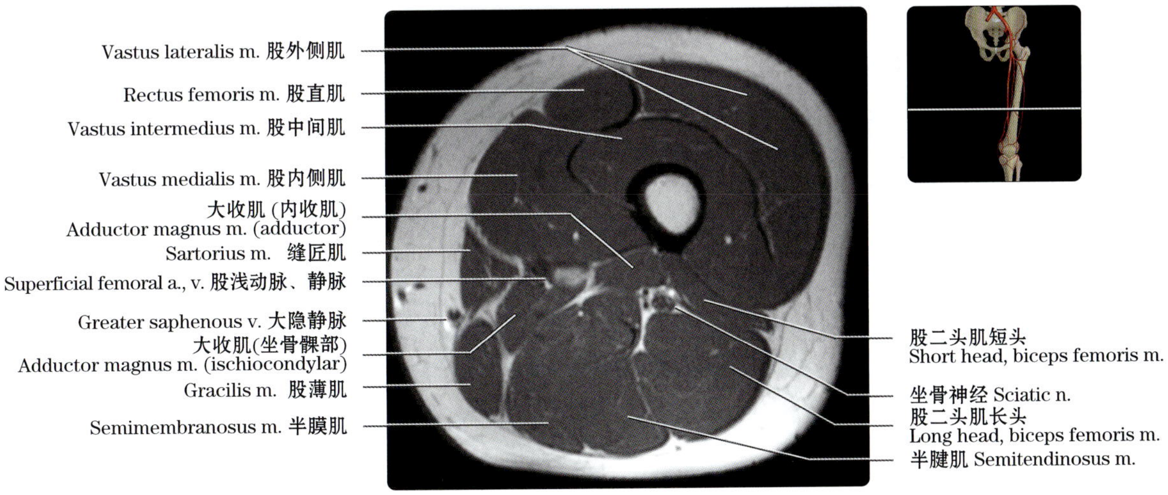

上图：大收肌部分止于股骨后侧，与向尾侧延伸的坐骨髁肌纤维分离，大收肌止点较宽。

中图：股直肌肌腱在本层面位于肌肉的深面。股二头肌短头的起点和大收肌位于股骨粗线上的止点清晰可见。

下图：股直肌和半腱肌的肌腹在大腿远段层面均变小，股二头肌短头位于股骨后方粗线上的起点较长。

横轴位 T_1WI，右侧大腿中部

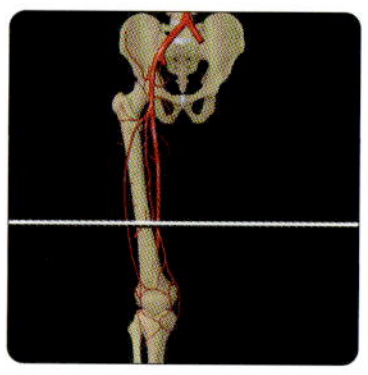

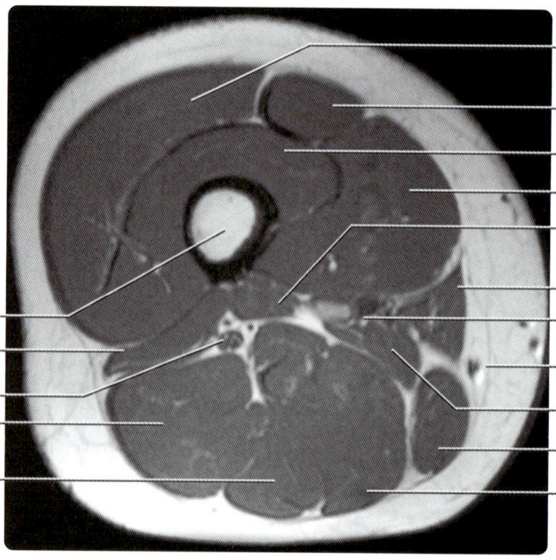

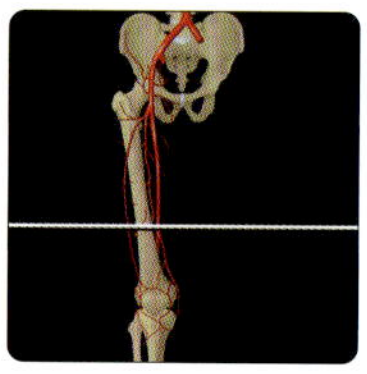

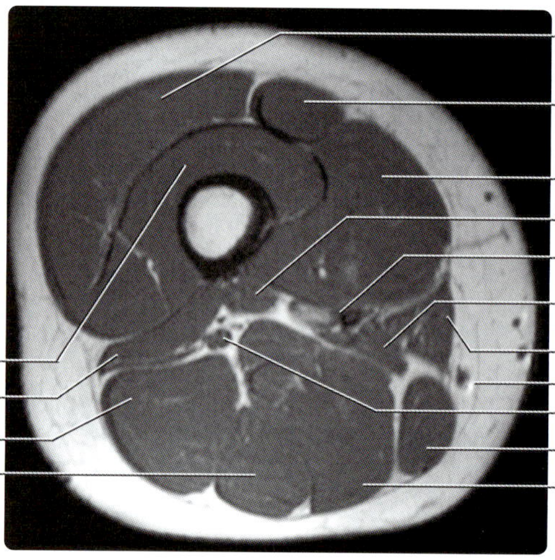

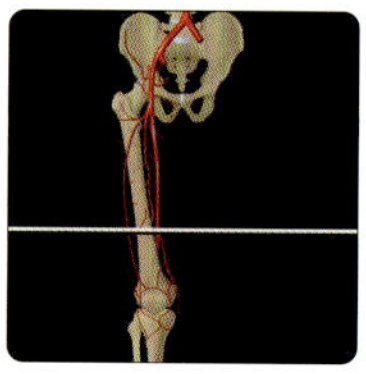

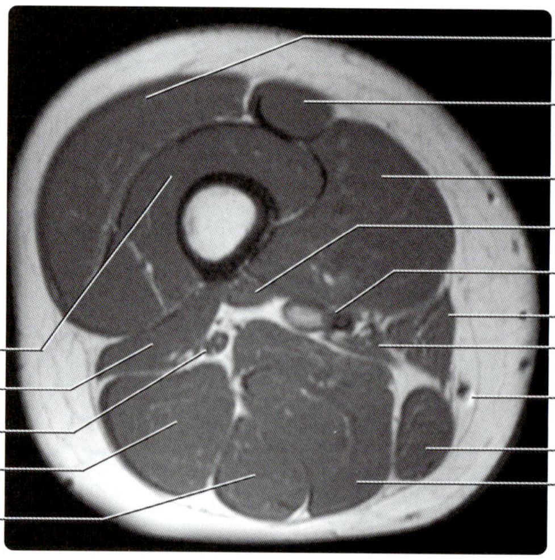

上图：股内侧肌比大腿远端部的股四头肌其余部分增大，坐骨神经继续沿着股二头肌的深部走行。

中图：缝匠肌和股薄肌位于大腿内侧的后半部分，半腱肌在本层面变小。

下图：大收肌的内收肌和坐骨髁部分离形成内收肌间隙。股浅血管穿过内收肌间隙进入腘窝，通过此间隙时，移行为腘血管。

横轴位 T_1WI，左侧大腿中部

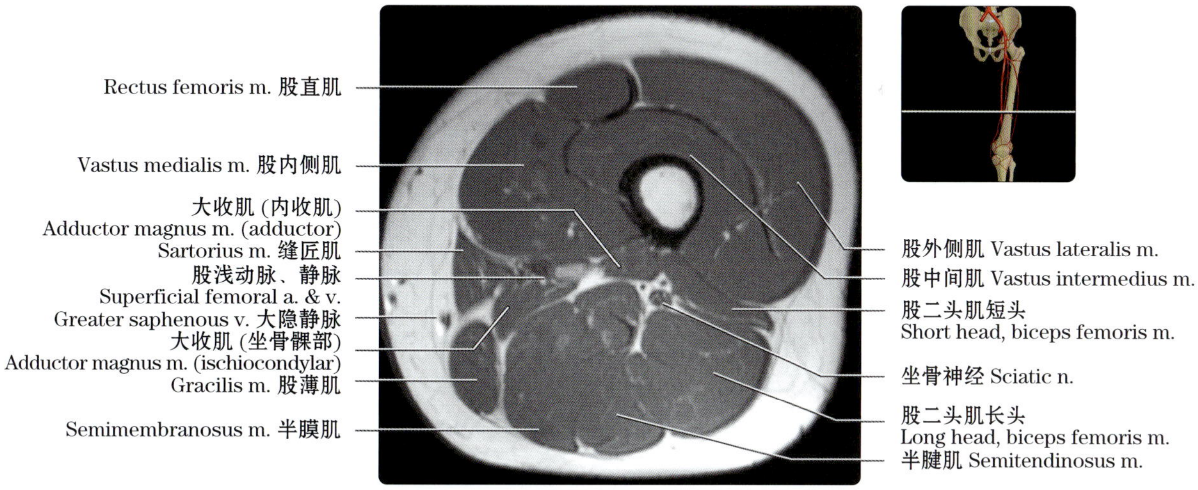

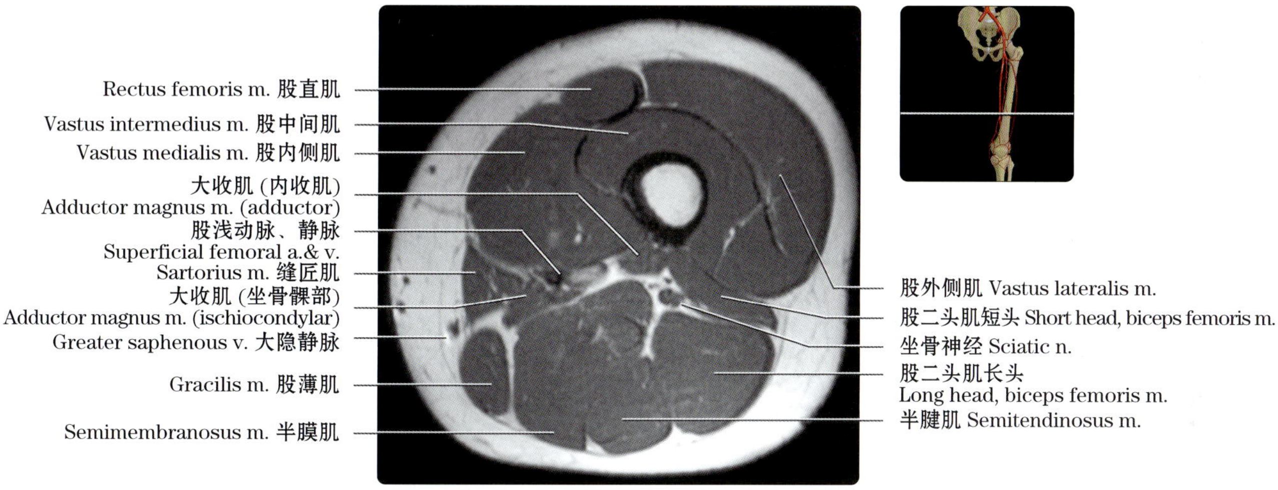

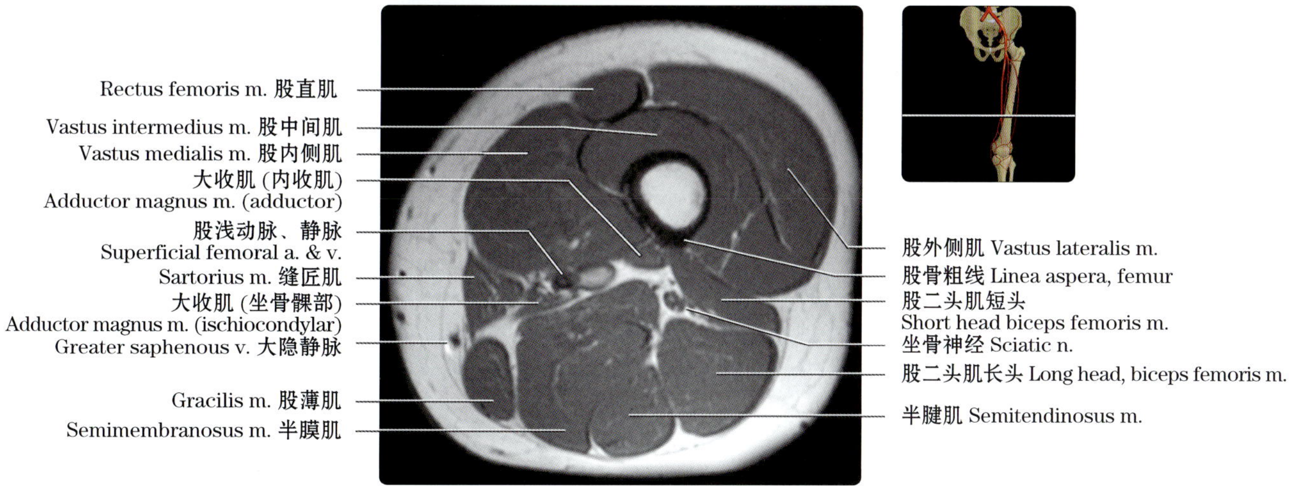

上图：股内侧肌比大腿远端部的股四头肌其余部分增大，坐骨神经继续沿着股二头肌的深部走行。

中图：缝匠肌和股薄肌位于大腿内侧的后半部分，半腱肌在本层面变小。

下图：大收肌的内收肌和坐骨髁部分离形成内收肌间隙。股浅血管穿过内收肌间隙进入腘窝，通过此间隙时，移行为腘血管。

横轴位 T_1WI，右侧大腿中部

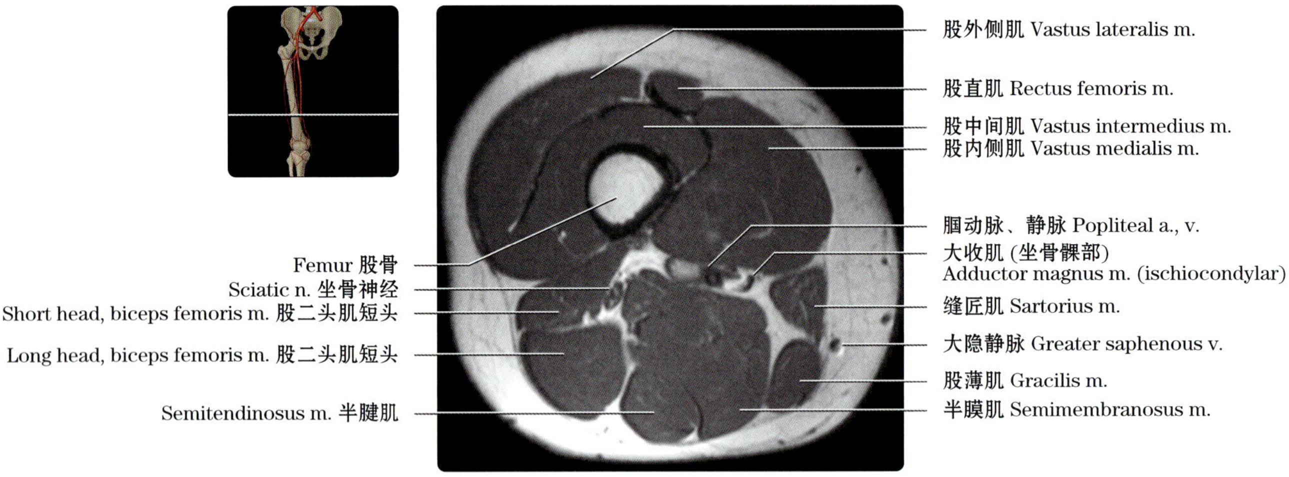

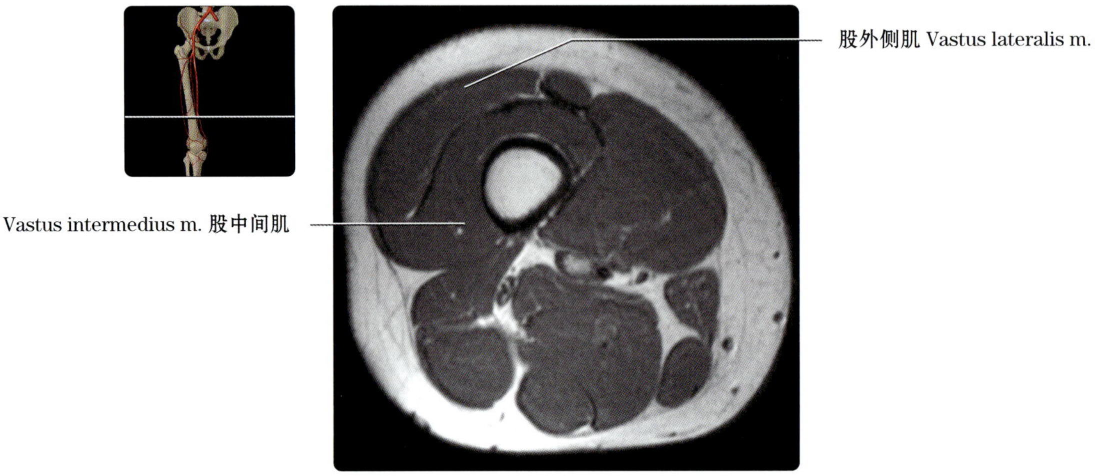

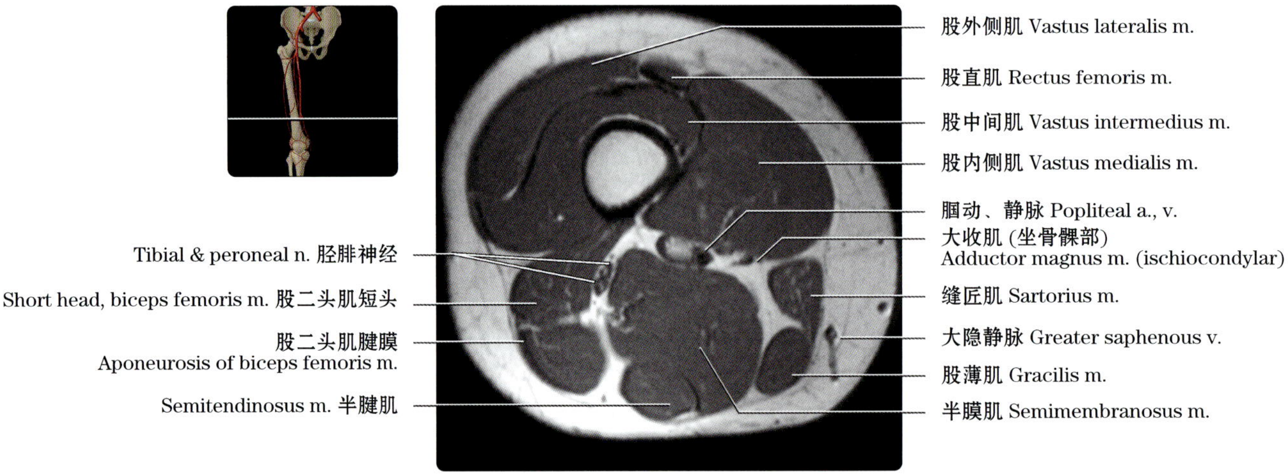

上图：股直肌肌腱增大，本层面仅显示一小部分肌肉。股中间肌腱沿着肌肉前缘形成。大收肌的坐骨髁部形成一长条肌腱，位于股内侧肌后方，延伸至股骨内侧髁的内收肌结节。

中图：股二头肌长头形成后部腱膜，短头纤维止于此腱膜。坐骨神经走行至股二头肌内侧。

下图：胫腓神经和坐骨神经的起源不同，在大腿远端开始分支走行，腓神经向外侧走行。

横轴位 T_1WI，左侧大腿中部

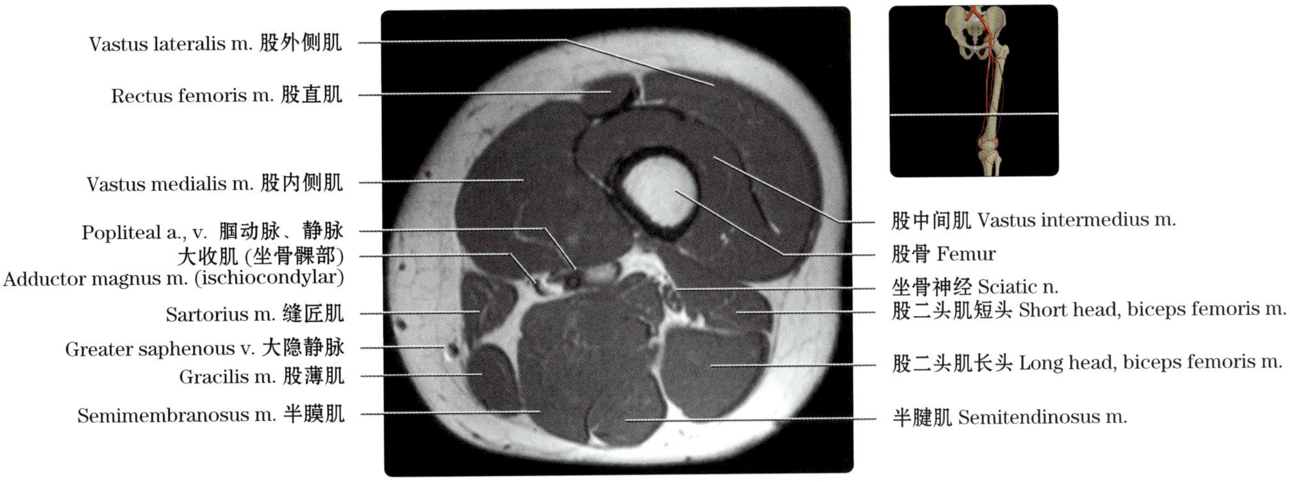

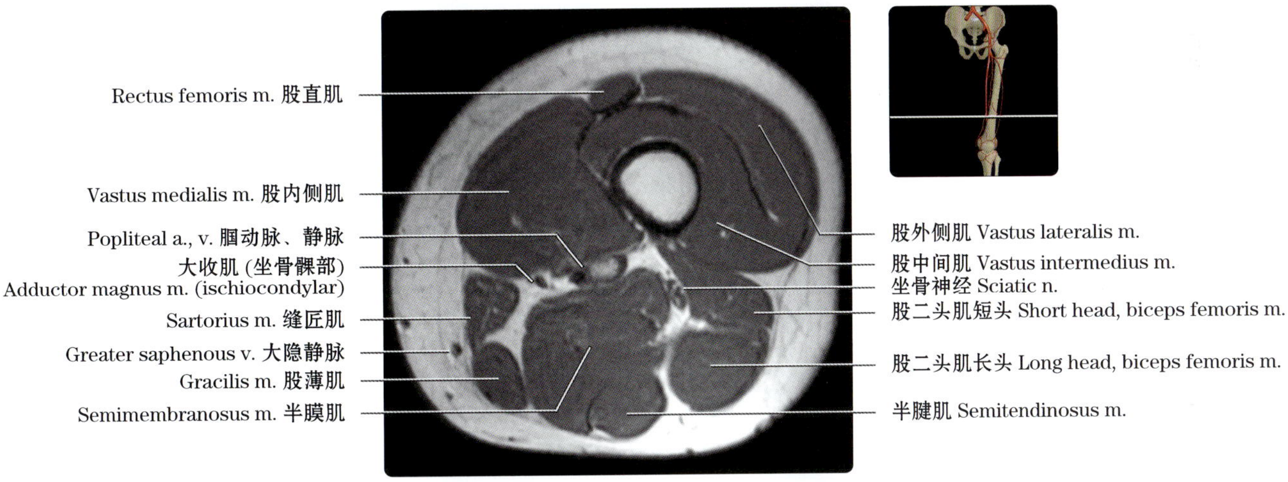

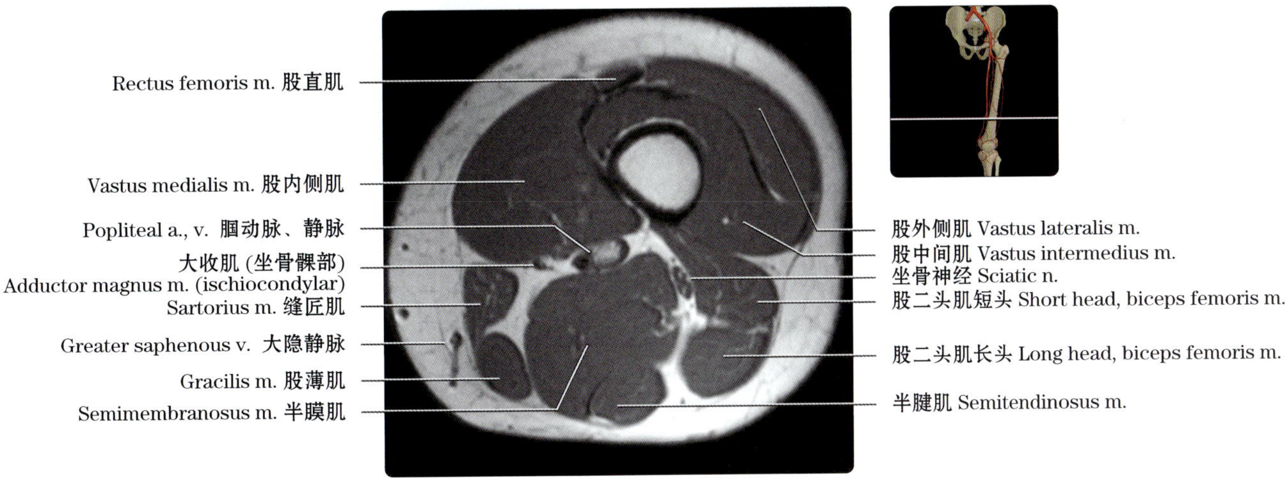

上图：股直肌肌腱增大，本层面仅显示一小部分肌肉。股中间肌腱沿着肌肉前缘形成。大收肌的坐骨髁部形成一长条肌腱，位于股内侧肌后方，延伸至股骨内侧髁的内收肌结节。

中图：股二头肌长头形成后部腱膜，短头纤维止于此腱膜。坐骨神经走行至股二头肌内侧。

下图：胫腓神经和坐骨神经的起源不同，在大腿远端开始分支走行，腓神经向外侧走行。

横轴位 T_1WI，右侧大腿远端

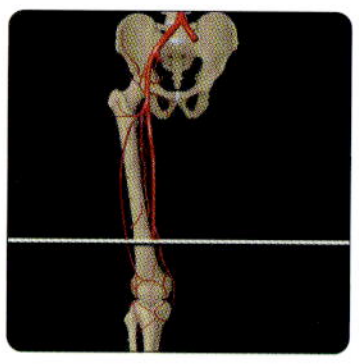

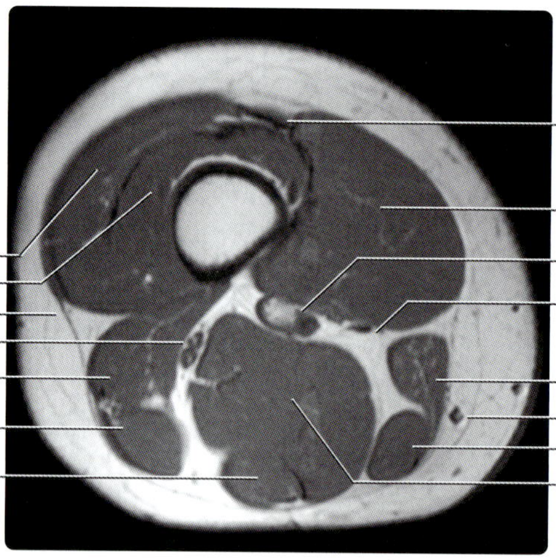

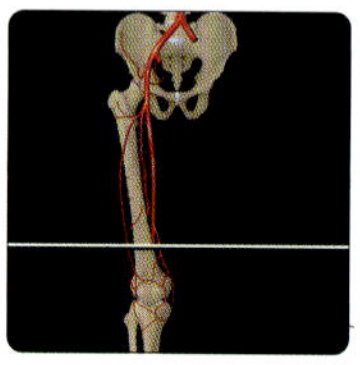

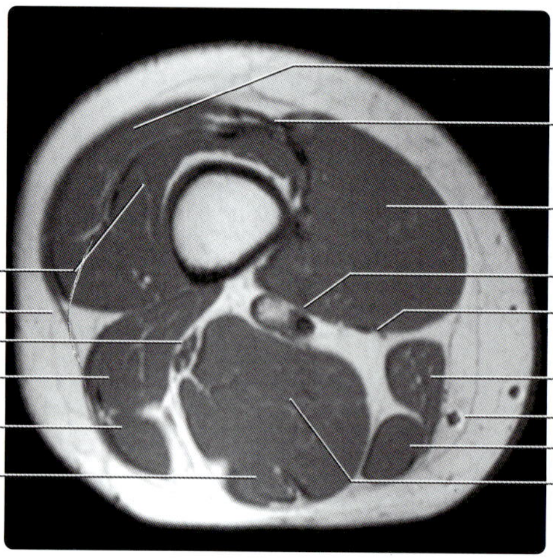

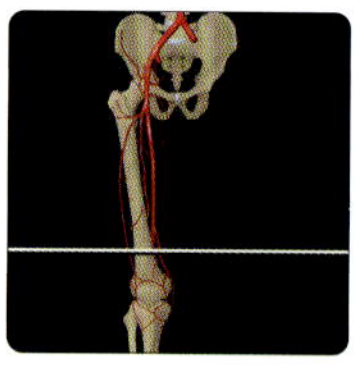

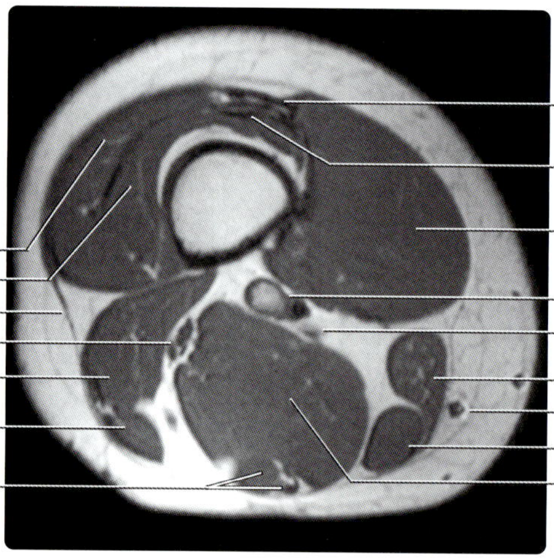

上图：股直肌呈一扁平的肌腱束，形成股四头肌肌腱中央部和前部。股内斜肌界限不清，为股内侧肌最下内侧的部分；与其他肌肉相比，更接近水平走行。

中图：随着腓总神经和胫总神经分离，坐骨神经呈现双叶状。在本层面上，腘静脉位于腘动脉的外侧。由于静脉比伴行动脉粗，动脉位于静脉更深处，图像上容易识别静脉和动脉。

下图：半腱肌以肌腱形式通过大腿远端，在本层面上，沿肌腹部的内侧可见肌腱。股二头肌长头和短头通过长腱膜连接在一起。

横轴位 T_1WI，左侧大腿远端

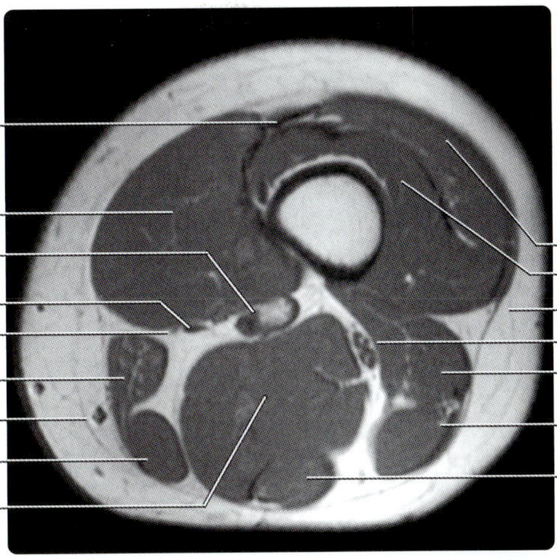

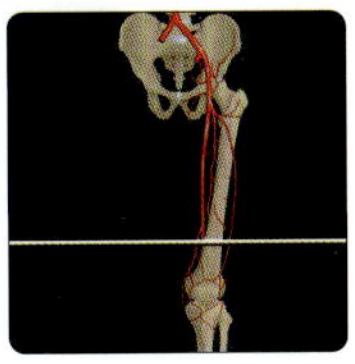

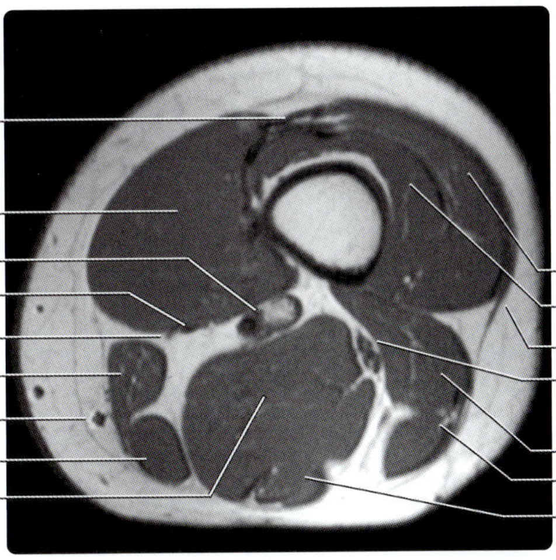

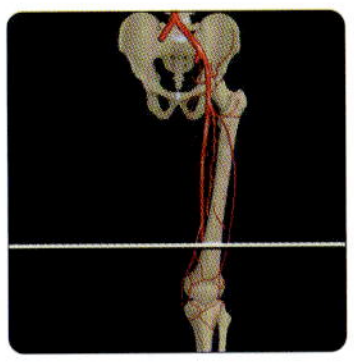

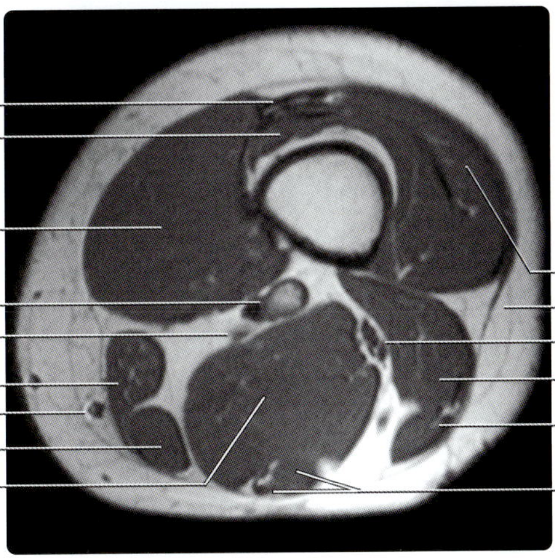

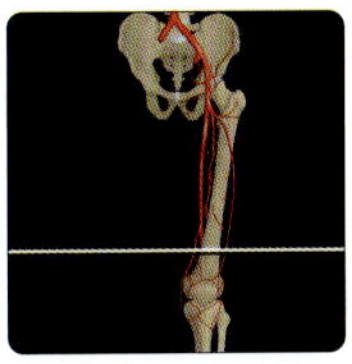

上图：股直肌呈一扁平的肌腱束，形成股四头肌肌腱中央部和前部。股内斜肌界限不清，为股内侧肌最下内侧的部分；与其他肌肉相比，更接近水平走行。

中图：随着腓总神经和胫总神经分离，坐骨神经呈现双叶状。在本层面上，腘静脉位于腘动脉的外侧。由于静脉比伴行动脉粗，动脉位于静脉更深处，图像上容易识别静脉和动脉。

下图：半腱肌以肌腱形式通过大腿远端，在本层面上，沿肌腹部的内侧可见肌腱。股二头肌长头和短头通过长腱膜连接在一起。

横轴位 T_1WI，右侧大腿远端

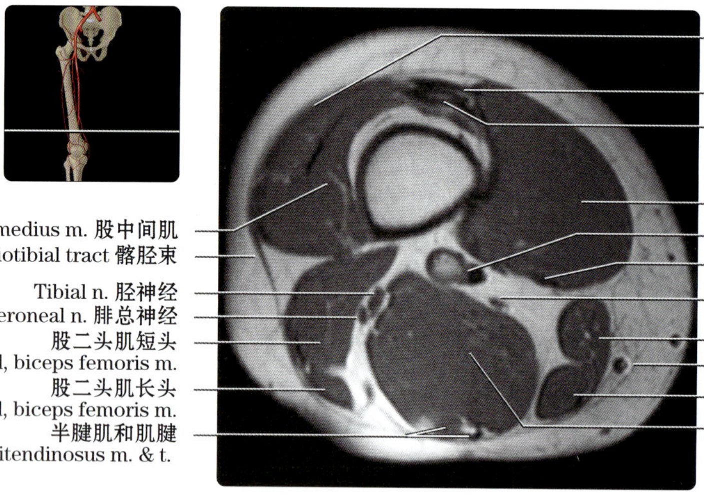

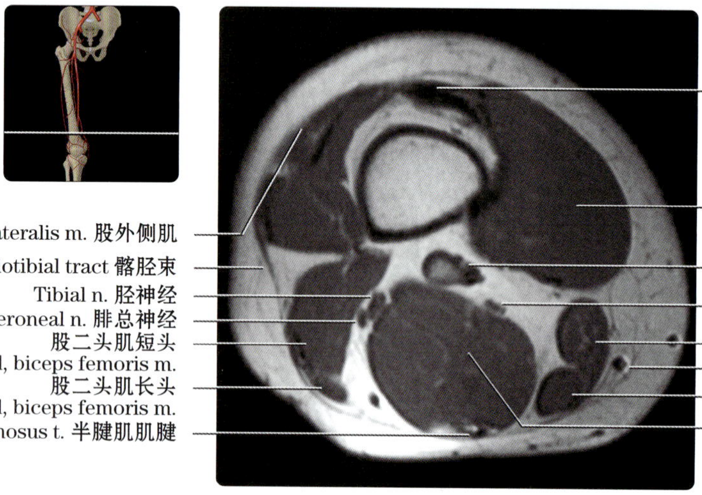

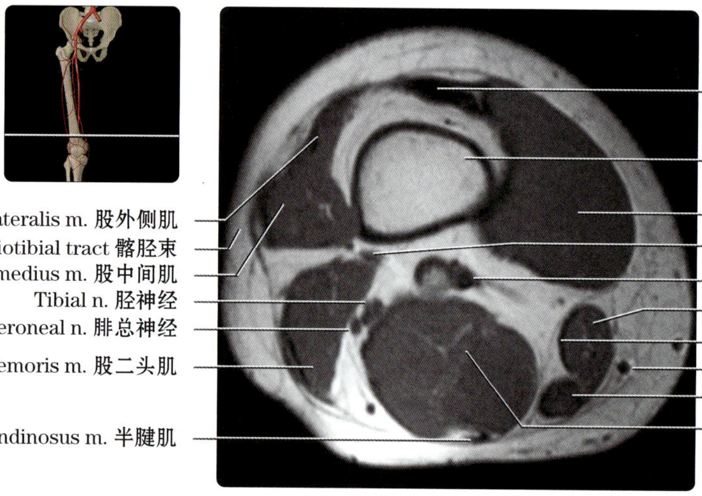

上图：缝匠肌环绕股薄肌走行。本层面内可见膝内上侧血管，为腘血管的分支。坐骨神经的两部分在本层面清楚显示。

中图：半腱肌沿半膜肌的表面走行至大腿远端。

下图：股内侧肌、股外侧肌、中间肌和股直肌的肌腱连接形成股四头肌肌腱。本层面内可见膝内上侧血管，为腘血管的分支。隐神经位于缝匠肌深面。

横轴位 T_1WI，左侧大腿远端

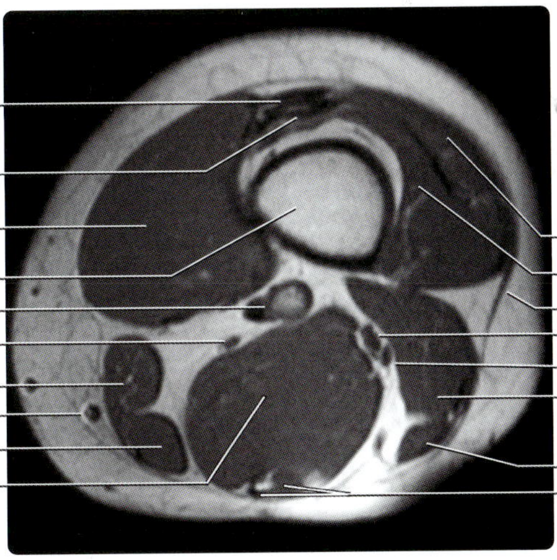

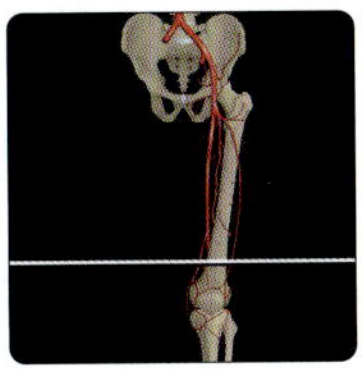

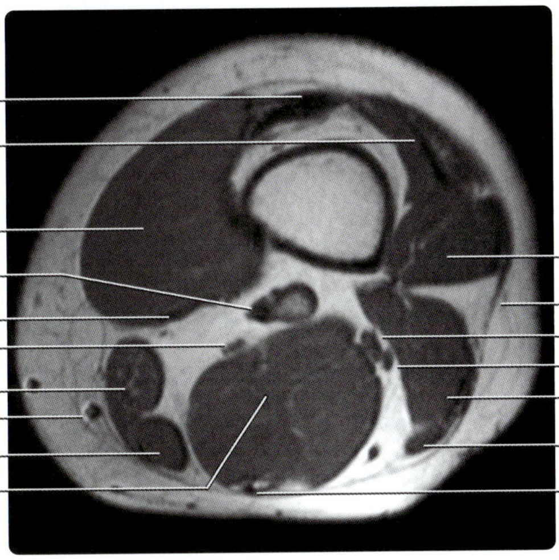

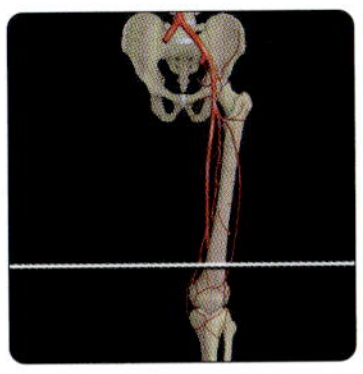

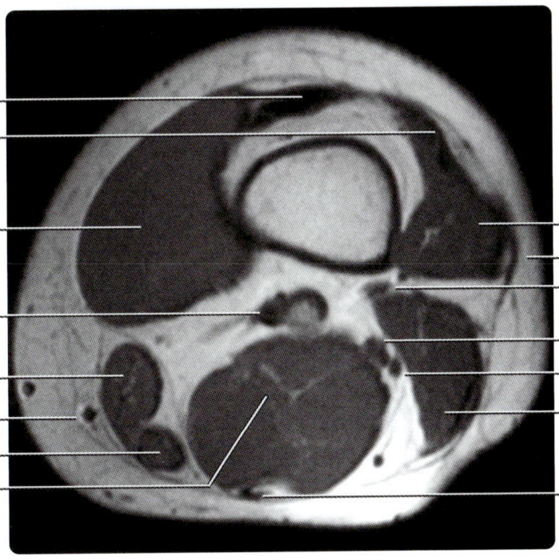

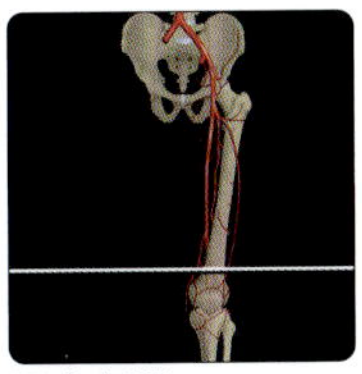

上图：缝匠肌环绕股薄肌走行。本层面内可见膝内上侧血管，为腘血管的分支。坐骨神经的两部分在本层面清楚显示。

中图：半腱肌沿半膜肌的表面走行至大腿远端。

下图：股内侧肌、股外侧肌、股中间肌和股直肌的肌腱连接形成股四头肌肌腱。本层面内可见膝内上侧血管，为腘血管的分支。隐神经位于缝匠肌深面。

横轴位 T_1WI，右侧大腿远端

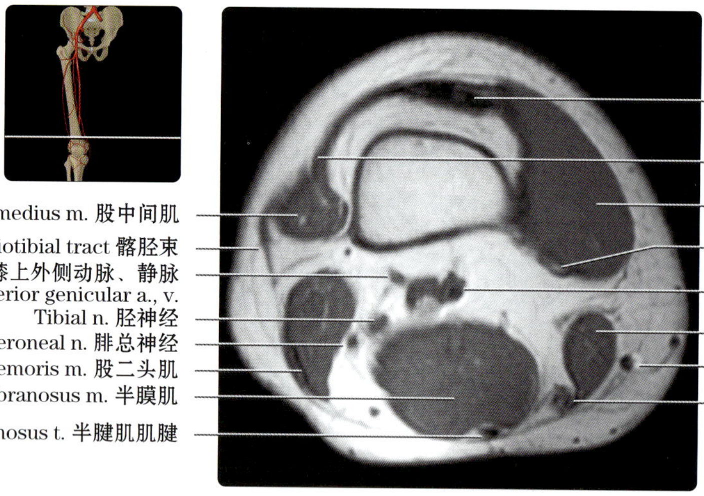

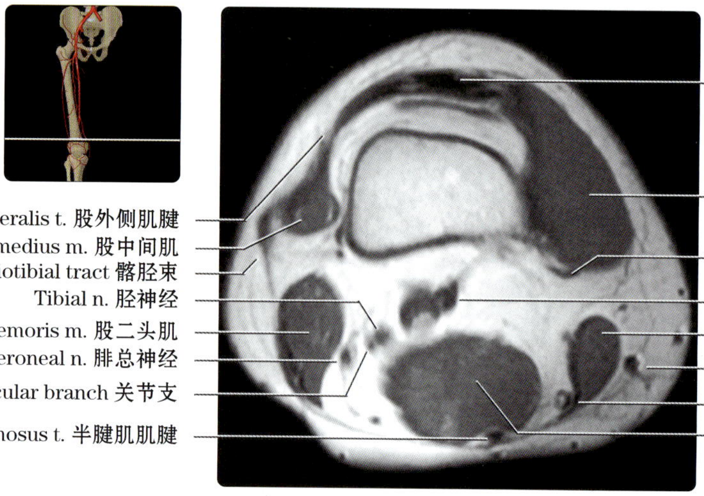

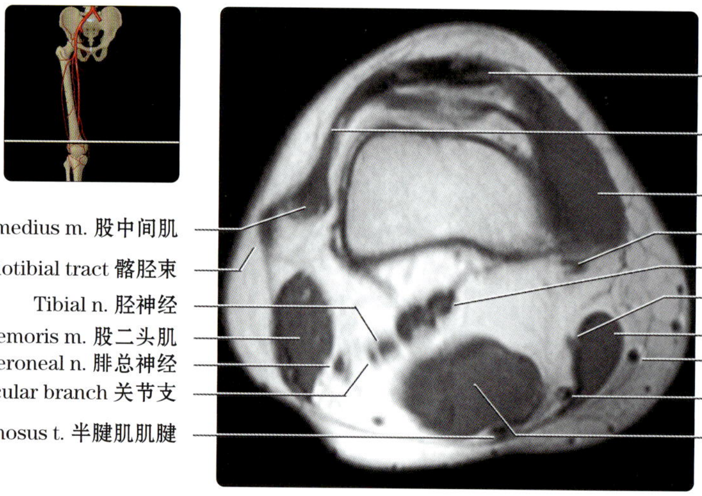

上图：本层面股薄肌较小，只有肌腱由此向下延伸。股内侧的下行肌纤维为股内侧斜肌，与其他股内侧肌分界不清。

中图：本层面半膜肌和股二头肌之间的间距在经过腘窝上方时增大，另见胫神经的一个关节分支。

下图：腓总神经沿股二头肌的内侧向外移行并沿此肌肉绕过腓骨小头，注意胫神经发出的关节分支。胫神经向内侧走行并穿过腘窝中心。大收肌的坐骨髁部位于股内斜肌的后方，止于股骨内收肌结节。

横轴位 T_1WI，左侧大腿远端

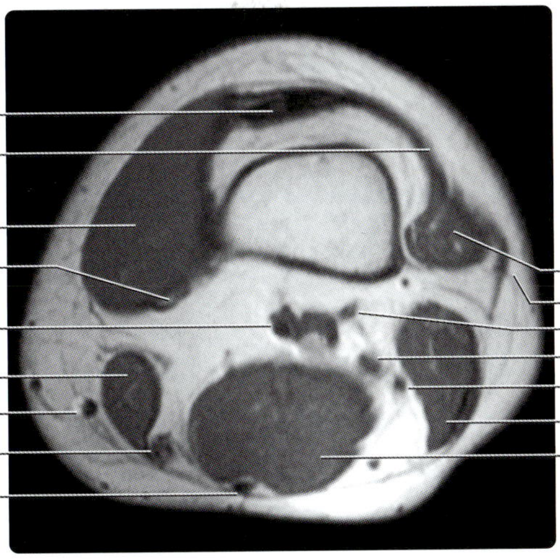

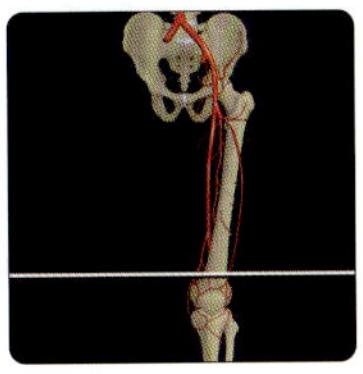

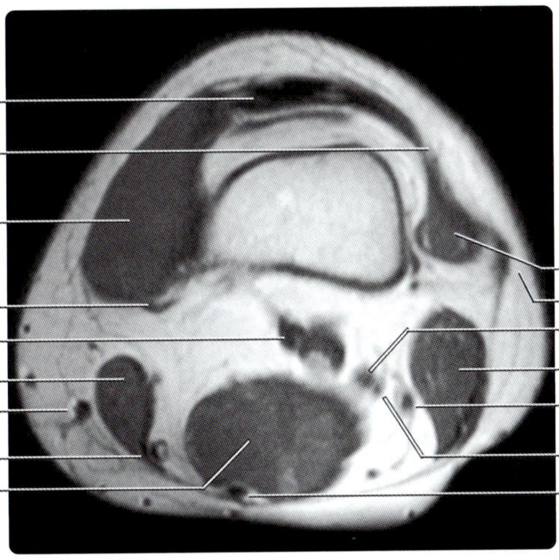

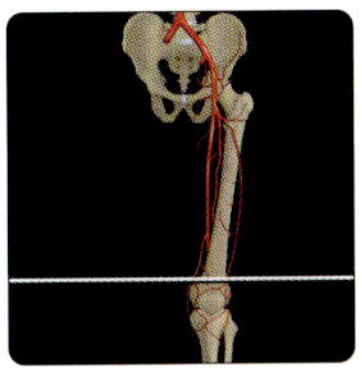

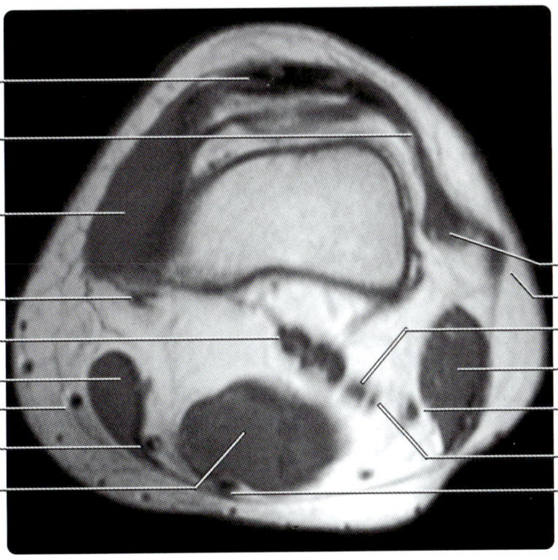

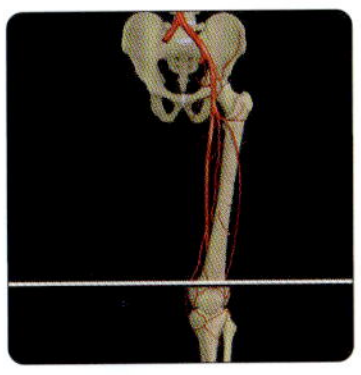

上图：本层面股薄肌较小，只有肌腱由此向下延伸。股内侧的下行肌纤维为股内侧斜肌，与其他股内侧肌分界不清。

中图：本层面半膜肌和股二头肌之间的间距在经过腘窝上方时增大，另见胫神经的一个关节分支。

下图：腓总神经沿股二头肌的内侧向外移行并沿此肌肉绕过腓骨小头，注意胫神经发出的关节分支。胫神经向内侧走行并穿过腘窝中心。大收肌的坐骨髁部位于股内斜肌的后方，止于股骨内收肌结节。

冠状位 T_1WI，大腿后部

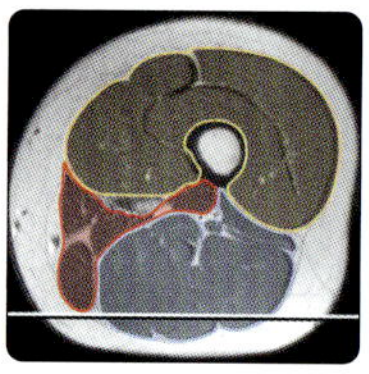
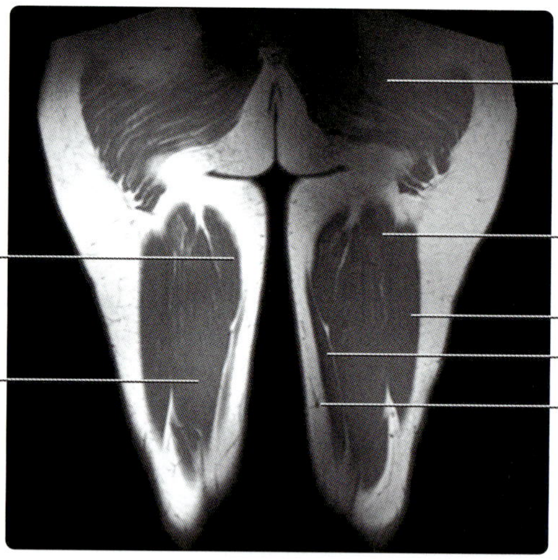

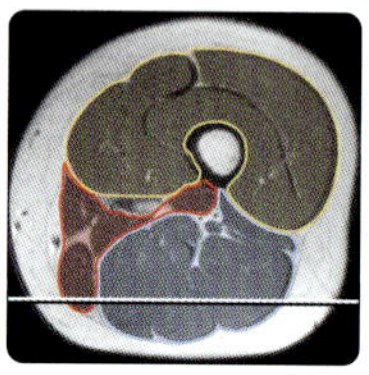
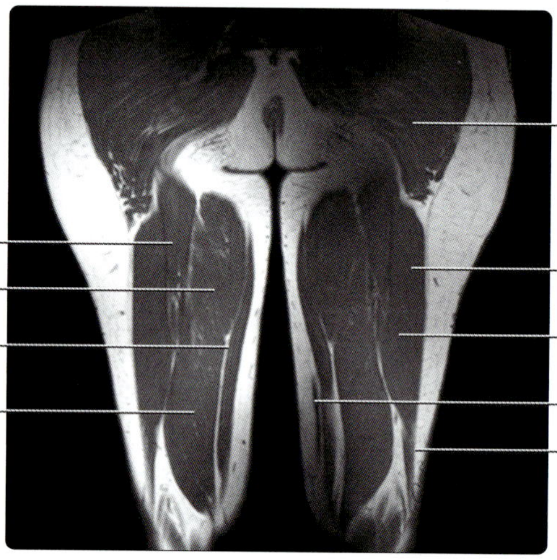

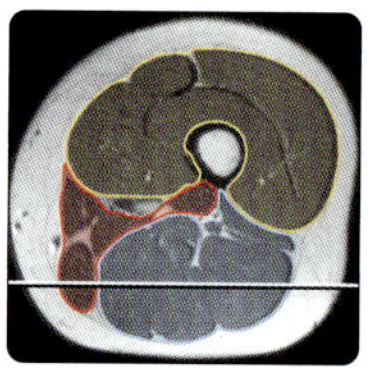
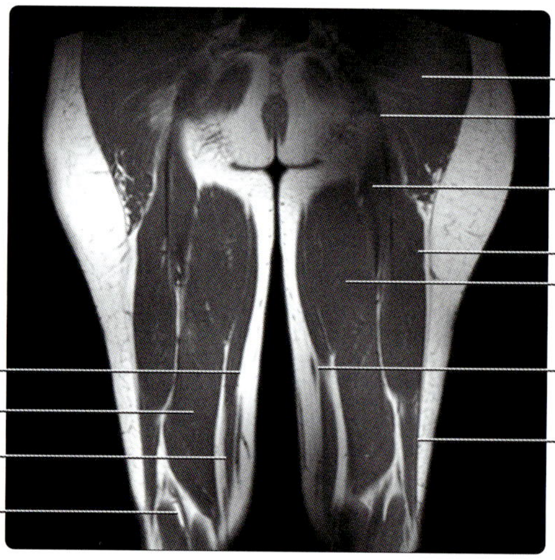

上图：为从后到前一系列冠状位 T_1WI 的第一幅图像，大腿后上方明显的结构为半腱肌，下方为较大的半膜肌。

中图：本层面上，大收肌和半膜肌很难区分，可沿其走行区分。内收肌在上方，半膜肌在下方较突出。大隐静脉为大腿内侧最浅表的结构。

下图：可见股二头肌和半腱肌的共同起点，半腱肌走行于膝关节后内侧，股二头肌向后外侧走行。

冠状位 T_1WI，大腿后部

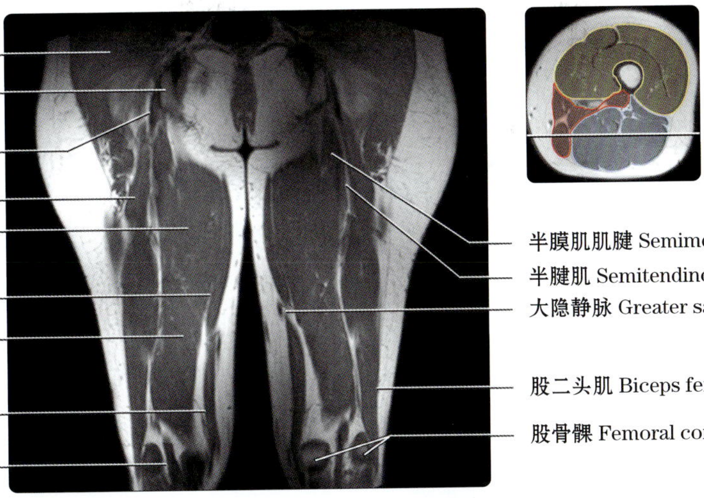

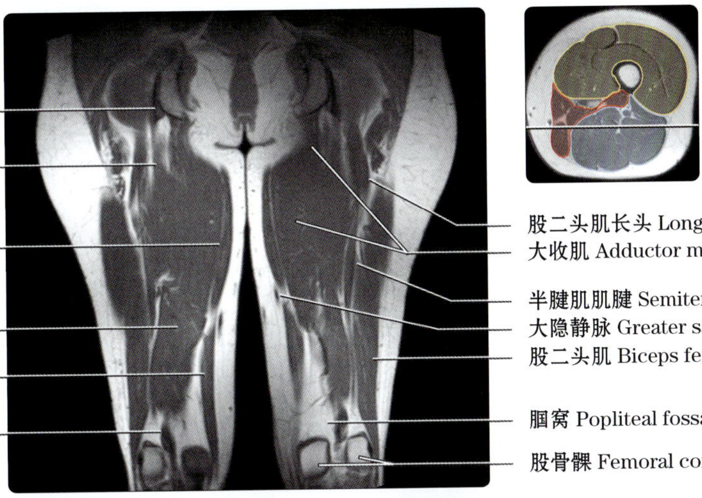

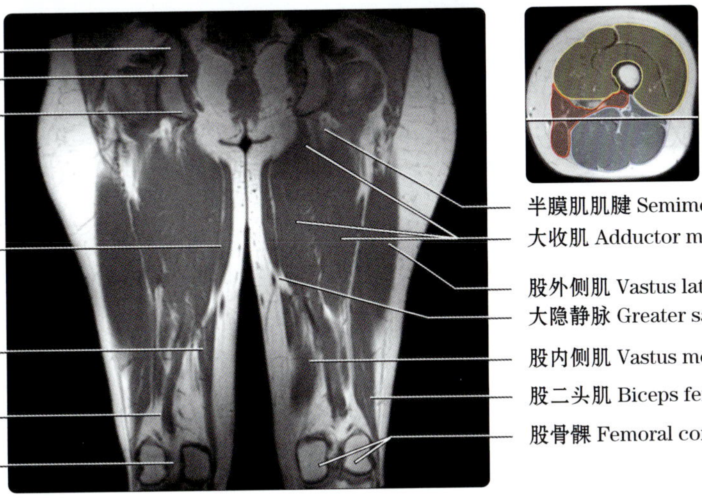

上图：半膜肌肌腱的起点在其所连接的股二头肌长头和半腱肌肌腱近端的外侧，位于联合肌腱内侧，其行程比联合肌腱更靠前。本层面中标示的为半膜肌膜状部，位于股二头肌长头和半腱肌连接处的内侧。
中图：可看到大收肌坐骨髁部起源于坐骨粗隆，为内侧的最大肌腱。由于大腿倾斜，只可见股薄肌和缝匠肌的一部分，缝匠肌在整个行程中均在股薄肌之前。
下图：大收肌在此层面上为肌肉组织的主体，股外侧肌位于大腿外侧。

冠状位 T_1WI，大腿中部

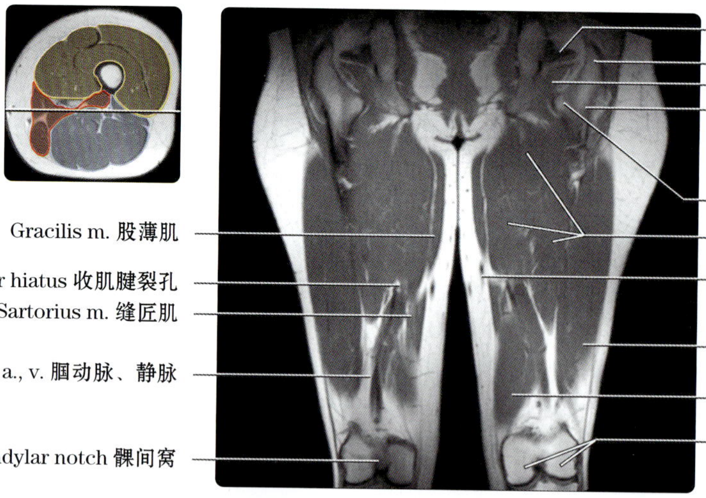

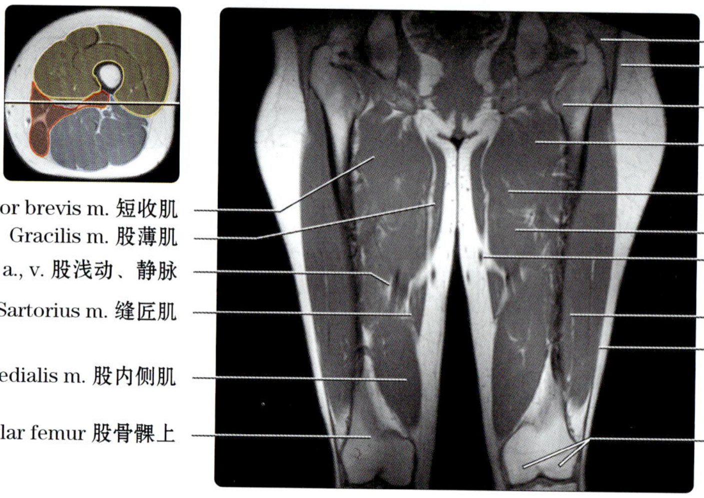

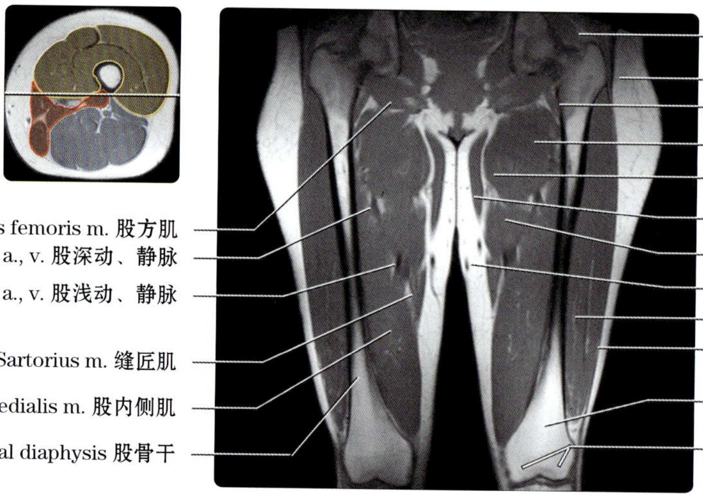

上图：大收肌的内收肌部和坐骨髁部分离形成收肌裂孔，股浅血管在此处移行为腘血管。在收肌裂孔下方，大收肌的坐骨髁部表现为一条细长肌腱伴行于股内侧肌的后缘。

中图：可见内收肌起源于坐骨，其放射状走行有助于辨识。

下图：示股深和股浅血管。闭孔膜两侧可见闭孔内肌和闭孔外肌。长收肌很难与大收肌区分。

冠状位 T_1WI，大腿中部

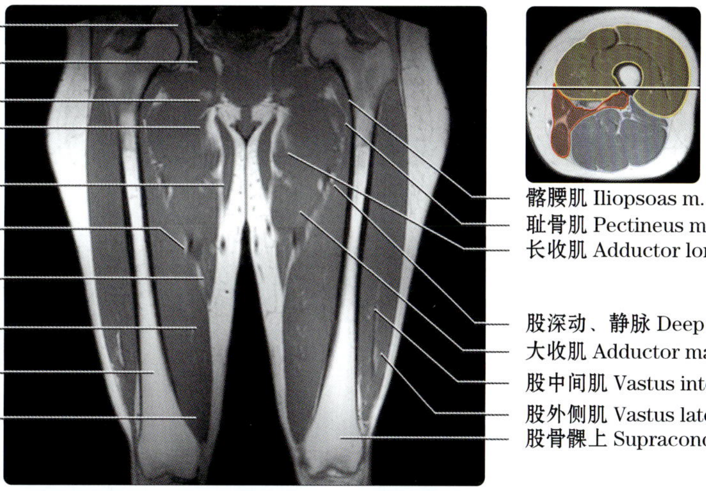

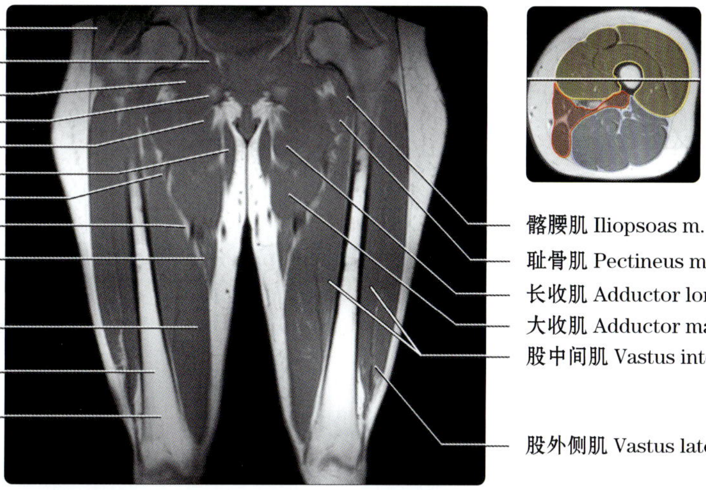

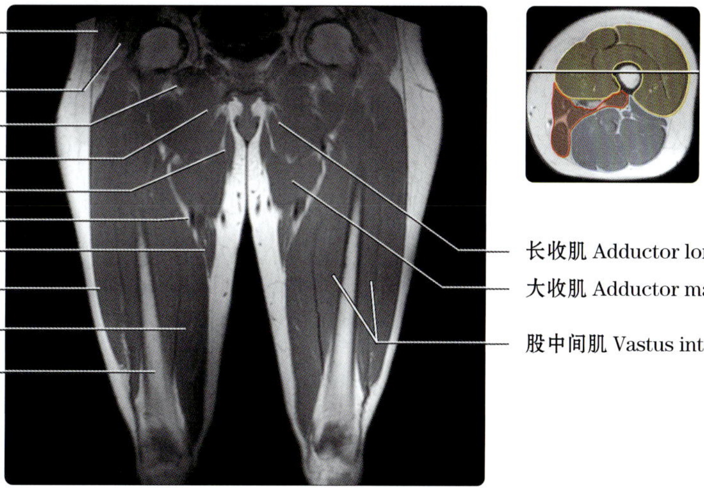

上图：示股外侧肌和股内侧肌环绕在股骨周围，股内侧肌最下面的肌纤维通常被称为股内斜肌，但在 MR 上无法与其余的肌肉区分。
中图：髂腰肌环绕髋关节的内侧止于股骨小转子。耻骨肌止于股骨后方、髂腰肌止点的远侧。
下图：耻骨肌和长收肌位于同一层面，长收肌位于下方。

冠状位 T_1WI，大腿前侧

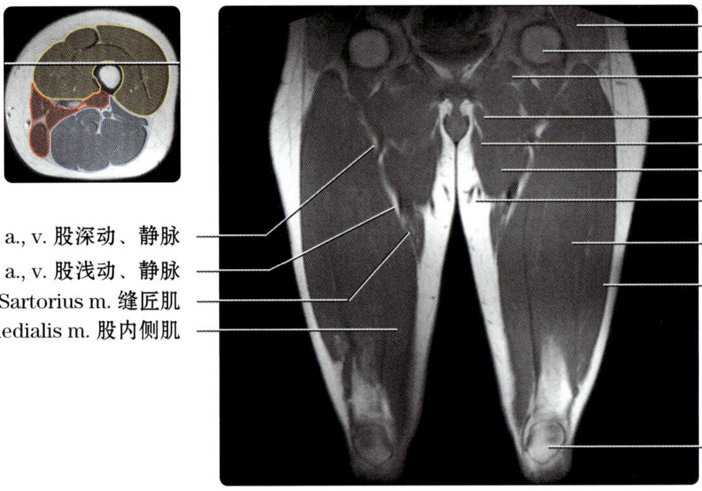

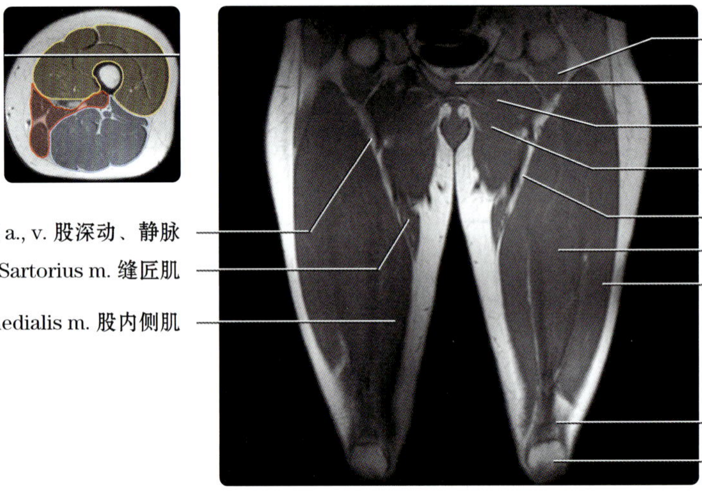

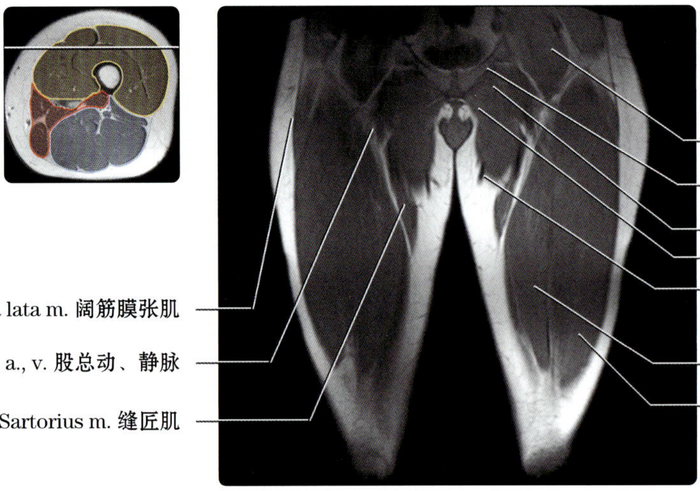

上图：股中间肌紧贴股骨前方，两侧是股外侧肌和股内侧肌。
中图：在大腿远侧段，股直肌肌腱和股中间肌肌腱相互结合。在更远端，与股内侧肌和股外侧肌的肌腱，形成股四头肌肌腱，此肌腱为多层结构。
下图：髂腰肌从骨盆穿过髂耻粗隆到达下肢。

冠状位 T_1WI，大腿前侧

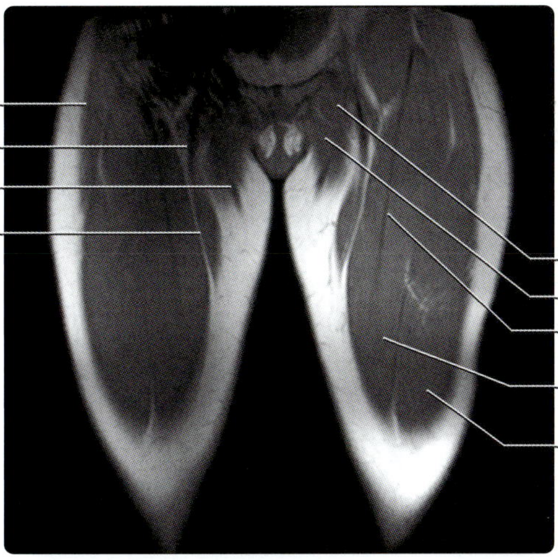

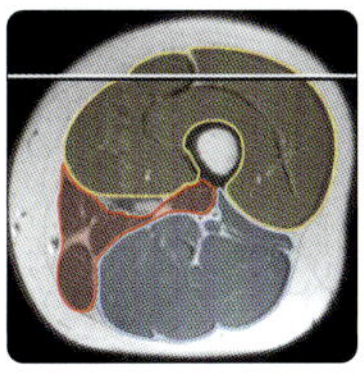

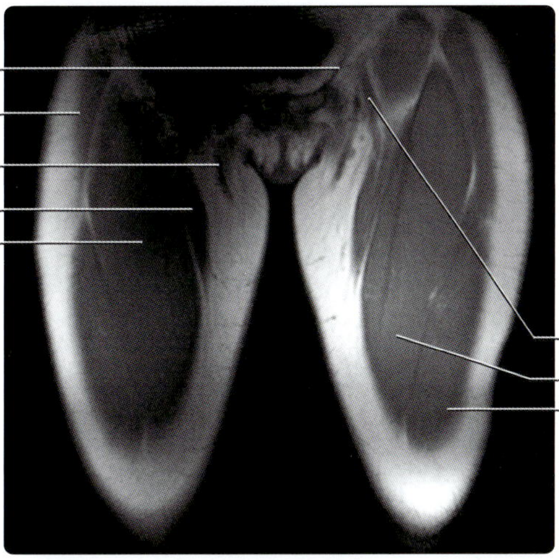

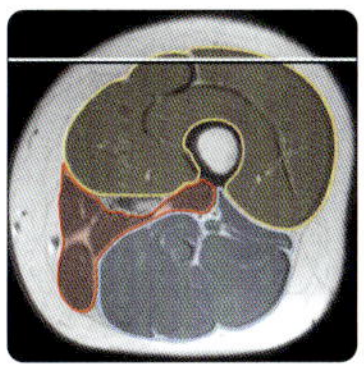

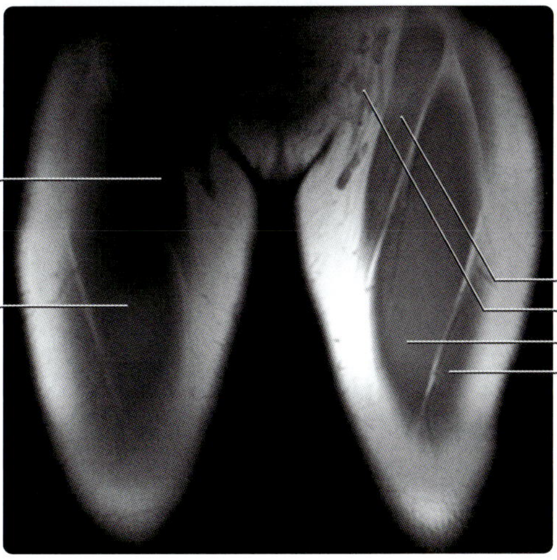

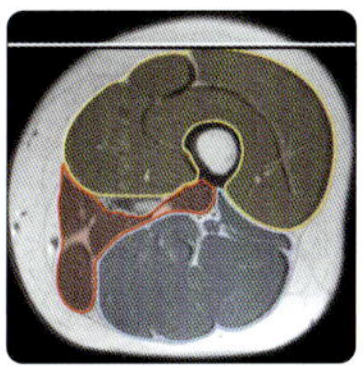

上图：在大腿上部，股直肌肌腱位于肌腹的前部。注意股直肌与股骨轴线平行走行，方向稍有倾斜。
中图：腹股沟韧带内侧缘清晰可见，另见血管向韧带深处走行的通道。
下图：腹股沟区淋巴管清晰可见，在正常大小的淋巴结之间有淋巴管穿行。大腿最前面的肌肉是缝匠肌、股直肌和股外侧肌。

矢状位 T_1WI，大腿内侧

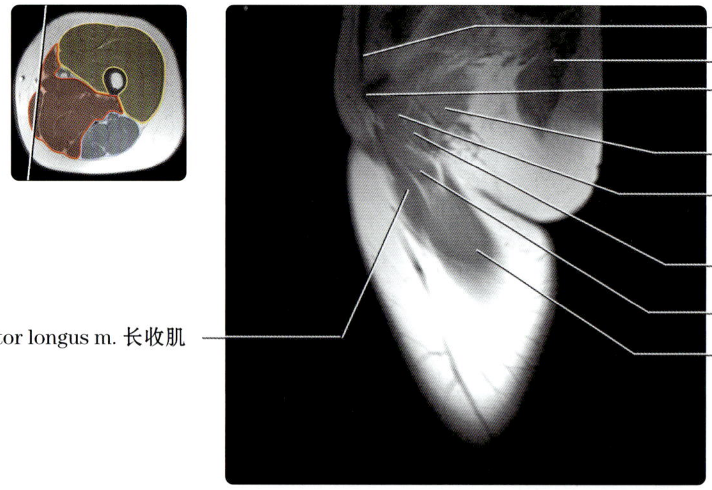

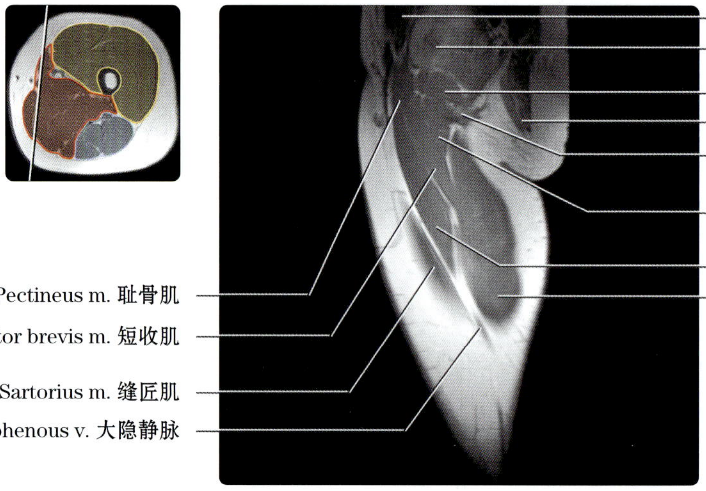

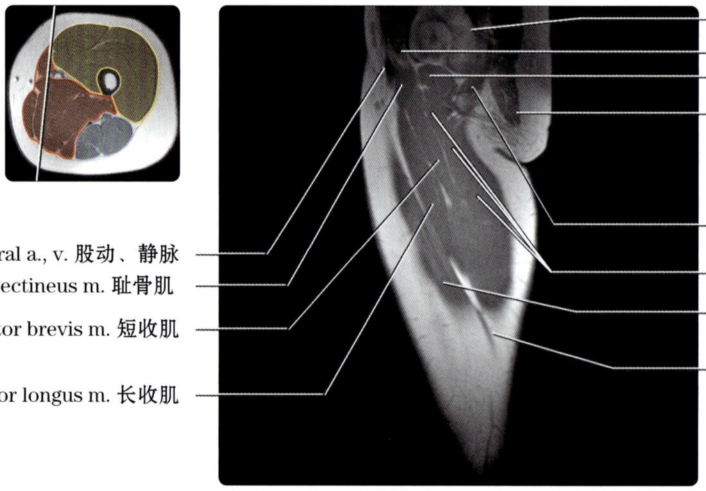

上图：为大腿从内侧到外侧连续 18 张矢状位图像中的第一幅。本层面内可见闭孔内肌、长收肌肌腱起点，短收肌位于长收肌深面。

中图：清晰显示内收肌。大收肌中短而水平走行的纤维，称为小收肌。

下图：前部可见长段缝匠肌，起自髂前上棘，止于鹅足腱，途中穿过几块肌肉并位于独立的筋膜间室。髂腰肌从骨盆穿过髂耻关节到达大腿部。

矢状位 T_1WI，大腿内侧

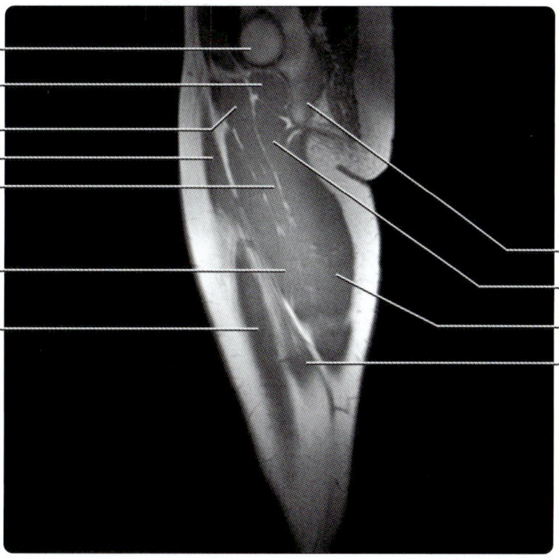

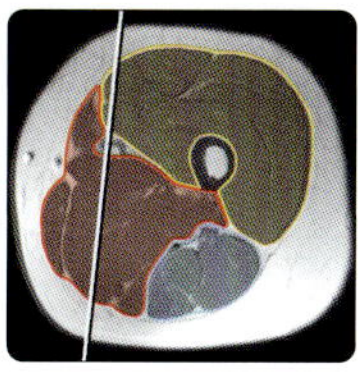

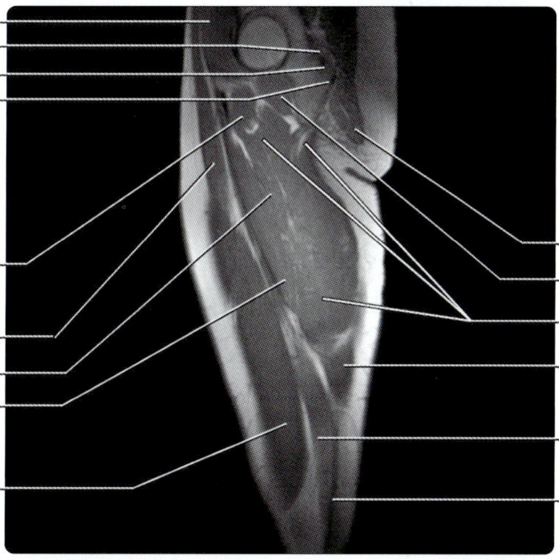

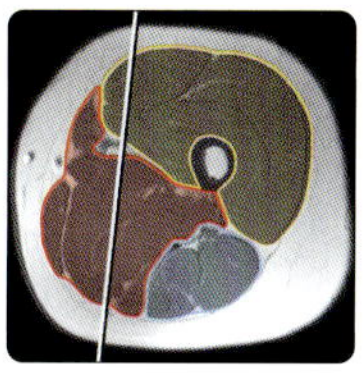

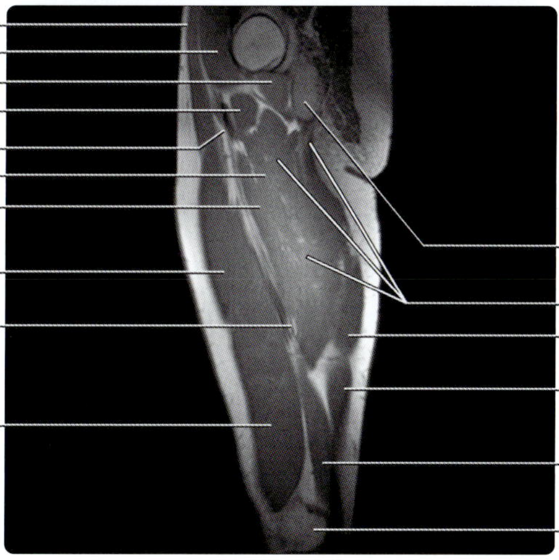

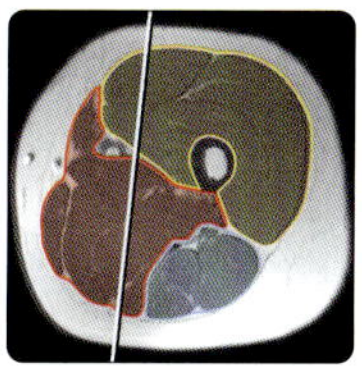

上图：大收肌占据大腿内侧的大部分，其短而水平走行的纤维起源于坐骨支，位于闭孔外肌下方，通常称为小收肌。

中图：示大收肌的两个起点，坐骨髁部起源于坐骨粗隆，内收肌部（又称小收肌）起源于坐骨耻骨支。股内侧肌也沿着大腿内侧走行。

下图：靠近股薄肌胫骨止点时，可看到其下半部。股浅血管走行于大腿中部，容易辨认。

矢状位 T_1WI，大腿中部

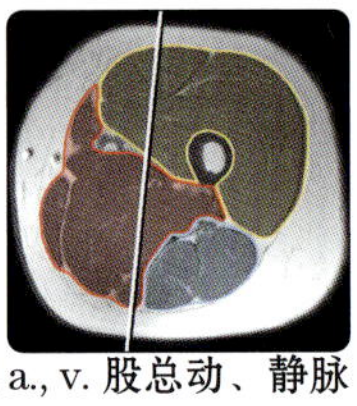

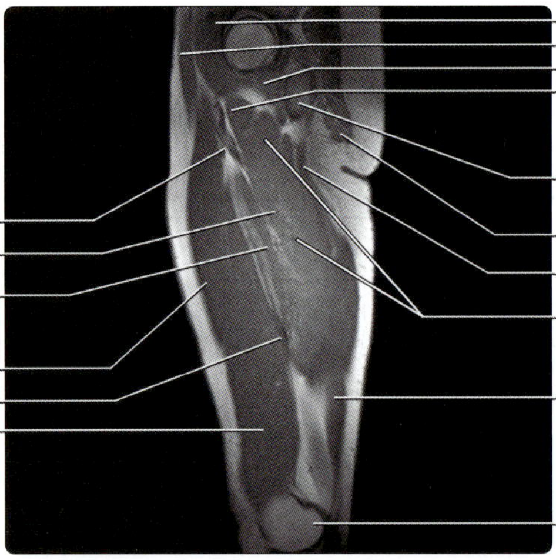

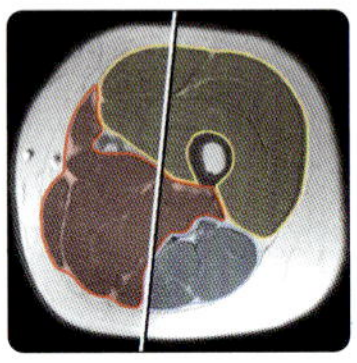

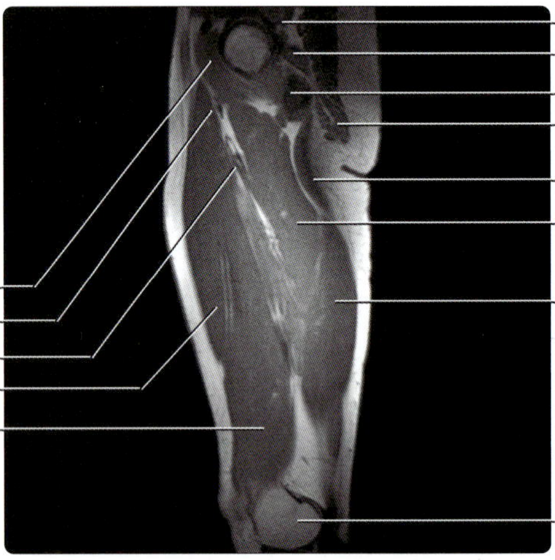

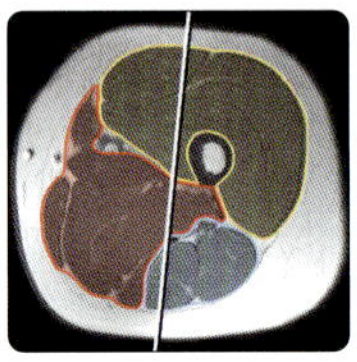

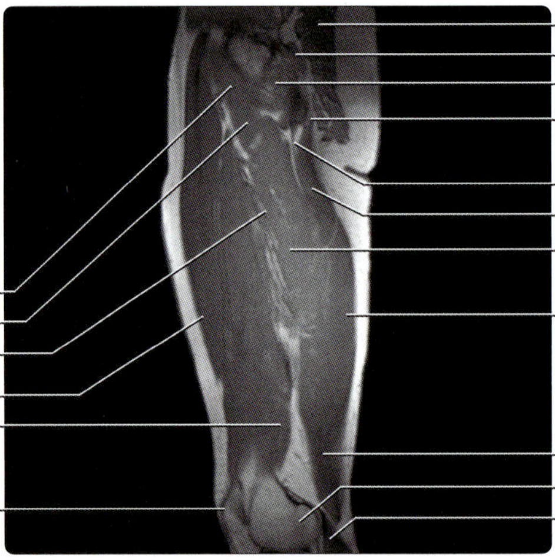

上图：半膜肌起始部如薄膜状，在大腿中部半腱肌的内侧、大腿远端半腱肌的前面其体积较大。在大腿中部矢状位图像上，与半腱肌难以区分，在横轴位图像上二者容易辨别。

中图：股总动脉分为股浅动脉和股深动脉，股浅动脉在内侧，股深动脉在本层面向外侧走行。

下图：股直肌占据大腿的前部，本层面较好地显示了半膜肌肌腱起点及半腱肌和股二头肌长头腱共同起点之间的关系。

矢状位 T_1WI，大腿中部

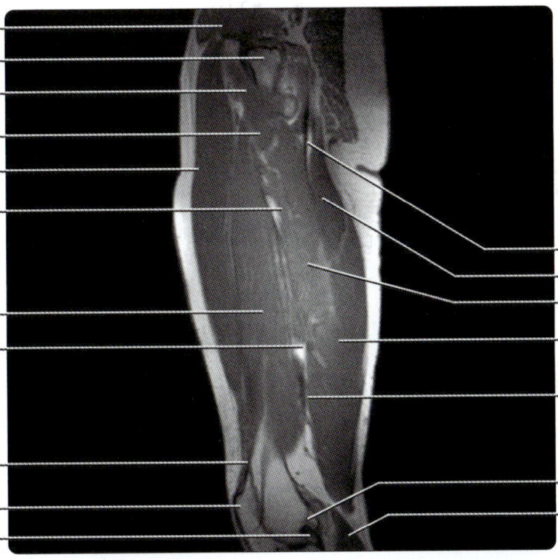

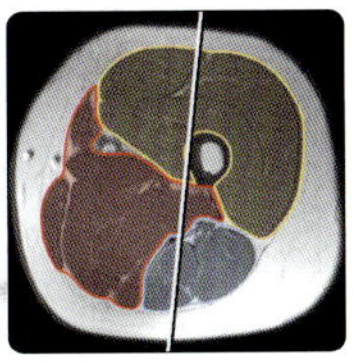

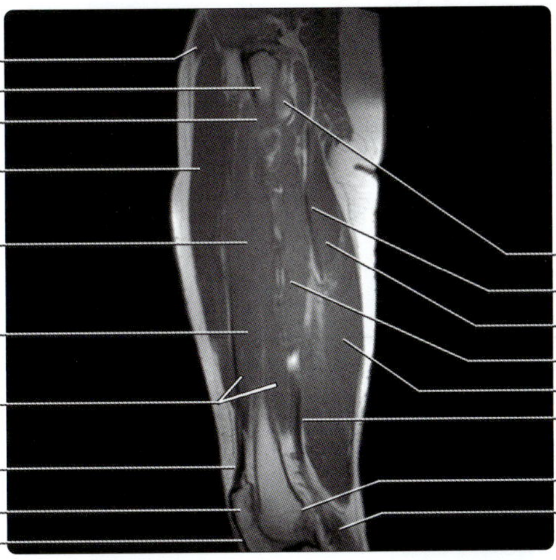

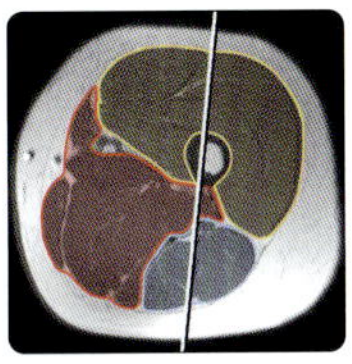

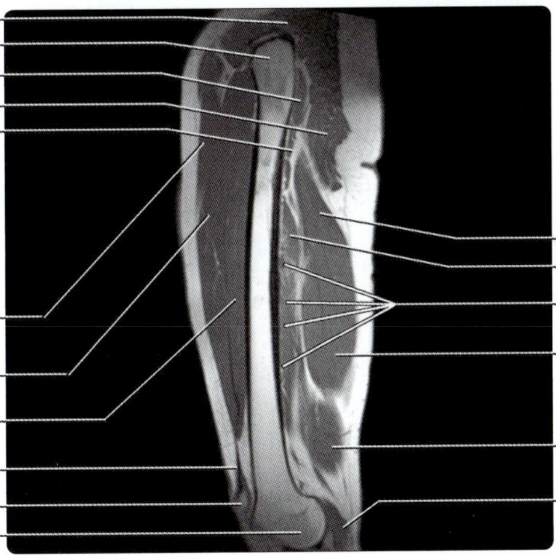

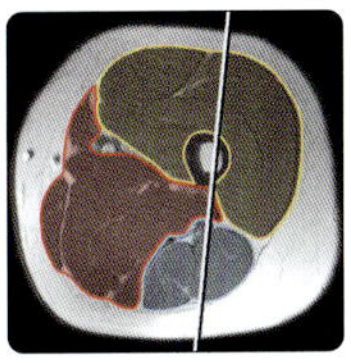

上图：示髂腰肌止于小转子，耻骨肌止点位于其下方。股四头肌肌腱的层状结构清晰可见，由股直肌、股内侧肌、股外侧肌和股中间肌构成。

中图：从股内侧肌到股中间肌的过渡难以辨别，多是通过解剖位置来识别。股中间肌起自股骨中部至远端的前表面。另可见半膜肌膜性部与肌腹交界部。

下图：坐骨神经沿股二头肌长头的深面走行。半膜肌、半腱肌和股二头肌紧邻，在矢状位图像上，若不借助其相互位置关系，难以区分。

矢状位 T_1WI，大腿中部

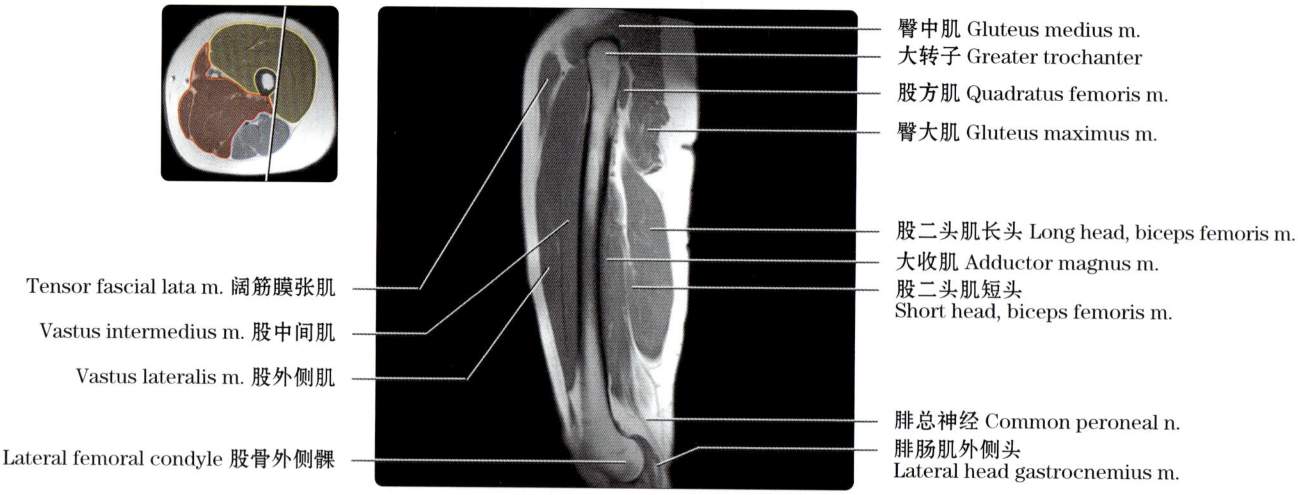

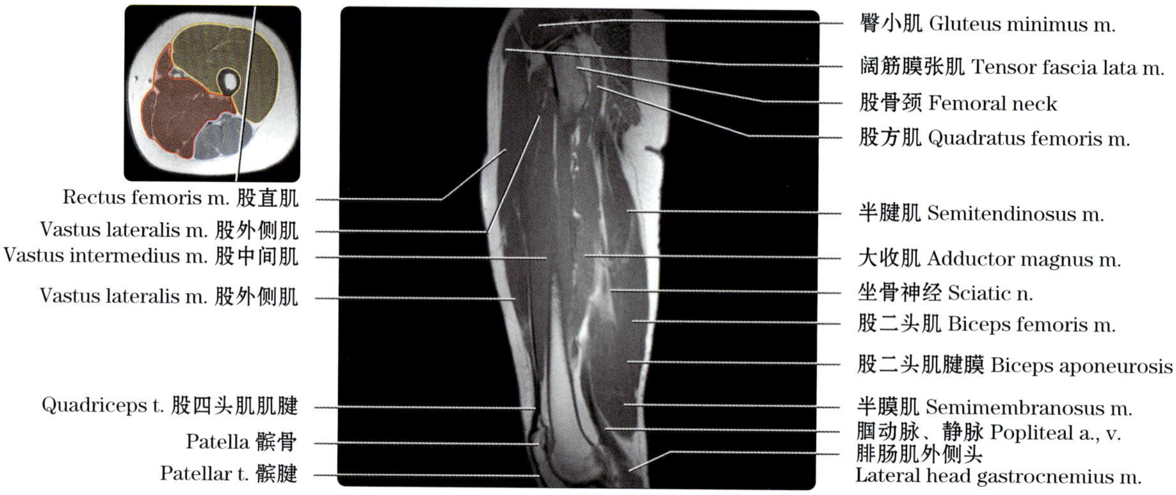

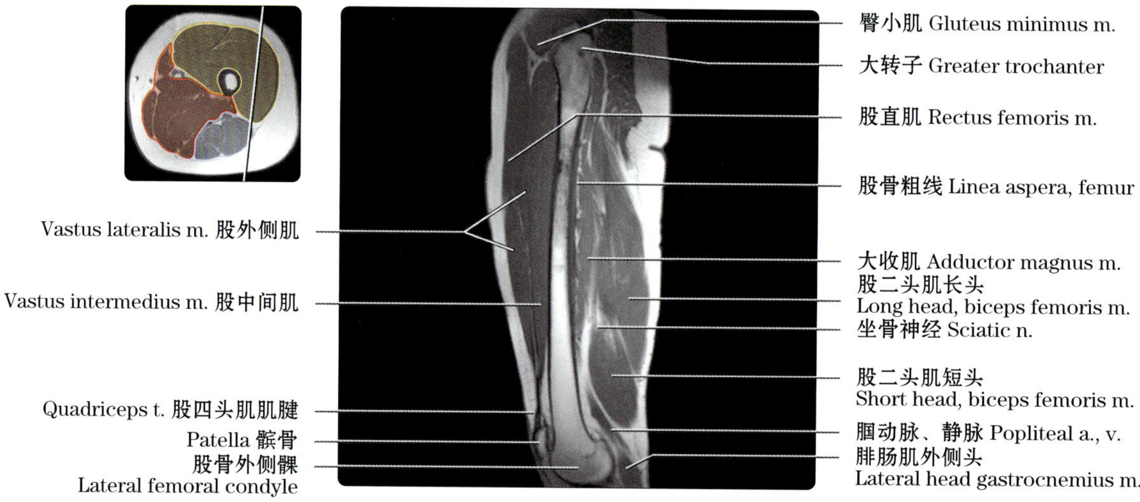

上图：股二头肌短头位于股骨中部，腓总神经将腘窝一分为二。

中图：坐骨神经位于股二头肌前方。

下图：示股二头肌长头与短头相邻，长头末端形成腱膜，短头也止于此腱膜。此后，该腱膜形成圆形的股二头肌肌腱，止于腓骨头外侧缘和胫骨外髁。

矢状位 T_1WI，大腿外侧

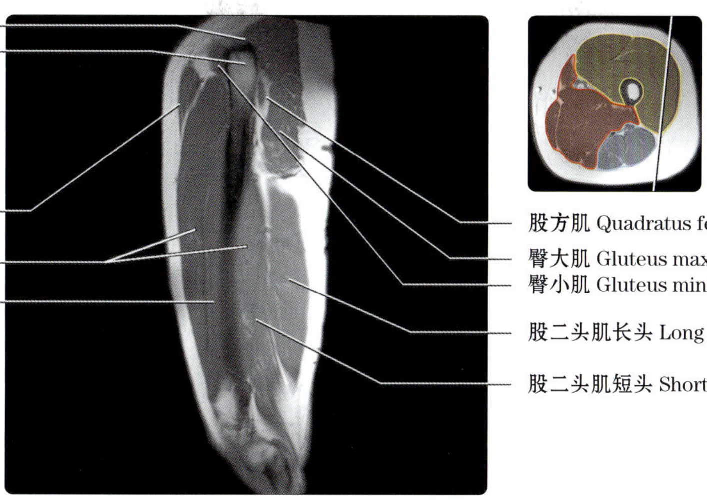

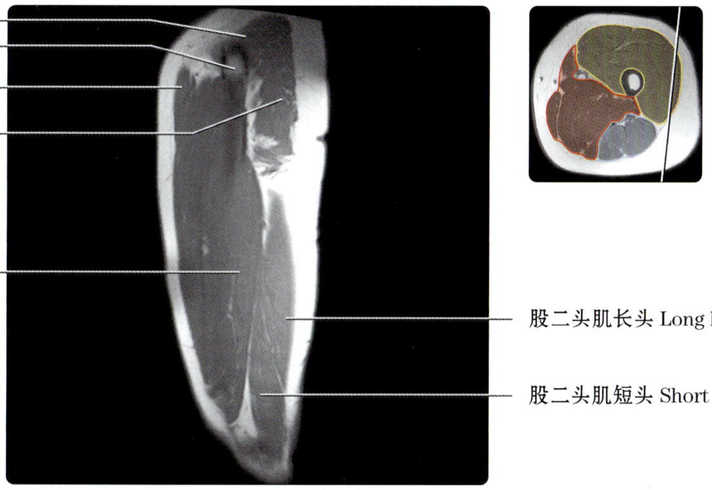

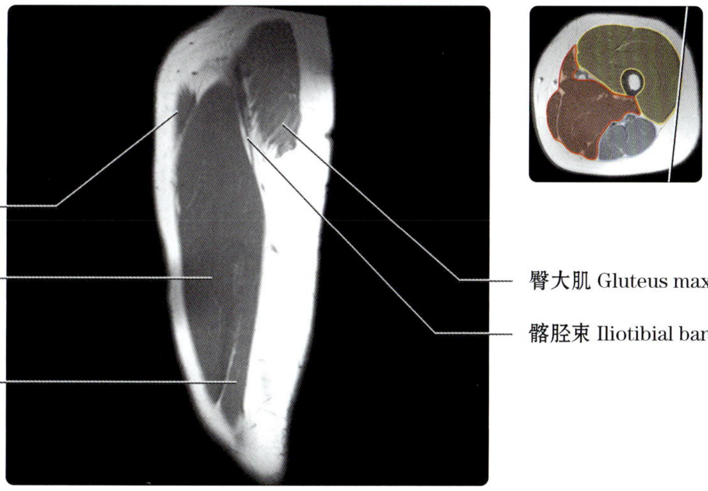

上图：清晰可见股骨干最上方股外侧肌的起始部。股外侧肌环绕在股骨外侧。

中图：臀中肌止点位于大转子外侧部，止点宽大。臀大肌绕过大转子止于髂胫束和股骨粗线的上部，即臀肌粗隆。

下图：股外侧肌和臀大肌是大腿外侧最明显的肌肉。在大腿远端，股中间肌位于股外侧肌纤维束的下方。

第三章　膝　部

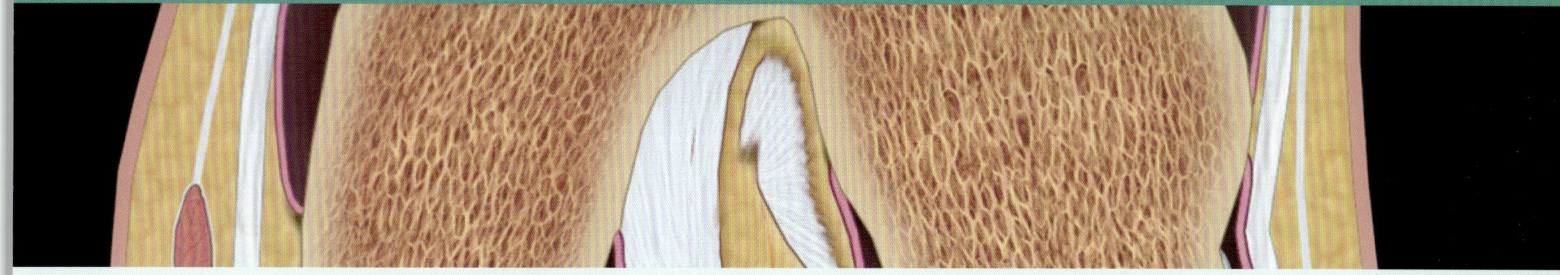

1. 膝部概述

大体解剖

概述

- 体内最大、最复杂的关节
  - 运动范围最大的屈戌关节
  - 在所有姿势中，股骨与胫骨都有大面积的接触
  - 在所有姿势中，髌骨都与股骨接触
  - 骨不紧密连接，其稳定性由韧带、肌腱、关节囊和半月板维持
- 膝关节**运动**与骨结构的关系
  - 完全屈曲
    - 股骨髁后表面与胫骨髁后面形成关节
    - 髌骨外侧关节面与股骨外侧髁相贴
    - 支撑韧带不紧绷，腿部可旋转
  - 伸展运动
    - 髌骨沿股骨向上滑动，首先经过其中间关节面，然后是下关节面
    - 股骨髁在胫骨髁和半月板上向前滚动
    - 股骨外侧髁前后径较内侧髁短，较早达到完全伸直
    - 外侧髁滑动停止后，股骨内侧髁继续滑动，在胫骨和内侧半月板上轻微向内旋转（“拧紧”），前交叉韧带（anterior cruciate ligament, ACL）、副韧带和后关节囊韧带收缩，使膝关节能完全伸直
  - 膝关节从完全伸直到开始屈曲
    - 需要胫骨轻微向内侧旋转，由腘肌带动
    - “解锁”关节，允许进行剩余的运动
- **膝关节的肌肉：伸肌（股四头肌的 4 个部分）**
  - 股直肌
    - 直头起点：髂前下棘；反折头起点：髋臼上沟
    - 止点：髌骨并延续到髌腱
    - 功能：髋关节和膝关节交叉，屈髋伸膝
    - 神经支配：股神经
    - 血供：旋股外侧动脉
  - 股外侧肌
    - 起点：股骨转子间线上部、大转子前下缘、股骨粗线外侧唇上部、股骨臀肌粗隆外侧部
    - 止点：髌骨外侧底部和边缘；也形成髌骨外侧支持带和股四头肌肌腱外侧
    - 功能：伸膝
    - 神经支配：股神经
    - 血供：旋股外侧动脉
  - 股内侧肌
    - 起点：股骨转子间线下段、螺旋线、粗线内侧唇、股骨内髁上嵴上部、内侧肌间隔
    - 止点：髌骨内侧底部和边缘；也形成髌骨内侧支持带和股四头肌肌腱内侧
    - 功能：伸膝
    - 神经支配：股神经
    - 血供：股动脉、股深动脉、腘动脉膝内侧上支
  - 中间肌
    - 起点：股骨前、外侧表面的上 2/3；也起自大腿外侧肌间隔
    - 止点：髌骨外侧缘；也形成股四头肌肌腱的深部
    - 功能：伸膝
    - 神经支配：股神经
    - 血供：旋股外侧动脉
- **膝关节的肌肉：屈肌**
  - 股二头肌
    - 起点：长头，与起自坐骨结节后部内上象限的半腱肌共腱；短头，起自粗线外侧唇、股骨髁上外侧嵴、大腿外侧肌间隔
    - 止点：主要位于腓骨头上；也止于外侧副韧带（lateral collateral ligament, LCL）和胫骨外侧髁
    - 功能：屈膝，也使胫骨向外侧旋转；长头也伸展髋关节
    - 神经支配：长头：胫神经；短头：腓总神经
    - 血供：股深动脉穿支、臀下动脉、腘动脉上肌支
  - 缝匠肌
    - 起点：髂前上棘
    - 止点：胫骨粗隆附近胫骨干骺端的前内侧
    - 功能：髋关节和膝关节交叉，屈曲髋关节和膝关节，使大腿侧向转动，做盘腿动作
    - 神经支配：股神经
    - 血供：股动脉肌支
  - 股薄肌
    - 起点：耻骨联合下缘、耻骨下支及邻近坐骨支
    - 止点：胫骨内侧干骺端，缝匠肌后方
    - 功能：大腿内收，膝关节屈曲，使已屈曲的小腿旋内
    - 神经支配：闭孔神经前支
    - 血供：闭孔动脉、旋股内侧动脉、股深动脉肌支
  - 半腱肌
    - 起点：与起自坐骨结节后部内上象限的股二头肌长头腱共腱
    - 止点：胫骨内侧干骺端，股薄肌后方
    - 功能：髋关节和膝关节交叉，伸髋屈膝，使屈曲的小腿内旋

- 神经支配：胫神经
- 血供：股深动脉穿支、臀下动脉、腘动脉上肌支

○ 半膜肌
- 起点：坐骨结节外上侧象限
- 止点：胫骨后内侧髁
- 功能：髋关节和膝关节交叉，伸髋屈膝，使屈曲的腿内旋
- 神经支配：胫神经
- 血供：股深动脉穿支、臀下动脉、腘动脉上肌支

○ 腘肌
- 起点：股骨外侧髁外侧面的腘沟前部
- 止点：呈扇形止于胫骨后表面，略高于腘线
- 功能：屈膝，并在屈膝开始时内旋胫骨
- 神经支配：胫神经
- 血供：腘动脉膝内侧下支和胫后动脉肌支

• **膝关节的肌肉：浅屈肌**

○ 腓肠肌
- 起点：内侧头起自股骨内侧髁后方的非关节面；外侧头起自股骨外上髁的后缘；内、外侧头联合组成肌肉的主体
- 止点：与深部的比目鱼肌肌腱结合形成跟腱，止于跟骨后表面的中 1/3 处
- 功能：屈膝、踝跖屈
- 神经支配：胫神经
- 血供：腘动脉腓肠支

○ 跖肌
- 起点：腓肠肌外侧头的上、内侧以及腘斜韧带
- 止点：跟骨后表面的中 1/3 处，跟腱内侧
- 功能：屈膝、踝跖屈
- 神经支配：胫神经
- 血供：腓肠动脉
- 注意：人群中 7%~10% 缺如

• **膝关节的肌肉：腿内旋肌**

○ 腘肌、股薄肌、缝匠肌、半腱肌、半膜肌

• **膝关节的肌肉：腿外旋肌**

○ 股二头肌

• **伸肌机制**

○ 股四头肌肌腱和支持带汇合于髌腱

• **内部结构**

○ 半月板
- 缓冲、润滑和稳定膝关节

○ 交叉韧带
- 前后运动的主要稳定结构

○ 内侧支撑结构
- 三层，包括鹅足腱、内侧副韧带、关节囊和后斜韧带

○ 外侧支撑结构
- 三层，包括髂胫束、股二头肌、股四头肌支持带、腓侧副韧带、弓状韧带和一些小的多变的后外侧结构

• **膝关节神经**

○ **股神经**支配
- 三支，每个分支发出细小关节支进入髋关节及膝关节前上部
- 最大的是股内侧肌的神经，与膝降动脉伴行

○ **腓总神经**支配
- 膝上外侧神经：向下进入腘窝，供应关节上外侧部，经股骨髁上方的外侧肌间隔走行至股二头肌深面
- 膝下外侧神经：小，有时缺如；与膝上外侧神经一起越过腓肠肌外侧头向下和向前弯曲走行，穿过关节囊和腓侧副韧带之间
- 膝返神经：到达关节前下部的小分支

○ **胫神经**支配
- 膝上内侧神经：在股骨内髁上方包绕股骨向内走行，位于大收肌深面，然后经股内侧肌至关节内上部
- 膝中神经：向前穿过纤维囊到达交叉韧带
- 膝下内侧神经：最大，沿腘肌上缘走行，在胫骨干和内侧副韧带（medial collateral ligament, MCL）之间向前走行，向上弯曲至关节囊内下部

○ **闭孔神经：**经大收肌发出膝支，与腘动脉汇合，行至关节后部

• **膝关节血管：**8 条供养动脉形成吻合支

○ **腘动脉**供应 5 条膝支

○ **胫前动脉**供应 2 条返支

○ **股动脉**供应膝降支

○ **旋股外侧动脉**供应膝降支

CT 三维重组显示起止点（外侧、前外侧）

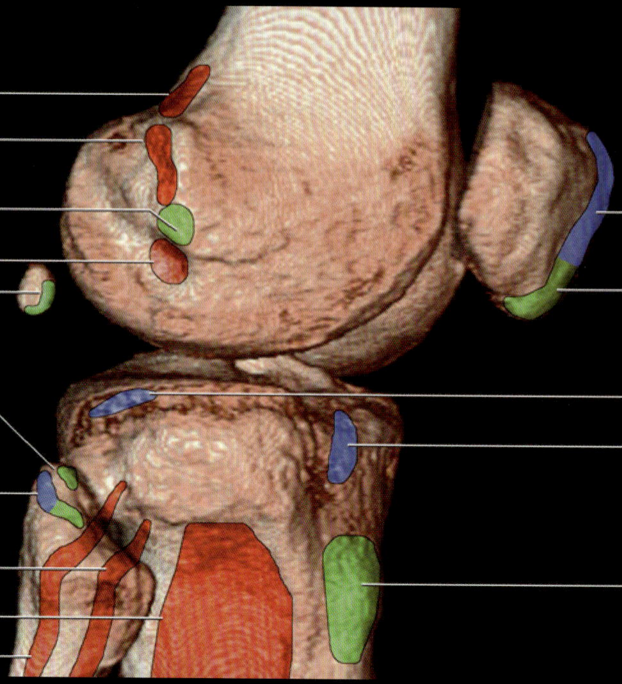

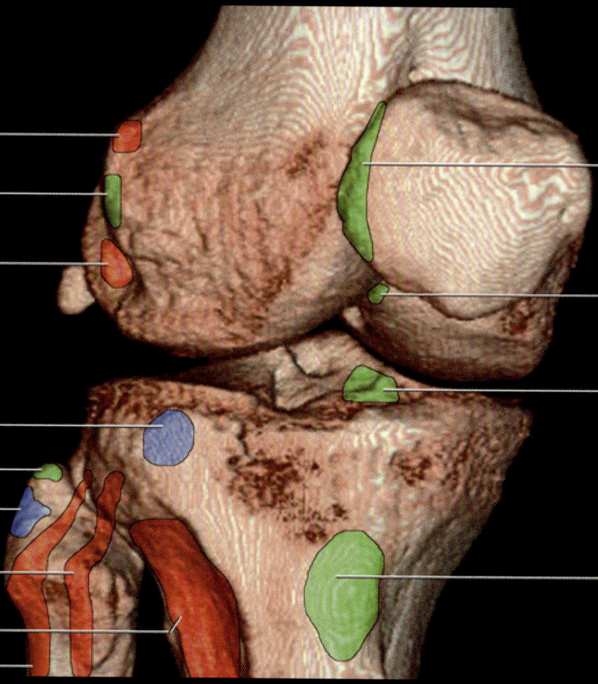

上图：膝关节外侧观显示外侧部的稳定结构，以及腿部前、外侧肌肉的起止点。
下图：前外侧斜面观显示膝关节和髌骨的外侧部稳定结构，主要由外侧副韧带、弓状韧带、腘肌腱、髂胫束和股二头肌组成，同时显示部分腿部肌肉的起止点。胫骨前肌、趾长伸肌和腓骨长肌的起点超出图示远侧区域数厘米。

CT 三维重组显示起止点（前内侧）

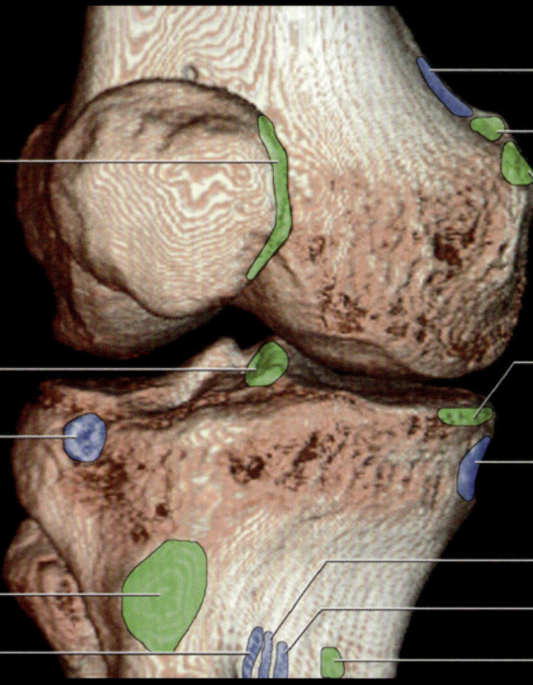

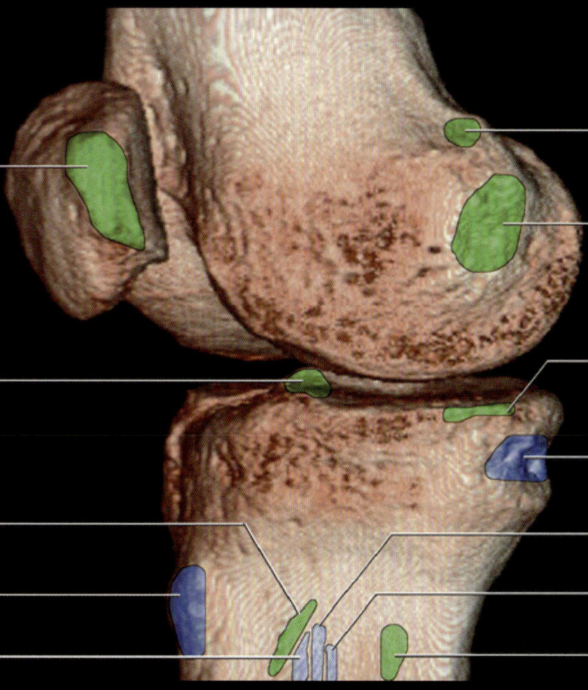

上图：前内侧斜面观显示膝关节和髌骨的内侧部稳定结构。注意，图中仅显示鹅足腱（缝匠肌、股薄肌、半腱肌肌腱）止点的最上部，以及内侧副韧带浅层，这些止点在胫骨上还向远端延伸数厘米。

下图：前内侧观显示膝关节内侧部的稳定结构，主要是内侧副韧带浅层和深层，其次是鹅足腱；以及髌骨内侧部的稳定结构，包括髌股内侧韧带上缘、中间内侧支持带、髌胫下韧带。

CT 三维重组显示起止点（内侧、后内侧）

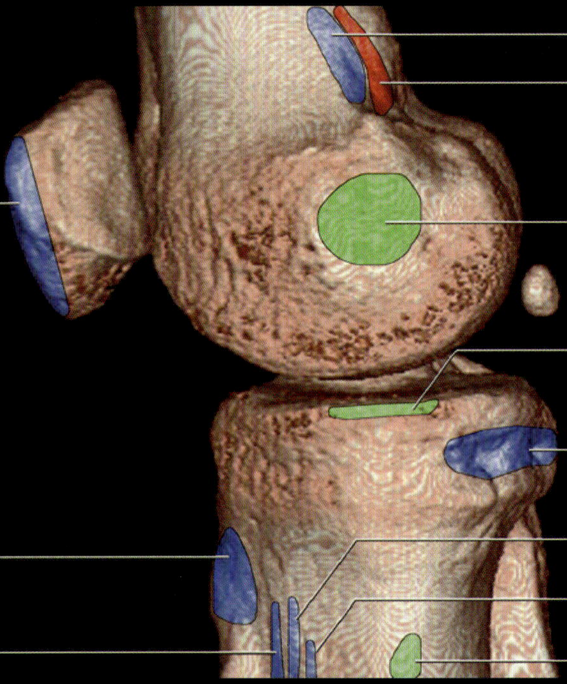

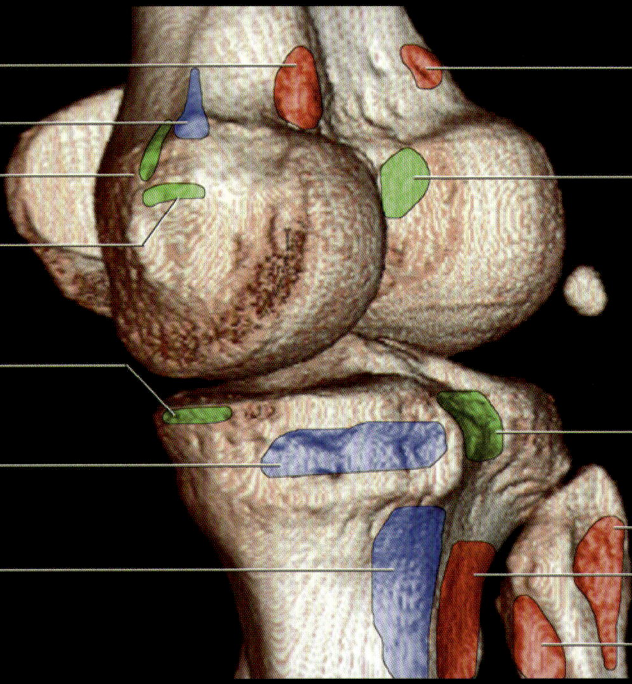

上图：显示膝关节内侧部相关的肌肉、肌腱和韧带的起 / 止点。
下图：向内侧倾斜 CT 重组图像内后面观。注意，在胫骨后内侧可见半膜肌和腘肌的止点。

CT 三维重组显示起止点（后侧、后外侧）

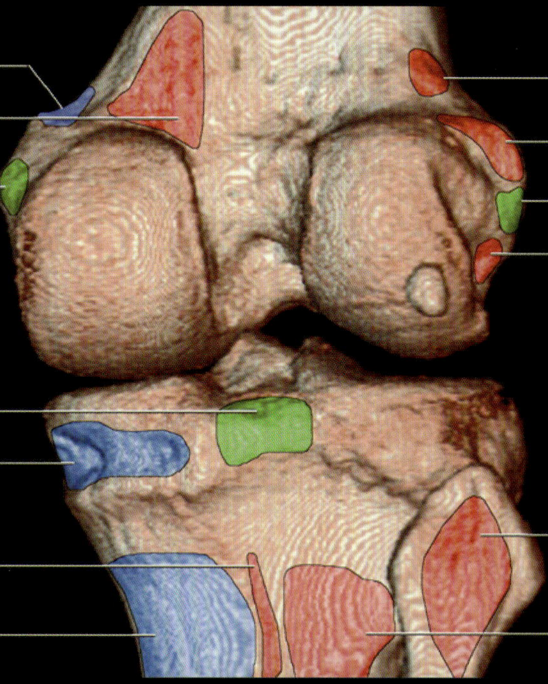

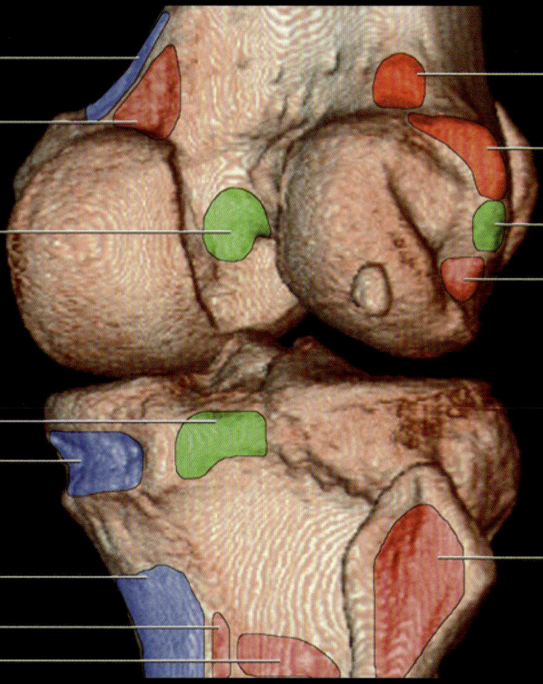

上图：膝关节 CT 重组图像后面观显示后交叉韧带的止点位于胫骨后中央部关节外侧。
下图：膝关节 CT 重组图像斜后面观显示后部结构的附着点。注意，比目鱼肌的腓骨起点比胫骨起点更靠近端。

膝关节后侧浅层和深层肌肉、神经示意图

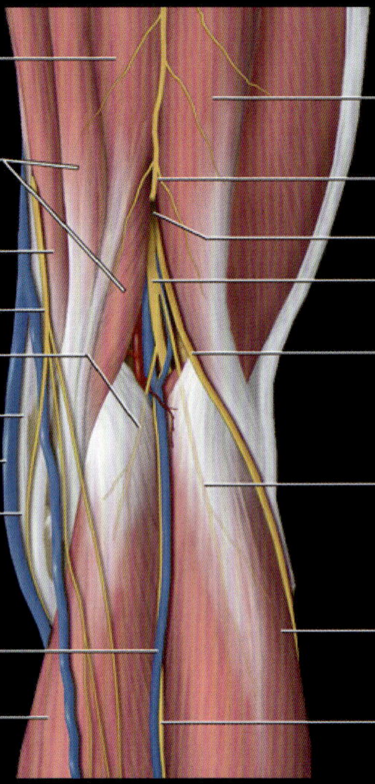

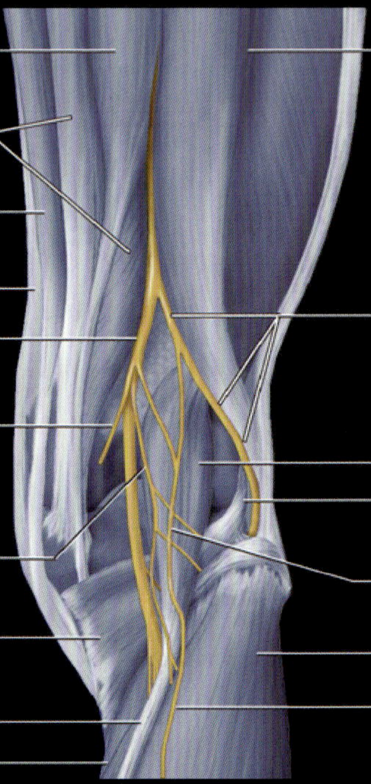

上图：显示膝关节后侧浅层的肌肉和神经。注意腓总神经为深部神经的一部分，但走行较表浅，沿股二头肌和肌腱后部走行，绕过腓骨颈。

下图：显示腓总神经与股二头肌肌腱的关系，同时显示胫神经的肌支。注意跖肌走行于腘肌和腘血管（未显示）上方，并在腘肌/比目鱼肌交界处延续为肌腱。跖肌肌腱向下走行，位于比目鱼肌和腓肠肌内侧头之间稍内侧（未显示）。腓肠神经起自腓总神经和胫神经的分支，向下延伸至腓肠肌二头交界处的浅层。胫神经向下走行于胫后血管的后方，位置更深。

血管和吻合支示意图

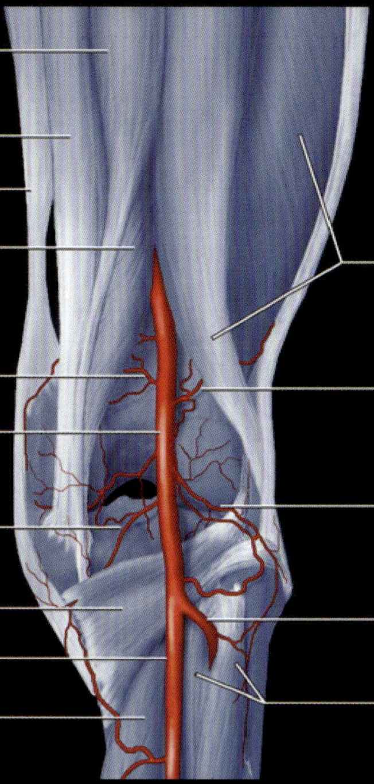

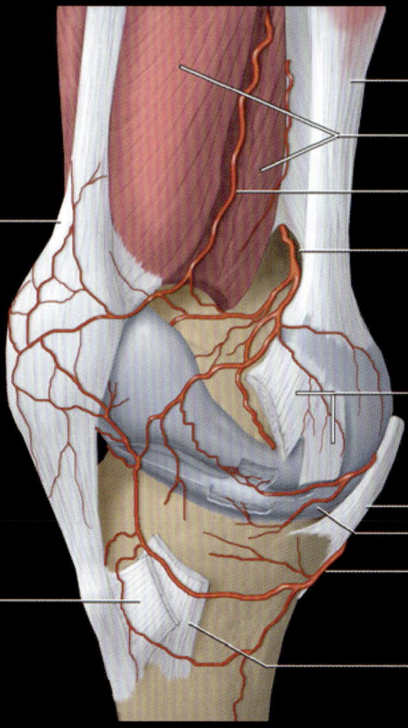

上图：显示膝关节后方动脉的吻合支。腘动脉全程可见，从近侧大收肌裂孔到远端腘肌下缘，腘动脉在此处分为胫前动脉和胫后动脉。胫骨前支是一个较小的分支，穿过胫骨后肌裂隙，再穿过骨间膜并沿骨间膜向下延伸到前筋膜间室。腘动脉有四条膝支，分别是上内侧、上外侧、下内侧和下外侧支。

下图：膝关节前内侧观显示膝关节周围丰富的侧支血管网。腘动脉有 2 条膝支（上、下支）。还有两条额外动脉，膝降动脉（股动脉的分支）向上内侧走行，胫前动脉前返支向下外侧走行，图中未显示。

2. 膝关节放射解剖与关节造影解剖

影像解剖

概述

- X 线解剖
  - 股骨远端骨性特征
    - 股骨远端干骺端分为内上髁和外上髁
    - 股骨干骺端后内侧可见骨不规则，被认为是内收肌或腓肠肌内侧头附着处的牵拉，曾被称为“皮质硬纤维瘤”
    - 股骨内侧髁比外侧髁大
    - 股骨外侧髁在其前部的负重面有轻微凹陷（称为股外侧隐窝或沟）；正常深度<2 mm
    - 髁间窝交叉韧带；侧位片上显示为 Blumensaat 线
    - 前部，髌骨滑车沟一般呈“V”形
  - 股骨撕脱伤的可能部位
    - 髁间窝后外侧（前交叉韧带起点）
    - 髁间窝中内侧（后交叉韧带起点）
    - 内上髁（内侧副韧带起点）
  - 胫骨近端骨性特征
    - 胫骨表面后倾 10°
    - 胫骨结节（干骺端前部、稍外侧隆起，距关节线数厘米）
  - 胫骨撕脱伤的可能部位
    - 胫骨棘（前交叉韧带止点）
    - 胫骨关节面中部后方（后交叉韧带止点）
    - 内侧关节面（冠状韧带止点）
    - 外侧关节面（前外侧韧带和关节囊止点；称为 Segond 骨折）
    - Gerdy 结节（髂胫束止点）
    - 胫骨粗隆（髌韧带止点；多见于骨骼发育不成熟患者）
  - 腓骨近端骨性特征
    - 位于胫骨的后外侧
    - 近端称为腓骨茎突
  - 腓骨撕脱伤的可能部位
    - 腓骨头 / 颈外侧（联合腱止点）
    - 腓骨茎突（弓状、豆腓、腘腓韧带止点）
  - 髌骨骨性特征
    - 三角形的籽骨
    - 上部基底部较宽，下部较尖
    - 关节面由垂直嵴分为外侧面和内侧面
    - 外侧面长且角度浅
    - 内侧面短且角度大
    - 其他几个面在影像学上不重要
    - 下部 25% 不形成关节
    - 非关节外表面可发展为突出的附着点病，此处股四头肌肌腱止点融入髌下韧带起点
- 内容物
  - **半月板**：缓冲、润滑和稳定膝关节
    - 由纤维软骨组成，横截面呈三角形
    - 只有外周 1/3 有血供
    - 半月板分为前角、体部和后角
    - 半月板根部：前角和后角的中央部分，固定在胫骨上
    - 横韧带延伸于前角之间
    - 内侧半月板：后角大于前角
    - 半月板紧密附着在内侧关节囊上；半月板周围有小隐窝
    - 外侧半月板：前后角大小相等
    - 外侧半月板与关节囊的附着较为疏松，允许做旋转运动；半月板周围隐窝较大
    - 腘肌腱经过外侧半月板的体部和后角；腘板筋膜从半月板后角延伸至腘肌鞘
  - **交叉韧带**
    - 关节内，滑膜外
    - 前交叉韧带防止胫骨前移
    - 前交叉韧带起自髁间窝后外侧，向前内侧延伸，止于胫骨髁间嵴
    - 前交叉韧带由前内侧束和后外侧束组成
    - 后交叉韧带防止胫骨后移
    - 后交叉韧带起自髁间窝内侧，向后外侧延伸，止于关节外的胫骨近端后侧皮质
  - **板股韧带**：从外侧半月板后角延伸至股骨内侧髁，邻近髁间窝处后交叉韧带起点
    - Humphrey 韧带：走行于后交叉韧带前方
    - Wrisberg 韧带：走行于后交叉韧带后方
  - **内侧副韧带**
    - 浅部：厚，自股骨髁向胫骨近端延伸
    - 深部：板股（冠状）韧带和半月板胫骨韧带
    - 对抗外翻的应力，稳定关节
  - **外侧副韧带复合体**
    - 髂胫束：阔筋膜张肌的远端延伸，止于胫骨前外侧的 Gerdy 结节；是前外侧的稳定结构
    - 外侧（腓骨）副韧带（LCL）：自股骨髁至腓骨
    - 前外侧韧带：起自外侧副韧带正前方，斜前方交叉，附着于 Gerdy 结节与腓骨头之间的胫骨外侧髁
    - 股二头肌：复合体止于腓骨和胫骨；通常与腓骨副韧带在远端形成联合肌腱
    - 后外侧角：外侧副韧带、二头肌、腘肌；豆腓 / 弓状 / 腘腓韧带
  - **伸肌结构**
    - 股四头肌肌腱：止于髌骨前上缘
    - 髌腱：股四头肌肌腱的延续，从髌骨前下缘延伸至胫骨结节

- 髌骨：内侧和外侧关节面被正中嵴（尖）分开
- Hoffa 脂肪垫：髌腱后方有血供的脂肪垫，呈三角形

○ **透明软骨**
- 人体中髌骨软骨最厚，可达 7 mm
- 髌骨与楔状的股骨滑车沟形成关节
- 二分髌骨：位于上外侧的副骨，与髌骨连接处软骨完整
- 胫股内侧筋膜间室的软骨通常比外侧筋膜间室薄
- 胫股外侧筋膜间室在股外侧沟处有薄的软骨
- 胫骨关节软骨在胫骨周围部和胫骨髁间嵴前部逐渐变薄

○ **关节囊，隐窝**
- 髌上隐窝：隐窝大，与关节的其余部分自由连通
- 半月板周围隐窝：外侧大于内侧
- 腘腱鞘：与关节相通
- 关节囊可伸入 / 穿过腓肠肌内侧或外侧头的起点
- 腘窝囊肿（Baker 囊肿）：液体通过半膜肌肌腱和腓肠肌内侧头之间的关节囊薄弱点向外延伸所形成
- 皱襞：发育时筋膜间室之间的组织残留
- 髌上皱襞：从内侧到外侧弯曲穿过髌上隐窝（不常引起症状）
- 髌下皱襞：从邻近前交叉韧带的起点延伸至 Hoffa 脂肪垫；平行于前交叉韧带
- 髌骨内侧皱襞：在髌股内侧隐窝呈垂直方向（屈曲 / 伸展时可发生弹响并导致髌股内侧软骨磨损）

- **关节外滑囊**
  ○ 髌前囊：位于髌骨前方
  ○ 髌下囊：在 Hoffa 脂肪垫内，靠近胫骨结节，髌腱深面

解剖成像事宜

成像方法

- X 线平片
  ○ 标准位包括前后站立位，轻微屈曲侧位，髌骨屈曲 20° 轴位
  ○ 关节炎或全膝关节置换术的评估通常还采用后前站立屈曲（切线）位
  - 需注意关节后部负重部分的软骨宽度
- 关节造影程序：置针
  ○ 大多数情况下不需要透视或超声引导
  ○ 患者仰卧，膝关节在枕头上轻微屈曲，股四头肌放松
  ○ 外侧或内侧入路；触诊髌股关节线
  - 在髌骨赤道处或下方注射；进针偏向头侧可能导致针头刺入股前脂肪垫，使该部位不显影
  - 如果用 20 号针，一般能回抽到关节液，证明进入了关节内
  - 尽可能多地抽取积液，以提高造影成像时的清晰度
- 关节造影程序：预期对比剂分布
  ○ 对比剂自针头向关节内自由流动；通常聚集在髌上隐窝
- CT 关节造影：MR 关节造影为禁忌时可采用
  ○ 技术：注射 40 ml 稀释的对比剂（用抑菌生理盐水 50 : 50 比例混合）
  ○ 获取亚毫米层厚图像；进行图像重组
- MR 关节造影
  ○ 在没有积液的情况下，有助于术后评估或寻找骨软骨缺损
  ○ 技术：注射 40 ml 钆对比剂，以 1 : 200 比例用生理盐水稀释
- 间接 MR 关节造影
  ○ 在没有积液的情况下，有助于术后评估或寻找骨软骨缺损
  ○ 技术：在静脉注射后运动；20~30 分钟后成像

影像学注意事项

- X 线平片注意事项
  ○ 位置异常
  - 正位片：屈曲使关节间隙模糊
  - 髌骨轴位片：屈曲 >20° 会减少半脱位或倾斜
  ○ 二分（多分）髌骨
  - 通常位于外上象限
  - 平片上看起来可能不“相配”，但骨缺损处有软骨连接
  ○ 其他骨性变异：髌骨背侧缺损，半月板小骨
- MR/CT 关节造影注意事项
  ○ 斜冠状位或矢状位 MR 成像的姿势
  - 不正确的摆位可能会模糊或夸大解剖标志的作用
  ○ 附着在半月板上的结构可被误认为是撕裂
  - 横韧带：附着于两个半月板的前角
  - 板股韧带：附着于外侧半月板后角
  ○ 腘肌腱的腱鞘可被误认为是外侧半月板后角撕裂
  ○ 年轻患者的正常半月板血管在 MR 上可表现为高信号
  ○ 外侧半月板前角在止点分离成束，可误认为是撕裂

膝关节标准 X 线片

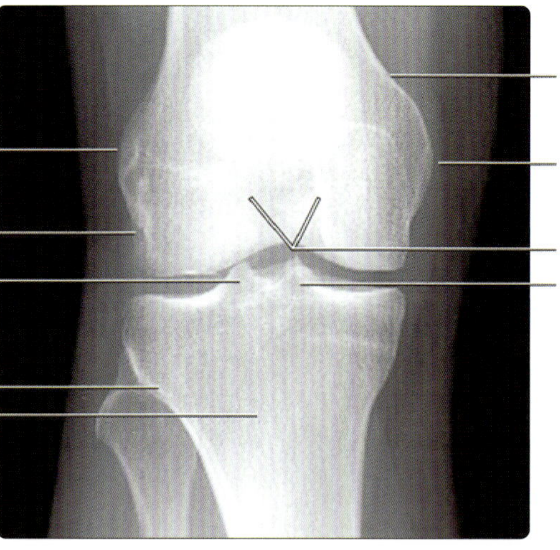

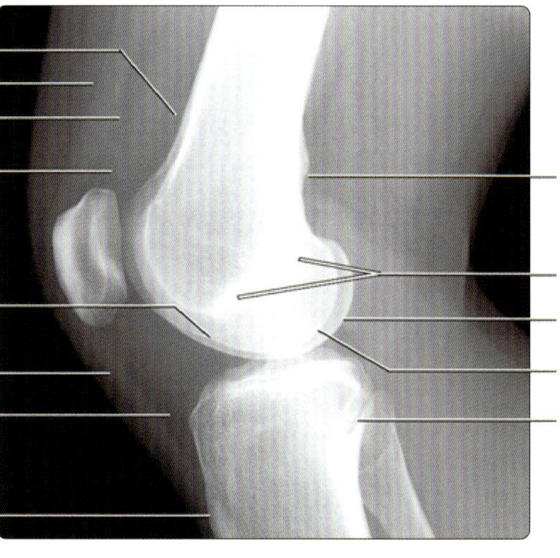

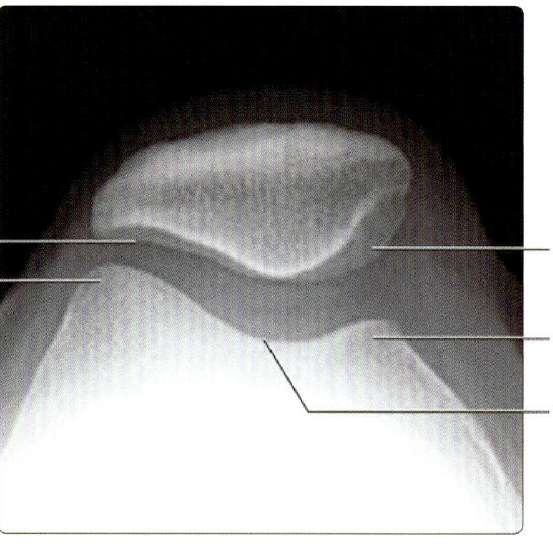

上图：膝关节正位片显示关节骨性特征，腓骨头位于胫骨外侧髁稍后外侧。

中图：侧位片显示 Blumensaat 线勾勒出髁间窝，股骨内侧髁略大于外侧髁。关节轻微屈曲侧位片时，外侧髁也可通过其前部负重部的外侧髁沟来识别，注意胫骨表面后倾约为 10°。

下图：膝关节屈曲 20° 时的轴位片（容许髌骨最大半脱位），注意髌骨的外侧面较内侧面长、角度平滑。髌骨有多个面，但内侧面和外侧面临床意义最大。

关节造影穿刺针位置

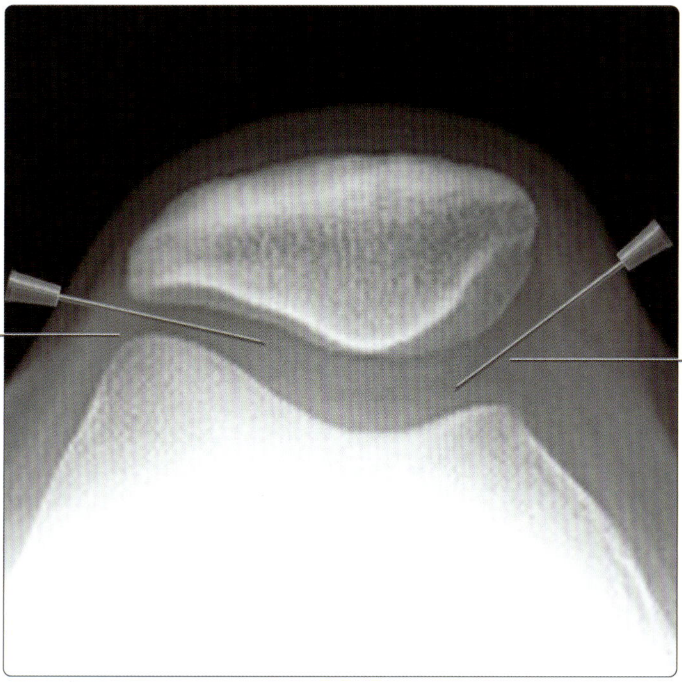

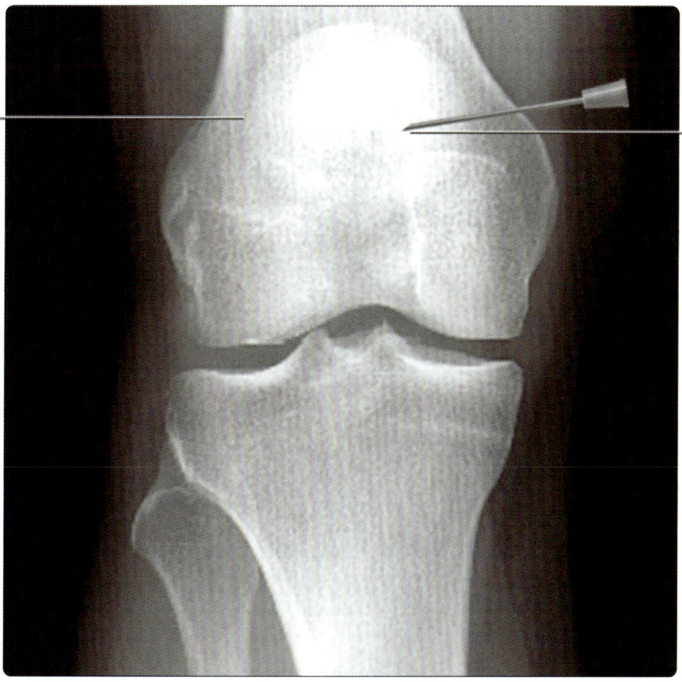

上图：髌骨切线位片显示髌股穿刺内侧入路和外侧入路的穿刺针位置，注意在膝关节内侧有更大的进针空间，内侧入路进针角度比外侧入路角度更大。

下图：患者仰卧位膝关节正位片显示了髌股关节内侧进针的位置，注意针尖在髌骨赤道线以下。如果针尖更偏向头侧，可能会进入股骨前脂肪垫，导致注射失败。用不拿针的手稳定髌骨有助于进针。

膝关节横轴位解剖

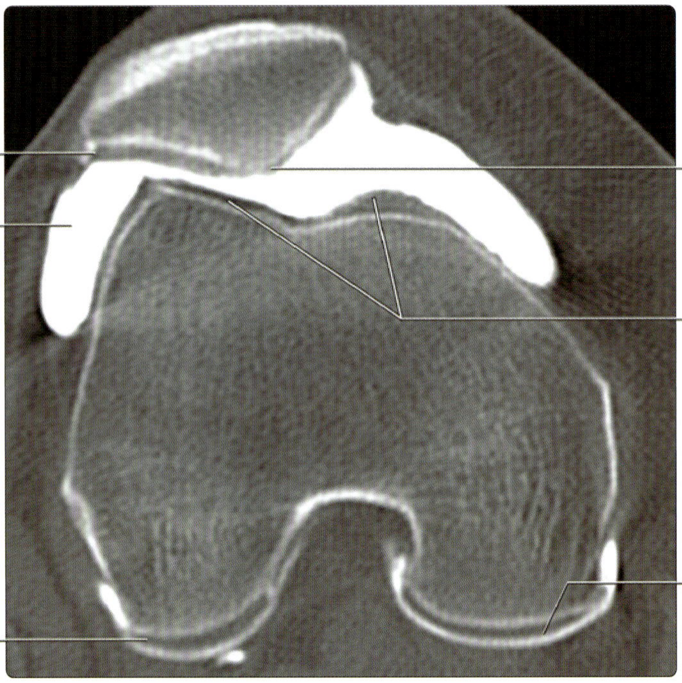

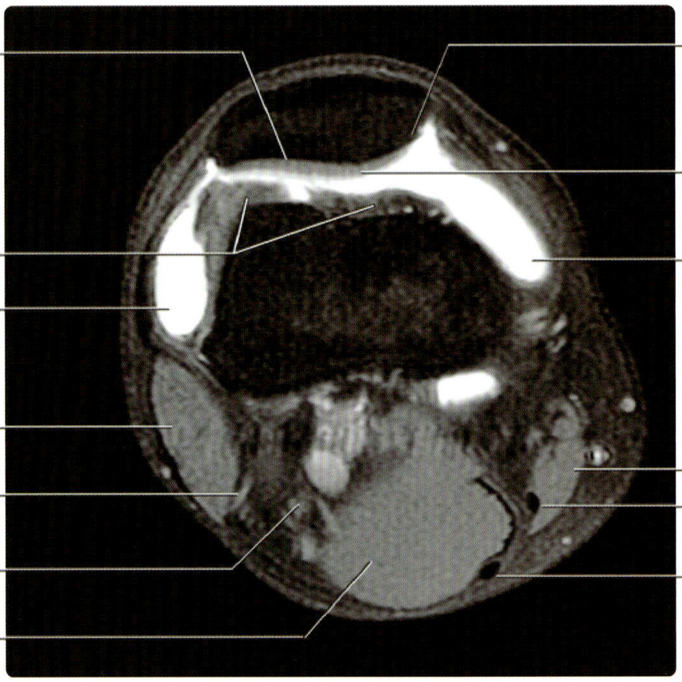

上图：经股骨髁层面横轴位 CT 关节造影图像显示对比剂勾勒出髌软骨的轮廓，髌骨轻微向外侧半脱位，但在完全伸展的膝关节中为正常现象。

下图：经髌骨层面横轴位脂肪抑制 PDWI 关节造影显示完整的髌软骨。膝关节完全伸展时，髌骨顶点与股骨滑车关节面处于同一轴线水平。滑车上方股骨前脂肪垫的波浪状表现不应与软骨缺损混淆。

膝关节横轴位解剖

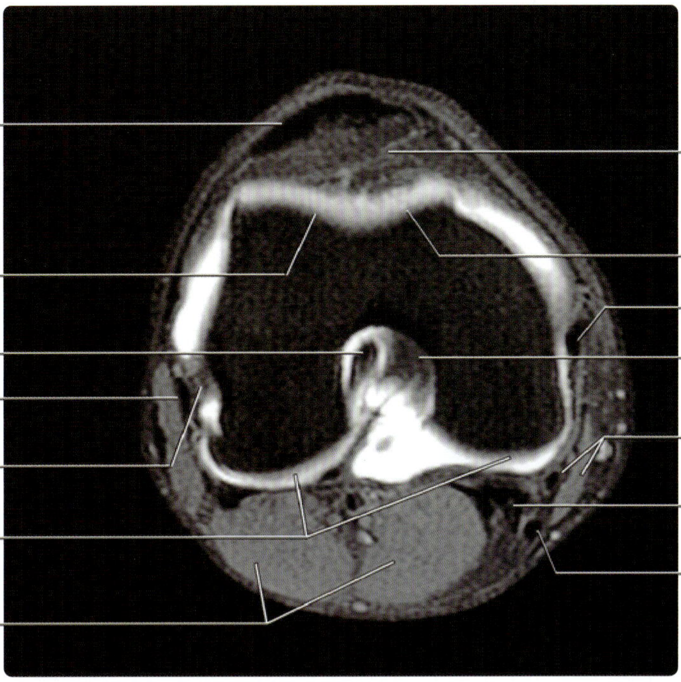

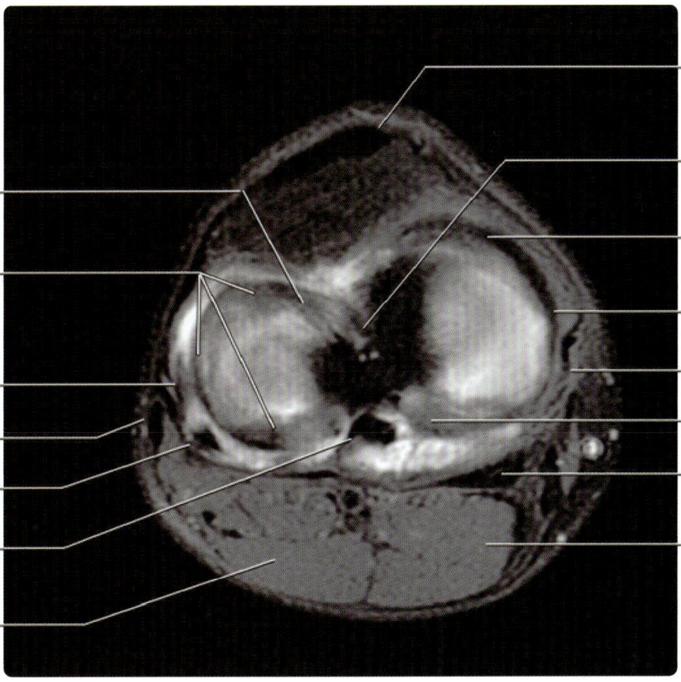

上图：经股骨髁横轴位脂肪抑制 PDWI 关节造影图像显示股骨滑车（髌股关节的股骨面）和股骨髁后部的透明软骨，以及髁间窝内的前、后交叉韧带。

下图：经半月板横轴位脂肪抑制 PDWI 关节造影图像，内侧半月板呈“C”形，外侧半月板接近圆形。外侧半月板的前角分成薄束状，在矢状位或冠状位层面上可能被误认为是撕裂。

膝关节横轴位解剖示意图

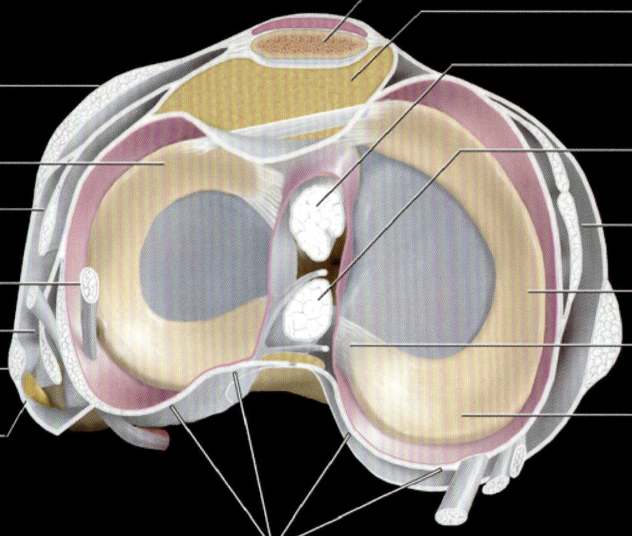

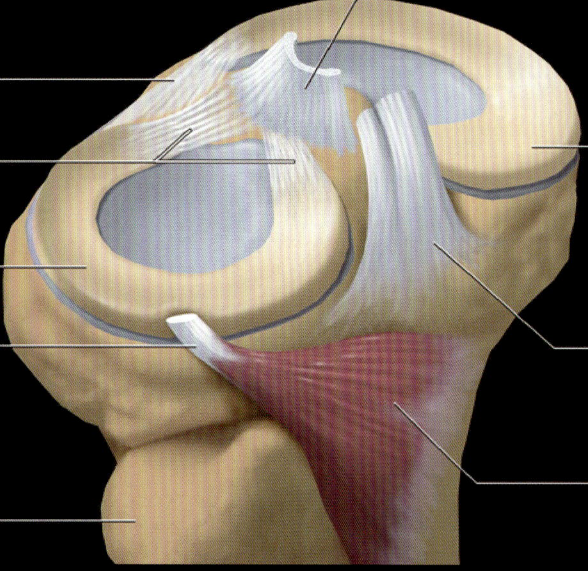

上图：经膝关节间隙横轴位示意图，与前述 MR 关节造影图像相对应，清晰显示关节后外侧的稳定结构。
下图：膝关节后外侧观显示关节的胫骨面，腘肌腱与外侧半月板后外侧角的关系清晰可见。

膝关节矢状位解剖：内侧部

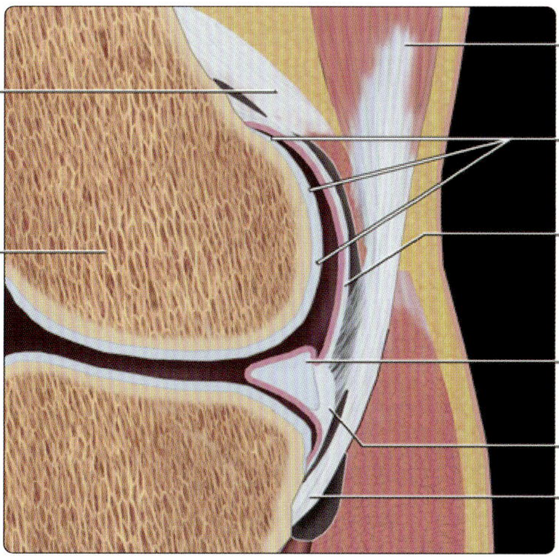

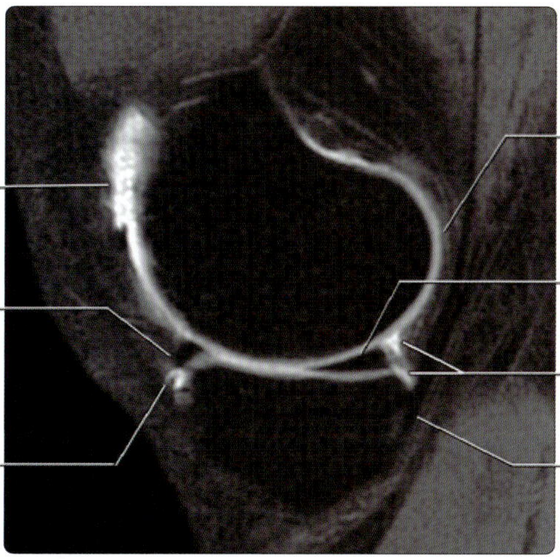

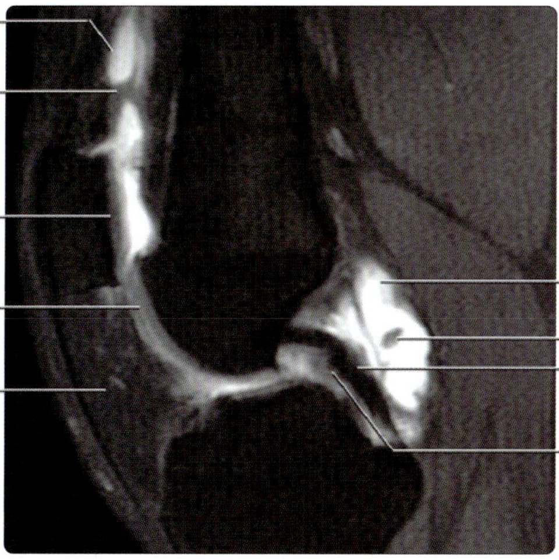

上图：经膝关节内侧间隙矢状面示意图。后斜韧带沿着关节囊边缘走行，稳定关节，防止胫骨后移。透明软骨延伸至股骨后髁的最上缘。

中图：经膝关节内侧间隙矢状位脂肪抑制 T_1WI 关节造影图像显示内侧半月板周围小隐窝内对比剂充盈，透明软骨呈等信号。

下图：经髁间窝内侧矢状位脂肪抑制 T_1WI 关节造影图像显示后交叉韧带和在其前缘的板股前韧带截面，后方可见软骨游离体。MR 关节造影对游离体的检出比 MR 平扫更敏感。

膝关节矢状位解剖：外侧部

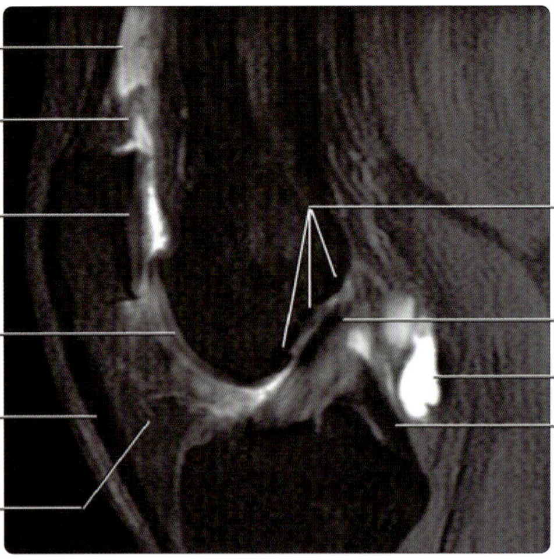

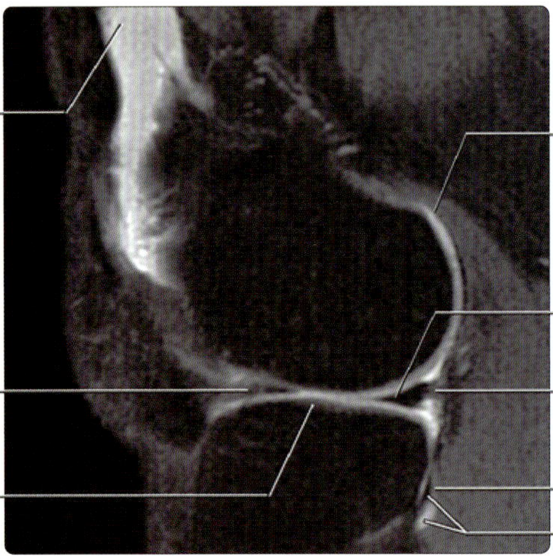

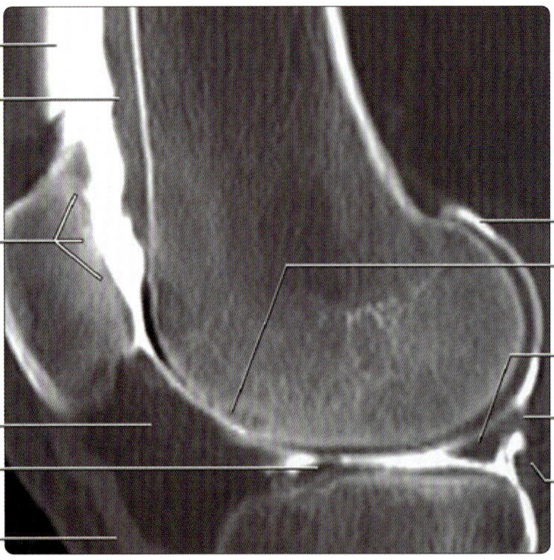

上图：经髁间窝外侧部矢状位脂肪抑制 T_1WI 关节造影图像显示前交叉韧带的特征性表现，在其纵向疏松连接的纤维束间含有中等信号的滑膜皱襞。

中图：经外侧间隙中部矢状位脂肪抑制 T_1WI 关节造影图像显示对比剂勾勒出的外侧半月板轮廓。注意，腘腱鞘与后外侧关节相通，因此在图像上可见其内含对比剂。

下图：经外侧间隙中部矢状位 CT 关节造影图像。该患者患有骨关节炎，可见多处软骨缺损。对比剂衬托出的外侧半月板后角上束显示清晰，也可见腘肌裂孔内的腘肌腱。

膝关节矢状位解剖：外侧部

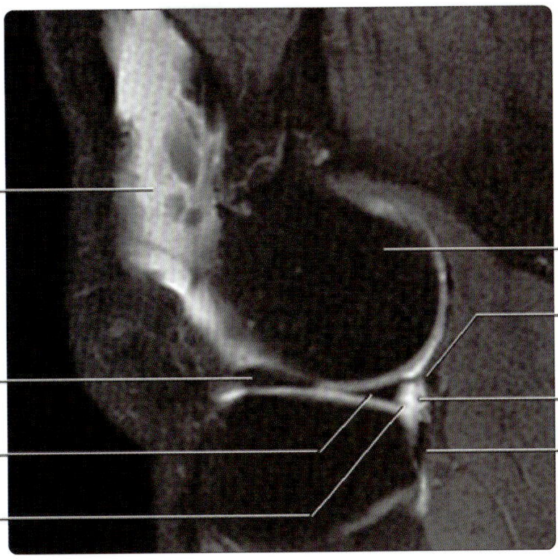

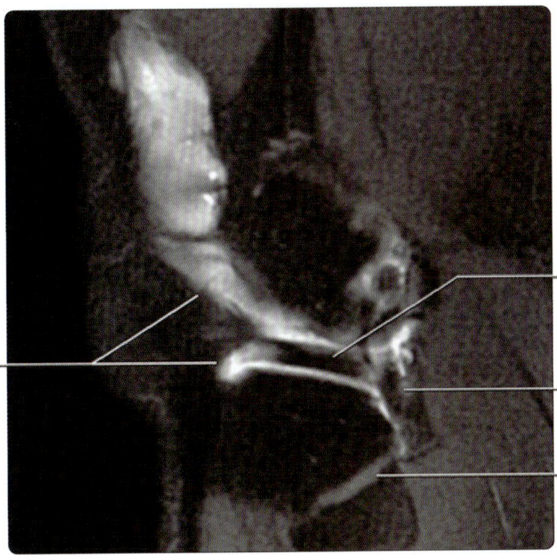

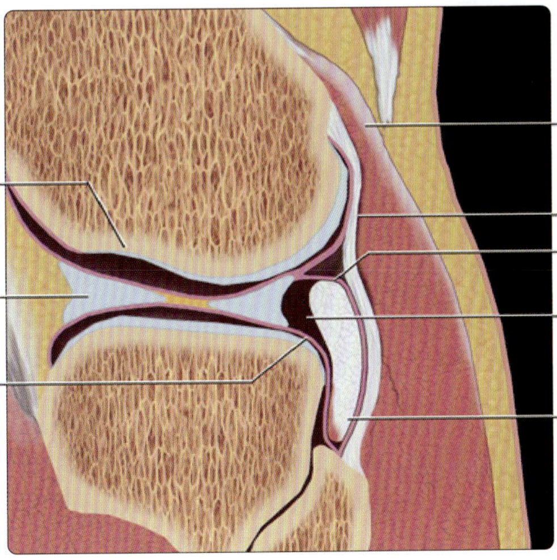

上图：经外侧间隙外侧部矢状位脂肪抑制 T_1WI 关节造影图像显示腘肌腱从外侧半月板下方经过。腘肌裂孔是肌腱进入关节囊内的开口。注意，腘板筋膜下部不完整，在裂孔处属正常表现。

中图：经外侧间隙最外侧矢状位脂肪抑制 T_1WI 关节造影图像显示外侧半月板体部，腘肌腱位于其后方。

下图：矢状位示意图显示腘肌腱穿过关节后外侧边缘，有腱鞘与关节相通，并通过腘板筋膜连于外侧半月板后角。

膝关节冠状位解剖

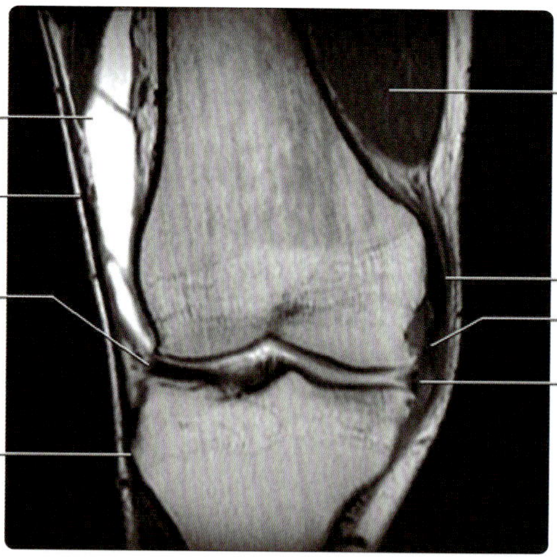

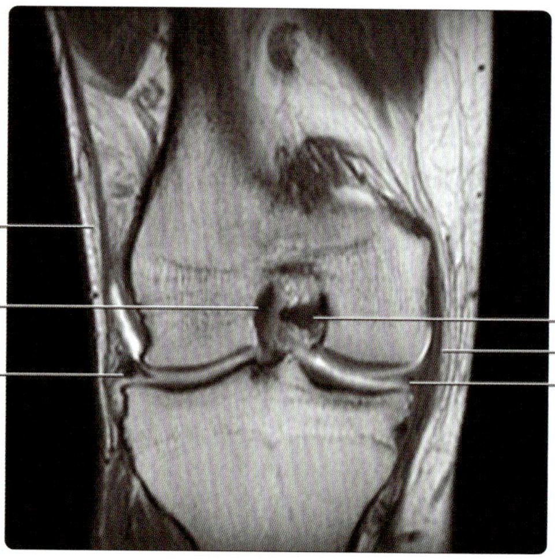

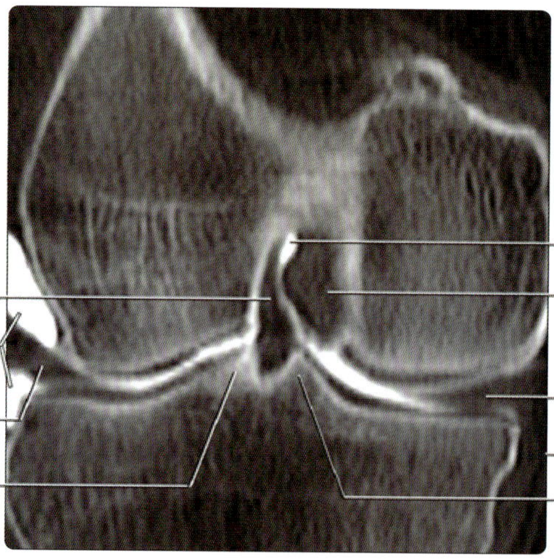

上图：经股胫关节前部冠状位 T_1WI 关节造影图像，显示髂胫束止于胫骨 Gerdy 结节处。在本例中，内侧副韧带因既往损伤而增厚。

中图：上幅图像后部冠状位 T_1WI 关节造影图像，显示内侧和外侧半月板体部，以及髁间窝内的前、后交叉韧带。

下图：经髁间窝冠状位 CT 关节造影图像，位置与上幅 MR 图像大致相同，显示半月板的体部以及交叉韧带。注意外侧半月板周围正常时可有宽大的隐窝，而内侧半月板上方和下方仅有少量液体。

膝关节冠状位解剖

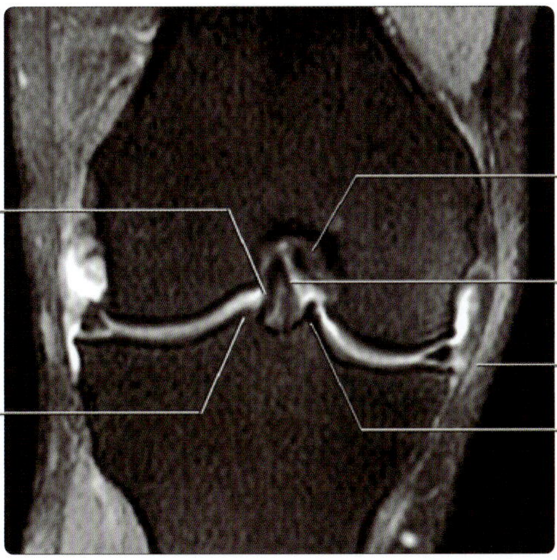

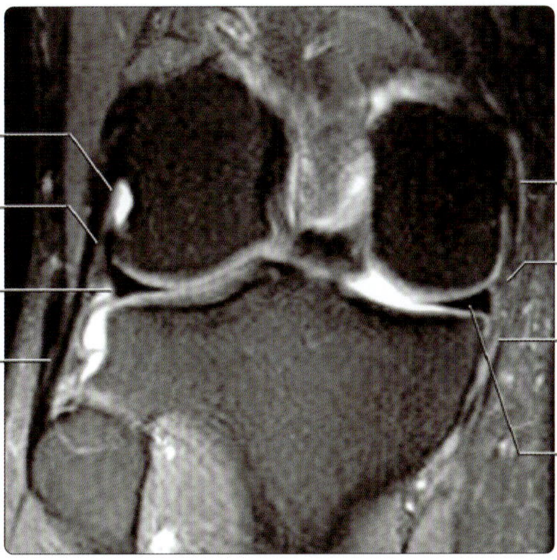

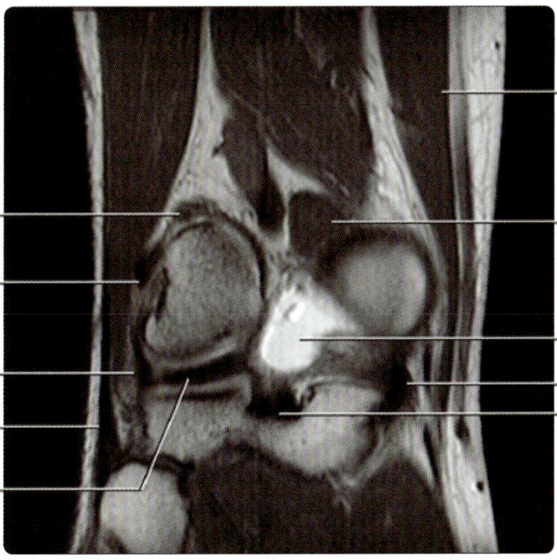

上图：冠状位脂肪抑制 T_1WI 关节造影图像显示前交叉韧带，前内侧束止于胫骨内侧髁间嵴，后外侧束止于胫骨外侧髁间嵴附近。

中图：冠状位脂肪抑制 T_1WI 关节造影图像显示关节内侧和外侧隐窝，内侧半月板与股骨和胫骨紧密附着（分别为板股韧带和冠状韧带），组成内侧副韧带的深部，其内侧形成的隐窝较小；外侧半月板的附着部相对疏松，形成的隐窝较大。

下图：经关节后缘的冠状位 T_1WI 关节造影图像显示后交叉韧带在胫骨后表面的止点。

腘窝（BAKER）囊肿

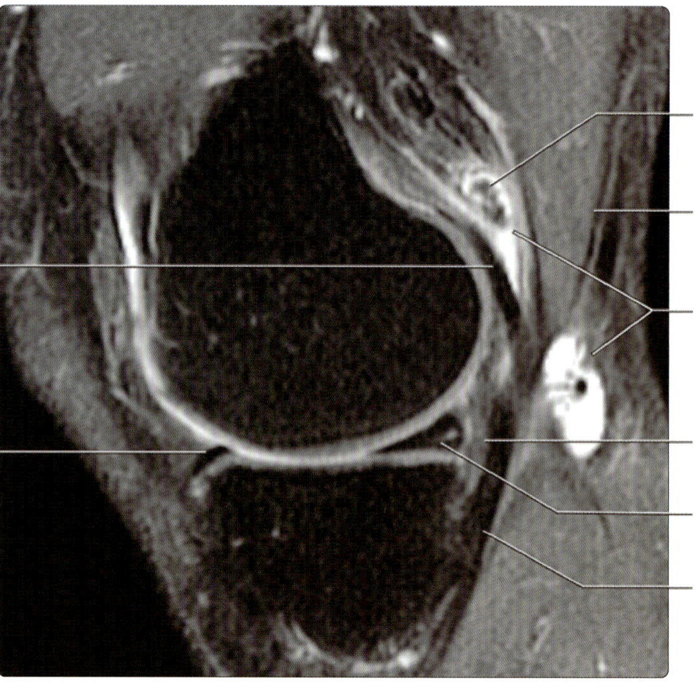

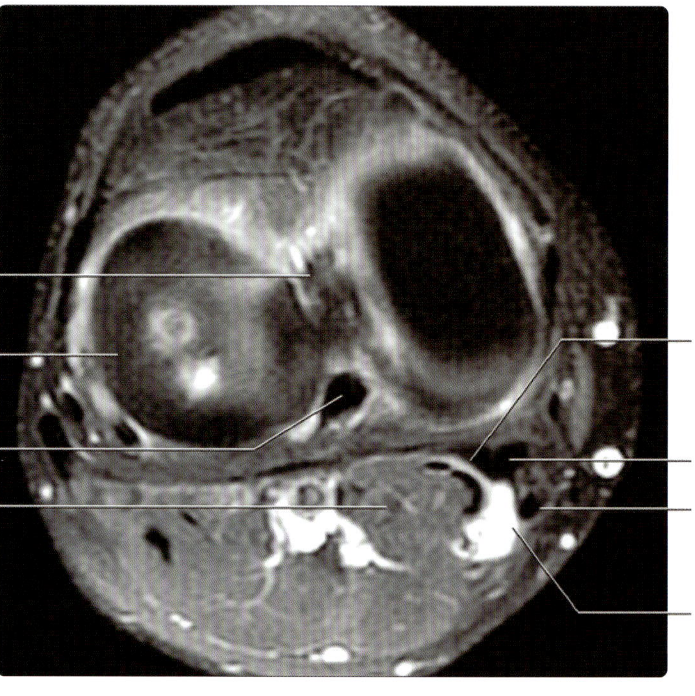

上图：矢状位脂肪抑制 T_1WI 关节造影图像显示，注射到关节前部的对比剂已经通过后内侧关节囊进入到 Baker 囊肿。

下图：横轴位脂肪抑制 T_1WI 关节造影显示 Baker 囊肿后内侧有特征性的窄颈，在腓肠肌内侧头和半膜肌肌腱之间向关节腔延伸。软组织中充满液体的结构不与关节相通，不能认为是 Baker 囊肿或腘窝囊肿。

后外侧部结构

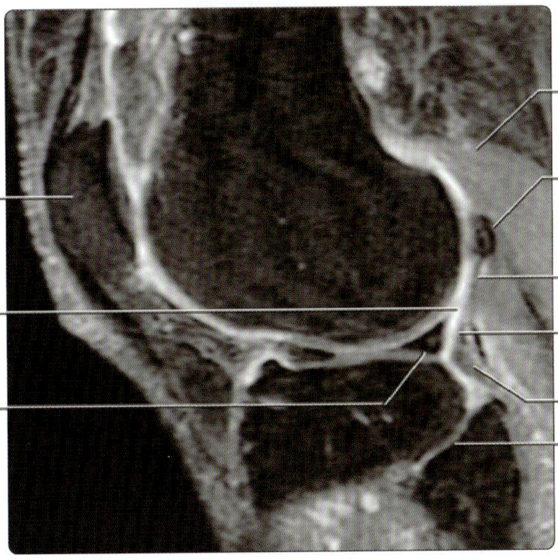

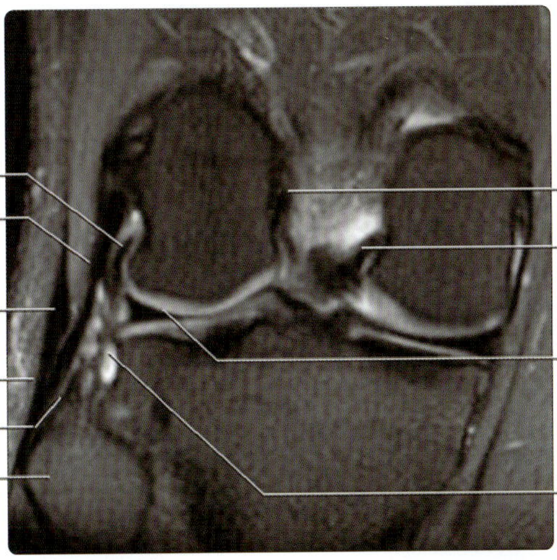

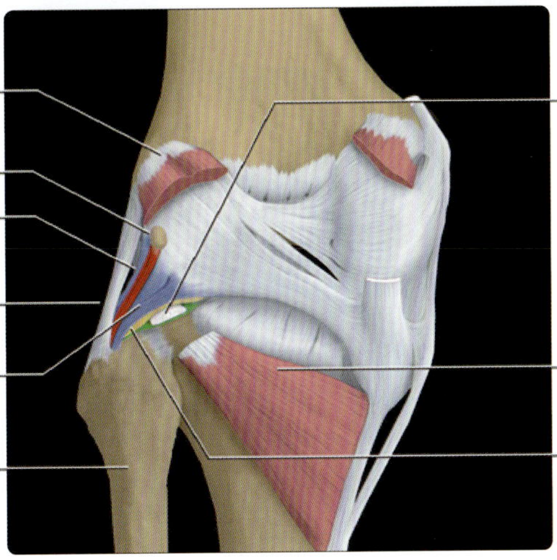

上图：经关节后外侧部矢状位脂肪抑制 T_1WI 关节造影图像显示腓肠豆（腓肠肌外侧的籽骨）和向下延伸的豆腓韧带，此韧带（和相关的腓肠豆）经常缺如。

中图：经关节后部冠状位脂肪抑制 T_1WI 关节造影图像显示后外侧部结构，包括腓侧副韧带和股二头肌（共同形成联合腱止于腓骨）、弓状韧带、腘腓韧带和腘肌腱。

下图：关节后部后面观示意图显示关节后外侧韧带。

半月板韧带

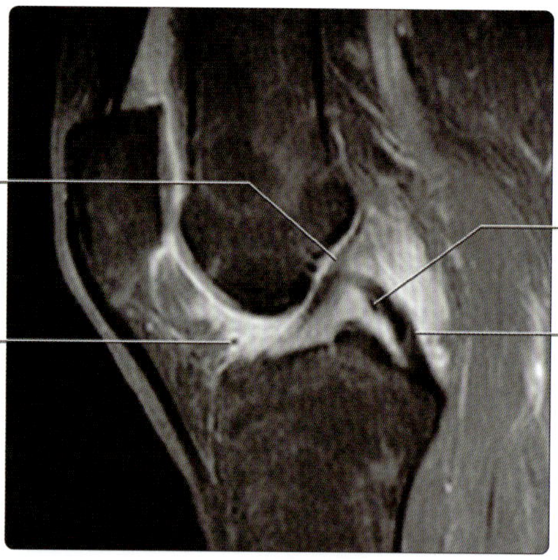

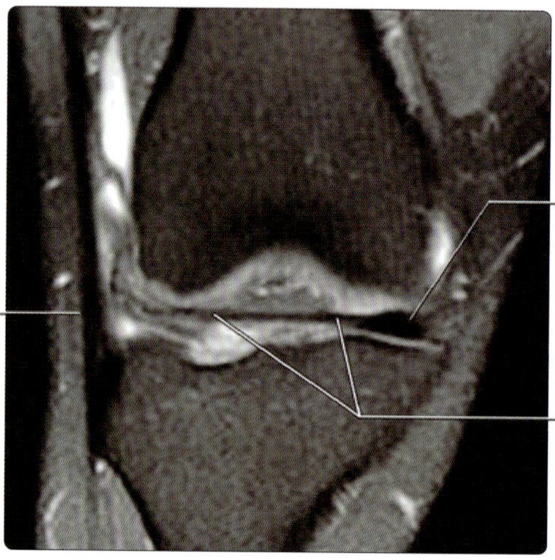

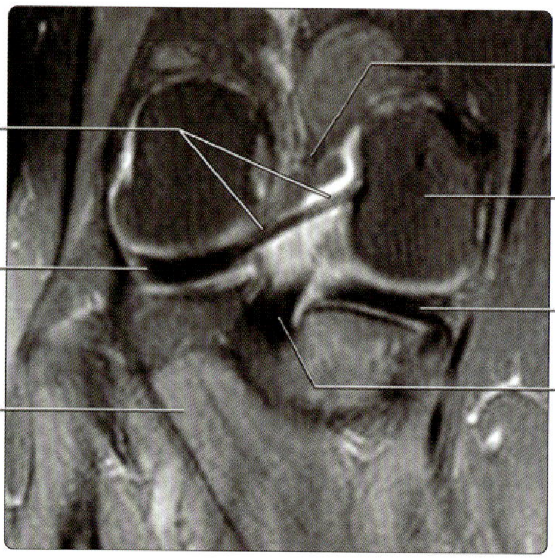

上图：经髁间窝矢状位脂肪抑制 T_1WI 关节造影图像显示横韧带从内侧半月板到外侧半月板穿过关节前部，断面显示为圆形的低信号。

中图：经关节前部的冠状位脂肪抑制 T_1WI 关节造影图像显示横韧带呈水平方向从内侧半月板前角延伸至外侧半月板前角。

下图：经关节后部冠状位脂肪抑制 T_1WI 关节造影图像显示板股韧带，起自外侧半月板后角，止于髁间窝处股骨内侧髁的内侧和上方。该韧带常有变异，可位于后交叉韧带前方（Humphrey 韧带）和/或后交叉韧带后方（Wrisberg 韧带）。

膝关节滑膜皱襞

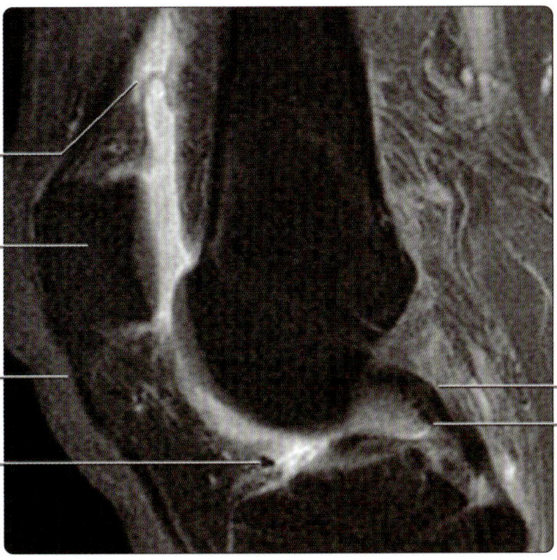

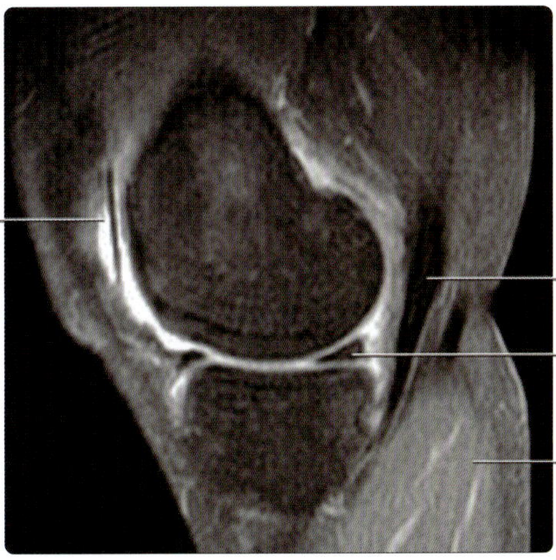

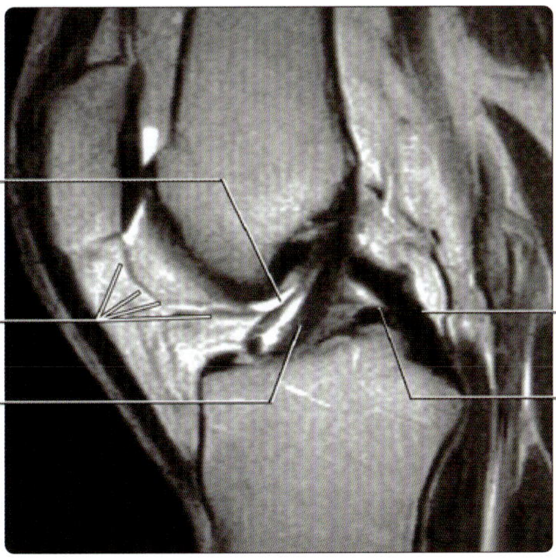

上图：矢状位脂肪抑制 T_1WI 关节造影图像显示髌上皱襞。髌上皱襞增厚并阻塞髌上隐窝时，可导致滑液和滑膜组织滞留在皱襞上方，否则，很少会出现症状。

中图：经关节内侧矢状位脂肪抑制 T_1WI 关节造影图像显示内侧皱襞，是最常引起症状的滑膜皱襞，该皱襞垂直延伸穿过髌股关节内侧。与股骨髁摩擦时，膝关节屈曲 / 伸展时可出现弹响，可引起滑车或髌骨软骨磨损。

下图：矢状位脂肪抑制 T_1WI 关节造影显示髌下皱襞，从 Hoffa 脂肪垫延伸至前交叉韧带前方的髁间窝，一般不引起症状。积液时，液体可沿皱襞进入 Hoffa 脂肪垫。

3. 膝部 MR 解剖

专业术语

缩略语

- 前交叉韧带（anterior cruciate ligament, ACL）
- 后交叉韧带（posterior cruciate ligament, PCL）
- 内侧（胫侧）副韧带［medial（tibial）collateral ligament, MCL］
- 外侧（腓侧）副韧带［lateral（fibular）collateral ligament, LCL］

影像解剖

概述

- 必须保持多种特定的解剖关系，以保证关节稳定性和功能完整

股骨远端

- **可能撕脱的部位**
  - 髁间窝后外侧（ACL 起点）
  - 内上髁（MCL 起点）
- **软骨**
  - 后部髁软骨比正常承重面软骨厚
  - 股骨外侧髁隐窝局部薄弱

胫骨近端

- **可能撕脱的部位**
  - 胫骨棘（ACL 止点）
  - 胫骨关节线中央后部（PCL 止点）
  - 内侧关节线（冠状韧带止点）
  - 外侧关节线（前外侧韧带和关节囊附着点；可有撕脱伴外翻扭转）：Segond 骨折
  - Gerdy 结节（髂胫束）
  - 胫骨粗隆（髌腱止点）：见于骨骼发育不成熟患者
- **软骨**：薄而均匀

腓骨近端

- **可能撕脱的部位**
  - 腓骨头 / 颈外侧（联合肌腱止点）
  - 细小的茎突片（弓状韧带、豆腓韧带、腘腓韧带止点）

胫腓关节

- 真正的滑膜关节；关节炎易累及
- 20% 与膝关节相连

髌骨

- **软骨**
  - 人体最厚的软骨（3~4 mm）
  - 厚度均匀
  - 可有髌骨背侧缺损或二分 / 多分髌骨等正常变异，但其上覆盖的软骨正常

关节囊

- 高度复杂的非连续性结构
- 由多个肌肉、肌腱和韧带组成
- 有些结构可能在关节内、滑膜外

伸肌结构

- 股四头肌肌腱汇合于髌骨
- 股直肌纤维跨过髌骨形成髌下腱
- 股外侧肌和内侧肌纤维分别参与外侧支持带和内侧支持带形成

内部结构

- **半月板**
  - 缓冲、润滑、稳定膝关节
  - 纤维软骨
  - 仅周边部分有血管
  - 由前后根附着于胫骨表面
  - 内侧半月板整个附着于关节囊
  - 外侧半月板前角和远后侧附着于关节囊，体部和后角通过束状结构附着于腘肌 / 关节囊
  - 外侧半月板大小形状恒定
  - 内侧半月板后角长，体部小
- **交叉韧带**
  - 关节内、滑膜外
  - 前后运动的主要稳定结构
  - ACL 起自髁间窝后外侧，向前内走行，止于胫骨棘 / 胫骨表面内侧
  - PCL 起自髁间窝内侧中部，向后、稍向外侧走行，止于关节线以下的胫骨后中部
  - 损伤通常发生在实质内，但撕脱提示损伤（起点、止点）
    - ACL：后外侧 Blumensaat 线或胫骨内侧棘
    - PCL：髁间窝中内侧或胫骨后中部
  - 可能误诊的正常变异
    - ACL：髌下皱襞，半月板交叉韧带，板 - 板韧带
    - PCL：板股韧带

内侧支持结构

- 表层（第 1 层）
  - 鹅足腱：胫骨前内侧附着点
    - 缝匠肌嵌入小腿筋膜
    - 股薄肌紧贴缝匠肌深面
    - 半腱肌紧贴股薄肌深面
- 中层（第 2 层）
  - 内侧副韧带浅层（纵向部分、斜向部分）
    - 起于内上髁，稍向前内侧延伸，止于胫骨，距关节线 5 cm
    - 前面，纵向部分的筋膜与第 1 层融合
    - 后面，斜向部分与第 3 层融合，形成后斜韧带

- 深层（第 3 层）
  - 膝关节中部的关节囊层（有时称为 MCL 深层纤维）
    - 板股韧带
    - 板胫（冠状）韧带
  - 更靠后方，浅表 MCL 与 MCL 的关节囊层融合
  - 后斜韧带起自浅表 MCL
    - 与后内侧半月板融合
    - 接收半膜肌肌腱的纤维
    - 包绕股骨髁后部，称为腘斜韧带

外侧支持结构

- 表层（第 1 层）
  - 前部为髂胫束，止于 Gerdy 结节
  - 后外侧为股二头肌浅部，止于腓骨茎突
- 中层（第 2 层）
  - 前方是股四头肌支持带
  - 后方是两处韧带增厚，起自髌骨外侧
    - 近端止于股骨外侧肌间隔
    - 远端止于后外侧关节囊和腓肠肌外侧头的股骨附着处
- 深层（第 3 层）：关节囊外侧多处增厚的解剖结构，主要功能是稳定关节囊
  - 外侧（腓侧）副韧带起自股骨外上髁，向后外延伸，止于腓骨头外侧
  - 前外侧韧带起自股骨外上髁，在外侧副韧带的前方（可能有连接纤维），与外侧半月板交叉，并向斜前方延伸，止于 Gerdy 结节后方的胫骨前外侧
  - 弓状韧带起自腓骨头茎突，与腘肌交叉，止于腘斜韧带附近的关节囊后部
  - 其余几个小而不固定的结构位于后外侧，影像上难以区分

解剖成像事宜

成像建议

- MR
  - 任一平面的 T_1WI 评估骨髓和解剖
  - PDWI（± 脂肪抑制）是显示半月板最佳的序列
  - 液体敏感序列用来评估液体聚集的部位和范围

影像学注意事项

- 变异：多种骨性和软组织正常变异
- 关节游离体在 MR 上易被忽视
- 凸面上的部分容积效应：滑车、股骨髁和髌骨的形态使它们在 3 个标准平面上难以评估
- 软骨成像
  - T_2WI 常低估软骨的厚度，因为骨皮质和软骨信号相似
  - 软骨和邻近关节液在 PDWI 上信号相近，使缺损显示模糊，脂肪抑制序列可解决这一问题

临床应用

膝关节解剖相关的去神经综合征

- 胫神经去神经支配
  - 胫神经是坐骨神经在腘窝处发出的分支
    - 相对被保护状态，压迫罕见
    - 支配腓肠肌、跖肌、腘肌、比目鱼肌、胫骨后肌、趾长屈肌和踇长屈肌的运动
  - 胫神经近端病变症状
    - 足底感觉异常
    - 足底屈肌、伸肌无力
    - 足内在肌无力
  - 胫神经近端病变的常见原因
    - 严重骨折
    - Baker 囊肿压迫
    - 神经鞘瘤
    - 血管炎相关的神经病变（糖尿病或结节性多动脉炎）
- 腓总神经去神经支配
  - 最常见的下肢单个神经病变
  - 直接受压 / 创伤的风险最大，因为它缠绕在腓骨颈外侧
    - 位置较浅，仅有皮下脂肪和皮肤覆盖，受直接创伤风险最大
    - 神经穿透前筋膜在腓骨长肌肌腱起点之间进入前间室；可能发生栓系，使神经易受牵拉伤
    - 分为关节返支、腓浅神经支和腓深神经支三个分支
  - 神经支配
    - 腓深神经支配小腿前间室的伸肌（胫骨前肌、踇长伸肌、趾长伸肌）
    - 腓浅神经支配腓骨长肌和腓骨短肌
  - 腓神经病变的常见症状
    - 足下垂
    - 小腿下外侧 2/3 处疼痛
  - 腓神经病变的常见原因
    - 直接损伤
    - 腓骨颈骨折或膝关节脱位
    - 有明显外翻畸形患者行膝关节置换术
    - 固定过紧
    - 神经节 / 肿块病变
    - 高达 23% 的人群股二头肌远段的远侧和后部变异，可能会形成卡压神经的通道

右膝关节，横轴位 T_1WI

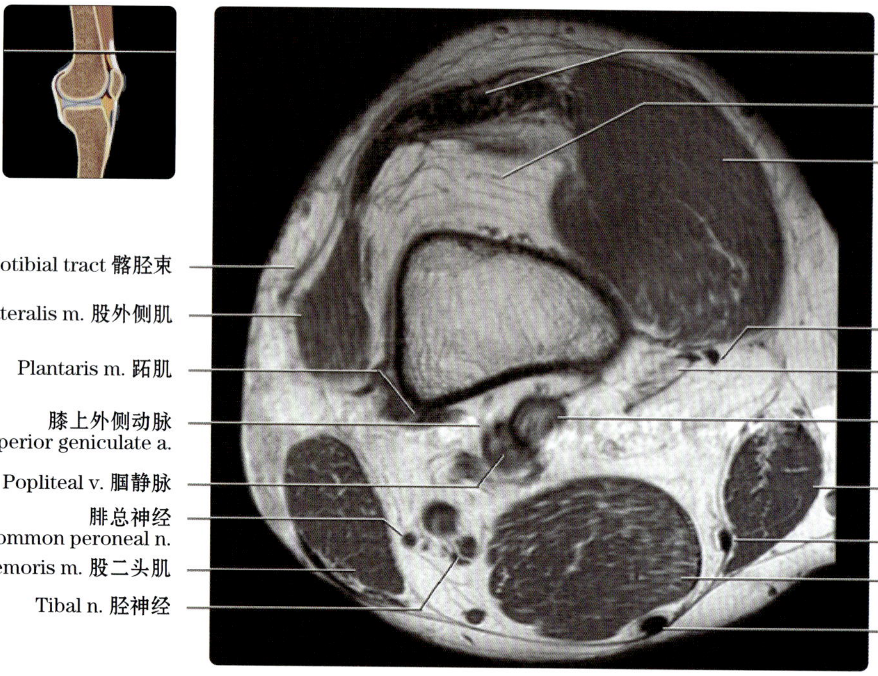

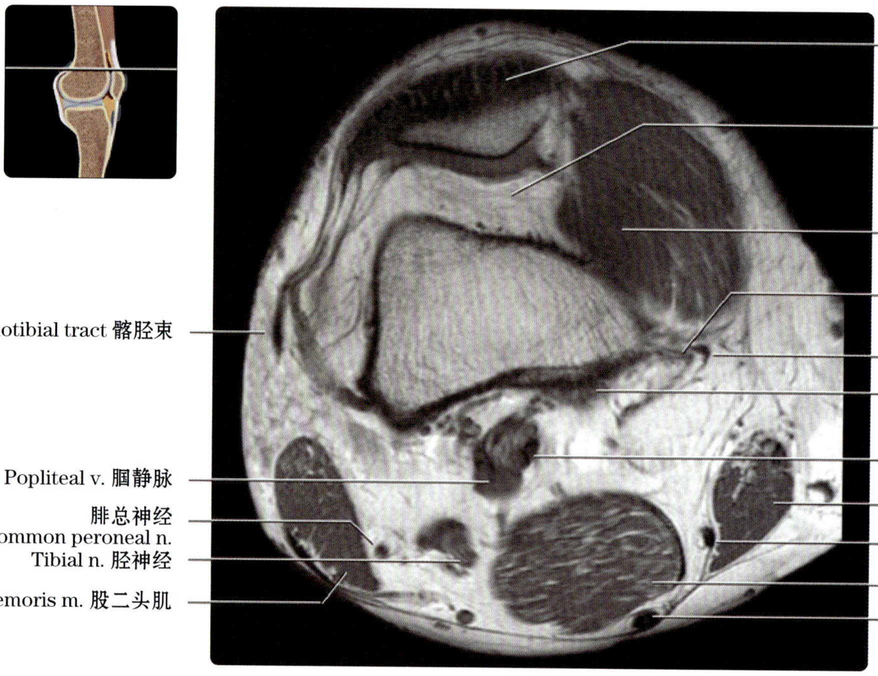

上图：右膝关节横轴位 T_1WI 图像，该层面位于髌骨上方和股骨干骺端近段，可看到跖肌起点，位于收肌结节近端。

下图：收肌结节正上方层面，可见股内斜肌，为髌骨上部内侧的支持结构。

左膝关节，横轴位 T_1WI

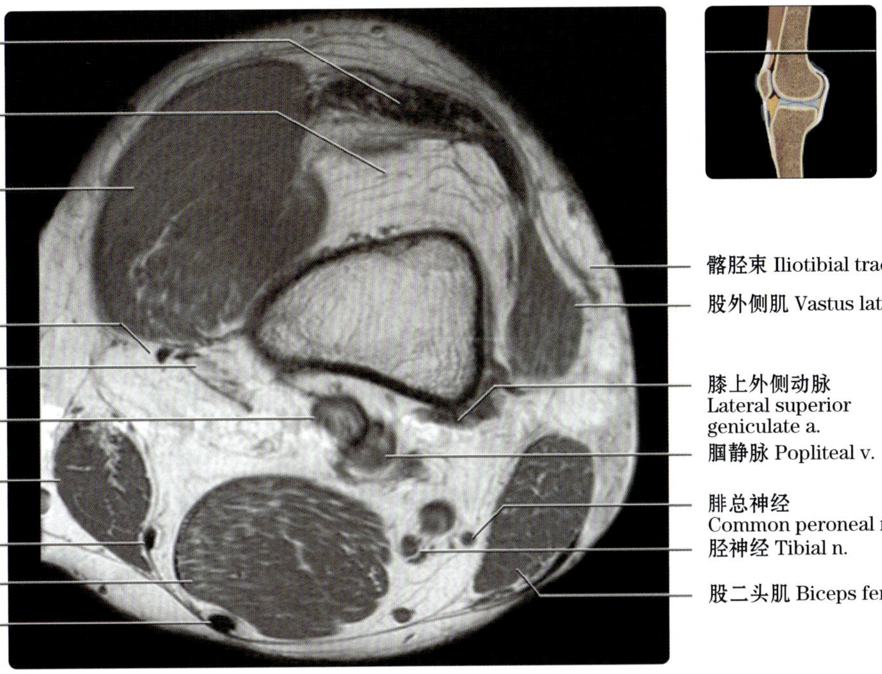

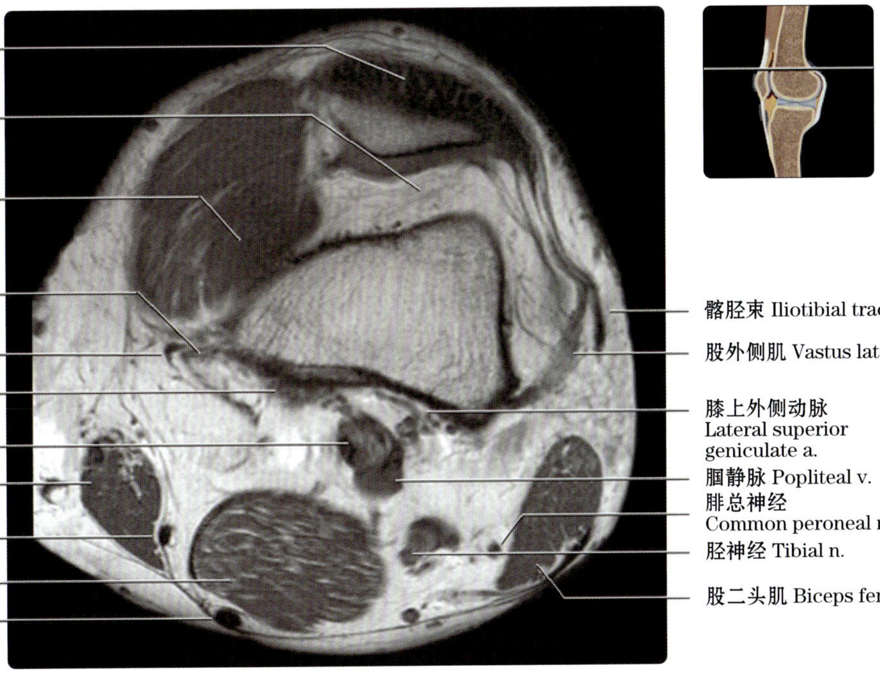

上图：左膝关节横轴位 T_1WI 图像，该层面位于髌骨上方和股骨干骺端近段，可看到跖肌起点，位于收肌结节近端。

下图：收肌结节正上方层面，可见股内斜肌，为髌骨上部内侧的支持结构。

右膝关节，横轴位 T_1WI

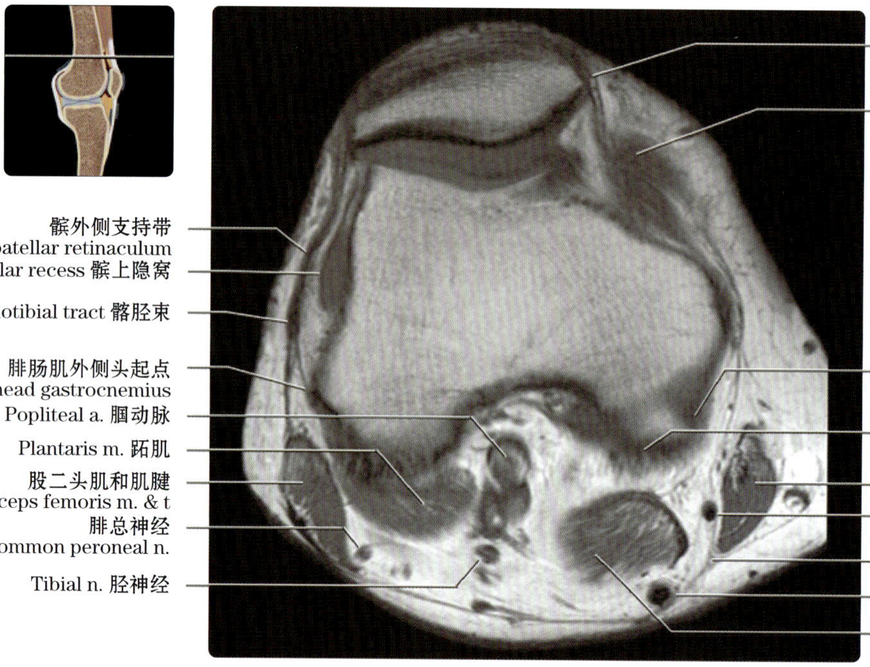

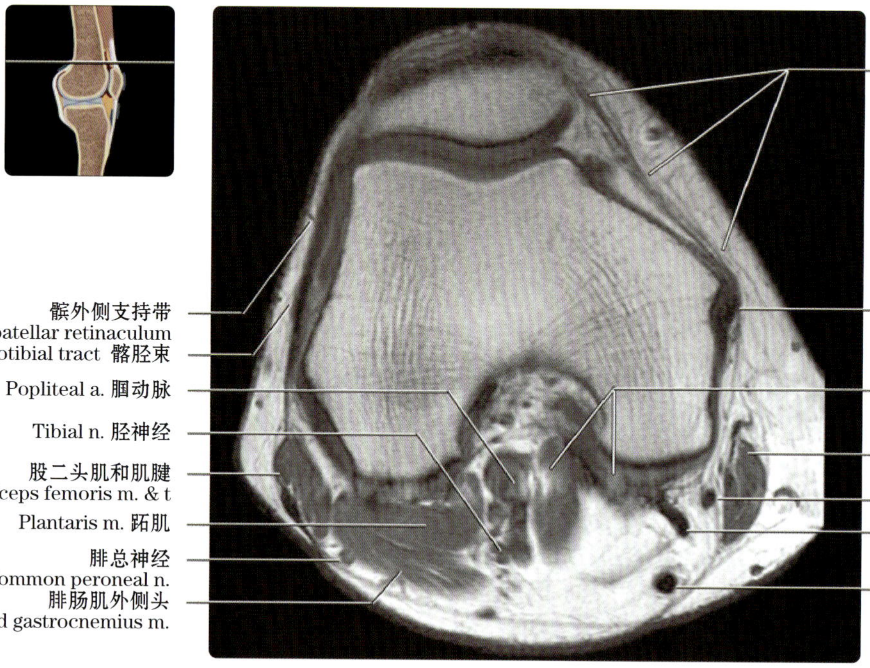

上图：收肌结节层面，内侧为大收肌肌腱附着点。髌骨内侧上部由股内斜肌肌腱附着固定。注意构成鹅足腱结构的排列顺序。

下图：收肌结节下部稍远侧为髌股内侧韧带的起点，止于髌骨内侧上 2/3 处，是稳定髌骨的重要结构，也是内侧副韧带浅层纤维的起点。

左膝关节，横轴位 T_1WI

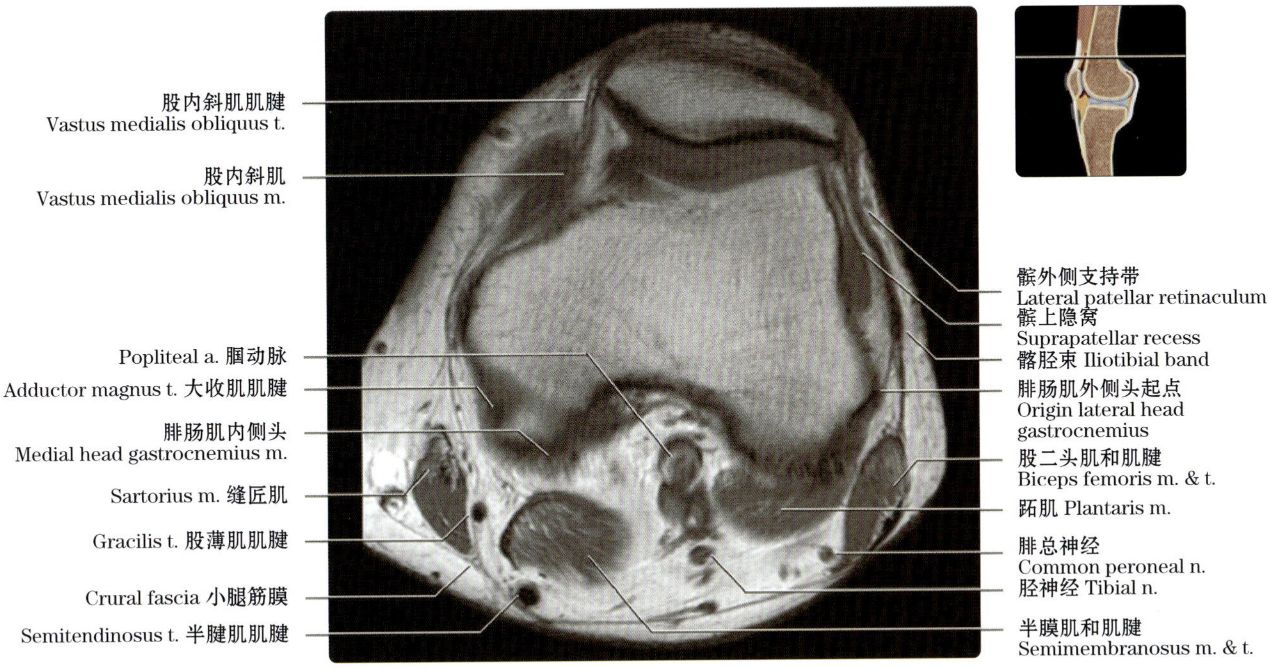

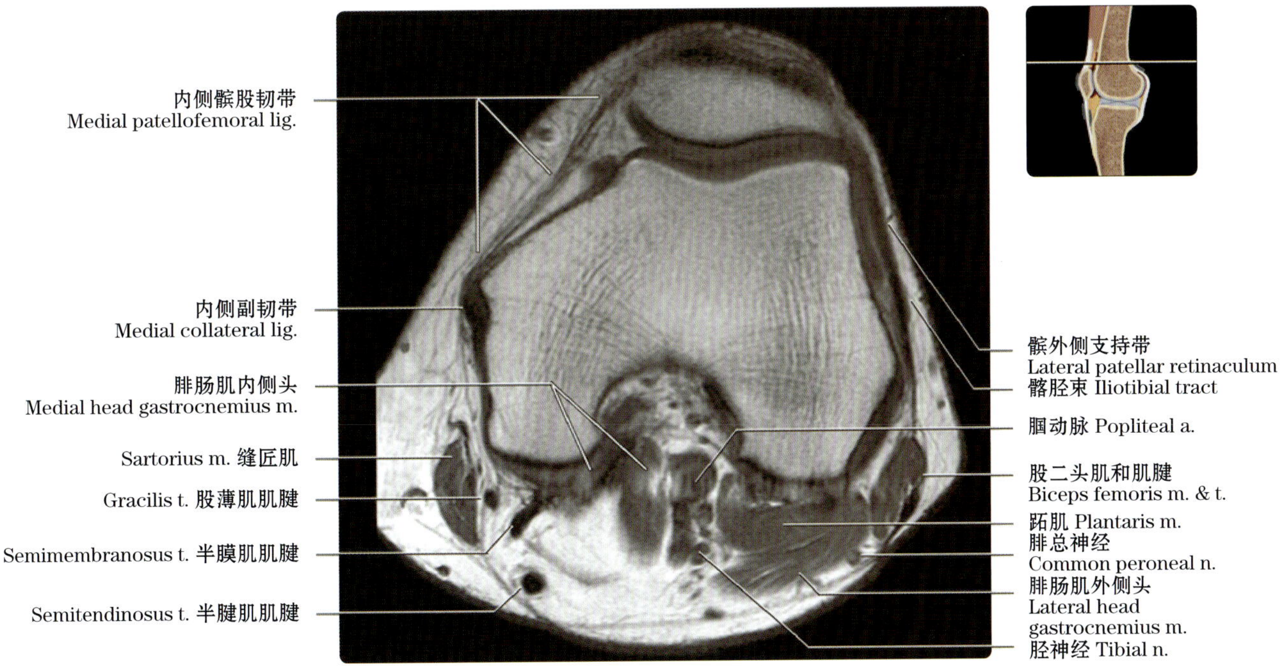

上图：收肌结节层面，内侧为大收肌肌腱附着点。髌骨内侧上部由股内斜肌肌腱附着固定。注意构成鹅足腱结构的排列顺序 。

下图：收肌结节下部稍远侧为髌股内侧韧带的起点，止于髌骨内侧上 2/3 处，是稳定髌骨的重要结构，也是内侧副韧带浅层纤维的起点。

右膝关节，横轴位 T_1WI

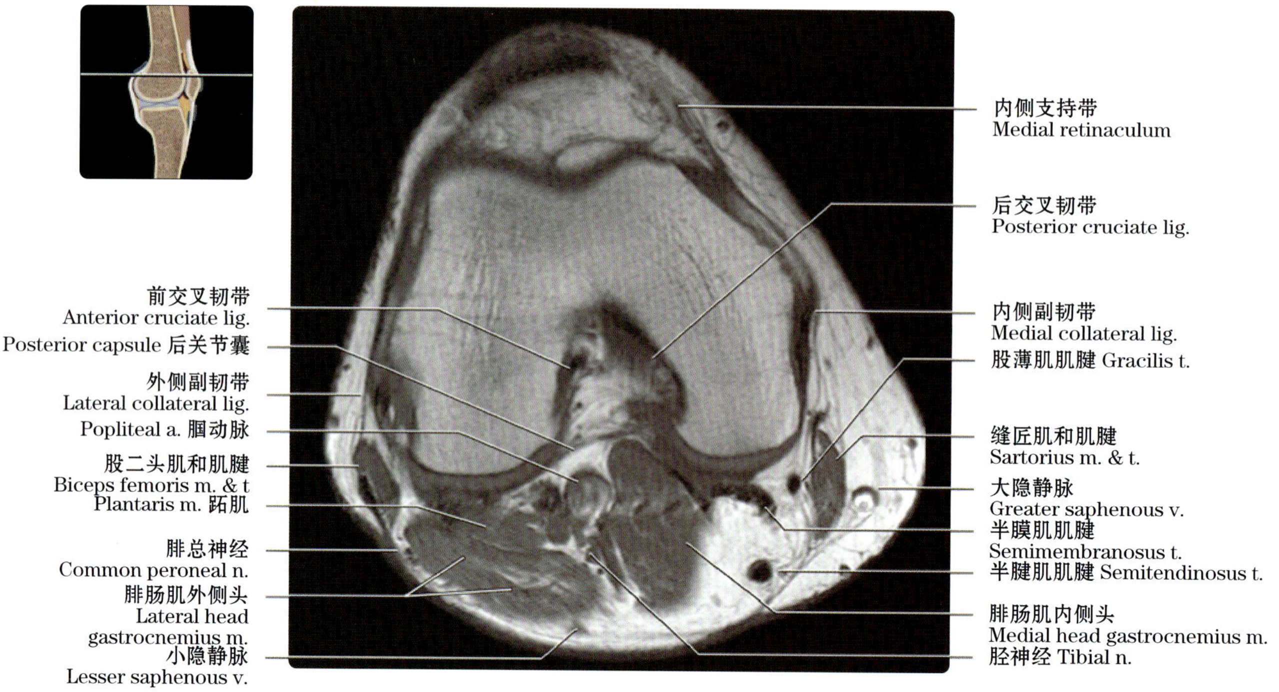

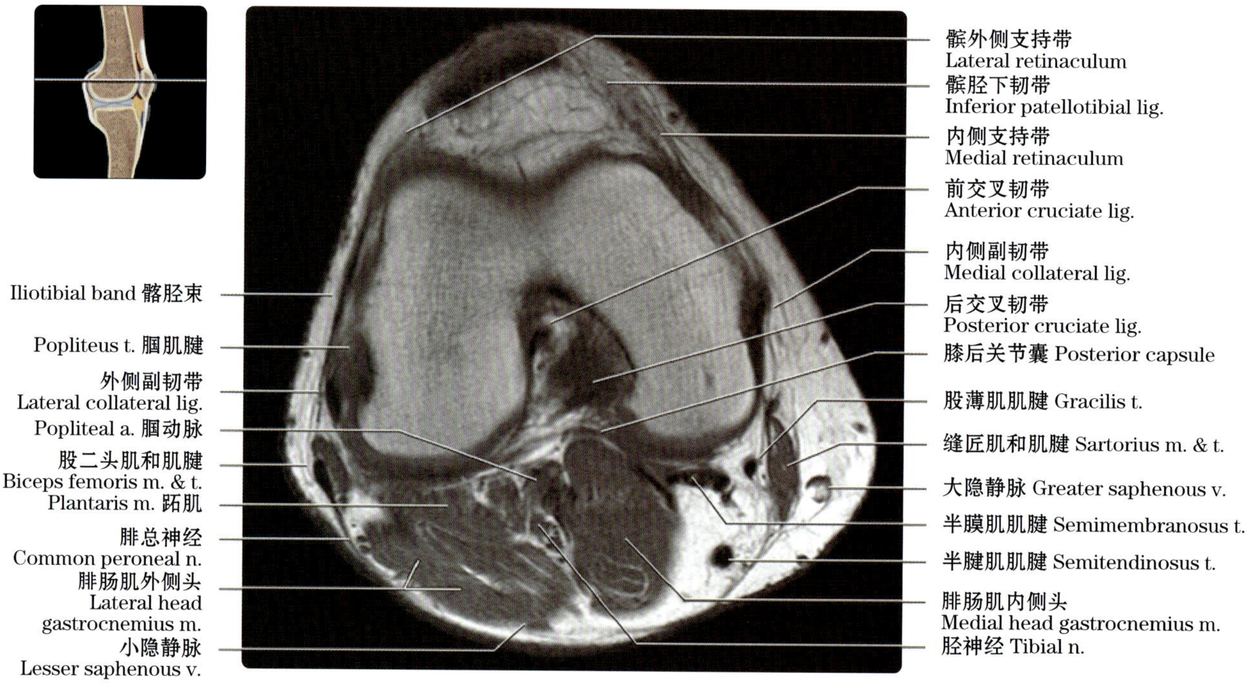

上图：髁间窝层面，可见前、后交叉韧带的起点。腘绳肌几乎全是肌腱，且即将向内侧穿入膝关节。另可见内、外侧副韧带的起点。

下图：在髌骨下端，髌胫下韧带提供内侧支撑。C 形的半膜肌肌腱与鹅足腱（缝匠肌、薄股肌、半腱肌）有明显不同。股二头肌和外侧副韧带在延伸到腓骨头附着点时相互靠近，腘肌腱起自股骨外侧髁的沟。

左膝关节，横轴位 T_1WI

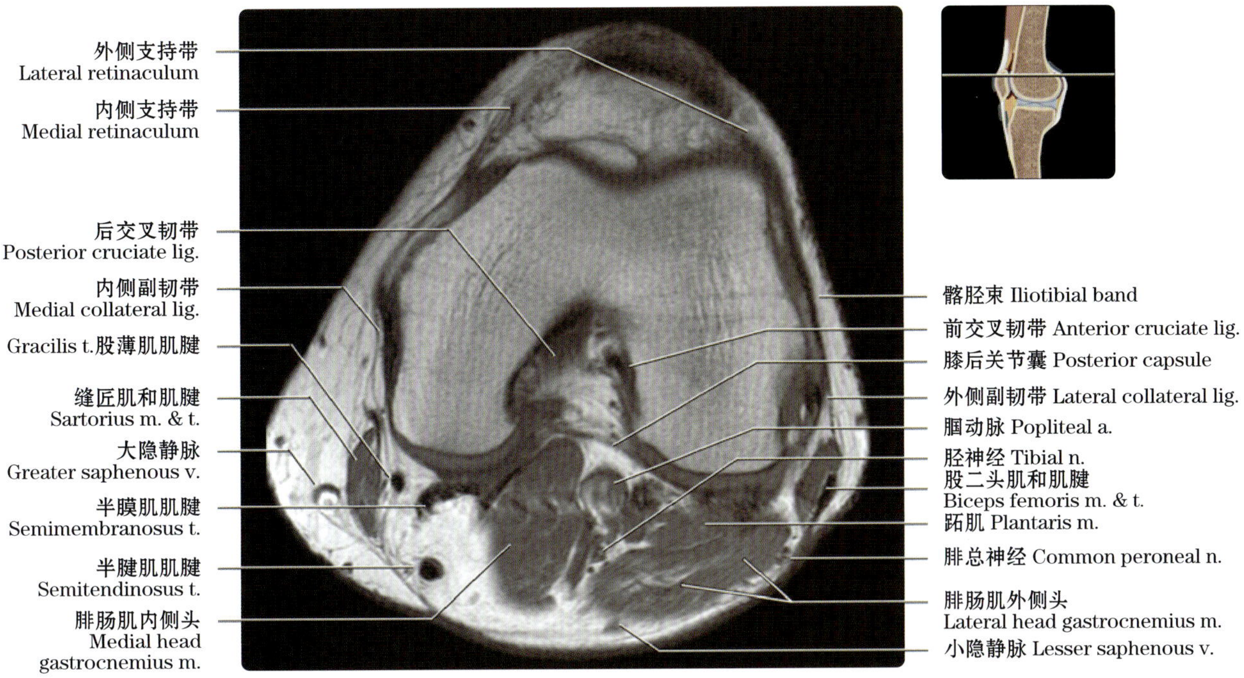

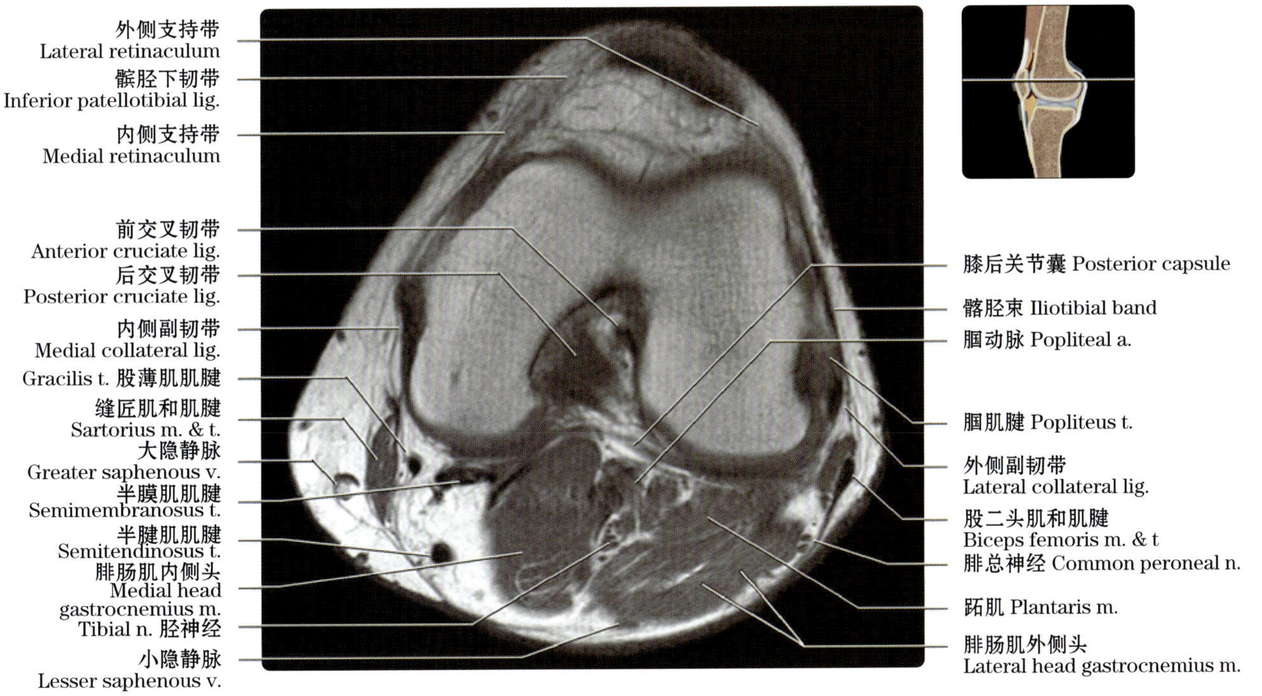

上图：髁间窝层面，可见前、后交叉韧带的起点。腘绳肌几乎全是肌腱，且即将向内侧穿入膝关节。另可见内、外侧副韧带的起点。

下图：在髌骨下端，髌胫下韧带提供内侧支撑。C 形的半膜肌肌腱与鹅足腱（缝匠肌、薄股肌、半腱肌）有明显不同。股二头肌和外侧副韧带在延伸到腓骨头附着点时相互靠近，腘肌腱起自股骨外侧髁的沟。

右膝关节，横轴位 T_1WI

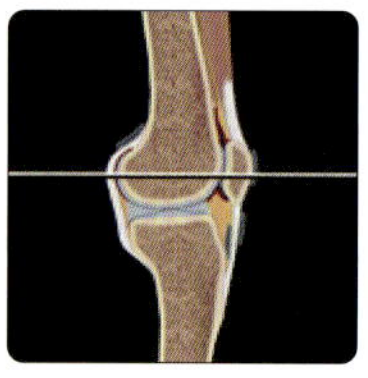

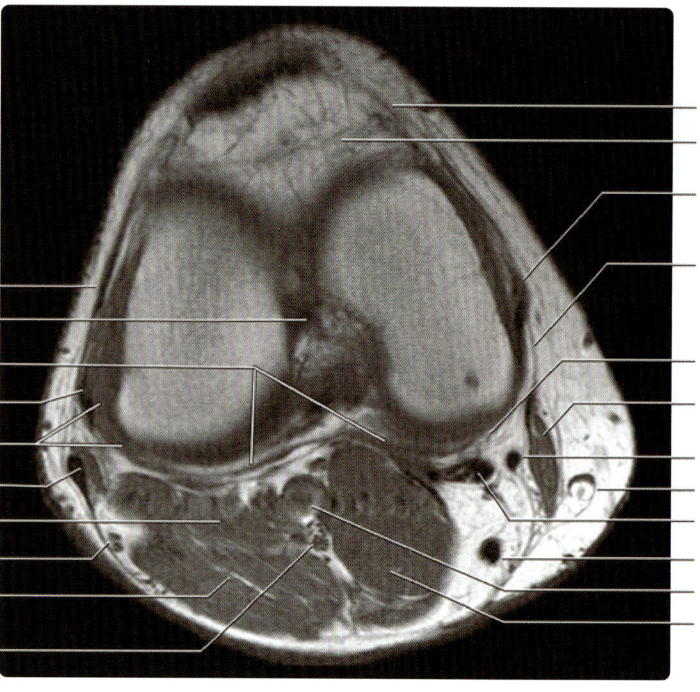

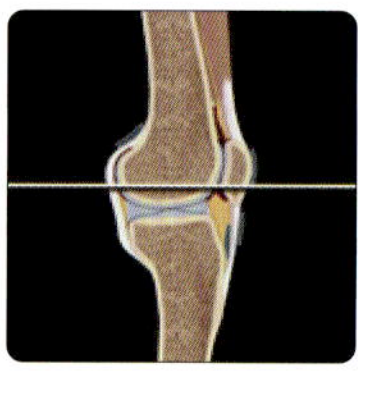

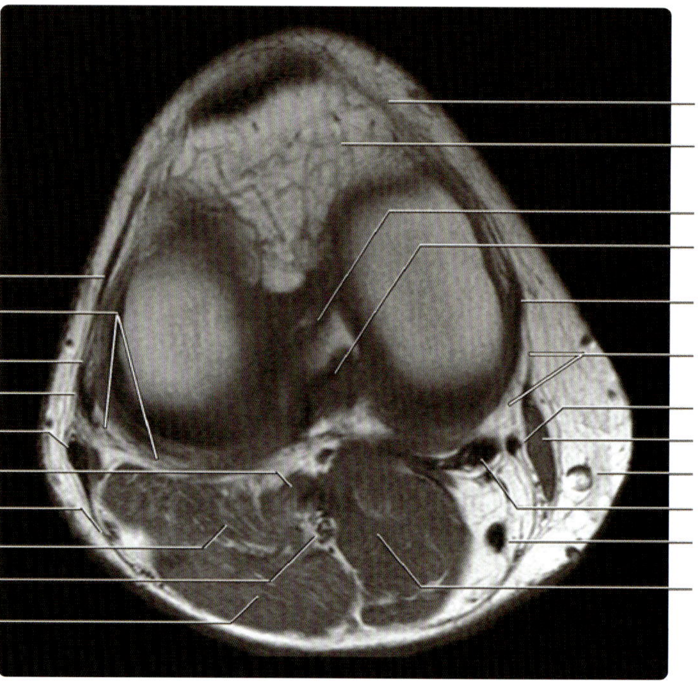

上图：膝关节上方 1.5 cm 层面，后外侧结构有腘肌腱，在腘肌裂孔沿股骨外侧髁向后内延伸。此外，起自内侧副韧带的后斜韧带与半膜肌纤维共同形成腘斜韧带，加固关节囊后部。

下图：膝关节正上方层面，可见靠近胫骨后方附着点的后交叉韧带，前交叉韧带朝其胫骨平台处的附着点延伸。

左膝关节，横轴位 T_1WI

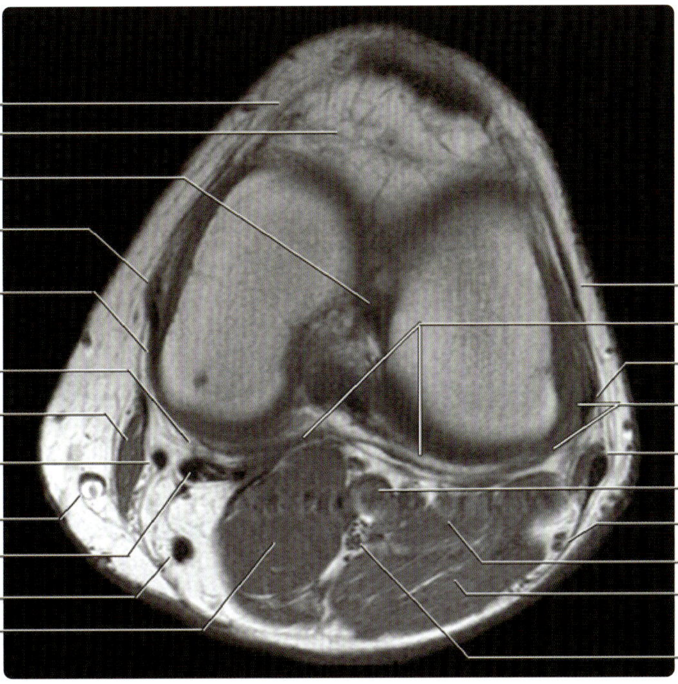

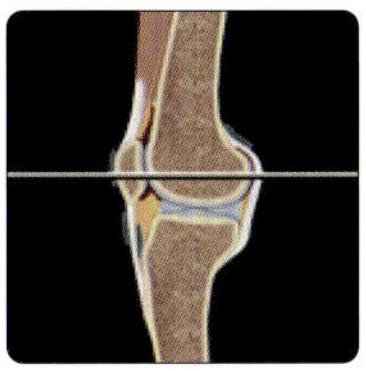

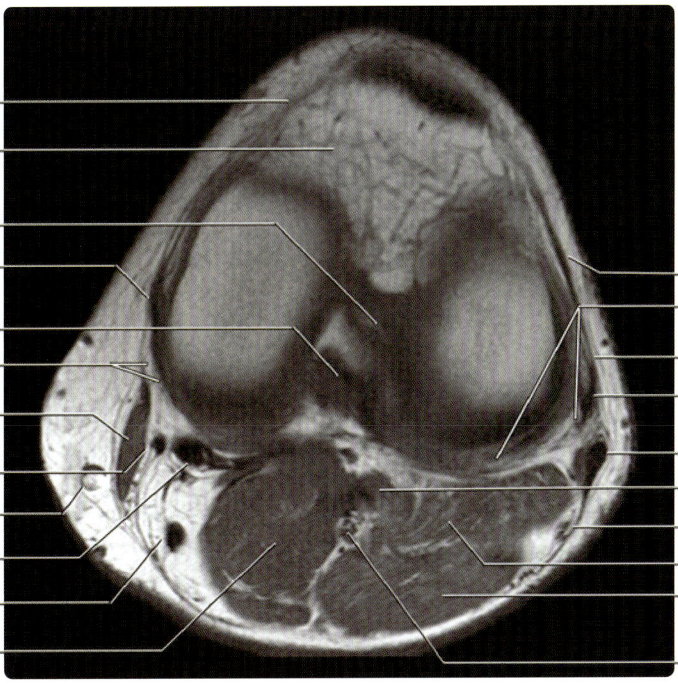

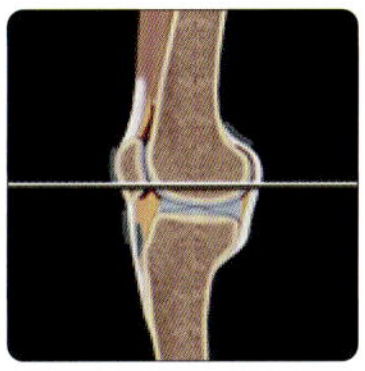

上图：膝关节上方 1.5 cm 层面，后外侧结构有腘肌腱，在腘肌裂孔沿股骨外侧髁向后内延伸。此外，起自内侧副韧带的后斜韧带与半膜肌纤维共同形成腘斜韧带，加固关节囊后部。

下图：膝关节正上方层面，可见靠近胫骨后方附着点的后交叉韧带，前交叉韧带朝其胫骨平台处的附着点延伸。

右膝关节，横轴位 T_1WI

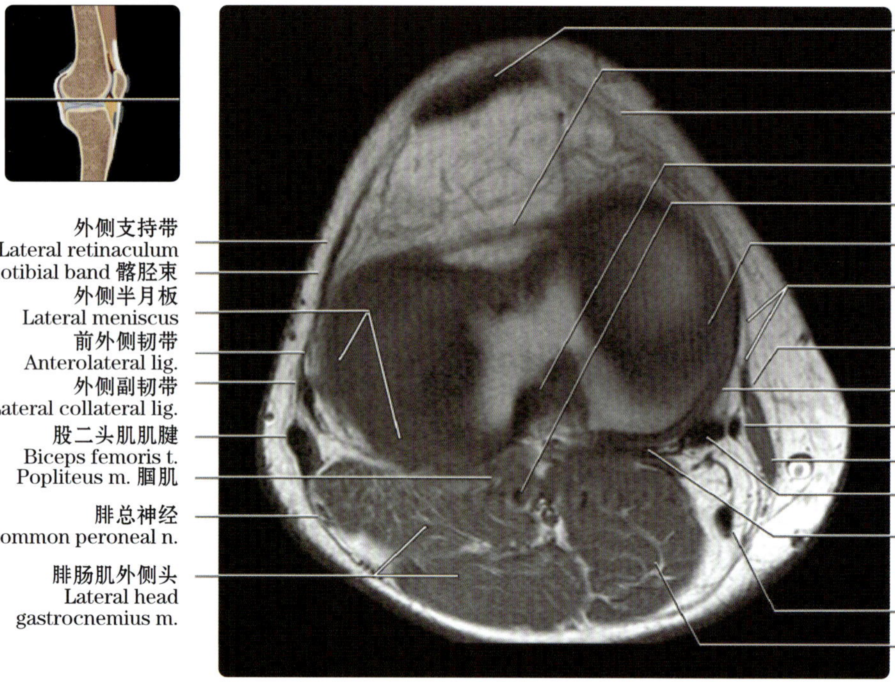

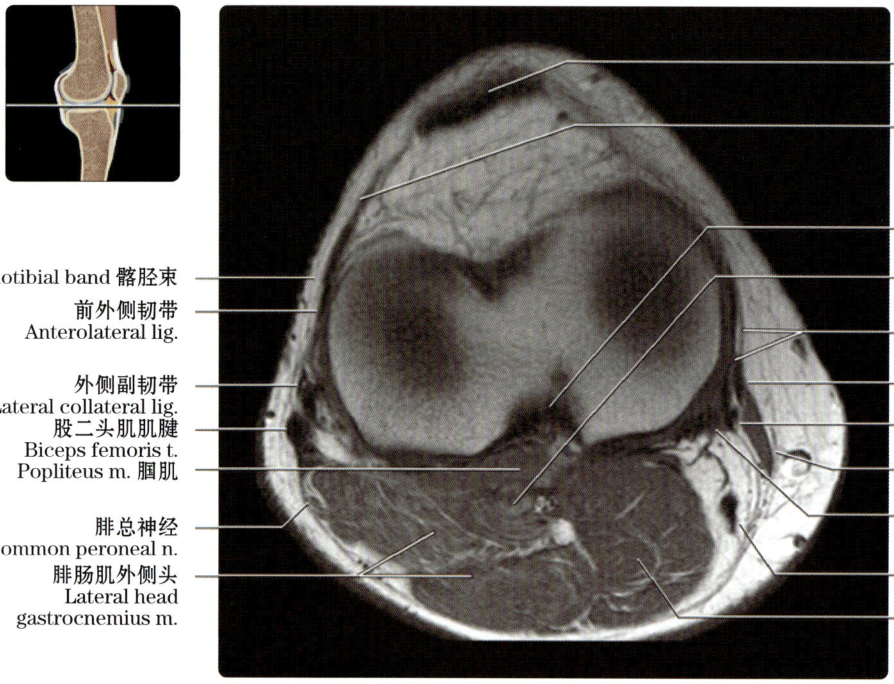

上图：膝关节间隙层面，可见半月板及前角之间的膝横韧带。前交叉韧带附着于胫骨髁间嵴附近，后交叉韧带向后附着于胫骨后缘，位于关节外。

下图：关节内半月板远端层面，半膜肌附着于胫骨后内侧，腘肌也延伸到其胫骨后部的附着点。

左膝关节，横轴位 T_1WI

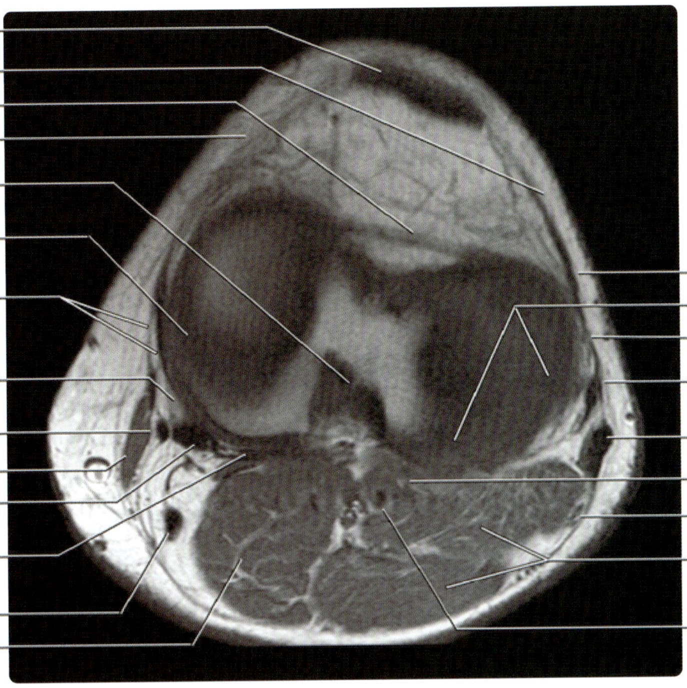

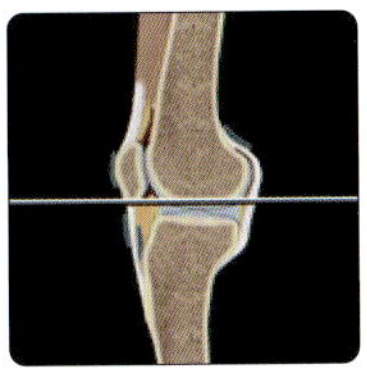

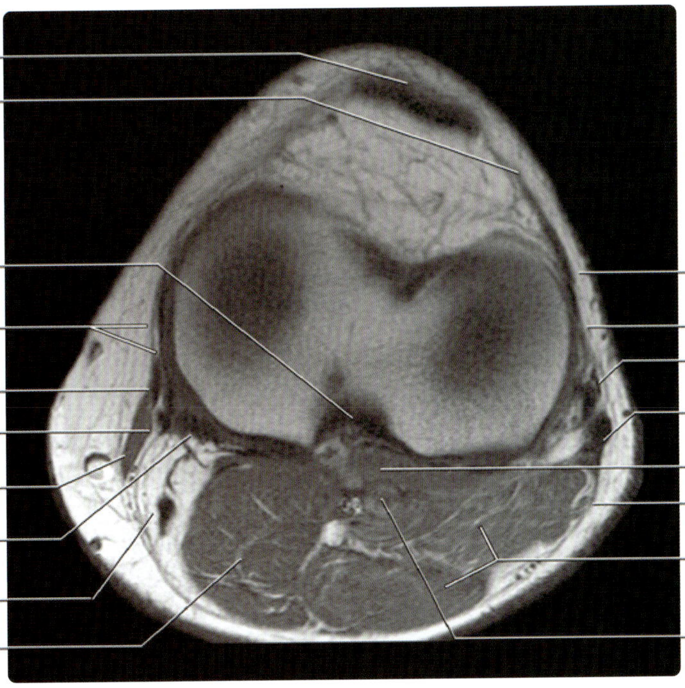

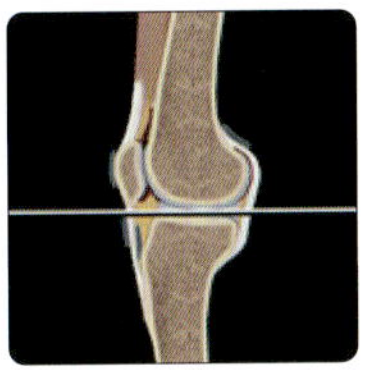

上图：膝关节间隙层面，可见半月板及前角之间的膝横韧带。前交叉韧带附着于胫骨髁间嵴附近，后交叉韧带向后附着于胫骨后缘，位于关节外。

下图：关节内半月板远端层面，半膜肌附着于胫骨后内侧，腘肌也延伸到其胫骨后部的附着点。

右膝关节，横轴位 T_1WI

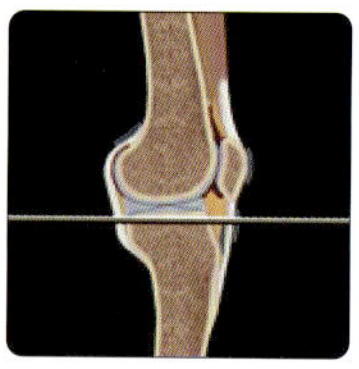

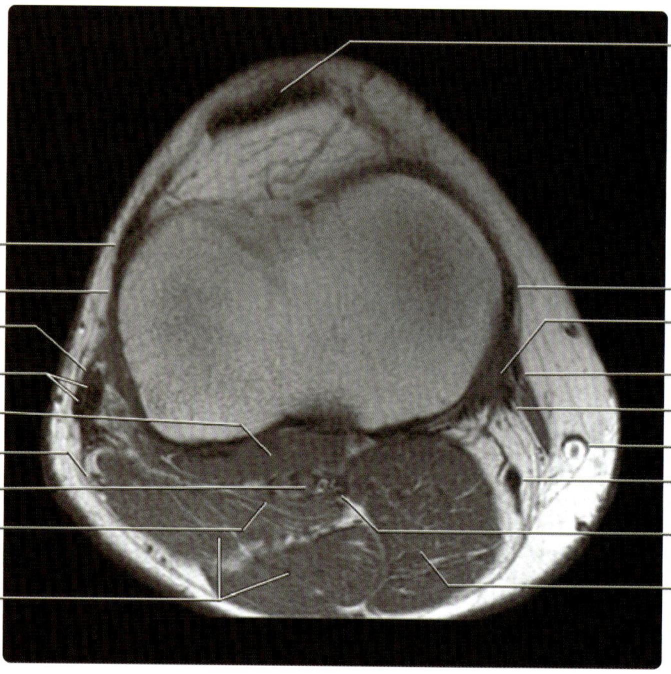

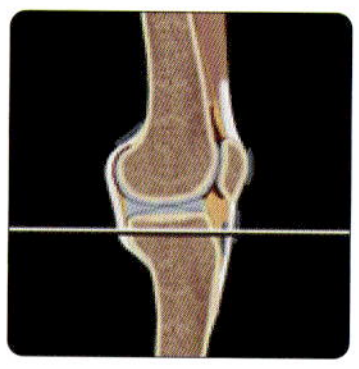

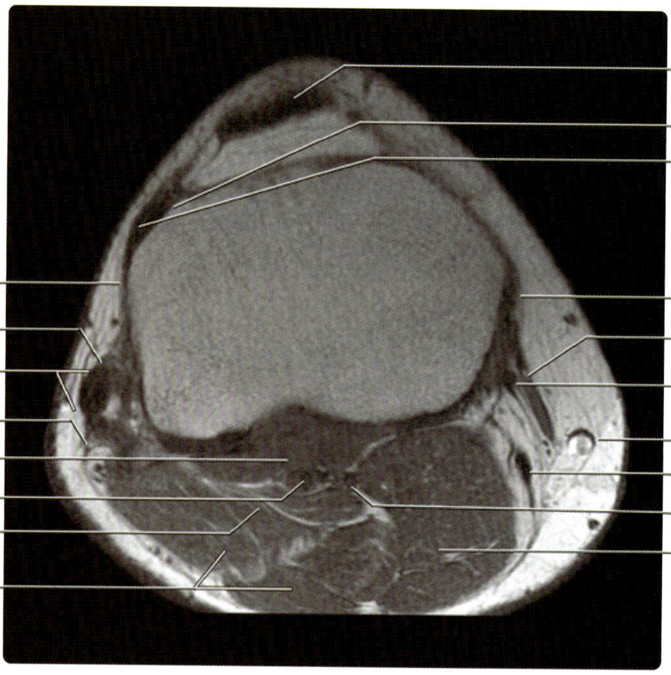

上图：胫骨平台层面。鹅足腱（缝匠肌、股薄肌和半腱肌）排列整齐，向胫骨前内侧的附着点延伸。腘肌较宽，胫神经和腘血管在腘肌和小腿浅层肌肉之间走行。

下图：胫骨平台下部层面，靠腓骨头近端，注意腓总神经位于股二头肌肌腱后方。

左膝关节，横轴位 T_1WI

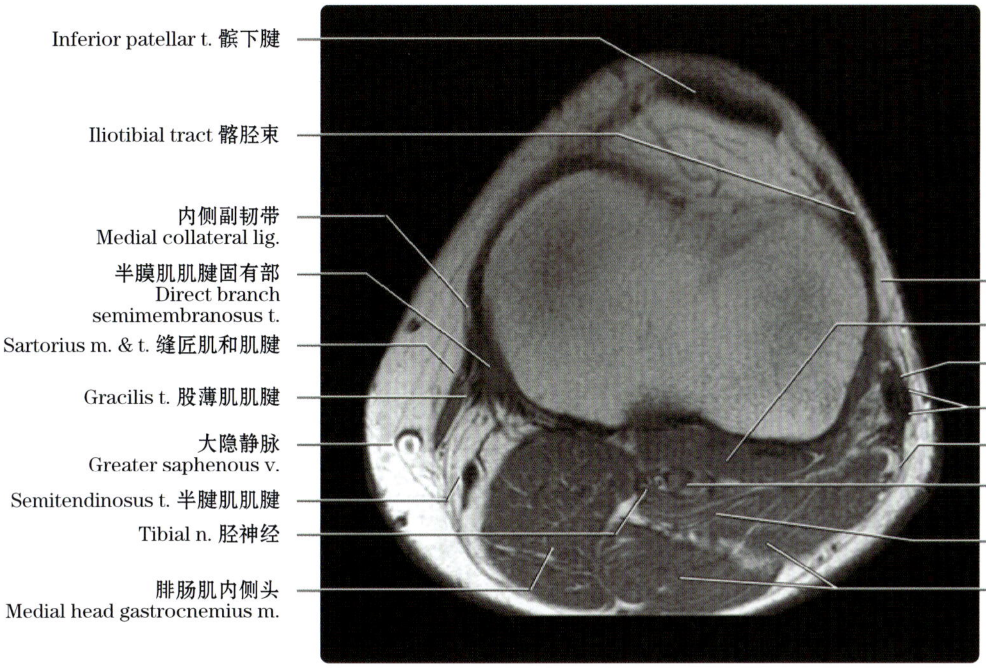

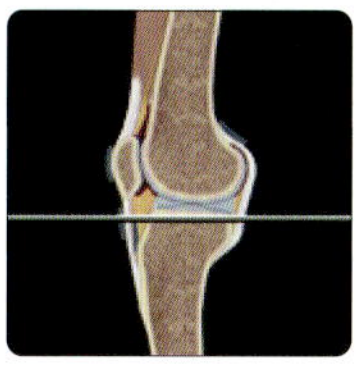

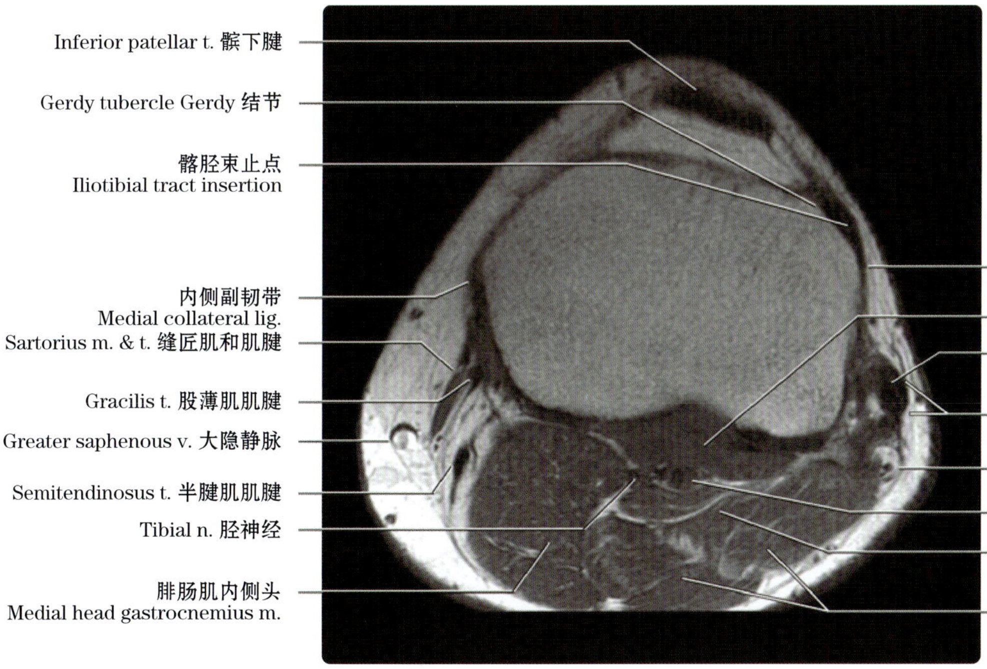

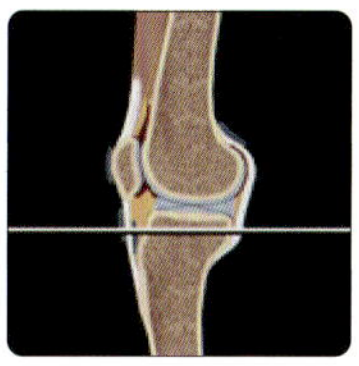

上图：胫骨平台层面，鹅足腱（缝匠肌、股薄肌和半腱肌）排列整齐，向胫骨前内侧的附着点延伸。腘肌较宽，胫神经和腘血管在腘肌和小腿浅层肌肉之间走行。

下图：胫骨平台下部层面，靠腓骨头近端，注意腓总神经位于股二头肌肌腱后方。

右膝关节，横轴位 T_1WI

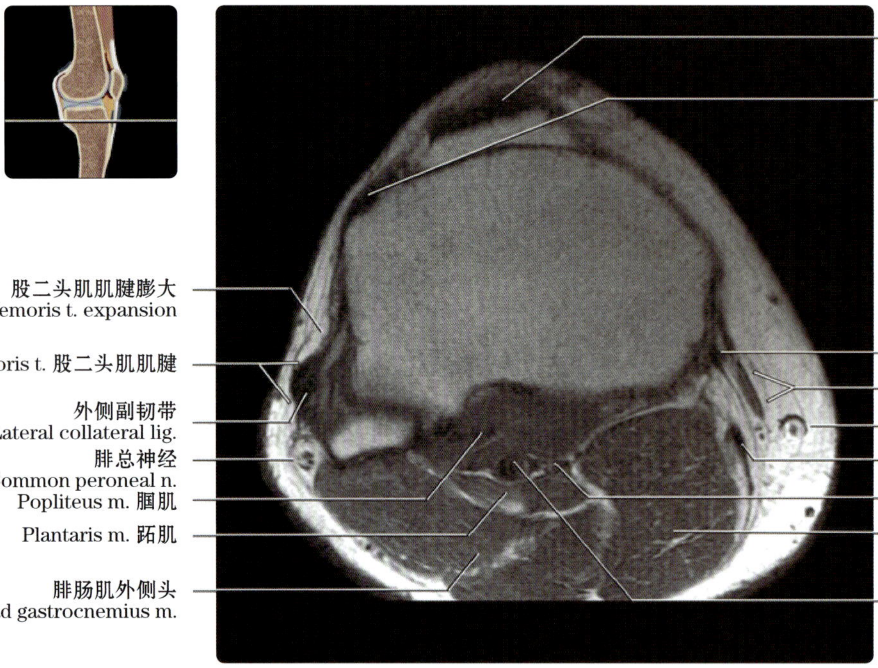

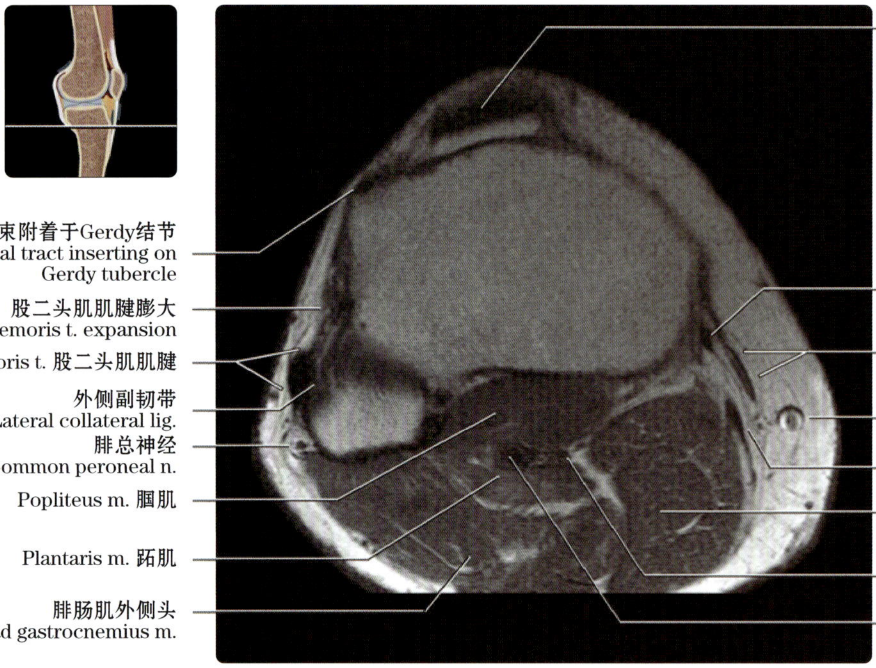

上图：腓骨头顶部层面，鹅足腱绕胫骨干骺端附着于前内侧，股二头肌肌腱在外侧副韧带周围膨大，二者均止于腓骨头。

下图：腓骨头层面，可见股二头肌和外侧副韧带附着于腓骨头前外侧，股二头肌短头腱延伸至胫骨前外侧局部膨大。

左膝关节，横轴位 T_1WI

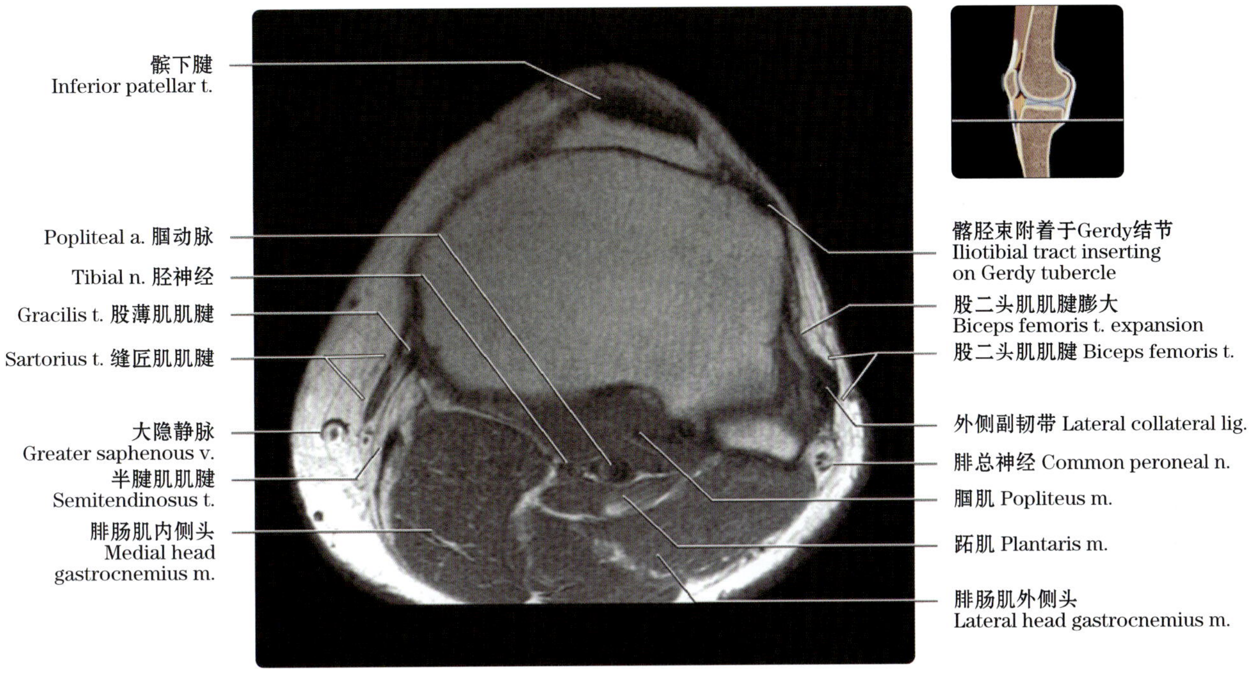

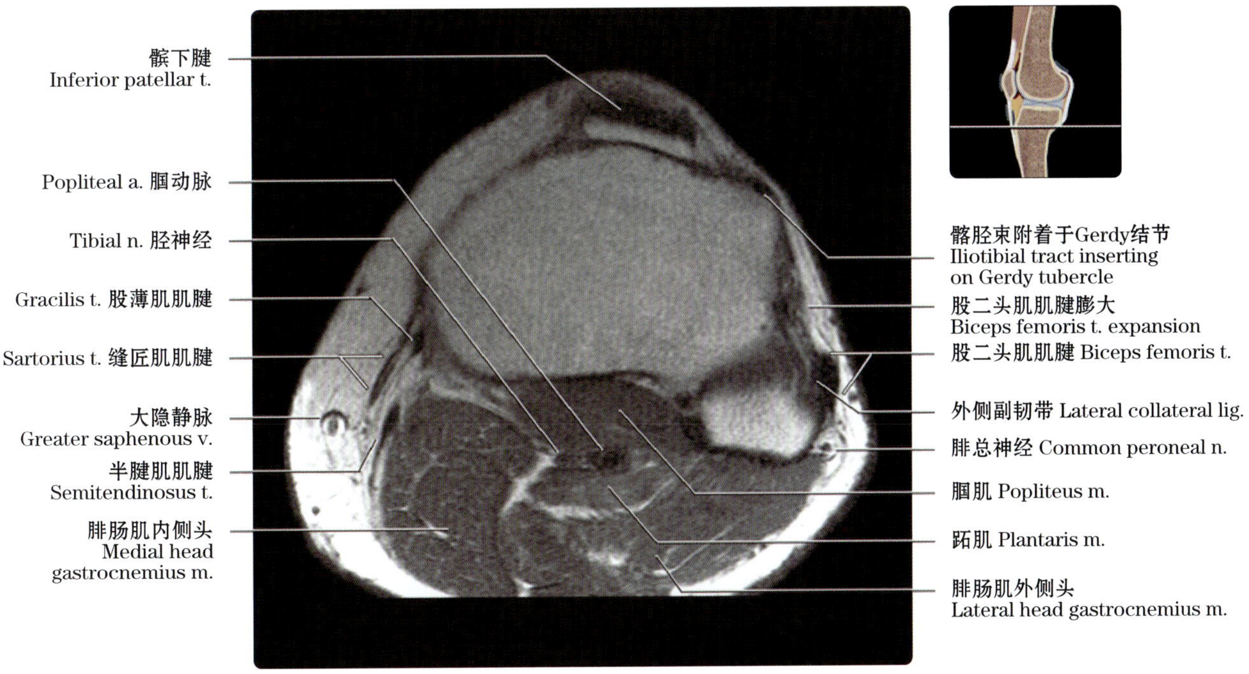

上图：腓骨头顶部层面，鹅足腱绕胫骨干骺端附着于前内侧，股二头肌肌腱在外侧副韧带周围膨大，二者均止于腓骨头。

下图：腓骨头层面，可见股二头肌和外侧副韧带附着于腓骨头前外侧，股二头肌短头腱延伸至胫骨前外侧局部膨大。

右膝关节，冠状位 T_1WI

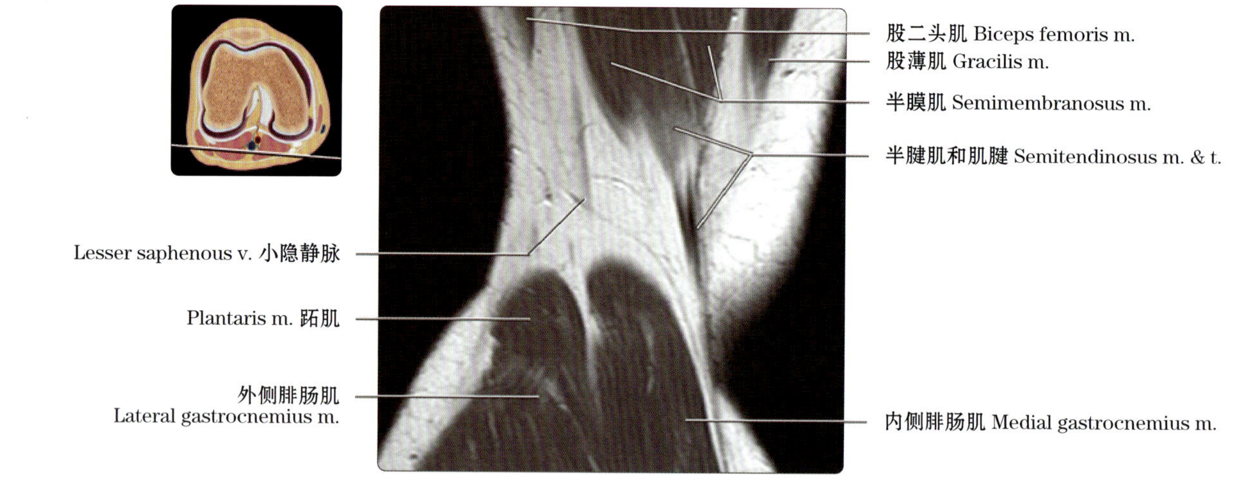

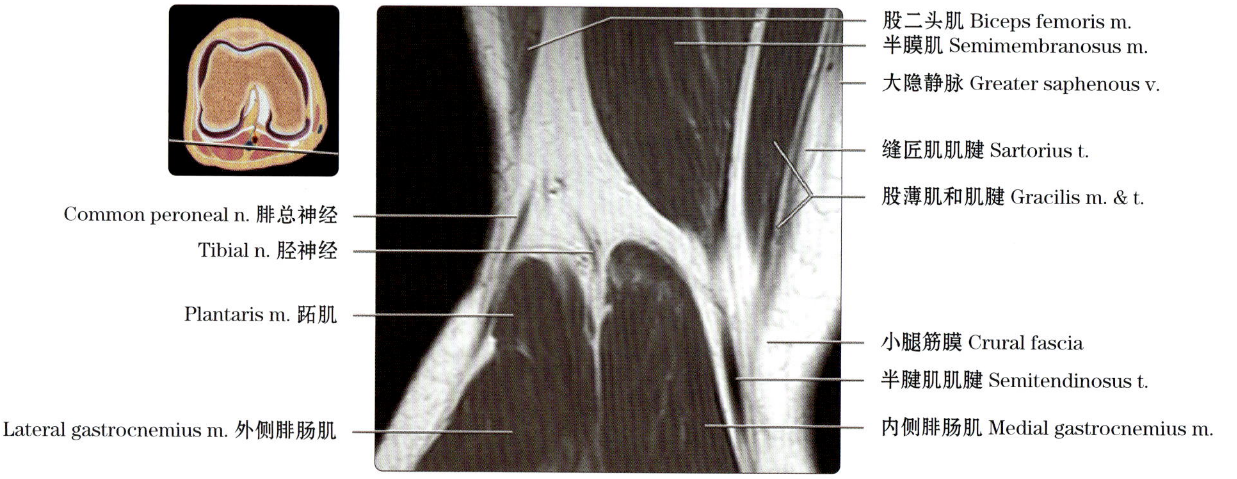

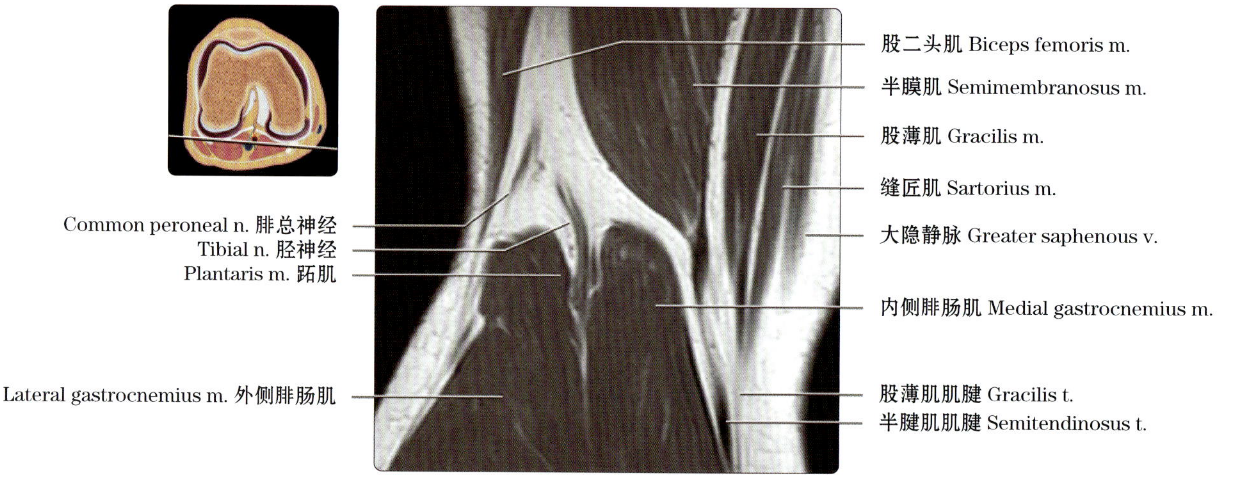

上图：右膝关节后部冠状位 T_1WI 图像，从后向前显示半腱肌和肌腱。本层面比较靠后，可见小隐静脉，远端有腓肠神经伴行。

中图：稍前层面，可见腓总神经和胫神经走行，鹅足腱后部的半腱肌肌腱清晰可见。

下图：稍前层面，腓总神经走行于股二头肌肌腱后方，鹅足腱结构显示清晰，股薄肌和缝匠肌在其肌腱（稍前层面显示）后方。半腱肌肌腱是鹅足腱中最靠后的结构，在该层面可见，但其肌纤维需在更靠后的层面才能显示。

左膝关节，冠状位 T_1WI

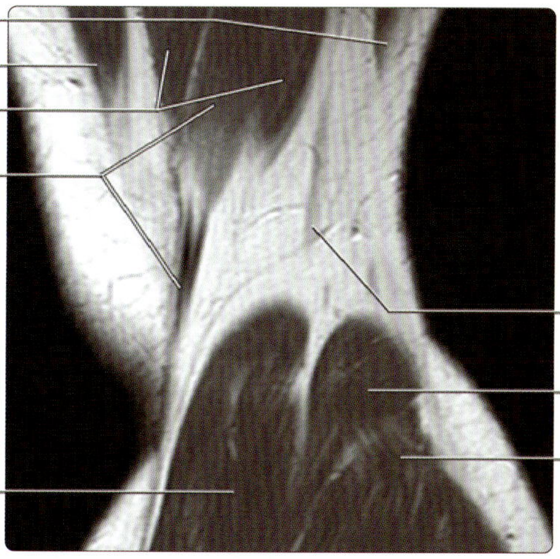

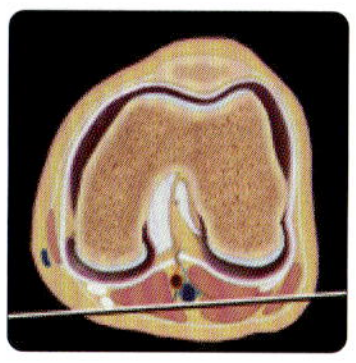

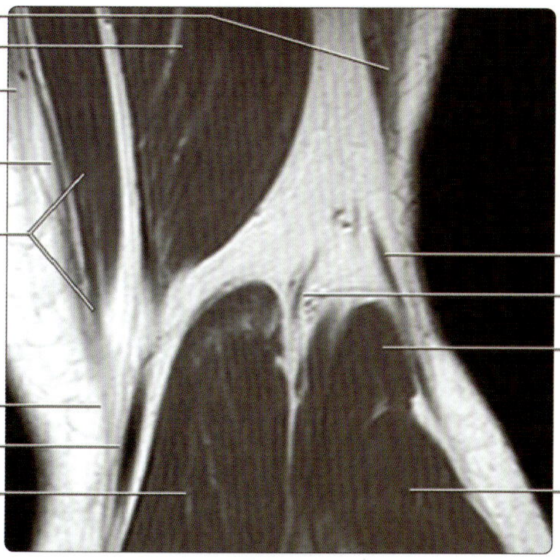

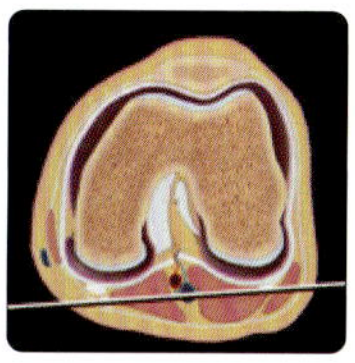

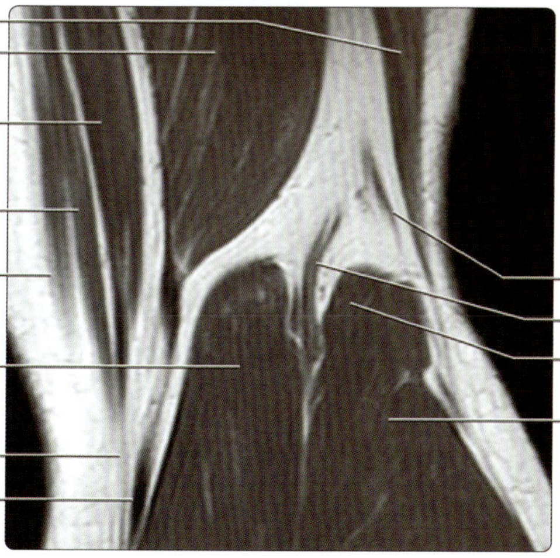

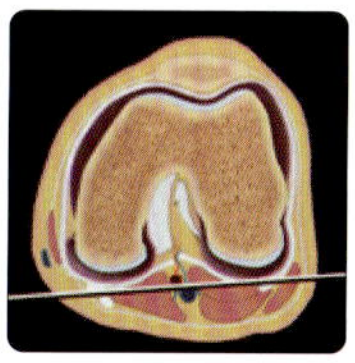

上图：右膝关节后部冠状位 T_1WI 图像，从后向前显示半腱肌和肌腱。本层面比较靠后，可见小隐静脉，远端有腓肠神经伴行。

中图：稍前层面，可见腓总神经和胫神经走行，鹅足腱后部的半腱肌肌腱清晰可见。

下图：稍前层面，腓总神经走行于股二头肌肌腱后方，鹅足腱结构显示清晰，股薄肌和缝匠肌在其肌腱（稍前层面显示）后方。半腱肌肌腱是鹅足腱中最靠后的结构，在该层面可见，但其肌纤维需在更靠后的层面才能显示。

右膝关节，冠状位 T_1WI

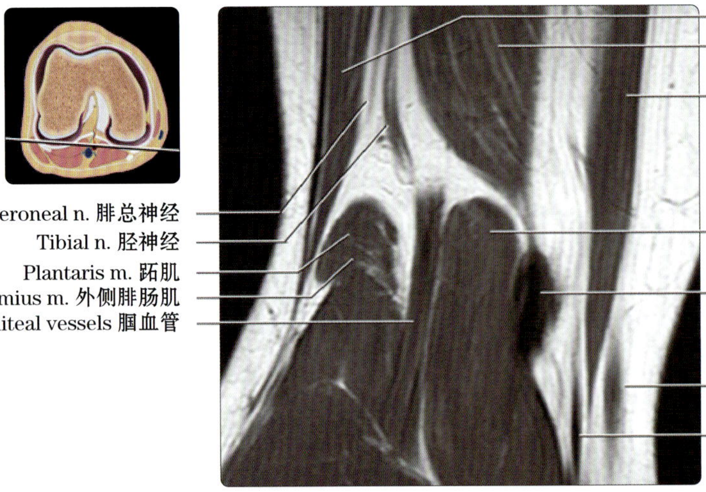

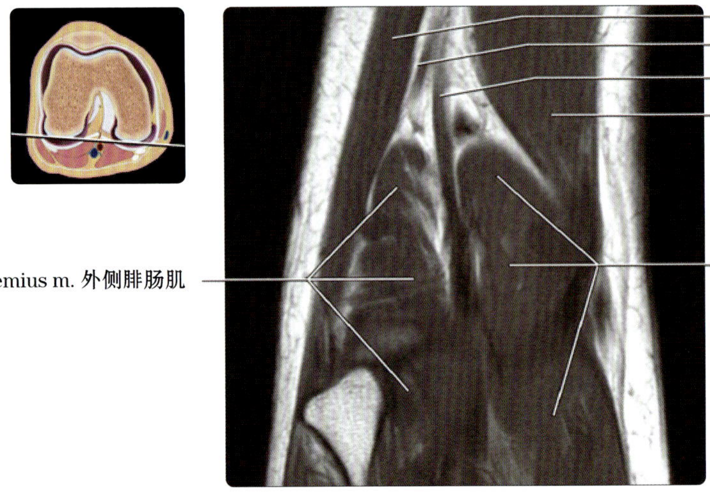

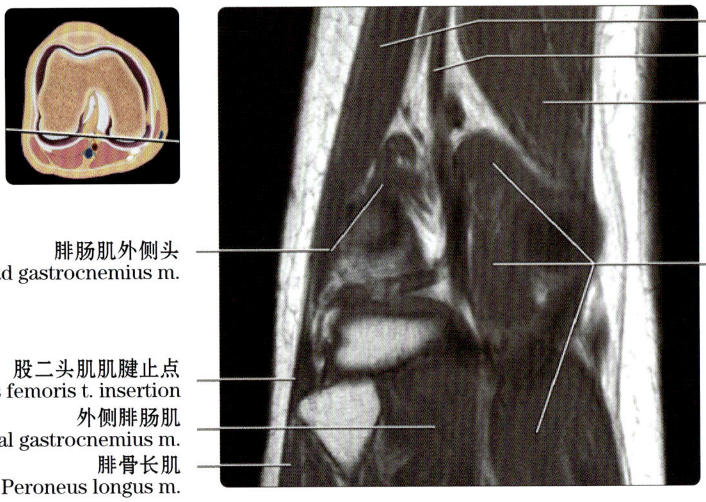

上图：可见胫神经和腓总神经分离、鹅足腱的各个组成部分。
中图：从后向前，在图像上可见胫神经和腓总神经，其位置比腘血管更靠后。
下图：示膝关节下部后方主要是腓肠肌，深部肌肉较小，外侧可见起自腓骨的腓骨长肌。

左膝关节，冠状位 T_1WI

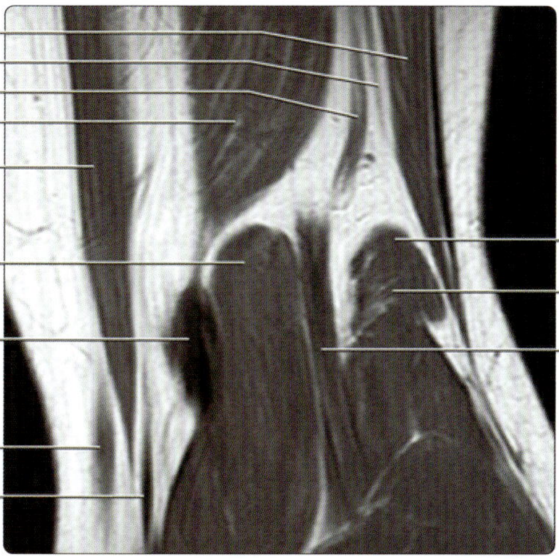

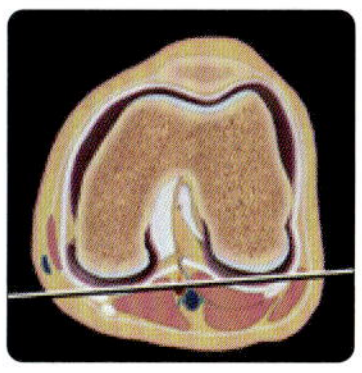

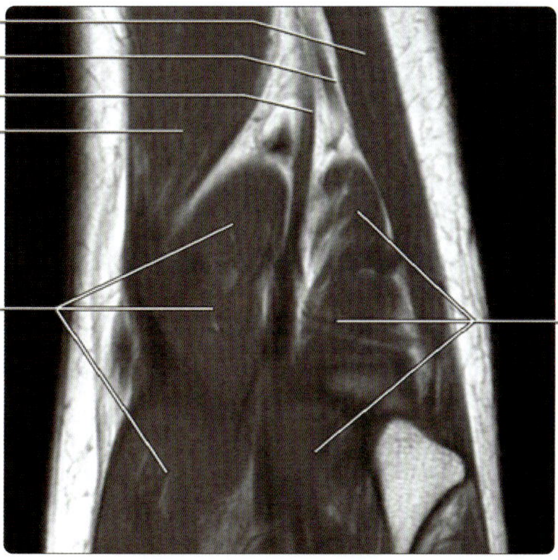

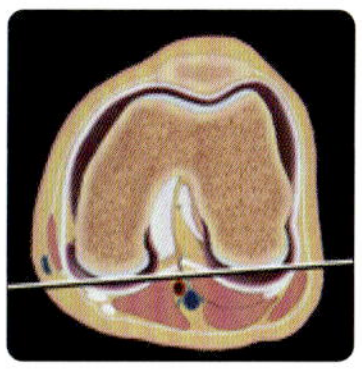

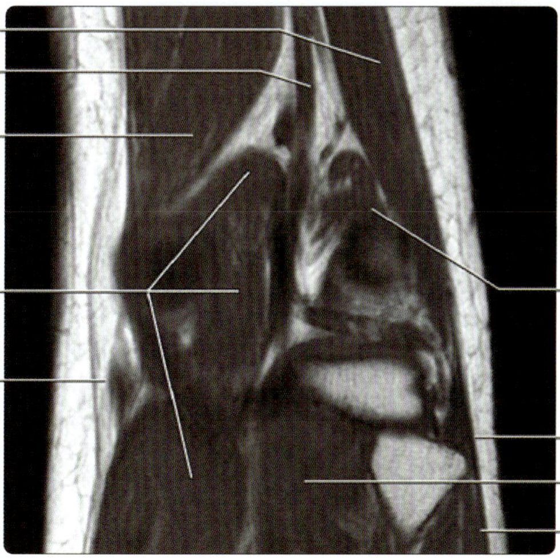

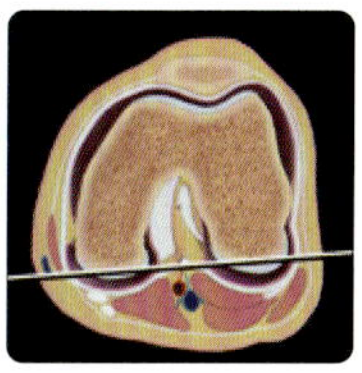

上图：可见胫神经和腓总神经分离、鹅足腱的各个组成部分。

中图：从后向前，在图像上可见胫神经和腓总神经，其位置比腘血管更靠后。

下图：示膝关节下部后方主要是腓肠肌，深部肌肉较小，外侧可见起自腓骨的腓骨长肌。

右膝关节，冠状位 T_1WI

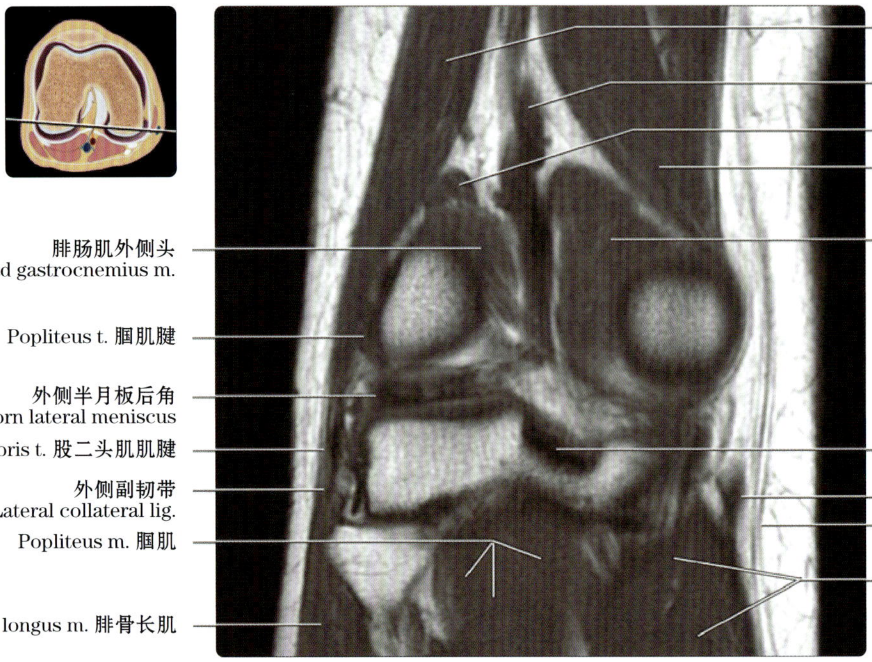

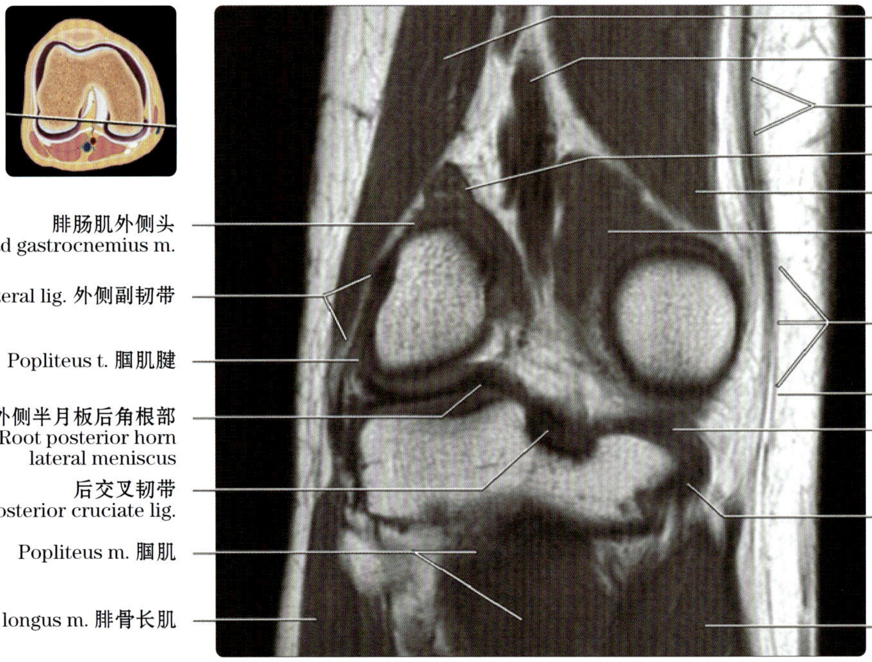

上图：腓肠肌群主体的深面可见腘肌腱起自股骨外侧髁切迹，向后下延伸至腘肌裂孔。由于腘肌裂孔内存在液体，在液体敏感序列上能更好地显示后外侧角的结构。

下图：外侧副韧带起自股骨外侧髁，沿股二头肌走行，止于腓骨茎突。

左膝关节，冠状位 T_1WI

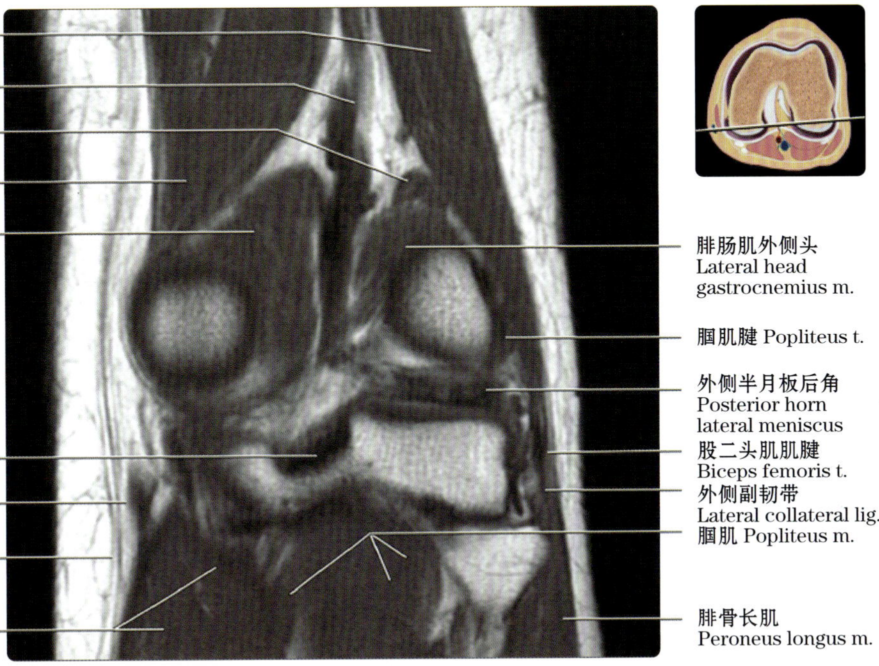

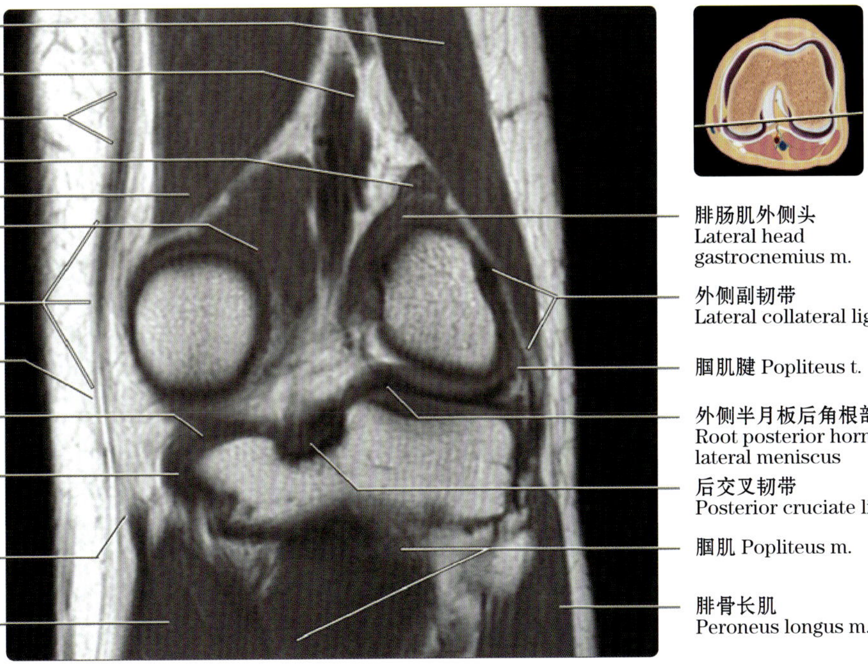

上图：腓肠肌群主体的深面可见腘肌腱起自股骨外侧髁切迹，向后下延伸至腘肌裂孔。由于腘肌裂孔内存在液体，在液体敏感序列上能更好地显示后外侧角的结构。

下图：外侧副韧带起自股骨外侧髁，沿股二头肌走行，止于腓骨茎突。

右膝关节，冠状位 T_1WI

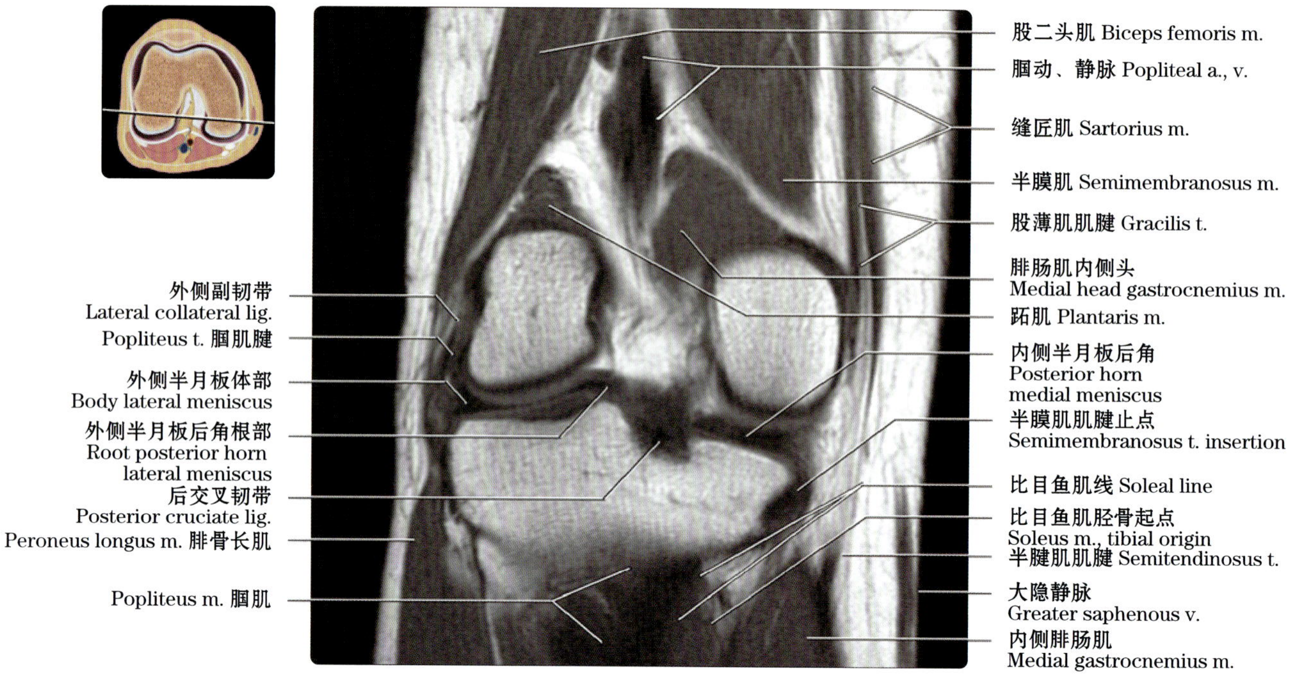

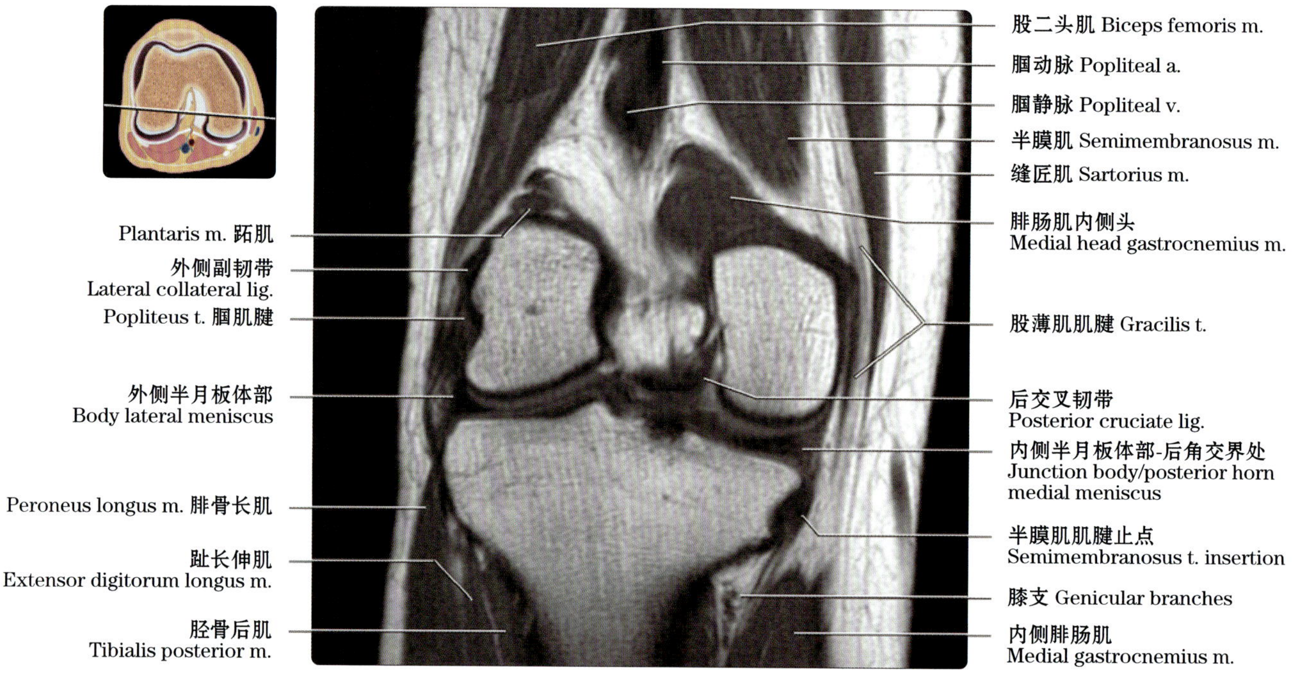

上图：注意腘肌大范围附着于胫骨后方，比目鱼肌内侧起自其远端外缘，沿比目鱼肌线走行，比目鱼肌的腓骨起点更靠近端。

下图：膝关节后部的图像，比前部更复杂。可见腓肠肌、后部血管和腘绳肌。在此类冠状位层面，下外侧肌肉可能分辨不清，外侧肌群（腓骨肌）、前肌群（趾长伸肌）和后肌群（胫骨后肌）都可显示，本层面斜向穿过胫腓骨骨间膜。

左膝关节，冠状位 T_1WI

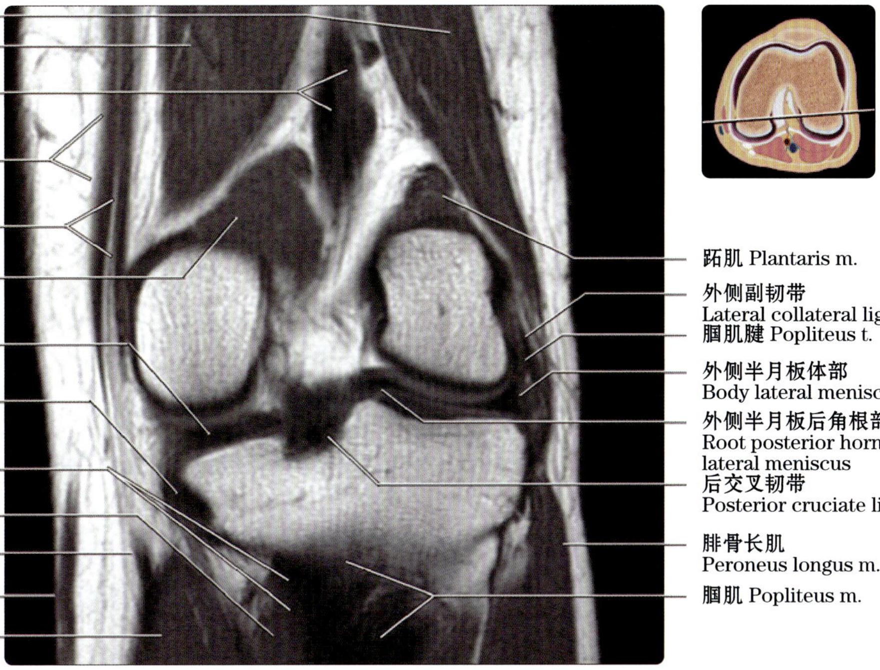

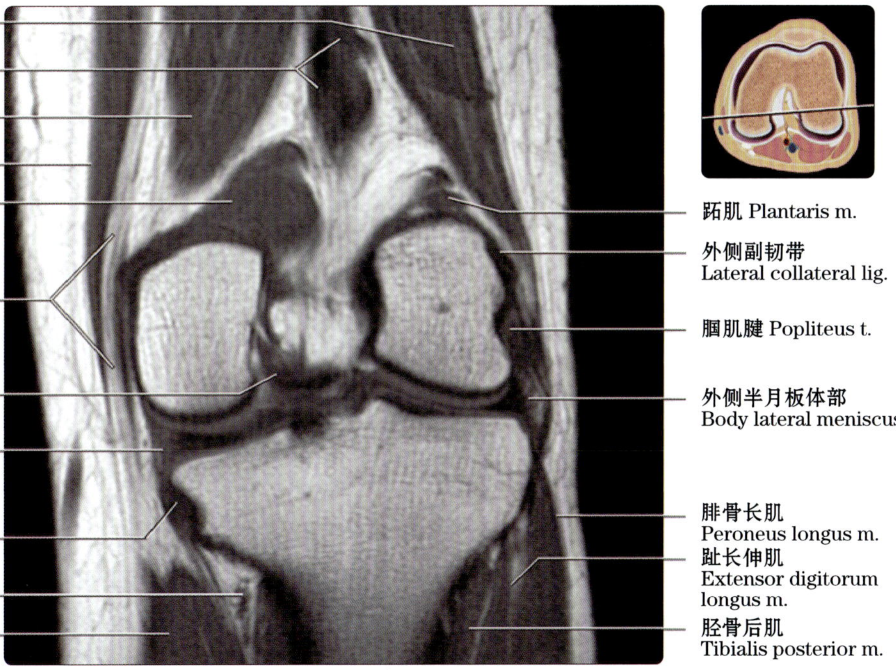

上图：注意腘肌大范围附着于胫骨后方，比目鱼肌内侧起自其远端外缘，沿比目鱼肌线走行，比目鱼肌的腓骨起点更靠近端。

下图：膝关节后部的图像，比前部更复杂。可见腓肠肌、后部血管和腘绳肌。在此类冠状位层面，下外侧肌肉可能分辨不清，外侧肌群（腓骨肌）、前肌群（趾长伸肌）和后肌群（胫骨后肌）都可显示，本层面斜向穿过胫腓骨骨间膜。

右膝关节，冠状位 T_1WI

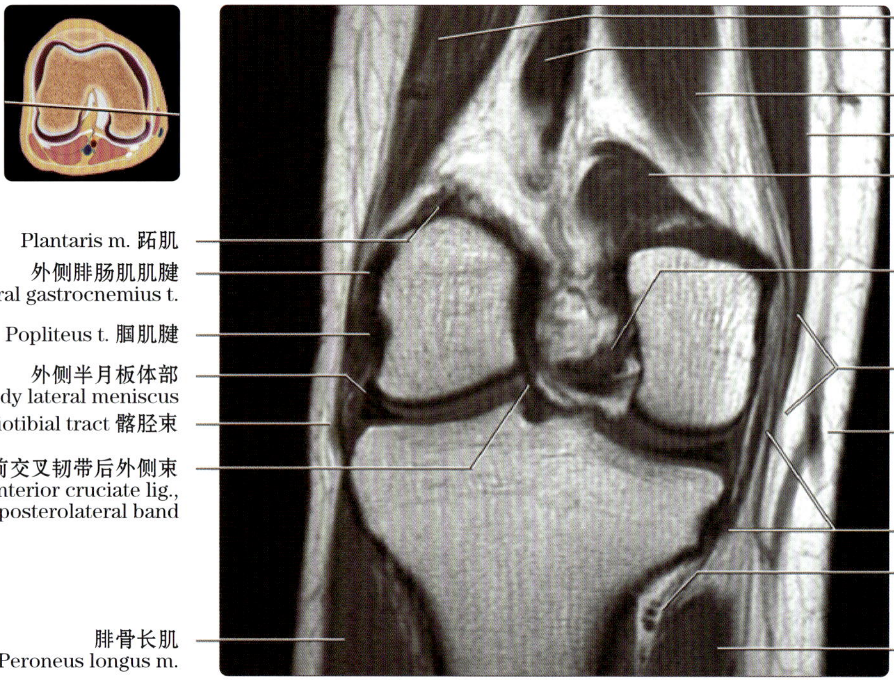

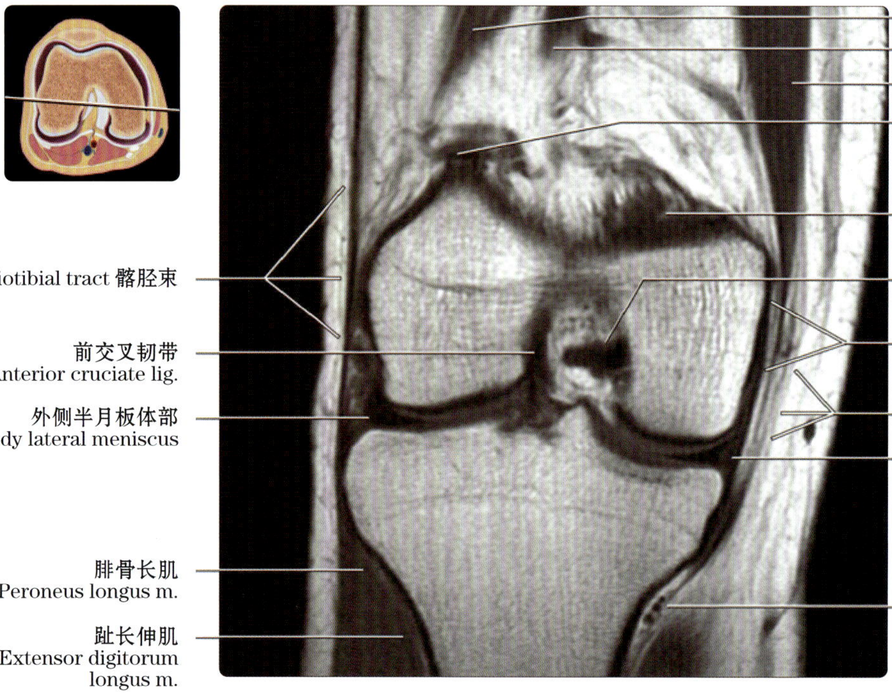

上图：可见鹅足腱最后部的结构，缝匠肌和股薄肌比半腱肌更靠前。前交叉韧带后部的纤维结构也可显示。

下图：可见前交叉韧带全程，自股骨外侧髁斜向走行止于胫骨内侧髁间嵴，注意 T_1WI 上内侧副韧带浅层和深层纤维分辨不清。

左膝关节，冠状位 T_1WI

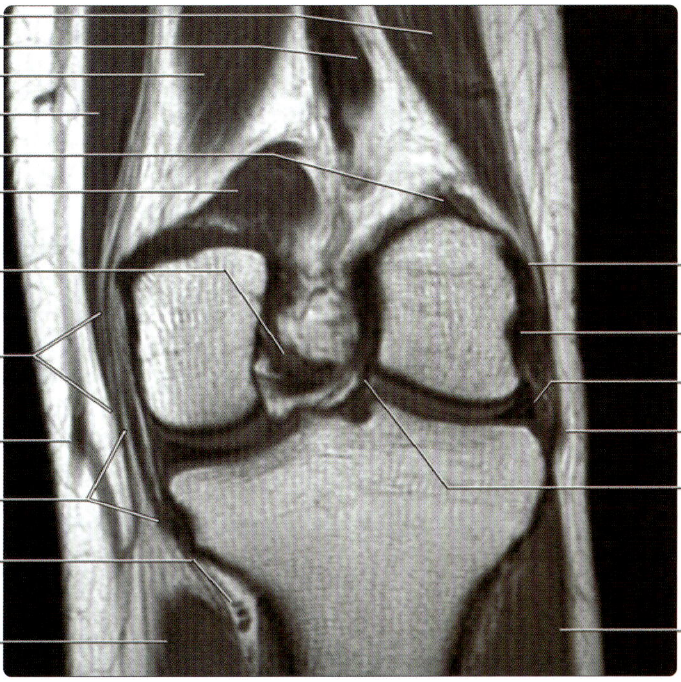

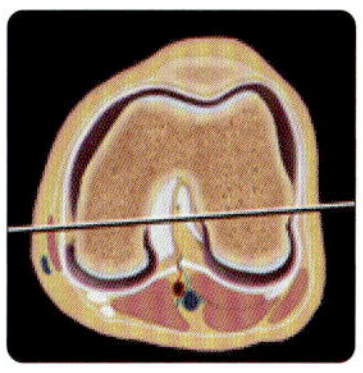

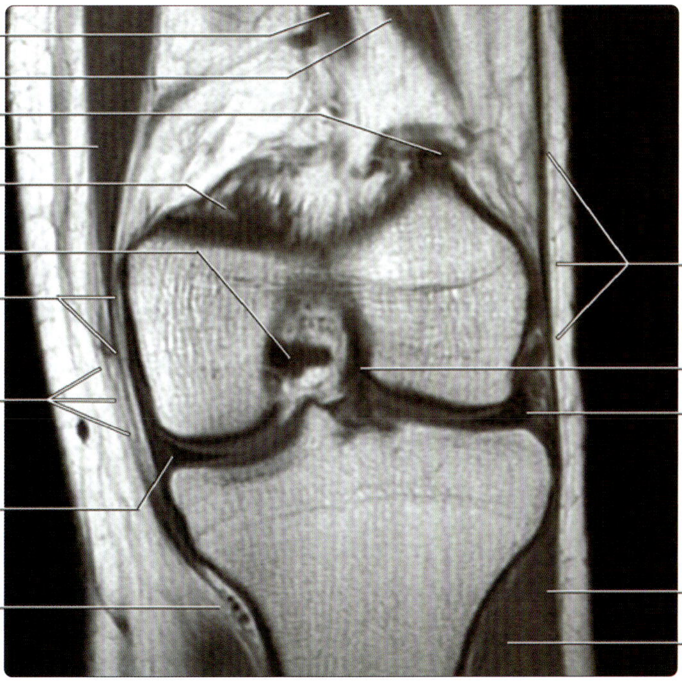

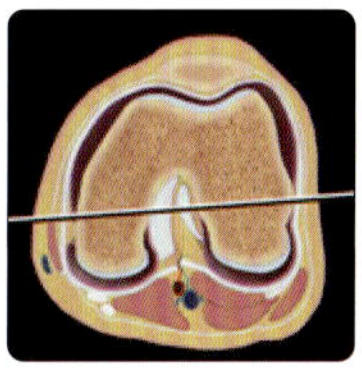

上图：可见鹅足腱最后部的结构，缝匠肌和股薄肌比半腱肌更靠前。前交叉韧带后部的纤维结构也可显示。

下图：可见前交叉韧带全程，自股骨外侧髁斜向走行止于胫骨内侧髁间嵴，注意 T_1WI 上内侧副韧带浅层和深层纤维分辨不清。

右膝关节，冠状位 T_1WI

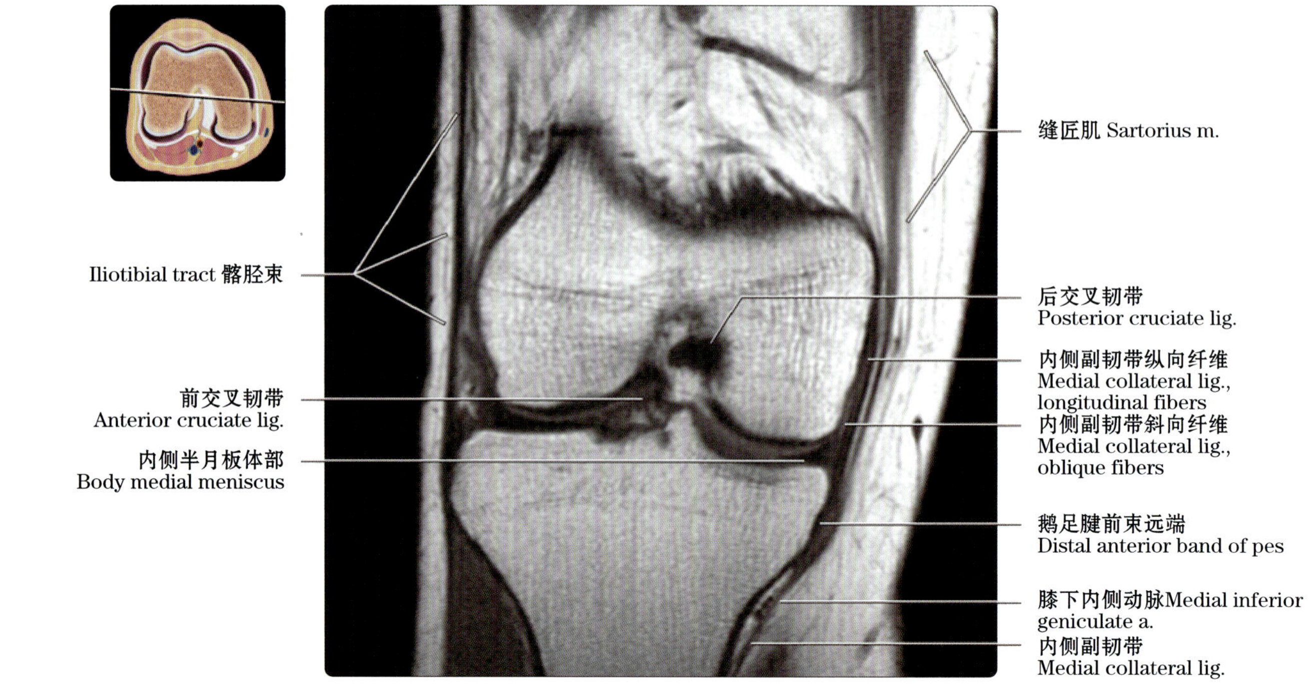

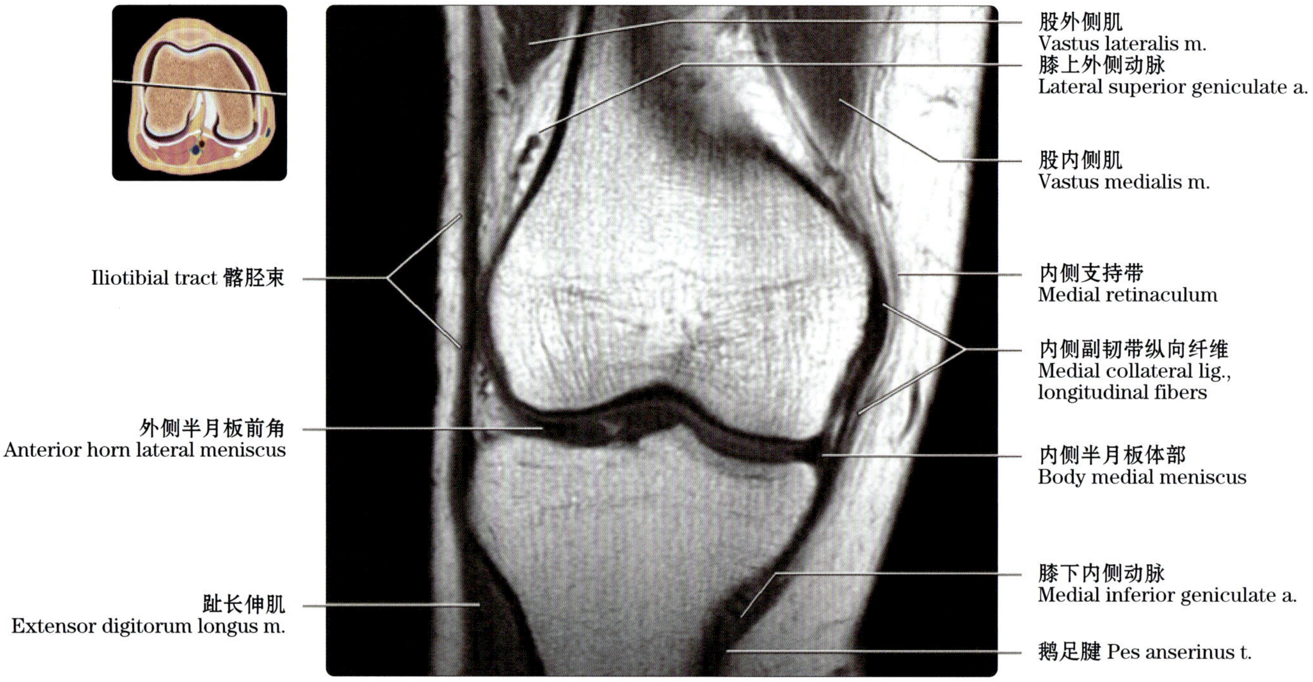

上图：注意图中内侧副韧带的长度，其起于内侧髌股韧带，紧邻收肌结节远端，止于膝关节远端 5cm 处。常规膝关节 MR 检查通常不能包括膝关节全部结构。冠状位图像上，膝下内侧动脉分支位于内侧副韧带浅层和胫骨骨皮质之间。

下图：经过关节前中部层面，T_1WI 图像上透明软骨和半月板的信号差异较小。

左膝关节，冠状位 T_1WI

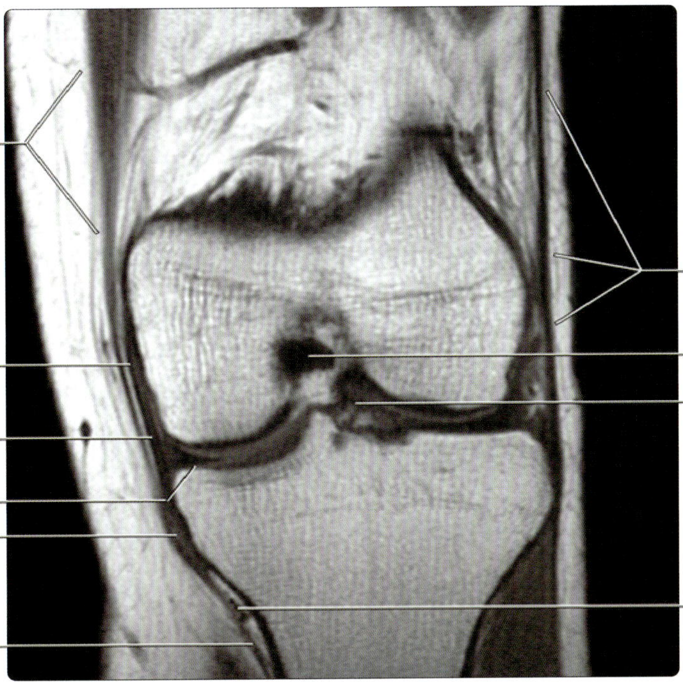

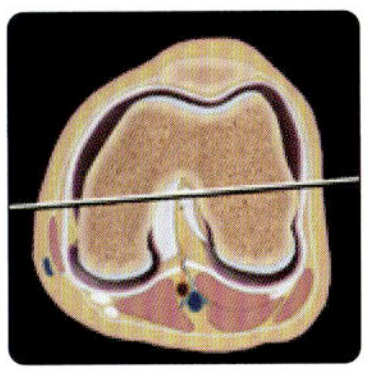

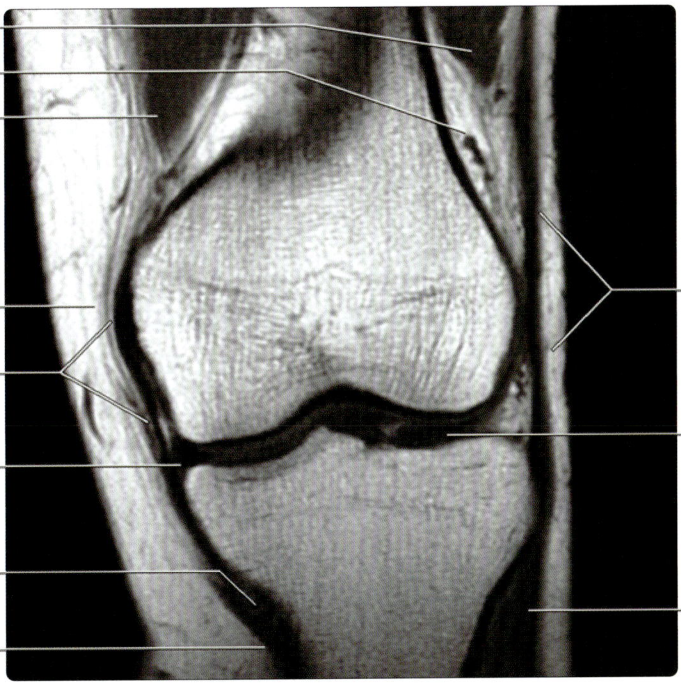

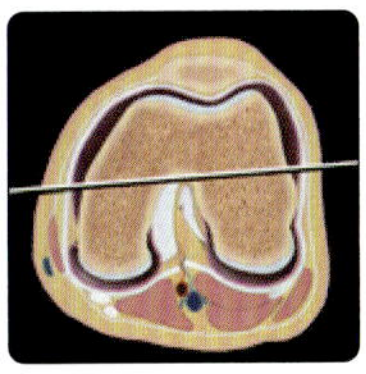

上图：注意图中内侧副韧带的长度，其起于内侧髌股韧带，紧邻收肌结节远端，止于膝关节远端 5cm 处。常规膝关节 MR 检查通常不能包括膝关节全部结构。冠状位上图像，膝下内侧动脉分支位于内侧副韧带浅层和胫骨骨皮质之间。

下图：经过关节前中部层面，T_1WI 图像上透明软骨和半月板的信号差异较小。

右膝关节，冠状位 T_1WI

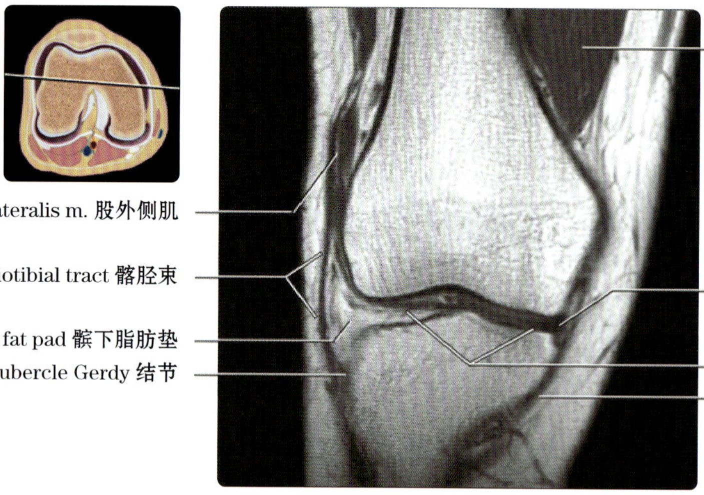

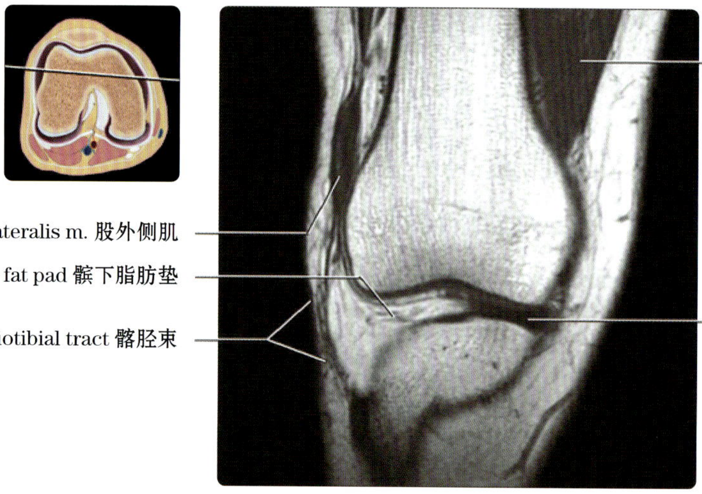

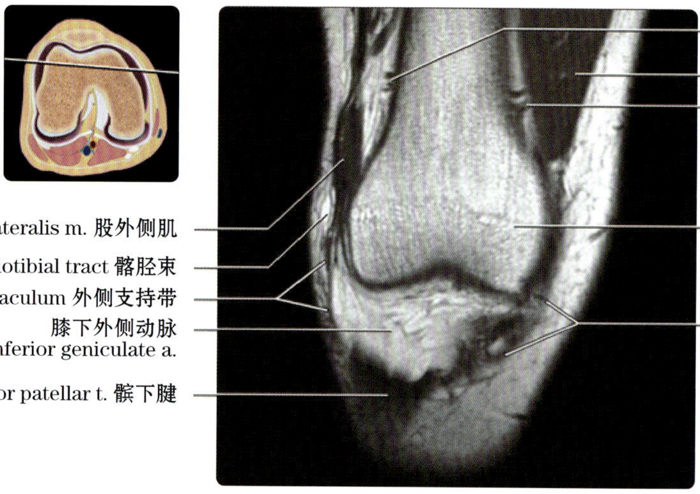

上图：可见横韧带从内侧半月板前角穿过关节前部到外侧半月板前角，髂胫束附着于 Gerdy 结节。
中图：关节间隙前部冠状位层面，由于图像角度倾斜，可见内侧半月板前角，但看不到外侧半月板。
下图：股骨干前部冠状层面，图中关节结构表现，图内大部分为脂肪垫和侧支血管。

左膝关节，冠状位 T_1WI

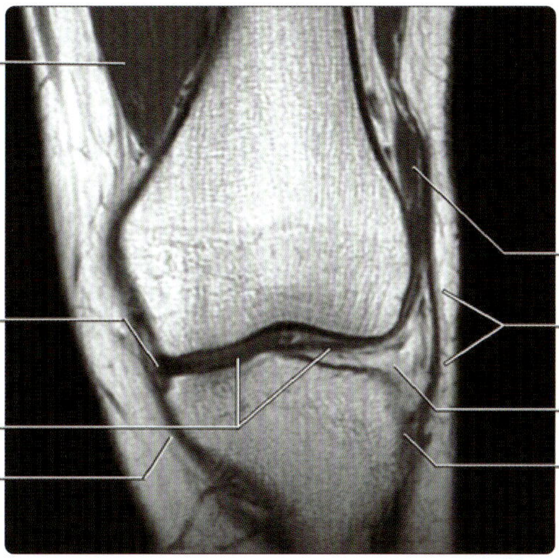

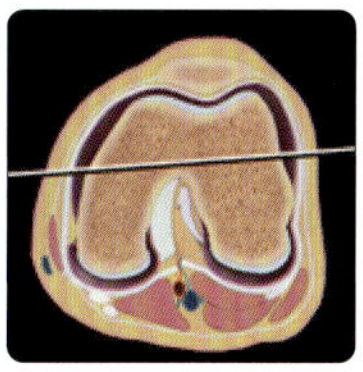

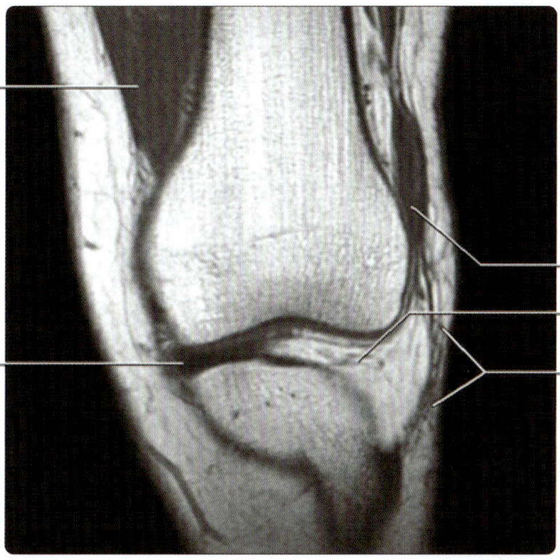

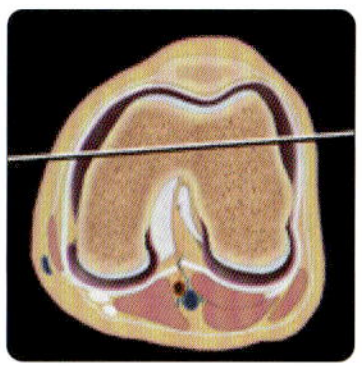

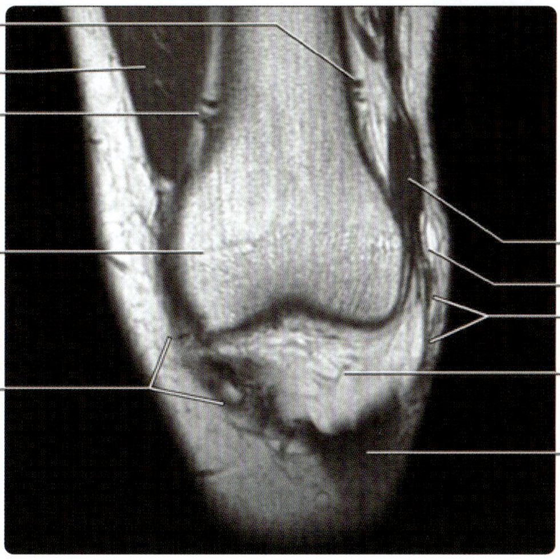

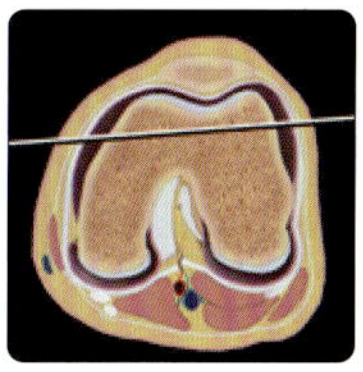

上图：可见横韧带从内侧半月板前角穿过关节前部到外侧半月板前角，髂胫束附着于 Gerdy 结节。
中图：关节间隙前部冠状层面，由于图像角度倾斜，可见内侧半月板前角，但看不到外侧半月板。
下图：股骨干前部冠状层面，图中关节结构表现，图内大部分为脂肪垫和侧支血管。

右膝关节，冠状位 T_1WI

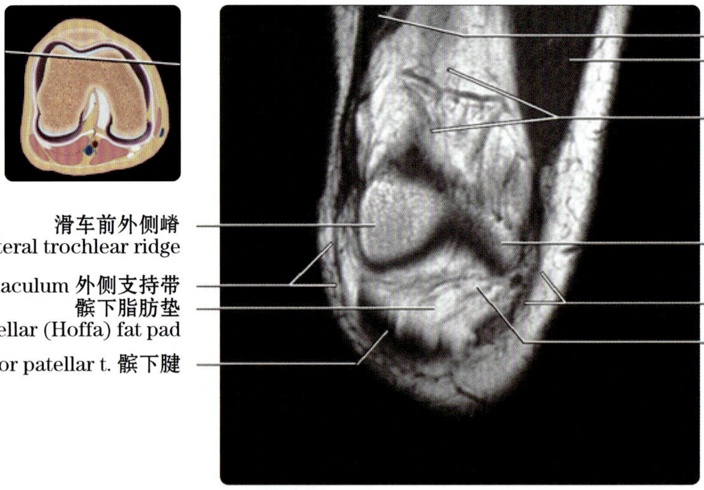

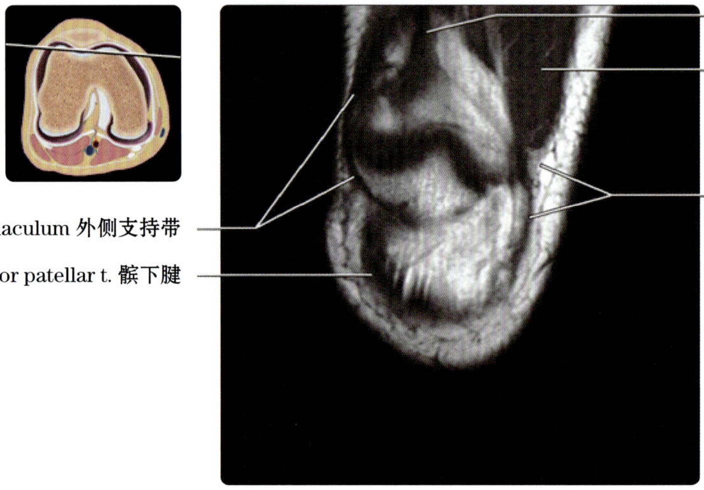

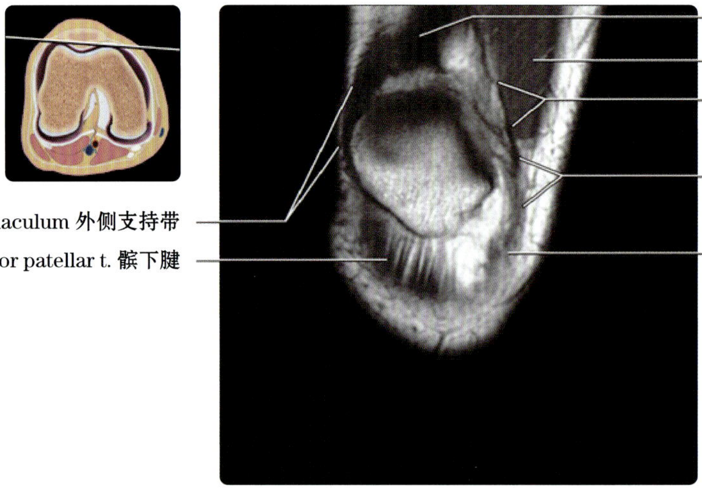

上图：经股骨髁前部层面，关节前部结构主要是股前和髌下脂肪垫，也可看到支持带。注意膝关节供血动脉包括多支膝动脉和侧支动脉。

中图：经髌骨后部冠状层面，注意大块的股内侧肌，有助于在冠状位或横轴位图像上确定膝关节的内侧。

下图：显示髌内外侧支持带、股四头肌和髌下腱等膝关节前部结构，股四头肌和髌下腱宽大，内侧和外侧支持带也较宽，包绕并稳定髌骨。

左膝关节，冠状位 T_1WI

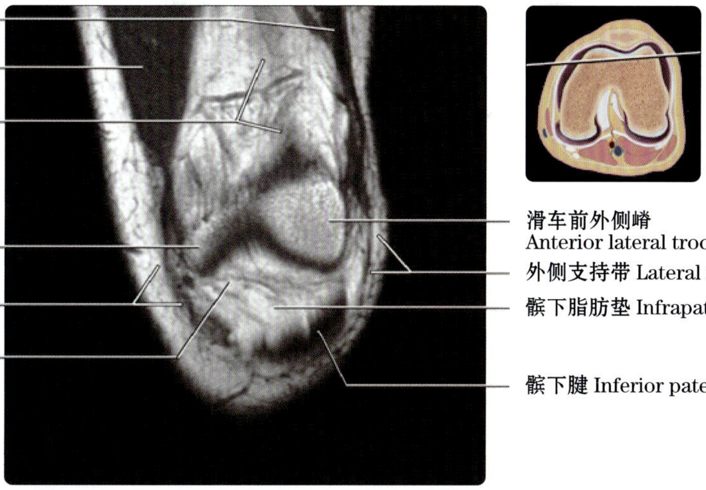

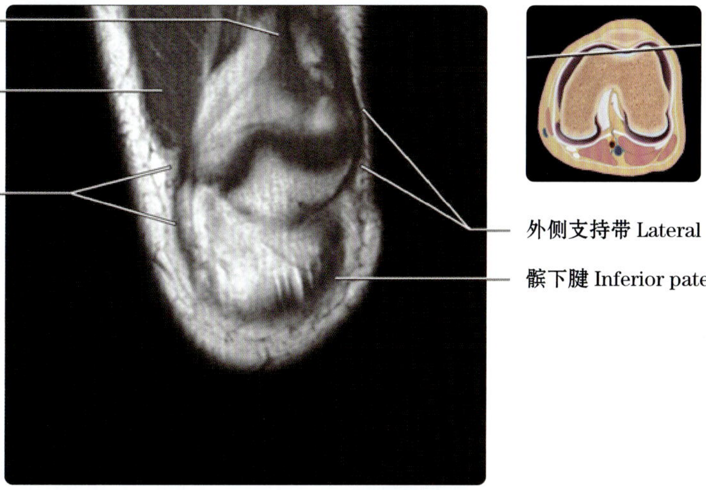

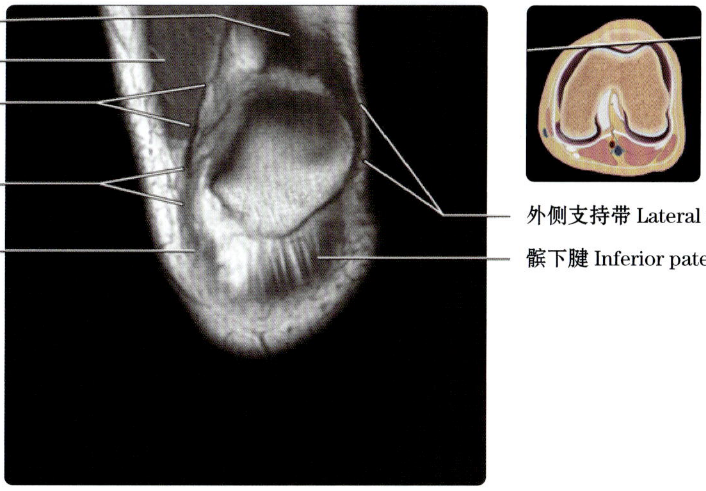

上图：经股骨髁前部层面，关节前部结构主要是股前和髌下脂肪垫，也可看到支持带。注意膝关节供血动脉包括多支膝动脉和侧支动脉。

中图：经髌骨后部冠状层面，注意大块的股内侧肌，有助于在冠状面或横轴位图像上辨认为膝关节内侧。

下图：显示髌内外侧支持带、股四头肌和髌下腱等膝关节前部结构，股四头肌和髌下腱宽大，内侧和外侧支持带也较宽，包绕并稳定髌骨。

膝关节，矢状位 T_1WI

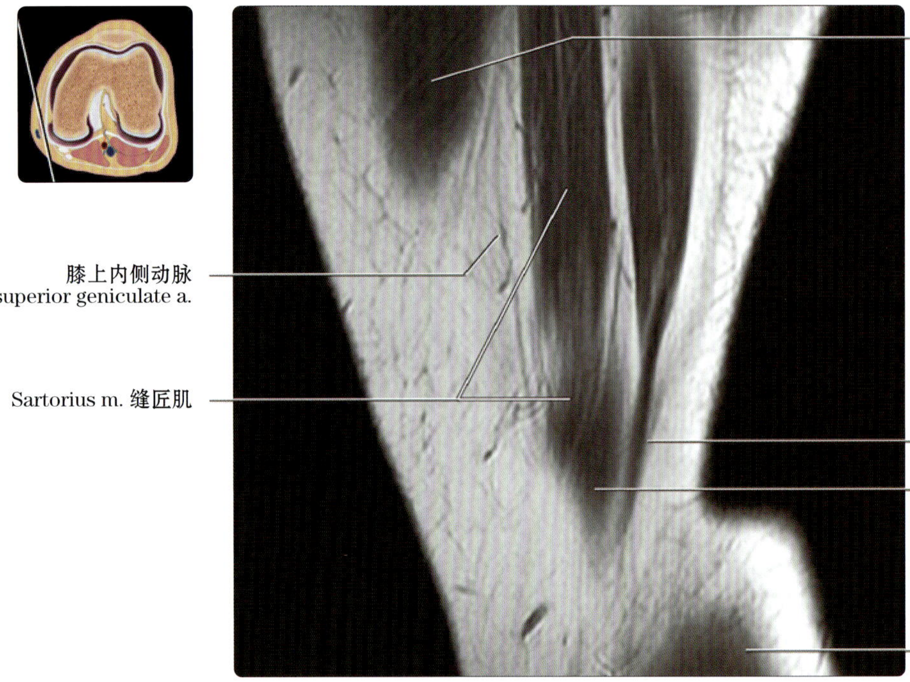

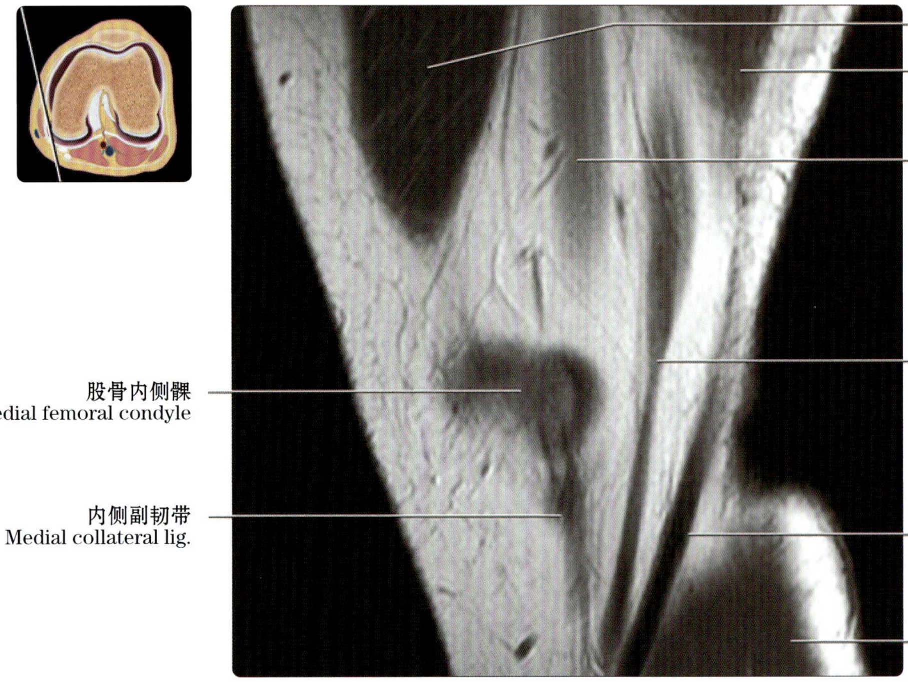

上图：膝关节最内侧矢状位图像，注意缝匠肌及肌腱、股薄肌及肌腱。
下图：股骨内侧髁矢状位图像，只看到缝匠肌一小部分，股薄肌肌腱和半腱肌肌腱向后方延伸，与缝匠肌肌腱共同组成鹅足腱。

膝关节，矢状位 T_1WI

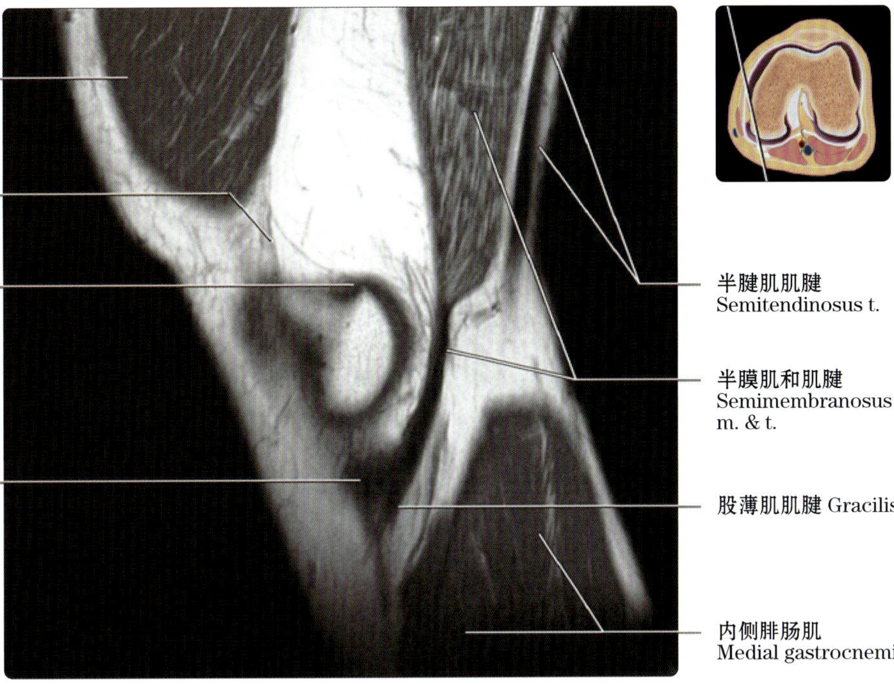

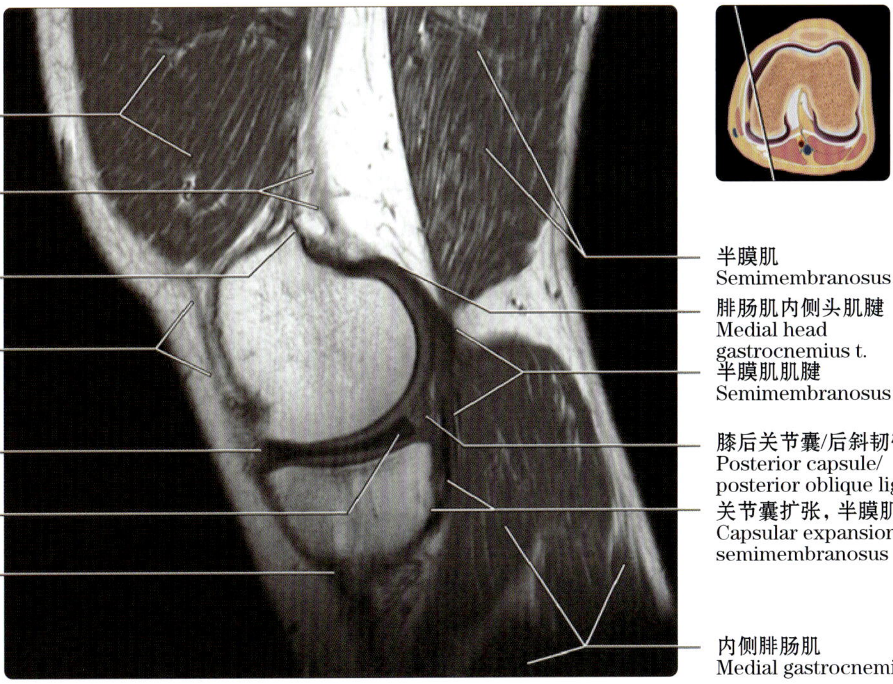

上图：经股骨髁内侧层面，注意较大的半膜肌肌腱宽泛地止于胫骨后内侧。
下图：经膝关节内侧间隙层面，显示内侧半月板体部，半月板呈“领结”状。

膝关节，矢状位 T_1WI

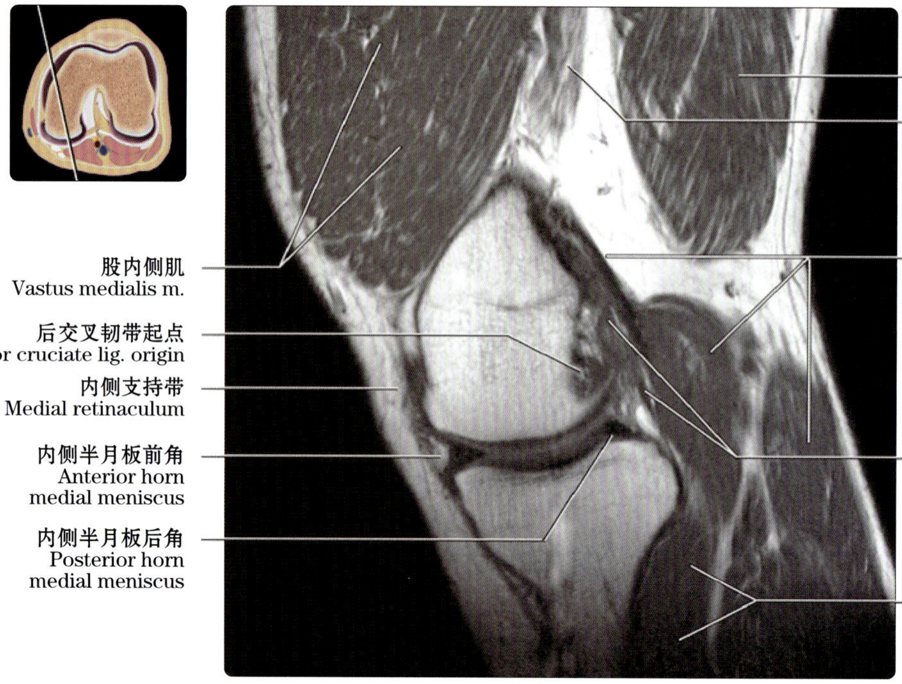

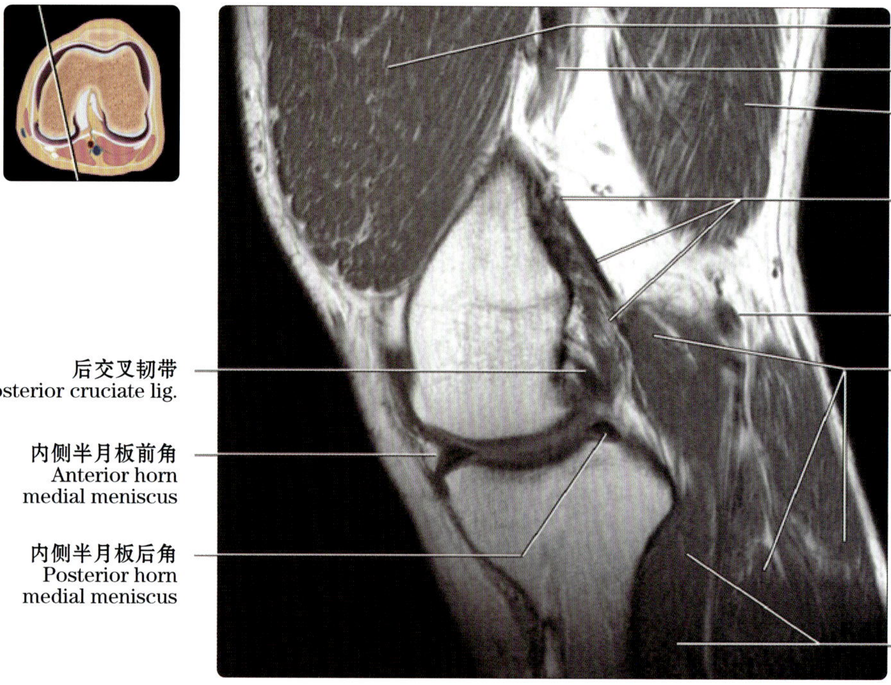

上图：经膝关节内侧间隙、近髁间窝层面，股骨内侧髁后部仅部分可见，腘斜韧带在此处参与构成膝后关节囊。

下图：经髁间窝最内侧层面，可见后交叉韧带起始部，注意腘斜韧带在此处更多参与构成膝后关节囊。

膝关节，矢状位 T_1WI

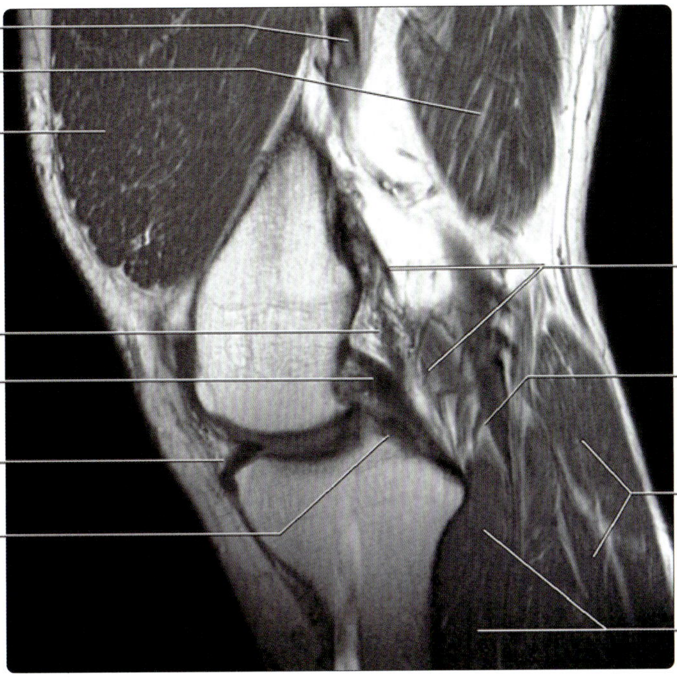

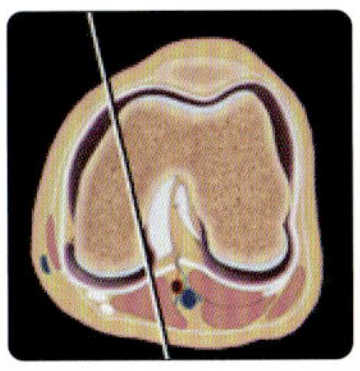

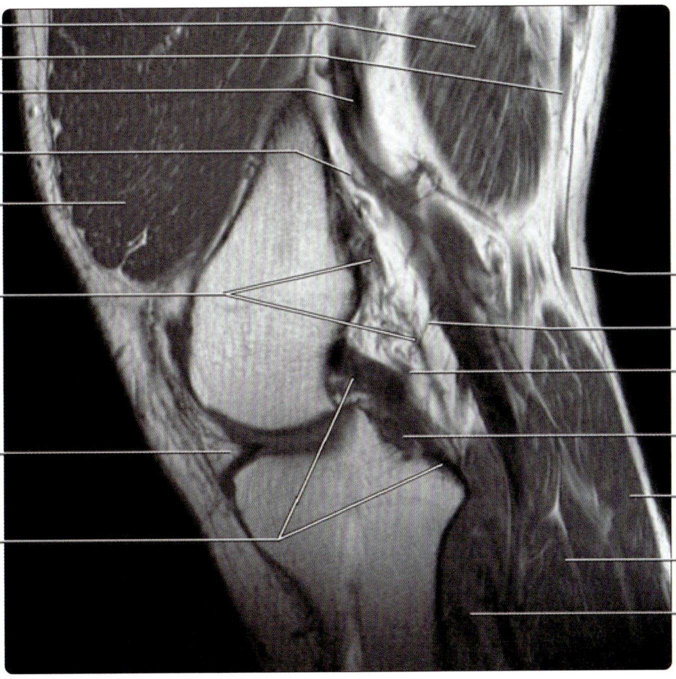

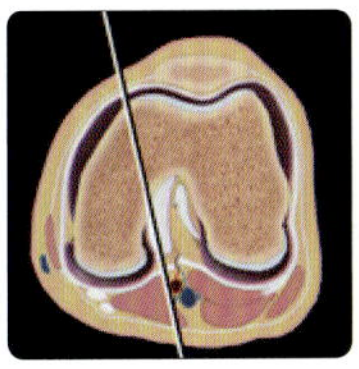

上图：经髁间窝内侧部层面，可见后交叉韧带全程。
下图：显示髁间窝中部，注意髁间窝后部有腘动脉分支血管穿过关节囊后部，提示膝后关节囊不完整。

膝关节，矢状位 T_1WI

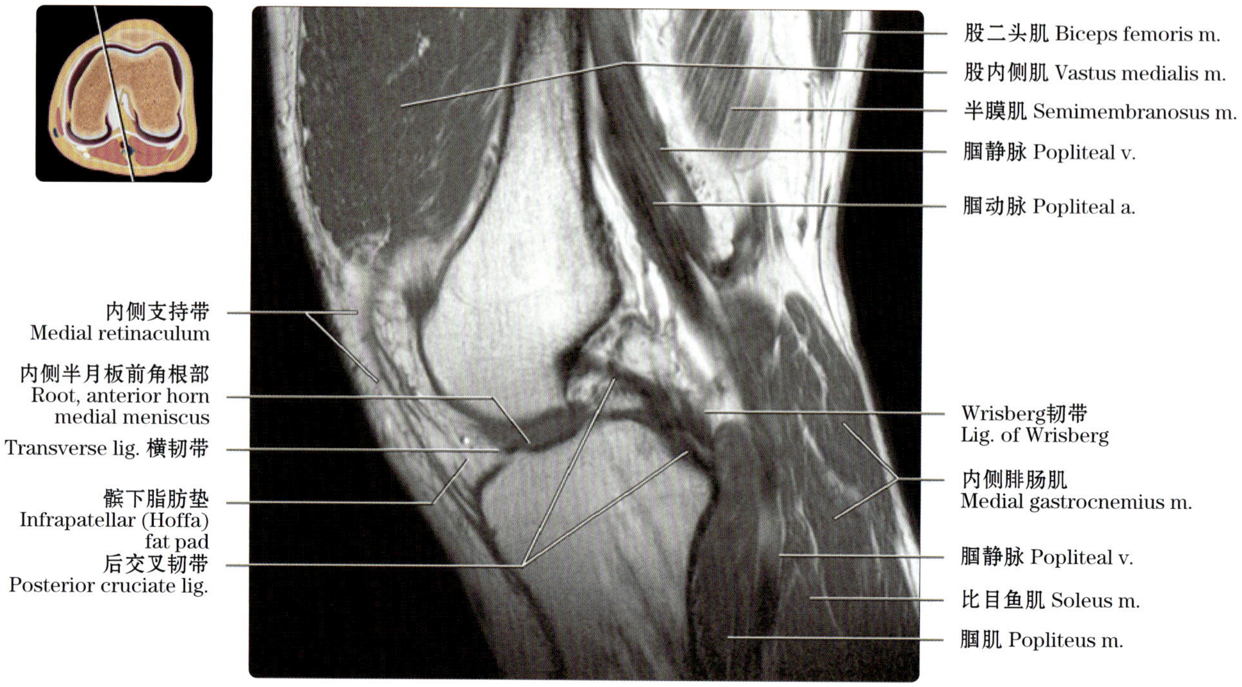

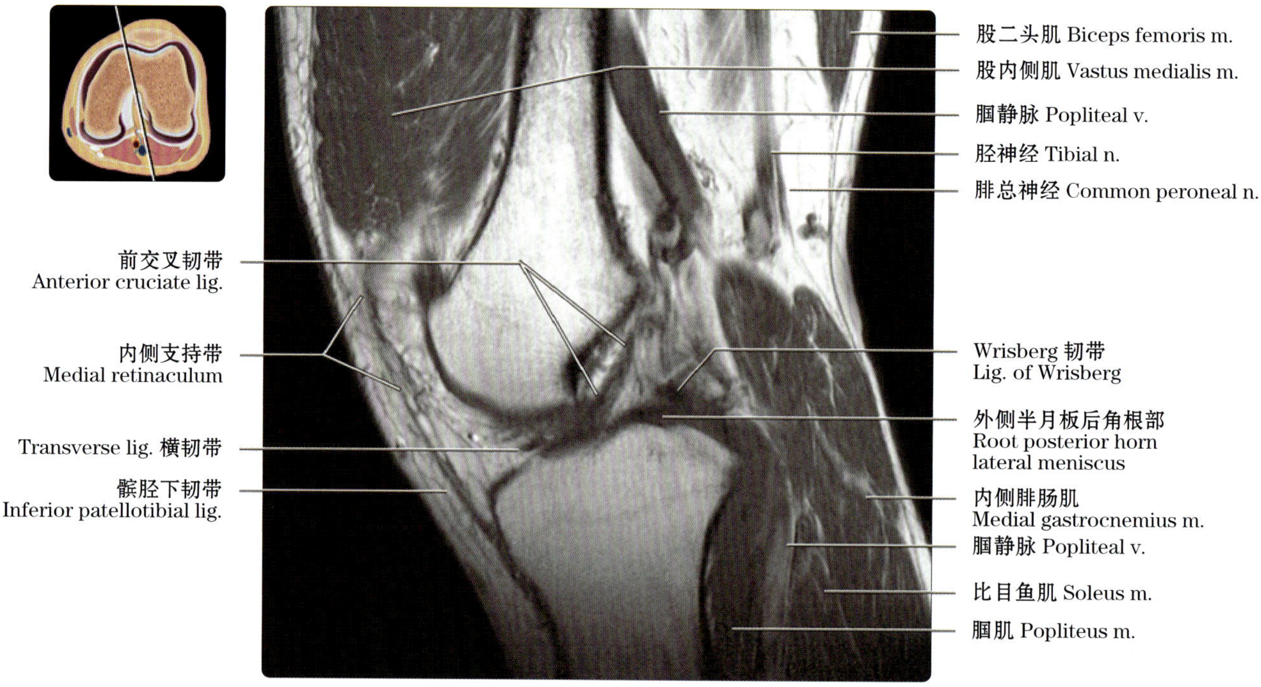

上图：经髁间窝中部层面，显示的结构从后交叉韧带过渡到前交叉韧带。由于血管穿过，关节囊后部仍不完整。

下图：经髁间窝稍外侧层面，前交叉韧带几乎全程显示。注意 Wrisberg 韧带（板股后韧带）的走行：起源于髁间窝内侧面，经过后交叉韧带后上部，止于外侧半月板后角根部上方。

膝关节，矢状位 T_1WI

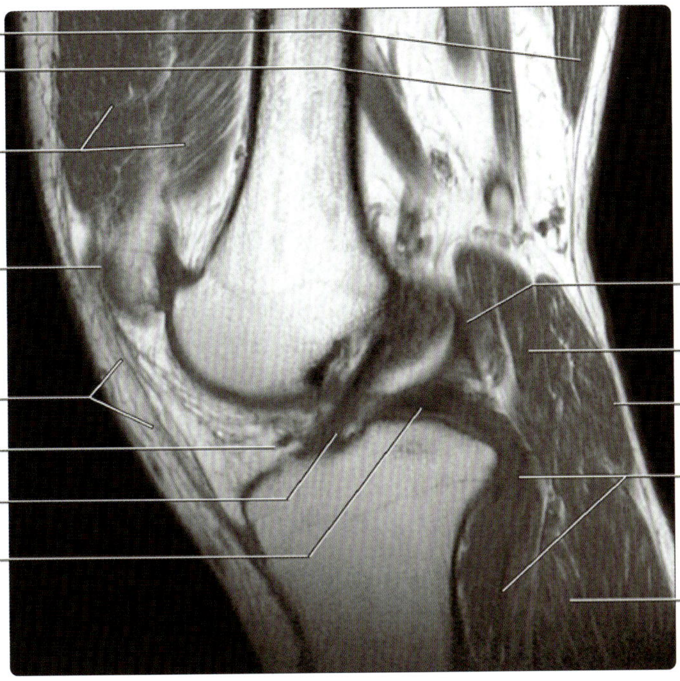

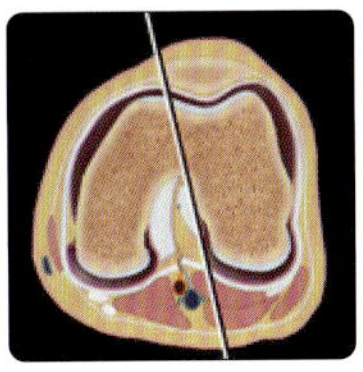

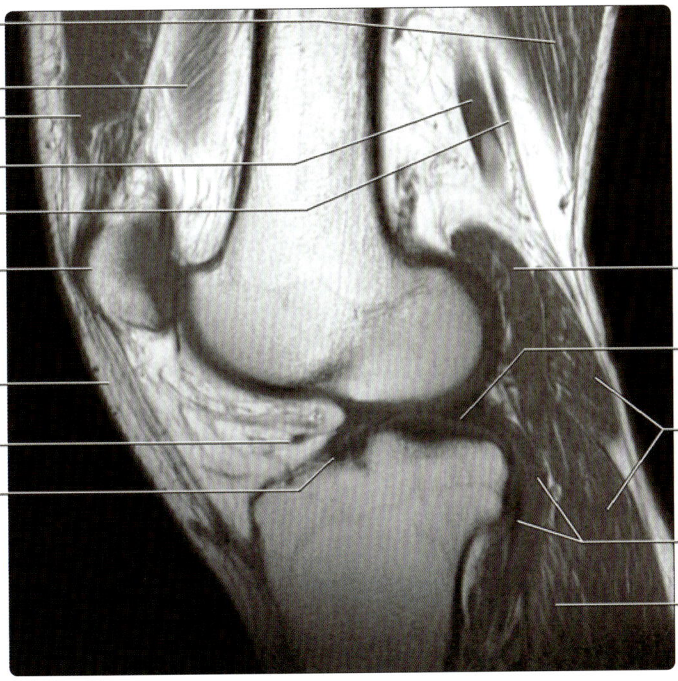

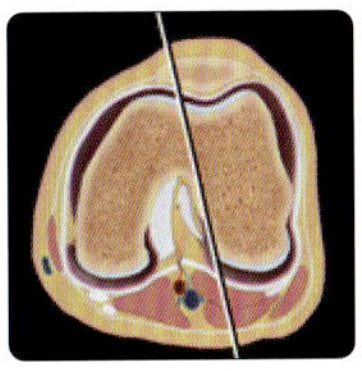

上图：经髁间窝外侧部层面，在前交叉韧带附着点处可见部分前交叉韧带 / 股骨外侧髁。注意横断面上显示的横韧带，横跨前交叉韧带前方至外侧半月板前角根部，半月板前角尚未显示。

下图：图示膝关节外侧间隙，紧邻髁间窝，注意腘肌的肌肉肌腱交界处。

膝关节，矢状位 T_1WI

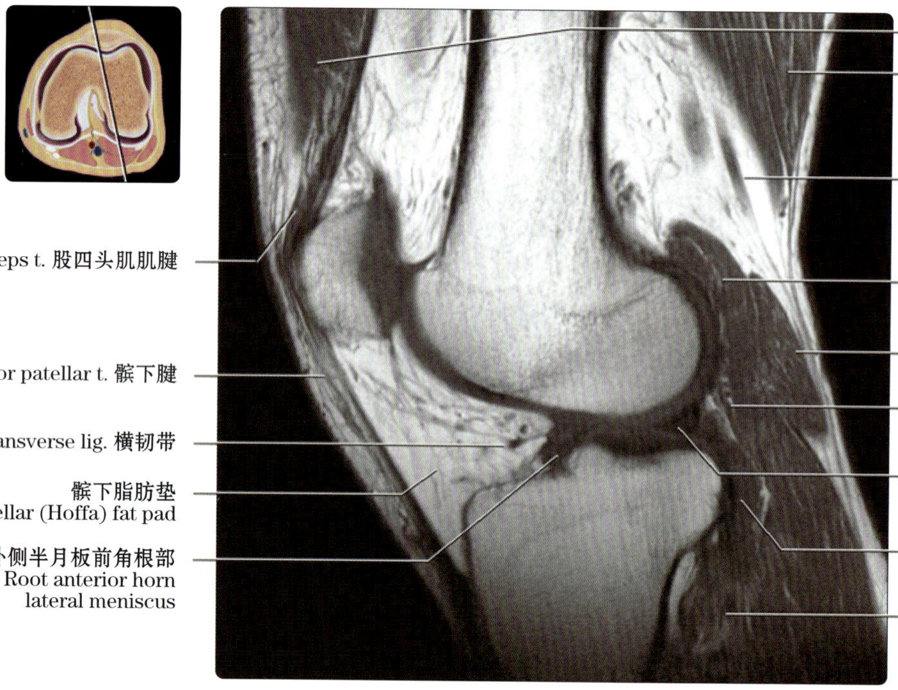

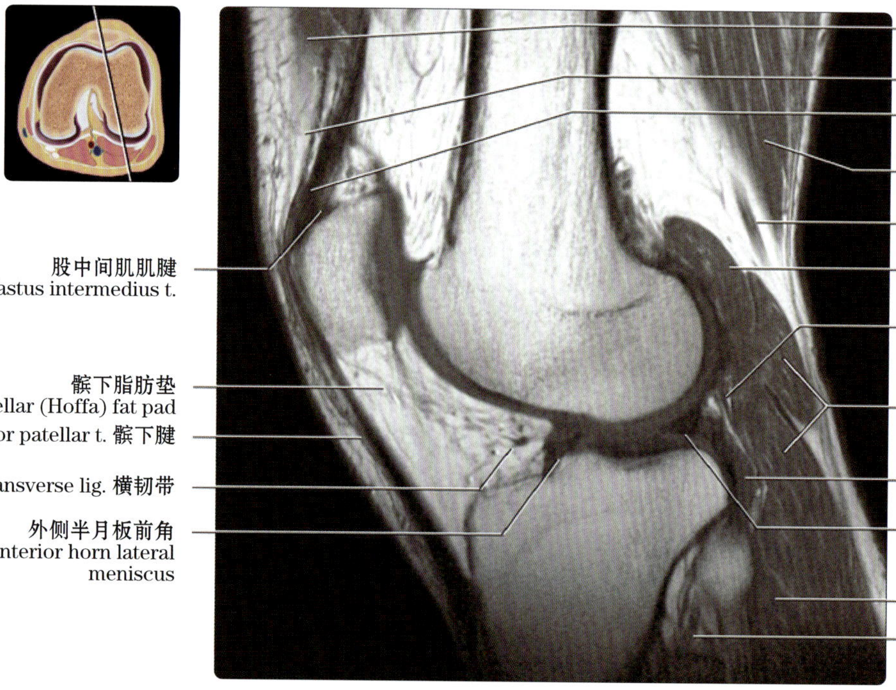

上图：膝关节外侧间隙层面，注意腓总神经走行于股二头肌束的前内侧。跖肌起自股骨外侧髁，紧邻腓肠肌外侧头的内侧。

下图：外侧斜矢状位图像，可见伸肌复合体，股四头肌肌腱表现为三层结构。横韧带尚未与外侧半月板前角相连。注意腘肌腱，虽然位于腘肌裂孔内，但难以与裂孔内液体及外侧半月板区分开，用液体敏感序列可能更好地显示这一区域。

膝关节，矢状位 T_1WI

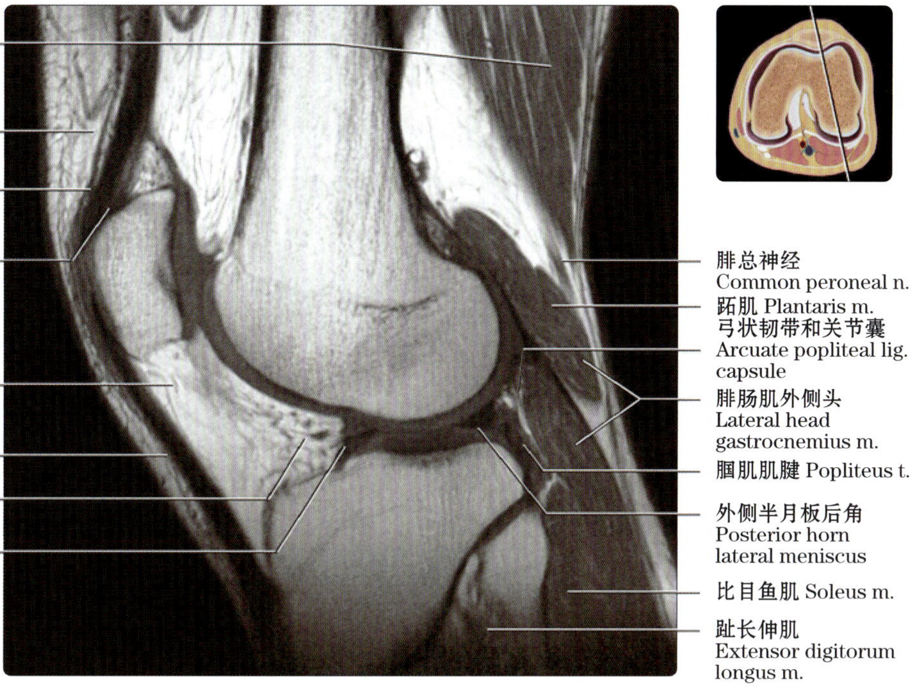

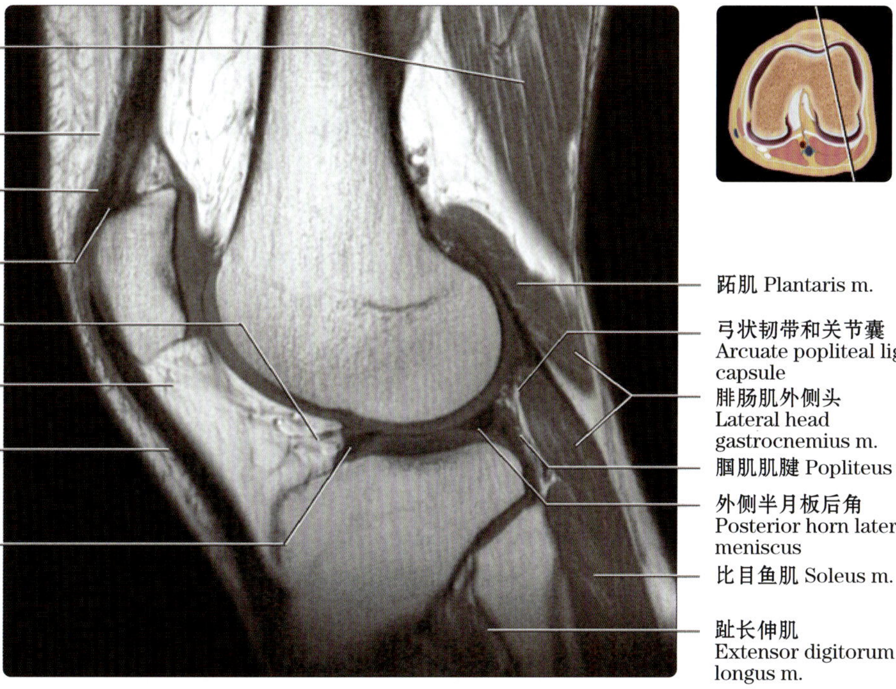

上图：膝关节外侧部，腘肌裂孔内可见腘肌腱，周围被液体包围，T_1WI 图像上很难区分肌腱和液体。连接外侧半月板后角和腘肌腱的纤维束（或腘板韧带）也不易区分。

下图：显示横韧带接近外侧半月板前角的附着点部。另可见起自腓骨前部和胫骨前外侧的肌肉，但相互间很难区分。

膝关节，矢状位 T_1WI

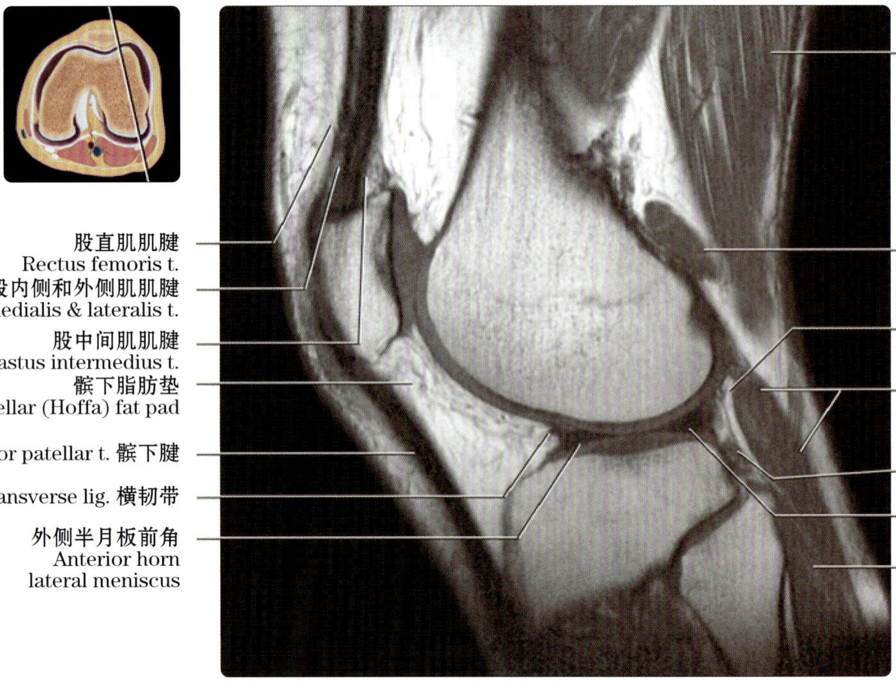

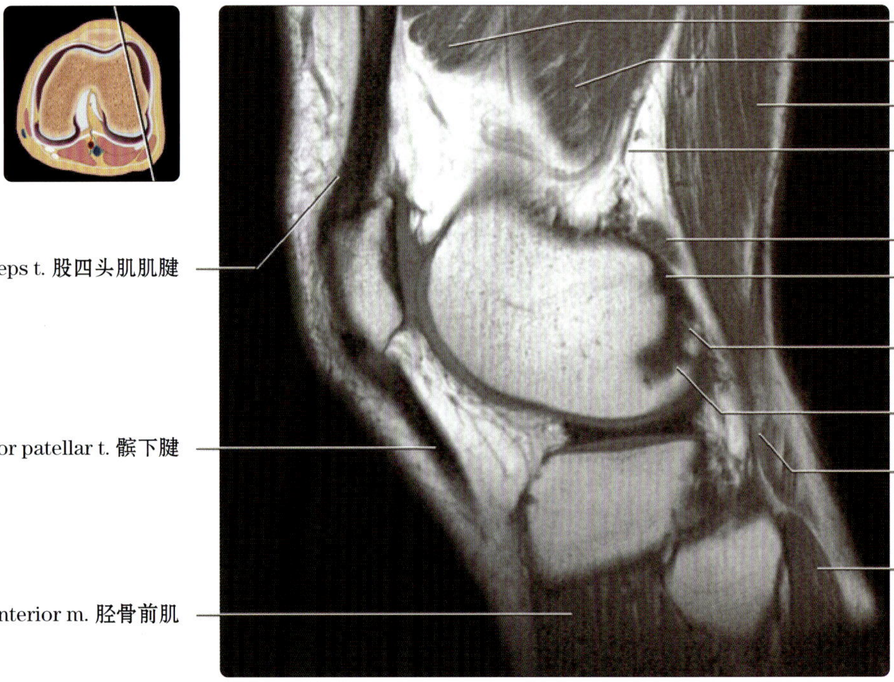

上图：显示横韧带在此处附着于外侧半月板前角的较远侧，腘肌腱在后外侧角处进入腘肌裂孔。
下图：在股骨外侧髁的外侧，可见起自股骨外上髁的腓肠肌外侧头、外侧副韧带及腘肌腱。

膝关节，矢状位 T_1WI

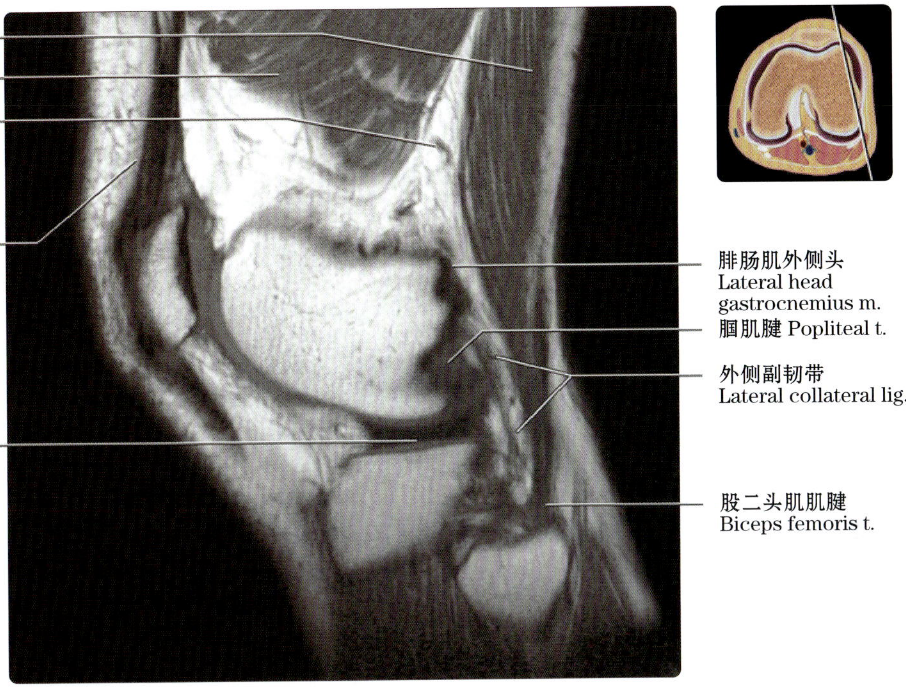

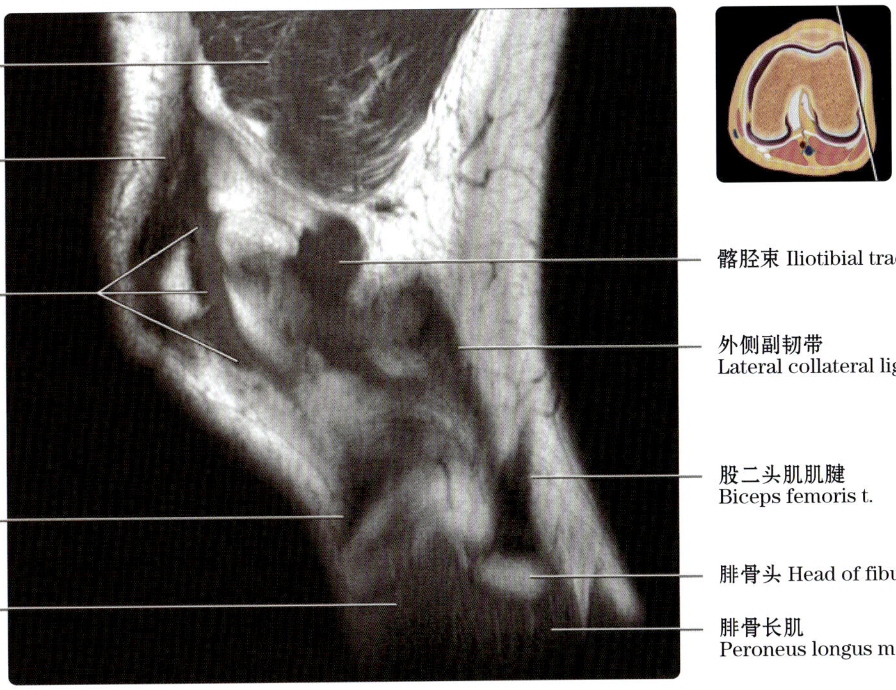

上图：膝关节外侧部，半月板呈“领结”状，外侧副韧带向后下延伸，止于腓骨头，邻近股二头肌肌腱的止点。

下图：膝关节外侧层面，显示外侧副韧带和股二头肌肌腱附着于腓骨头，二者止点彼此相邻。图中仅见部分外侧部其他稳定结构（髂胫束、外侧支持带）。

关节镜

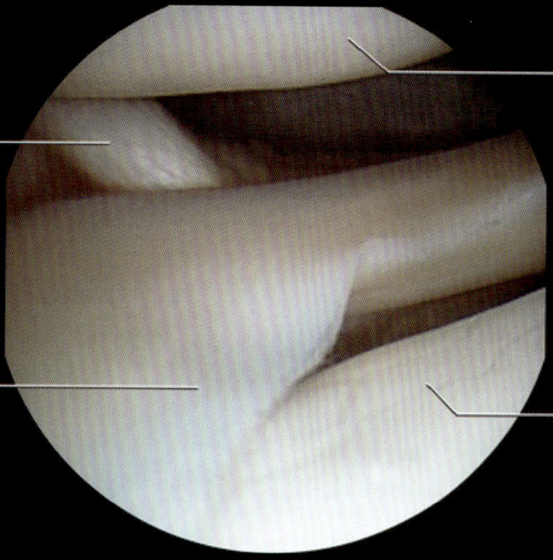

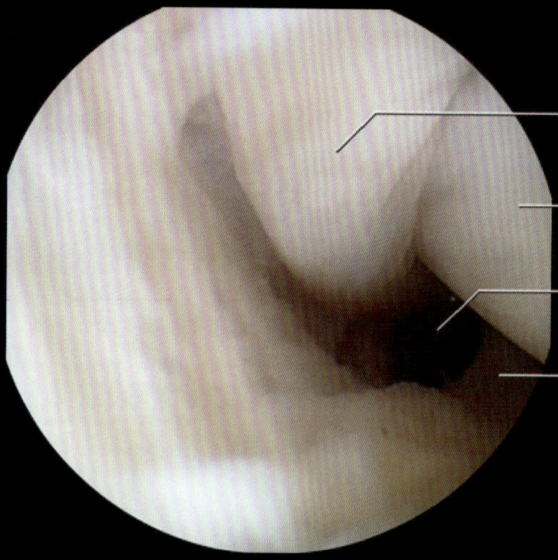

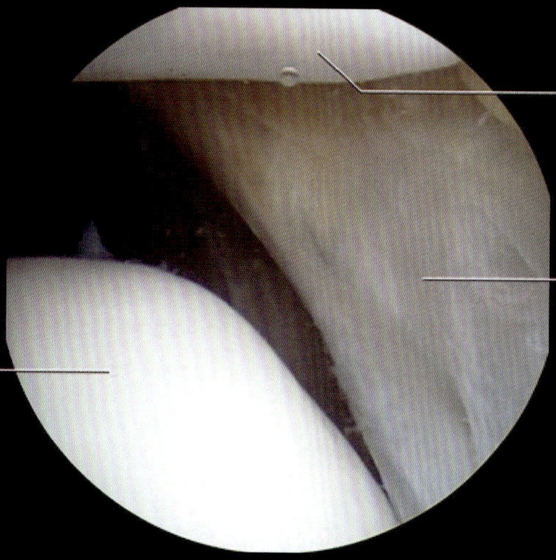

上图：关节镜显示膝关节外侧间隙，将关节镜移入外侧隐窝，从外侧沟向下移至腘肌裂孔。
中图：图示外侧沟的关节镜照片，从腘肌裂孔可观察外侧半月板的上束和下束。
下图：关节镜移至内侧隐窝，并移入髌上囊近侧。80%~90% 膝关节可见正常的髌上滑膜皱襞，皱襞可横穿髌上囊至外侧壁，但很少将髌上囊分隔开。图示髌股关节。

关节镜

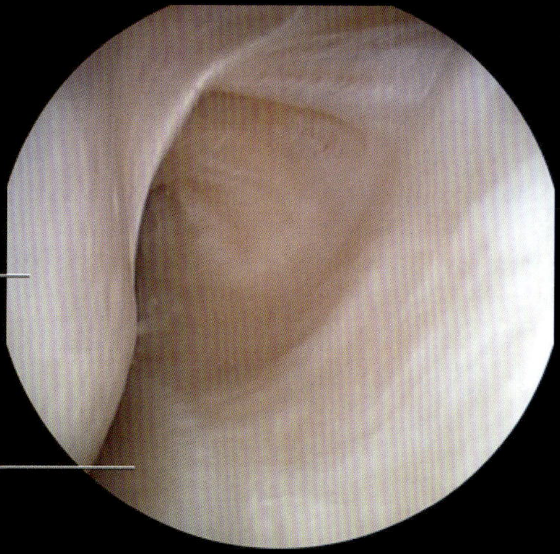

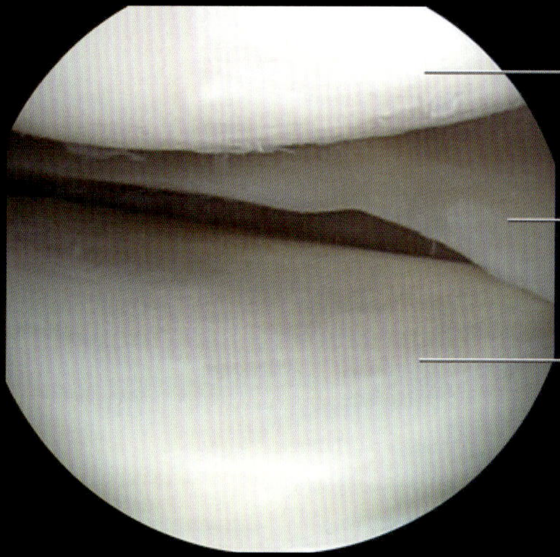

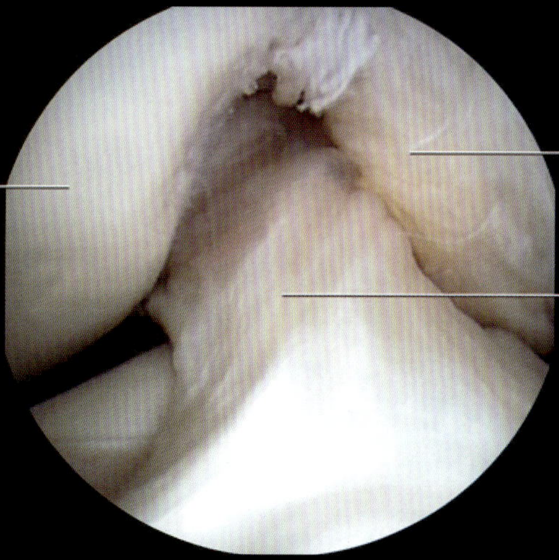

上图：关节镜移至内侧间隙，检查半月板后角、前角，对股骨内侧髁和胫骨内侧平台的关节软骨也进行评估。
中图：从髁间窝内侧缘向上，穿过附着在髁间窝顶部的韧带黏膜观看关节软骨。向前拉动前角产生环状应力进一步评估内侧半月板。
下图：显示前交叉韧带和后交叉韧带。

CT 三维重组，起点与止点

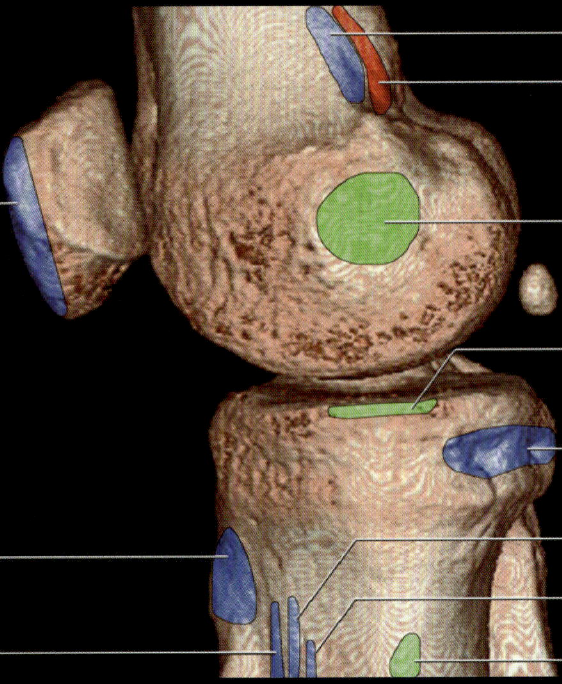

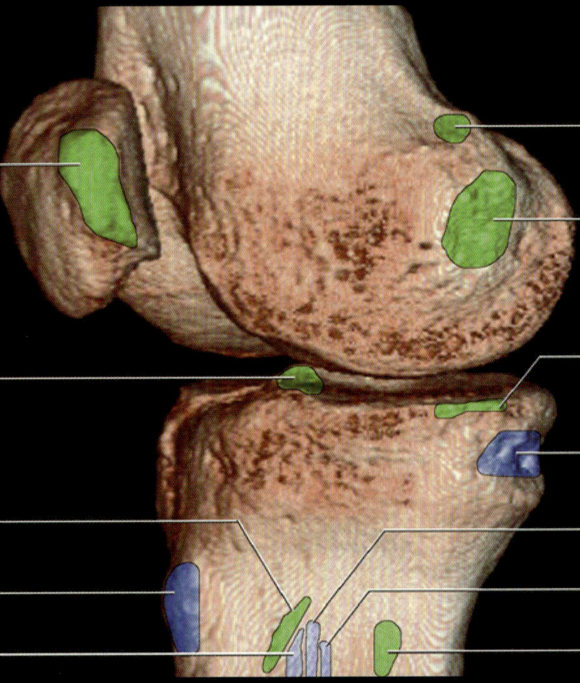

上图：CT 容积再现图示膝关节内侧部相关的肌肉、肌腱和韧带的起、止点。

下图：膝关节前内侧部图像显示膝关节内侧部稳定结构（主要是内侧副韧带浅层和深层肌纤维，其次是鹅足腱），以及髌骨内侧稳定结构（上面是髌股内侧韧带、内侧支持带；下面是髌胫韧带）。

CT 三维重组，起点与止点

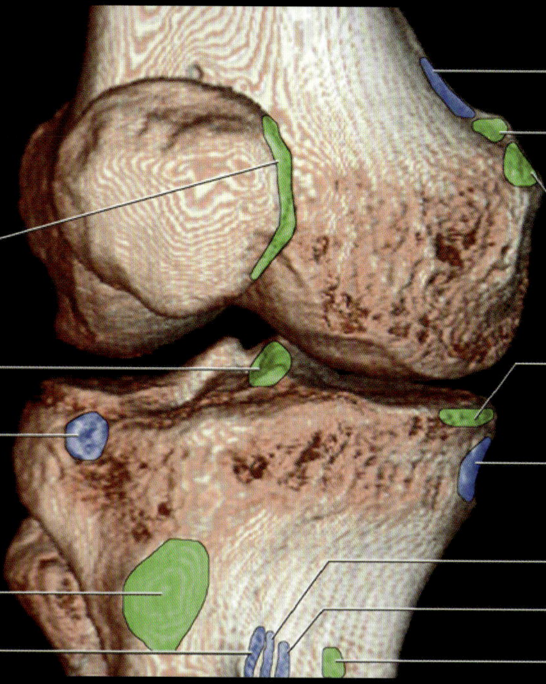

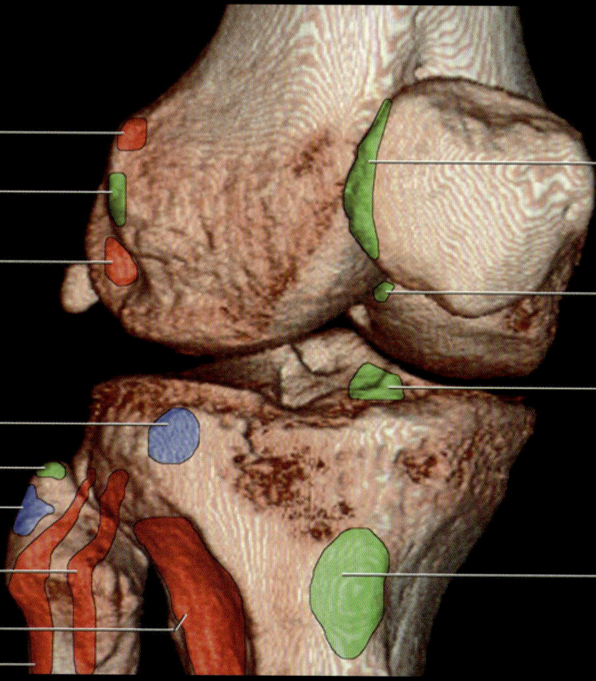

上图：前内侧观显示膝关节和髌骨的内侧部稳定结构。注意，只显示了鹅足腱（缝匠肌、股薄肌和半腱肌肌腱）止点的最上部，以及内侧副韧带，这些止点实际上向胫骨侧还延伸几厘米。

下图：前外侧观显示膝关节和髌骨外侧部稳定结构，包括外侧副韧带、弓状韧带、腘肌腱、髂胫束和股二头肌。图中可见几块小腿部肌肉的起点，胫骨前肌、趾长伸肌和腓骨长肌的起点向远侧延伸几厘米，超出图示区域。

CT 三维重组，起点与止点

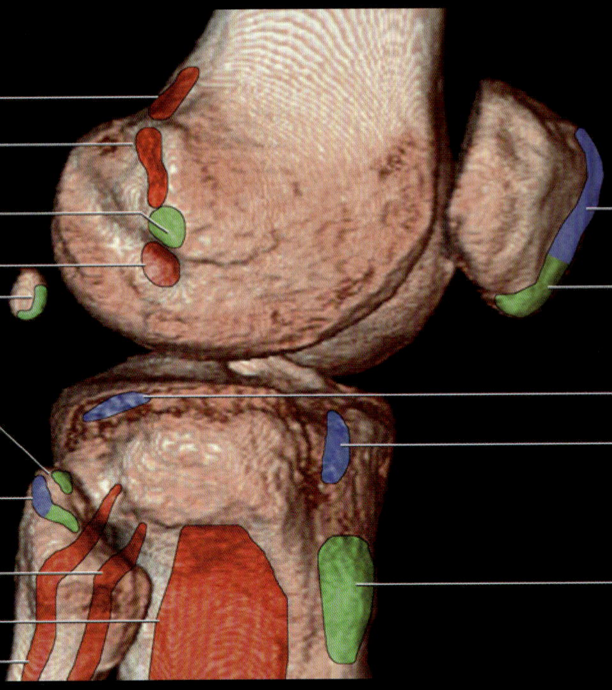

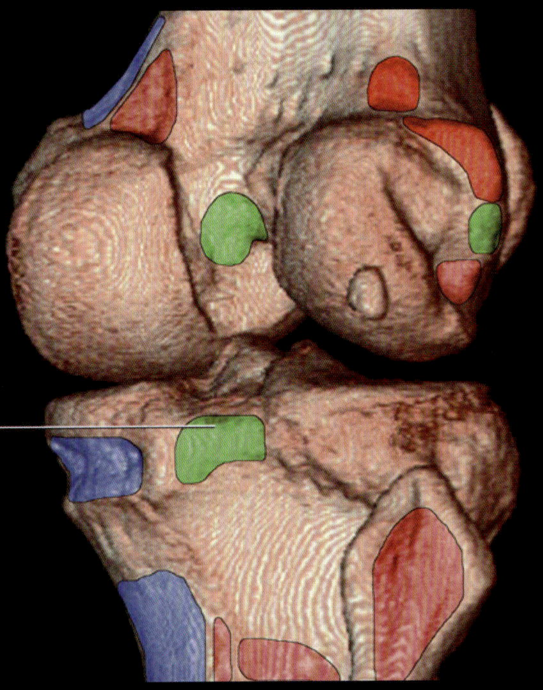

上图：膝关节外侧面观显示外侧稳定结构，可见小腿前部和外侧肌肉的起点。
下图：膝关节后面观显示后部结构的附着点，注意比目鱼肌的腓骨起点比胫骨起点更靠近端。

CT 三维重组，起点与止点

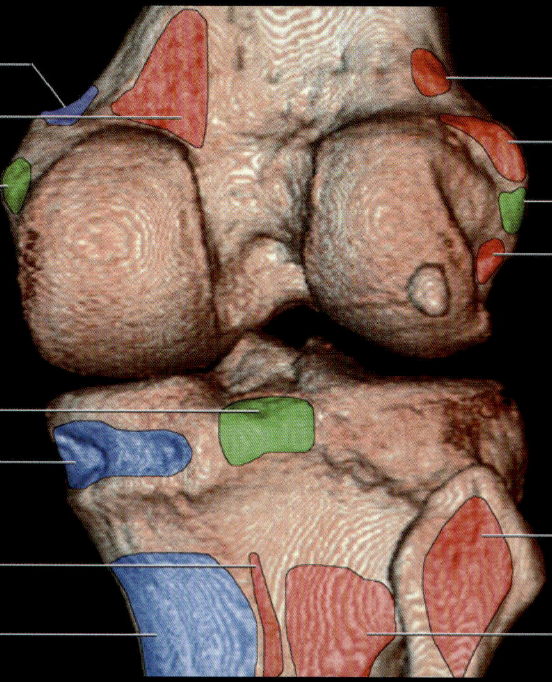

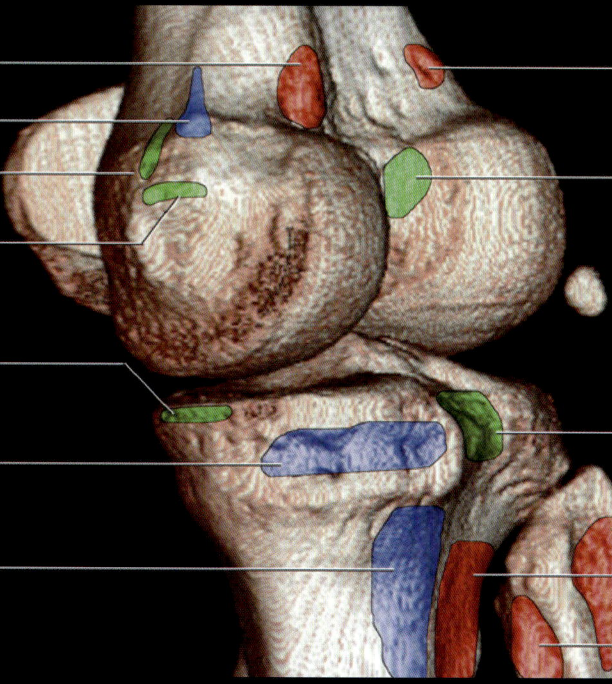

上图：膝关节正后面观，注意后交叉韧带止点位于胫骨后部中央的关节外区。
下图：膝关节后面观（向内侧倾斜），注意半膜肌肌腱和腘肌在胫骨后内侧较宽泛的止点。

4. 伸膝结构和支持带

影像解剖

概述

- 伸膝结构：股四头肌和肌腱、髌骨、髌腱和髌骨支持带

股四头肌

- **肌肉**：股直肌、股外侧肌、股内侧肌、股中间肌
- **股四头肌肌腱**
  - 通常为 3 层结构：有脂肪浸入的肌肉筋膜
    - 浅层（矢状位前部）：股直肌
    - 中层：股外侧肌和股内侧肌
    - 深层（矢状位后部）：股中间肌
  - 也可为 2 层或 4 层：中间层的内、外侧部分以不同组合合并或独立存在
  - 肌腱止于髌骨非关节面处（前部）

髌腱

- 主要由跨过髌骨的股直肌纤维组成，为股四头肌肌腱的延续部分，上起自髌尖及其后方的粗面，向下止于胫骨结节
- 从髌骨下极延伸至胫骨粗隆
- 长约 5 cm
  - 长度约等于髌骨的高度
  - 髌骨头尾侧长度变异超过 20%，导致髌骨高位或低位
- 上宽 3 cm、下宽 2 cm；厚 5~6 mm

内侧支持带复合体

- 髌股关节内侧稳定装置
- 从髌骨延伸至股内侧肌
- 内侧支持带复合体分为上、中、下部并相互融合
  - **上部**：股内斜肌（VMO）和髌股内侧韧带（MPFL）
    - VMO：股内侧肌的一部分，起源于大收肌肌腱或收肌结节
    - VMO 止于髌骨内上缘
    - VMO 腱膜与其深面的 MPFL 紧密相贴
    - MPFL：起源于 MCL 起点附近的收肌结节，止于髌骨内侧缘
  - **中部**：MCL 浅筋膜的薄层纤维
  - **下部**
    - 髌胫韧带起于股薄肌和半腱肌止点水平的胫骨，止于髌骨和髌腱的下方
    - 髌内侧半月板韧带位于髌胫韧带的深面

外侧支持带

- 髌股关节外侧稳定装置
- 从髌骨延伸至股外侧肌
- 3 层
  - **Ⅰ（浅层）**：髂胫束及其前部的膨大，后部还包括股二头肌的浅层及其前部的膨大
  - **Ⅱ（中层）**：股四头肌支持带（股外侧肌）
  - **Ⅲ（深层）**：关节囊外侧部

股骨前脂肪垫

- 位于关节囊与滑膜之间，关节腔外侧（关节囊内、滑膜外结构）
- 髌上囊位于股四头肌后方和股骨前（髌上）脂肪垫前方之间
- 髌下（Hoffa）脂肪垫
  - 边界
    - （上）髌骨下极
    - （前）关节囊和髌腱
    - （下）胫骨近端及髌下深囊
    - （后）内衬滑膜的关节囊
  - 由髌下皱襞从后方连于髌骨顶端
  - 下方附着在半月板前角和胫骨骨膜
  - 膝横韧带穿过脂肪垫
  - 脂肪垫后部与关节间隙之间的界面由几个滑膜隐窝组成
  - 在矢状位断面图上，可见经过脂肪垫的吻合血管

滑膜皱襞

- 滑膜皱襞为永存的胚胎残余
- **上方皱襞**（髌上方，上内侧皱襞）：常见
  - 内侧髌上囊，位于髌骨上 2 cm
  - 呈折叠或完整隔膜状
  - 从股骨干骺端前部的滑膜斜向下延伸至股四头肌肌腱后方
  - 止于髌骨上方（矢状位显示最佳）
- **内侧皱襞**（髌骨、关节内侧滑膜皱襞）
  - 起源于滑膜囊内侧壁或内侧支持带下方，斜向下止于覆盖髌下脂肪垫的滑膜
  - 止于覆盖髌下脂肪垫的滑膜，位于髌骨内侧边缘，矢状位或横轴位可见
  - 若较大，可撞击滑车内侧关节面或髌骨内侧关节面下部
- **下方皱襞**（髌下皱襞 / 反折 / 隔膜、韧带黏膜）：常见
  - 起自髁间窝处的 Hoffa 脂肪垫，位于前交叉韧带前方且平行韧带走行，矢状位显示最佳
  - 可分离或有孔；大小多变
- **外侧皱襞**：罕见
  - 起源于腘肌裂孔上方外侧壁，延伸至髌下脂肪垫
  - 斜冠状位，位于髌骨外侧 1~2 cm 处
- 仅依据皱襞大小和形态学特征，不能可靠提示其是否具有临床意义

参考文献

Wangwinyuvirat M et al: Prepatellar quadriceps continuation: MRI of cadavers with gross anatomic and histologic correlation. AJR Am J Roentgenol. 192(3):W111-6, 2009

4. 伸膝结构和支持带

伸肌腱

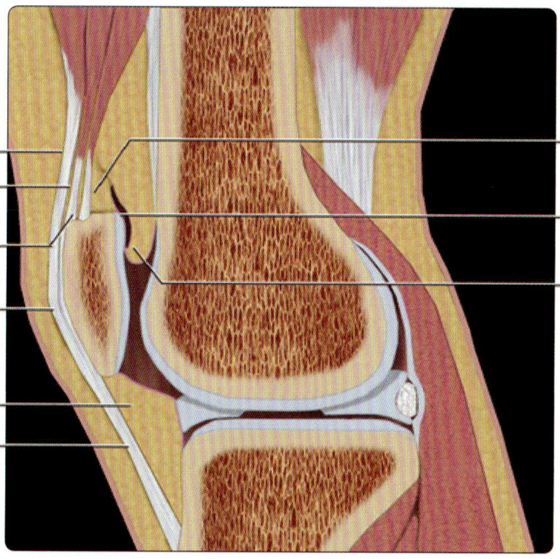

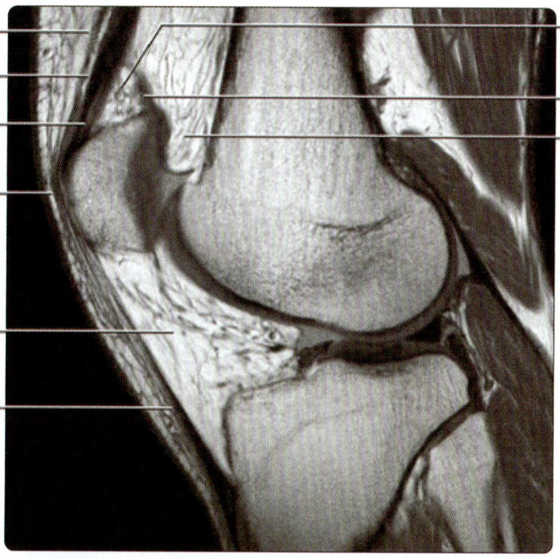

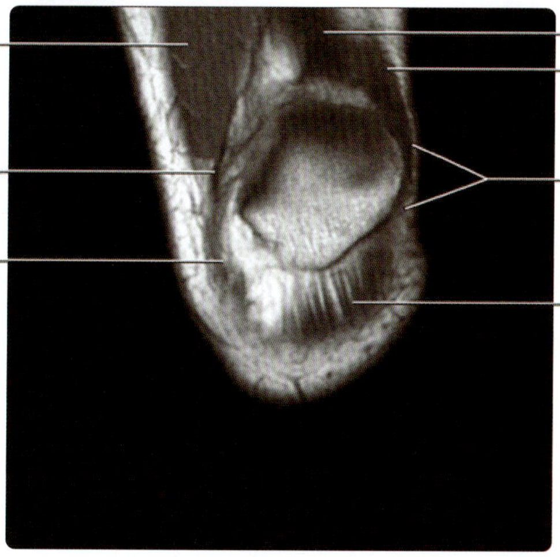

上图：图示股四头肌肌腱的 3 层结构：浅层是股直肌肌腱，中层是股内外侧肌腱膜，深层是股中间肌肌腱。

中图：矢状位 PDWI 显示伸肌腱的 3 层结构特征，髌上囊无扩张，周围脂肪垫显示清晰。髌下脂肪垫及穿经其内的关节侧支血管也可显示。

下图：膝关节前部冠状位 T_1WI 图像显示髌骨附着处结构，股四头肌肌腱和髌下腱分别连接于髌骨上、下缘；外侧支持带附着于髌骨的整个外侧缘；股内斜肌（Vastus medialis obliquus，VMO）、髌股内侧韧带和髌胫下韧带从上到下构成内侧支持带。

髌骨稳定结构

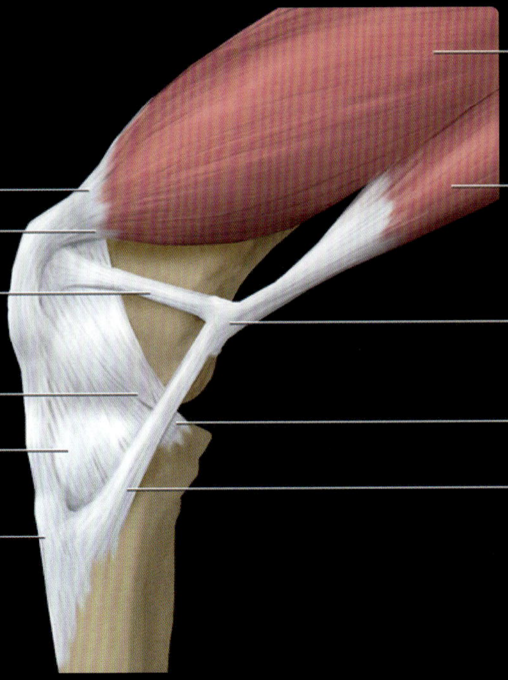

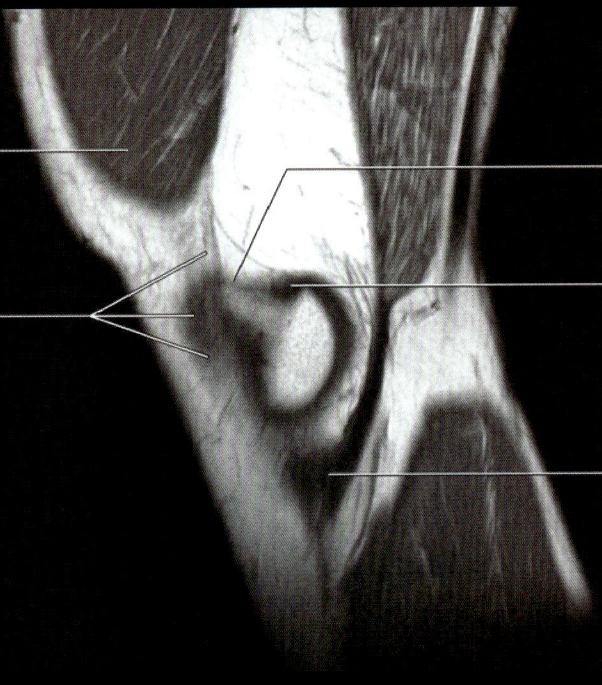

上图：示髌骨内侧稳定结构，股内斜肌起自大收肌肌腱，髌股内侧韧带起自收肌结节，两者均止于髌骨内上 1/3。髌胫韧带于鹅足腱止点水平起于胫骨，止于髌骨下 2/3 和髌腱。髌内侧半月板韧带位于髌胫韧带深面。内侧副韧带浅层纤维也参与组成内侧支持带。

下图：矢状位 PDWI 显示内侧支持带的各个部分，半膜肌薄层纤维参与组成内侧副韧带浅层，后者转而参与构成内侧支持带。内侧支持带的纤维还来自于股内斜肌、髌股内侧韧带、髌胫韧带和髌半月板韧带。

髌骨稳定结构

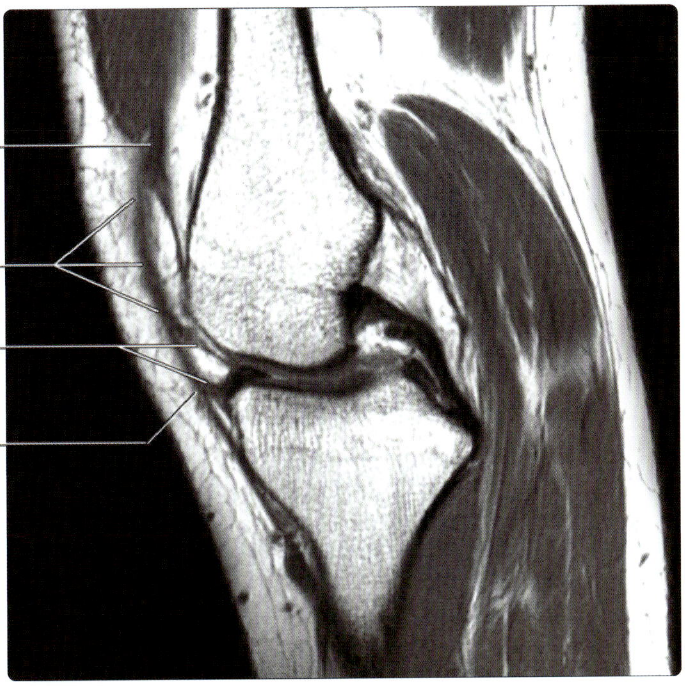

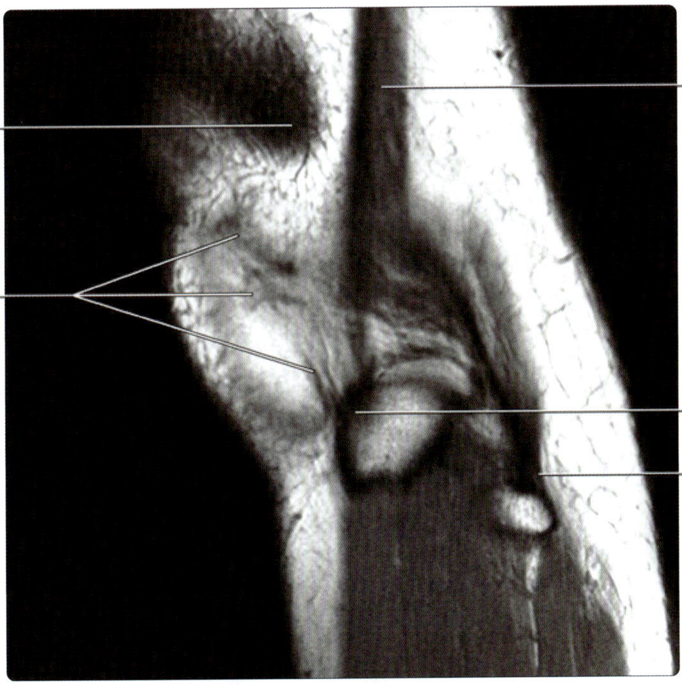

上图：经髁间窝内侧层面矢状位 PDWI 显示内侧支持带的各个部分，包括股内斜肌、髌内侧半月板韧带和髌胫韧带，这些结构融合形成内侧支持带。

下图：最外侧矢状位 PDWI 显示外侧支持带结构，包括股外侧肌、髂胫束前部膨大、股二头肌浅层前部膨大及关节囊。

髌骨稳定结构

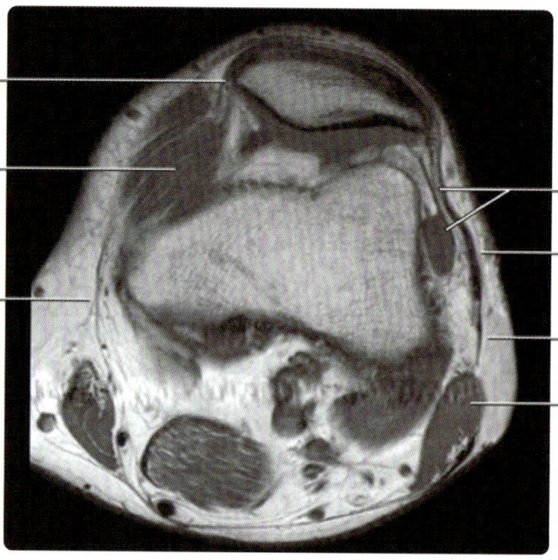

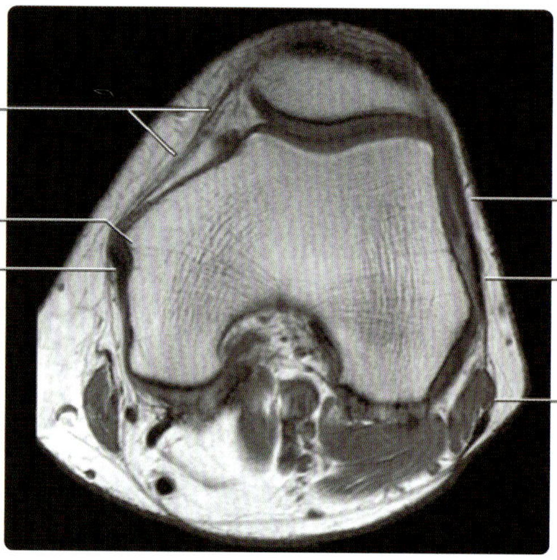

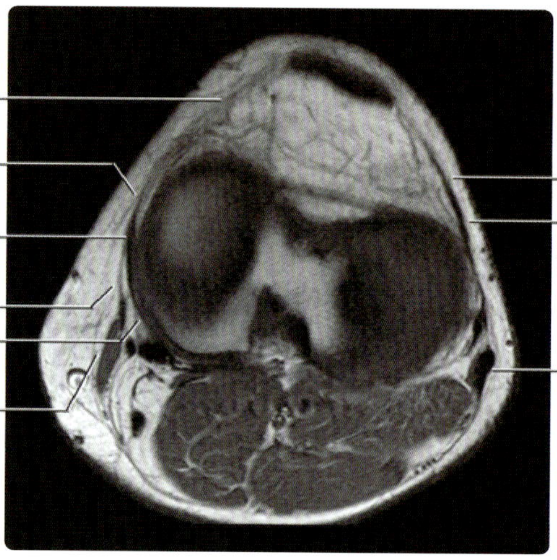

上图：横轴位 PDWI 收肌结节正上方层面，显示股内斜肌参与构成内侧支持带上部。外侧支持带由来自髂胫束和股二头肌前部膨大的纤维构成。

中图：收肌结节层面，可见内侧副韧带浅层纤维和髌股内侧韧带起点。MPFL 延伸至髌骨构成内侧支持带上部。

下图：关节间隙层面，内侧副韧带浅层筋膜和其表面的小腿筋膜组成融合纤维，参与内侧支持带组成。髌胫韧带也是其主要组成部分。

滑膜皱襞

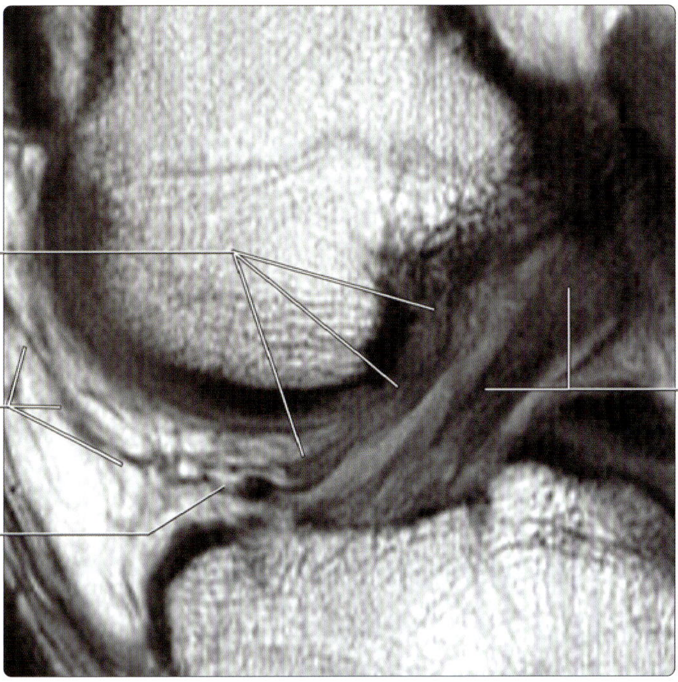

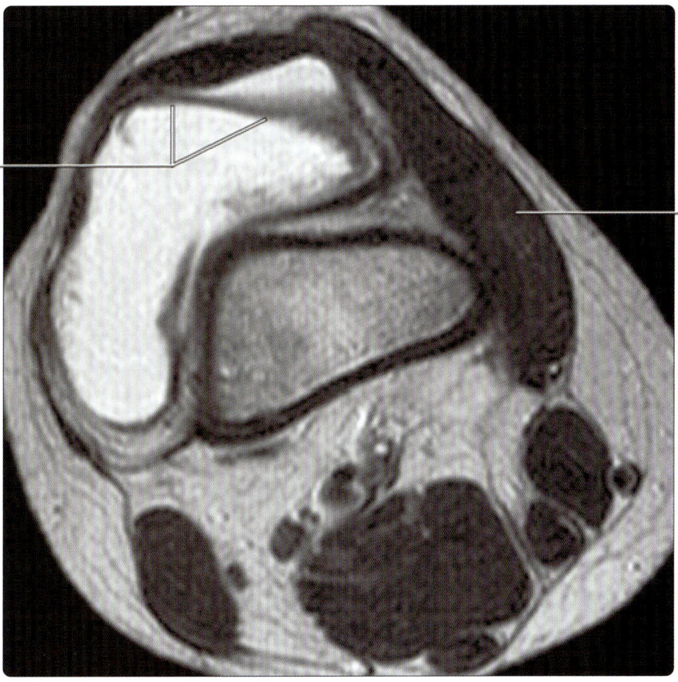

上图：经髁间窝矢状位 PDWI 显示典型的膝下（髌下）皱襞，该皱襞从髌骨下极开始，穿过 Hoffa 脂肪垫，与前交叉韧带平行走行，在股骨髁间窝处附着于股骨髁，与前交叉韧带相似，但两者前方起点明显不同。
下图：经股骨远端的横轴位 T_2WI 图像显示滑膜褶皱延伸到髌上囊内侧，此类皱襞常见，常由于髌上囊积液而清晰显示，称之为膝上皱襞或髌上皱襞。

滑膜皱襞

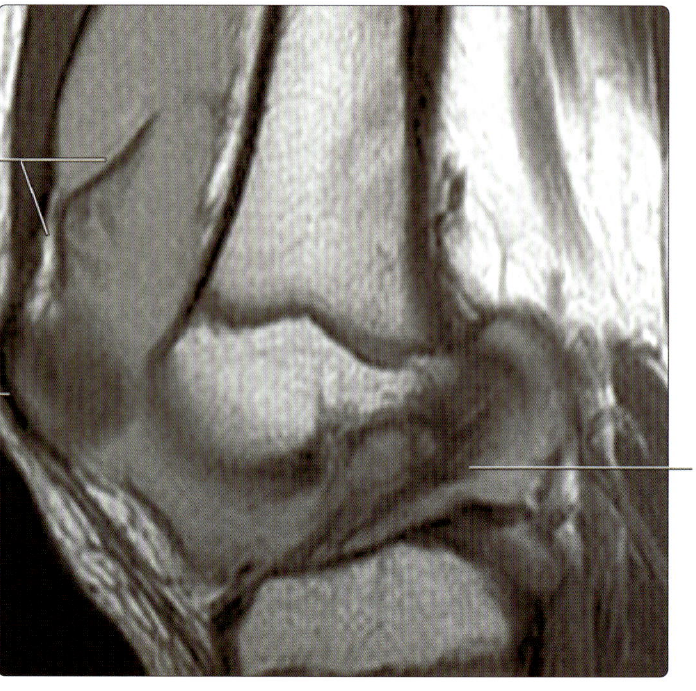

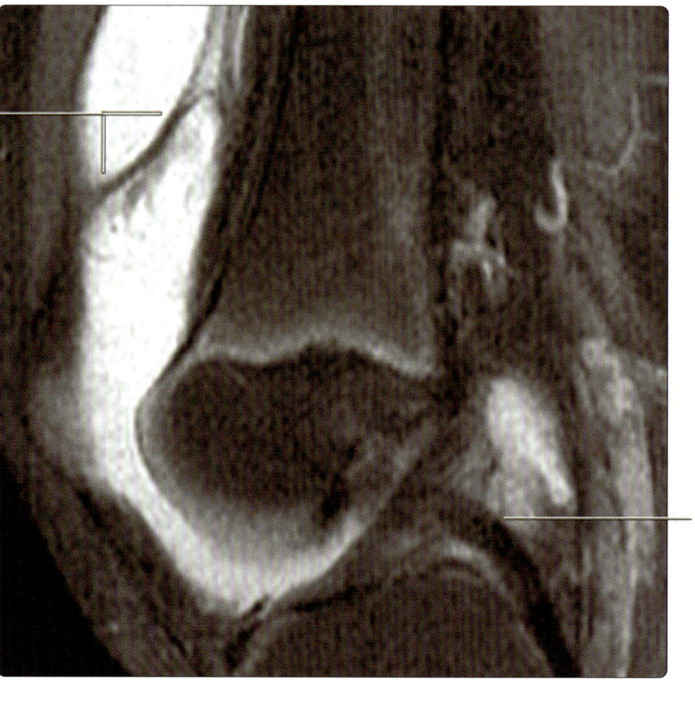

上图：同上患者，经髁间窝层面矢状位 PDWI 显示膝上（髌上）皱襞，皱襞起自髌骨正上方，向内穿过髌上囊。

下图：矢状位脂肪抑制 PDWI 显示滑膜皱襞继续向内上延伸（注意后交叉韧带），此为常见变异，无临床意义。

滑膜皱襞

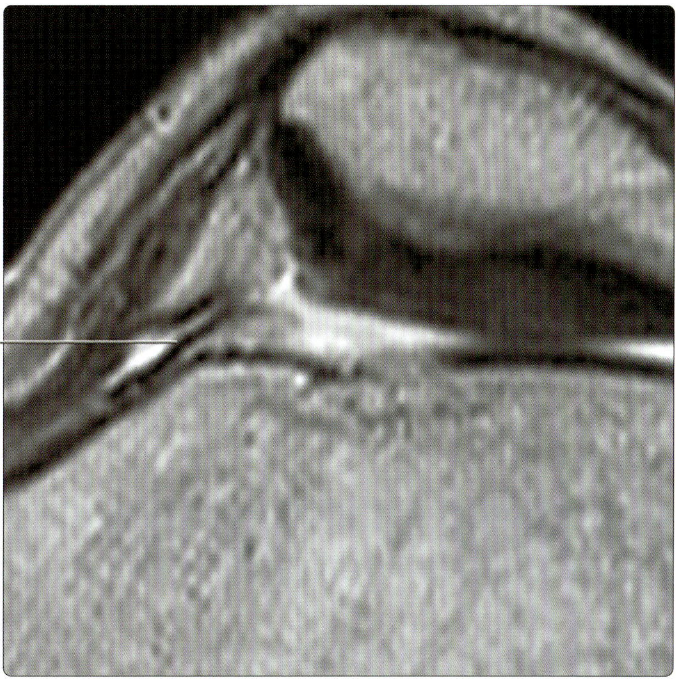

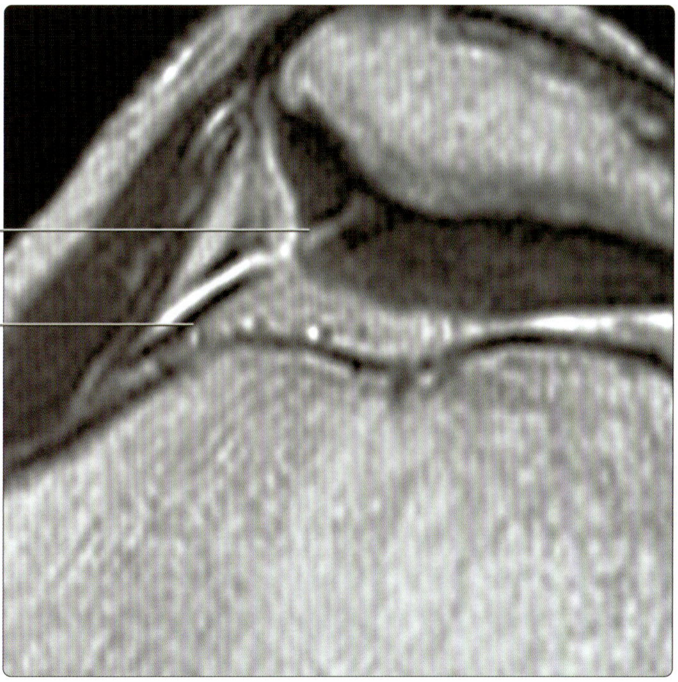

上图：经髌骨中部的横轴位 T_2WI 显示内侧皱襞越过滑车内侧关节面，到达髌骨内侧关节面下方。

下图：稍远侧层面显示内侧皱襞信号异常，髌骨内侧关节软骨也见信号异常。与其他滑膜皱襞相比，内侧皱襞无论是在髌骨内侧面还是滑车内侧面都更易损伤并产生症状。

5. 半月板

专业术语

缩略语

- 前 / 后交叉韧带（anterior/posterior cruciate ligament, ACL/PCL）
- 外侧 / 内侧半月板（lateral/medial meniscus, LM/MM）
- 内侧副韧带（medial collateral ligament, MCL）

影像解剖

概述

- 半月板评估包括形态、信号和附着点
- 断面呈锥形，外缘高约 3~5 mm，中心游离缘变尖、变薄
- 通常有特定的大小 / 形状
- 形态变异提示撕裂或有增加撕裂风险的变异

形态

- **外侧半月板**
  - 大体轮廓：半环状
  - 形态：一致。前部小，由前向后逐渐增大
  - 正常隐窝：半月板周围，前角下方
- **内侧半月板**
  - 大体轮廓：半月形（C 形）
  - **形状**：不一致。前角与外侧半月板前角大小、形状相似。体部小，近似等边三角形；后角是内侧半月板最大的部分，长度几乎是前角的 2 倍
  - 正常隐窝：半月板周围，后角上方
- **半月板“皱褶”**：半月板部分折曲所致，可能与股骨 - 胫骨半脱位有关

信号

- 通常呈均匀、一致低信号
- **以下情况除外**
  - 儿童和青少年可能出现半月板内信号增高，但不延伸至表面（血供丰富所致）
  - 成人出现中央退行性变呈线性或球状信号，但不延伸到表面，不是撕裂
  - 前交叉韧带远侧部纵行纤维分散，在外侧半月板前角根部及附着点附近，正常情况下可见各种裂隙样和点状高信号，不要误为韧带撕裂
  - 半月板周围部血供丰富
    - MR 所见的半月板外缘通常不是真实的外缘，半月板周围部血管的信号（约 10%~30%）与关节囊信号不易区分
  - 髁间窝处，“魔角”效应可影响外侧半月板后角的信号

半月板附着点

- **骨附着点：内、外侧半月板根部与胫骨紧密附着**
  - **外侧半月板根部**：近胫骨平台中心
    - 前角附着于前交叉韧带起点的外侧
    - 后角附着于前交叉韧带后方、后交叉韧带前方。后交叉韧带延伸至胫骨平台后方，止于胫骨后部
    - 外侧半月板后角根部位于内侧半月板后角根部的前方
  - **内侧半月板根部**：内侧半月板形态与外侧半月板相比更呈半月形，其根部位于胫骨平台中心，但与外侧半月板相比，内侧半月板前角更靠前、后角更靠后
    - 内侧半月板前角根部在前交叉韧带起点的前方
    - 内侧半月板后角根部在后交叉韧带前方，但位于外侧半月板后角根部的后方
- **关节囊附着点**
  - 内侧半月板除在内侧副韧带处与关节囊不连外，几乎全程附着于关节囊
    - 内侧半月板是板股韧带起始附着部，该韧带是内侧副韧带深部纤维的一部分，附着于邻近的股骨或内侧副韧带浅部
    - 内侧半月板也是半月板胫骨韧带（冠状韧带）的起点，该韧带是内侧副韧带深层纤维的一部分，止于邻近胫骨
    - 纤维脂肪组织和内侧副韧带滑囊将内侧半月板和内侧副韧带深层纤维与内侧副韧带浅层纤维分开
  - 外侧半月板仅在前部和远后部完全附着于关节囊，体部和后角的大部分附着在腘肌裂孔处中断
    - 从股骨外侧髁发出后，腘肌腱穿过关节囊，进入关节内
    - 在关节内，腘肌腱沿后内侧向远端延伸
    - 腘肌腱将外侧半月板体部及后角的大部分与关节囊分开
    - 上、下筋膜束为外侧半月板和腘肌腱间的附着部，转而成为关节囊的一部分
    - 腘板筋膜下束从半月板体部外侧缘延伸至腘肌腱旁组织下部，形成腘肌裂孔的底
    - 在外侧半月板体部水平，下束完整，但在后角水平不完整
    - 腘板筋膜上束从外侧半月板体部 - 后角延伸至腘肌腱旁组织上部和关节囊，形成腘肌裂孔的顶
    - 上束在体部不完整，但在外侧半月板体部 - 后角处完整

半月板变异

- **横韧带**：连接内外侧半月板前部
  - 斜行止于外侧半月板前角，可类似撕裂，也可缺如
- **板股韧带**：从股骨内侧髁后部延伸至外侧半月板后角
  - 在外侧半月板止点处可类似半月板撕裂
  - Wrisberg 韧带经过后交叉韧带后方
  - Humphrey 韧带经过后交叉韧带前方
- **板 - 板斜韧带**：从一个半月板的前角到另一个半月板的后角，穿行于前、后交叉韧带间

内侧半月板

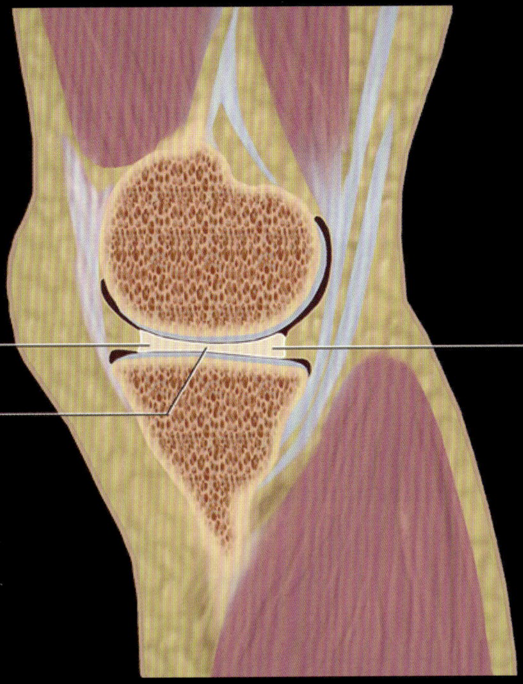

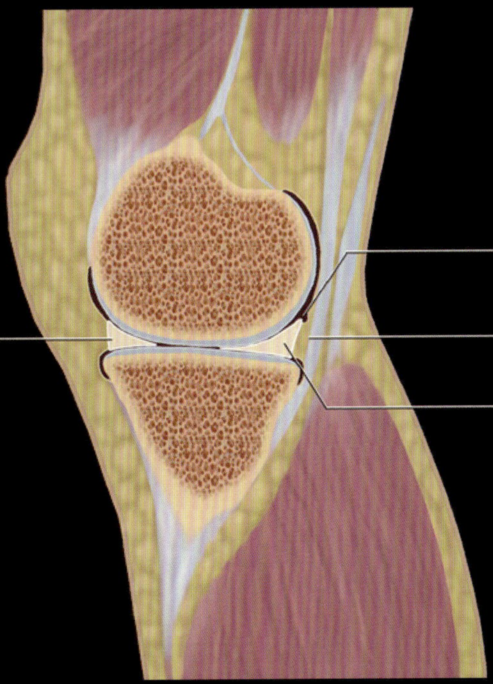

上图：经内侧半月板最内侧的矢状位层面，该层面经过厚度完整的半月板前后角、相对较薄的体部中部，显示半月板呈领结状。

下图：经内侧半月板中部的矢状位层面，显示前、后角呈三角形，内侧半月板的后角通常比前角长且大，半月板后角 - 关节囊交界处可有上隐窝。

内侧半月板，矢状位 PDWI

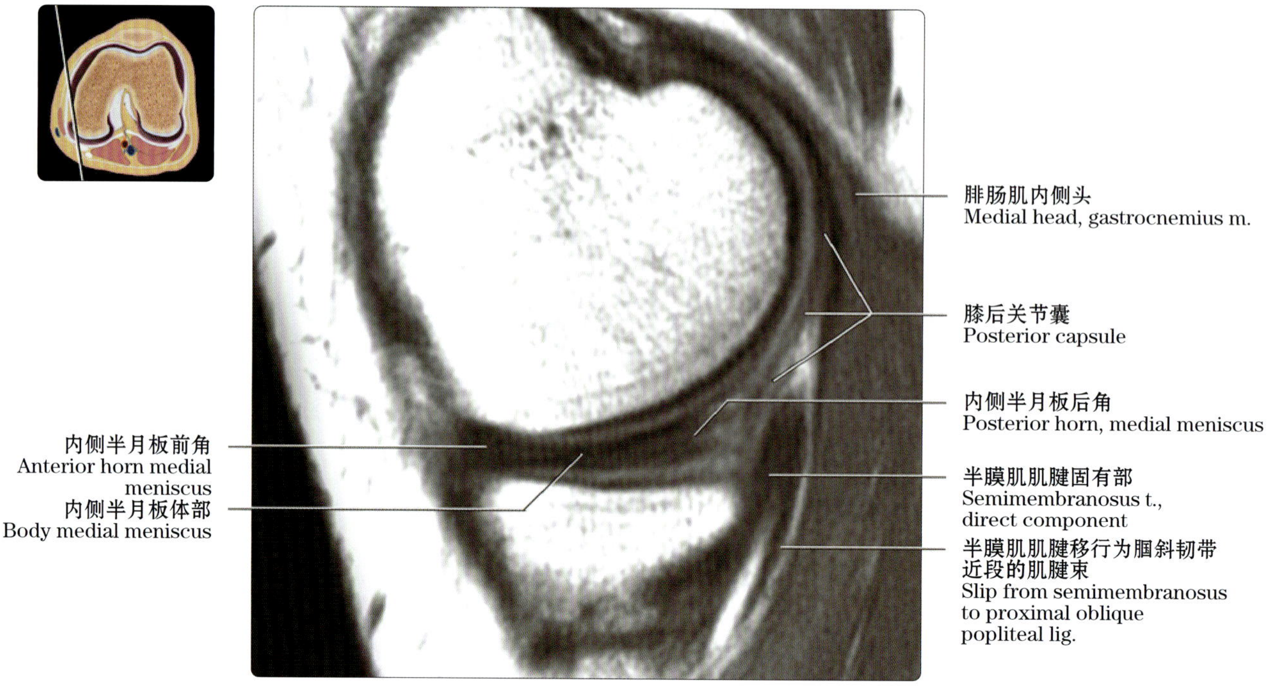

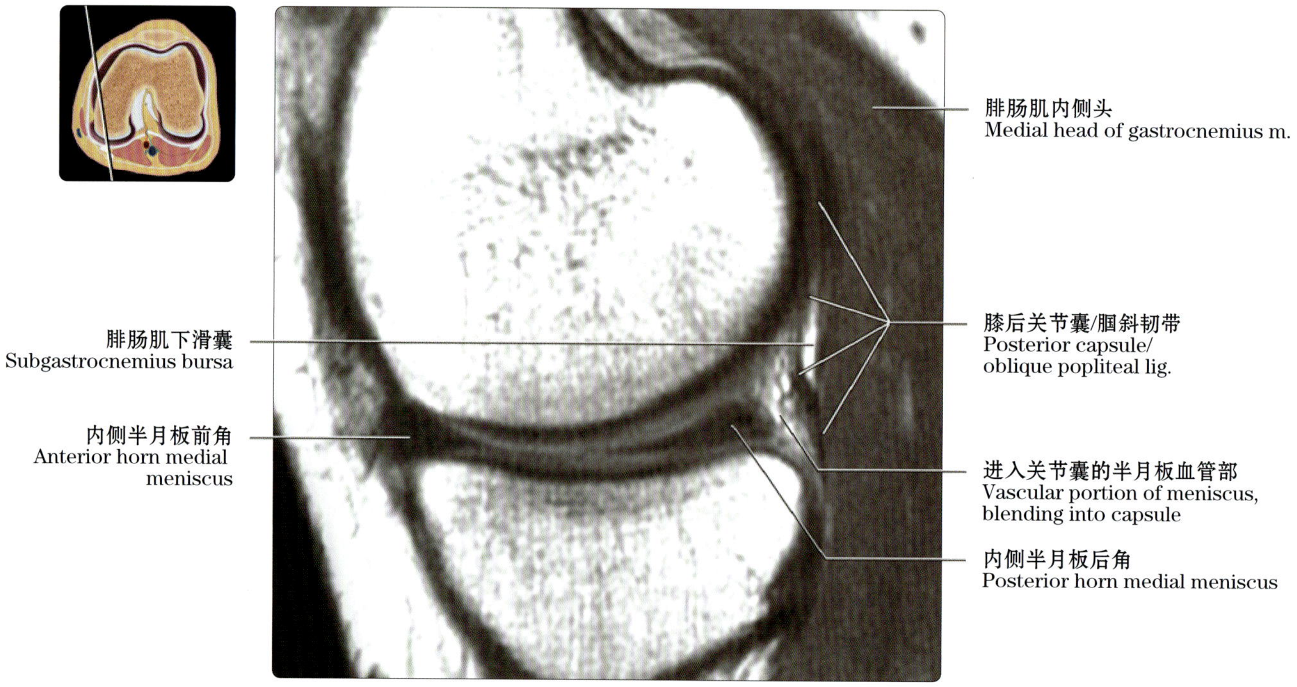

上图：经内侧半月板矢状位 PDWI，层面通过内侧半月板的内侧，显示半月板呈“领结”状，包括其前角、体部和后角。

下图：经内侧半月板中部矢状层面，显示半月板前、后角大小和形状不同。半月板低信号与灰色的血管部隐约融合，后者进入关节囊。

内侧半月板，矢状位 PDWI

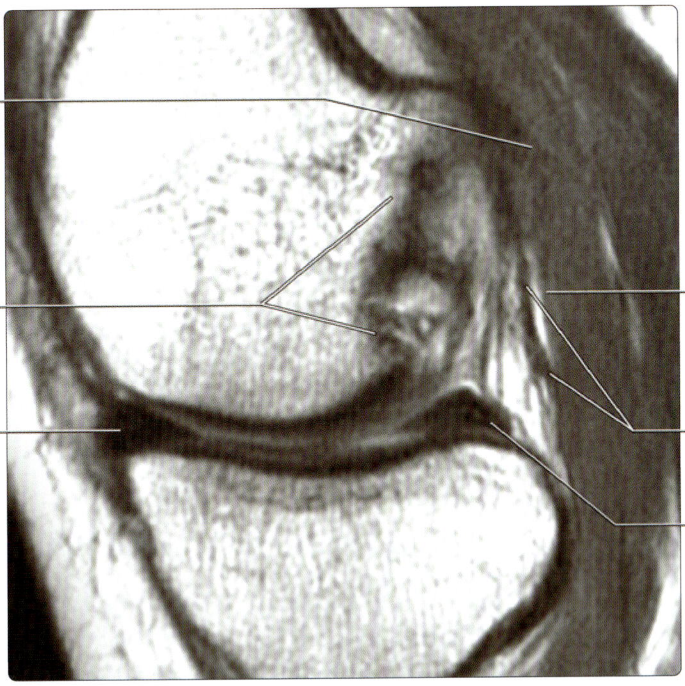
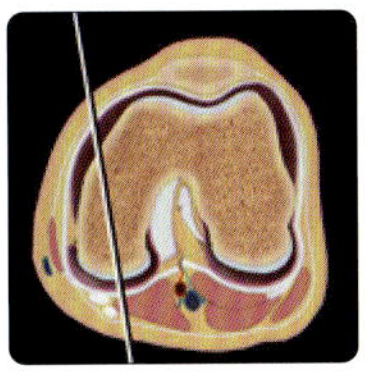

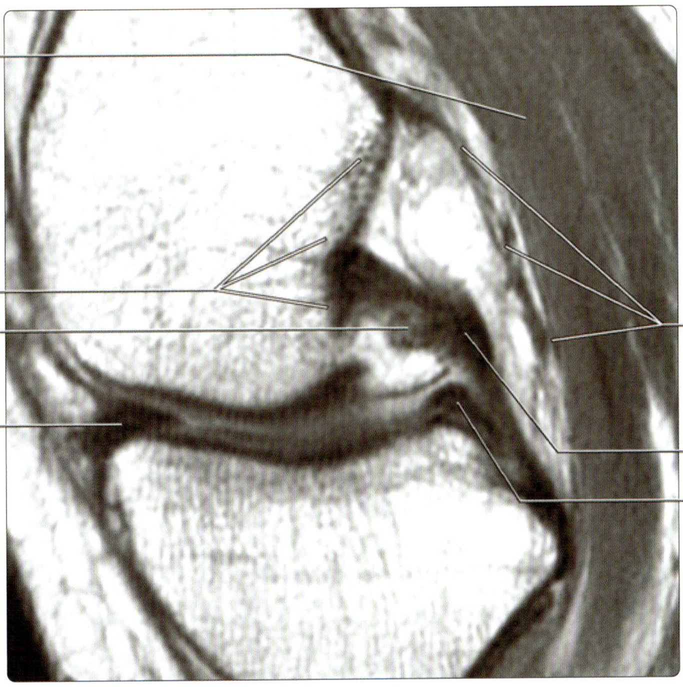
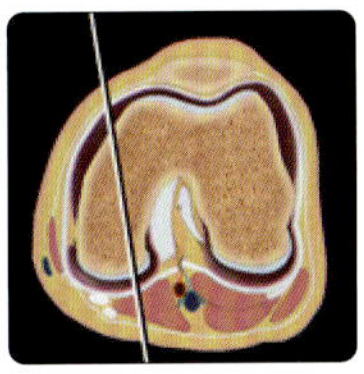

上图：经内侧半月板 - 近髁间窝层面，内侧半月板前、后角显示大小和形状不同。

下图：经内侧半月板 - 髁间窝内侧层面，可见后交叉韧带起自 Blumensaat 线中部，沿股骨内侧髁走行。该层面可见板股（Humphrey）韧带前下部位于后交叉韧带下方。内侧半月板后角在接近其根部时，在胫骨平台的附着点处形态开始改变。由于膝关节矢状位图像扫描时有倾斜，半月板前角未接近其根部，仍保持三角形。

内侧半月板，矢状位 PDWI

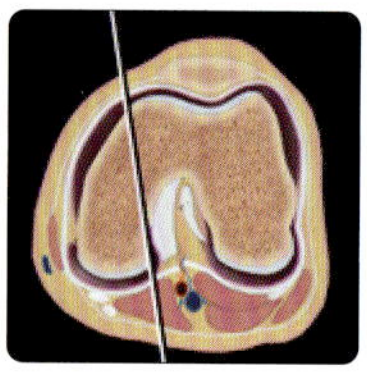

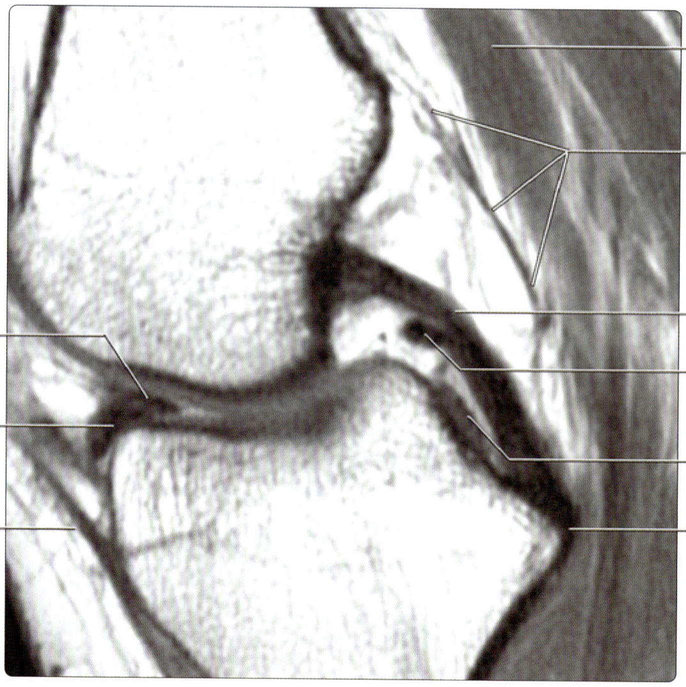

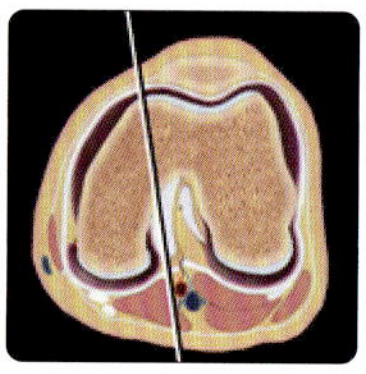

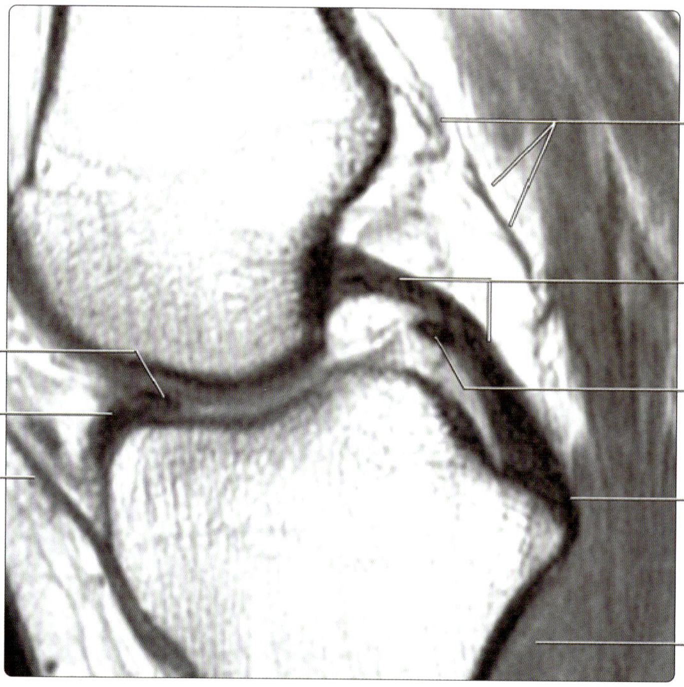

上图：显示内侧半月板前、后角的根部，后角根部止于后交叉韧带胫骨附着点前方。
下图：相邻层面示内侧半月板前角及其根部，横韧带和板股韧带也在此层面显示。

内侧半月板，矢状位 PDWI

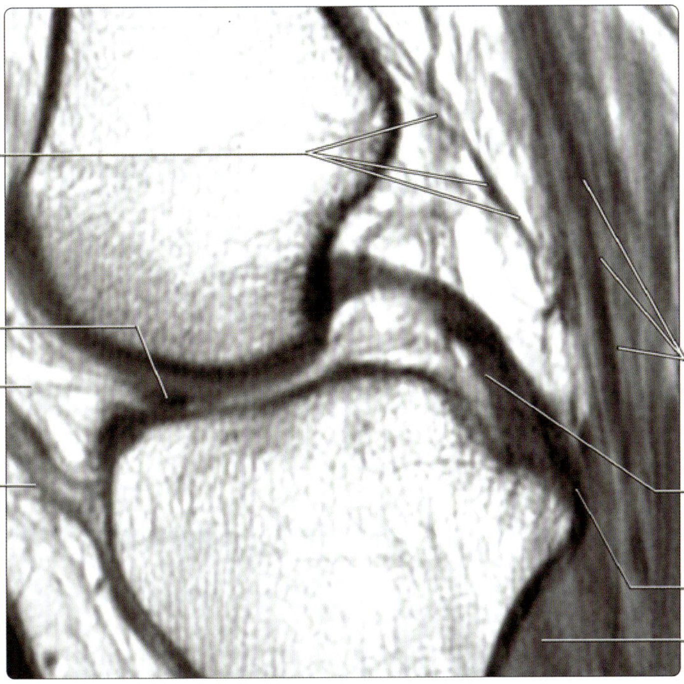

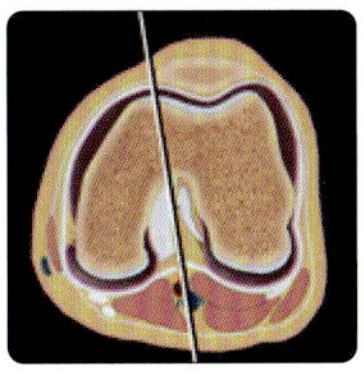

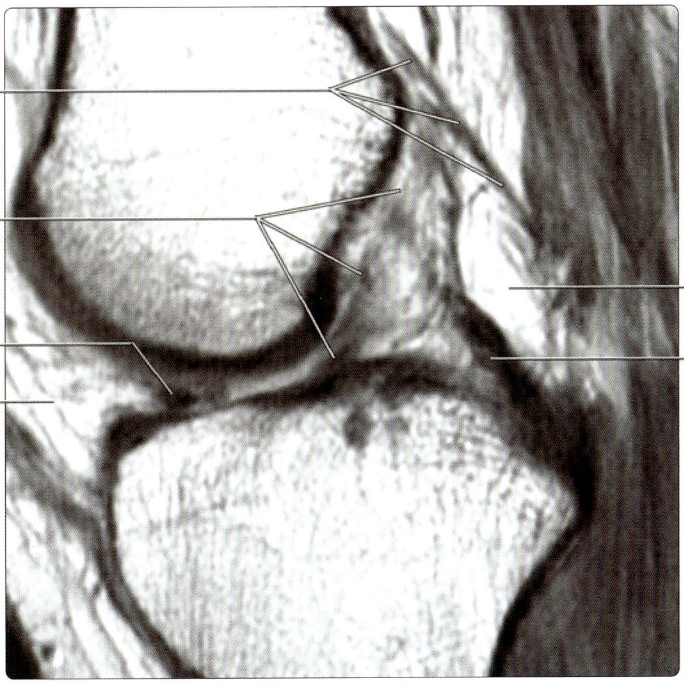

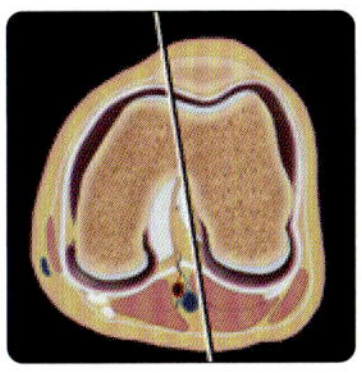

上图：此层面未见半月板，板股韧带变长并与后交叉韧带平行。注意因血管、神经进入关节，膝后关节囊连续性中断。

下图：交叉韧带间层面，显示关节前部走行的横韧带，板股韧带仍较长，向后止于外侧半月板后角。外侧结构将在更靠外层面显示。

半月板根部及形态

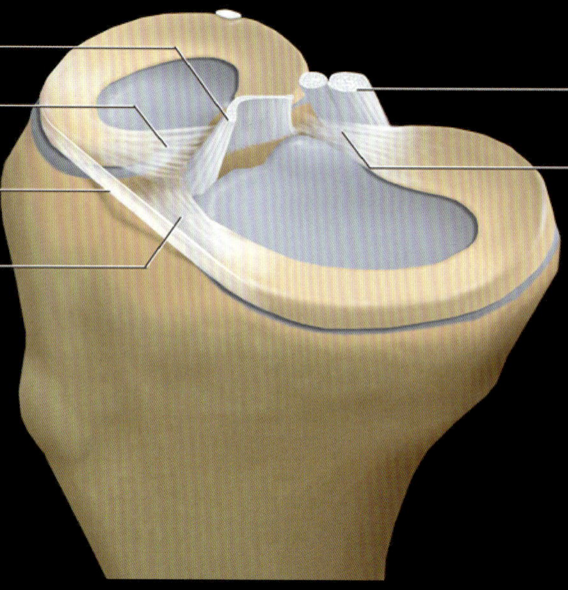

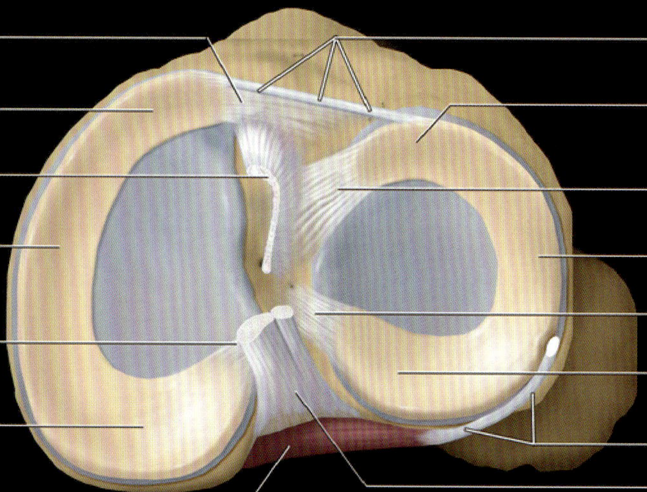

上图：斜轴位像示膝关节胫骨面呈外斜位，内侧半月板呈半月形，其前、后根部分别位于前、后交叉韧带的前方。横韧带横跨内、外侧半月板前角。

下图：经关节间隙横轴位像，显示内侧半月板呈半月形，与圆形的外侧半月板相比，呈更为宽大的 C 形。图示半月板根部之间的相对位置以及与前、后交叉韧带间的相对位置。注意膝横韧带、腘肌腱与半月板的关系，另需注意半月板不同部位的大小。

半月板，横轴位脂肪抑制 PDWI

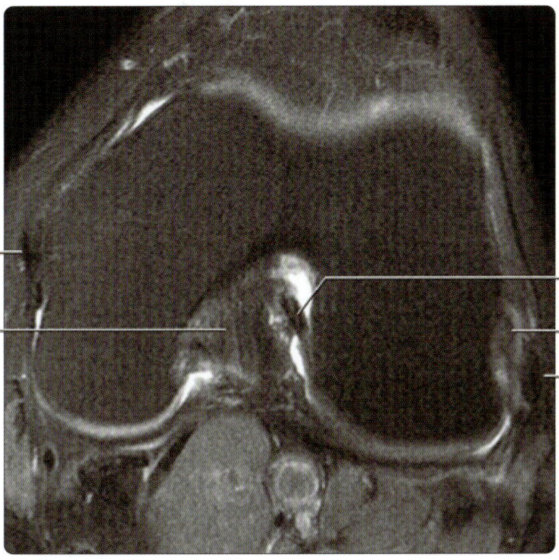

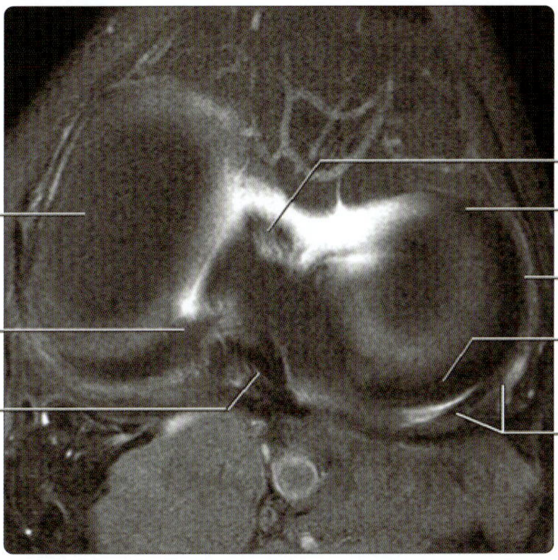

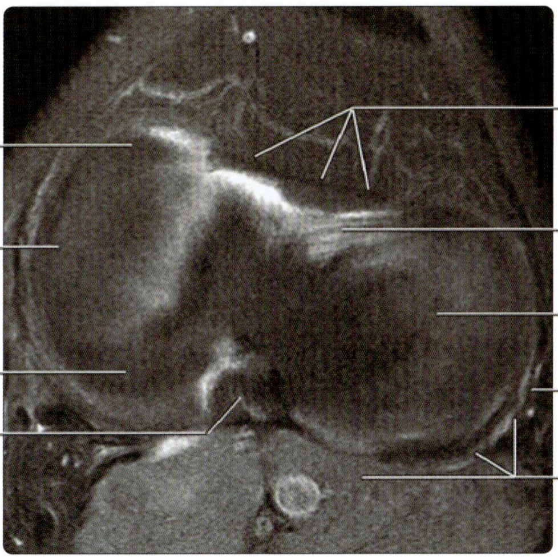

上图：横轴位脂肪抑制 PDWI，该层面位于膝关节间隙正上方，交叉韧带及内、外侧副韧带的起点均可显示。
中图：经膝关节间隙层面，显示部分半月板及通过腘肌裂孔的腘肌腱。
下图：经胫骨平台关节面层面，显示部分半月板及其根部。腘肌腱延续为腘肌，膝横韧带连接两侧半月板前角。

腘肌腱、裂孔和纤维束

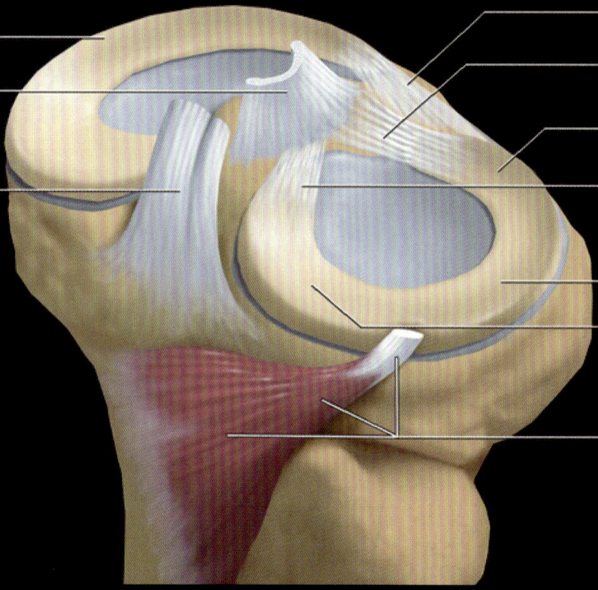

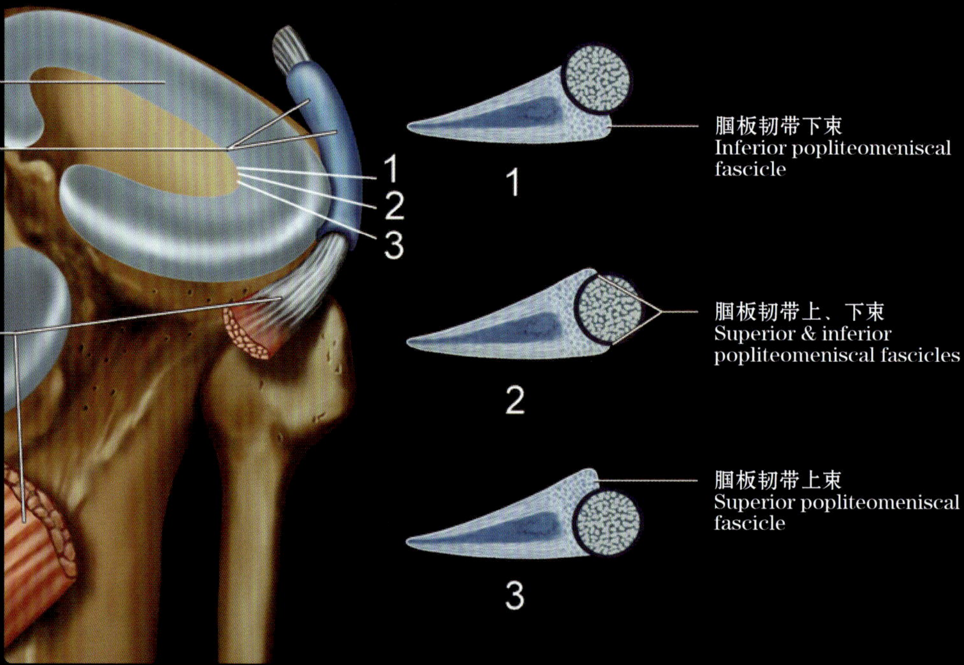

上图：膝关节后外侧斜位观，显示半圆形的外侧半月板，根部紧靠前交叉韧带的外侧。腘肌腱环绕外侧半月板走行。

下图：斜轴位图示腘肌腱穿膝关节走行。腘肌腱起自股骨外侧髁，进入关节间隙，导致在外侧半月板体部区附着部关节囊不连续。腘肌腱向后、向下走行，环绕外侧半月板体部 - 后角，腘肌腱由腘肌腱间隙（也称为腘肌裂孔）内的滑液滋养。注意腘板韧带下束在外侧半月板体部构成腘肌裂孔的底，而其上束在外侧半月板体部 - 后角处形成腘肌裂孔的顶。当腘肌腱从外侧半月板体部水平到后角穿过腘肌裂孔继续走行时，可以看到呈不同组合的上、下束。

外侧半月板

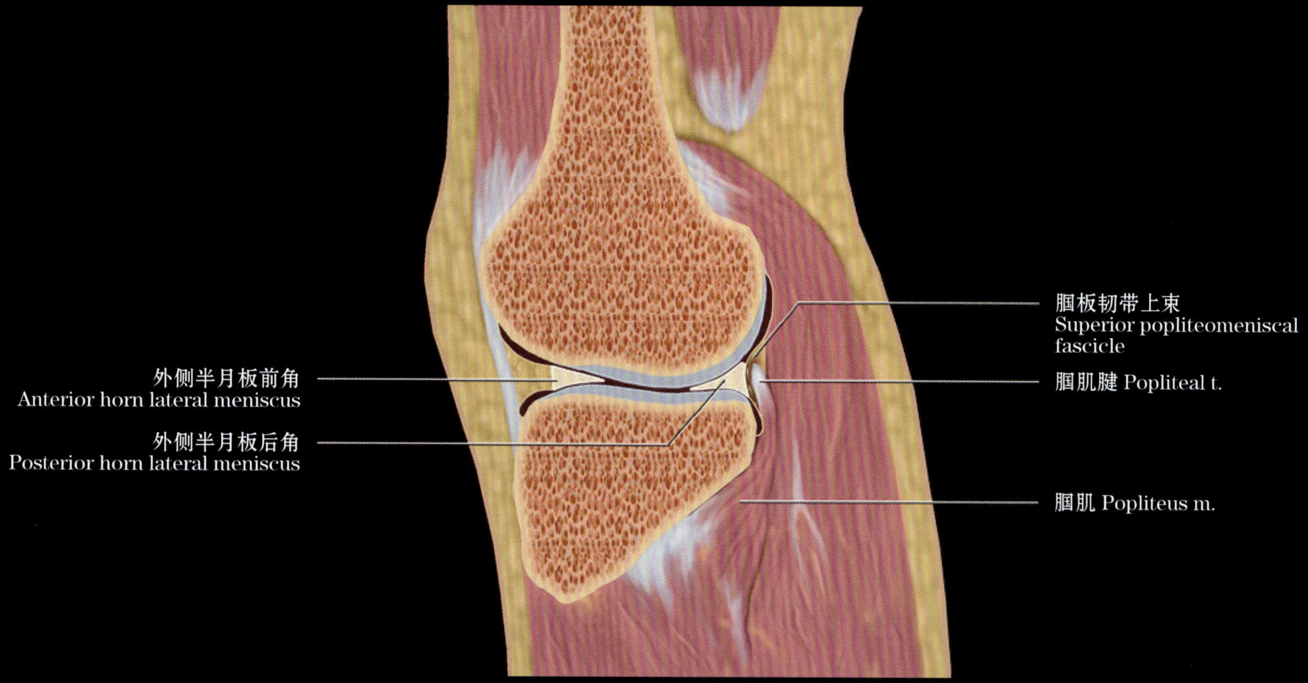

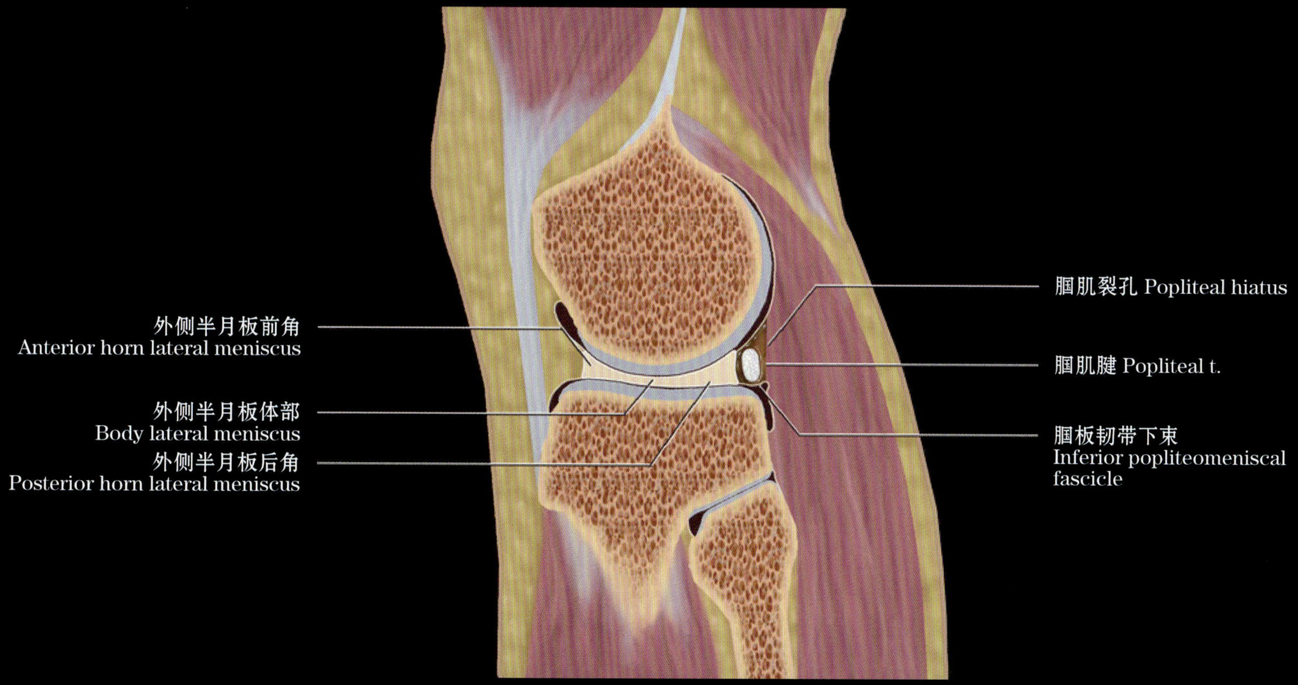

上图：在膝关节外侧间隙中部层面，外侧半月板前、后角大小和形状几乎相等。腘肌腱延续为腘肌，腘板筋膜上束从后角上部延伸至腘肌腱腱旁组织上缘，再延续至关节囊，形成腘肌裂孔的顶。在此层面，腘板韧带下束因其被向外下穿行腘肌裂孔的腘肌腱分隔开而表现不连续。

下图：经关节外侧的矢状位图示呈领结状的外侧半月板前角、体部和后角。腘肌腱位于腘肌裂孔内，外侧半月板体部与后角交界处。图中可见腘板韧带下束从半月板延伸至腘肌腱（但与之不连），下束形成了腘肌裂孔的底；上束在此处被腘肌腱隔开。

外侧半月板，矢状位 PDWI

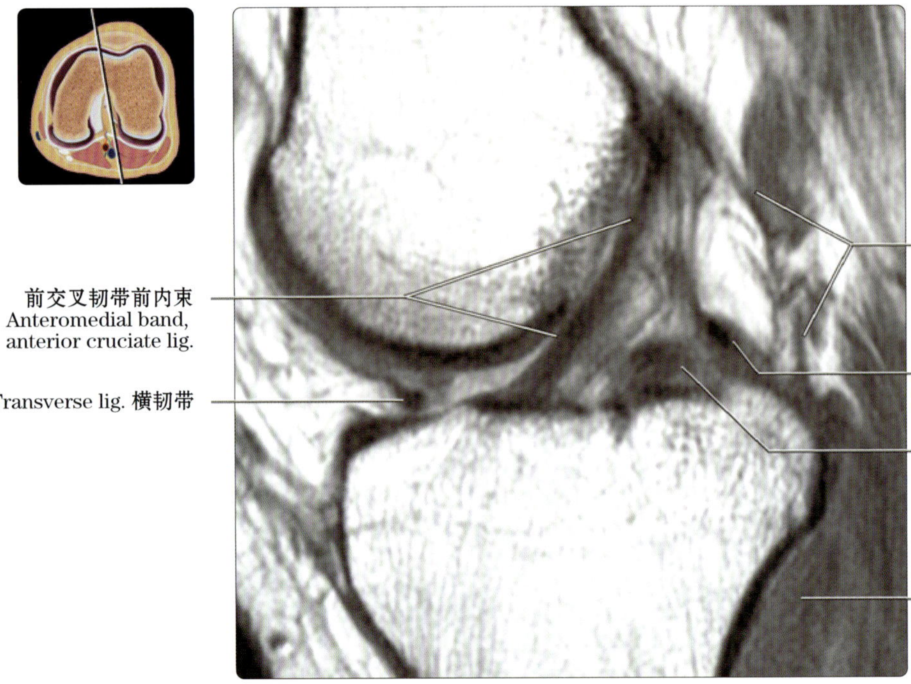

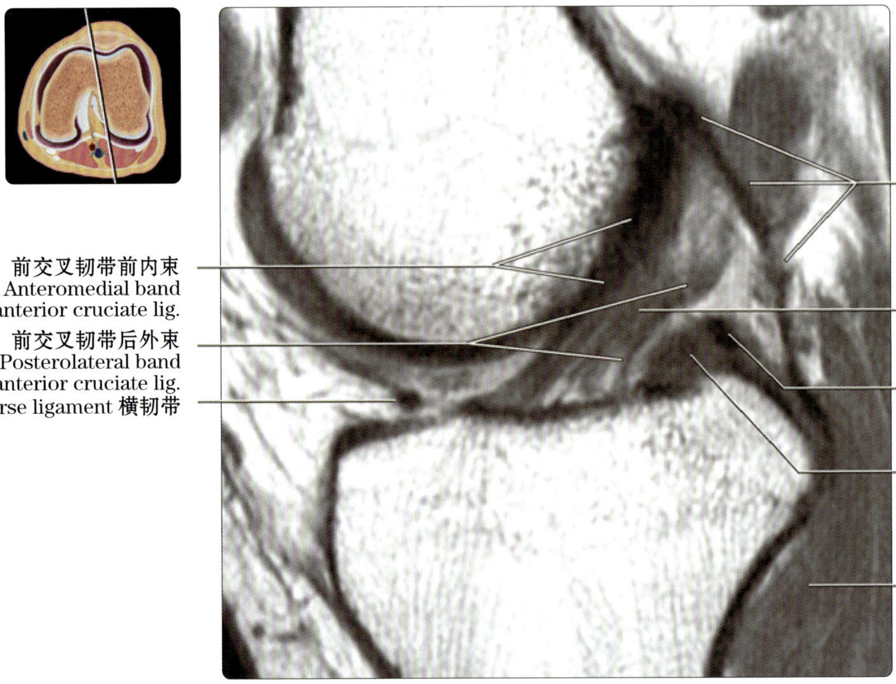

上图：经膝关节外侧间隙矢状位 PDWI，示髁间窝中部，注意板股韧带紧邻外侧半月板后角。
下图：在髁间窝外侧层面，板股韧带在靠近外侧半月板后角根部处与之汇合，此结合部可能被误认为半月板撕裂。注意，由于矢状位序列常有倾斜角度，在显示外侧半月板前角根部之前，经常可显示前方的横韧带和后角根部。外侧半月板前角根部起自前交叉韧带胫骨起点的外侧，本图中不显示。

外侧半月板，矢状位 PDWI

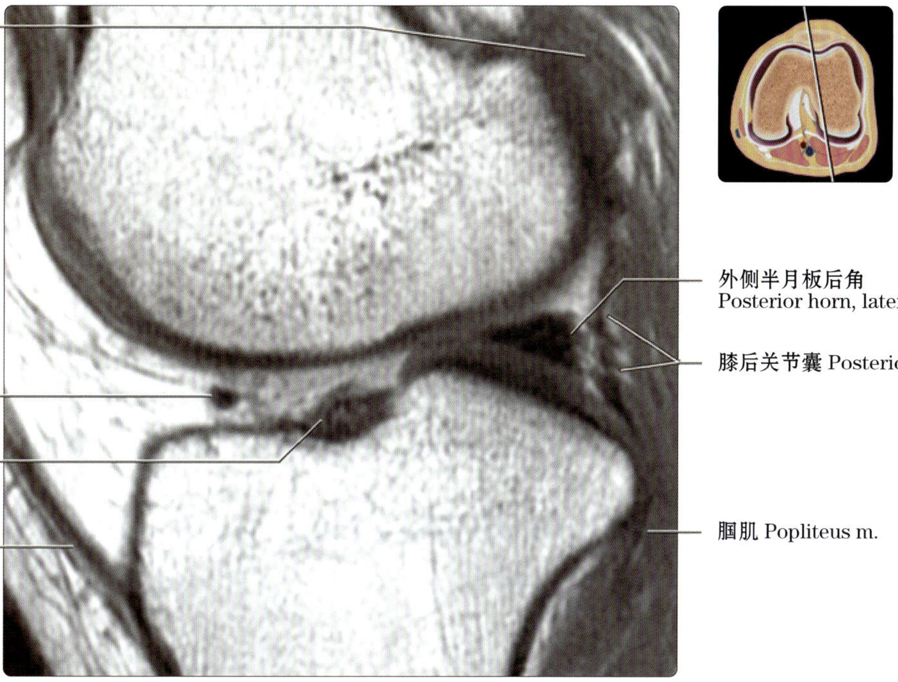

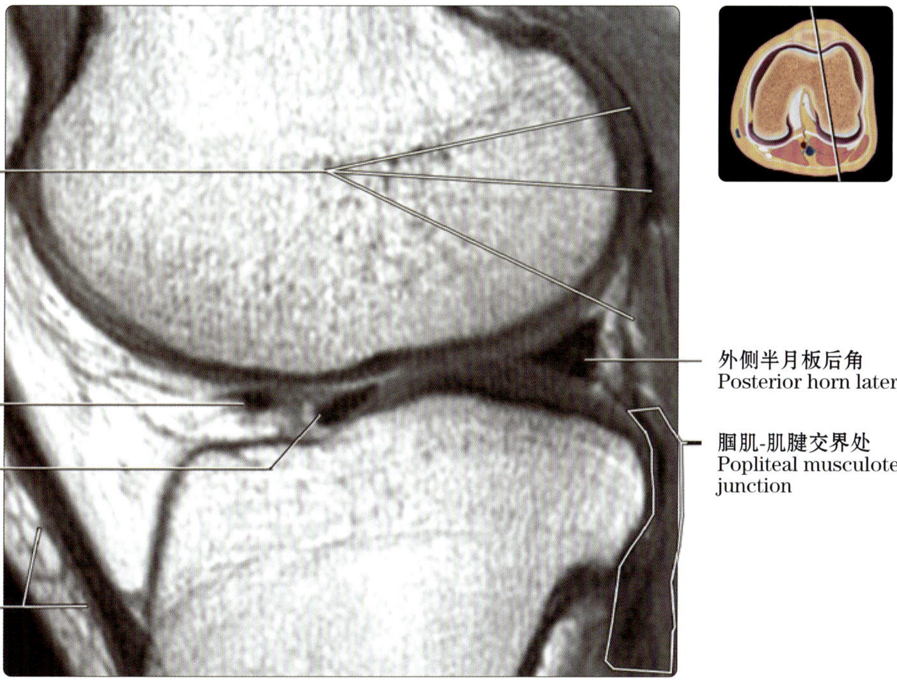

上图：在膝关节外侧间隙毗邻髁间窝层面，显示外侧半月板前角根部和邻近的横韧带。

下图：稍偏外侧层面显示横韧带更接近外侧半月板前角。注意在这两个层面，外侧半月板后角与关节囊后部直接融合，腘肌（上图）和腘肌 - 肌腱交界处（下图）均位于关节外。最后方区域是外侧半月板唯一直接与关节囊后部相连、而不被腘肌裂孔隔断的部分。

外侧半月板，矢状位 PDWI

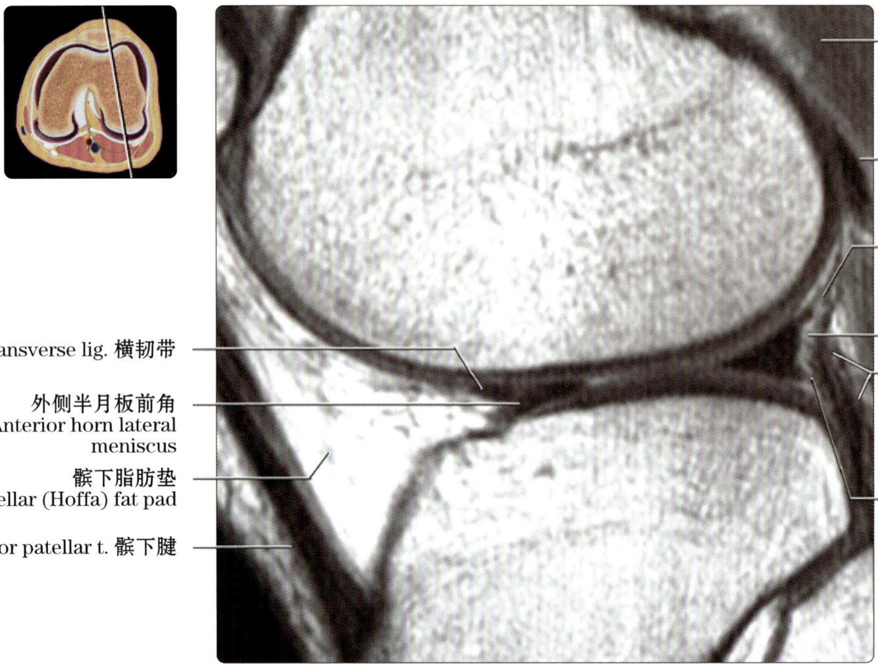

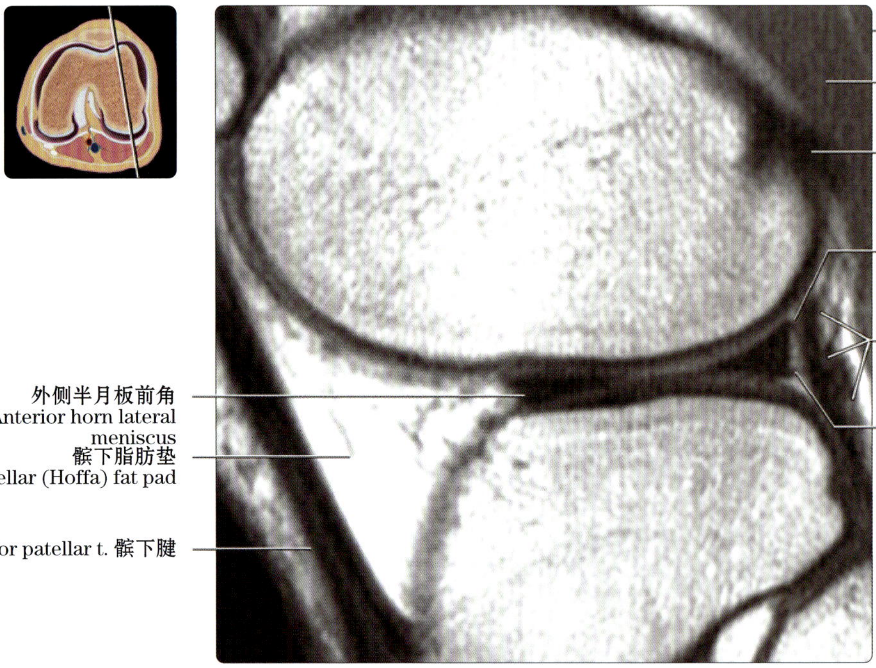

上图：经膝关节外侧间隙层面，显示横韧带与外侧半月板前角相连。后方可见腘肌腱位于腘肌裂孔内，此结构位于关节内、滑膜外。腘板韧带上束从外侧半月板后角上部延伸至腘肌腱的腱旁组织，再延续至关节囊，形成腘肌裂孔的顶；下束从外侧半月板后角的下部延伸至腘肌腱，但在肌腱到达关节外的腘肌 - 肌腱交界处被分隔开。

下图：邻近更外侧层面，显示相似的上、下束关系，上束延伸至腘肌腱和关节囊，而下束中断。

外侧半月板，矢状位 PDWI

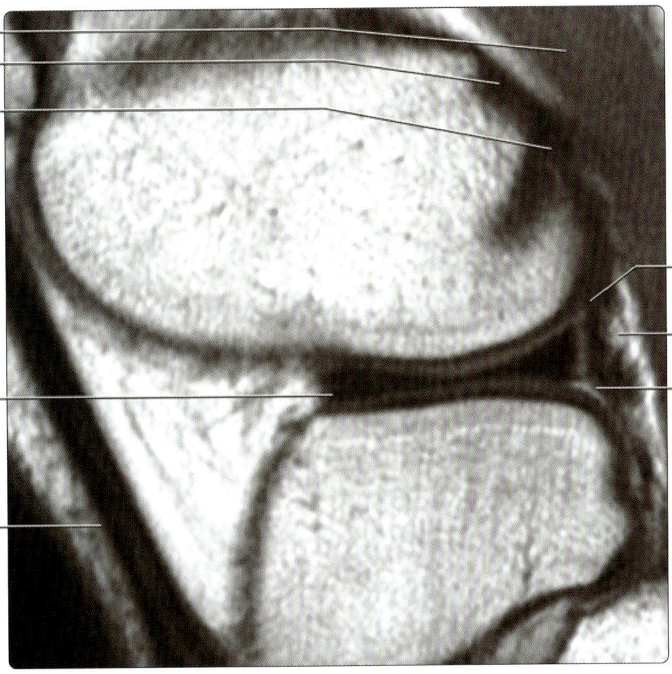

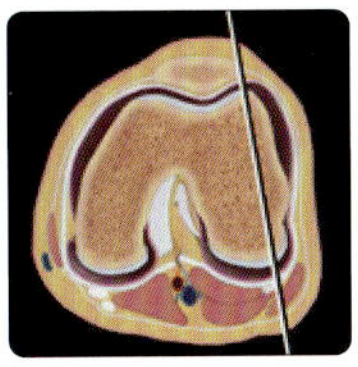

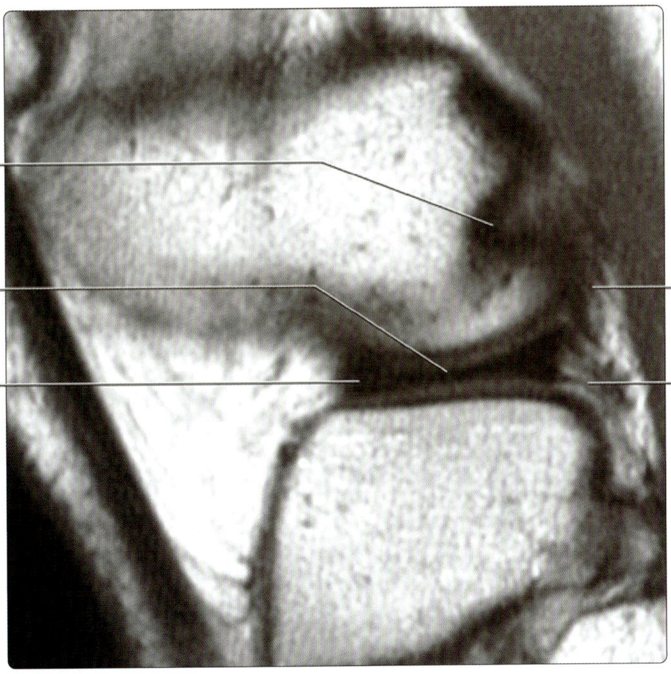

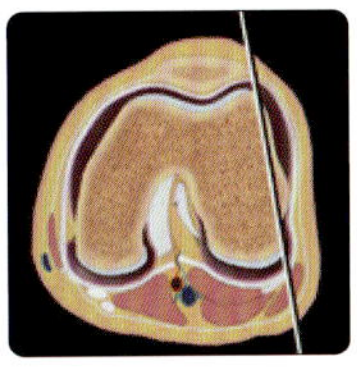

上图：经膝关节外侧间隙层面，显示半月板呈领结状，腘肌腱位于裂孔内，其上方是腘板韧带上束，下方是腘板韧带下束。

下图：在外侧层面，外侧半月板的领结状外观到此结束，可见腘肌腱的起始部，位于外侧副韧带股骨外侧髁起点的前下方。图中可见腘肌腱的一部分移行至腘肌裂孔内的关节内部分。在腘肌腱经过半月板后角上部时，腘板韧带上束还没形成，而腘板韧带下束已构成了裂孔的底。

半月板冠状位

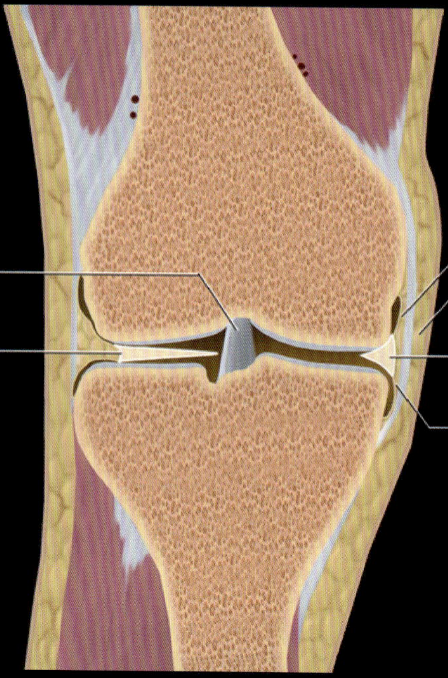

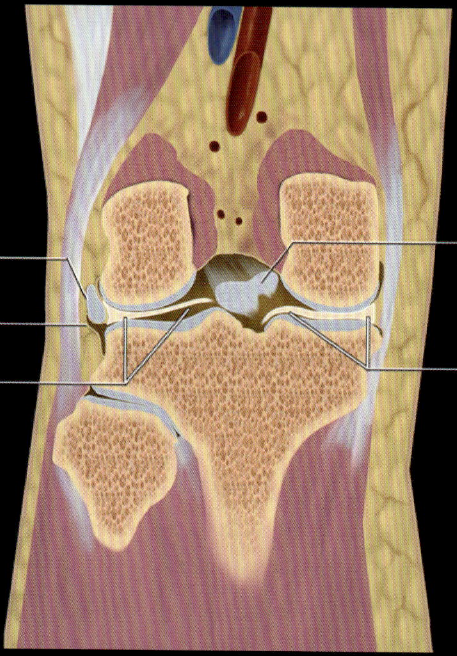

上图：经膝关节前 - 中部冠状位图像，示外侧半月板前角接近根部。内侧半月板体部较短，形似等边三角形。内侧副韧带深层纤维起自内侧半月板体部，板股韧带止于股骨髁或内侧副韧带浅层，而半月板胫骨（冠状）韧带止于胫骨。

下图：更靠后的冠状位图像，示内、外侧半月板后角根部，也可见腘肌腱穿过腘肌裂孔，邻近外侧半月板体部 - 后角。

半月板，冠状位脂肪抑制 T_2WI

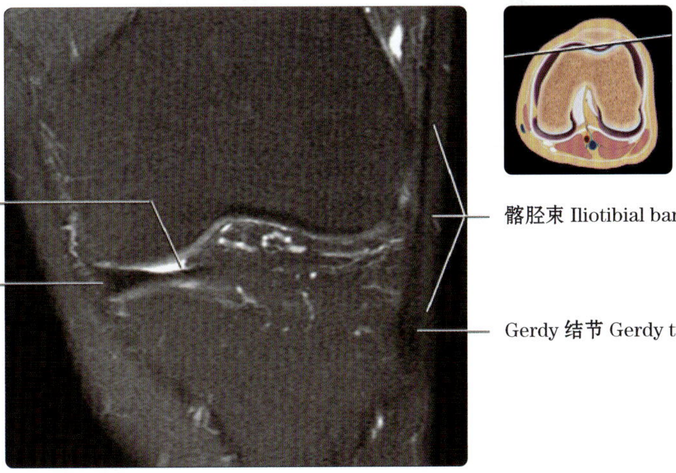

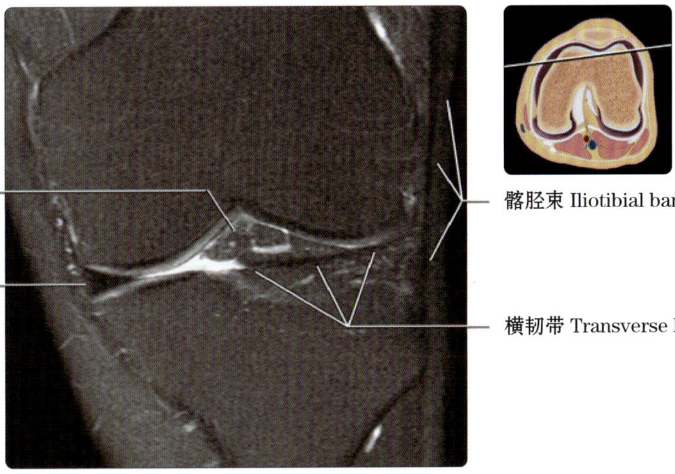

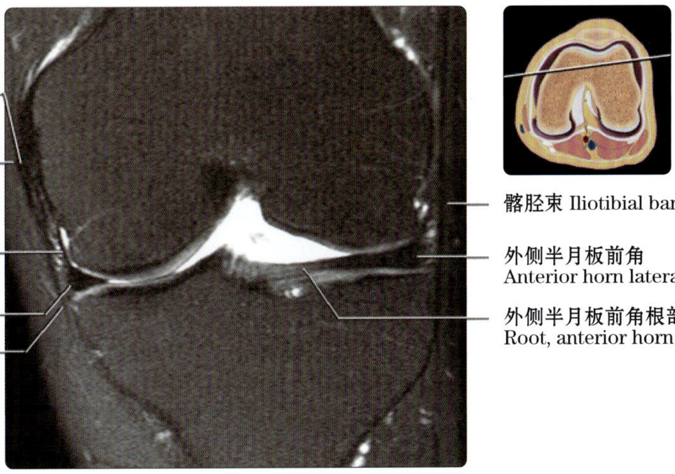

上图：冠状位脂肪抑制 T_2WI，显示内侧半月板前角位于外侧半月板前角的前方，横韧带从内侧半月板前角延伸至外侧半月板前角。

中图：横韧带延伸至外侧半月板前角，层面内外侧半月板前角未显示。

下图：外侧半月板前角根部比内侧半月板前角根部靠后数毫米，在此层面，内侧半月板前角移行为体部。在膝关节中部层面，可显示关节内支持结构（内侧副韧带的浅层纤维和深层纤维）之间有间隔，深层纤维包括从半月板体部延伸至内侧副韧带浅层的板股韧带，以及半月板胫骨（冠状）韧带。

半月板，冠状位脂肪抑制 T_2WI

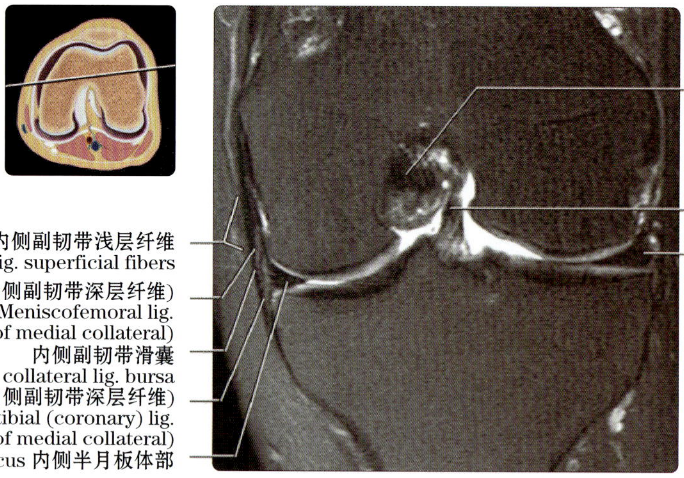

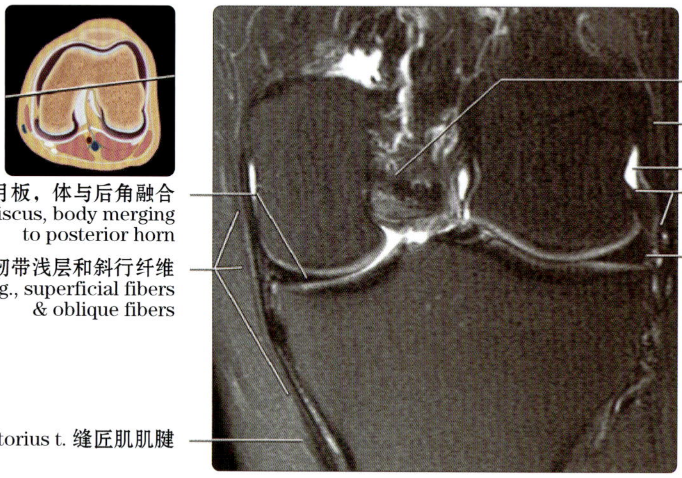

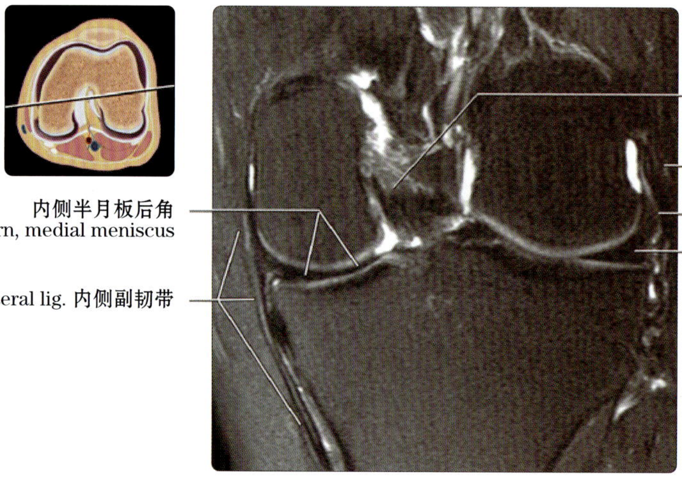

上图：经膝关节中部的冠状位层面，显示内侧半月板体部，此层面体部最小，形似等边三角形。前交叉韧带、内侧副韧带的深层和浅层在此层面明确显示。

中图：稍靠后层面，注意内侧副韧带的深层和浅层互相融合。在外侧，可见腘肌腱起始部，向关节面延伸。外侧半月板体部仍紧密附着于关节囊。

下图：更后部层面，内侧半月板移行为后角。在外侧，腘肌腱于外侧半月板体部上方进入关节，即腘肌裂孔的起始处。

半月板，冠状位脂肪抑制 T_2WI

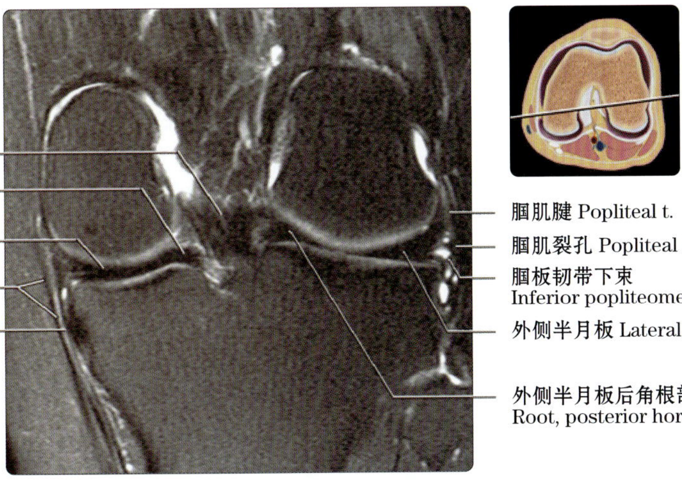

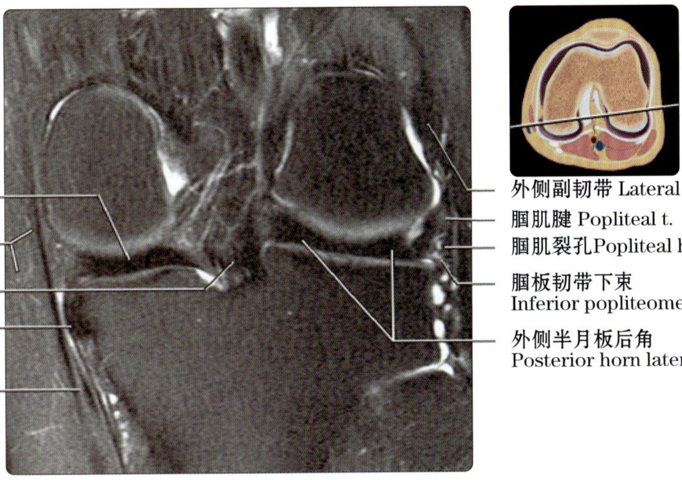

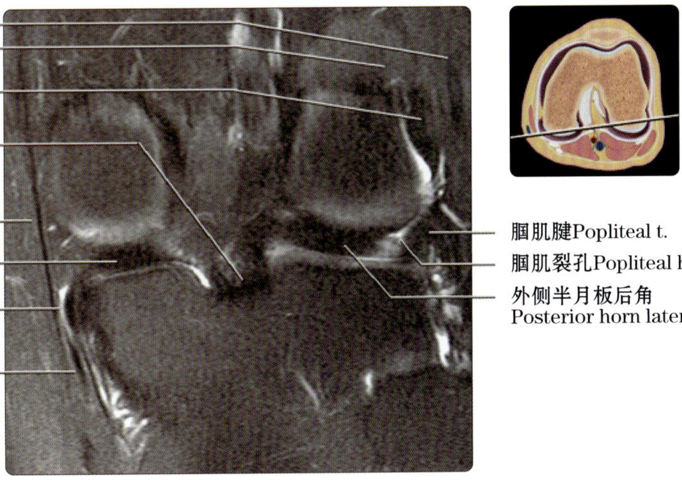

上图：关节后部、后交叉韧带止点附近前方层面，可见半月板后角根部。内侧部，内侧副韧带与关节囊融合。外侧部，腘肌腱通过腘肌裂孔进入关节。

中图：由于腘肌腱向后、向下延伸，腘窝裂孔变得更加明显。在此层面，腘板韧带下束形成腘肌裂孔的底。

下图：膝关节后部层面，腘肌腱向下、向后延伸至腘肌 - 肌腱交界处。腘肌裂孔很明显，不应误认为外侧半月板后角撕裂。在更靠后层面，可见半月板后角，根部位于更前层面。

变异：盘状半月板

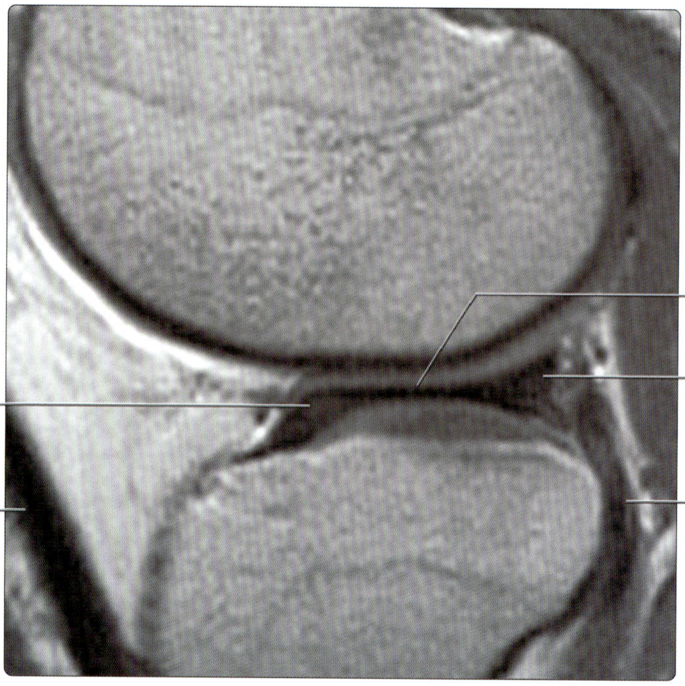

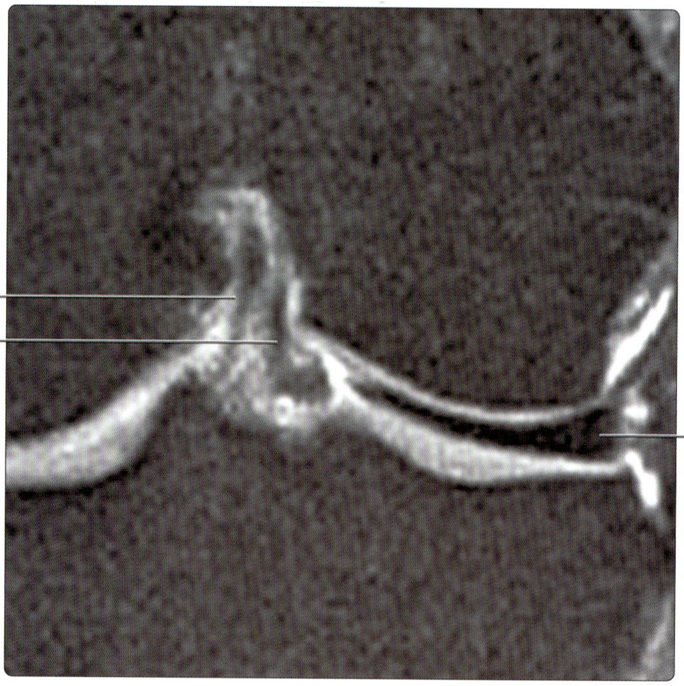

上图：经膝关节外侧间隙中部的矢状位层面，显示外侧盘状半月板，注意可见半月板前角、体部和后角三个部分。领结征仅在关节外侧部层面显示。本图上不显示腓骨。图中显示腘肌 - 肌腱交界处（不是单纯腘肌腱）和髌韧带，均提示本层面较靠近关节内侧，不能显示正常半月板体部。因此，本例半月板体部过大，提示盘状半月板。

下图：经膝关节中部的冠状位层面（由前交叉韧带及其形态可提示），显示外侧半月板体部过大，证实为盘状半月板。

关节造影：关节腔充盈显示半月板后部附着处

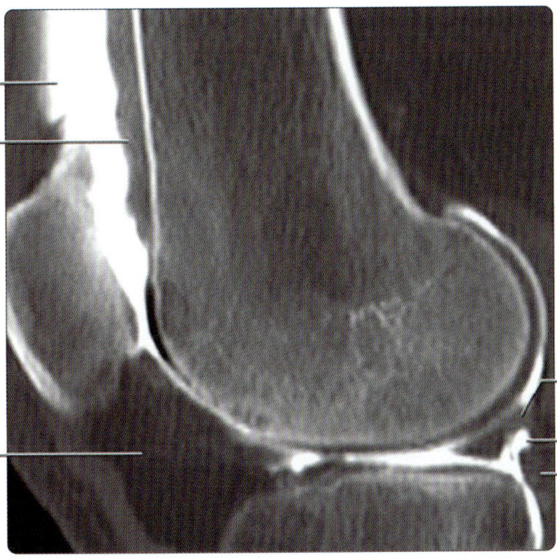

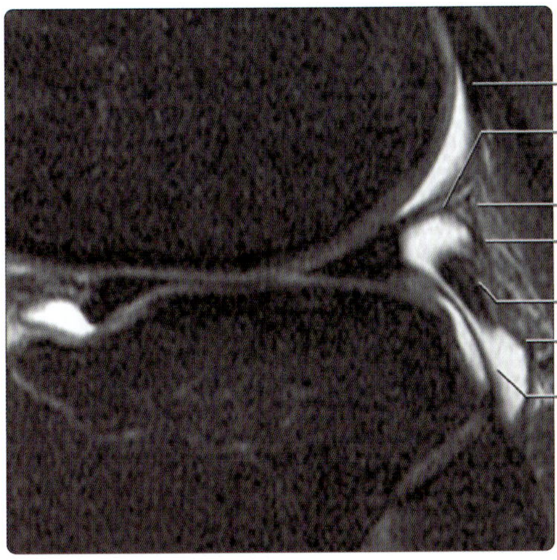

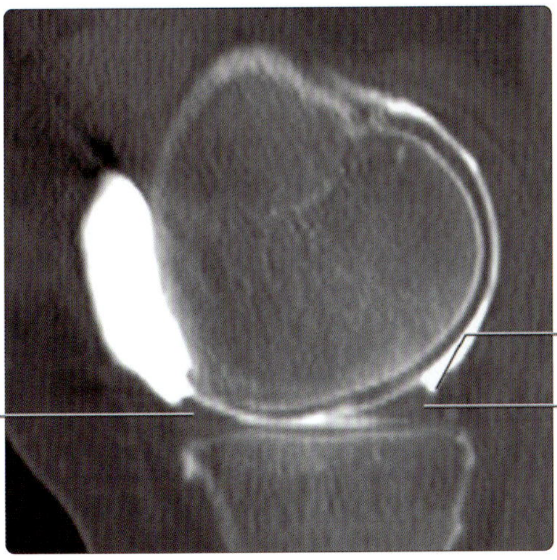

上图：经膝关节外侧间隙的 CT 关节造影矢状位重组图像，注意关节内对比剂充盈，关节液在腘肌裂孔处的延续性容易看到。腘板韧带上束在外侧半月板后角和腘肌腱旁组织之间的延伸，也因液体存在而显现。

中图：MR 关节造影显示腘肌裂孔及腘板韧带上、下束（结构）和腘肌腱的轮廓。腘腓韧带和弓状韧带显示良好。

下图：经膝关节内侧间隙的 CT 关节造影矢状位重组图像，显示内侧半月板后角的上隐窝，不应误认为半月板外周部撕裂或半月板关节囊分离。注意股骨髁上的软骨宽度多变（后方较厚）。

板股韧带

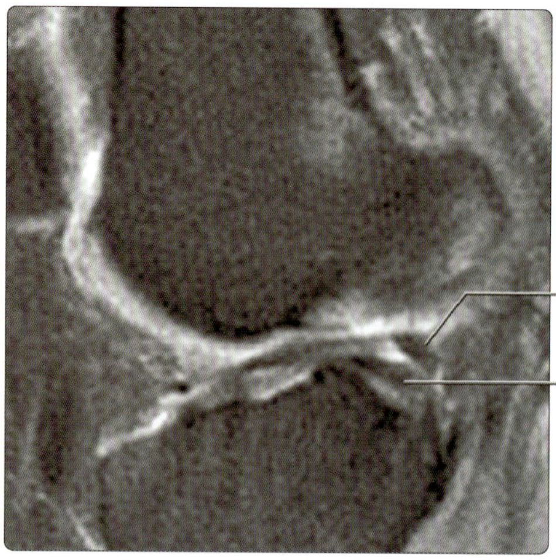

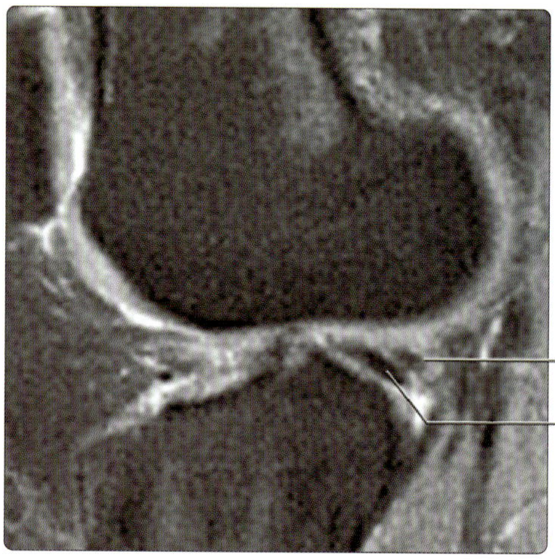

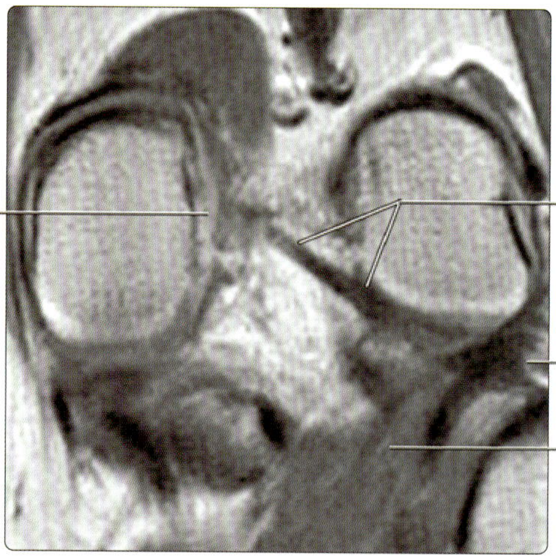

上图：示板股韧带（Wrisberg 韧带），该矢状面位于髁间窝和外侧半月板后角根部的稍外侧，板股韧带与半月板明显分离。

中图：近髁间窝和外侧半月板后角根部层面，板股韧带更靠近外侧半月板并与之融合，易误认为半月板后角撕裂。

下图：关节后部冠状位图像，几乎显示 Wrisberg 韧带全程，起自股骨内侧髁髁间窝，与外侧半月板后角融合。

变异：膝横韧带和半月板交叉韧带

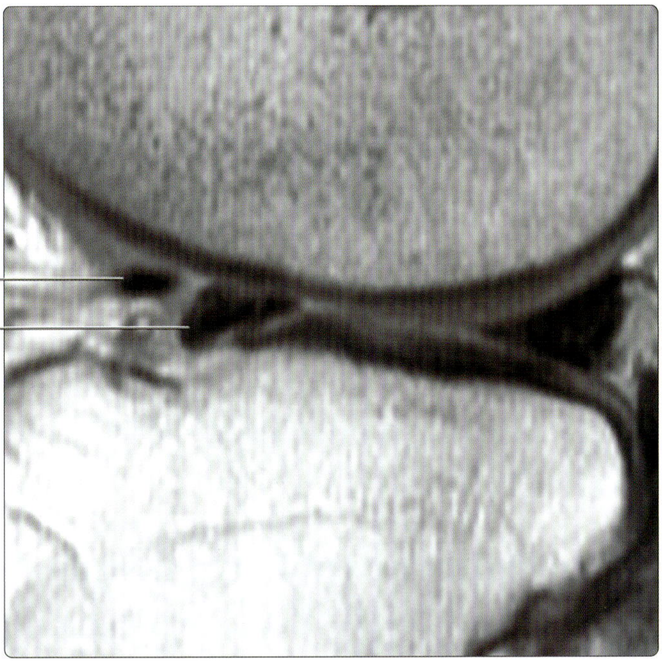

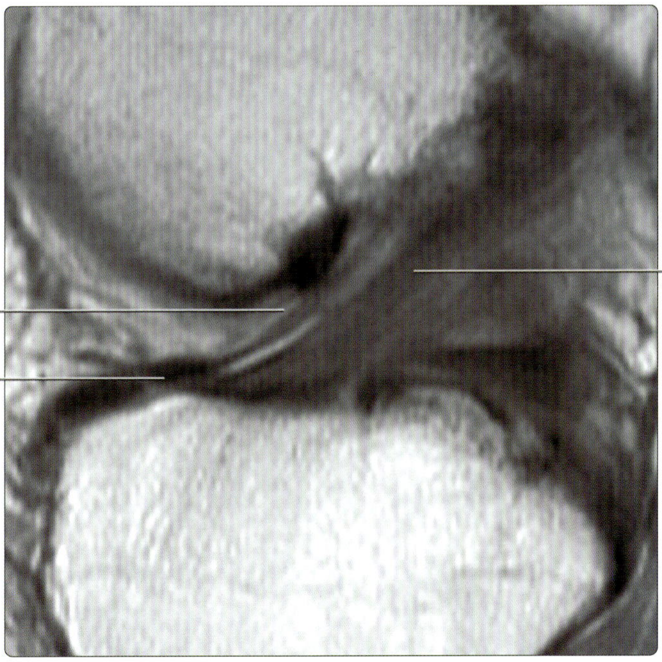

上图：近髁间窝矢状位 PDWI，显示本例膝横韧带较粗大，连接两个半月板前角，矢状位图像显示其断面。由于它与外侧半月板融合，且接近髁间窝，可能被误认为半月板撕裂。横韧带通常比本例小或者缺如。

下图：经髁间窝外侧层面，显示一与前交叉韧带平行的离散结构，从外侧半月板前角根部延伸至股骨外侧髁，本结构属正常变异，称为半月板交叉前侧韧带，与髌下皱襞不同（髌下皱襞也与前交叉韧带平行），该韧带起自半月板而非髌骨。

变异：半月板交叉韧带

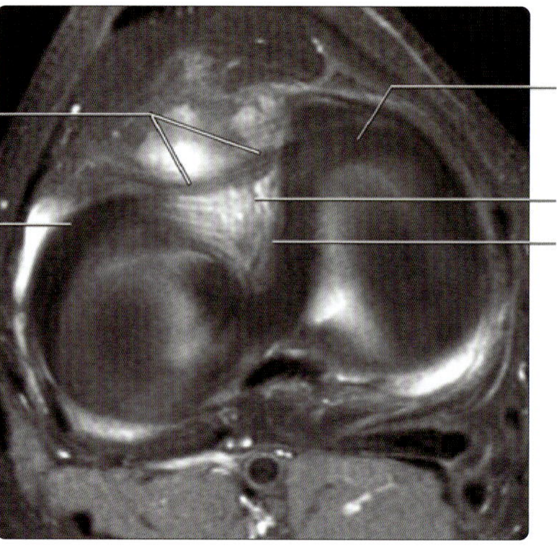

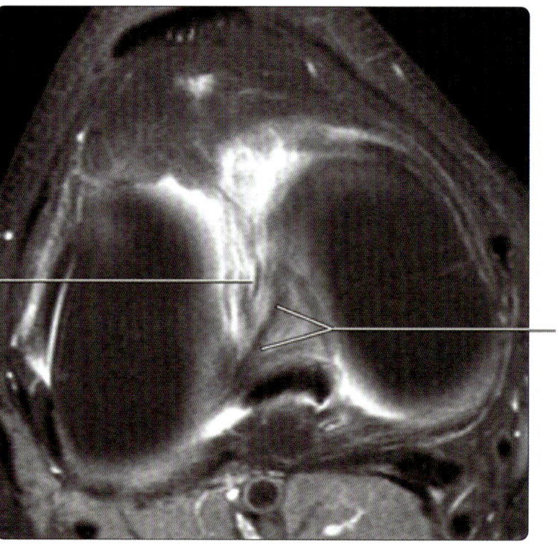

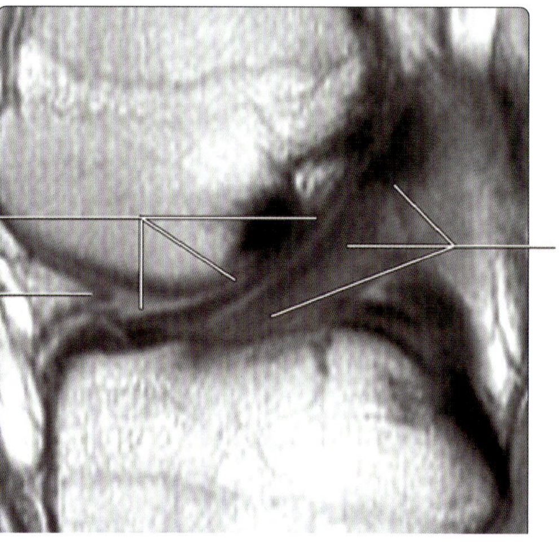

上图：经关节间隙水平的横轴位脂肪抑制 PDWI 图像，显示细绳样的横韧带，并可见起于本韧带的半月板交叉前侧韧带，注意该韧带位于前交叉韧带前方。

中图：此层面较前图略高，在髁间窝处，半月板交叉前侧韧带与前交叉韧带平行，穿过髁间窝。

下图：矢状位 PDWI 图像，显示半月板交叉前侧韧带全长，与前交叉韧带平行。此正常变异不应误认为前交叉韧带实质撕裂。注意该例韧带未附着于 Hoffa 脂肪垫的尖端（与髌下皱襞附着不同）。

变异：半月板交叉纤维束

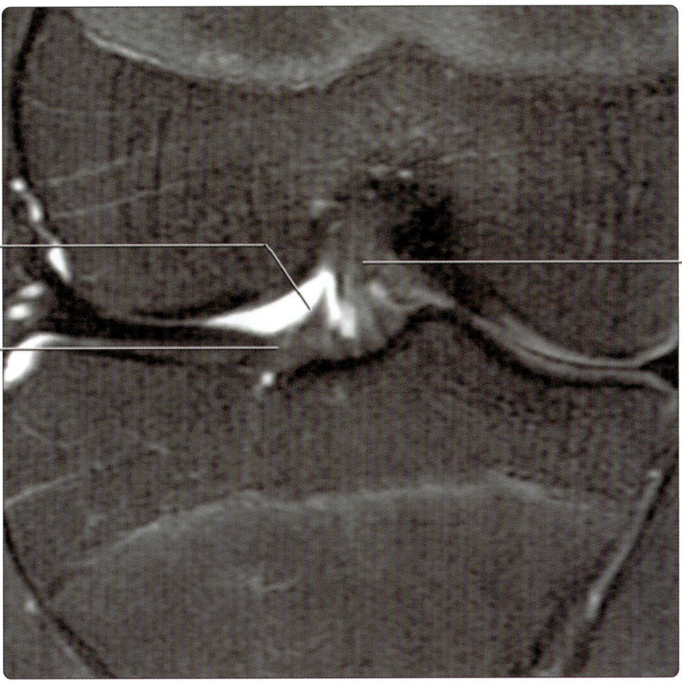

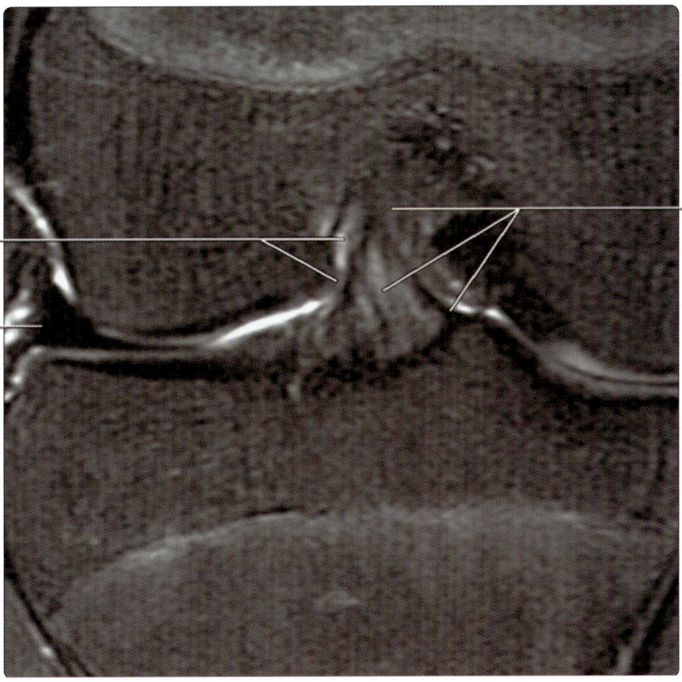

上图：经膝关节前部冠状位脂肪抑制 PDWI 图像。本例横韧带缺如（其前方层面亦未显示），外侧半月板前角的纤维通常与横韧带融合，而不是形成离散的外侧半月板纤维束沿前交叉韧带向上延伸。

下图：较前图稍后层面冠状位图像，显示外侧半月板纤维束上行与前交叉韧带交汇，这些纤维不属于前交叉韧带的一部分，因为它们以不同的角度上行。此种正常变异不应误认为病变，如前交叉韧带断裂或桶柄状撕裂的半月板碎片等。

变异：板 - 板韧带

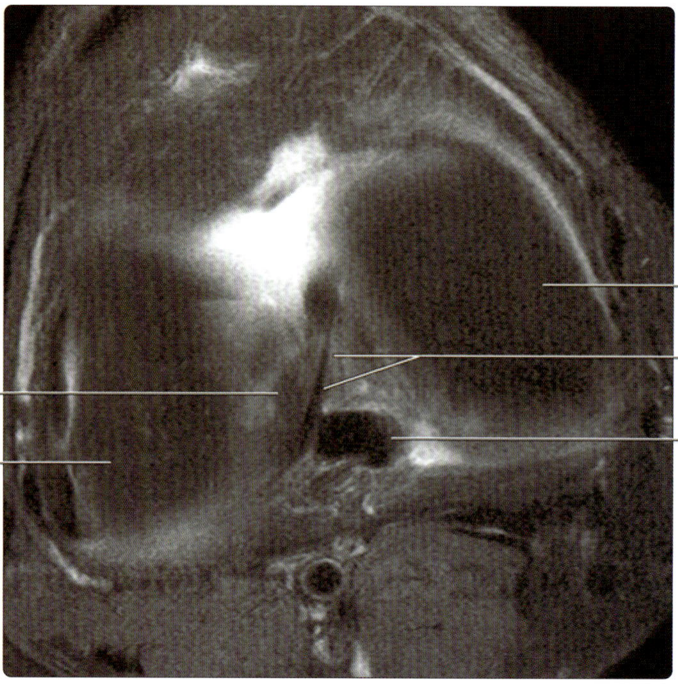

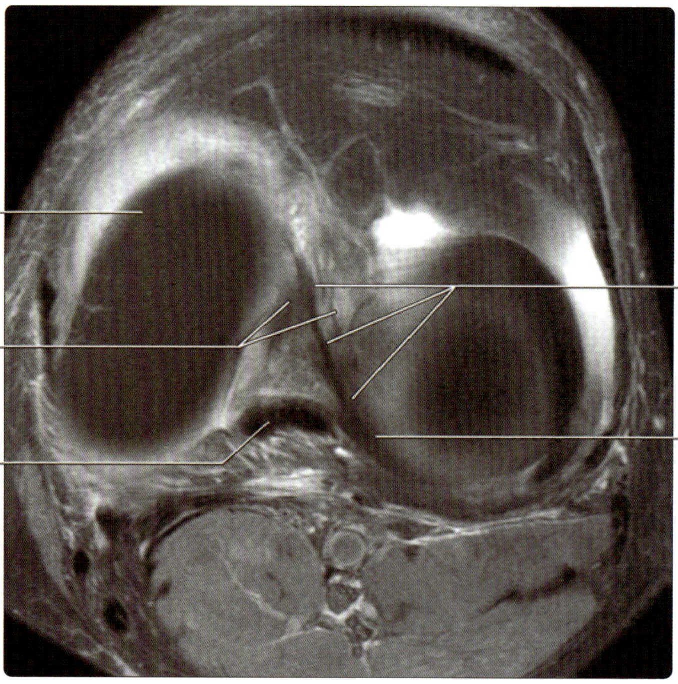

上图：经膝关节间隙上方横轴位图像，显示正常变异的内侧板 - 板斜韧带，起于内侧半月板前角、止于外侧半月板后角，穿行于前、后交叉韧带之间。

下图：另一患者，经膝关节间隙层面横轴位脂肪抑制 PDWI，显示正常变异的内侧板 - 板斜韧带，该韧带起自内侧半月板前角，穿过髁间窝，止于外侧半月板后角。在半月板层面，该变异韧带似乎在前交叉韧带胫骨附着处分离，通常在前、后交叉韧带之间延伸。镜像变异，外侧板 - 板韧带起自外侧半月板前角，止于内侧半月板后角（此处未显示）。

变异：板 - 板韧带

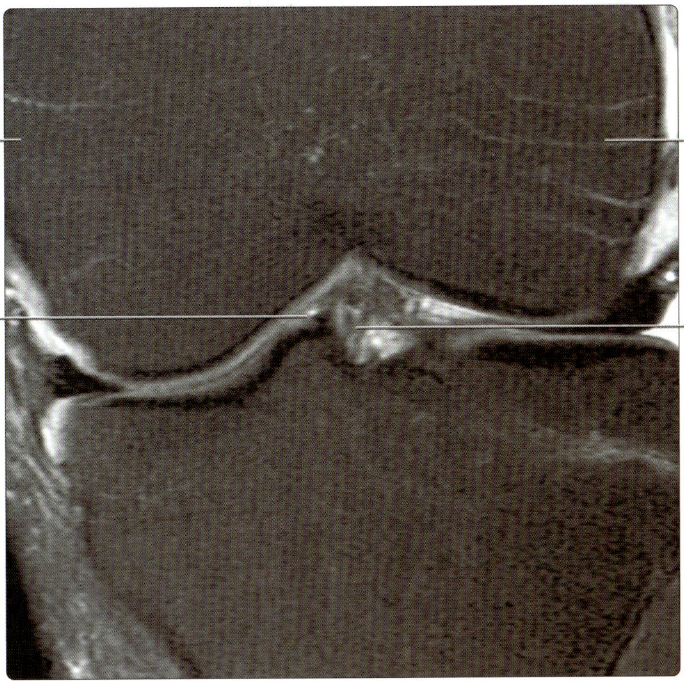

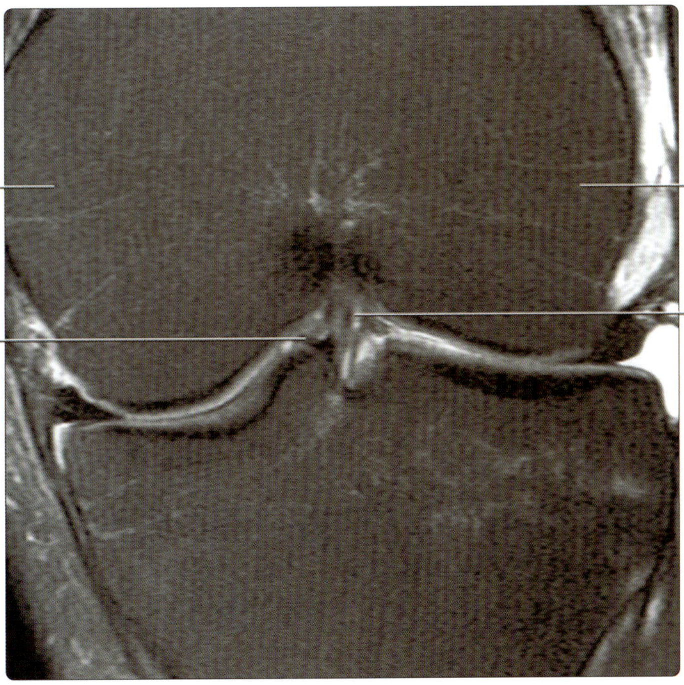

上图：经膝关节中前部冠状位 MR 图像，显示与前交叉韧带相邻、细小的内侧板 - 板韧带断面。本图与上一横轴位图为同一患者。

下图：冠状位图像显示板 - 板韧带在前交叉韧带附近呈游离体或碎片状，此正常变异可能被误认为半月板碎片或桶柄状撕裂碎片，结合横轴位或矢状位图像观察尤为重要。在横轴位或矢状位图像上，板 - 板韧带为位于前交叉韧带和后交叉韧带之间的纵行结构，在两个半月板之间斜行穿过。

6. 交叉韧带 / 膝后关节囊

专业术语

缩略语

- 前交叉韧带（ACL）
- 后交叉韧带（PCL）

影像解剖

概述

- 交叉韧带位于关节囊内、滑膜外
  - 交叉韧带间存在脂肪组织
  - 滑膜环绕交叉韧带的前部、内侧和外侧，在 PCL 和邻近关节囊之间形成向后的反折

前交叉韧带（ACL）

- **多个独立纤维束**，由股骨外侧呈螺旋形向胫骨延伸（纤维向外旋转 90°）；纤维间可见脂肪组织
  - 纤维束形成的整体结构具有可变张力，在整个膝关节的运动范围内部分纤维束呈紧张状态
  - **前内侧束**：屈曲时紧张，伸展时松弛
  - **后外侧束**：伸展时紧张，屈曲时松弛
- **前交叉韧带的起点**：股骨外侧髁髁间窝的后方（X 线片显示为股骨后侧骨皮质和 Blumensaat 线的交界处）
- **前交叉韧带的止点**：胫骨髁间嵴前内侧和相邻的胫骨平台；纤维束在胫骨附着处呈扇形散开，形成"足"
- **功能**
  - 主要限制胫骨前移
  - 其次限制内旋；再次限制外旋
  - 在完全伸展时对内翻 / 外翻有轻度限制
- **MR 成像**：在 3 个平面上都能看到，呈低信号，脂肪散布在纤维束之间
- 血供：膝中动脉（从腘窝穿过后关节囊）；少量血供来自脂肪垫（膝下内侧和外侧动脉）
- 神经：关节后方（胫骨后支）

后交叉韧带（PCL）

- **表现为单束圆形韧带**，但由两个主要部分组成；起自股骨呈前后方向附着，旋转 90° 止于胫骨呈内外方向附着
  - **前外侧束**：占韧带的大部分，屈曲时紧张，伸展时松弛
  - **后内侧（斜）束**：伸展时紧张，屈曲时松弛
- **后交叉韧带的起点**：股骨内侧髁髁间窝的中部
- **后交叉韧带的止点**：胫骨中后段，关节线下 1 cm，与后方关节囊融合
- **功能**：主要限制胫骨后移
- **板股韧带**
  - 均起自外侧半月板后角，止于股骨内侧髁；70% 的人至少有一条
  - **板股后韧带（Wrisberg 韧带）**位于后交叉韧带后方
  - **板股前韧带（Humphrey 韧带）**位于后交叉韧带前方；在 PCL 完全撕裂的情况下，完整的 Humphrey 韧带可以部分替代 PCL 的作用（容易将板股前韧带误认为后交叉韧带）
  - 可在一定程度上防止后侧不稳；在屈曲时可以稳定外侧半月板
- **MR 成像**：在 3 个平面都能看到，均为低信号
- 血供：膝中动脉近、中 1/3 段；膝及腘动脉基底段；关节囊血管贯穿全程

膝后关节囊

- **复杂的纤维状结构**：通过相邻肌腱的延伸而增强
- **不完整性**：中央被神经血管结构穿透
- **近端附着**：垂直纤维附着于股骨髁后缘和髁间窝
- **远端附着**在胫骨髁后缘和髁间区
- **肌腱 / 韧带**：附着在后关节囊以提供加强
  - **近端**（内侧和外侧）：腓肠肌内、外侧头
  - **膝关节后内侧角**：半膜肌和后斜韧带
  - **膝关节后外侧角**：弓状韧带和髂胫束
  - **后中央**：腘斜韧带

交叉韧带 / 膝后关节囊间隙

- 滑膜环绕交叉韧带的前部、内侧和外侧，在 PCL 和邻近关节囊之间形成向后的反折
- 潜在间隙（**PCL 滑囊或隐窝**）
  - 仅在充满液体时可见；冠状面和矢状面显示最佳
  - 位于 PCL 后方，靠近股骨内侧髁外侧
  - 后交叉韧带隐窝与后交叉韧带近端 1/3 无接触（脂肪嵌入其中）
  - 与膝关节内侧（股骨胫骨）间室相通
  - 不与膝关节外侧间室沟通
  - 若 Wrisberg 韧带存在，则位于后交叉韧带隐窝的后上方
- **交叉韧带间隐窝**
  - 可能在前交叉韧带和后交叉韧带之间形成局限性积液；在矢状面和轴面上显示最佳
  - 与外侧或内侧间室相通

参考文献

1. De Maeseneer M et al: Normal anatomy and pathology of the posterior capsular area of the knee: findings in cadaveric specimens and in patients. AJR Am J Roentgenol. 182(4):955-62, 2004
2. Delgado GJ et al: Tennis leg: Clinical US study of 141 patients and anatomic investigation of four cadavers with MR imaging and US. Radiology 224(1):112-9, 2002

交叉韧带：矢状位

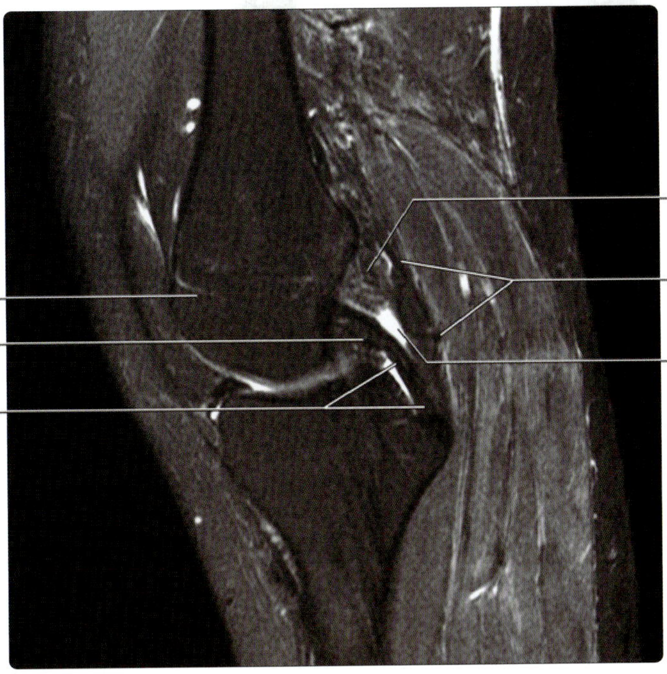

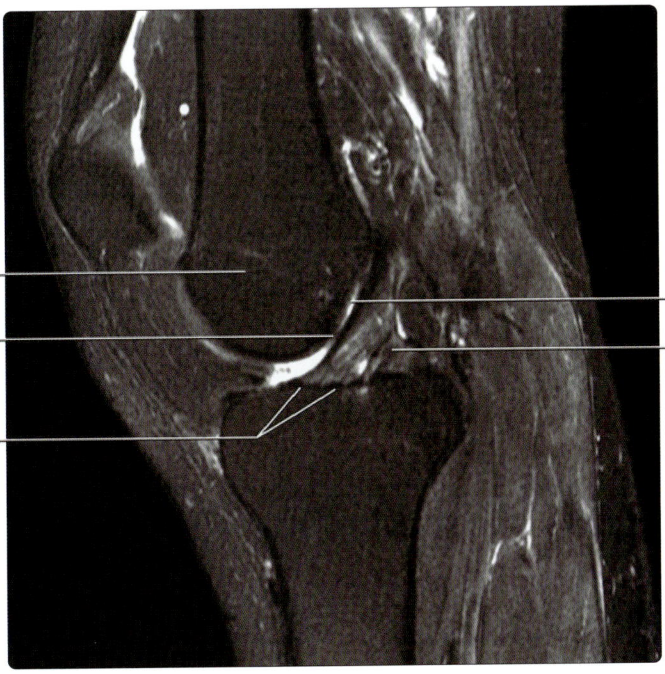

上图：矢状位脂肪抑制 T_2WI，通过髁间窝偏内侧层面，显示髁间窝前内侧的后交叉韧带起点及胫骨后方关节面下 1 cm 的止点。后交叉韧带表现为较粗的带状结构，通常出现在至少两个相邻层面中。紧邻后交叉韧带近端后侧为脂肪结构，远侧与关节后隐窝相连。关节囊后部位于脂肪和隐窝的后面。本例板股前韧带存在，板股后韧带缺如。

下图：位于髁间窝层面，系前一层面的稍外侧。前交叉韧带起源于髁间窝内股骨外侧髁的后方，止点较宽大，位于胫骨平台。

交叉韧带：冠状位

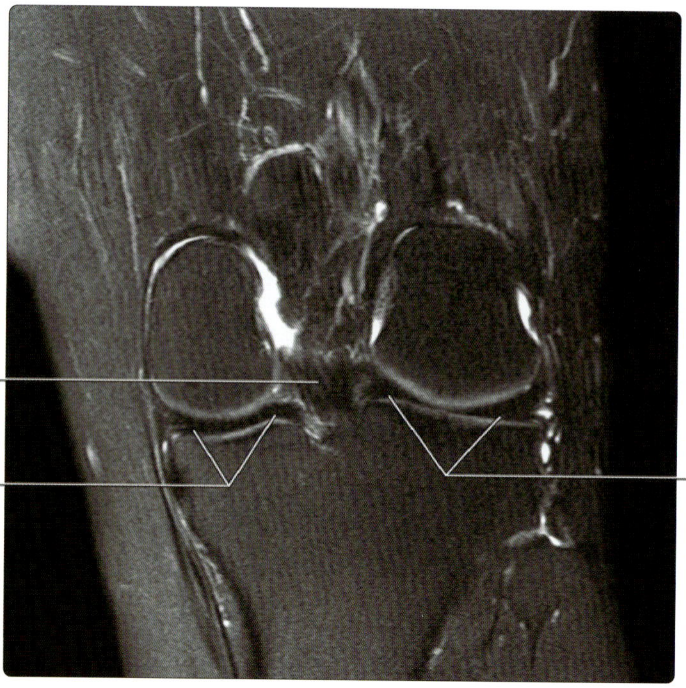

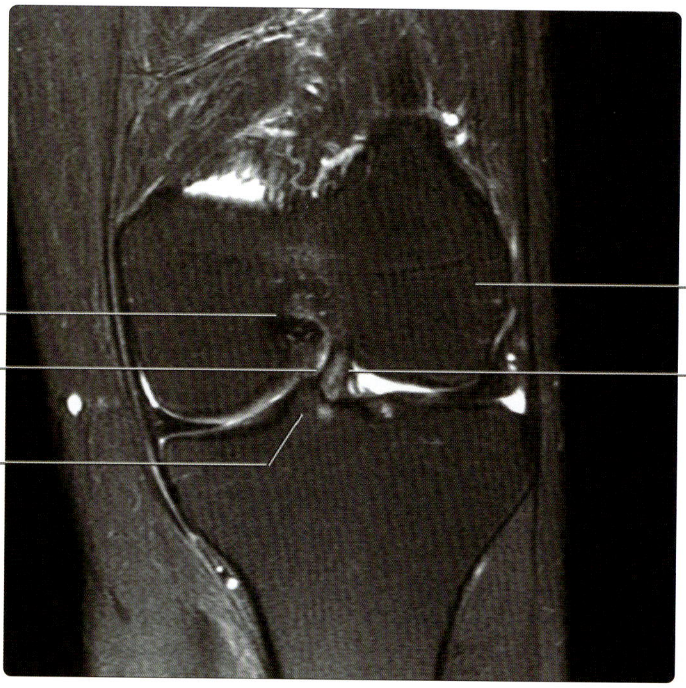

上图：冠状位脂肪抑制 T_2WI 显示交叉韧带，后交叉韧带靠近胫骨平台后部止点位置，前交叉韧带未显示。下图：更靠前层面显示交叉韧带，前交叉韧带前内侧束和后外侧束起自股骨外侧髁，附着于胫骨平台，与胫骨内侧髁间嵴相邻。由于冠状位图像有倾斜角度，两者都能在同一层面上看到。由于腿处于伸直位，后外侧束绷紧。

交叉韧带：横轴位

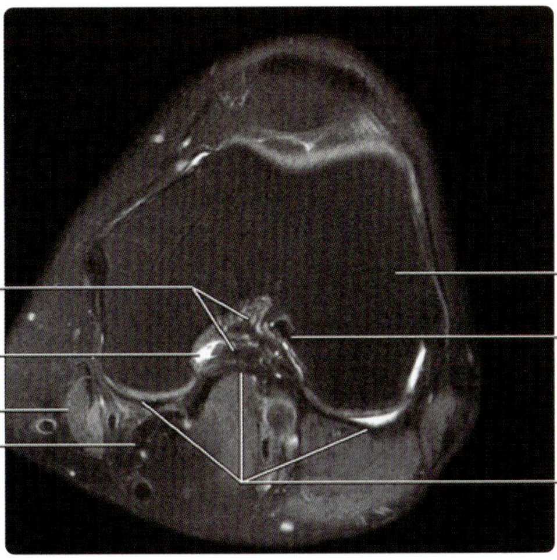

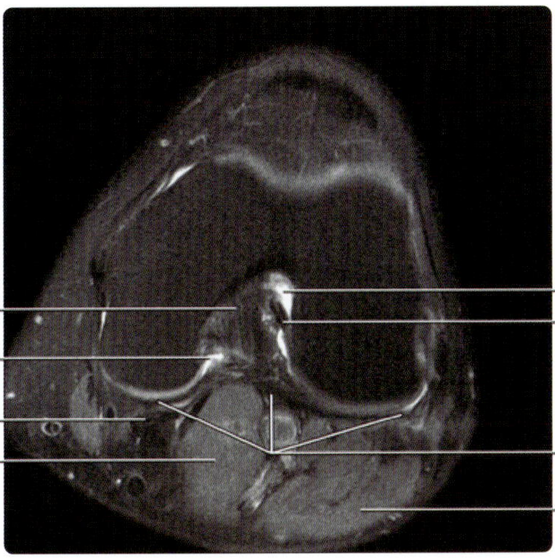

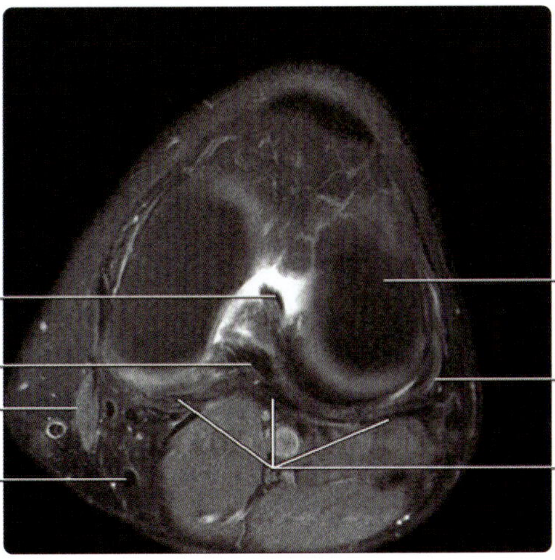

上图：横轴位脂肪抑制 T_2WI，通过髁间窝上部层面，显示髁间窝内的交叉韧带，前交叉韧带位于髁间窝内股骨外侧髁的后部，髁间窝其余部分充满脂肪，为潜在间隙（含后交叉韧带滑囊）。

中图：通过髁间窝中部横轴位层面，前交叉韧带向胫骨平台的止点处斜向走行，髁间窝内股骨内侧髁前方可见后交叉韧带的起点。在前交叉韧带前侧和后交叉韧带后内侧可见充满液体的隐窝。

下图：髁间窝下部可见邻近胫骨平台止点的前交叉韧带，后交叉韧带仍在关节内，在接近胫骨后侧附着点时开始与关节囊融合。交叉韧带在横轴位图像上显示清晰。

变异：板 - 板韧带和髌下皱襞

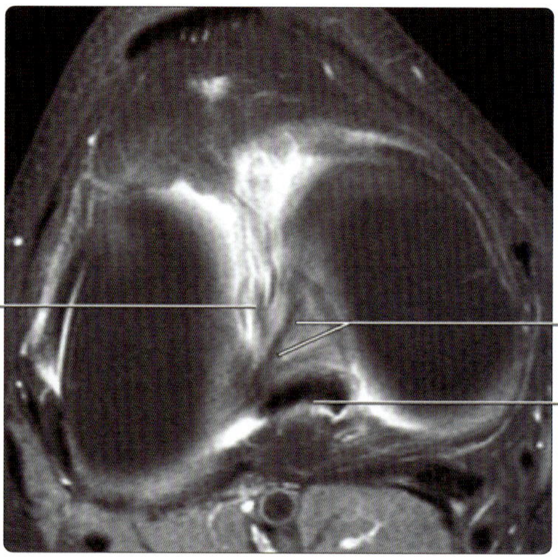

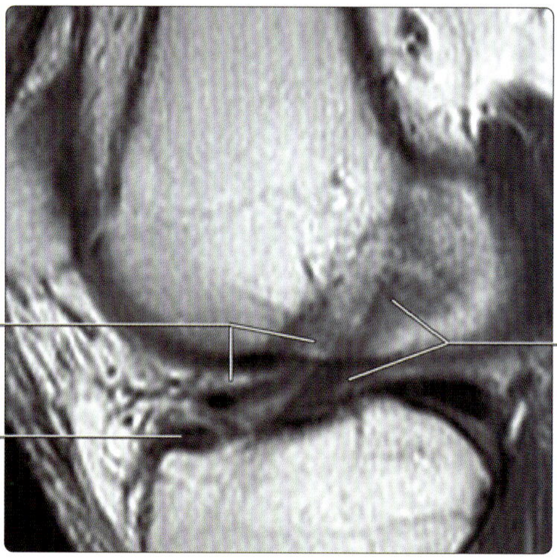

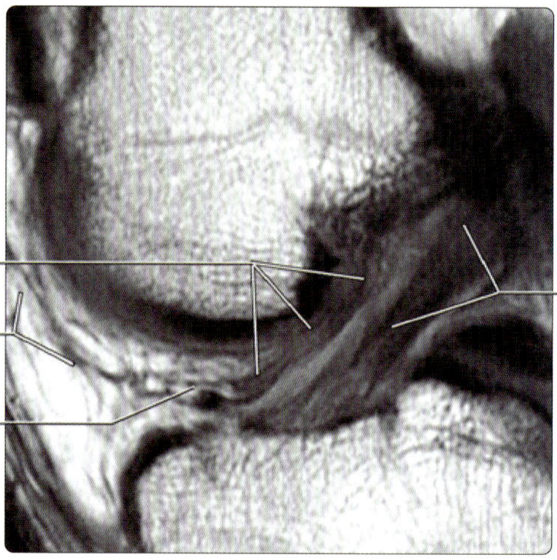

上图：通过股骨髁的横轴位脂肪抑制 PDWI 图像，显示板 - 板斜韧带，此少见变异位于前交叉韧带和后交叉韧带之间，连接一个半月板的前角和对侧半月板的后角。

中图：通过髁间窝的矢状位 PDWI 图像，显示髌下皱襞变异，该皱襞起于髌骨，穿过髌下脂肪垫，沿前交叉韧带的前表面延伸，不应将其误认为前交叉韧带纵向撕裂。

下图：通过髁间窝的矢状位 PDWI 图像，显示髌骨下皱襞穿过髌下脂肪垫，呈曲线与股骨髁表面伴行，然后与前交叉韧带平行走行。

变异：半月板交叉韧带

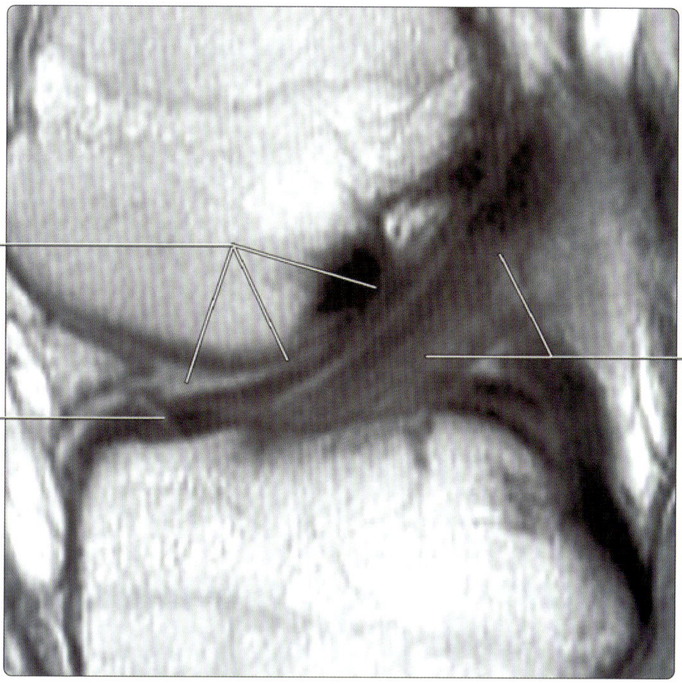

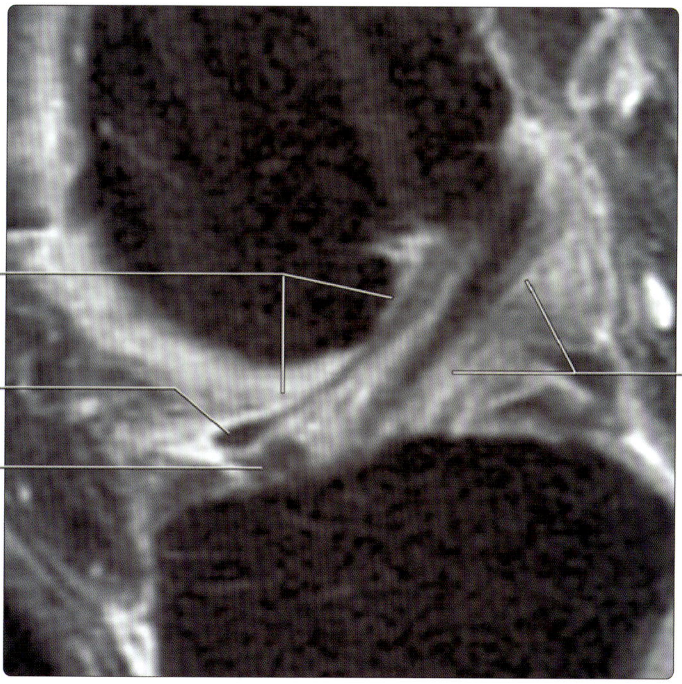

上图：通过髁间窝的矢状位 PDWI 图像，显示半月板交叉韧带，韧带起源于内侧半月板前角，沿前交叉韧带的前表面延伸至股骨髁，可能被误认为前交叉韧带纵向撕裂。

下图：矢状位脂肪抑制 PDWI 图像，显示另外一种半月板交叉韧带变异，该韧带起于横韧带，与前交叉韧带平行向前延伸时，易误认为交叉韧带纵向或部分撕裂。

变异：半月板纤维束

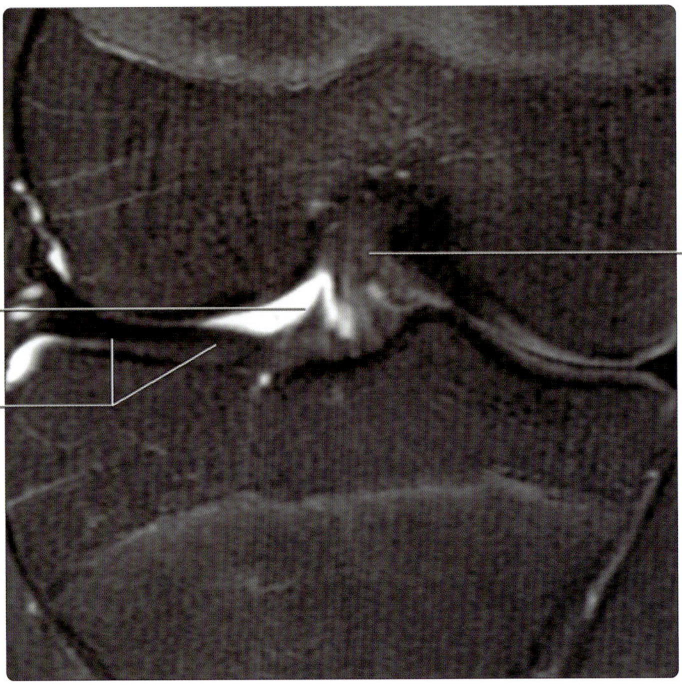

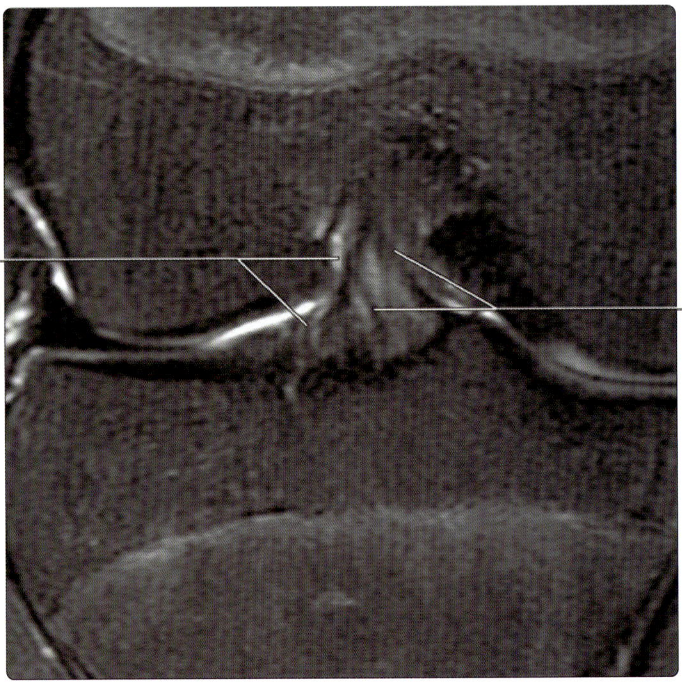

上图：冠状位脂肪抑制 PDWI 图像，显示半月板前纤维束，为延伸至前交叉韧带的一种正常变异，该束来自外侧半月板前角及其根部，向上延伸与前交叉韧带上方的滑膜融合。在前一层面中，该束表现为一个独立纤维束。前交叉韧带位于正常位置，从股骨外侧髁延伸到胫骨髁间嵴内侧的止点。

下图：该图位于上图稍后层面，半月板纤维束从下外侧向上内侧延伸，与前交叉韧带呈相反的角度，此征象可能导致误诊，注意不应与交叉韧带损伤相混淆。

板股后韧带

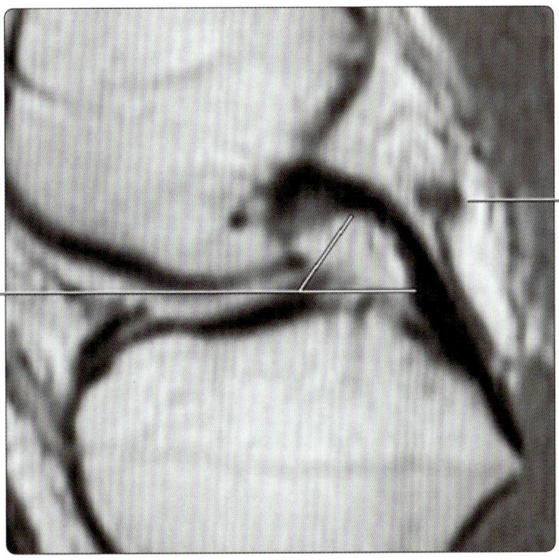

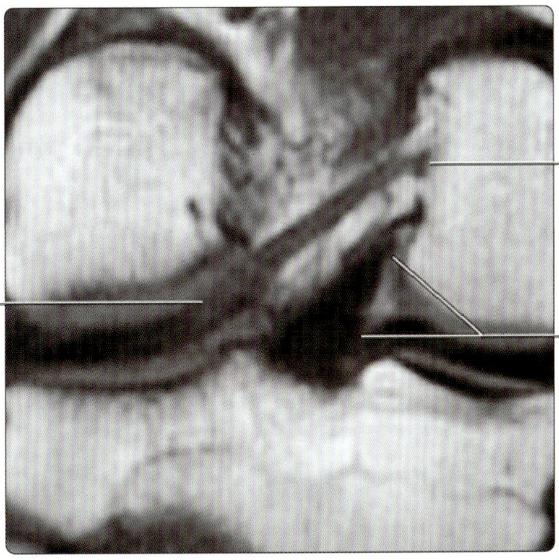

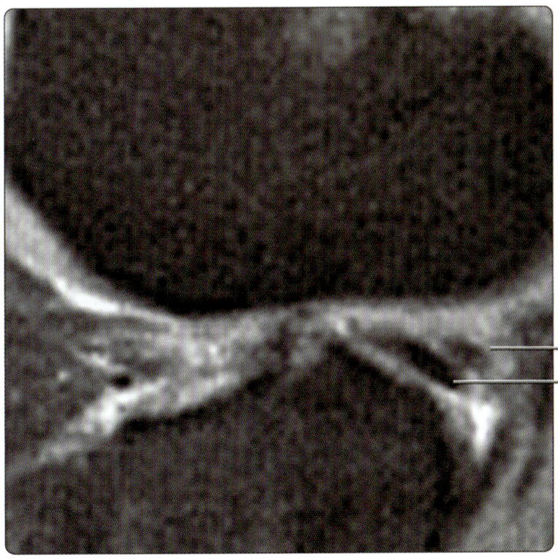

上图：显示后交叉韧带和伴行的板股后韧带（Wrisberg 韧带），经过后交叉韧带矢状位图像显示板股后韧带横断面，该韧带从股骨内侧髁向外侧半月板后角延伸。

中图：同一患者关节后部冠状位 PDWI 图像，显示板股后韧带与后交叉韧带平行，从股骨内髁到外侧半月板后角。

下图：紧邻髁间窝稍外侧的矢状位脂肪抑制 PDWI 图像，显示外侧半月板后角根部，板股后韧带止于此处。若此止点前方出现这种表现可能被误认为半月板撕裂。

板股前韧带

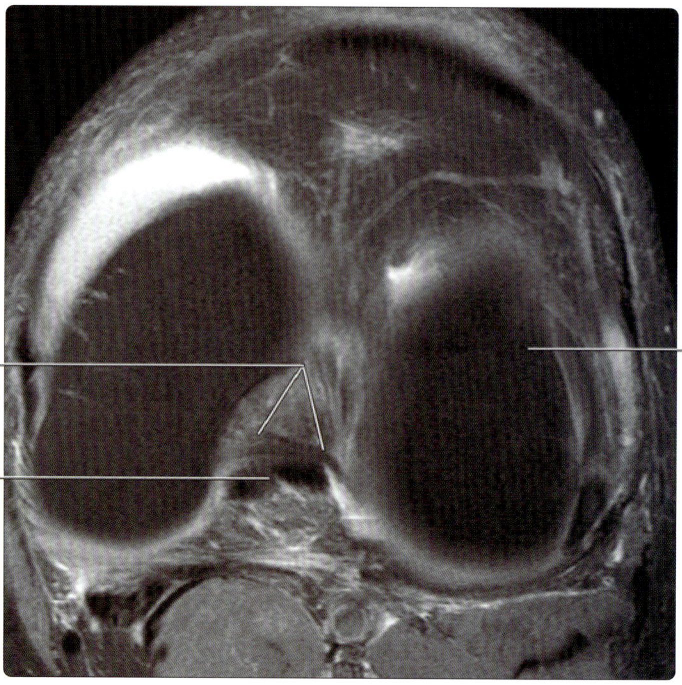

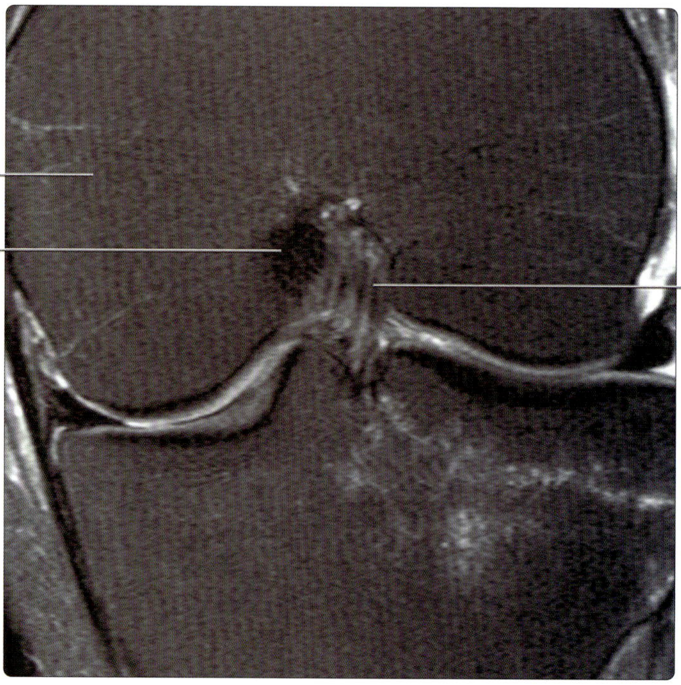

上图：经股骨髁和髁间窝横轴位脂肪抑制 PDWI 图像，板股前韧带（Humphrey 韧带）从股骨内侧髁延伸到后交叉韧带前方，止于外侧半月板后角。

下图：冠状位脂肪抑制 PDWI 图像，显示前交叉韧带从股骨外侧髁向胫骨髁间嵴延伸，板股前韧带起于股骨内侧髁，位于后交叉韧带起点稍前方。

板股前韧带

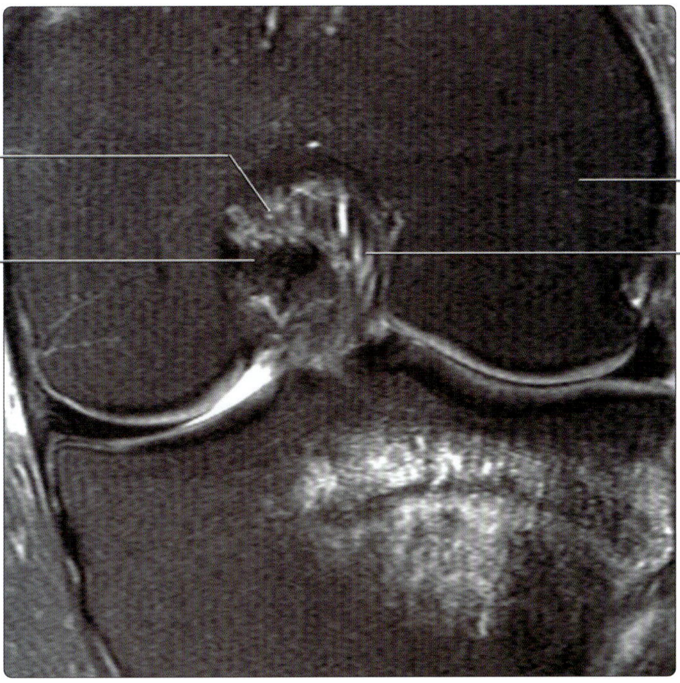

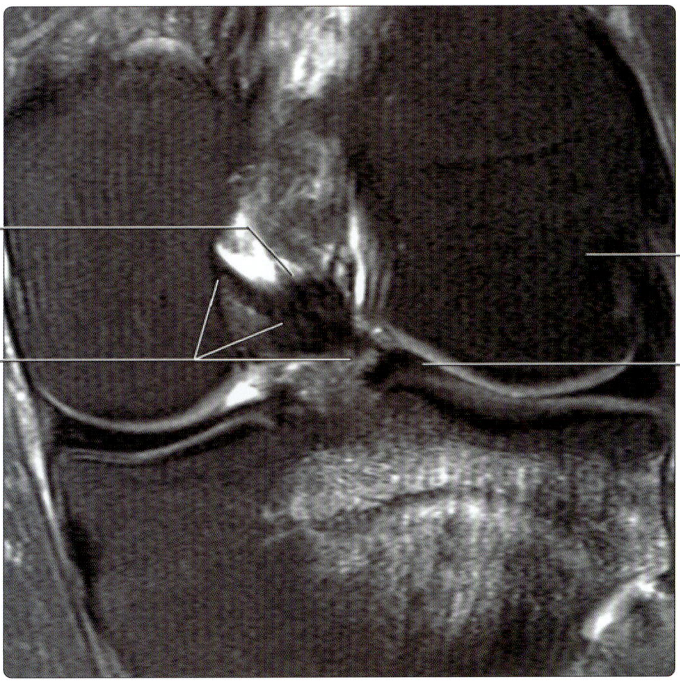

上图：冠状位脂肪抑制 PDWI 图像，髁间窝内结构丰富，包括正常位置的前交叉韧带和后交叉韧带起点，板股前韧带紧靠后交叉韧带，起自其前下方。

下图：更靠后冠状位层面，显示板股前韧带起自股骨内侧髁斜行穿过髁间窝，从前方跨过后交叉韧带，附着于外侧半月板后角根部。在一幅冠状位图像上显示完整的板股前韧带并不常见。本例胫骨平台外侧骨挫伤为偶然发现。

板股前韧带

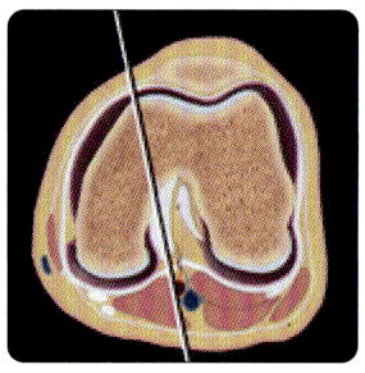

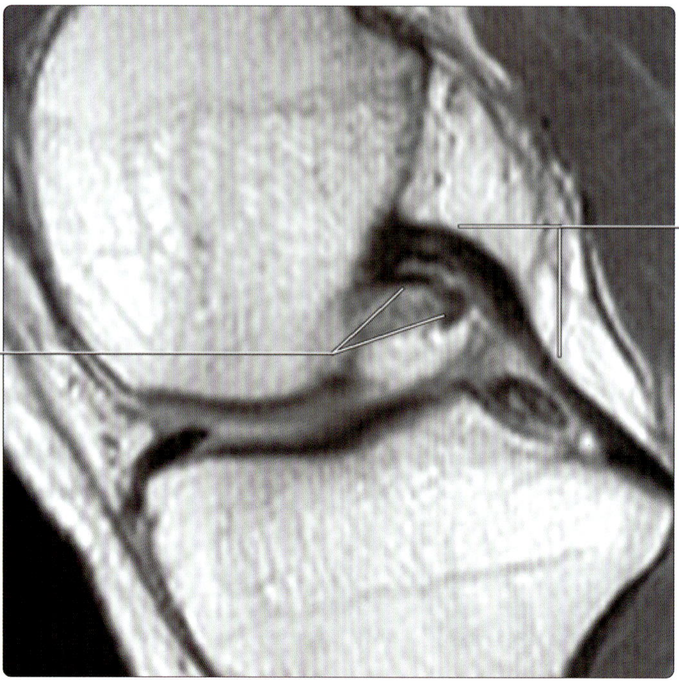

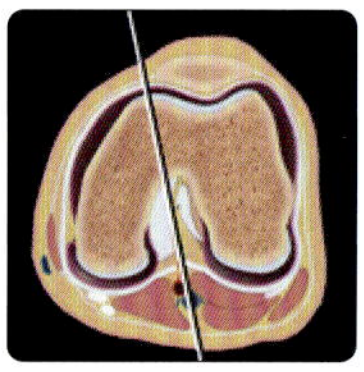

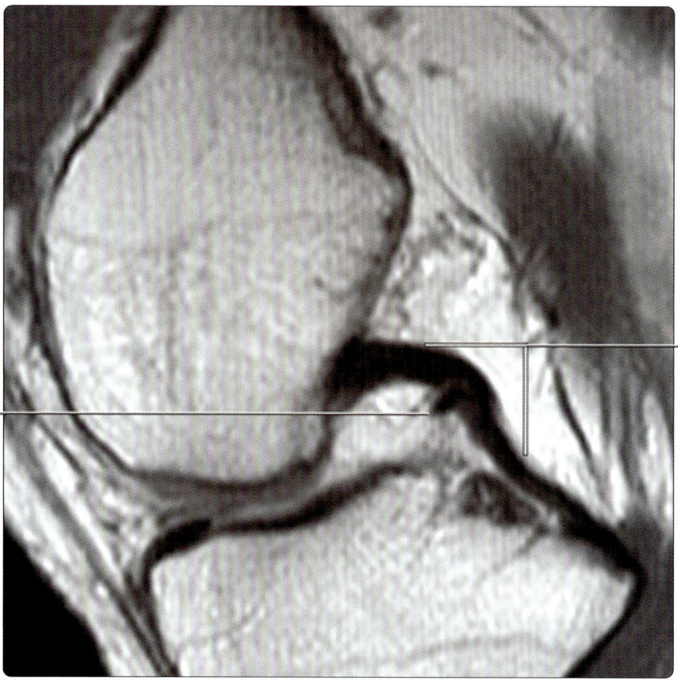

上图：矢状位 PDWI 图像经过后交叉韧带的髁间窝内侧层面，显示板股前韧带，该韧带起于髁间窝内侧，紧邻后交叉韧带的前下方。

下图：为上一幅图像的稍外侧，显示板股前韧带的横断面，紧邻后交叉韧带的下方。

板股前韧带

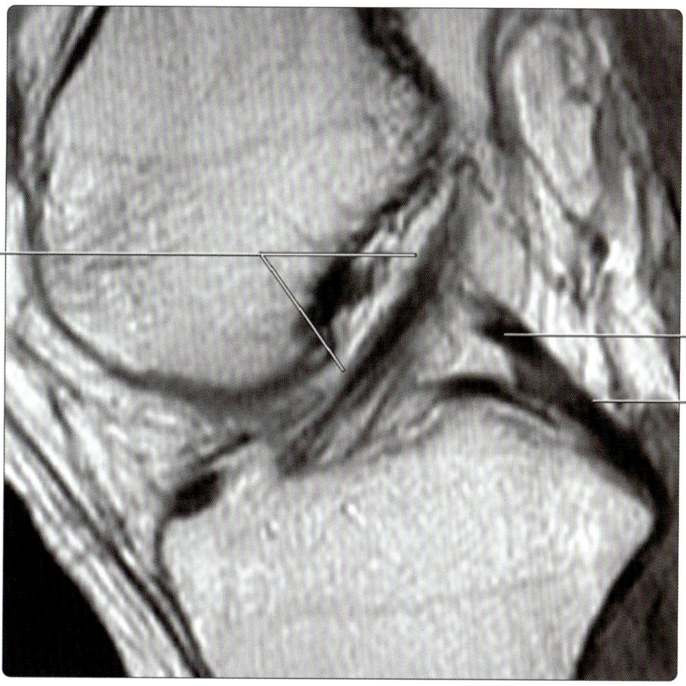

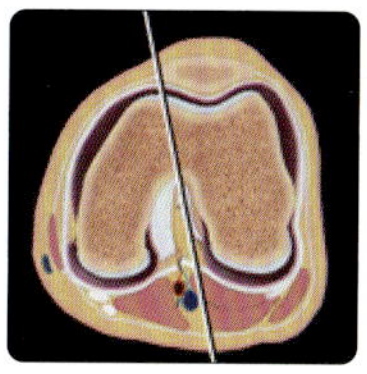

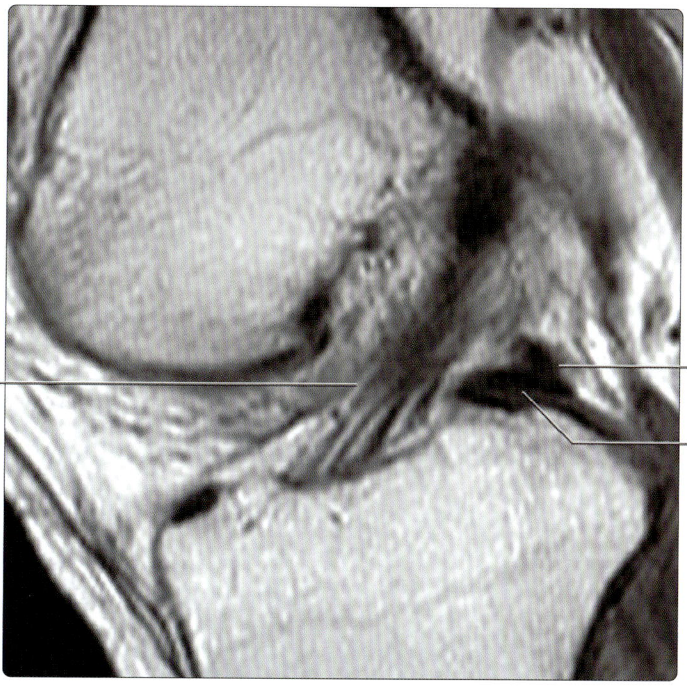

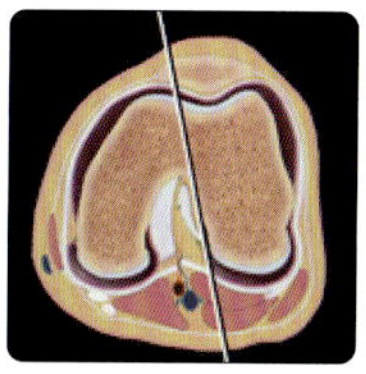

上图：髁间窝更外侧层面，显示前交叉韧带和后交叉韧带的纤维，板股前韧带仍位于后交叉韧带的前下方，向外侧半月板后角根部方向延伸。

下图：髁间窝更外侧层面，显示板股前韧带末端附着于外侧半月板后角根部。如果识别不准，这种附着可能被误认为关节内游离体、半月板碎片或其他异常。

膝后关节囊

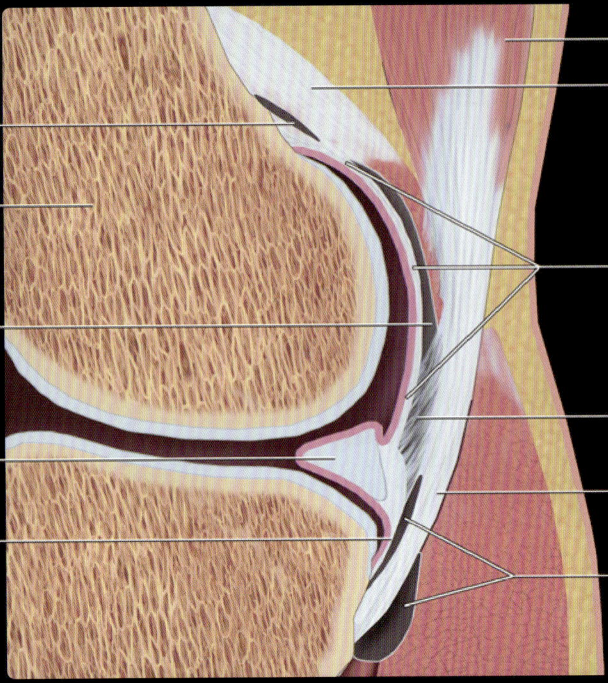

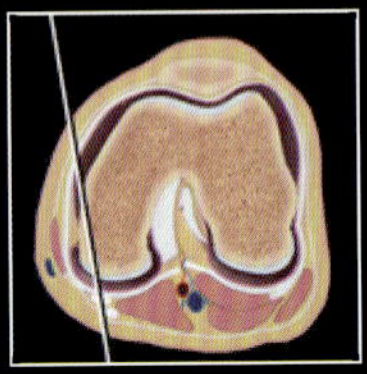

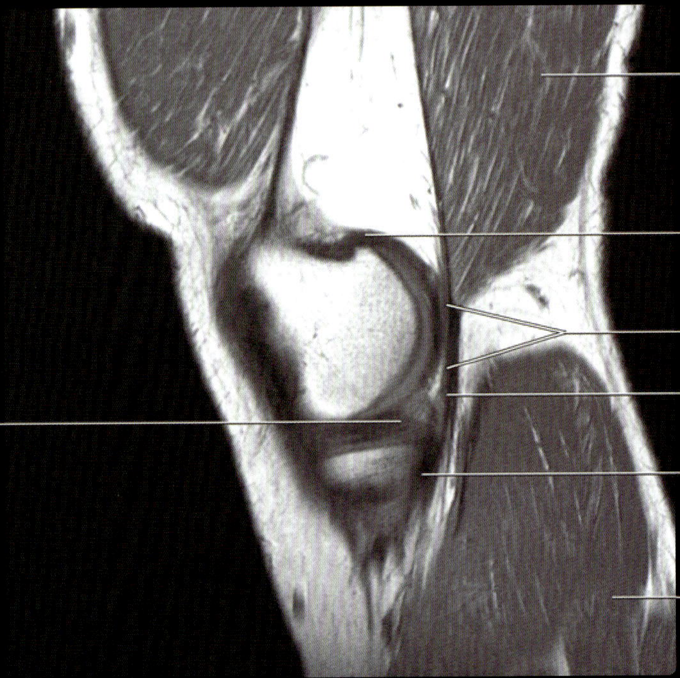

上图：膝后关节囊内侧部分，囊体完整，半月板后角附着其上。上方，关节囊附着于股骨髁后皮质，然后与腓肠肌内侧纤维融合。半膜肌肌腱远端部分为腘斜韧带纤维，这些纤维延续为后斜韧带，形成膝后关节囊。该区域积液可能包括髁后滑囊上部、腓肠肌下滑囊、半膜肌肌腱胫骨附着端的深 / 浅滑囊。

下图：正中矢状位 PDWI 图像，显示半膜肌肌腱对膝后关节囊的作用，注意内侧半月板后角直接与膝后关节囊相接。

膝后关节囊

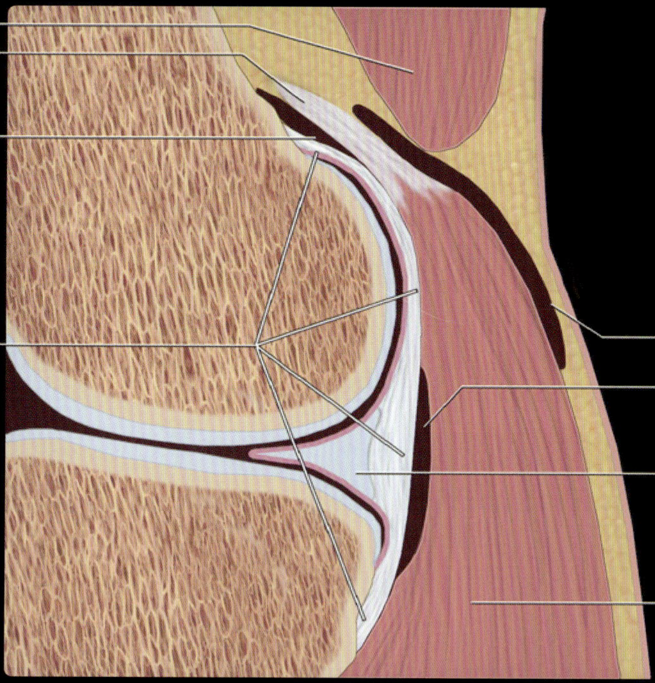

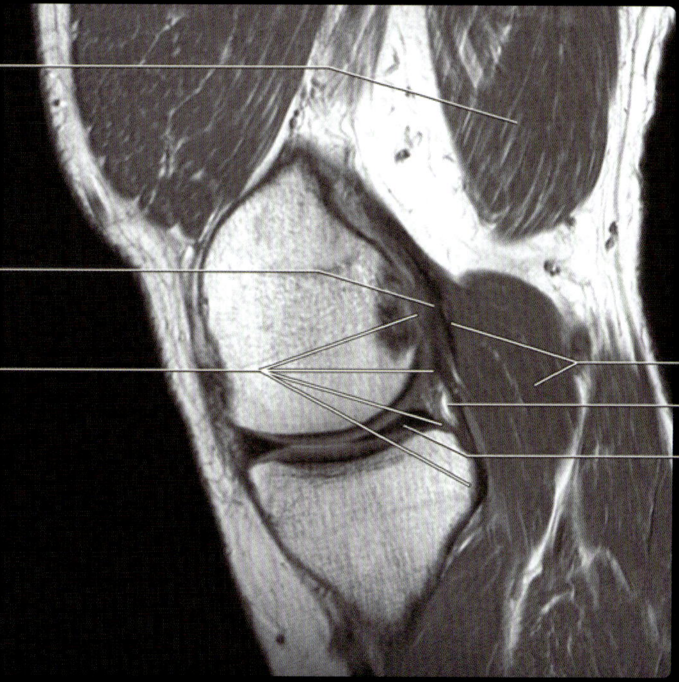

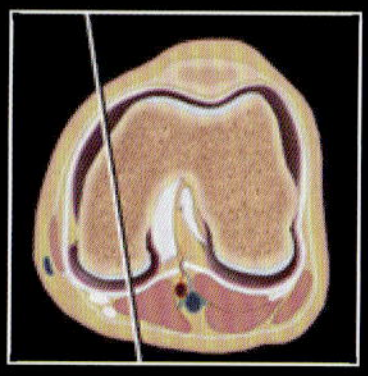

上图：示关节内侧部矢状位，关节囊上缘与腓肠肌肌腱融合，Baker（腘窝）囊肿位于腓肠肌 - 半膜肌滑囊区。内侧半月板后角附着于膝后关节囊，由腘斜韧带加强。腓肠肌下滑囊位于关节囊和腓肠肌之间，髁后滑囊位于更上方的关节囊和腓肠肌肌腱之间。

下图：矢状位显示膝后关节囊与腓肠肌内侧肌腱近端不可分离。在半月板 - 关节囊附着端的后方，腓肠肌下滑囊将膝后关节囊和腓肠肌分开。本例未显示 Baker（腘窝）囊肿，但如果有，应位于半膜肌和腓肠肌肌腹之间。

膝后关节囊

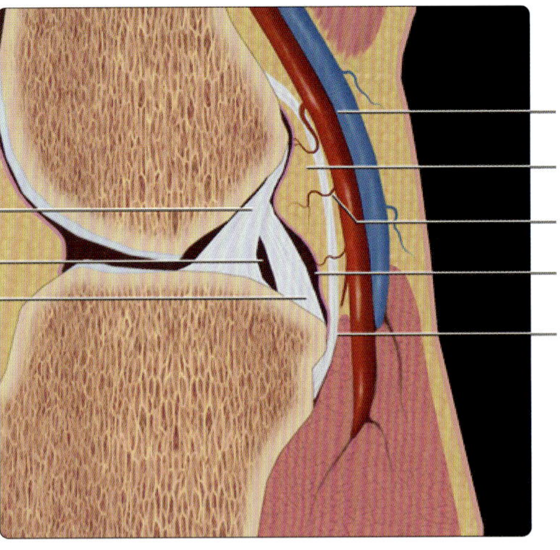

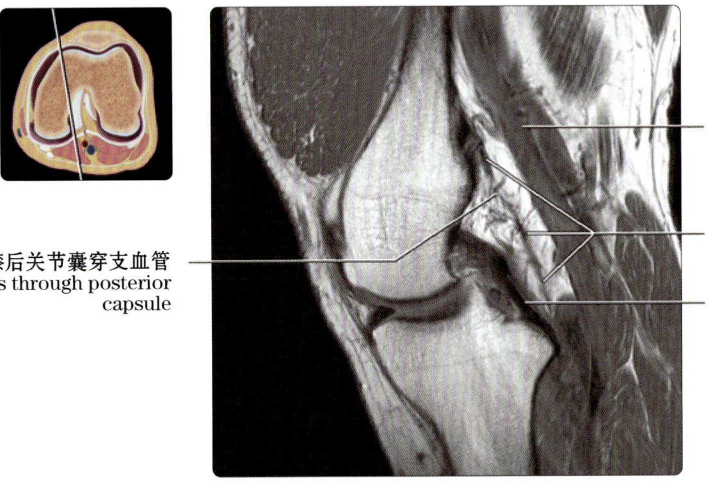

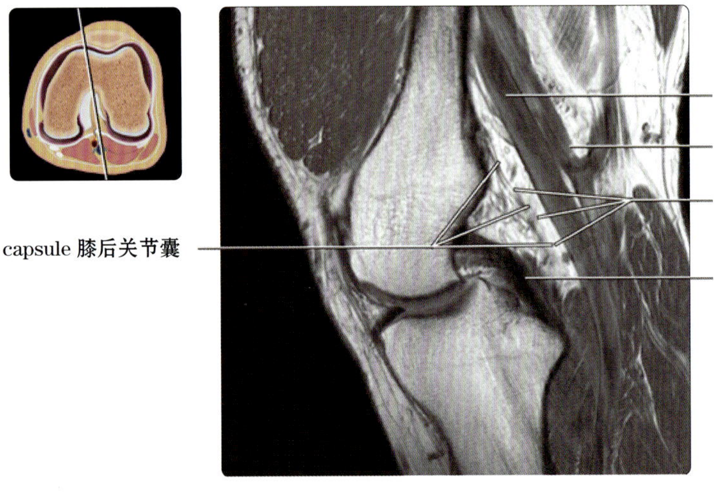

上图：交叉韧带层面，膝后关节囊由腘斜韧带加强，从股骨髁后缘延伸至胫骨平台后缘，关节囊不完整，在其中部有数个小血管孔，腘动脉分支由此孔穿行至关节。后交叉韧带隐窝位于膝后关节囊与后交叉韧带下 2/3 之间，隐窝内可能有少量液体。

中图：通过后交叉韧带的矢状位图像，显示有血管孔的膝后关节囊，关节囊大部分完整。

下图：稍外侧矢状位图像，显示膝后关节囊内有多发血管孔，血管穿过膝后关节囊时，导致关节囊不连续，但关节囊前后均被脂肪包围。

膝后关节囊

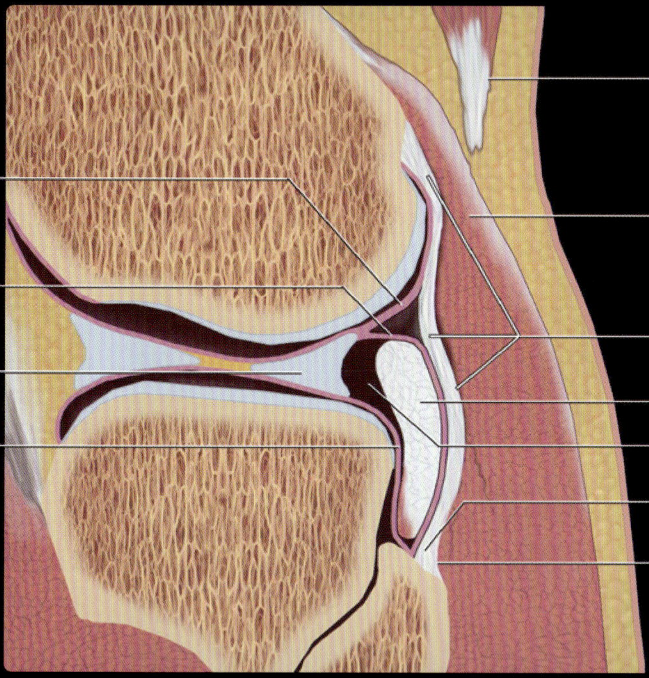

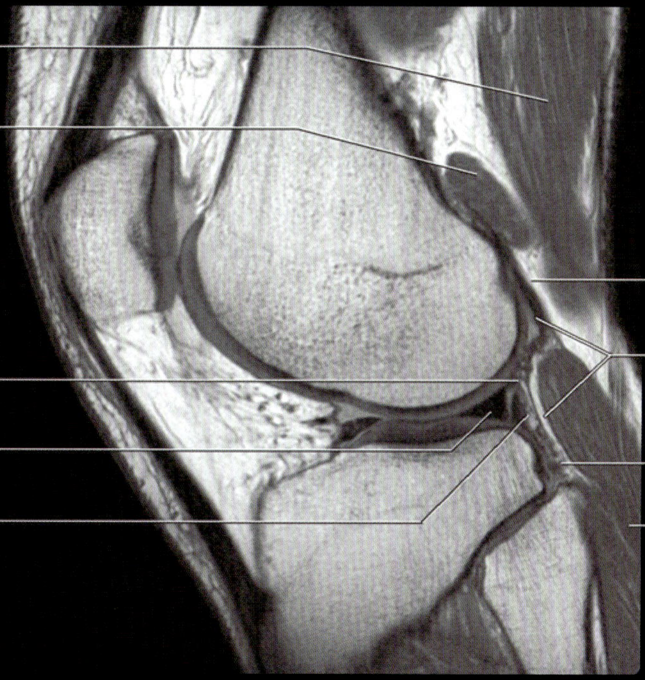

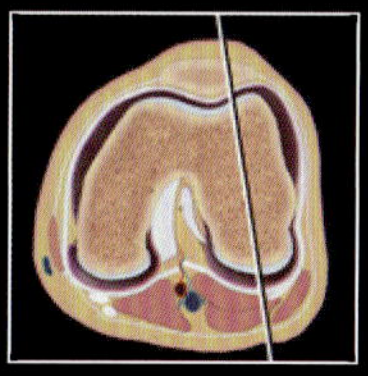

上图：膝后关节囊外侧部层面图像，显示膝后关节囊外侧部与腓肠肌外侧头紧密相连。腘肌腱位于关节内滑膜外，附着于膝后关节囊。来自半月板后外侧角的纤维和源自腓骨头的弓状韧带形成膝后关节囊的外侧部。
下图：矢状位 MR 图像，显示腓肠肌肌腱和弓状韧带（及其他后外侧结构的纤维）形成关节囊，腘肌腱和上束（腘板韧带）也附着在关节囊上。

膝后关节囊区域内的间隙：横轴位

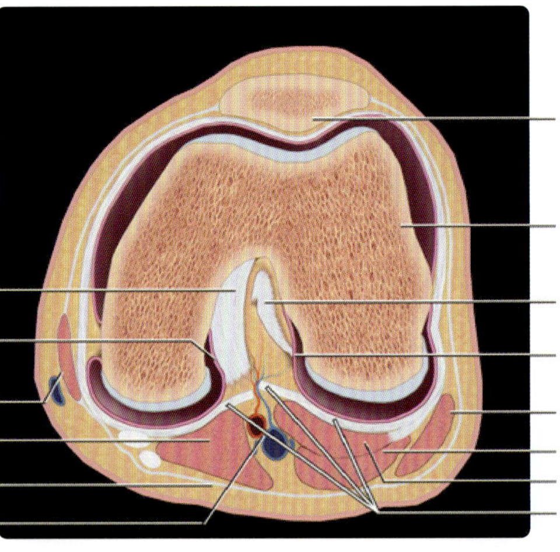

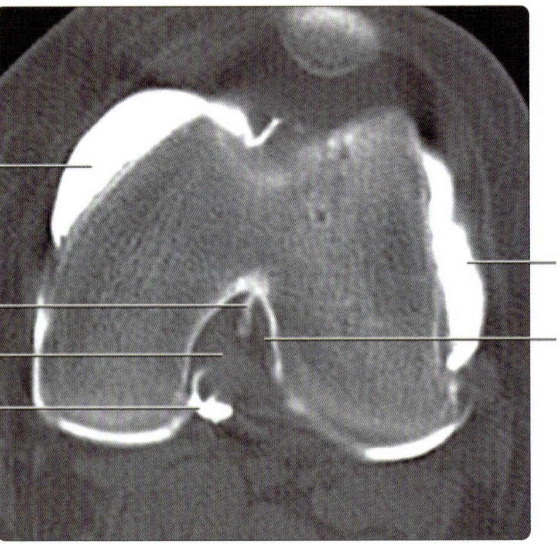

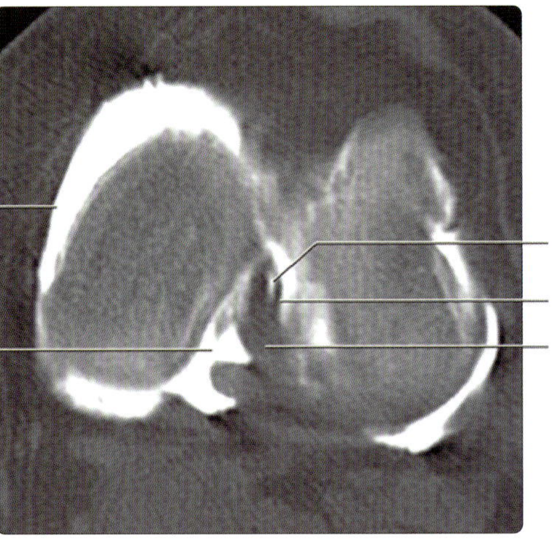

上图：膝后关节囊浅层为下肢浅筋膜，后者包裹缝匠肌等所有结构。膝后关节囊（白色）在后内侧和后外侧与滑膜（粉红色，紧邻紫色滑液区）连续。在髁间区，滑膜与膝后关节囊分离并覆盖交叉韧带，因此特征，关节内注射对比剂可勾勒出交叉韧带。这些韧带位于关节内，但在滑膜外。因此，髁间区膝后关节囊没有滑膜覆盖。膝后关节囊位于腘血管前方，关节囊连续覆盖膝关节后方，局部有关节穿支血管通过，关节囊连续性中断。

中图：CT 关节造影显示充满液体的关节腔间隙。

下图：显示更远侧的关节腔间隙。

膝后关节囊区域内的间隙：冠状位

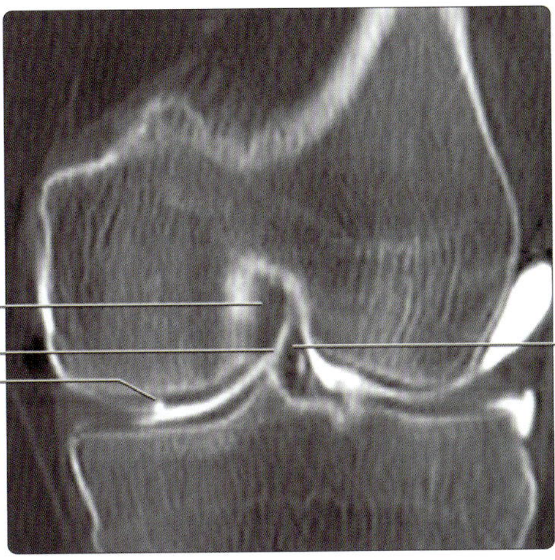

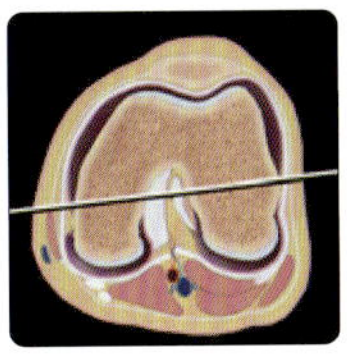

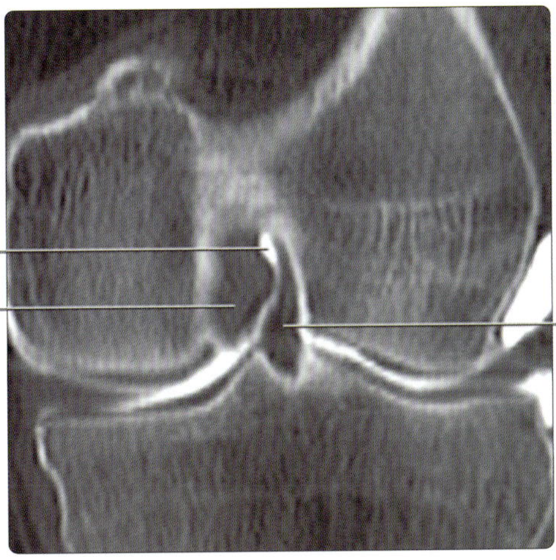

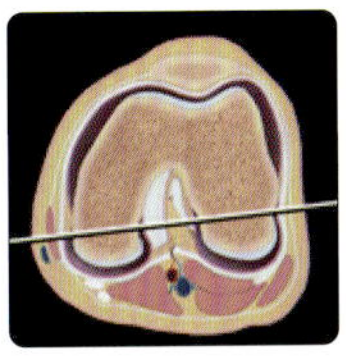

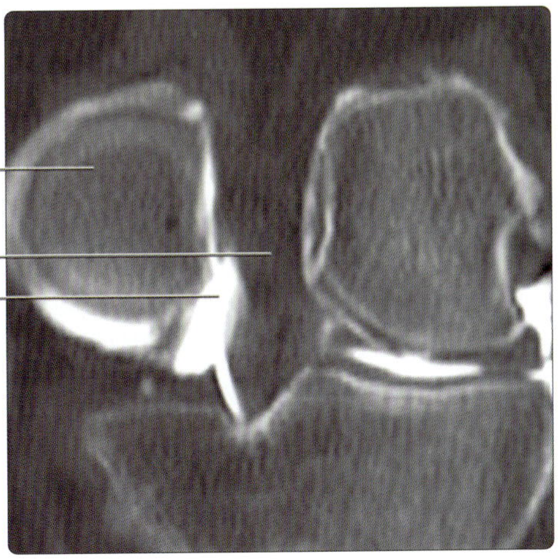

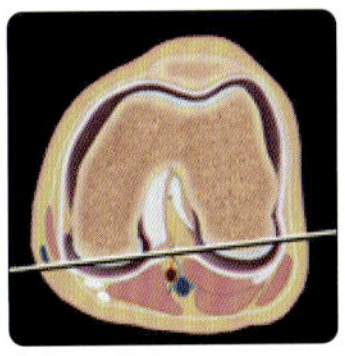

上图：CT 关节造影冠状重组图像，关节充盈时，交叉韧带表面的滑膜轮廓被勾勒出来。在更前部层面，最先可看到 ACL 的前内侧束；在股骨内侧髁的髁间窝部只能看到 PCL 的起点。图中显示充满对比剂的交叉韧带间隐窝。另外，偶然发现股骨内侧髁负重关节面有局灶性软骨缺损。

中图：稍向后层面，显示 ACL 的后外侧束和 PCL 的大部分。半月板轮廓清晰，同时可见交叉韧带间隐窝。

下图：更向后层面，可见 PCL 接近其胫骨后方的止点，后交叉韧带隐窝与 PCL 远端 2/3 邻近并汇入膝关节内侧间隙。

7. 膝关节内侧支持结构

专业术语

缩略语

- 内侧（胫侧）副韧带（MCL）
- 股内斜肌（VMO）
- 内侧髌股韧带（MPFL）

影像解剖

概述

- 关节囊内侧韧带复合体由**三层**组成，每层前、中、后各不相同，高度复杂，各层在不同部位融合
- 股胫关节外翻的主要稳定结构；旋转时的辅助稳定结构
- 预防髌骨外侧半脱位 / 脱位的主要稳定结构

浅层（第 1 层）

- 主要由小腿筋膜组成
- 在前方和上方，小腿筋膜与覆盖于股内侧的筋膜相延续
- **缝匠肌** / 肌腱被该筋膜包绕，是浅层的一部分
- 半膜肌、半腱肌和股薄肌在缝匠肌和浅筋膜的深面，与其紧密相连
- 半腱肌肌腱和股薄肌肌腱在胫骨远端附着时与第 1 层筋膜和 MCL 纤维融合
  - 半腱肌和股薄肌仅在 MCL（第 2 层）的浅层通过，位于第 1 层和第 2 层之间
  - 缝匠肌、半腱肌和股薄肌在胫骨前内侧的附着处形成鹅足腱，大约在关节面下 5 cm 处
    - 缝匠肌经股薄肌前方穿过膝关节内侧，股薄肌位于半腱肌前方
    - 缝匠肌在胫骨上的附着点最宽、最靠前
    - 股薄肌直接与缝匠肌相邻，半腱肌在股薄肌后面，稍低于股薄肌

中层（第 2 层）

- **前方，**MCL（第 2 层）浅层（纵向）纤维与小腿筋膜（第 1 层）融合
- **膝关节中部：**MCL 浅表纤维形成第 2 层
  - 垂直纤维
  - 长 12 cm
  - 宽 1~2 cm
  - 厚 2~4 mm
  - 来源：内上髁
  - 在关节线以下约 5 cm 处略微向前位置附着于胫骨
  - 含有膝下内侧动脉的脂肪层位于 MCL 和胫骨之间
- **后方，**浅表 MCL 有后斜成分
  - 倾斜纤维从第 2 层向后延伸，并与第 3 层融合
  - 与半月板后内侧紧密相连；这种连接结构称为后斜韧带
- **半膜肌**
  - 附着复杂，包括 MCL 中层和深层结构
  - 主体部附着于胫骨平台后内侧
  - 其他附着物
    - MCL 下方的胫骨
    - 膝后内侧关节囊
    - 腘斜韧带
    - MCL 浅层纤维

深层（第 3 层）

- **前方**
  - 沿髌骨上隐窝与关节囊相连续
  - 髌半月板韧带从半月板向前延伸至髌骨边缘
- **膝关节中部：**关节囊层，有时称为 MCL 的深层纤维
  - 关节囊变厚形成两条韧带
  - **板股韧带**
    - 长 1~2 cm
    - 从内侧半月板体外上方斜伸至头侧
    - 附着到 MCL 浅层或股骨
  - **板胫韧带（冠状韧带）**
    - 短（1 cm）
    - 从内侧半月板体部外下方向下延伸至胫骨，正好位于关节面的远侧
    - 比板股韧带稍后一点
  - 关节囊层向后与浅 MCL 斜纤维（不含脂肪）融合，形成后斜韧带。
- **在后方，**主要是关节囊，但纤维来自
  - 半膜肌
  - MCL 浅层的斜行纤维（**后斜韧带**）
  - **腘斜韧带**
    - 接受来自半膜肌、MCL 浅层（后斜韧带）和滑膜鞘的纤维
    - 包裹股骨髁后方形成后部结构

滑囊

- 第 1~3 层结构间的脂肪含量不同
- 在 MCL 的浅层和深层之间可看到小滑囊（MCL 滑囊）
  - 有液体充盈可在 MR 上显示
  - 滑囊可延伸到 MCL 浅层的远端，通常较小，位于半月板体部和 MCL 深部纤维的上方
  - MCL 浅层前缘为其前缘
  - MCL 浅层与深层纤维汇合处为后缘
- 另有滑囊将半膜肌肌腱与膝后关节囊分离

髌骨内侧稳定结构

- 简称内侧支持带

- 从股内侧肌向胫骨下延伸
- 附着于髌骨内侧缘

- 高度复杂，分三层，有上、中、下三个不同部分
  - **第 1 层**最表浅，位于皮下组织深面
    - 下肢深筋膜
    - 前上部，与股内侧肌筋膜延续
  - **第 2 层**位于第 1 层深部、第 3 层（关节囊）表面
  - 在第 2 层和第 3 层内，纤维凝聚形成**内侧韧带复合体**
  - 在第 2 层内，内侧韧带复合体在矢状面上形成倒三角形，中央分开形成 3 个独立的韧带
    - MPFL：上方三角形
    - MCL 浅层：后方三角形
    - 髌胫韧带：前下方三角形
  - **第 3 层**：关节囊
- 髌骨内侧稳定结构的**上部**
  - **股内斜肌**
    - 股内侧肌下部
    - 起到动态稳定结构的作用，中和股外侧肌在股四头肌收缩时对髌骨施加的侧向力
    - 发自大收肌肌腱、内侧肌间隔或内收肌结节
    - 与 MPFL 融合，附着于内侧髌骨上 2/3 处
  - **内侧髌股韧带**
    - 防止髌骨外侧半脱位的主要约束韧带（占总约束力的 50%~60%）
    - 来源多种多样：内收肌结节、内上髁或浅层 MCL
    - 向前稍下方，深至 VMO，与 VMO 的腱膜融合
    - 在髌骨内侧上 2/3 处附着，附着部结构明显
    - 长 4.5~6 cm
    - 厚度 <0.5 cm
    - 宽度：在股骨上 1~2 cm，髌骨上 2~3 cm
    - 下方与第 2 层（内侧支持带）融合
- 髌骨内侧稳定结构的**中部**
  - 浅层 MCL（第 2 层）与小腿筋膜（第 1 层）融合，在前方形成内侧支持带（固有）
  - 在前方与 VMO 筋膜融合
  - 附着于髌骨内侧缘
- 髌骨内侧稳定结构的**下部**
  - 髌胫韧带
    - 起源于胫骨，位于股薄肌和半腱肌附着处
    - 连接第 1 层并斜向下部延伸，附着于髌骨下侧面和髌腱上
  - 髌内侧半月板韧带
    - 髌胫韧带深部（解剖学上位于第 3 层）

膝后内侧囊

- **膝后关节囊内侧**：多个结构的纤维与关节囊融合，形成关节囊的一部分
  - 纤维来自远端半膜肌肌腱，形成腘斜韧带
  - MCL 浅层纤维形成后斜韧带，后者也参与形成腘斜韧带
  - 关节囊附着于股骨后皮质，位于软骨最上端水平上方几厘米处
  - 关节囊在关节面以下 1~2 cm 处附着于胫骨
  - 滑囊分离关节囊和半膜肌肌腱
  - 离膝关节中心稍远一点，半膜肌被内侧腓肠肌取代
  - 上方，关节囊与腓肠肌肌腱相连
- **膝后关节囊中部**
  - 膝关节囊后部不完整
  - 关节间隙与关节外脂肪并不完全分离
  - 腘动、静脉在关节囊后方走行
    - 穿支血管从这些部位穿过后关节囊
    - 穿支神经伴行血管

解剖成像事宜

成像建议

- 浅层 MCL：冠状位和横轴位
- 关节囊层（深层 MCL）：冠状位
- MPFL 和 VMO 轴位显示最佳，位于内收肌结节正下方
  - 80% 的概率在起点处看到 MPFL
  - 100% 的概率在髌骨止点处看到 MPFL
- 内侧支持带仅位于 MPFL/VMO 下方，轴位观察
  - 100% 在中部和髌骨附着处可见到内侧支持带
- 轴位，在膝关节水平可见到髌胫韧带和髌内侧半月板韧带
- 腘斜韧带包绕股骨髁部后方，轴位显示最佳
  - 轴位 MRI 显示率 100%

参考文献

1. Elias DA et al: Acute lateral patellar dislocation at MR imaging: injury patterns of medial patellar soft-tissue restraints and osteochondral injuries of the inferomedial patella. Radiology. 225(3):736-43, 2002
2. De Maeseneer M et al: Three layers of the medial capsular and supporting structures of the knee: MR imaging-anatomic correlation. Radiographics. 20 Spec No:S83-9, 2000
3. Spritzer CE et al: Medial retinacular complex injury in acute patellar dislocation: MR findings and surgical implications. AJR Am J Roentgenol. 168(1):117-22, 1997

鹅足腱：矢状位

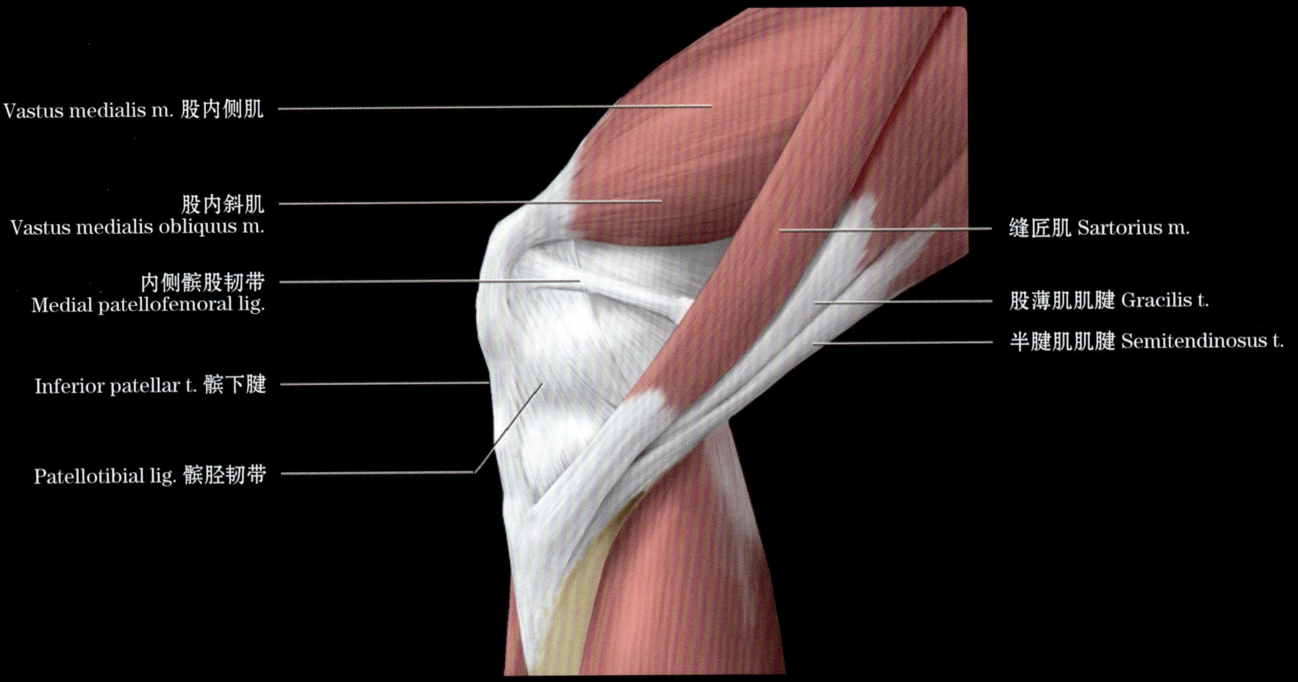

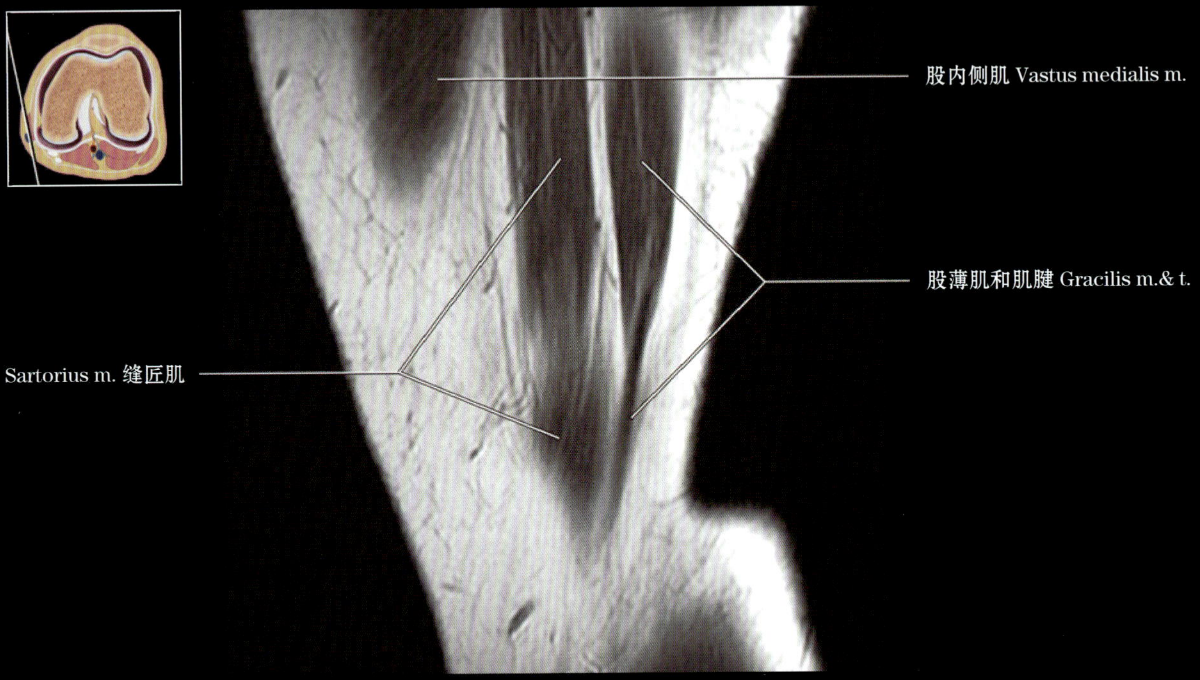

上图：显示鹅足腱的前内侧附着部，缝匠肌位于最前方，位置最表浅；股薄肌附着于缝匠肌的深面；半腱肌附着于股薄肌的后方，略低于股薄肌。这些肌腱及其小腿筋膜构成内侧关节囊韧带复合体的浅层。

下图：矢状位 T_1WI 图像，从最内侧开始，显示鹅足腱的组成。缝匠肌在膝关节上方直线走行，直接位于膝关节内侧；缝匠肌由小腿筋膜包裹，形成关节囊内侧韧带复合体的第 1 层；股薄肌位于缝匠肌略后方较深的位置。

7. 膝关节内侧支持结构

鹅足腱：矢状位

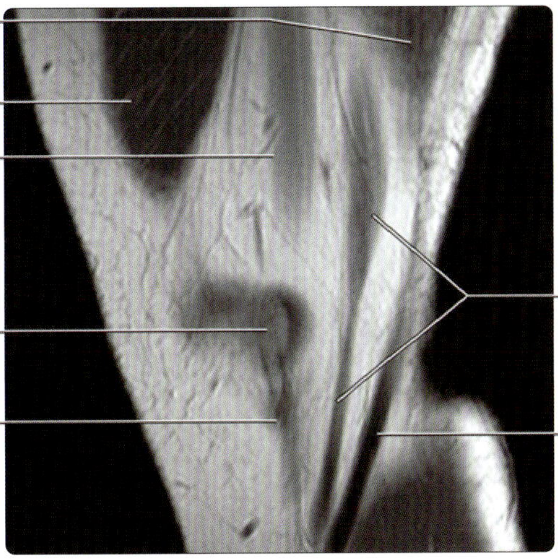

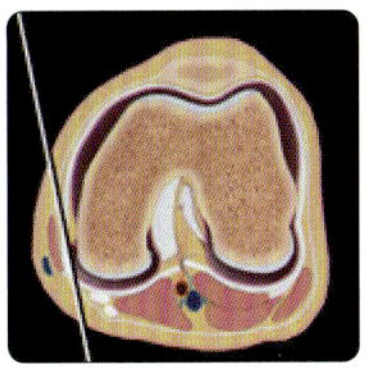

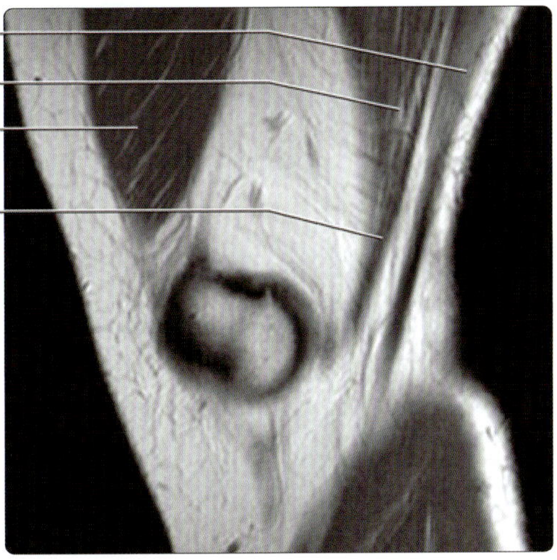

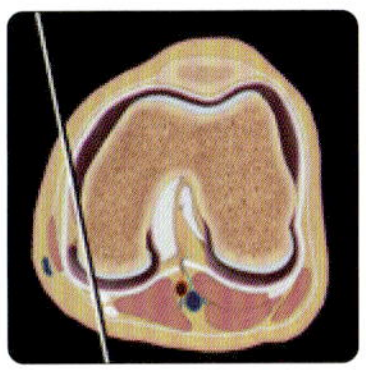

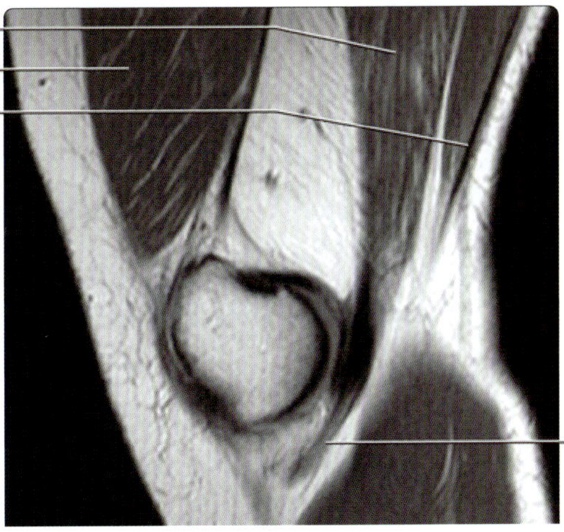

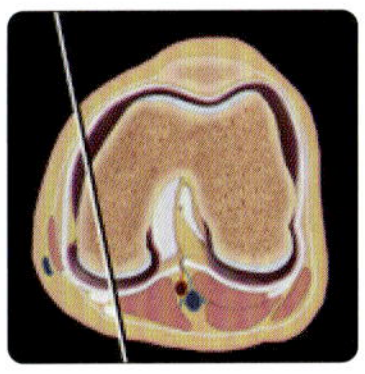

上图：略偏外侧层面（朝向髁间窝），显示缝匠肌的边缘部，股薄肌肌腱紧邻缝匠肌的后方和深部，半腱肌肌腱更靠后、靠内。很少能显示股骨内侧髁内侧副韧带起始部。

中图：更外侧层面，可看到半膜肌和肌腱，半腱肌和肌腱位于其后。半腱肌随同股薄肌继续向胫骨前内侧附着点方向走行，半膜肌附着于胫骨近端的后方和内侧。

下图：更外侧邻近胫骨层面，可看到半膜肌在胫骨后内侧的肌腱附着处变宽，紧邻关节面下方。从半膜肌移行到内侧副韧带和膝后关节囊并经过后斜韧带，这些结构不能单独区分。

鹅足腱：冠状位

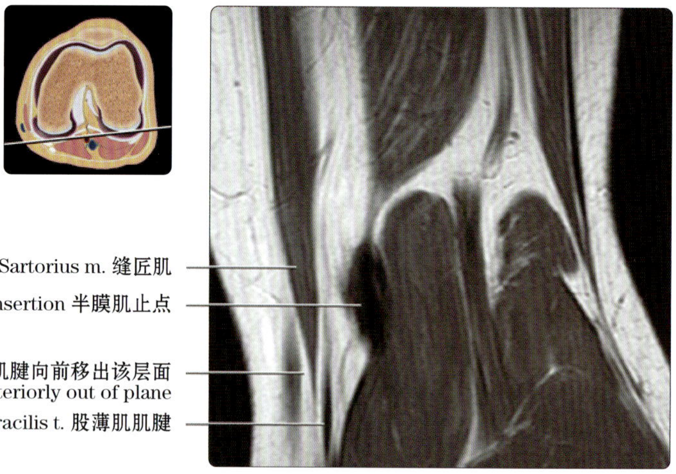

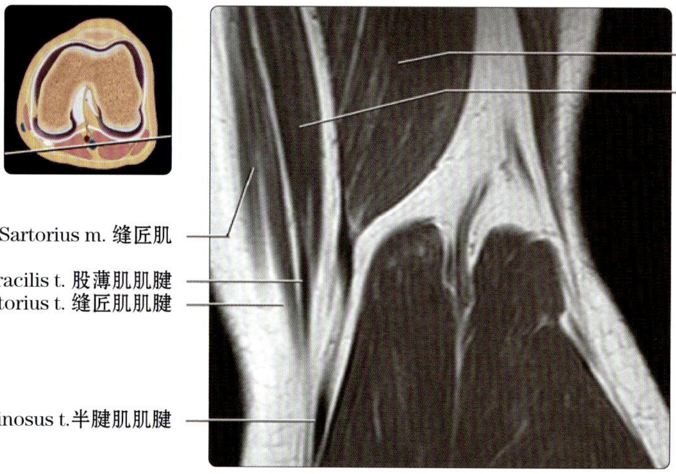

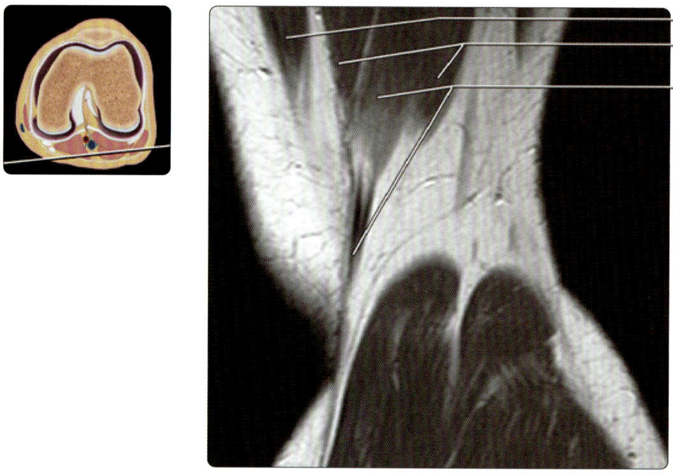

上图：冠状位 T_1WI 通过关节后部层面，显示构成鹅足腱的内、外侧结构。在腘动脉水平、胫骨后方，半膜肌展开到其附着点，其在胫骨后内侧均较宽。缝匠肌在该平面可以看到，其肌腱向前弯曲。股薄肌肌腱的一部分与缝匠肌肌腱平行，并位于其深部。

中图：稍靠后层面，可见缝匠肌和肌腱的边缘部，股薄肌和肌腱较完整。半腱肌肌腱的一小部分位于股薄肌的远侧、后方和内侧。半腱肌位置更靠近端且靠后，不在本层面内。

下图：更靠后层面，半腱肌和肌腱位于半膜肌肌腹的后方。

鹅足腱：横轴位

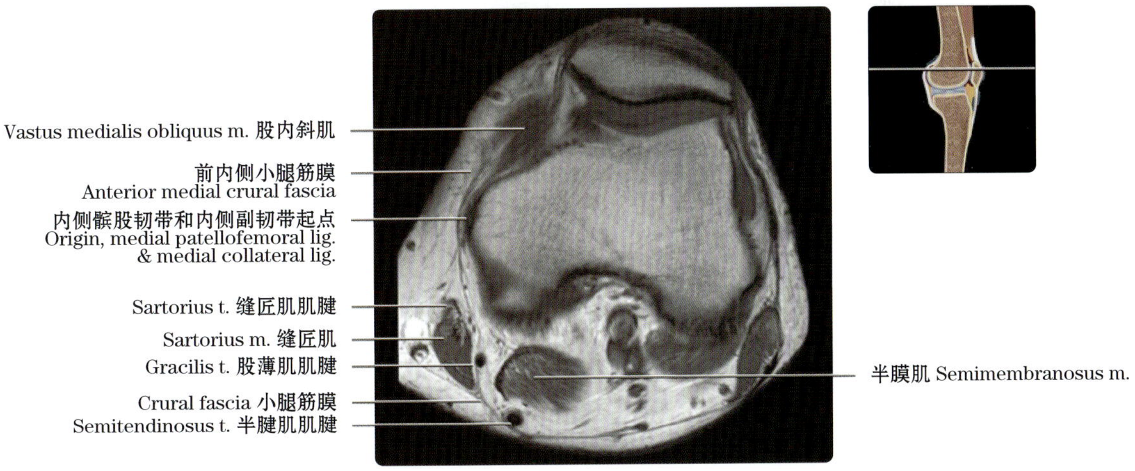

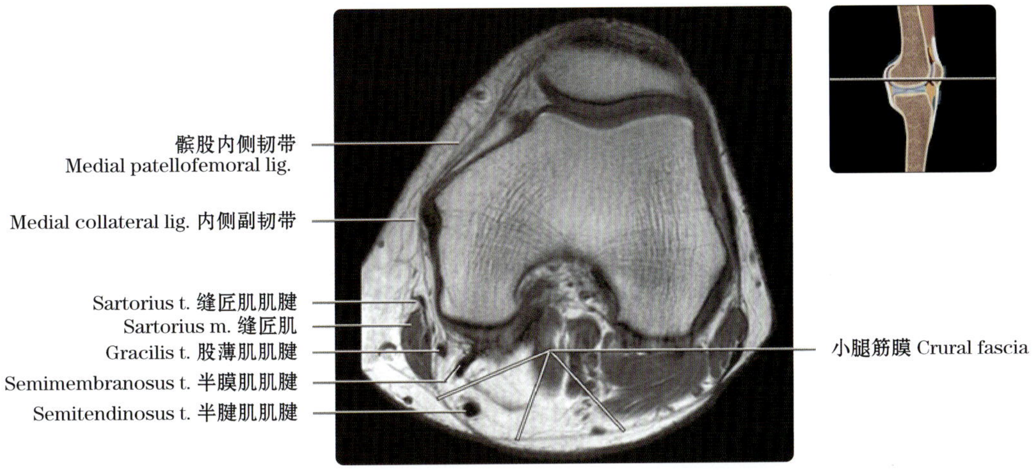

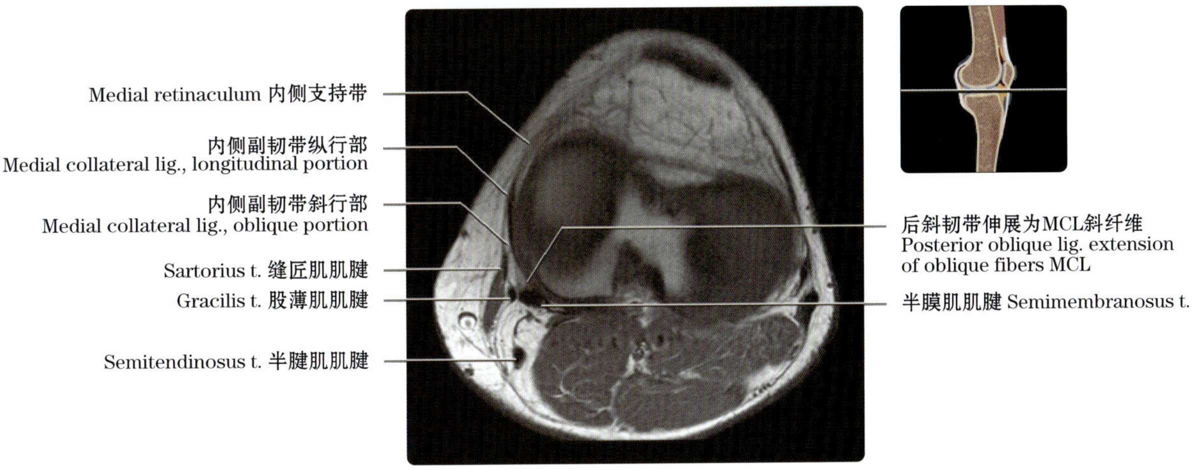

上图：横轴位 T_1WI 图像，显示鹅足腱解剖结构，缝匠肌位置最表浅，由小腿筋膜包裹形成第 1 层；股薄肌肌腱位于缝匠肌内侧，并在缝匠肌肌腱略后方伴随走行；半腱肌位于半膜肌的后方，比股薄肌肌腱明显靠后外侧。

中图：MCL 浅层起于内收肌结节的远端，形成第 2 层。

下图：在关节间隙水平，鹅足腱的结构按照其附着于胫骨前内侧的顺序排列（缝匠肌、股薄肌、半腱肌）：前方，第 1 层（缝匠肌）和第 2 层（内侧副韧带浅层）融合形成内侧支持带，股薄肌和半腱肌位于第 1 层和第 2 层之间；后方，第 2 层和第 3 层（分别为内侧副韧带浅层和深层）融合形成后斜韧带，成为关节囊的一部分。

后内侧结构

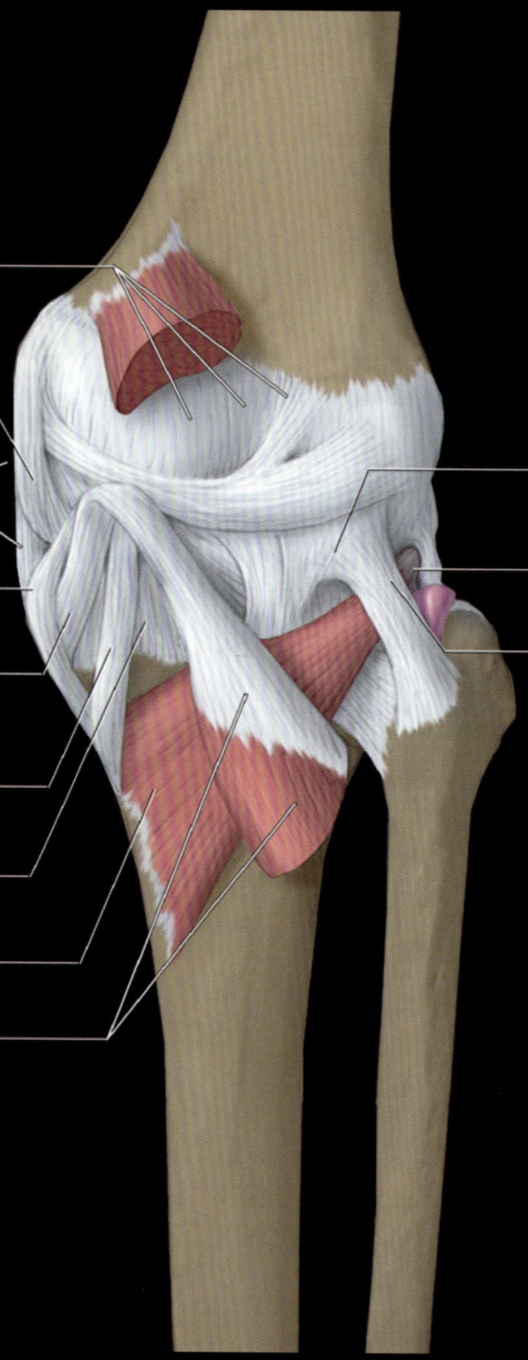

图示半膜肌肌腱较复杂的附着点，分布于胫骨后内侧和前内侧。半膜肌与内侧副韧带之间有移行腱，并扩展成腘斜韧带。后斜韧带来自内侧副韧带浅层的几个臂，包括上臂和下臂，以及内侧副韧带深层的后侧（第 2 层和第 3 层都参与其构成）。之后，后斜韧带从后内侧延伸，参与形成腘斜韧带，后者又参与加强膝后关节囊。在外侧，来自弓状韧带的纤维也混合到腘斜韧带中并参与其构成。

后内侧结构：半膜肌

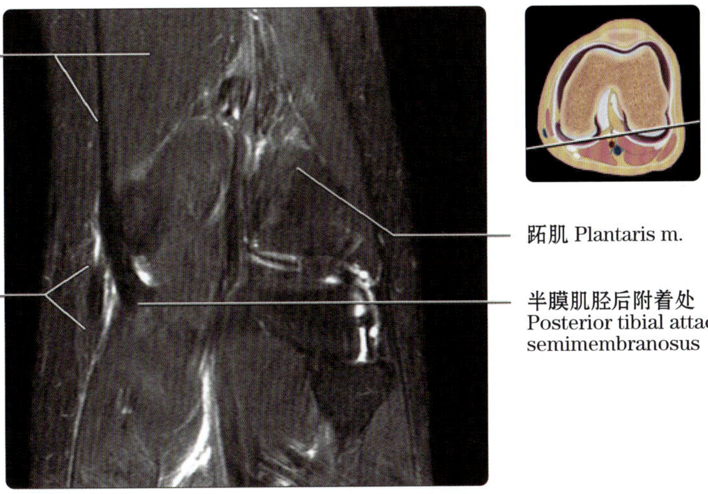

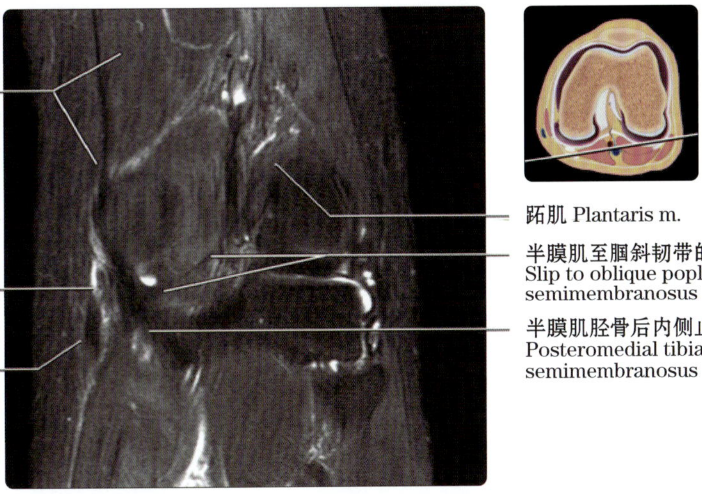

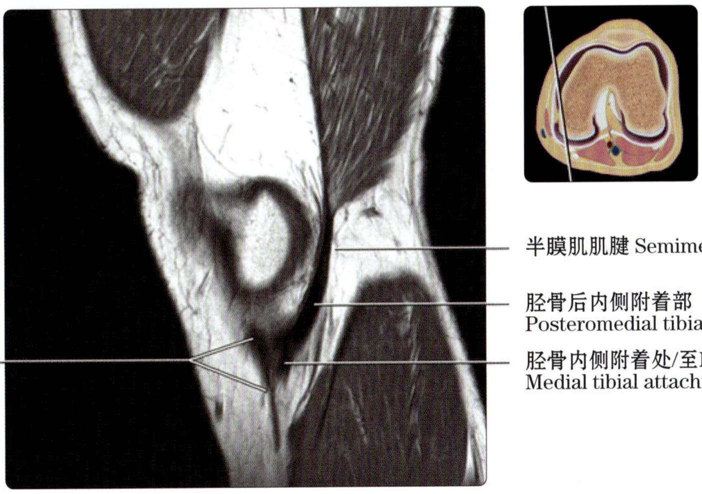

上图：冠状位脂肪抑制 T_2WI 图像，显示半膜肌附着于胫骨后内侧。

中图：稍向前层面，显示半膜肌的多个移行腱，包括胫骨后内侧及更靠内侧的附着点。此外，还有从半膜肌延伸到腘斜韧带和内侧副韧带的移行腱。

下图：矢状位 PDWI 图像，显示半膜肌附着于胫骨后内侧及其延伸至内侧副韧带的移行腱。

关节囊内侧韧带复合体

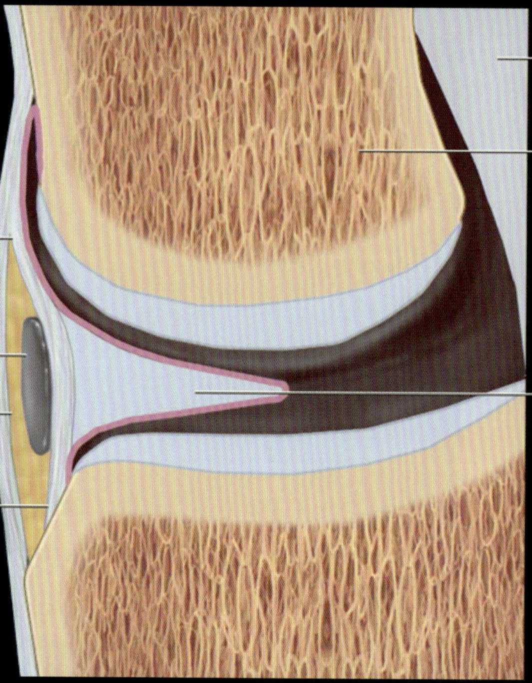

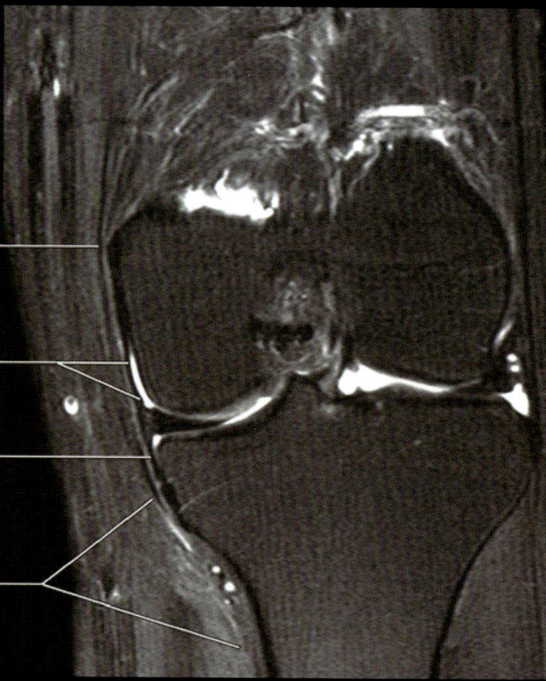

上图：关节中部冠状位示意图，显示内侧副韧带深、浅层纤维的关系。浅层纤维从内收肌结节附近延伸至关节间隙远端约 5 cm 处，深层纤维较短。板胫（冠状）韧带从半月板延伸到胫骨关节面附近，板股韧带从半月板延伸到股骨或内侧副韧带浅层。在深层和浅层纤维之间可看到不同数量的脂肪和小滑囊。

下图：冠状位显示关节内液体勾勒出的内侧副韧带深层纤维。本例板股韧带附着于股骨，通常也可在关节上方的同一水平附着于内侧副韧带浅层。本层面可见较短的冠状（板胫）韧带。由于是压脂序列，内侧副韧带浅层仅隐约可见。由于滑囊内无液体聚集，内侧副韧带深层和浅层不能区分。

关节囊内侧韧带复合体

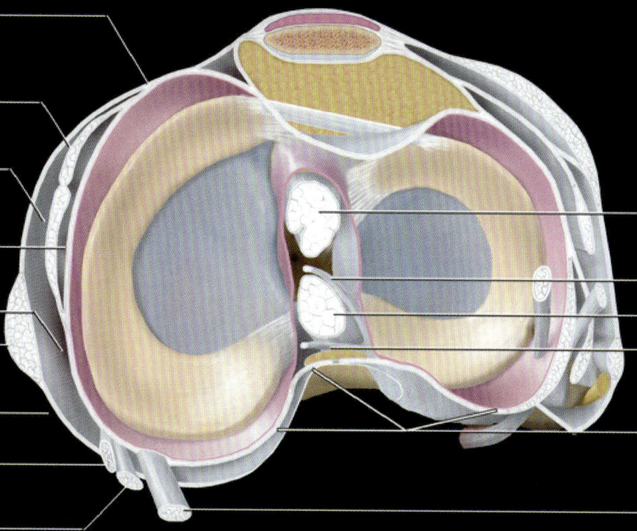

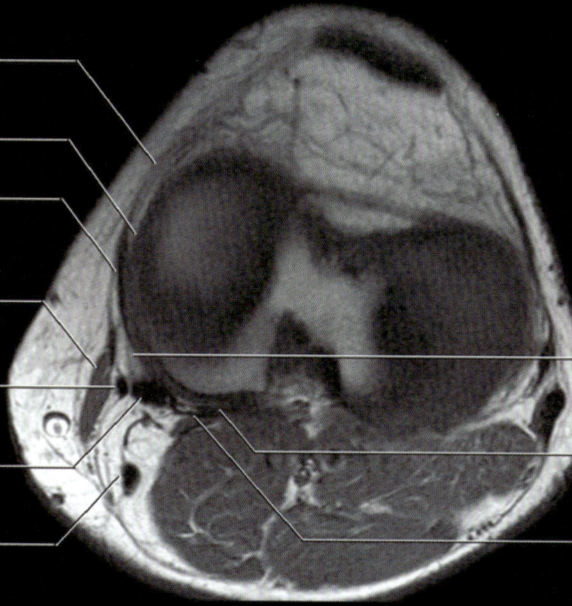

上图：示关节囊内侧韧带复合体，第 1 层由包裹缝匠肌的小腿筋膜组成，内侧副韧带浅层纤维形成第 2 层，第 1 层和第 2 层前方融合，形成内侧支持带。股薄肌和半腱肌位于 1~2 层之间。在后方，内侧副韧带浅层纤维（第 2 层）与深层纤维（第 3 层）融合形成后斜韧带，该韧带在后内侧形成膝后关节囊。

下图：横轴位 T_1WI 显示复杂的后内侧结构，包括鹅足腱构成及半膜肌肌腱的各种附着结构和移行腱。注意在本例中，半膜肌、后斜韧带和膝后关节囊的移行腱。

8. 膝关节外侧支持结构

专业术语

缩写语

- 髂胫束（IT）
- 外侧（腓侧）副韧带（LCL）

同义词

- 腘腓韧带 = 外侧短韧带 = 腘肌的腓骨起点 = 腘腓束

影像解剖

概述

- 有助于膝关节外侧稳定的肌肉、肌腱和韧带的组合

有助于膝关节外侧稳定的肌肉

- 髂胫束
  - **起点**：由以下腱膜覆盖融合而成的深筋膜区强大肌束
    - 阔筋膜张肌
    - 臀大肌
    - 臀小肌
  - 膝关节以上，髂径束附着点
    - 股骨外侧髁上结节
    - 与肌间隔膜融合
  - **主要附着部位**
    - Gerdy 结节（靠近胫骨平台的前外侧）
    - 髌骨和髌韧带的其他小附着点
- 股二头肌
  - 长、短头在膝以上相连
  - **主要附着于**腓骨头和腓骨茎突
  - 几个肌腱和筋膜的附着部位，其中包括在髂径束后缘的附着点
  - 联合肌腱前斜肌纤维起源于股二头肌短前束，附着于胫骨
- 腘肌
  - 肌腱附着于股骨外侧髁的**腘肌裂孔**处
    - 外侧副韧带的下方和深部
  - 向后内侧延伸，穿过**腘肌裂孔**（至豆腓韧带和弓状韧带深面）
  - **腘板韧带上束**从外侧半月板后角延伸至腘肌腱旁组织
    - 腘半月板上束和弓状韧带形成**腘肌裂孔的顶部**
  - **腘板韧带下束**从外侧半月板后角延伸至腘肌腱旁组织
    - 腘板韧带下束形成**腘肌裂孔的底部**
  - 上、下束连接并附着于腓骨茎突，形成**腘腓韧带**
  - **腘肌**附于胫骨近端干骺端后内侧
  - 腘肌的**功能**
    - 协助屈膝
    - 胫骨在股骨上内旋（开始屈膝时）
    - 在屈曲和旋转时通过将外侧半月板后角从关节间隙收回对其进行保护
    - 使后外侧角在旋转不良时保持稳定

膝后外侧关节囊

- 弓状韧带纤维形成外关节囊
- 腘肌腱（关节内、滑膜外）牢固地附着在后关节囊上
- 腘窝可深伸至胫骨后方（关节囊前）；可与近端胫腓关节延续
- 腓肠肌外侧纤维参与关节囊的形成

外侧支持系统由 3 层组成

- **第 1 层（浅层）**
  - 在前方，髂径束
  - 后外侧，股二头肌浅部
- **第 2 层（中层）**
  - 在前方，外侧支持带
  - 2 条韧带增厚，起源于髌骨外侧
    - 近侧韧带止于外侧肌间隔
    - 远侧韧带止于后外侧关节囊和腓肠肌肌腱外侧头的股骨附着处
- **第 3 层（深层）**
  - 形成关节囊的外侧部分
  - 包含多个离散的肌腱增厚结构
    - 前外侧韧带起始于 LCL 正前方，斜向前延伸，在 Gerdy 结节和腓骨头之间附着于胫骨中段；牢固地附着于外侧半月板
    - 外侧（腓侧）副韧带
    - 弓形复合体，由多条韧带组成
  - 后外侧角韧带解剖极为复杂

膝后外侧部结构

- 全部附着于腓骨头部并提供后外侧支撑
- 并非所有的结构成像时都可看到
- 后外侧结构可分为浅层和深层
  - 浅层：股二头肌长头、短头及 LCL
  - 深层：纤维囊的后外侧加强结构，包括豆腓韧带、弓状韧带、腘斜韧带和腘腓韧带
- **股二头肌长头**
  - 2 个主要肌腱组成
    - 直臂附着于腓骨头
    - 前臂附着于腓骨头上直臂的正前方，向远端延续为前腱膜，向前外侧环绕小腿
- **股二头肌短头**
  - 2 条肌腱组成

  - 直臂附着于茎突前和肱二头肌长头内侧的腓骨头
  - 前臂穿过内侧副韧带至外侧副韧带，附着于胫骨外侧髁上外侧缘，接近 Gerdy 结节
- **外侧副韧带**
  - 股骨远端的近端附着，正好在外上髁的近端和后方
  - 近端附着点位于腘肌腱起始处的沟近端和前方
  - LCL 向后外延伸附着于腓骨小头的上关节面
    - 豆腓韧带和弓状韧带附着点的前外侧
- **豆腓韧带**
  - 起源于腓肠豆（或其近端）
  - 附着于腓骨头尖部外侧（茎突）
  - 在腓骨头上的腘腓韧带止点处的正前外侧附着
  - 当弓状韧带变小时，豆腓韧带可能占优势
- **弓状韧带**
  - Y 形
  - 起自腓骨茎突，深至豆腓韧带
  - 外侧肢沿膝关节外侧囊直行向上达股骨外侧髁
  - 内侧支横跨腘肌腱后表面，附着于膝后囊
    - 内侧支与腘板韧带上束共同构成腘肌裂孔的弓形顶
    - 附着点位于膝后囊时，弓状韧带内侧支与来自于腘斜韧带的纤维汇合
  - 豆腓骨不存在（或可能含有豆腓韧带纤维）时，弓状韧带可能占优势
  - 膝状体下外侧动脉相对于弓状韧带前行
- **腘斜韧带**
  - 从内侧起自半膜肌和胫骨内侧髁，向外上走行
  - 在股骨附着处（髁间窝边缘和股骨外侧髁后表面）后外侧连接弓状韧带
- **腘腓韧带**
  - 由上、下束汇合而成
  - 附着于腓骨头
  - 既不存在弓状韧带，也不存在豆腓韧带时，腘腓韧带可能占优势

解剖成像事宜

成像建议

- 重要的后外侧结构在横轴位和常规斜矢状位影像上可见（通常先设定好横轴位，斜矢状位沿前交叉韧带的走行方向设定）
- **斜冠状位**有助于显示后外侧部结构
  - 在矢状位图像进行定位
  - 倾斜角度由前上至后下，通常与矢状位上所见的腘肌腱平行

影像学注意事项

- 以下统计数据基于 1.5 T MR 成像
- 股二头肌在 3 个平面上均显示良好，显示率 100%
  - 单个结构可在腓骨附着点附近的轴位图上单独看到
    - 股二头肌短头，直臂显示率 70%
    - 股二头肌长头，直臂和前臂显示率 70%
- LCL 在 3 个平面上均显示良好，显示率 100%
- 在矢状位液体敏感序列上，腘半月板上束在外侧半月板后角水平显示最佳；显示率 100%
- 在冠状位液体敏感序列上，腘半月板下束在外侧半月板体部水平显示最佳；显示率 100%
- 弓状韧带
  - 在尸体研究中，矢状位或冠状位 MR 上，至少能看到其中一支的可能性为 70%
    - 弓状韧带外侧支显示率 57%（无腓肠豆时效果较好）
    - 弓状韧带内侧支显示率 57%（有腓肠豆时效果较好）
  - 斜冠状位 MR 有助于显示
- 豆腓韧带很少作为独立整体出现（冠状位或矢状位）
- 腘腓韧带
  - 在尸体研究中，斜冠状位 57% 可见（标准平面显示率 38%）
- 轴位像腘斜韧带 100% 显示

膝后外侧撕脱骨折

- **弧形征**
  - 腓骨茎突后上段细小的骨质撕脱
  - 豆腓韧带、腘腓韧带和弓状韧带共同附着点（附近）的位置
  - 骨髓水肿也可能提示该部位的损伤
  - 常合并后交叉韧带损伤
- **腓骨头前外侧撕脱伤**（非腓骨茎突）
  - LCL/ 股二头肌撕脱

临床意义

临床重要性

- 后外侧结构主要约束膝关节内翻和外旋角度
- 胫骨后平移的二次约束

选择性切除的生物力学研究

- 防止后外侧不稳定的主要结构是 LCL 和腘肌腱
- 腘腓韧带在提供静态稳定性方面也很重要
- 手术主要集中在修复这些韧带
- MR 上腘腓韧带表现多种多样（即使是斜冠状位）
  - 对膝后外侧部损伤的评价有局限性

膝后外侧部

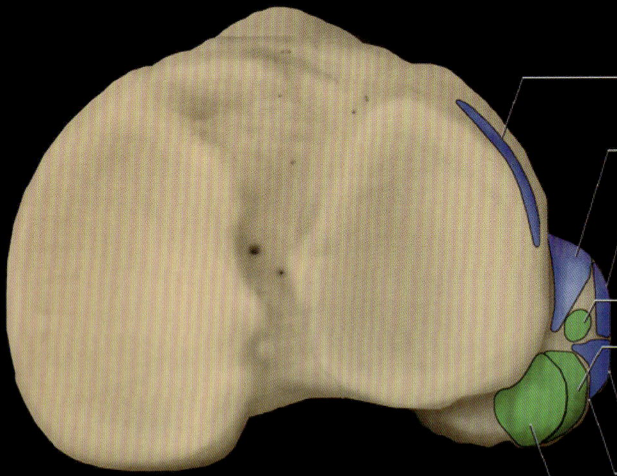

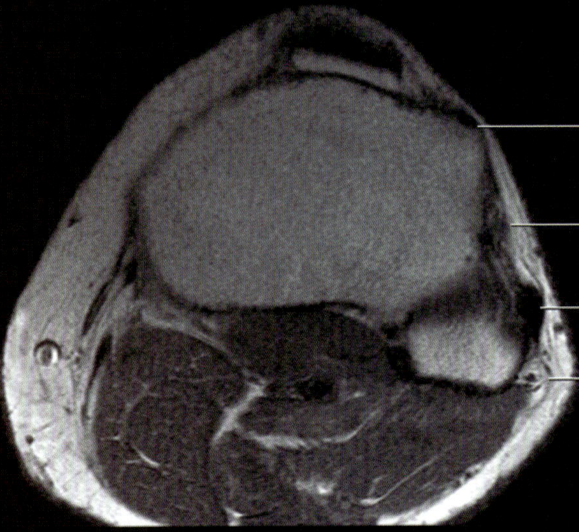

上图：显示腓骨近端后外侧结构的附着点。注意，股二头肌短头的 2 个头附着在最前面，外侧副韧带和股二头肌长头的 2 个头紧靠在外侧副韧带后面。弓状韧带、豆腓韧带和腘腓韧带在腓骨头顶端附着于更靠后的位置（腓骨茎突）。

下图：腓骨头横轴位 T_1WI，股二头肌肌腱 / 外侧副韧带附着在腓骨头外侧，弓状韧带和腘腓韧带附着于腓骨茎突顶端稍近侧位置（本图未显示）。

膝后外侧部

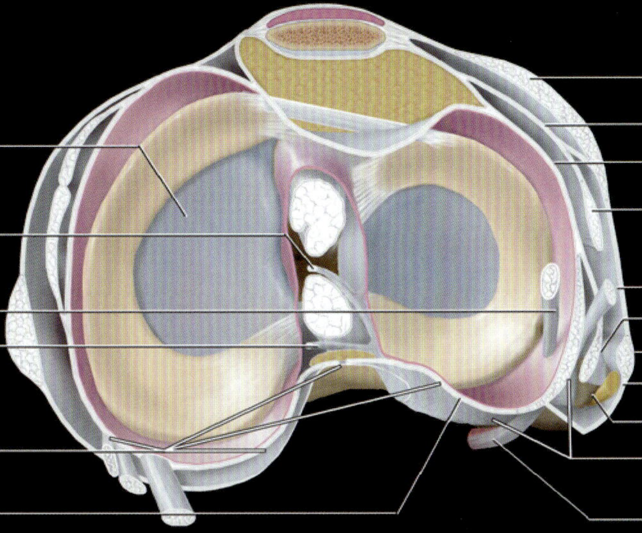

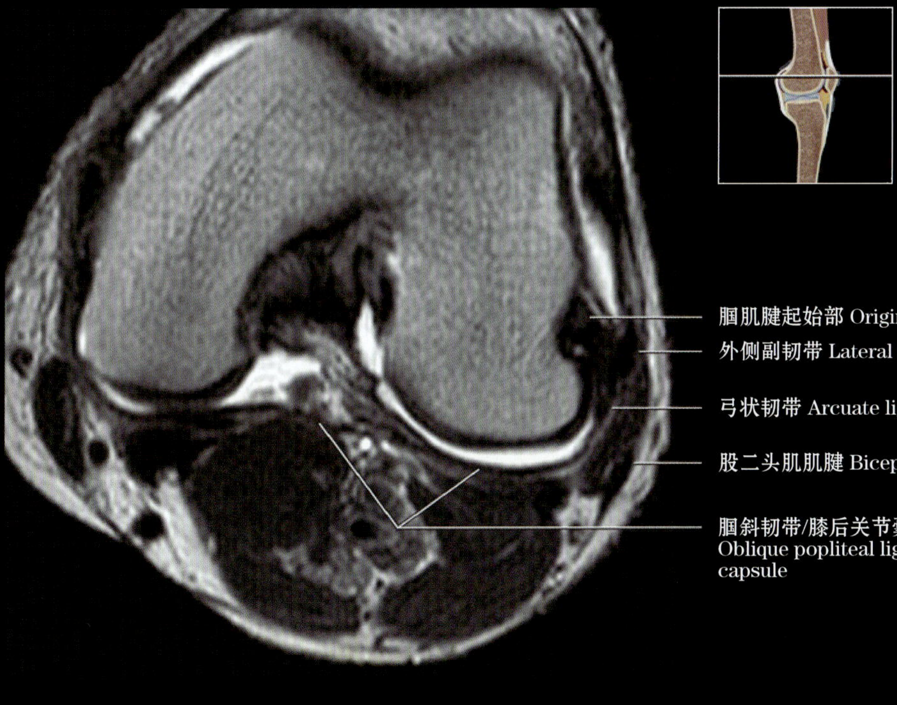

上图：穿过关节间隙的横轴位图像，显示关节囊外侧韧带复合体。后外侧浅层结构包括股二头肌长头、短头及外侧副韧带；后外侧深层结构包括豆腓韧带、弓状韧带、腘斜韧带和腘腓韧带。腘斜韧带在此处并非一个独立结构，弓状韧带内缘在腘肌裂孔后方与其相连，辅助加固膝后关节囊。

下图：经髁间窝水平横轴位 T_2WI 图像，显示腘肌腱起源于股骨外侧髁沟。腘斜韧带加固膝后关节囊，弓状韧带的外侧（斜）支也起辅助加固作用。外侧副韧带毗邻股二头肌肌腱。

膝后外侧结构

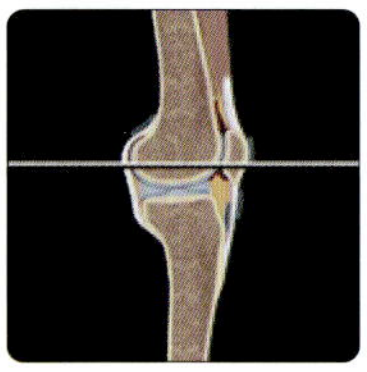

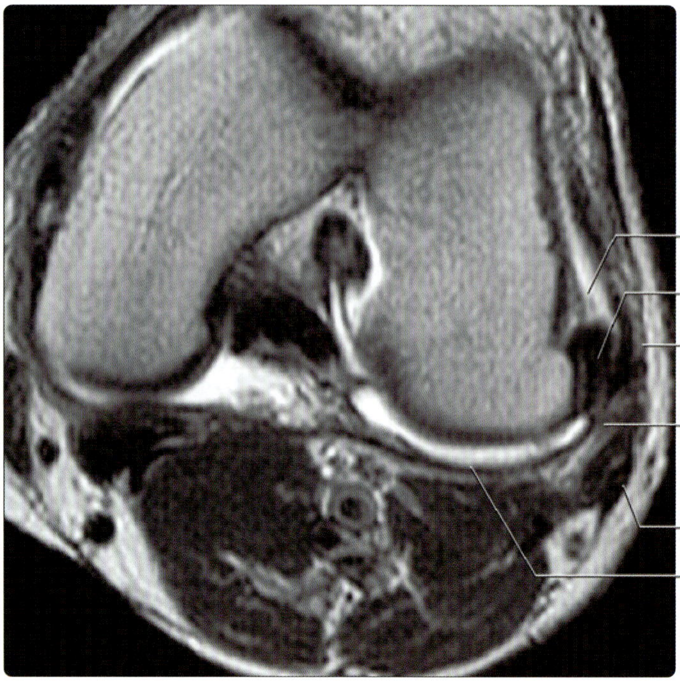

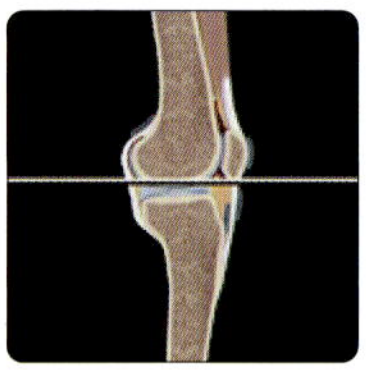

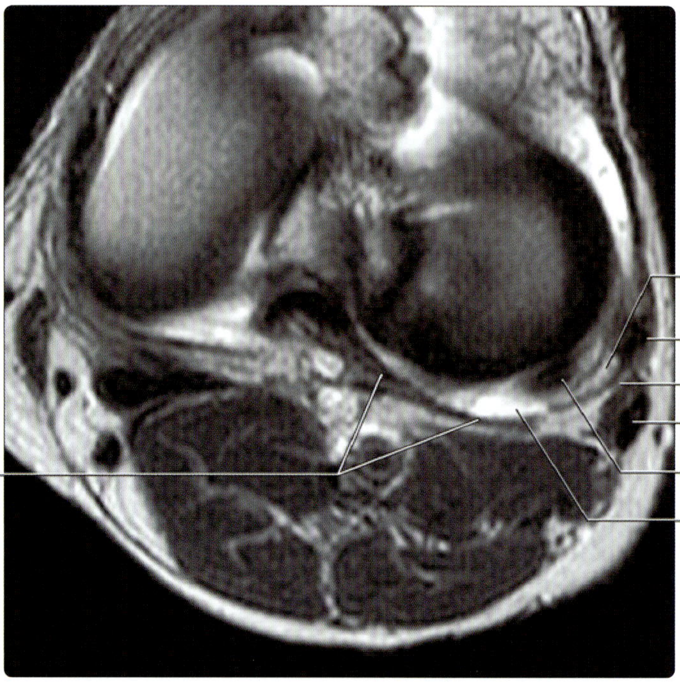

上图：示腘肌腱绕股骨外侧髁后下方向关节间隙方向移行进入腘肌裂孔。

下图：近关节间隙位置，腘肌腱在腘肌裂孔内向后弯曲。弓状韧带和腘腓韧带均在腓骨茎突近端起始处向近侧延伸，分别形成膝后关节囊和副腘肌腱。更表浅位置，外侧副韧带朝腓骨头部外侧附着点走行时与股二头肌相邻。

膝后外侧结构

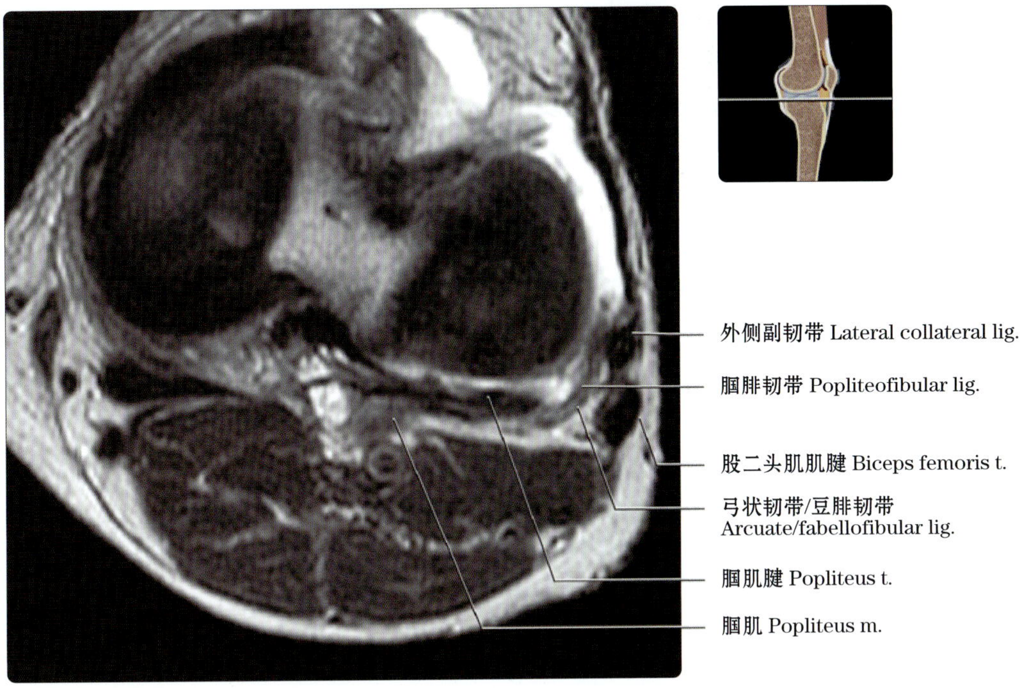

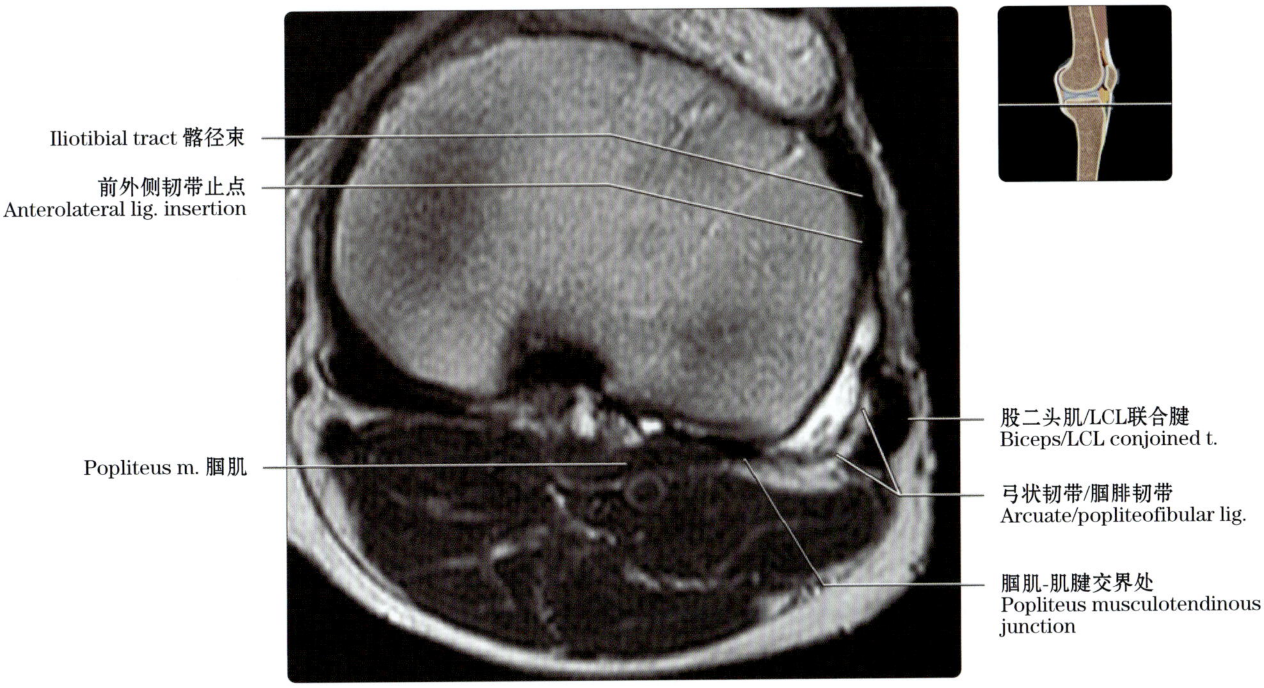

上图：在关节间隙水平，股二头肌和外侧副韧带在附着于腓骨头之前相互靠近，融合为联合腱，此类情况常见。位于联合腱和胫骨后外侧之间的组织包括腘腓韧带（深部）、弓状韧带和豆腓韧带（浅部）。腘肌在腘肌裂孔中继续向其肌腱交界处走行。

下图：接近腓骨头部时，除腘肌腱在肌肉 - 肌腱交界处及胫骨后方可看到腘肌外，其余结构关系保持不变。在前外侧，髂胫束接近其在 Gerdy 结节的附着点。

膝后外侧结构

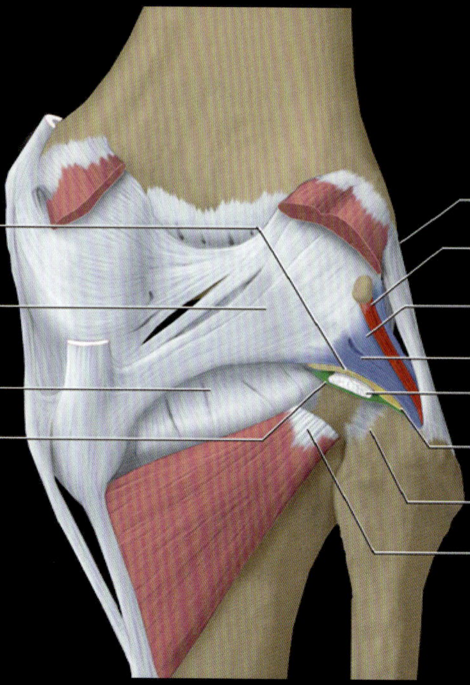

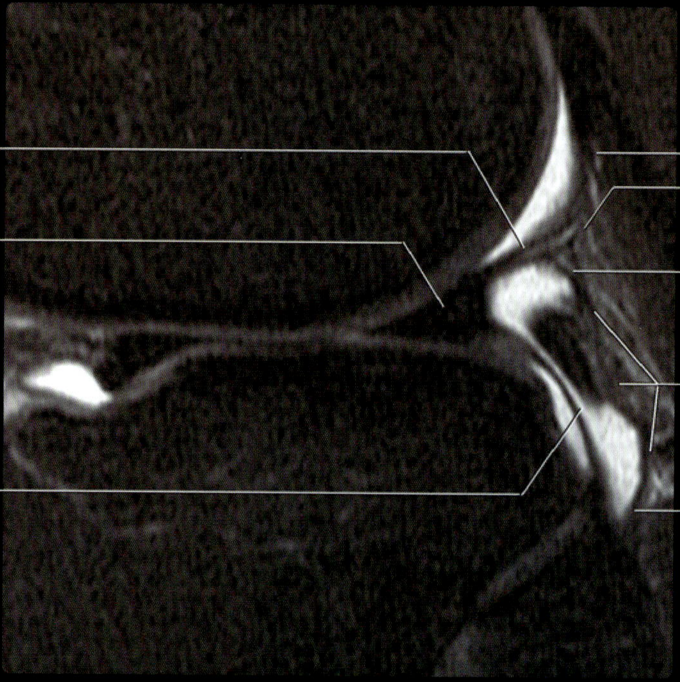

上图：腘肌腱切开示意图，显示复杂的附着结构。腘板韧带上束自半月板后角延伸至腘肌腱上方，附着于副肌腱和关节囊。弓状韧带内侧部（斜）连接于此形成腘肌裂孔的顶部；腘板韧带下束形成腘肌裂孔的底部，上、下束在腓骨上方汇合形成腘腓韧带。

下图：显示腘肌腱的后外侧结构。腘板韧带上、下束从腘窝旁延伸至半月板。弓状韧带内侧支与上束相连形成腘肌裂孔的顶部，外侧支参与构成膝后关节囊。腘腓韧带由附着于腓骨上的肌束汇聚而成。

8. 膝关节外侧支持结构

膝后外侧结构

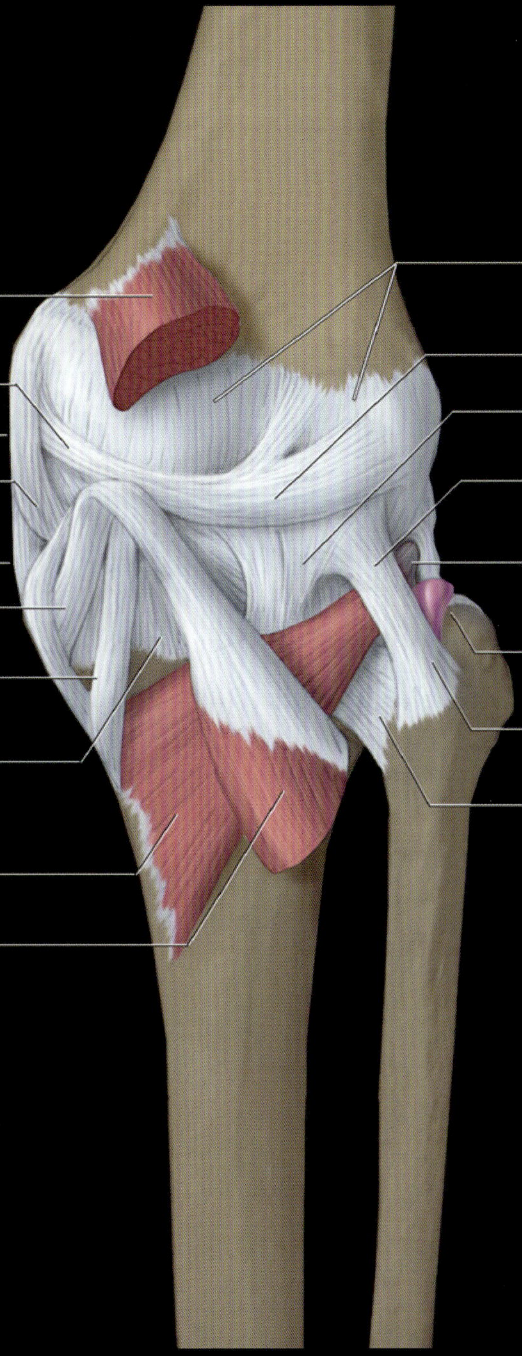

图示膝关节后方的稳定结构：后外侧结构包括腘肌、腘肌腱以及附着于腓骨头部的肌束（腘腓韧带）。弓状韧带起自腓骨头后方，其外侧支和内侧支均参与腘斜韧带的形成，加固膝后关节囊。半膜肌的附着部位较复杂，没有如图所示的明显。这些附着物包括胫骨平台后内侧、内侧副韧带（MCL）下方的胫骨前缘、膝后内侧囊（未显示为独立结构）和延续至腘斜韧带的部分（未显示为独立结构）。后斜韧带起源于MCL的后部纤维，向后与关节囊和腘斜韧带融合。

后外侧结构：豆腓韧带

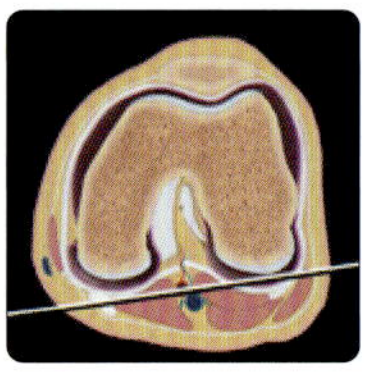

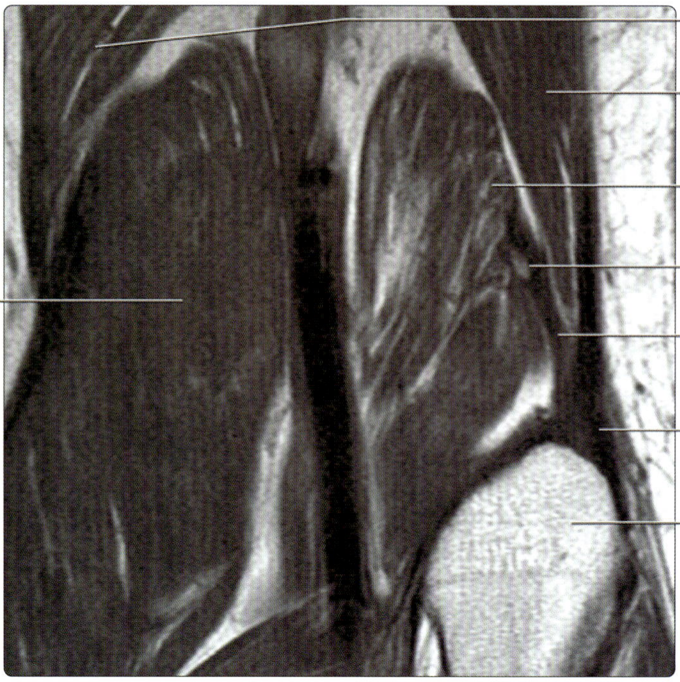

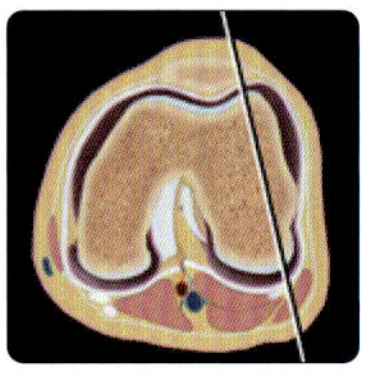

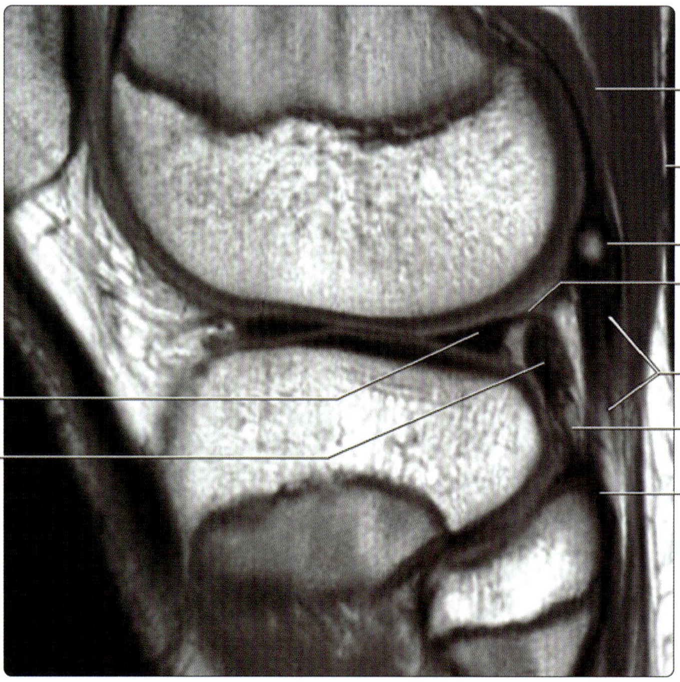

上图：冠状位显示腓肠肌外侧头内的腓肠豆。豆腓韧带突出显示，从腓肠豆延伸到腓骨头的后部，正位于股二头肌长头腱止点的后内侧。本例韧带肥厚，通常不应如此清楚。

下图：经外侧部矢状位层面，显示同一患者肥厚的豆腓韧带，腓肠豆清晰可见，其周围包裹着豆腓韧带，延伸至腓骨茎突尖部。腘肌腱位于腘肌裂孔内，腘板韧带上束自外侧半月板后角延伸至腘旁肌腱上方。也可见纤细的腘腓韧带从腓骨头延伸至腘窝。

后外侧结构：股二头肌、腓骨肌、弓状韧带

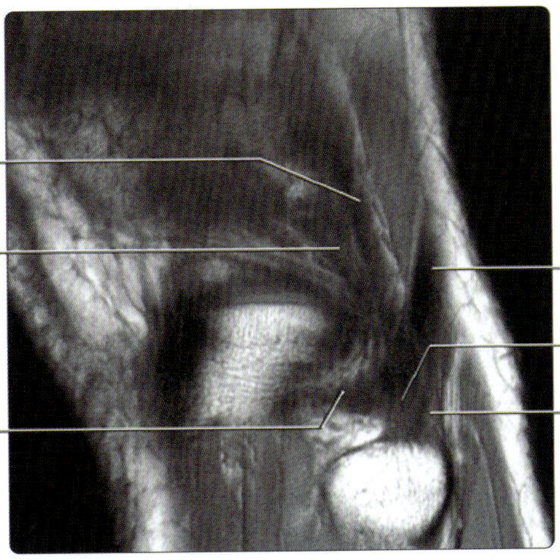

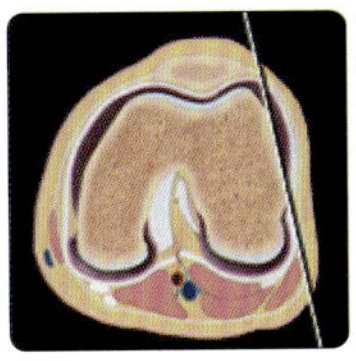

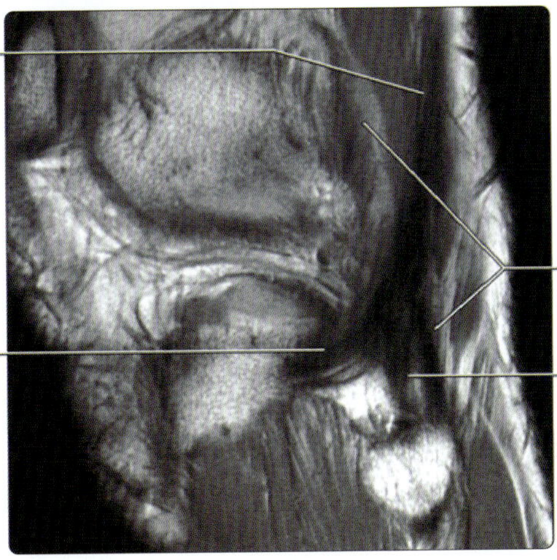

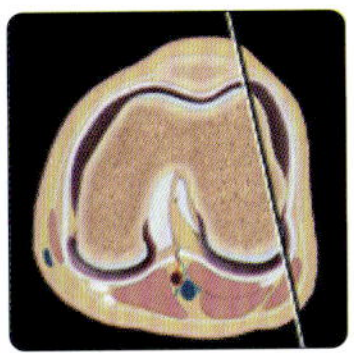

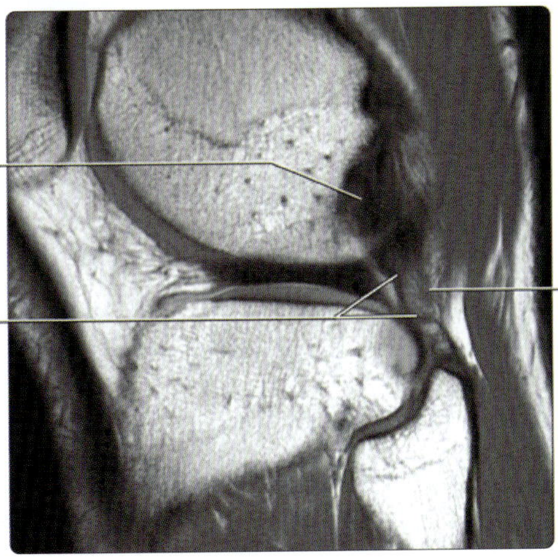

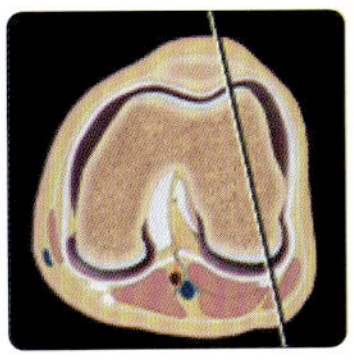

上图：矢状位 T_1WI 图像最外侧层面，显示股二头肌长头和短头在附着部位形成复合体，在 MR 图像上通常不能单独显示。股二头肌长头在腓骨头的后外侧有两个附着点，股二头肌短头在长头正前方、腓骨头上有一个附着点，在胫骨前外侧有第二个宽的附着点。外侧副韧带直接附着于股二头肌长头的内侧。

中图：略向内侧层面，外侧副韧带部分变大，仍可看到股二头肌短头附着于胫骨前外侧，一支分支附着于腓骨头部。

下图：领结状半月板层面，显示腘肌腱延伸至腘肌裂孔，腘腓韧带从韧带旁延伸至腓骨，后方为弓状韧带。

矢状位 PDWI，腘肌腱

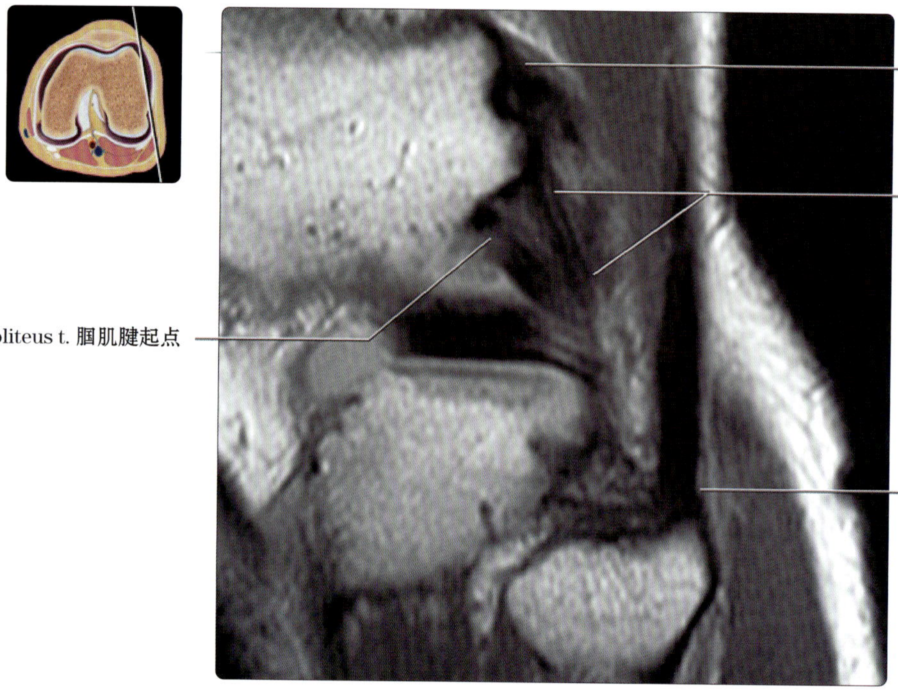

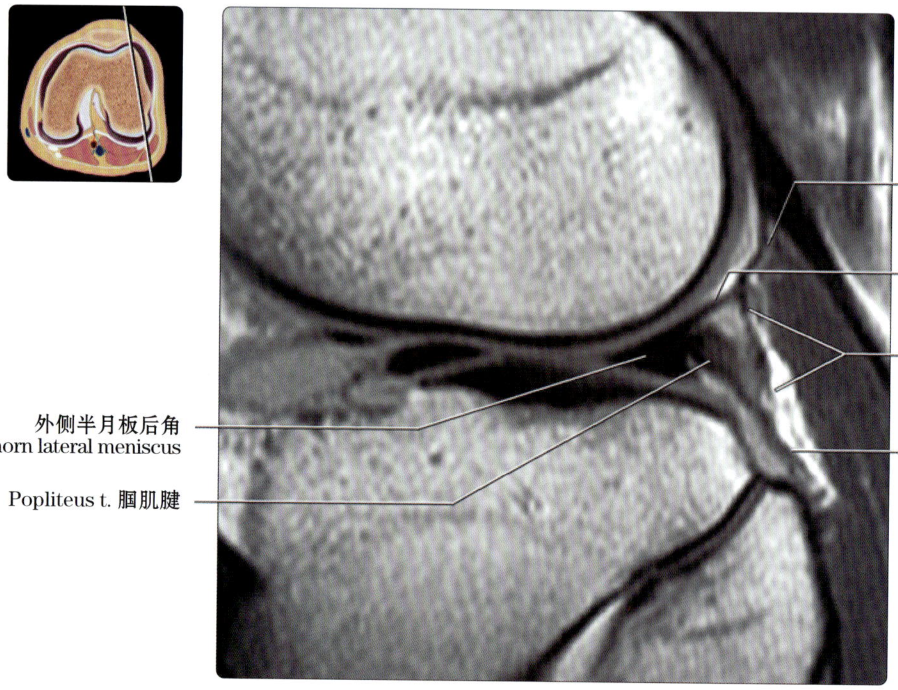

上图：腘肌腱后方矢状位 PDWI 图像，股二头肌附着于腓骨头，股骨髁外侧沟内可见腘肌腱和外侧副韧带的起点。

下图：稍向内侧层面，腘肌腱进入关节及其裂孔。可见弓状韧带的外侧（斜）头与腘腓韧带共同起源于腓骨茎突，弓状韧带继续向腘斜韧带和关节囊延伸。

矢状位 PDWI，腘肌腱

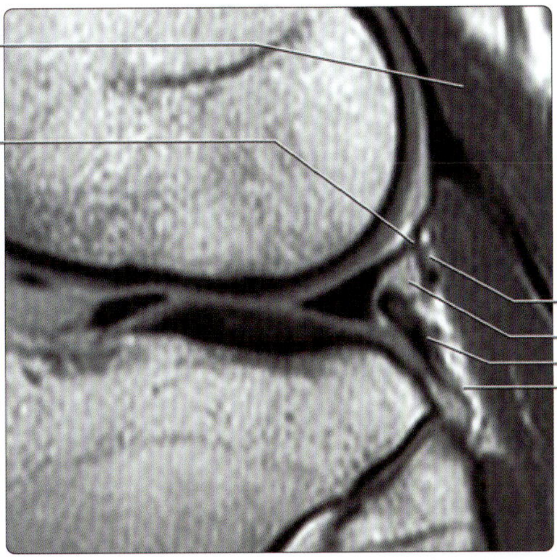

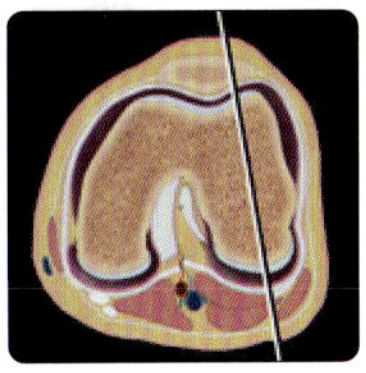

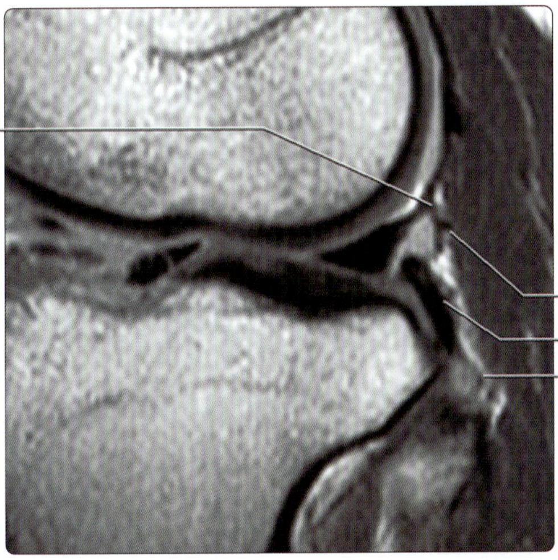

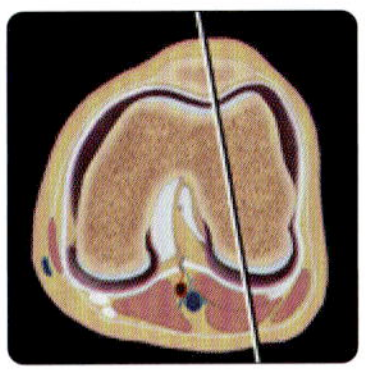

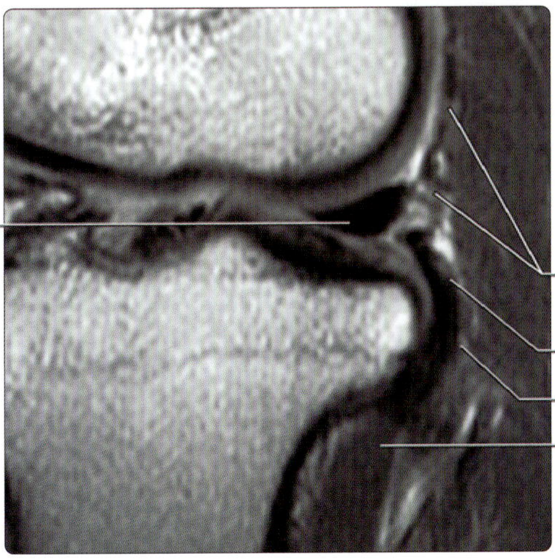

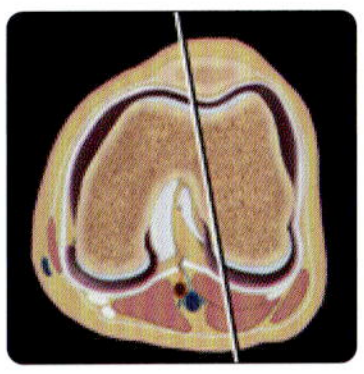

上图：稍向内侧层面，腘肌向下延伸，腘腓韧带与其副肌腱融合。弓状韧带内侧支已与腘板韧带上束汇合，形成腘肌裂孔的顶部。

中图：腘肌腱邻近肌肉 - 肌腱连接处层面，可见由腘板韧带上束和弓状韧带内侧支形成的拱形腘肌裂孔顶部。

下图：邻近髁间窝层面，腘肌腱邻近肌肉 - 肌腱连接处，可见到肌肉向远端胫骨后部的附着处延伸。外侧半月板后角与膝后关节囊相连。

冠状位 MR，膝后外侧结构

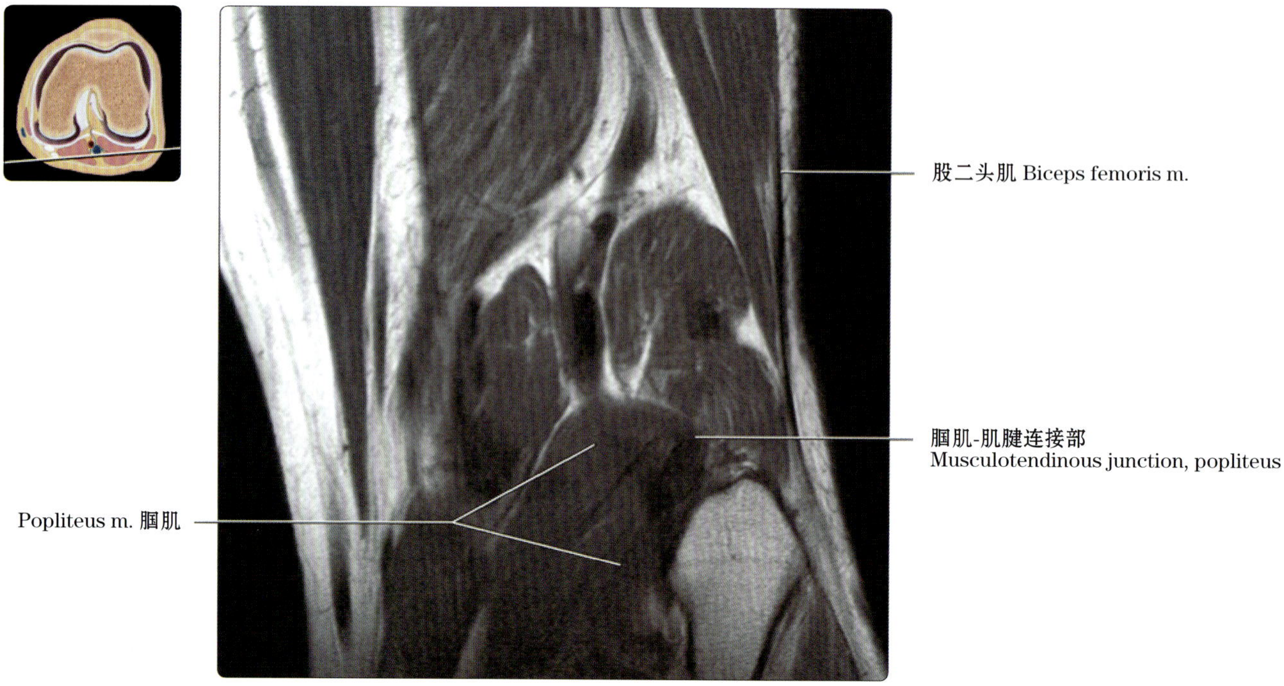

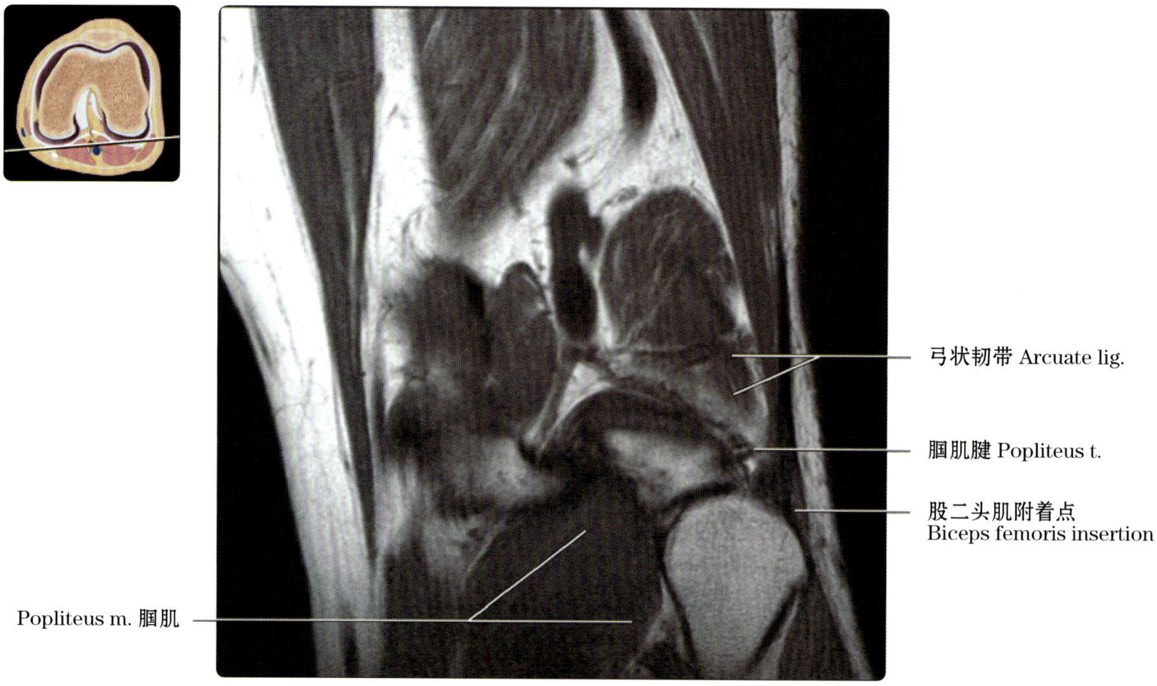

上图：冠状位 T_1WI 图像，显示膝后外侧部最靠后的结构，可见腘肌 - 肌腱连接部延伸至腘肌内。

下图：稍靠前层面，股二头肌长头附着于腓骨头的外侧，腘肌腱的一角沿着胫骨后外侧向肌肉 - 肌腱连接部延伸，弓状韧带连接于膝后关节囊。

冠状位 MR，膝后外侧结构

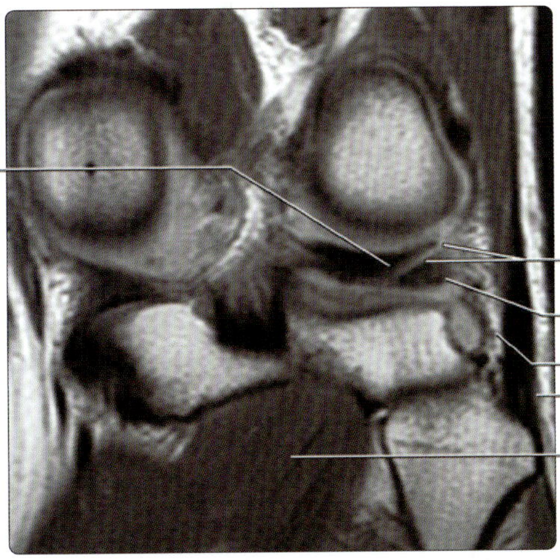

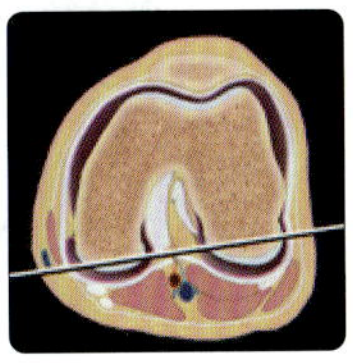

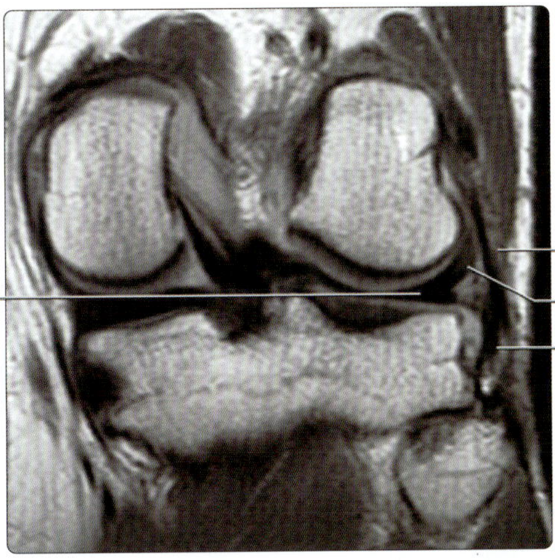

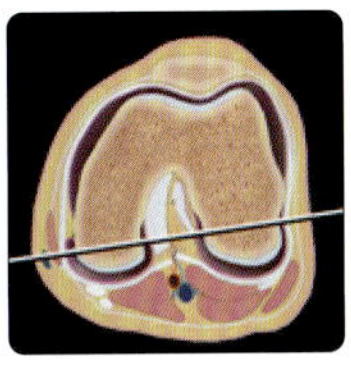

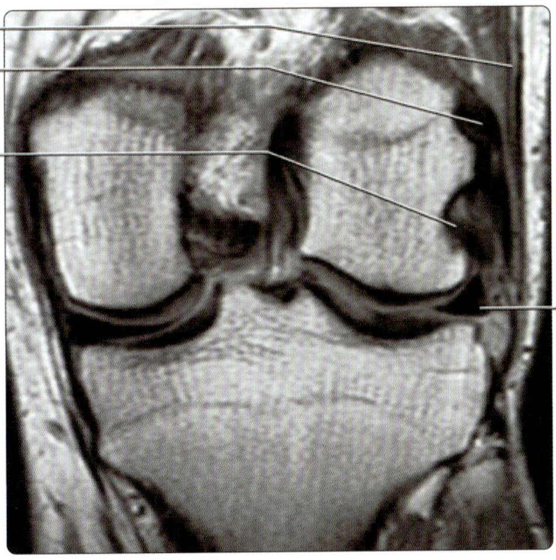

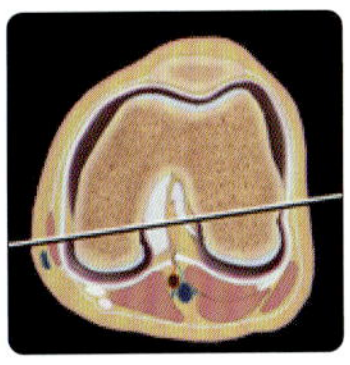

上图：冠状位 PDWI 图像，显示腘肌裂孔内由液体勾勒出的腘肌腱，更靠后位置显示腘肌及横穿裂孔的腘肌腱，肌腱与外侧半月板后角之间有液体隔开。股二头肌肌腱附着于腓骨头外侧部。

中图：稍向前层面，可见外侧副韧带中段向股骨头外侧部的附着点延伸，腘肌腱正好在外侧半月板后角-体部交界处进入腘肌裂孔。

下图：冠状位正中层面，可见外侧副韧带和腘肌腱的起点，腘肌还未进入裂孔，外侧半月板体部直接附着于关节囊。

8. 膝关节外侧支持结构

斜冠状位 T_1WI，膝后外侧结构

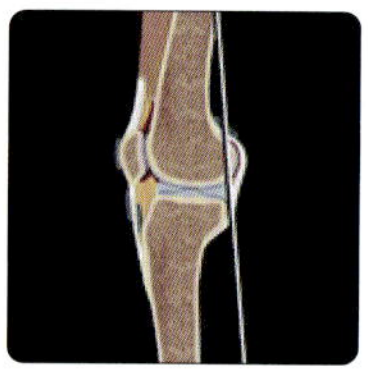

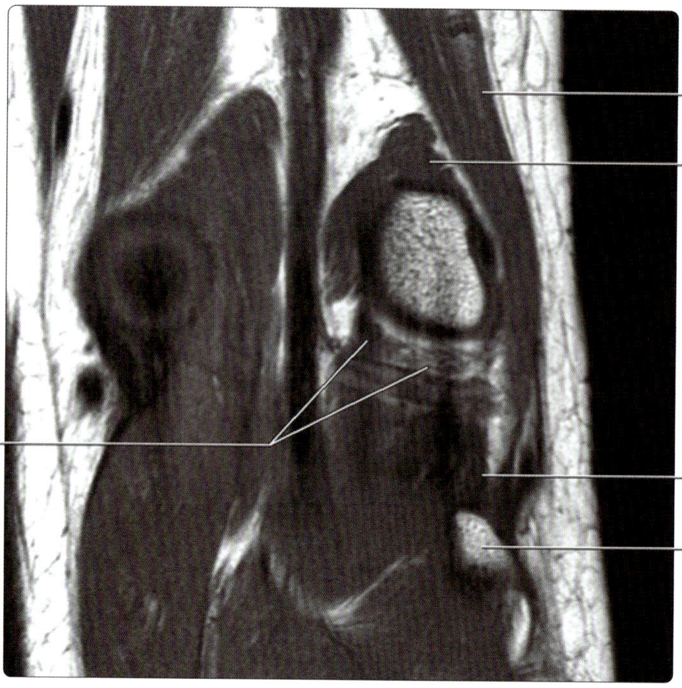

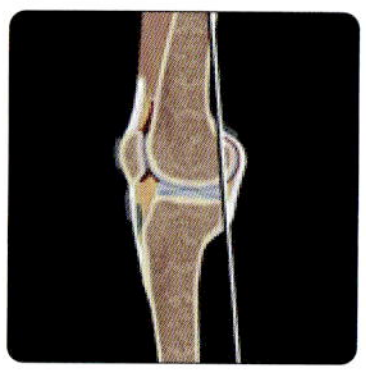

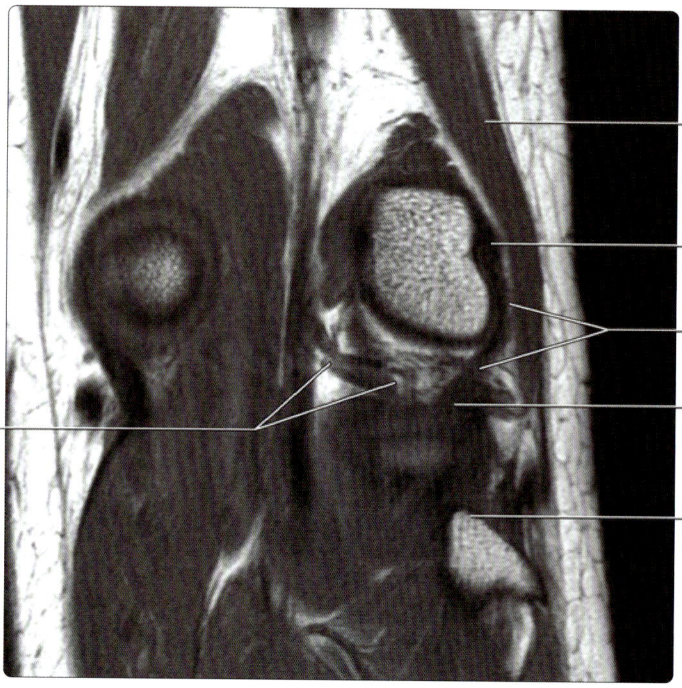

上图：斜冠状位 T_1WI 图像，显示膝后外侧结构，沿腘肌腱方向从前上到后下。图中显示的股骨外侧髁结构多于腓骨，斜后方的结构包括豆腓韧带和弓状韧带。

下图：显示腘肌腱从起点到肌肉 - 肌腱连接处。腘腓韧带起始于腓骨，纤维向上伸展与腘肌腱旁组织相连。弓状韧带的一部分可能存在，但显示不清楚。

斜冠状位 T_1WI，膝后外侧结构

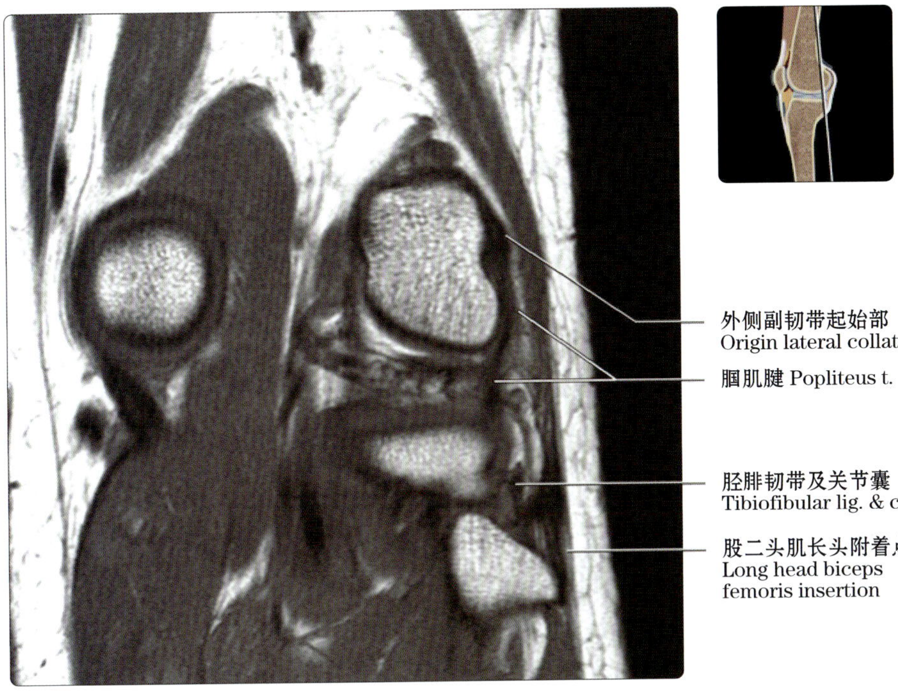

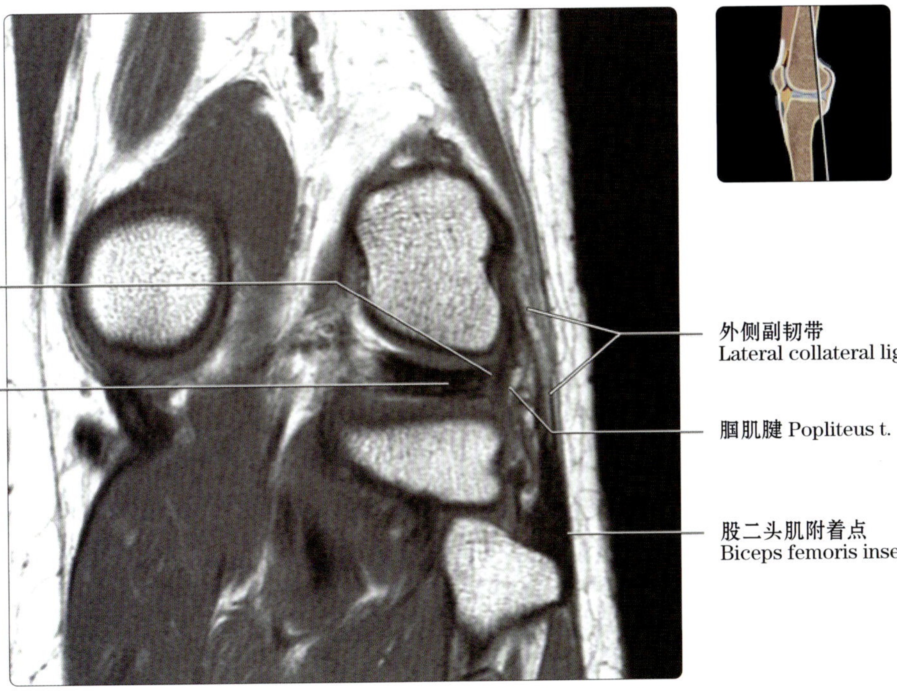

上图：显示腘肌腱起始部、外侧副韧带起始部，股二头肌长头侧向附着于腓骨中部。

下图：显示腘肌腱与外侧半月板后角之间由腘肌裂孔内的液体隔开，股二头肌更充分地附着在腓骨上，外侧副韧带直接附着在腓骨内侧。

正常变异

肌肉变异

- 肌肉的大小、附着处、起始部存在许多微小变异
  - 大部分肌肉变异在临床上无关紧要
  - 跖肌缺如是最常见的肌肉变异之一
- 股二头肌肥大
  - 腓总神经伴股二头肌走行至腓骨头肌肉附着处
  - 股二头肌肥大可包裹腓总神经，引起症状
  - 其他可能影响该部位神经的形态异常：腓肠肌外侧头肥大或脂性肥大（常继发于糖尿病）
- 腓肠肌起始部变异和腘动脉卡压（发生率约 0.16%）
  - 腘动脉通常走行在腓肠肌内侧头附近并位于外侧
    - 腘动脉走行异常，位于腓肠肌内侧头附着处的内侧
    - 许多异常的腘窝关系可导致腘动脉嵌顿
  - 可能卡压腘血管的几种腓肠肌异常
    - 腓肠肌外侧头起自股内侧髁
    - 腓肠肌内侧头起自股外侧髁
    - 膝关节 MR 检查 1.9% 可见腓肠肌第三头
    - 纤维带
  - 临床表现
    - 许多变异没有症状
    - 可能会产生跛行症状
    - 很少出现反复损伤导致的动脉瘤或血栓
    - 在有症状的患者中，异常结构常导致血管分离
- 踝关节副肌
  - 有许多副肌，详见踝部章节
- 膝关节肌
  - 起源于股骨远端，走行至股中间肌深面，止于膝关节囊上部
  - 在膝关节伸展时将髌上隐窝向上牵拉

骨骼变异

- 腓肠豆：腓肠肌外侧头的籽骨
  - 腓肠豆呈圆形，骨性密度，位于外侧腓肠肌的正常位置，即其后外侧
  - 腓肠豆可缺如；如无豆腓韧带，弓状韧带通常增大
  - 腓肠豆可以出现 2 个或多个
- 多分髌骨（发生率约 2%）
  - 40% 为二分髌骨；男:女 =9：1
  - 独立的骨化中心，通常在主髌骨的外上侧
  - 可以为二分髌骨或多分髌骨
  - 多个骨化中心一般为圆形，但可能看起来并不完美地“吻合”
  - 表面覆以光滑的软骨，使各部分相连
  - 很少引起临床症状
  - 骨化异常还是应力异常存在争议
- 髌骨背侧缺损（发生率 <1%）
  - 边界清楚的透亮区，通常在髌骨外上象限
  - 不应与骨软骨缺损混淆
  - 随着时间的推移缺损可能变小和硬化
  - 表面软骨正常
  - 骨化异常还是应力异常存在争议
- 股骨后髁不规则
  - 见于青少年（女孩 < 10 岁，男孩 < 12 岁）
  - 位于股骨髁后 1/3 负重部位，侧位像清晰可见
  - 由于位置靠后，切线位较前后位显示更为清楚
  - 不会延伸到髁间窝
  - 表面软骨正常
  - 无明显骨髓水肿
  - 随时间会变得更光滑和规则
  - 不要与骨软骨缺损或损伤混淆
  - 不需要限制活动或其他治疗
- 股骨远端干骺端后内侧骨皮质缺损
  - 又名“骨皮质硬纤维瘤”或“撕脱性骨皮质不规则”
  - 见于青少年
  - 位置特殊，靠近大收肌肌腱附着点
  - 可能出现侵袭性表现：骨皮质模糊、轻微毛糙、扇贝状骨、小软组织肿块
  - 慢性撕脱性还是正常的生长现象存在争议
  - 只要它出现典型的征象，就不能提示为更具侵袭性的病变
- 局灶性骺板区水肿（FOPE zone）
  - FOPE=focal periphyseal edema
  - 发生在骨骼发育不成熟，接近膝关节骺板融合年龄的患者
  - 骺板中心周围见水肿信号
  - 整个骺板受累，其他未见异常
  - 水肿可能与早期的生理性骺板愈合相关
  - 当排除其他 MR 异常时可能与疼痛相关
  - 如果表现典型，则无需进一步诊断或影像学随访
  - 无需治疗

韧带变异

- 板股韧带（Wrisberg 韧带和 Humphrey 韧带）
  - 两者均起自股骨内侧髁的髁间窝并附着在外侧半月板后角，Humphrey 韧带在后交叉韧带前方，Wrisberg 韧带在后交叉韧带后方
  - 变异概率：83% 的膝关节出现其中 1 个或两者同时存在

- 矢状位呈圆形低信号，不要误认为游离体
- 韧带附着在外侧半月板后角时会出现类似撕裂的表现
- 膝横韧带
  - 连接两个前半月板角；有时可不出现或肥大
  - 附着在外侧半月板前角时可能出现类似前角撕裂的表现
  - 可能是板 - 板韧带或半月板交叉韧带的起始部
- 板 - 板交叉韧带
  - 从外侧半月板前角延伸至股外侧髁
  - 少部分起自膝横韧带
  - 平行于前交叉韧带，需与前交叉韧带部分撕裂鉴别
- 板 - 板斜韧带
  - 从半月板前角走行至对侧半月板后角，类似前交叉韧带分离表现
  - 易误认为游离体

皱襞变异

- 髌下皱襞
  - 起自髌骨下方，穿过 Hoffa 脂肪垫，沿前交叉韧带表面前方走行
  - 平行于前交叉韧带，注意与前交叉韧带部分撕裂鉴别

半月板变异

- 盘状半月板
  - 半月板外部向髁间窝延伸，半月板由 C 形变为盘状
    - 通常冠状位和矢状位可见（偶尔横轴位也可见）
    - 可能是不全盘状半月板，只能在一个层面上显示
  - 外侧盘状半月板比内侧盘状半月板更常见
  - 膝关节后外侧形态异常
    - 后角看起来像被“拉紧”，腘肌腱裂孔较大，上、下束变长
  - 更容易撕裂，尤其是年轻人
- 内侧半月板前角起源变异
  - 通常起自胫骨平台靠前位置
  - 偶尔起自正常起点的前方，远离胫骨平台边缘
  - 类似半月板外凸表现，但半月板与周围组织正常
  - 横轴位图像显示半月板前角类似桶柄样撕裂表现
- 半月板小骨
  - 在半月板内形成的小梁状骨组织
  - 几乎完全位于内侧半月板后角内
    - 其他位置很少出现
  - 骨信号（T_1 为脂肪信号，压脂序列为低信号）
  - 通常伴有半月板撕裂，在后根呈放射状撕裂
  - 是真的正常变异还是与童年创伤有关尚不能确定

影像学注意事项

X 线定位

- 髌骨 X 线横轴位（切面）应屈曲 20°拍摄
  - 屈曲过度或不足会降低髌骨半脱位程度，导致漏诊

MR 定位

- 斜矢状位和斜冠状位角度十分重要
  - 未沿前交叉韧带进行斜矢状位定位，会导致前交叉韧带显示不清
  - 矢状位或冠状位过斜可能造成半月板挤压的假象

软骨厚度

- 后部负重区股骨软骨厚度增大
- 由于骨皮质和软骨信号相似，T_2 序列会低估软骨厚度
- PDWI 图像上软骨和邻近关节积液信号相近，类似软骨缺损信号
  - PD 压脂图像可以解决此问题

凸面处的部分容积效应

- 滑车、股骨髁和髌骨的形态在 3 个标准平面上难以评估

截断伪影

- 由于傅里叶变换分析中近似误差而导致的伪影
- 见于高信号结构和低信号结构的交界处
- 邻近高信号积液的半月板容易出现
  - 压脂图像中出现半月板水平撕裂的假象
  - 无压脂 PD 序列较压脂 PD 序列不会显示“撕裂”征象

运动伪影与半月板撕裂鉴别

- 膝关节检查时的轻微运动会出现走行于半月板内的线样信号，造成半月板水平撕裂的假象
- 穿过相邻股骨髁的略凸的线样信号，正好是穿过半月板的平行线，提示是运动伪影；需要利用其他层面和序列来确定半月板的完整性

真空现象与游离体鉴别

- 膝关节完全伸展时关节内可能由于真空原因产生气泡
  - 圆形低信号气泡可能误认为游离体或半月板撕裂
  - 特别是在梯度回波序列中，气泡大量出现

股二头肌肥大

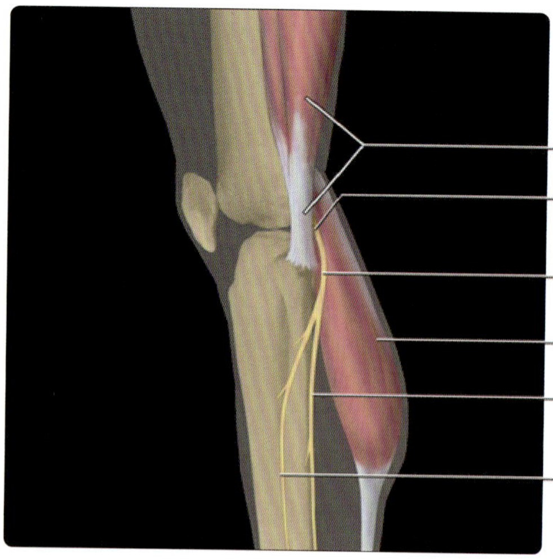

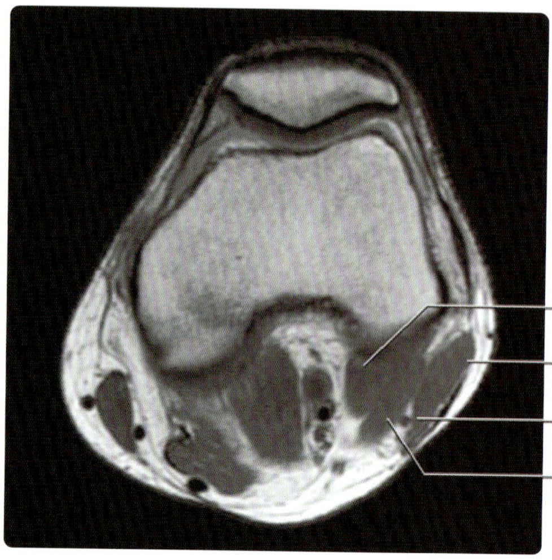

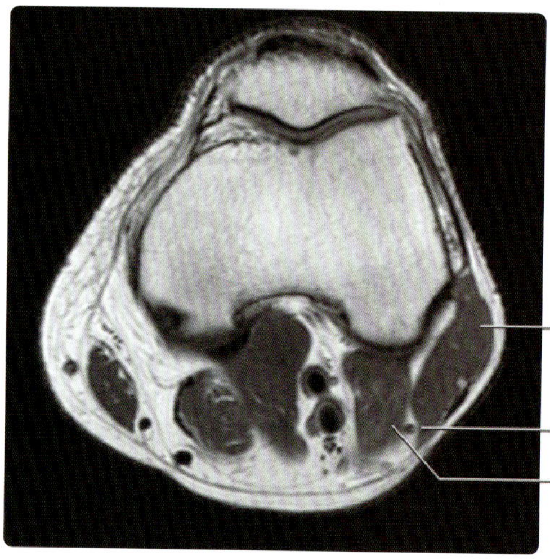

上图：示意图外侧观，剥离腓骨长肌，显示腓总神经在腓骨头近端受压，为腓骨头近端股二头肌、腓肠肌外侧头肥大或脂肪增多所致。

中图：经髁间窝顶部层面横轴位 T_1WI 图像，显示股二头肌和腓肠肌外侧头肥大，其间的腓总神经受压。正常情况下，股二头肌在此位置较细，腓总神经位于更靠后位置。此种变异可能导致神经压迫，引起症状。

下图：稍远端层面横轴位 T_1WI 图像，显示肥大的股二头肌与腓肠肌压迫腓总神经。

腓肠肌第三头

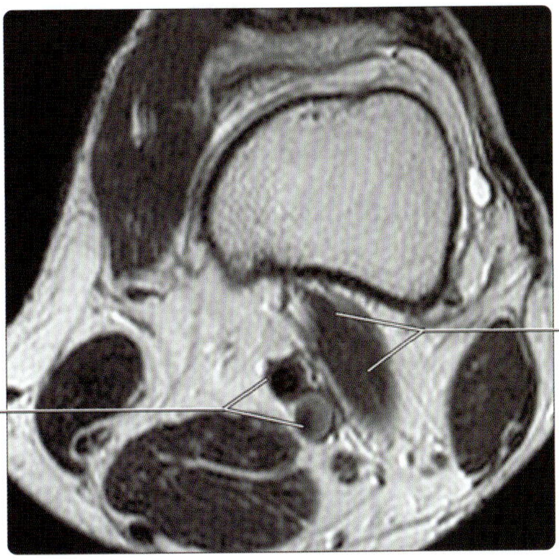

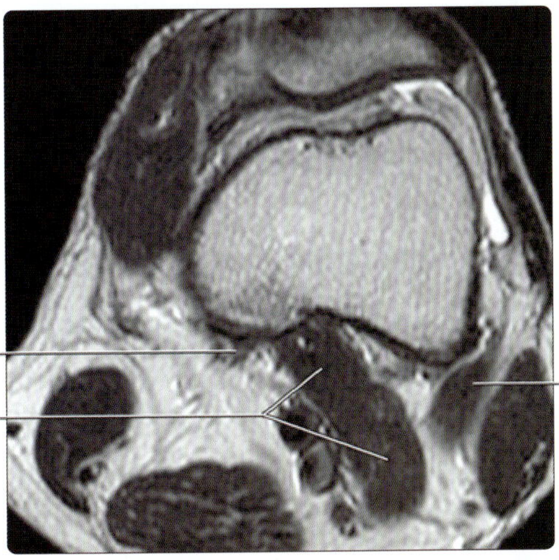

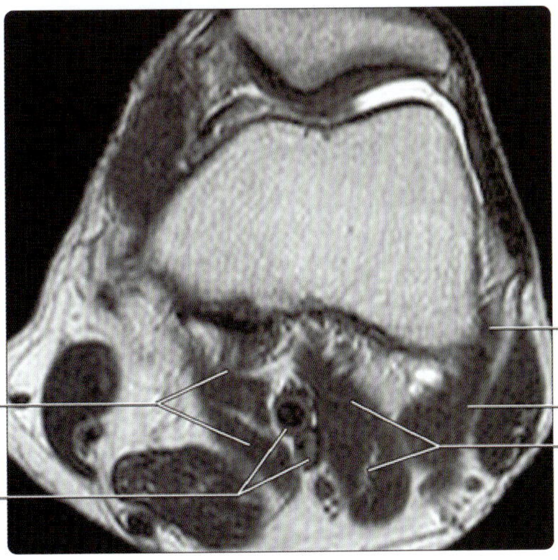

上图：横轴位 T_2WI 图像，显示变异的腓肠肌第三头，异常头起自股骨内侧干骺端，毗邻正常的腓肠肌内侧头，第三头向外侧偏移，在腘动脉周围形成肌索。

中图：稍远端层面，显示异常的腓肠肌第三头、正常腓肠肌内侧头和跖肌。

下图：靠近膝关节的股骨远端层面，显示腘血管被正常腓肠肌内侧头和第三头包绕，此时可能会引起跛行。若此种变异导致腘动脉和静脉分离，也可能引起相应症状。

异常起源的腓肠肌外侧头

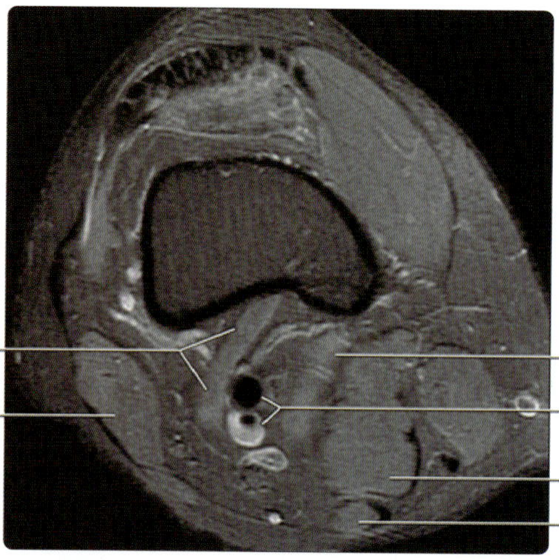

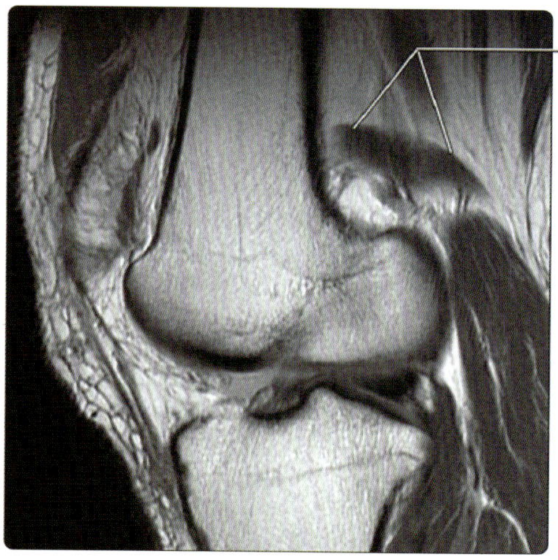

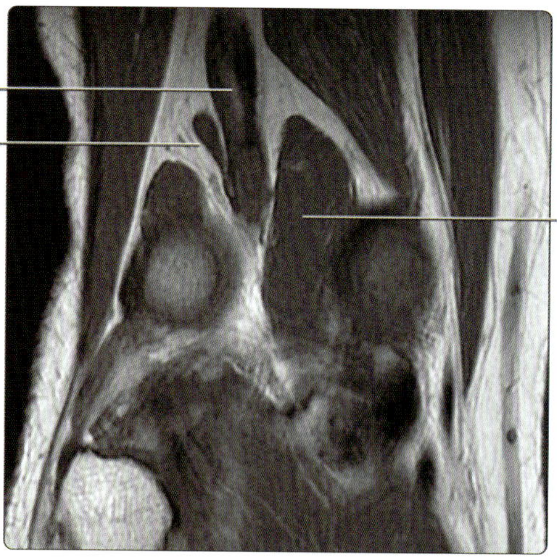

上图：横轴位脂肪抑制 PDWI 图像，显示异常起源的腓肠肌外侧头，包绕腘神经血管束，有人可无症状，但部分患者可出现跛行。

中图：同一患者正中矢状位 PDWI 图像，显示异常起源的腓肠肌外侧头，肌肉走行更呈水平方向可能是异常形态的唯一征象。

下图：同一患者冠状位 T_1WI 图像，显示异常起源的腓肠肌外侧头包绕腘血管。仅凭一层图像无法诊断，在连续层面可看到腓肠肌起自更内侧，与横轴位图像相对应。

异常起源的腓肠肌外侧头

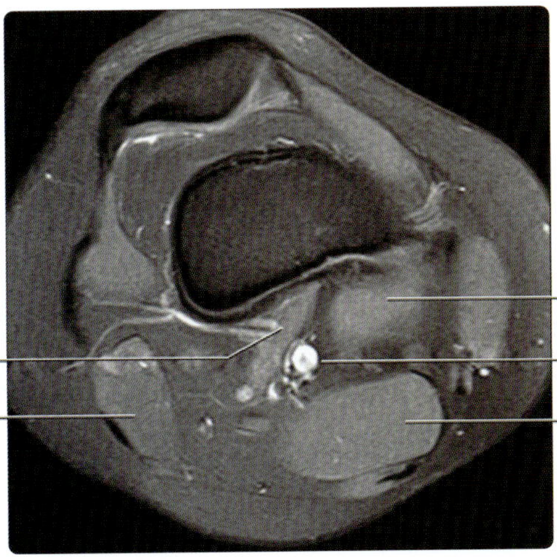

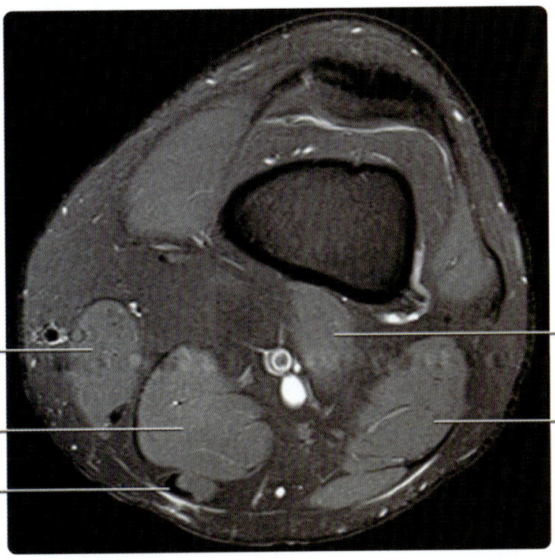

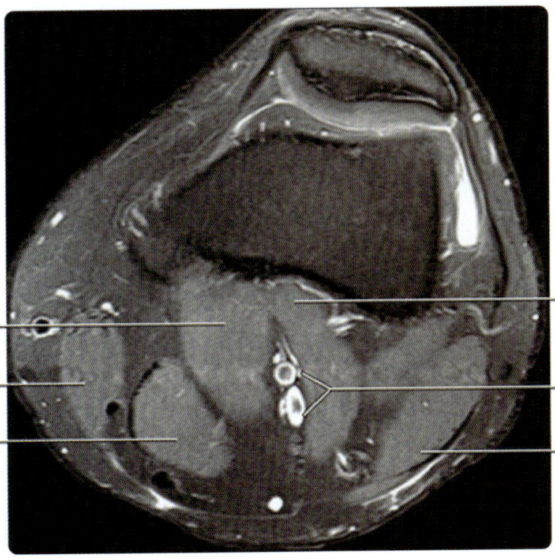

上图：经过右股骨远端髁上区域横轴位脂肪抑制 PDWI 图像，显示异常起源的腓肠肌外侧头。异常起源的腓肠肌外侧头向正常侧后方移行时，包绕腘动脉将引起跛行。

中图：另一患者左膝横轴位脂肪抑制 PDWI 图像，显示腓肠肌外侧头起自股骨干骺端中部。

下图：同一患者横轴位脂肪抑制 PDWI 图像，显示异常起源的腓肠肌外侧头和正常腓肠肌内侧头环绕腘动脉。此形态异常引起患者跛行。

膝关节肌

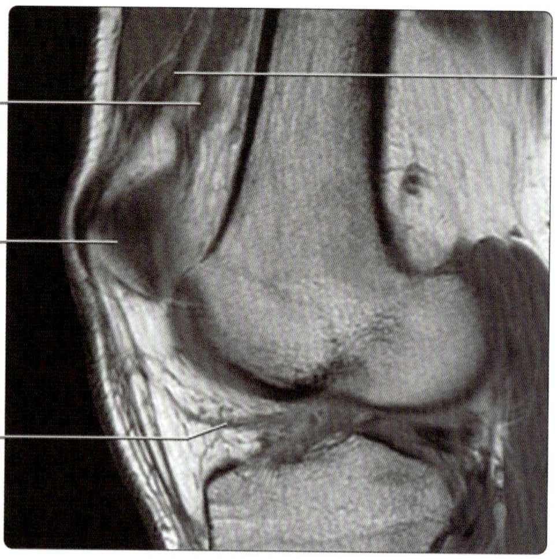

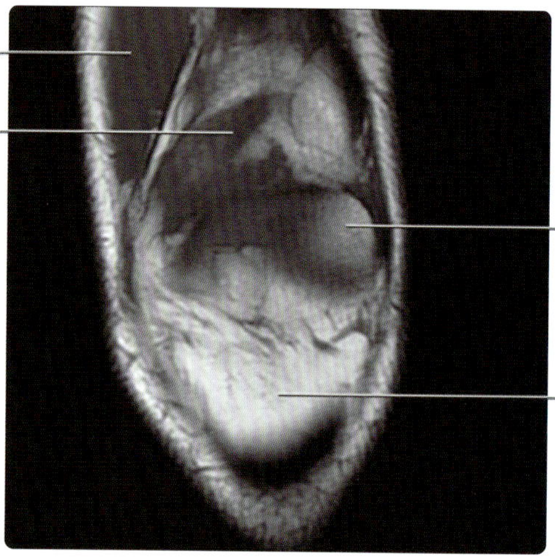

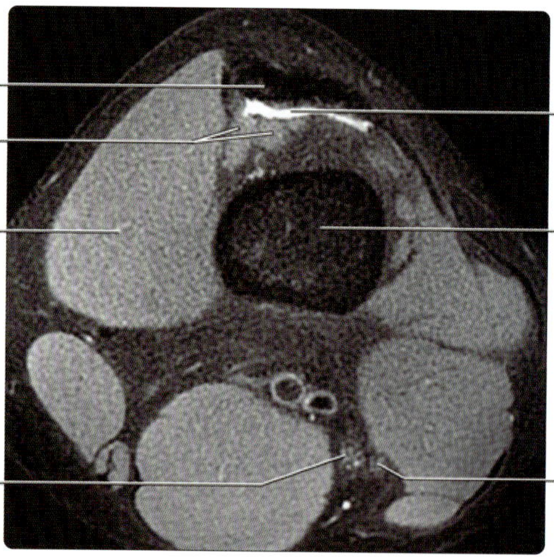

上图：矢状位 PDWI 图像，显示膝关节肌表现多样，部分病例膝关节肌与股中间肌融合，膝关节肌起自股骨远端，止于髌上滑膜，在伸膝时将髌上隐窝向上牵拉。

中图：髌骨后方冠状位 T_1WI 图像，显示膝关节肌呈椭圆形微小结构，外观差异较大，受股神经支配。

下图：髌骨上方横轴位脂肪抑制 PDWI 图像，显示膝关节肌附着于髌上隐窝滑膜。膝关节肌外形不定，可单束或多束，本例示两个独立肌束。

副肌：腓肠筋膜张肌副肌

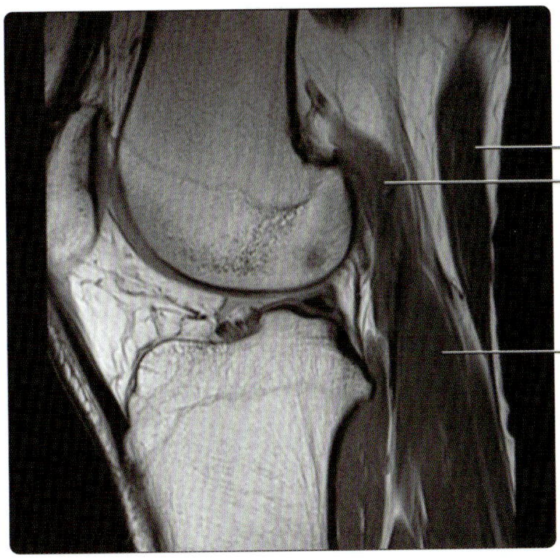

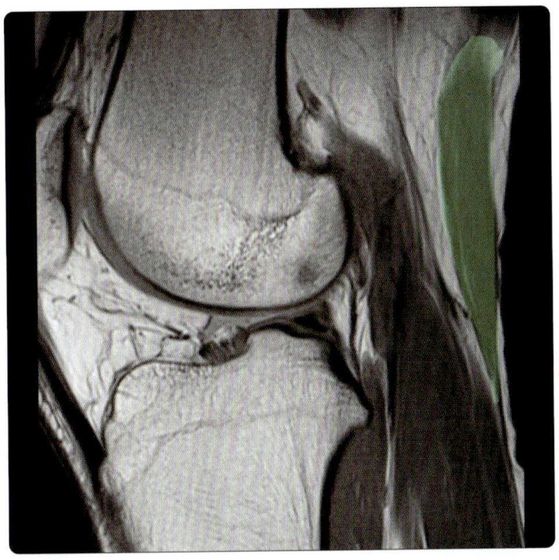

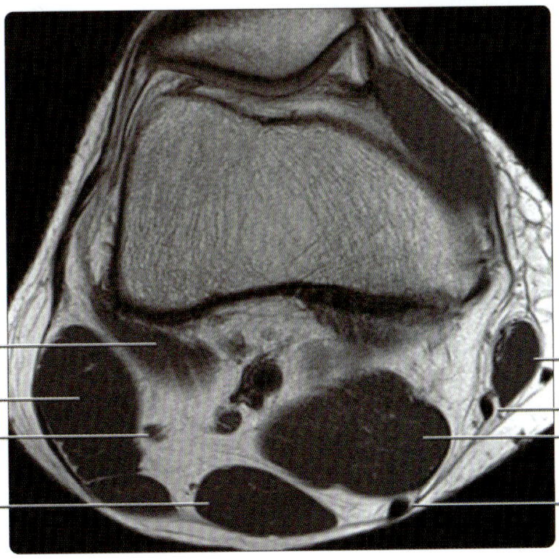

上图：经膝关节外侧髁矢状位 PDWI 图像，显示正常的跖肌和腓肠肌。腓肠肌后方示一额外的纵向结构，呈肌肉信号和纹理。

中图：矢状位 PDWI 膝关节外侧髁层面，绿色为副肌，称为腓肠筋膜张肌副肌。临床上可表现为肿块，似本例所见。

下图：同一患者横轴位 PDWI 图像，显示副肌（腓肠筋膜张肌）和附近的正常肌肉。因为副肌信号正常，所以应注意观察正常的肌肉，确保其是否为“额外”的肌肉。（感谢 A. Kingzett-Taylor 供图）

副比目鱼肌

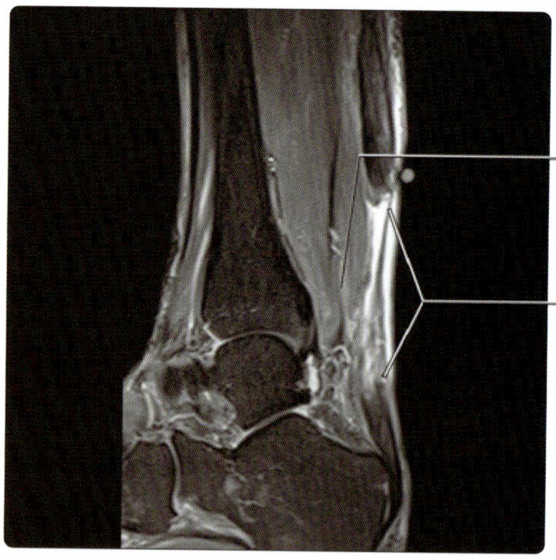

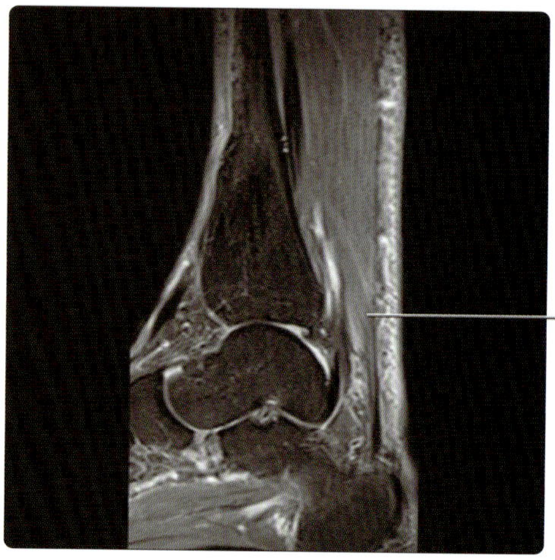

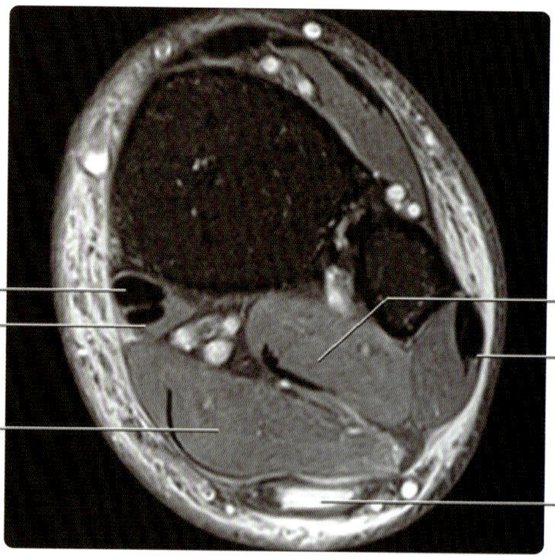

上图：矢状位脂肪抑制 T_2WI 图像，显示跟腱大范围撕裂及副比目鱼肌。注意 Kager 脂肪垫填充的区域。
中图：矢状位图像可见完整的副比目鱼肌。
下图：横轴位脂肪抑制 PDWI 图像，显示跟腱断裂间隙内充有积液。Kager 脂肪垫区域见较大的副比目鱼肌。

副踇长屈肌

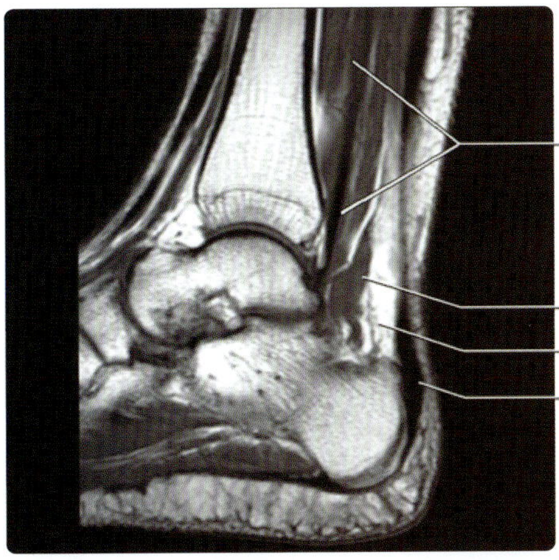

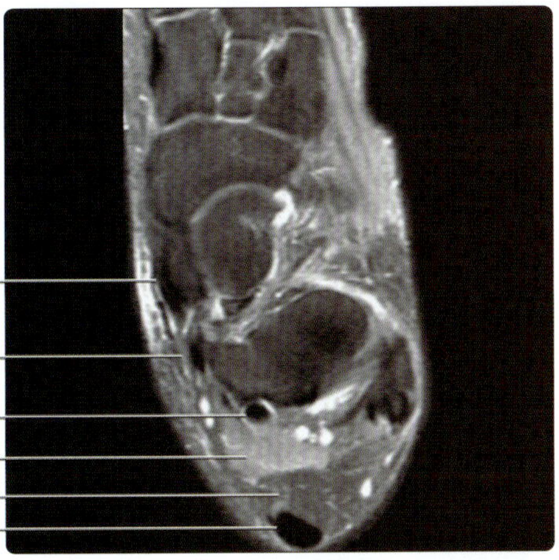

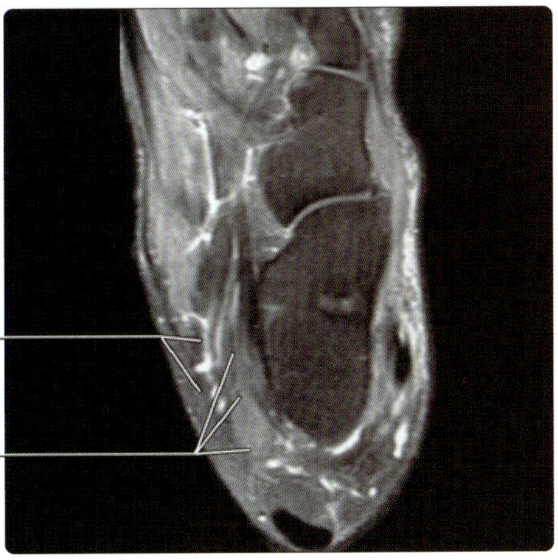

上图：矢状位 PDWI 图像，显示踇长屈肌和肌腱，肌纤维向远端延伸至胫距关节水平，然后完全变为肌腱。跟腱前方的 Kager 脂肪垫内见一肌肉信号强度的结构，为副踇长屈肌，横轴位图像可见该副肌的起始部。

中图：同一患者横轴位脂肪抑制 PDWI 图像，显示胫骨后肌、趾长屈肌和踇长屈肌的正常位置。踇长屈肌肌腱后方见一团状肌肉信号并延伸入 Kager 脂肪垫，从位置上看应是副踇长屈肌。

下图：中图稍远侧的横轴位脂肪抑制 PDWI 图像，显示副肌的肌纤维继续向跟骨内侧延伸，可能会压迫足底内侧神经。

豆腓韧带增粗

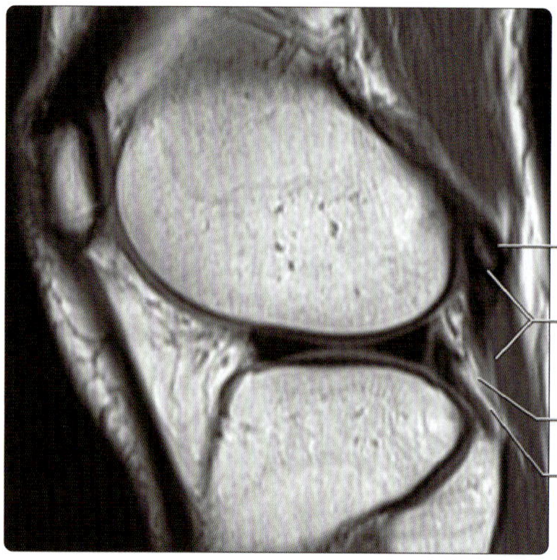

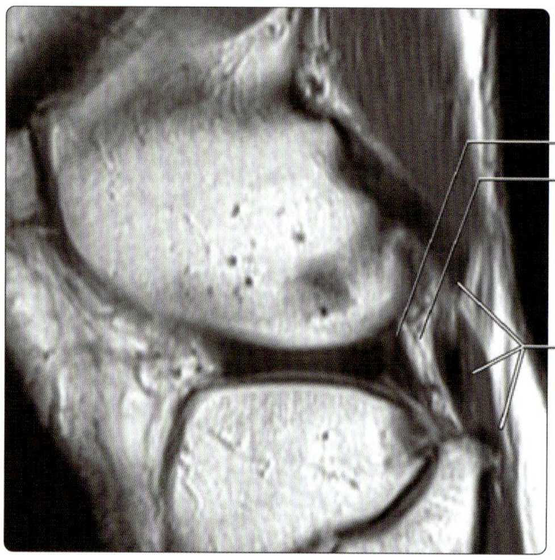

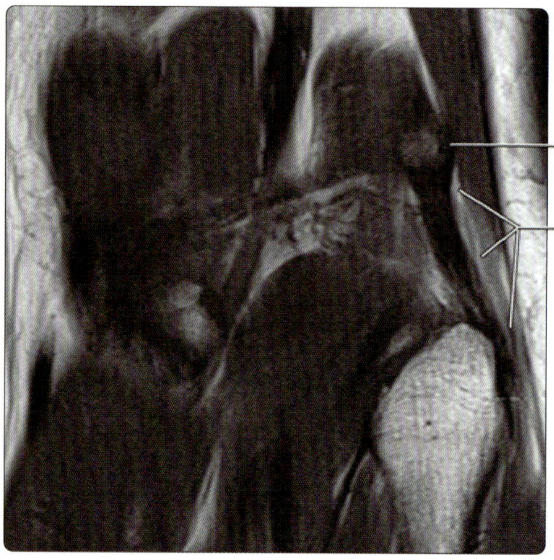

上图：矢状位 PDWI 图像，显示腓肠豆和豆腓韧带。豆腓韧带和弓状韧带的大小往往呈反比关系，如果没有腓肠豆和豆腓韧带，弓状韧带常可显示清楚。本例可见增粗的豆腓韧带，但弓状韧带显示不清。

中图：稍偏向外侧的层面，显示增粗的豆腓韧带延伸至腓骨茎突，但弓状韧带非常细薄。

下图：后方层面冠状位 T_1WI 图像，显示增粗的豆腓韧带，从腓肠豆走行至腓骨茎突的附着处。

多分髌骨

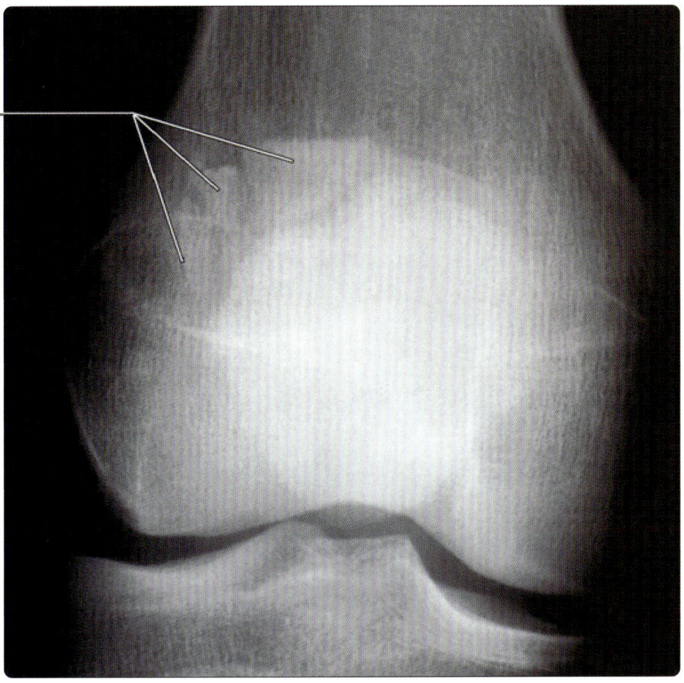

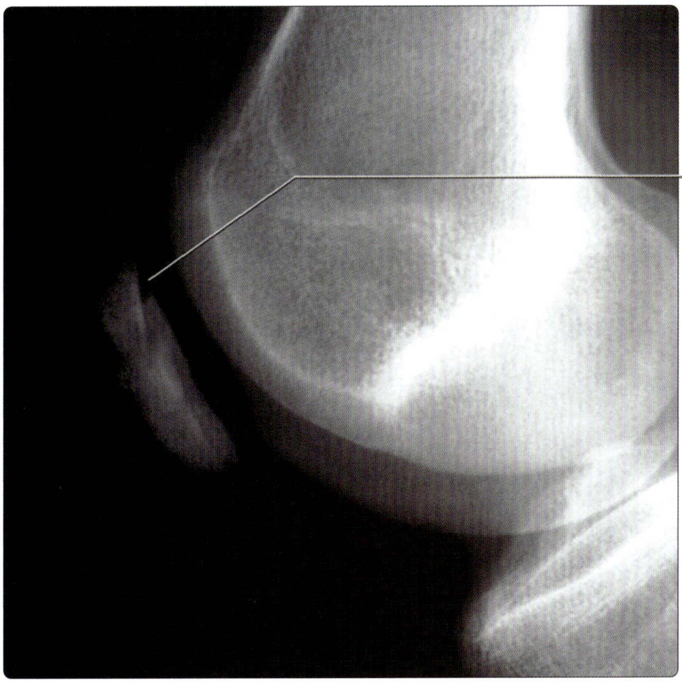

上图：髌骨骨化中心可分为多个，形成二分或多分髌骨。这些“碎块”看起来可能吻合不完整（髌骨不能与其下方的髁间窝完美对应）。大部分二分髌骨或多分髌骨在外侧象限有碎片，如本例所示。

下图：同一患者侧位图像，显示二分髌骨的共有特征：即两部分髌骨表面没有完全对齐，尽管其骨化结构有明显成角，但其表面有完整的软骨，不会引起症状。

二分髌骨

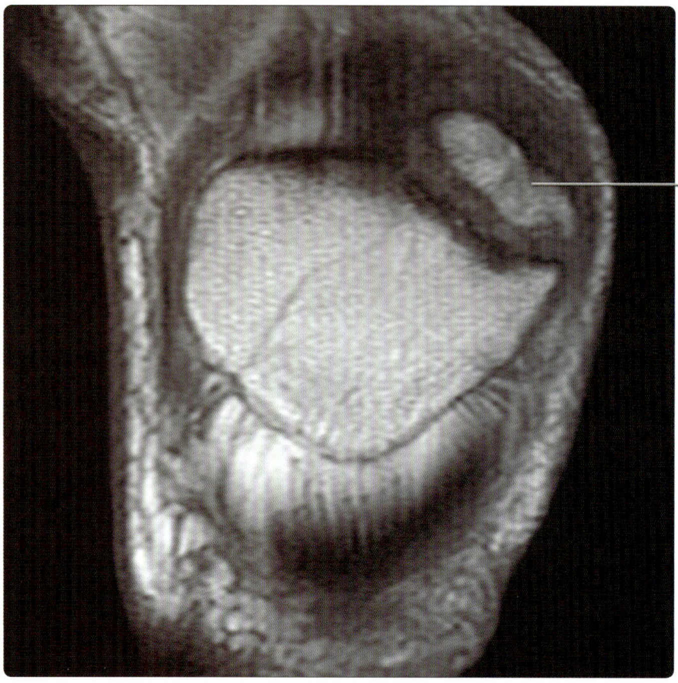

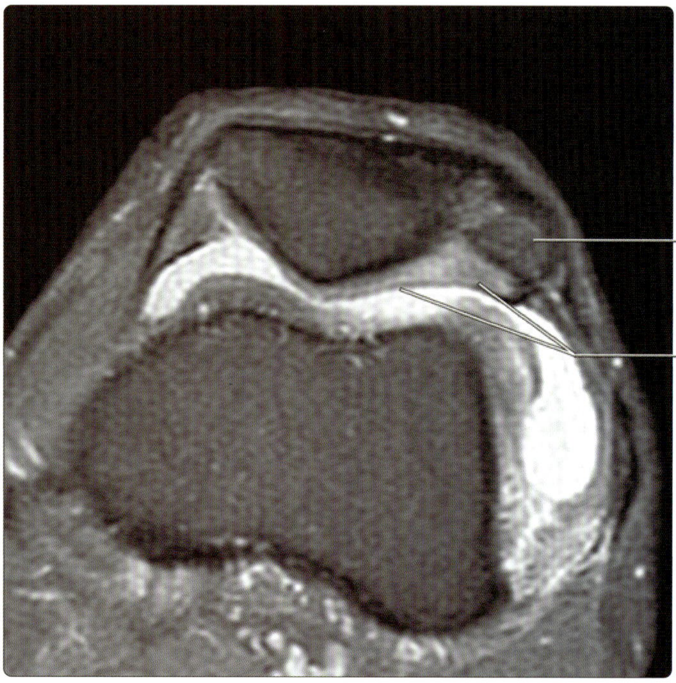

上图：膝关节前方层面冠状位 T_1WI 图像，显示二分髌骨的二个部分，其中一个位于外上象限。二分髌骨边缘光滑，无水肿，这两个征象可否定骨折的诊断。

下图：经髌骨上部横轴位脂肪抑制 T_2WI 图像，显示二分髌骨的双骨化中心。关节内少量积液清楚地勾勒出髌骨的软骨，软骨边缘光滑，完全覆盖骨“缺损”区。通常情况下，二分髌骨或多分髌骨的表面被关节软骨完全覆盖。（感谢 A. Sonin 供图）

髌骨背侧缺损

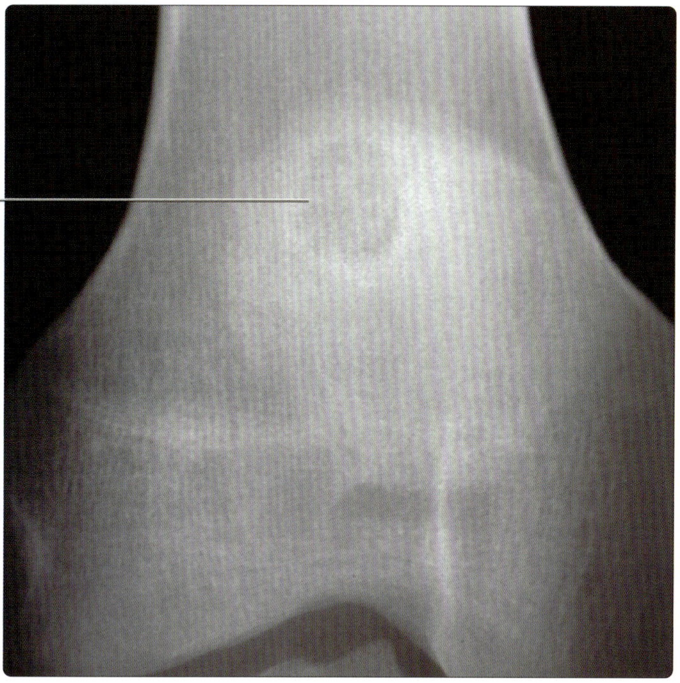

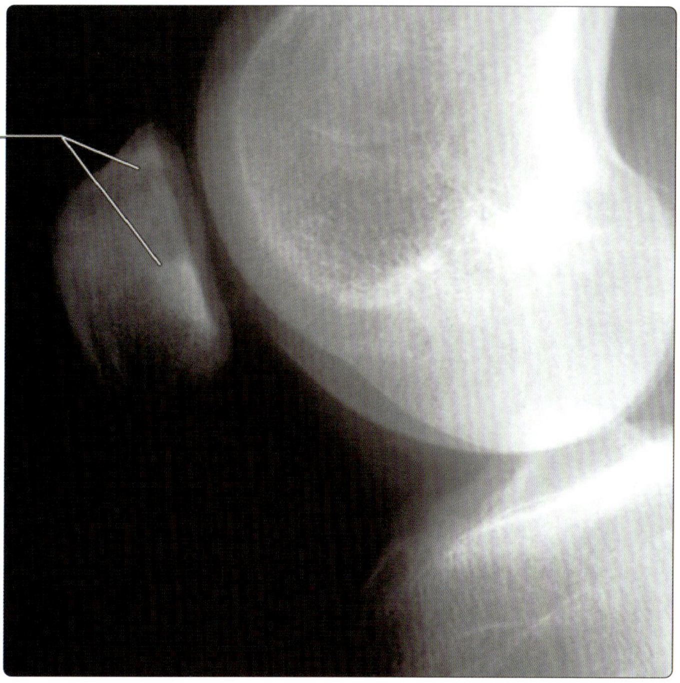

上图：髌骨背侧缺损为正常变异，缺损区界限清楚，边缘硬化，通常位于髌骨外上象限。

下图：侧位像显示缺损不太明显，但整体典型外观符合缺损诊断。MR 检查可显示缺损表面覆盖有正常的软骨，重要的是 MR 表现可与骨软骨损伤鉴别。

髌骨背侧缺损

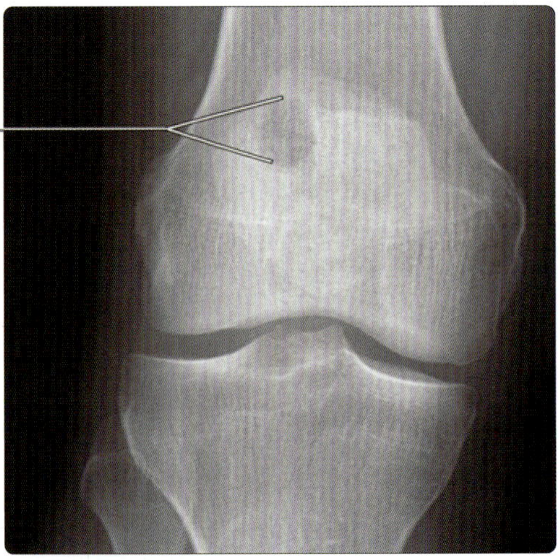

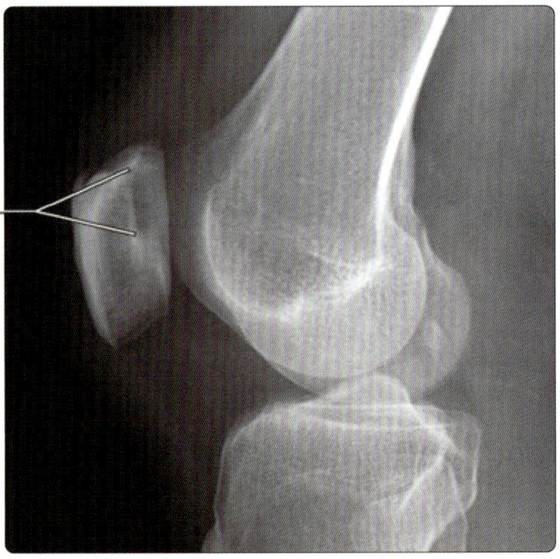

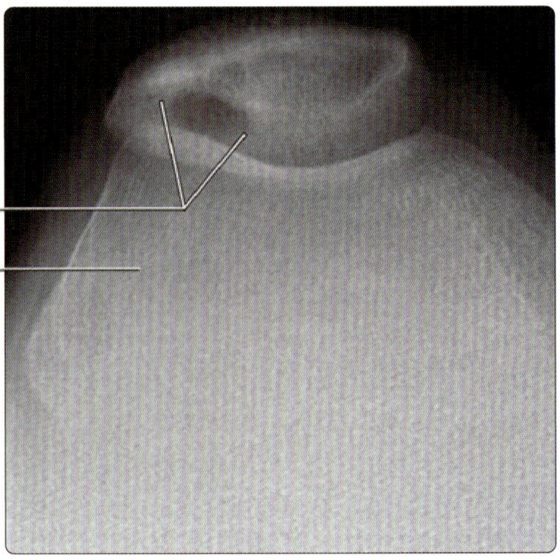

上图：X 线正位片显示髌骨上部外侧部见圆形透亮区。

中图：X 线侧位片证实圆形透亮区位于髌骨上部，其他未见异常。

下图：同一患者的髌骨轴位 X 线片显示髌骨外上象限光滑圆形的透亮区，此为髌骨背侧缺损的典型表现和位置。

髌骨背侧缺损

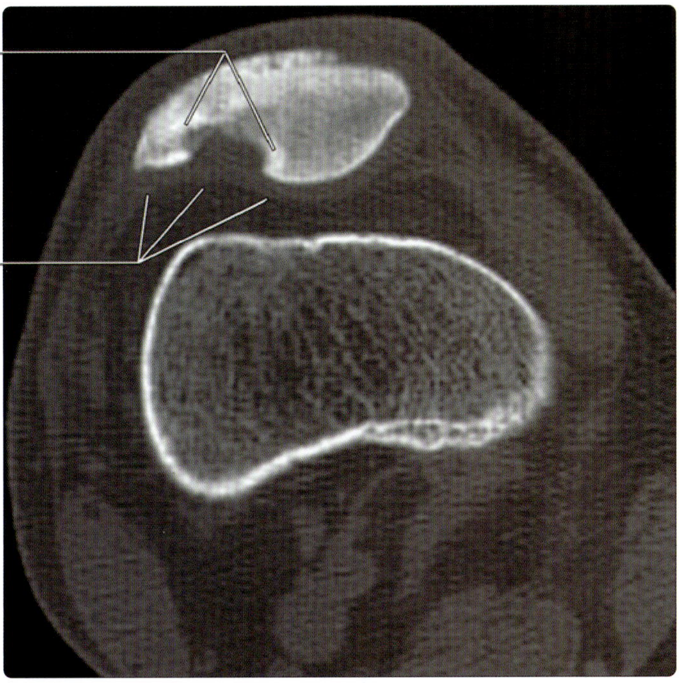

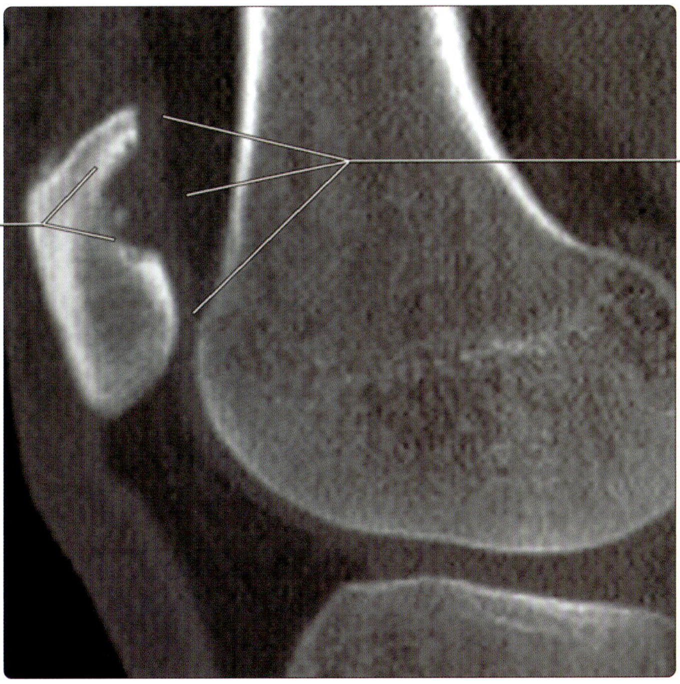

上图：同一患者横轴位 CT 图像，显示较大的髌骨背侧缺损，缺损区表面覆盖有正常的关节软骨。缺损区边缘光滑、位置典型、表面覆盖正常软骨，可以明确髌骨背侧缺损的诊断，不需要进一步检查或治疗。
下图：矢状位 CT 重组图像再次显示髌骨背侧缺损，表面覆盖正常软骨。

股骨外侧髁发育异常

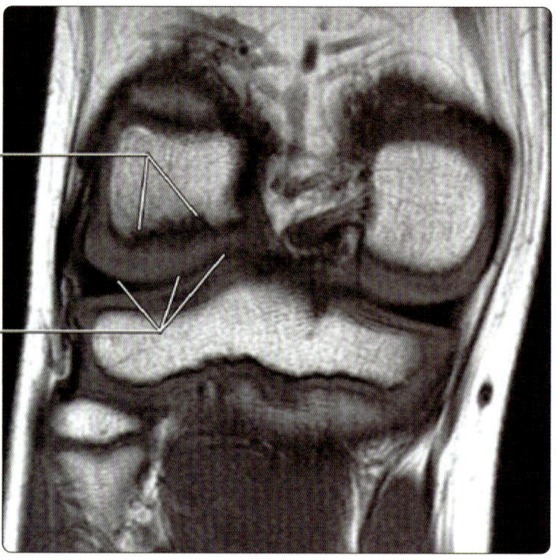

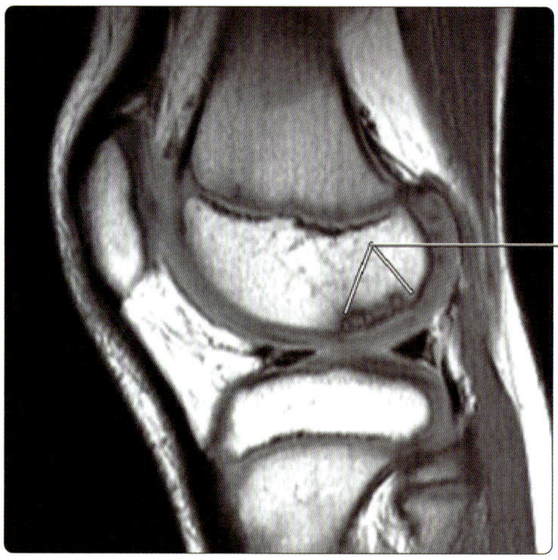

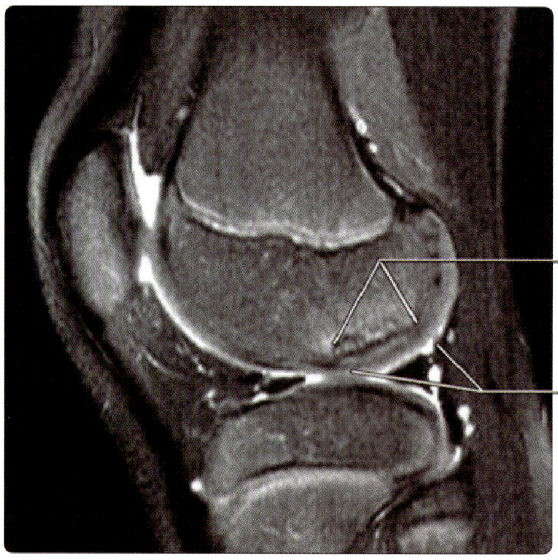

上图：女，9 岁，关节后部层面冠状位 T_1WI 图像，显示不规则的股骨外侧髁，关节软骨较厚。外侧髁不规则处位于髁突后 1/3 位置，没有延伸到髁间窝，有助于与骨软骨缺损鉴别。

中图：同一患者矢状位 T_1WI 图像，证实股骨髁后 1/3 处骨质不规则。

下图：同一患者矢状位脂肪抑制 T_2WI 图像，显示股骨髁缺损处呈稍高信号，表面软骨正常，为正常发育变异，患者可正常活动。

股骨外侧髁发育异常

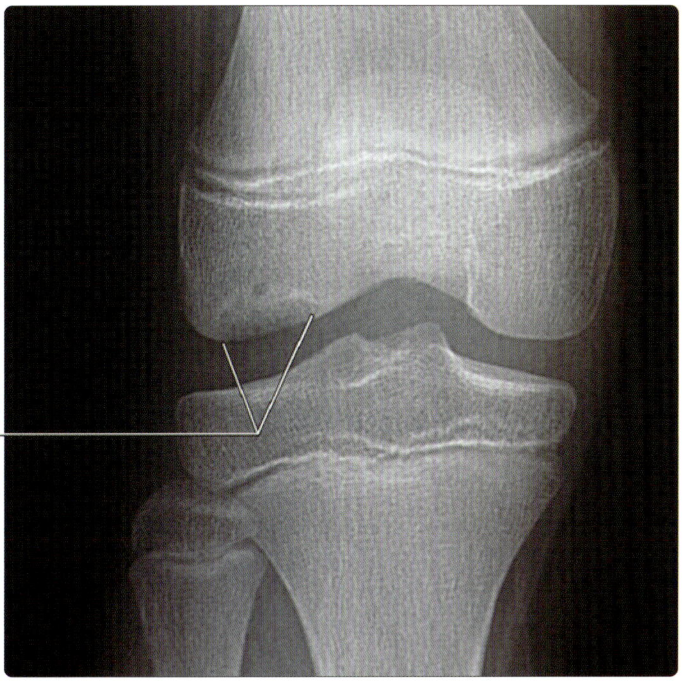

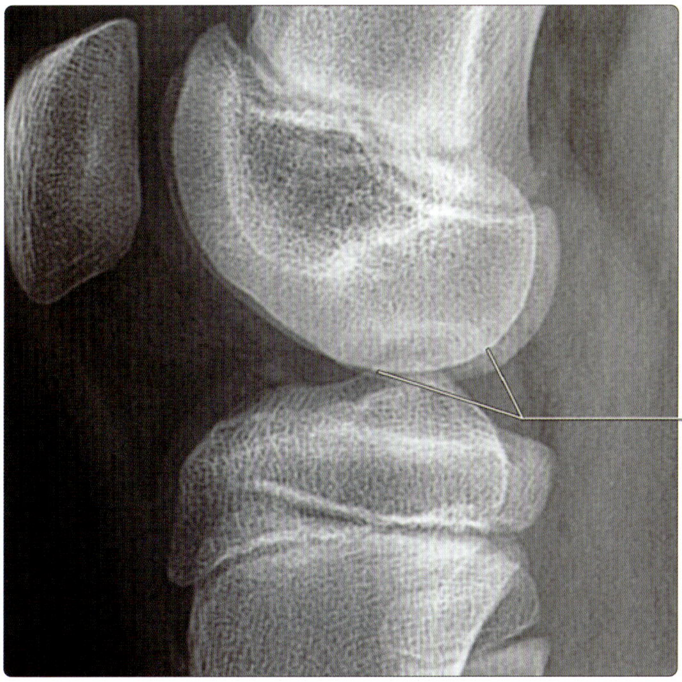

上图：同一患者 1 年后的前后位 X 线图像，显示股骨髁不规则处明显“愈合”或正常生长。

下图：侧位 X 线图像，显示不规则处形成正常骨，未见骨质塌陷。异常的位置局限于髁突后部，未延伸到髁间窝。MR 上无骨髓水肿征象，可与骨软骨损伤鉴别，二者治疗方法完全不同。

股骨外侧髁发育异常

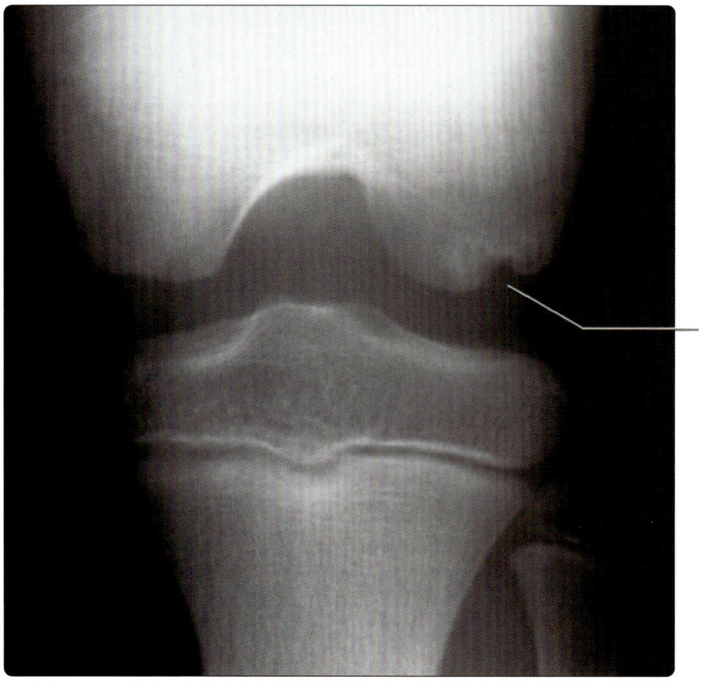

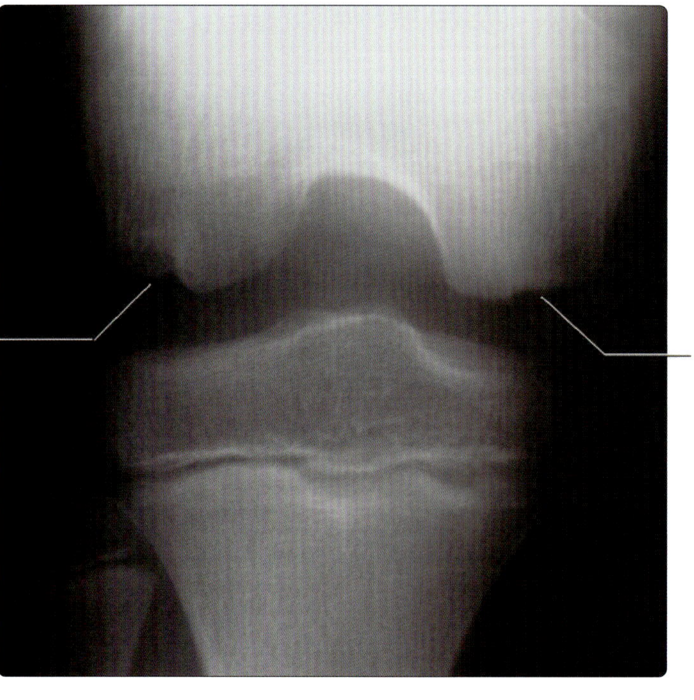

上图：同一患者切线位片，股骨髁后半部无结构重叠，骨质不规则比前后位和侧位显示更明显。
下图：同一患者对侧膝关节切线位图像，股骨内、外侧髁后部均显示骨质不规则。本例双侧发病，通常不双侧对称发病，以股骨外侧髁更常见，其表面的关节软骨正常。青少年中好发部位出现此典型征象，不要误认为骨软骨缺损或损伤。

股骨外侧髁发育异常

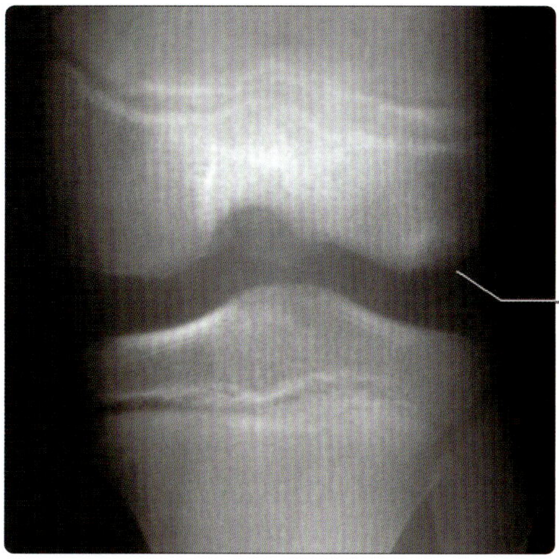

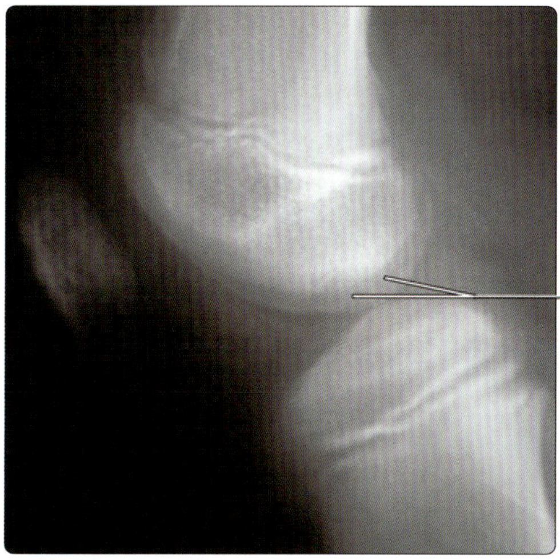

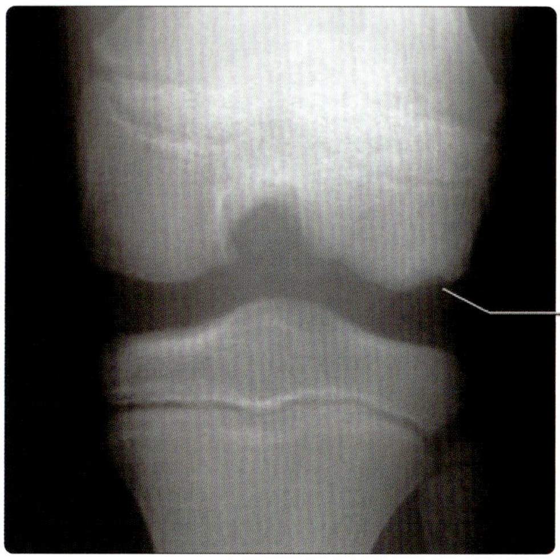

上图：青少年前后位 X 线图像，显示股骨外侧髁轻度不规则。
中图：侧位 X 线图像，显示骨质不规则的部位，为正常变异的典型位置。
下图：同一患者的切线位图像，更清楚地显示异常位于外侧髁偏后的位置。X 线片足以作出正常变异的诊断，不需要进一步检查。由于无骨软骨损伤，不需要进行治疗。

股骨外侧髁发育异常

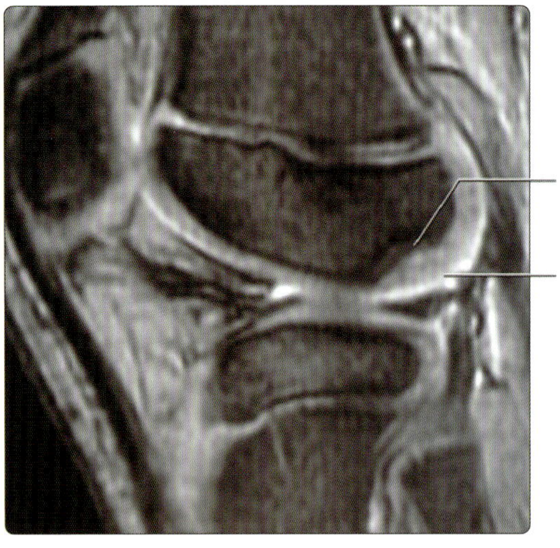

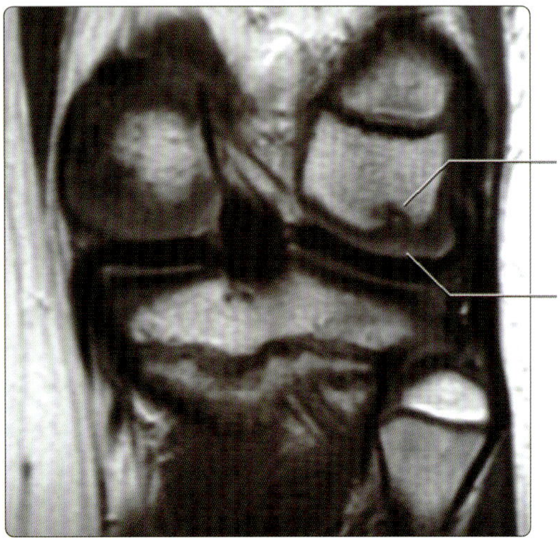

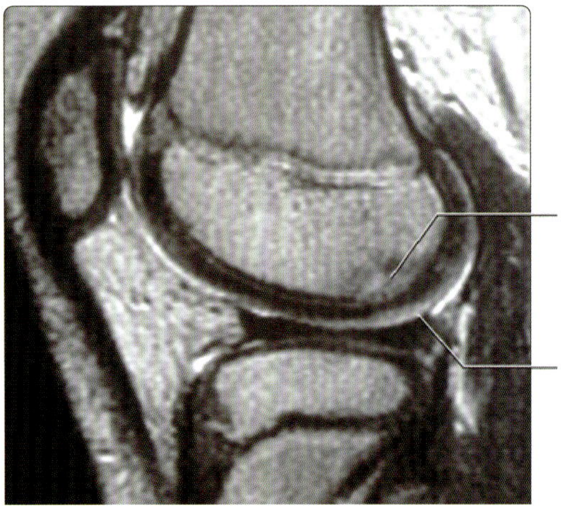

上图：同一患者矢状位梯度回波图像，显示股骨外侧髁后部骨质缺损。表面关节软骨厚度和形态正常，证明是一种变异而不是真正的骨软骨损伤。

中图：经关节后部冠状位 PDWI 图像，显示股骨髁骨质缺损和表面正常关节软骨。

下图：同一患者矢状位 T_2WI 图像，显示典型的股骨外侧髁后部骨质缺损和表面正常关节软骨，无骨髓水肿及其他异常。该缺损为正常变异，常见于青少年（注意未闭合的骺板），通常骨骺骨化正常。缺损发生于不常见的部位时，提示为骨软骨缺损。

股骨远侧干骺端后内侧骨皮质缺损

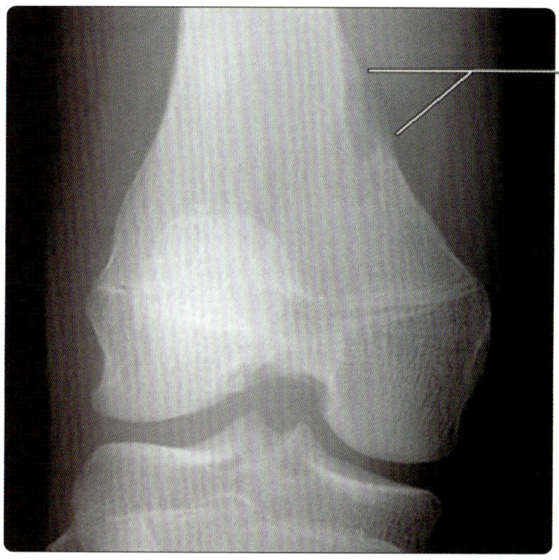

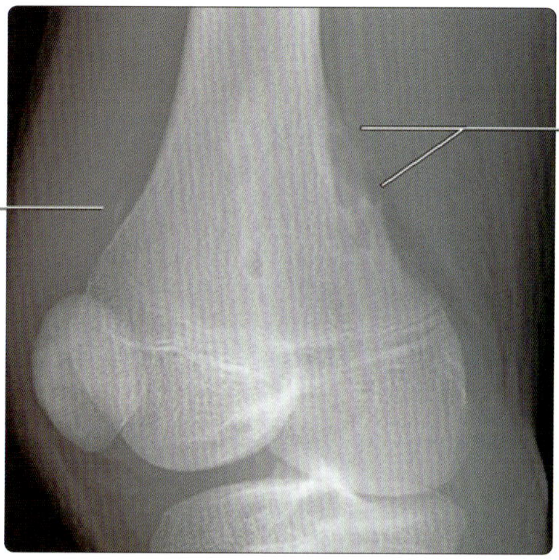

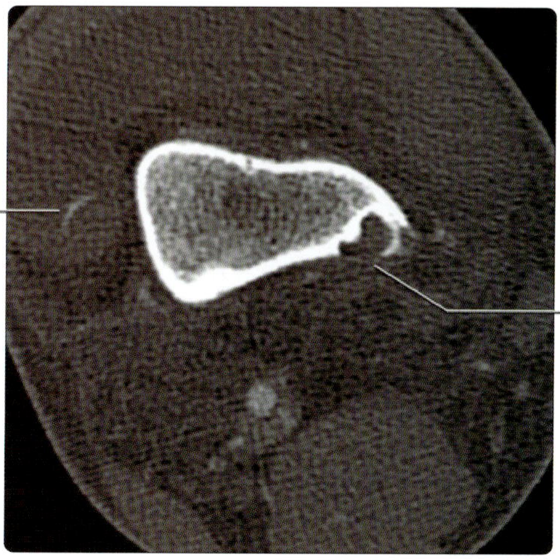

上图：前后位 X 线图像，股骨远侧干骺端后内侧见骨质缺损，称为“骨皮质硬纤维瘤”“骨皮质不规则撕脱”，或简称为“骨皮质缺损”。发生部位位于内侧，具有一定特征性，解剖学上与大收肌肌腱附着区有关。属慢性撕脱损伤还是正常生长现象仍存争议。

中图：外斜位显示骨皮质缺损，注意缺损区可能没有骨皮质覆盖，有时甚至会出现轻微棘状突起。尽管有如此形态，但根据部位判断它是一种正常变异，而不是侵袭性病变。该患者大量积液和骨折与缺损无关。

下图：CT 图像清楚显示后内侧骨皮质缺损的部位和形态。

股骨远侧干骺端后内侧骨皮质缺损

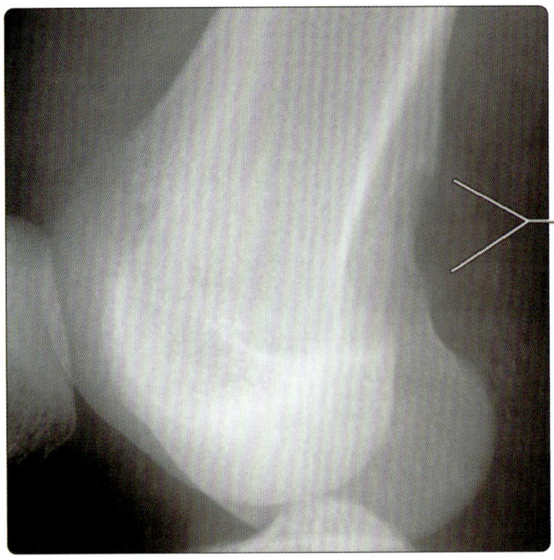

后内侧骨皮质缺损 Posteromedial cortical defect

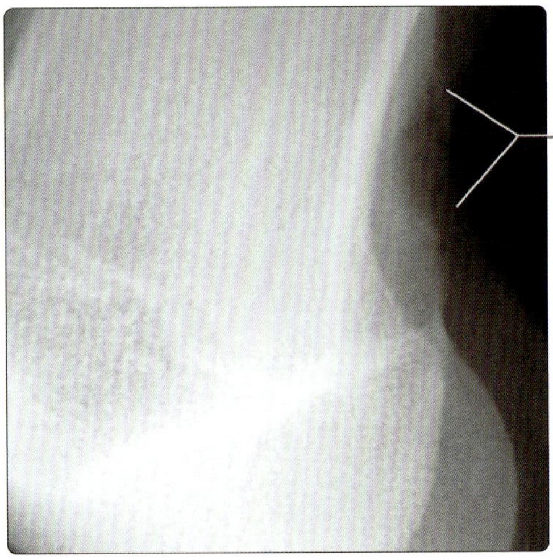

后内侧骨皮质缺损 Posteromedial cortical defect

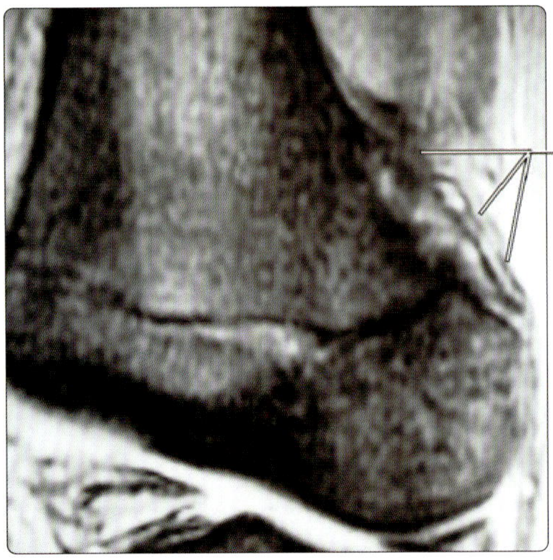

后内侧骨皮质缺损 Posteromedial cortical defect

上图：斜侧位 X 线片，显示股骨远端后内侧骨皮质缺损，呈典型扇贝壳状，与骨皮质不同。

中图：侧位 X 线片，显示后内侧骨皮质缺损。

下图：GRE 图像，显示股骨远端后内侧骨皮质缺损。骨皮质与皮质样缺损的扇贝壳样边缘界限不清，并提示有软组织肿块，此为典型骨皮质缺损，系正常变异。若发生于股骨远侧干骺端后内侧，又无侵袭性表现，可视为正常变异。

局灶性骺板水肿区（FOPE zone）

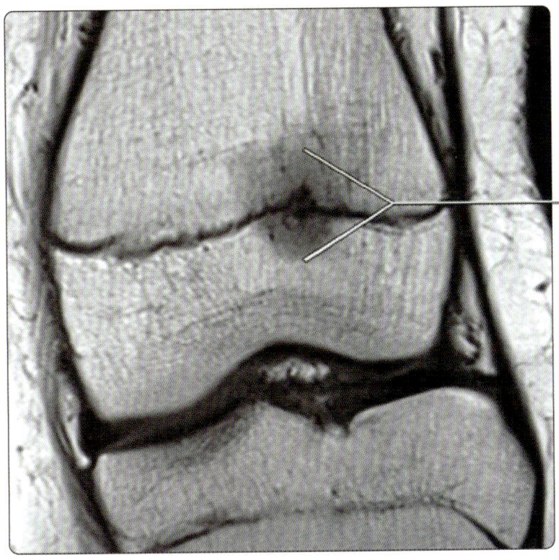

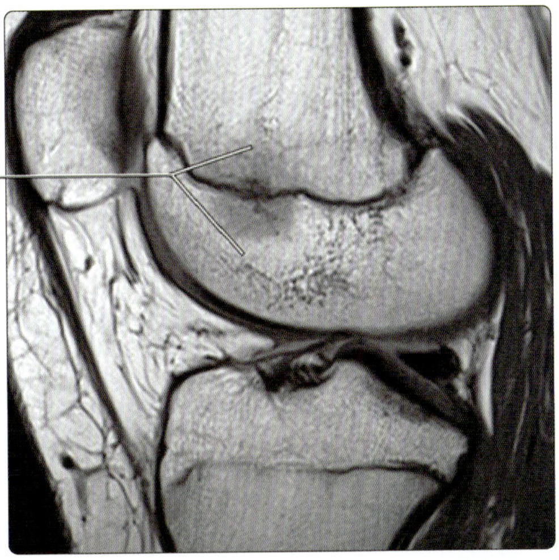

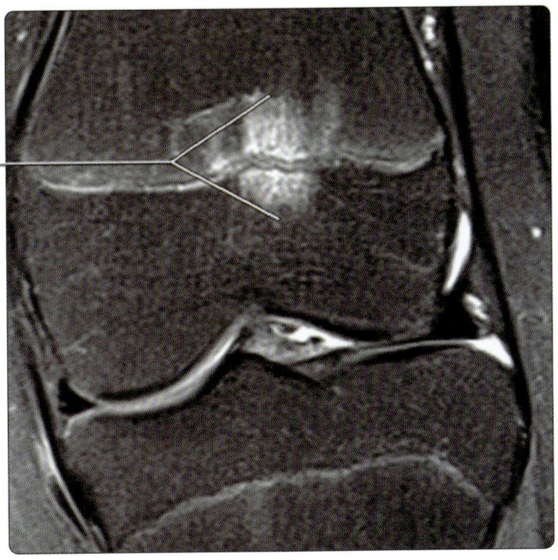

上图：骨骼未发育成熟患者的冠状位 T_1 WI 图像，显示股骨骺板中央区周围低信号，骺板未闭合，无其他异常。

中图：同一患者矢状位 PDWI 图像，显示骺板中央区周围异常信号，未见其他异常。

下图：冠状位脂肪抑制 PDWI 图像，显示骺板中央区周围的骨髓水肿，可能与早期的生理性骺板愈合有关。无其他异常时，可能与疼痛有关。出现 FOPE 特征性表现时，如本例所见，患者不需要有创性诊断方法或影像学随访。

起自膝横韧带的半月板交叉韧带

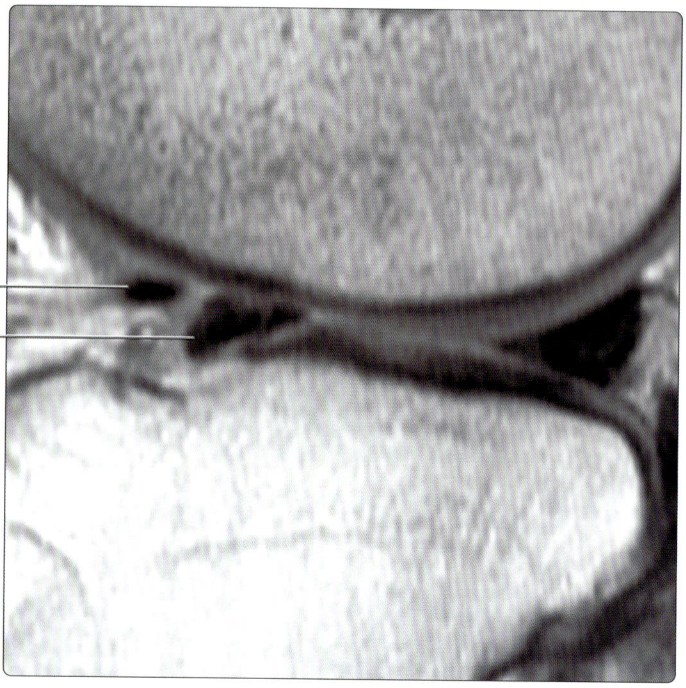

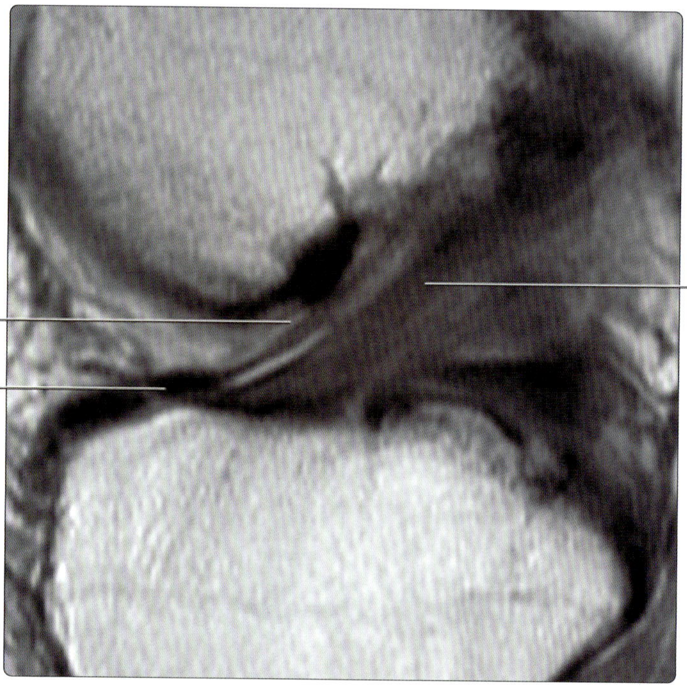

上图：髁间窝附近矢状位 PDWI 图像，显示较粗大的膝横韧带。膝横韧带连接两个半月板前角，矢状位可见韧带断面与外侧半月板相贴，接近髁间窝时可能被误认为半月板撕裂。膝横韧带通常比半月板撕裂要小，或者不显示。

下图：经髁间窝外侧部层面，显示与前交叉韧带平行的不连续结构，从膝横韧带与外侧半月板前角根部交界处延伸至股骨外侧髁，为半月板交叉前侧韧带，属正常变异，与髌下皱襞（也可与前交叉韧带平行）的区别在于该韧带起自半月板而不是髌骨。

起自膝横韧带的半月板交叉韧带

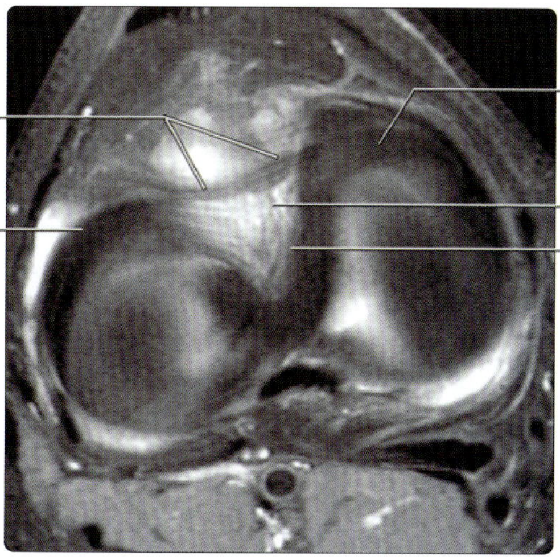

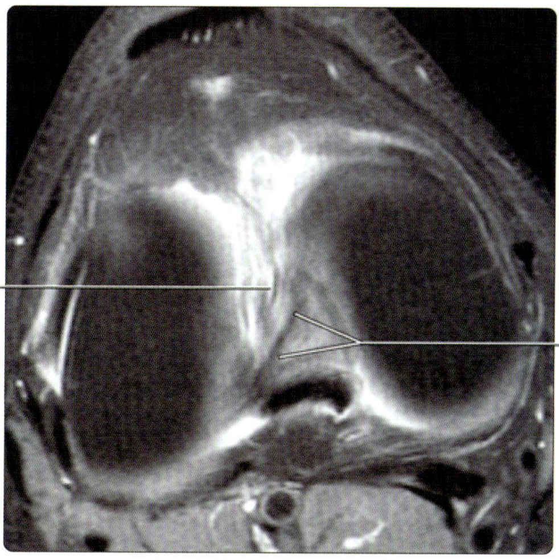

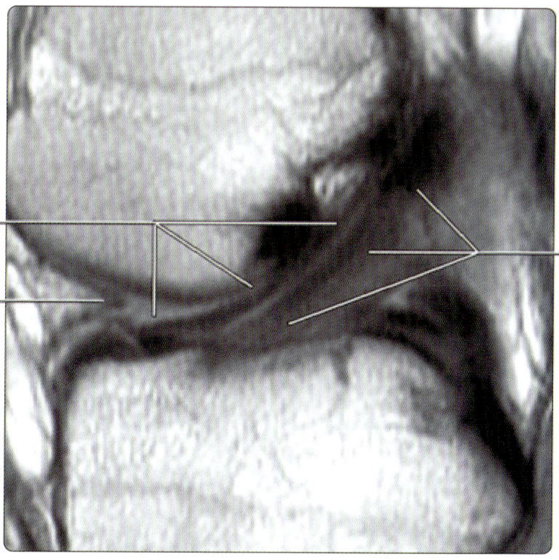

上图：膝关节间隙层面横轴位脂肪抑制 PDWI 图像，显示略呈弓形的膝横韧带，半月板交叉前韧带起自膝横韧带，在前交叉韧带前方走行。

中图：髁间窝略高层面，显示半月板交叉前韧带平行于前交叉韧带穿过髁间窝。

下图：矢状位 PDWI 图像，显示半月板交叉前韧带的全长，平行于前交叉韧带，此种正常变异不应误认为前交叉韧带撕裂。注意 Hoffa 脂肪垫的顶端不与其相连（而髌下皱襞附着于髌下脂肪垫）。

半月板交叉韧带

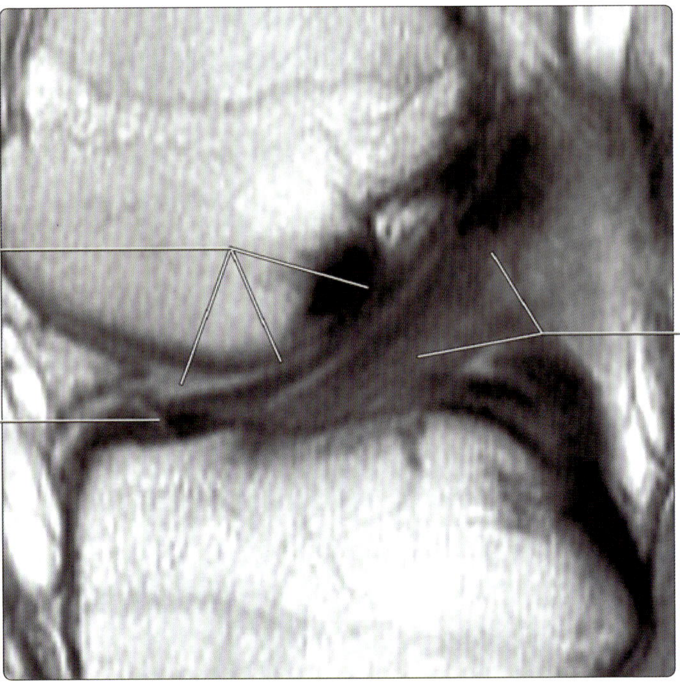

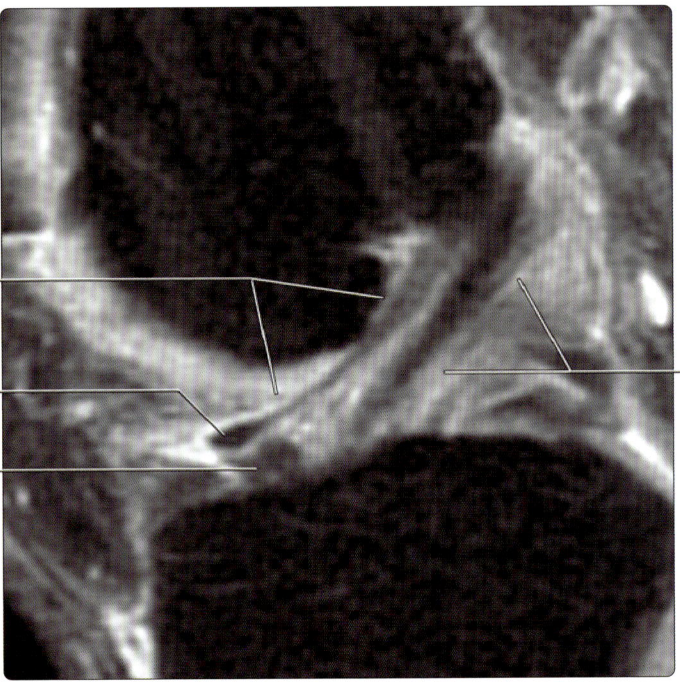

上图：经髁间窝的矢状位 PDWI 图像，显示半月板交叉韧带。该韧带起自内侧半月板前角，沿前交叉韧带的前方走行至股骨髁，有时可能被误认为前交叉韧带纵向撕裂。

下图：矢状位脂肪抑制 PDWI，显示另一种变异的半月板交叉韧带，起自膝横韧带，与前交叉韧带平行向前延伸时，可能与前交叉韧带的纵向或部分撕裂表现难以区分。

（半月板交叉韧带）外侧半月板束

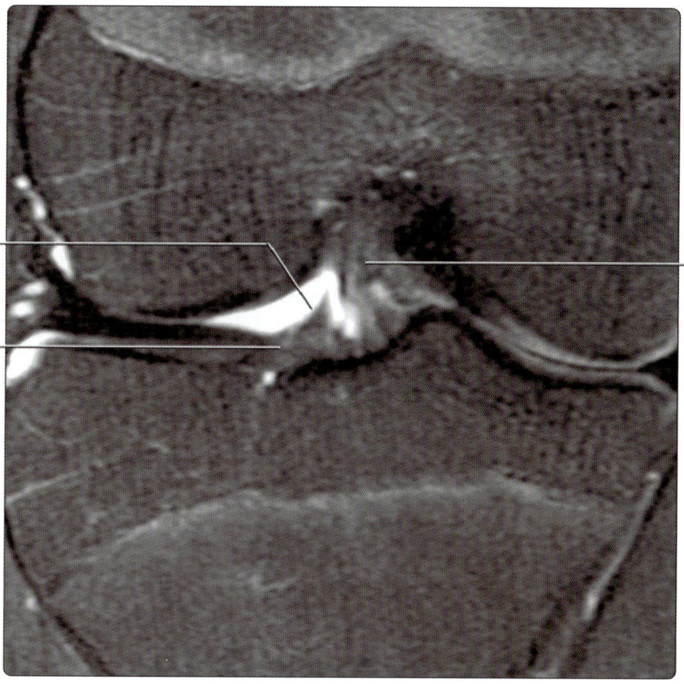

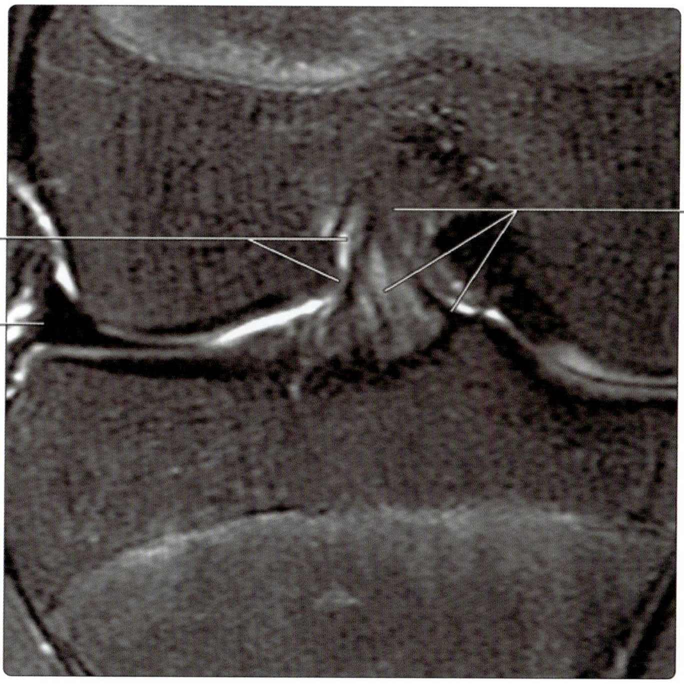

上图：关节前部冠状位脂肪抑制 PDWI 图像，显示膝横韧带缺如（前方层面未显示），外侧半月板前角的纤维通常与膝横韧带混合，形成不连续的外侧半月板束，沿前交叉韧带上行。

下图：冠状位稍后层面，显示外侧半月板束上行并与前交叉韧带相交，这些纤维不属前交叉韧带，因其以不同的角度上行。此种正常变异不应误认为病理性改变，如前交叉韧带撕裂或半月板桶柄状撕裂。

类似半月板撕裂的半月板交叉韧带

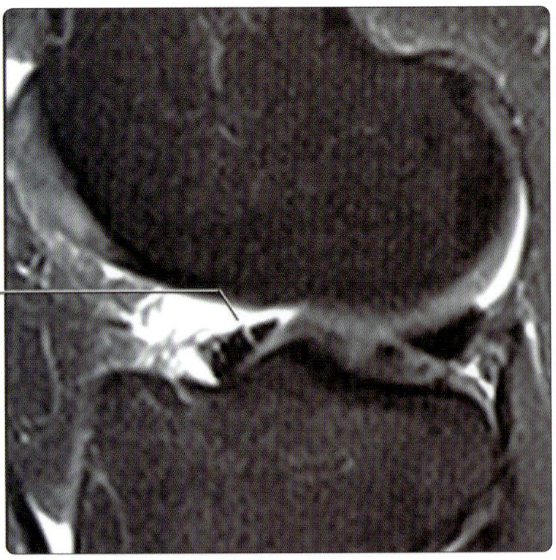

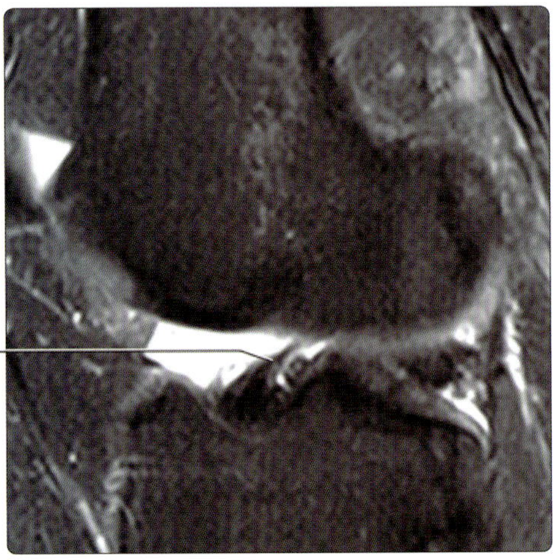

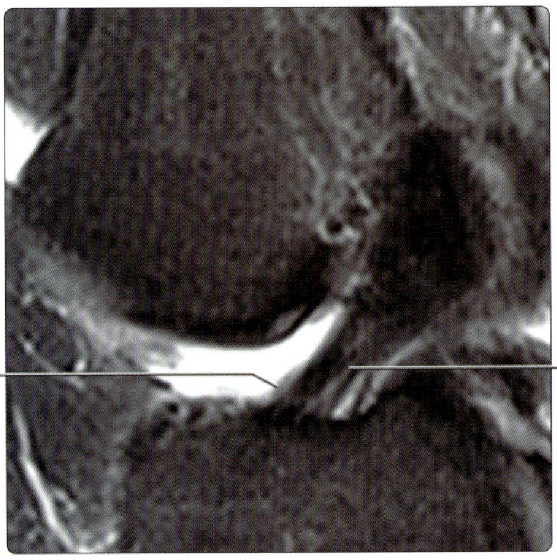

上图：邻近髁间窝外侧的矢状位脂肪抑制 PDWI 图像，清楚显示外侧半月板前角垂直撕裂。

中图：相邻层面矢状位脂肪抑制 PDWI 图像，显示的半月板碎片实际上是沿前交叉韧带方向走行、连续的韧带结构。

下图：相邻层面经髁间窝层面矢状位脂肪抑制 PDWI 图像，显示与前交叉韧带融合的韧带结构，从半月板延伸至交叉韧带，属正常变异，为半月板交叉韧带，可能被误认为交叉韧带部分性撕裂，本例类似半月板外周部垂直撕裂。

类似前交叉韧带部分撕裂的半月板交叉韧带

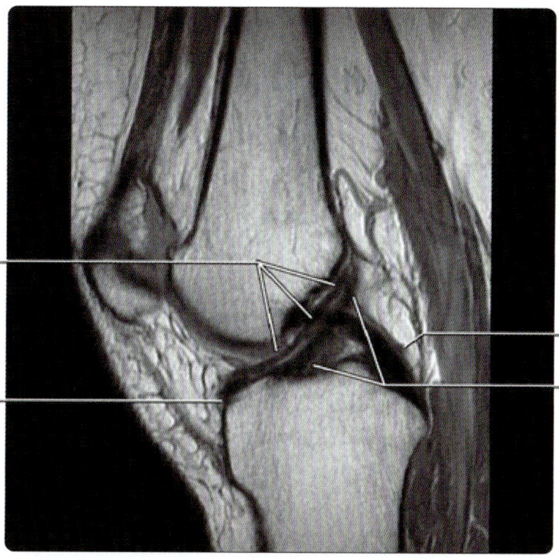

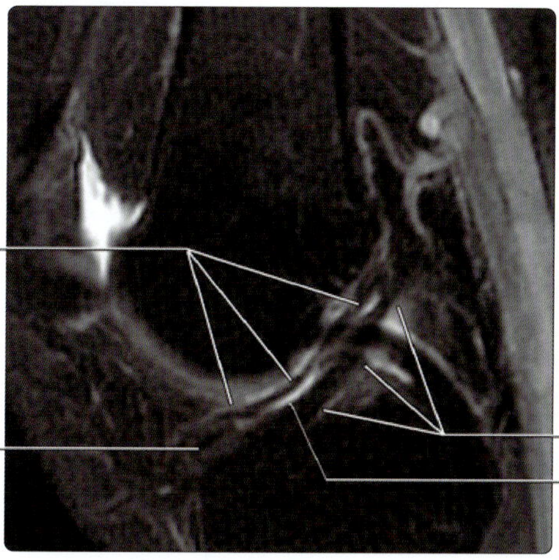

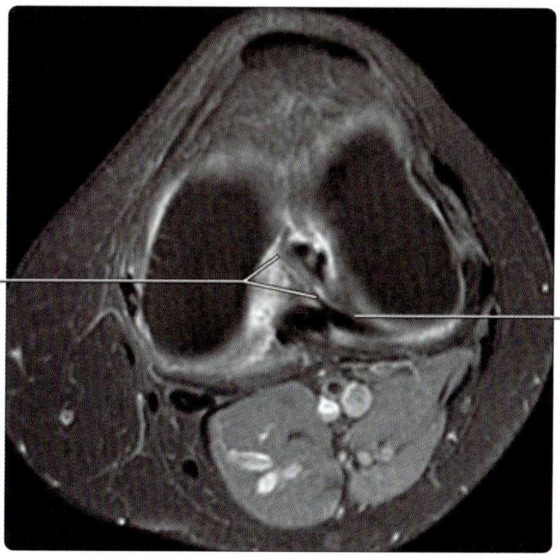

上图：矢状位 PDWI 图像，显示曲线状低信号结构从内侧半月板前角沿前交叉韧带内侧纤维向前走行，全程可见，称之为板股韧带，此正常变异类似交叉韧带部分性撕裂。

中图：同一患者同层面矢状位脂肪抑制 T_2WI 图像，显示半月板交叉韧带和前交叉韧带之间的滑液。由于前交叉韧带为滑膜外结构，其撕裂区周围不应该出现滑液。因此，两个结构间出现积液，有助于诊断为半月板交叉韧带。

下图：同一患者横轴位脂肪抑制 PDWI 图像，显示起自髁间窝的半月板交叉韧带，沿前交叉韧带走行并最终与前交叉韧带的近端纤维融合。

板 - 板斜韧带

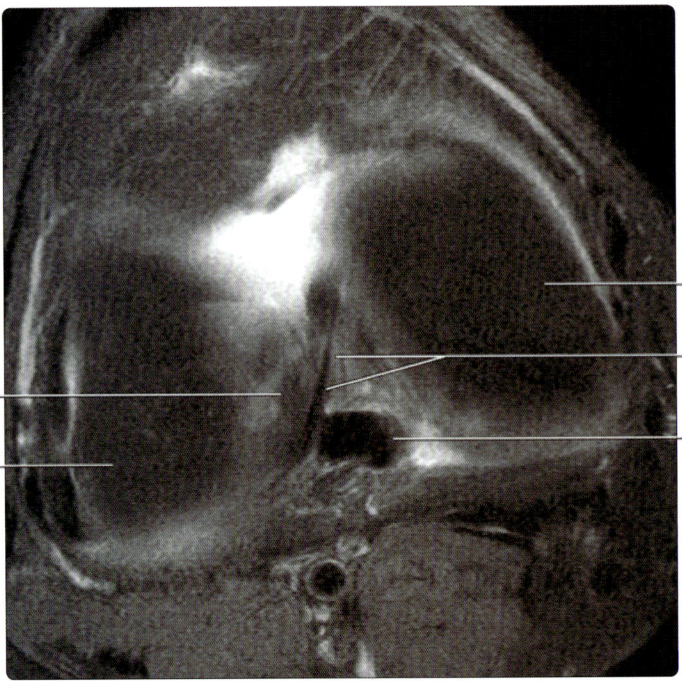

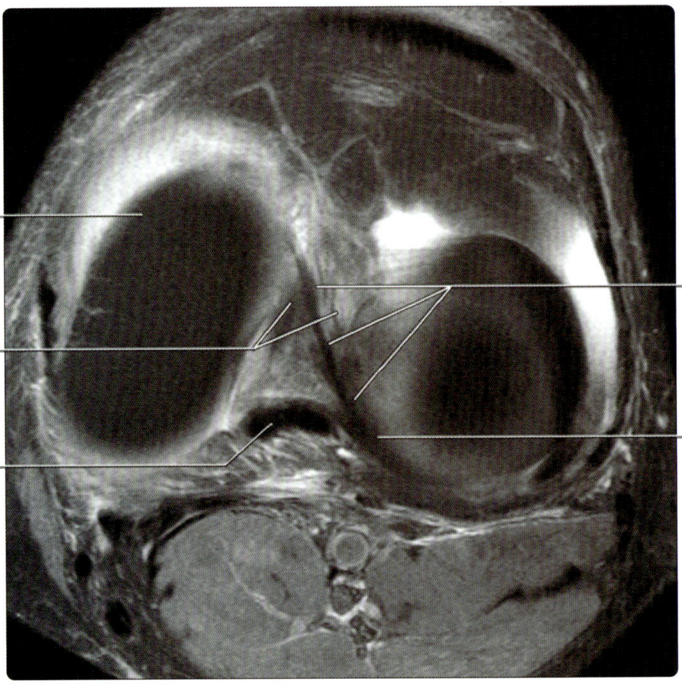

上图：关节间隙上方层面横轴位图像，显示内侧板 - 板斜韧带，为正常变异，起自内侧半月板前角，止于外侧半月板后角，穿行于前、后交叉韧带之间。

下图：另一患者经关节间隙层面横轴位脂肪抑制 PDWI 图像，显示内侧板 - 板斜韧带，起自内侧半月板前角，穿过髁间窝，附着于外侧半月板后角。在此层面，变异的韧带看起来与前交叉韧带在胫骨附着处分离，该韧带一般走行在前、后交叉韧带之间。另一镜像变异为外侧板 - 板韧带，从外侧半月板前角走行到内侧半月板后角（此层面未显示）。

板 - 板斜韧带

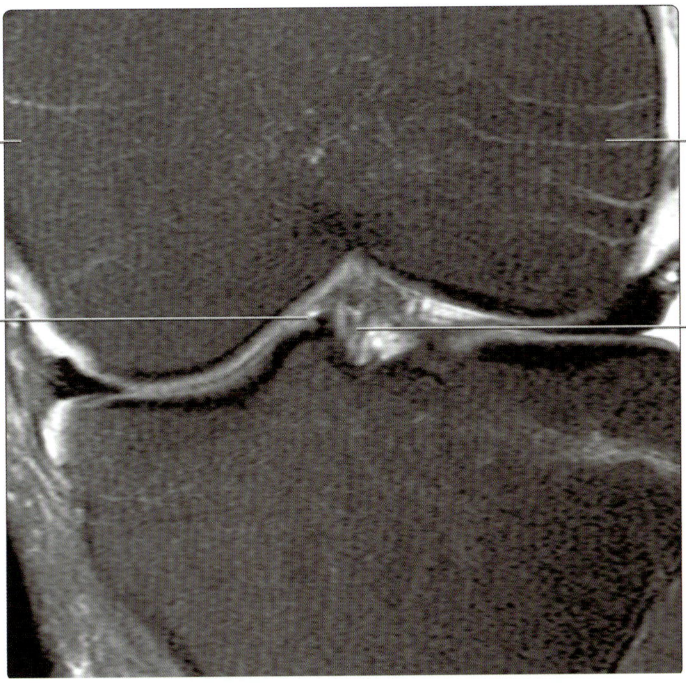

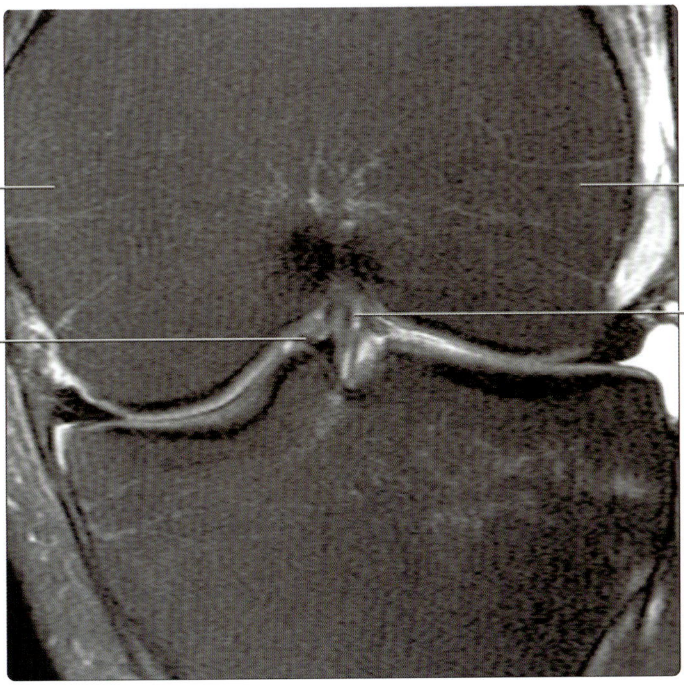

上图：关节中前部层面冠状位 MR 图像，显示微细的内侧板 - 板韧带横切面，毗邻前交叉韧带。

下图：上图后方 3 mm 冠状位层面，显示板 - 板韧带类似于关节内游离体或前交叉韧带撕裂表现。位置变异的韧带呈低信号，易误认为半月板撕裂或桶柄样撕裂，与横轴位或矢状位图像交互观察非常重要，该韧带为前、后交叉韧带之间的纵向结构，在内、外侧半月板之间斜穿髁间窝。

板 - 板斜韧带与髌下皱襞

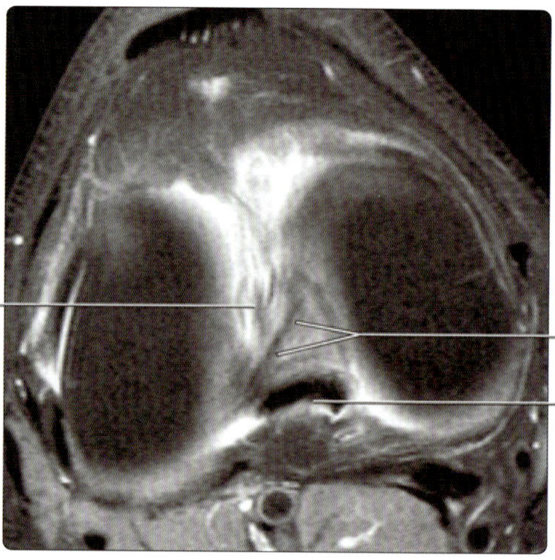

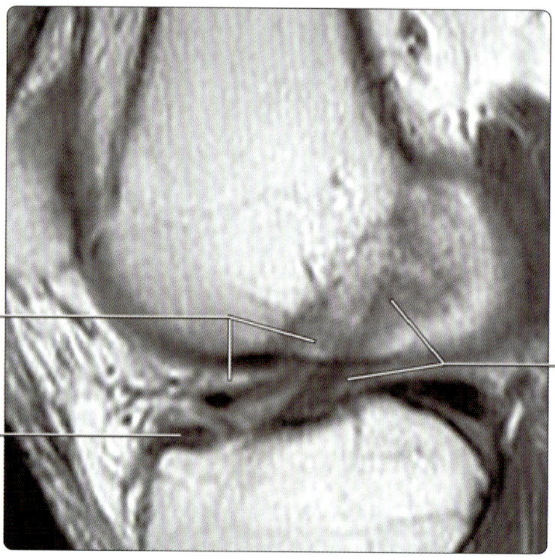

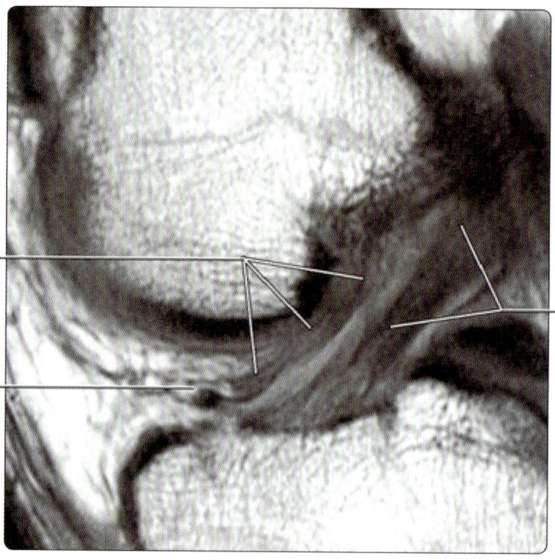

上图：经股骨髁横轴位脂肪抑制 PDWI 图像，显示板 - 板斜韧带，连接一侧半月板前角和对侧半月板后角，走行于前、后交叉韧带之间，该变异少见。

中图：经髁间窝的矢状位 PDWI 图像，显示变异的髌下皱襞。该皱襞通常起自髌骨，穿过 Hoffa 脂肪垫，沿前交叉韧带的前表面走行。

下图：经髁间窝的矢状位 PDWI 图像，显示髌下皱襞。该皱襞穿过 Hoffa 脂肪垫，先沿曲面的股骨髁走行，然后平行于前交叉韧带走行。

盘状半月板

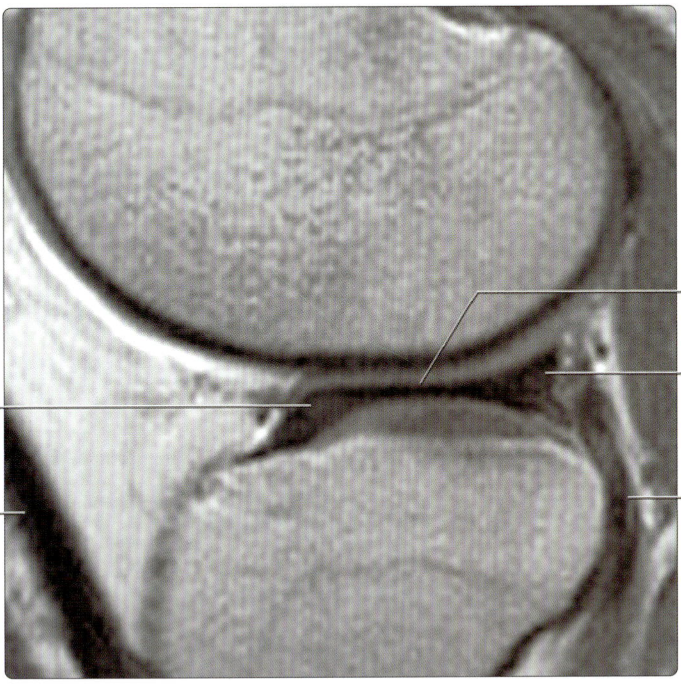

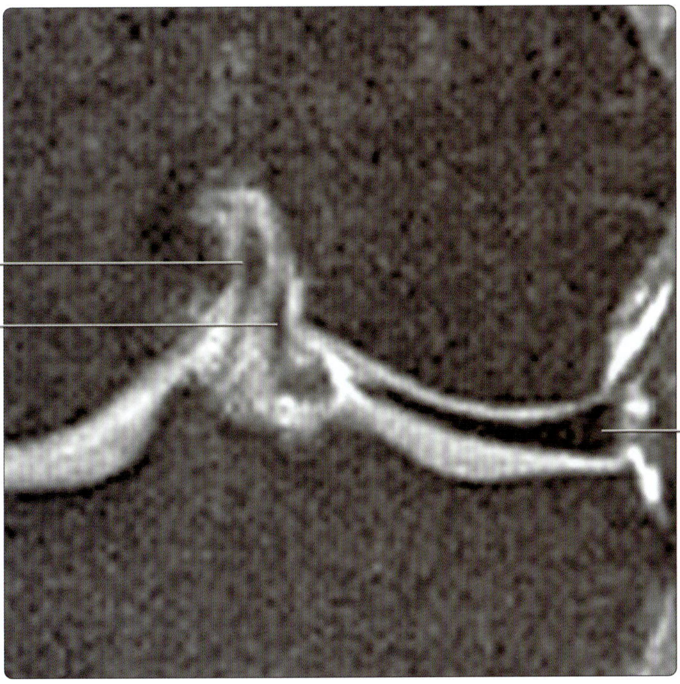

上图：经过膝关节外侧间隙中部层面的矢状位图像，显示外侧盘状半月板，包括前角、体部和后角。一般情况下，这种领结状的外观只在关节的外侧部层面显示。此层面未显示腓骨。此外，本层面可见腘肌 - 肌腱连接部（而不仅是腘肌腱）和髌下腱，表明此层面为膝关节较内侧层面，不应有半月板体部显示，说明半月板的体部增大，提示为盘状半月板。

下图：通过关节中部层面的冠状位图像（前交叉韧带及其形态可提示），显示外侧半月板体部增大，证实为盘状半月板。

外侧盘状半月板形态

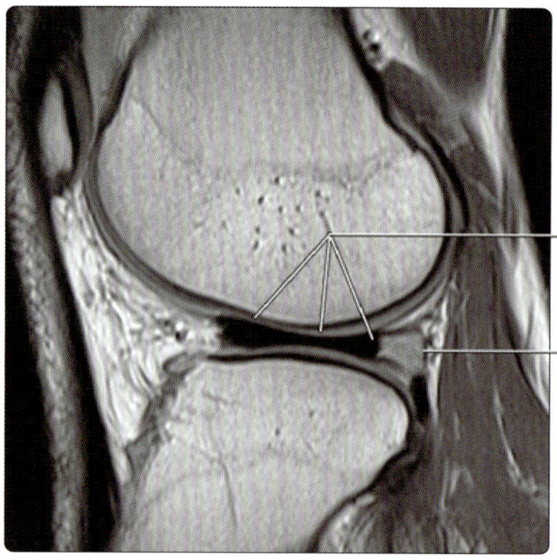

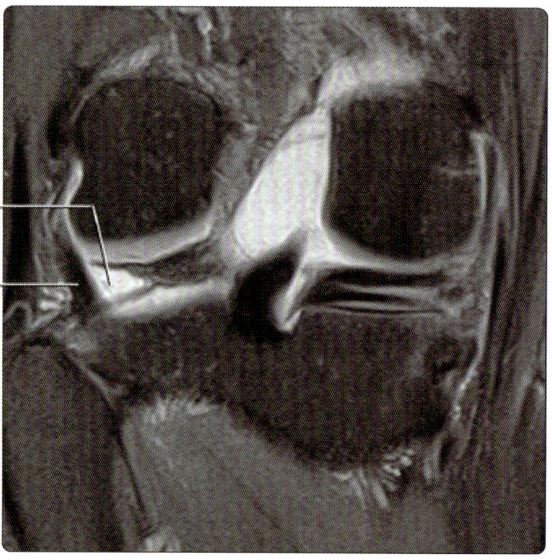

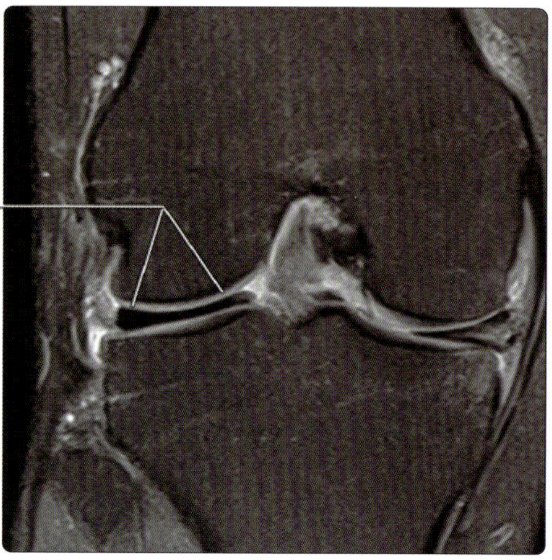

上图：膝关节外侧间隙中部矢状位 PDWI 图像，显示外侧盘状半月板。外侧盘状半月板比内侧半月板更常见。此种变异常伴腘肌裂孔扩大及明显的筋膜束。

中图：同一患者关节后部层面冠状位脂肪抑制 PDWI 图像，显示盘状半月板并腘肌裂孔扩大及筋膜束增厚。

下图：同一患者膝关节中部层面冠状位脂肪抑制 PDWI 图像，外侧半月板呈盘状。

盘状半月板

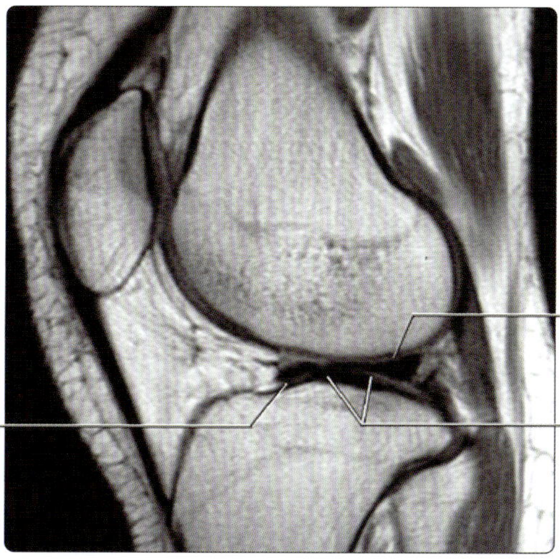

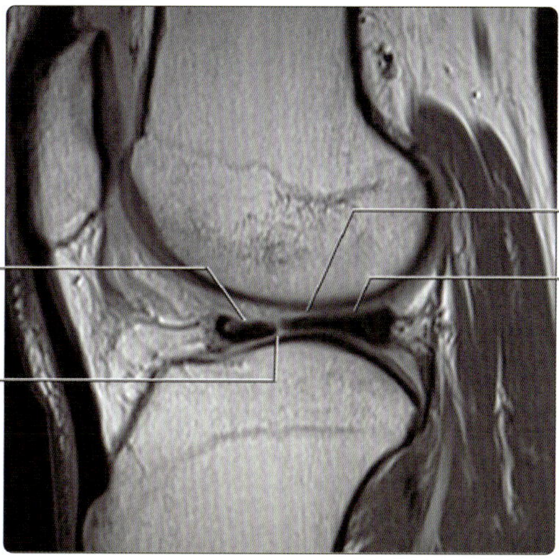

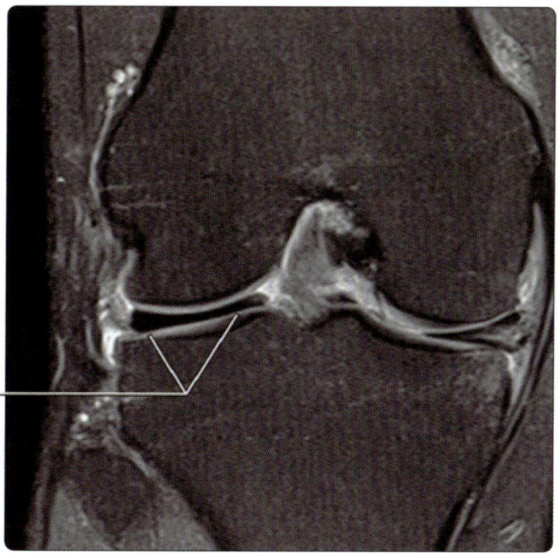

上图：膝关节外侧间隙近髁间窝矢状位 PDWI 图像，显示外侧半月板前、后角以及较薄的半月板体部。一般情况下，在膝关节内侧层面半月板体部不显示，若体部在内侧层面显示，说明是盘状半月板。

中图：近髁间窝层面的矢状位 PDWI 图像，显示盘状半月板，在前角 - 体部连接处有放射状撕裂。

下图：膝关节中部冠状位脂肪抑制 PDWI 图像，显示外侧半月板呈盘状。矢状位所示的放射状撕裂，冠状位上不能直接显示，但半月板的边缘变钝可提示有撕裂。

内侧半月板前角起于胫骨平台

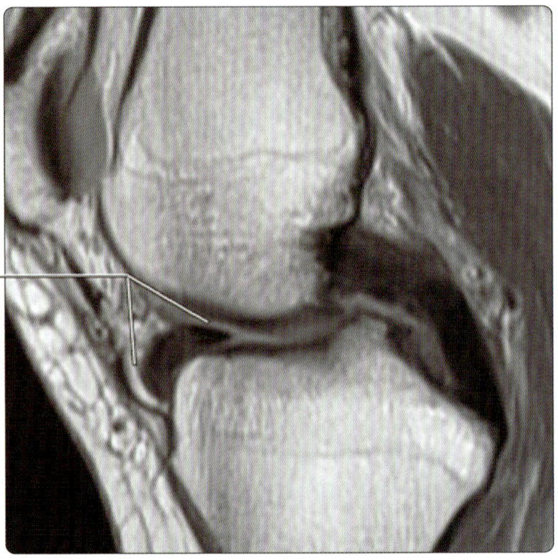

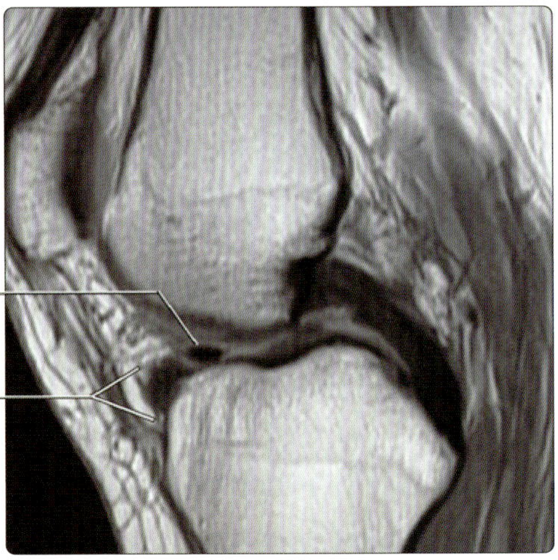

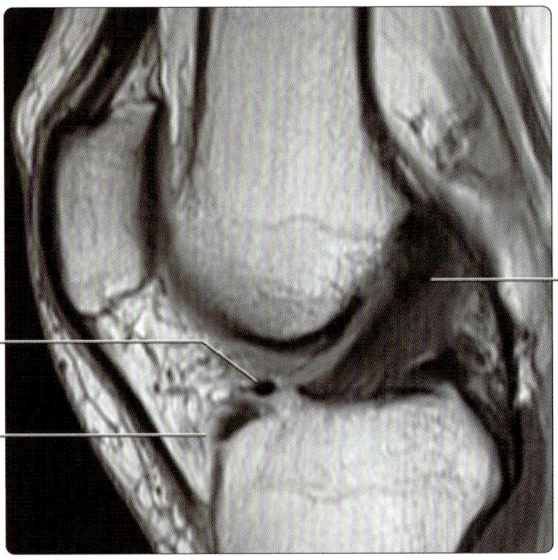

上图：通过髁间窝层面的矢状位 PDWI 图像，显示后交叉韧带和内侧半月板前角，内侧半月板增大并部分突出。此例实际为正常半月板前角，但位于胫骨平台前方的不常见位置，并附着有尚未分离的横韧带。
中图：稍外侧层面图像（朝向前交叉韧带），显示增大的半月板有明显的“垂直撕裂”。实际为正常的半月板前角，起于胫骨平台前部，有横韧带与之分隔。
下图：同上病例前交叉韧带层面 PDWI 图像，显示内侧半月板前角的剩余部分及明显的横韧带。

内侧半月板前角起于胫骨平台

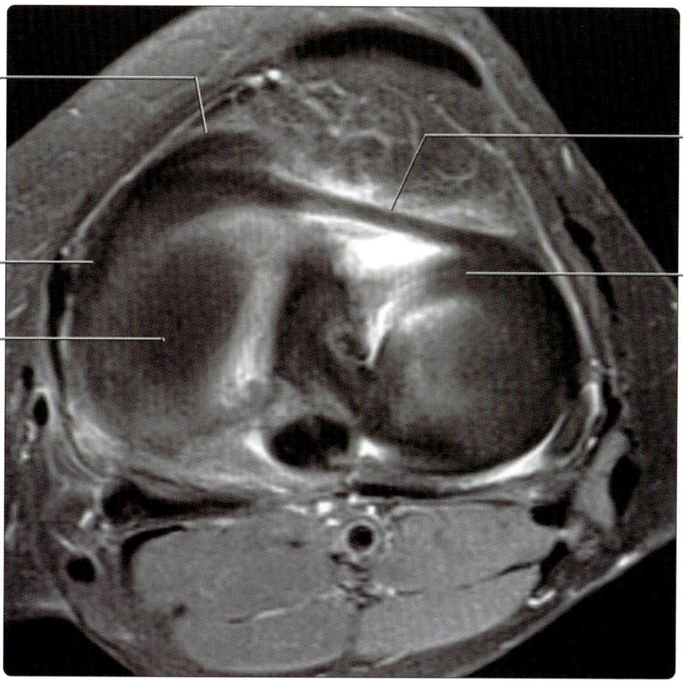

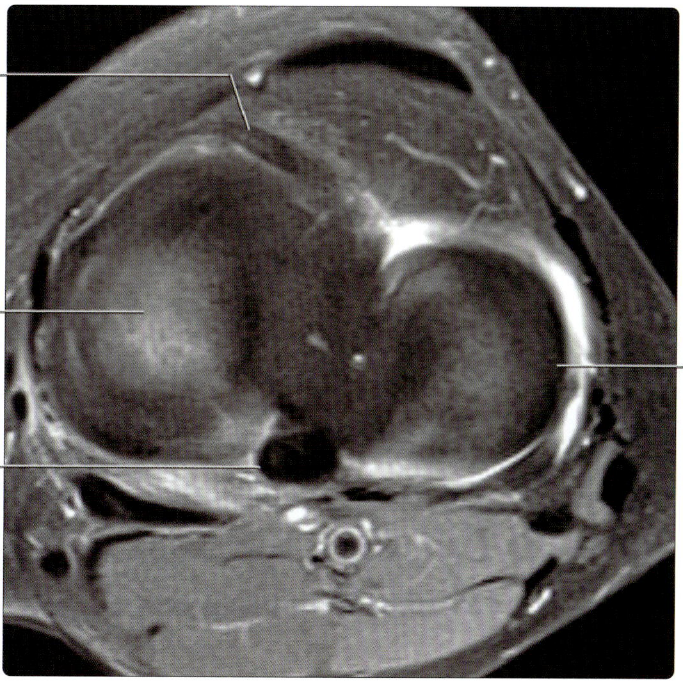

上图：膝关节间隙层面横轴位脂肪抑制 PDWI 图像，显示粗大的横韧带和内侧半月板前角。前角起自胫骨前缘而不是顶部，为内侧半月板前角起源的正常变异。

下图：同一患者横轴位脂肪抑制 PDWI 图像，内侧半月板前角明确显示，起于胫骨前缘（而非胫骨平台顶部），不应将此表现误认为桶柄样撕裂。

半月板小骨

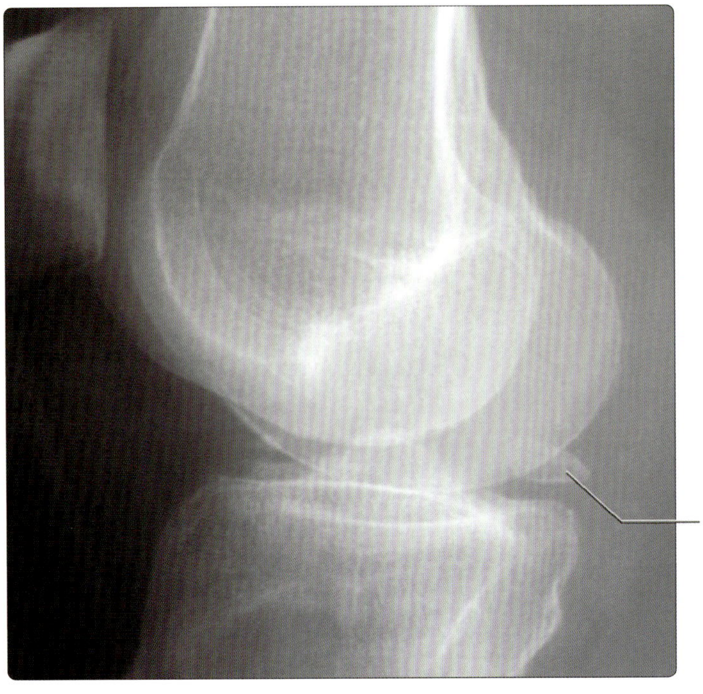

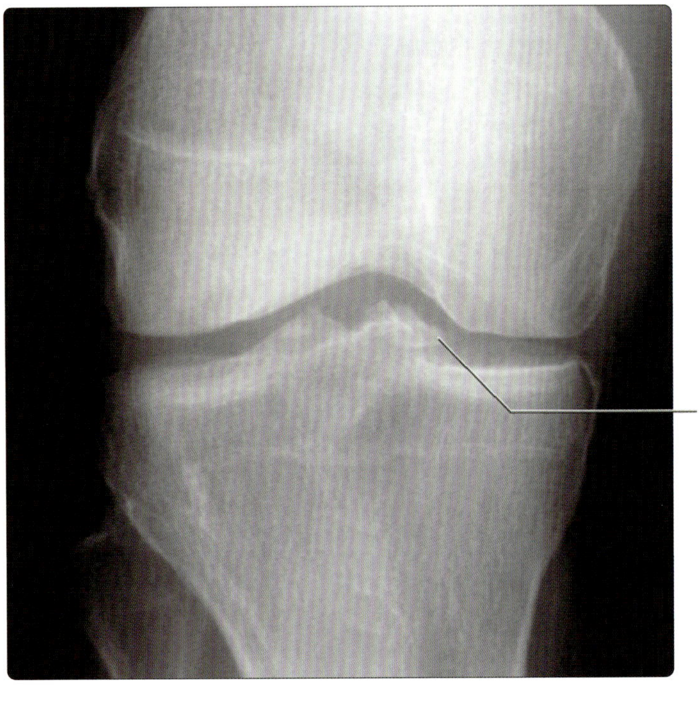

上图：侧位片显示半月板小骨位于半月板后角区域，其位置较低且呈水平走行，可与腓肠豆区别。

下图：正位片显示半月板小骨位于内侧半月板后角内，与关节内游离体鉴别非常重要，其治疗方法不同。小骨的形状和位置是与关节内游离体鉴别的重要特征。半月板小骨最常见的位置是内侧半月板后角，如本例所示。

半月板小骨

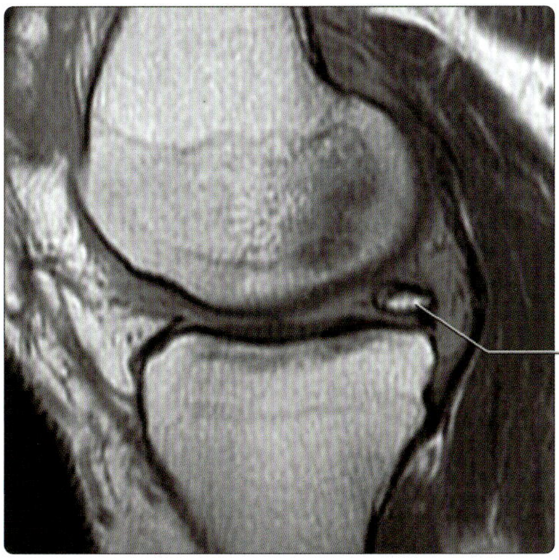

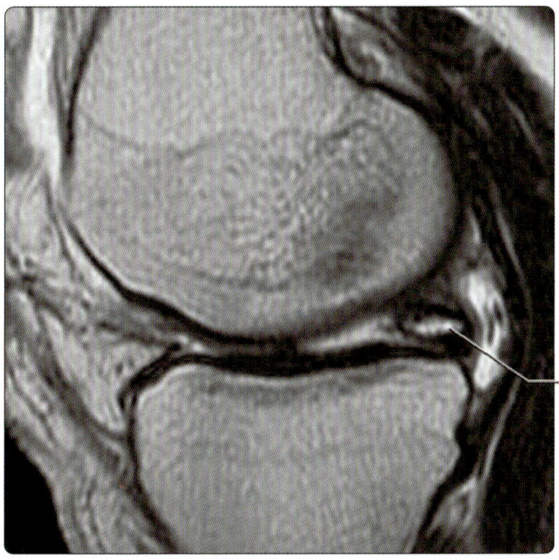

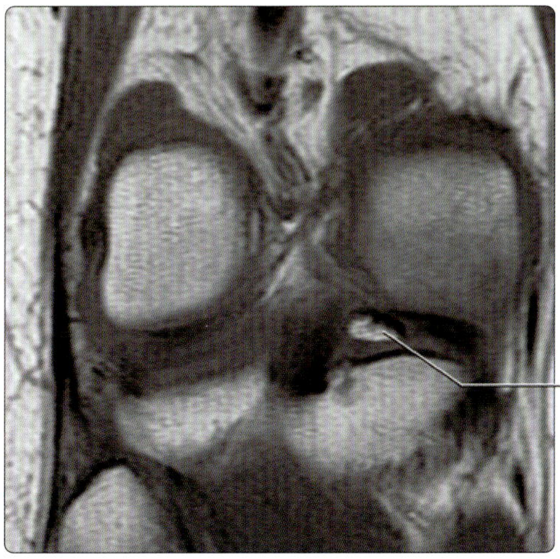

上图：矢状位 PDWI 图像，显示内侧半月板后角内的半月板小骨（注意其骨小梁结构和信号与骨髓相同）。
中图：同前层面 T_2WI 图像，显示半月板小骨占据了半月板后角的大部分空间。
下图：膝关节后部层面冠状位 T_1WI 图像，显示内侧半月板后角内的半月板小骨，清楚显示其骨小梁和骨皮质的信号与骨髓信号相同。半月板小骨不常见（发生率为 0.15%），可能有症状。（感谢 A.Sonin 博士供图）

半月板小骨

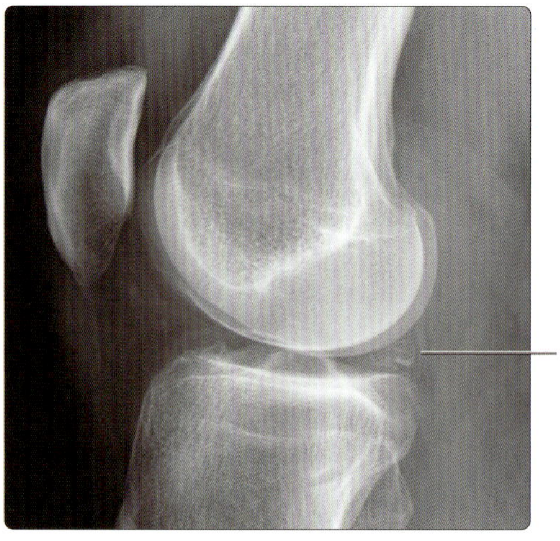

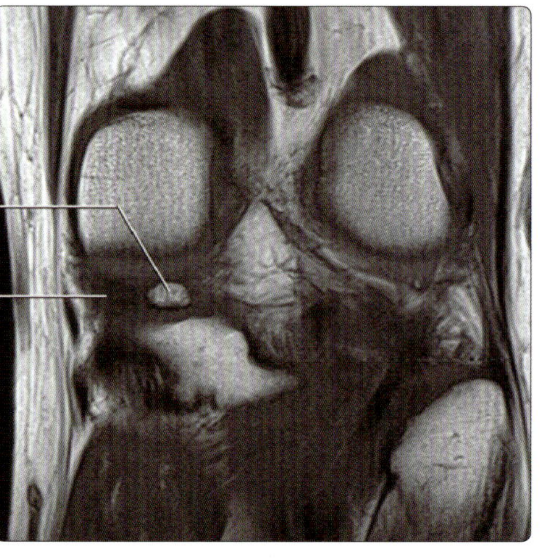

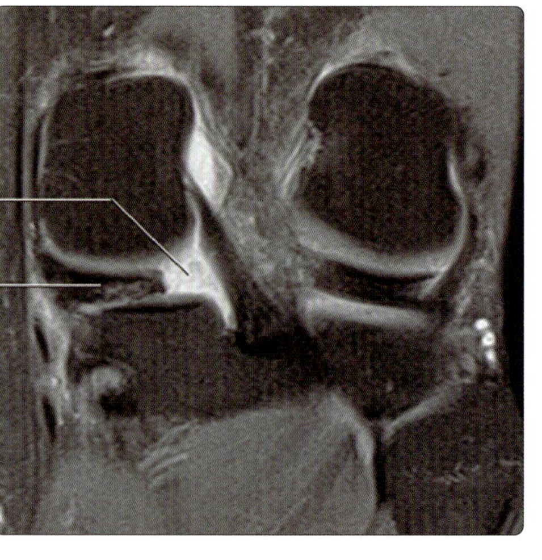

上图：侧位片显示骨质密度影重叠在膝关节后部间隙，位于半月板小骨的典型位置。

中图：关节后部冠状位 T_1WI 图像，显示内侧半月板后角一圆形结构，呈高信号，与骨质信号一致。其信号特征和位置均支持半月板小骨的诊断。

下图：膝关节后部层面冠状位脂肪抑制 PDWI 图像，显示内侧半月板后角根部有放射状撕裂，可能与半月板小骨有关。此层面比上幅图像稍靠前，半月板小骨不在此层面内。

半月板小骨

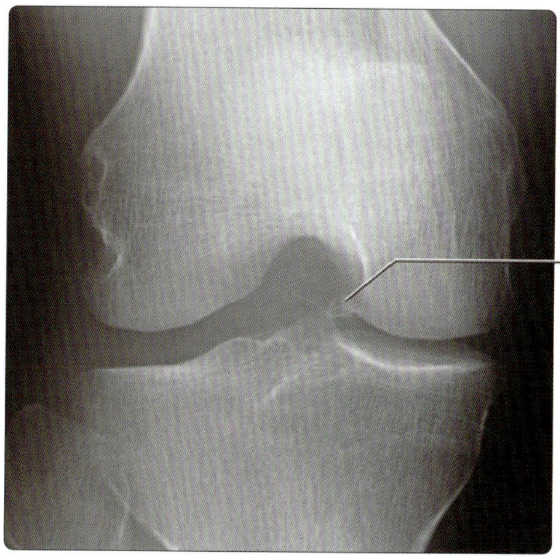

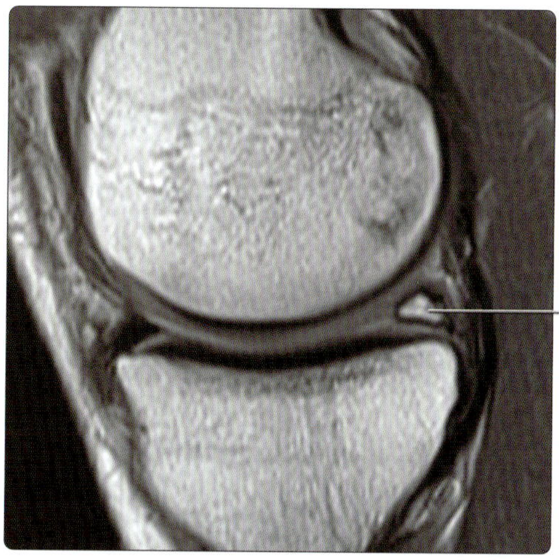

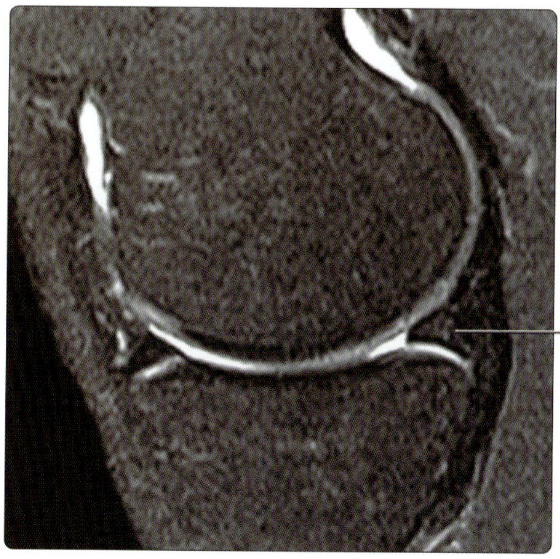

上图：正位片显示内侧半月板后角圆形骨密度影，为半月板小骨的典型位置。半月板小骨多被认为是“正常变异”，但也有人认为是年轻时创伤后所致。由于内侧半月板后角在任何年龄段都是半月板损伤的高危区域，如果外伤确实是半月板小骨形成的病因，半月板小骨最常见于内侧半月板后角也就不足为奇了。

中图：经股骨内侧髁层面的矢状位 PDWI 图像，显示内侧半月板后角被骨质信号替代，与之前的 X 线片所示半月板小骨的位置相一致。

下图：同一患者同层面矢状位脂肪抑制 T_2WI，显示半月板小骨内的脂肪信号被抑制。

半月板小骨

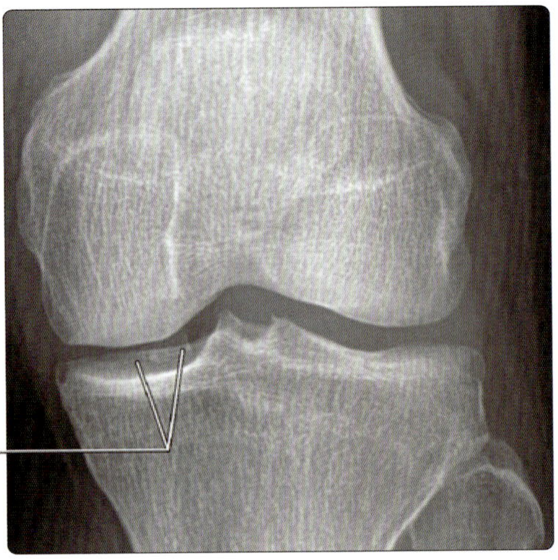

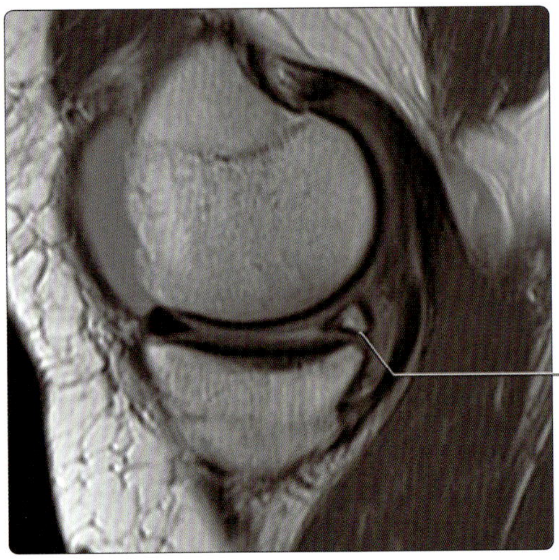

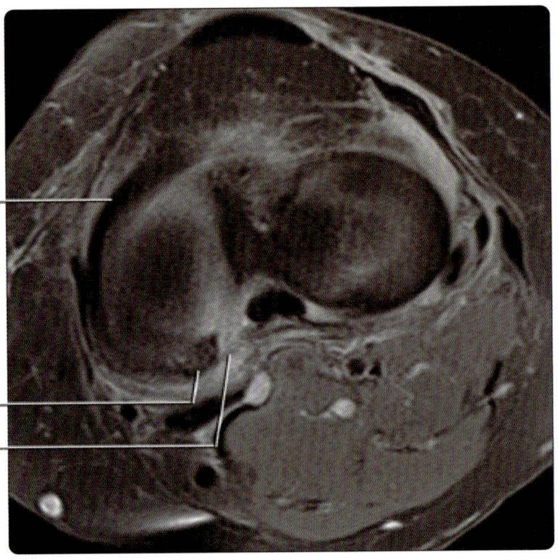

上图：正位片显示内侧半月板后角的含骨小梁样结构的小骨（侧位片未显示），根据位置判断，应该是半月板小骨，而不是关节内游离体。
中图：同一患者矢状位 PDWI 图像证实小骨内有骨髓信号，小骨位于内侧半月板后角。
下图：同一患者膝关节间隙层面横轴位脂肪抑制 PDWI 图像，显示半月板小骨脂肪抑制序列呈低信号，位于内侧半月板后角。小骨后角有一缺口，提示有较大放射状撕裂，半月板小骨常伴半月板撕裂。

半月板小骨位置异常

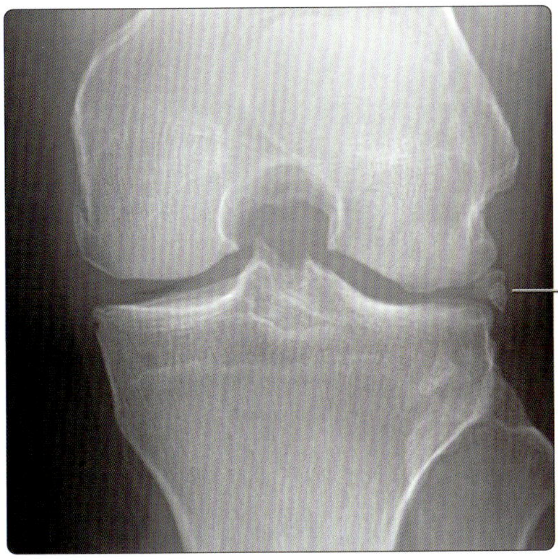

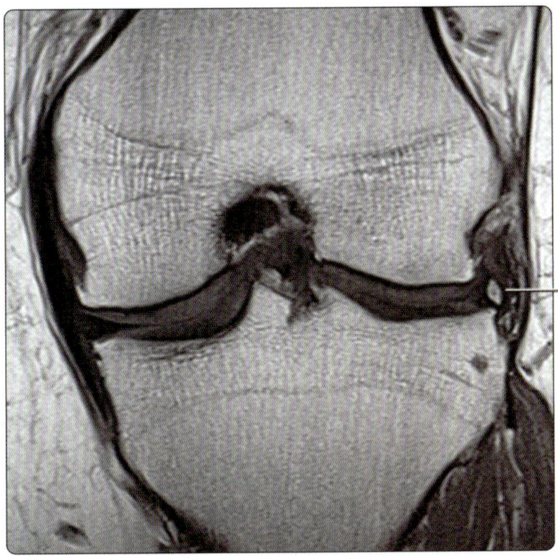

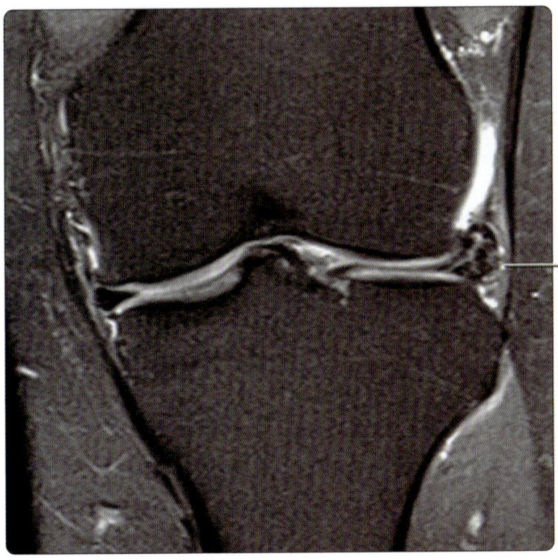

上图：正位片显示半月板小骨位于外侧半月板体部，位置罕见。

中图：冠状位 T_1WI 图像显示外侧半月板体部内的半月板小骨信号，小骨位于外侧半月板而不是典型的内侧半月板，位于半月板体部而不是后角，少见。

下图：同上图层面冠状位脂肪抑制 PDWI 图像，显示半月板小骨内脂肪信号被抑制，伴有外侧半月板体部撕裂。

截断伪影

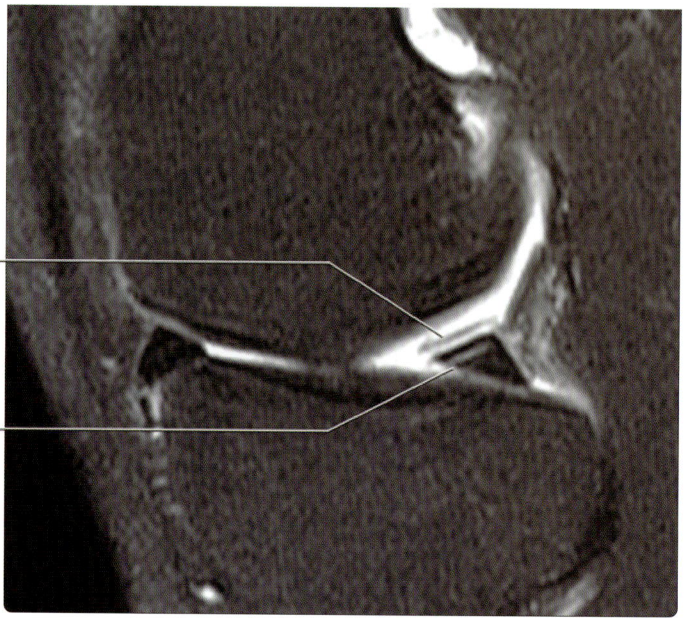

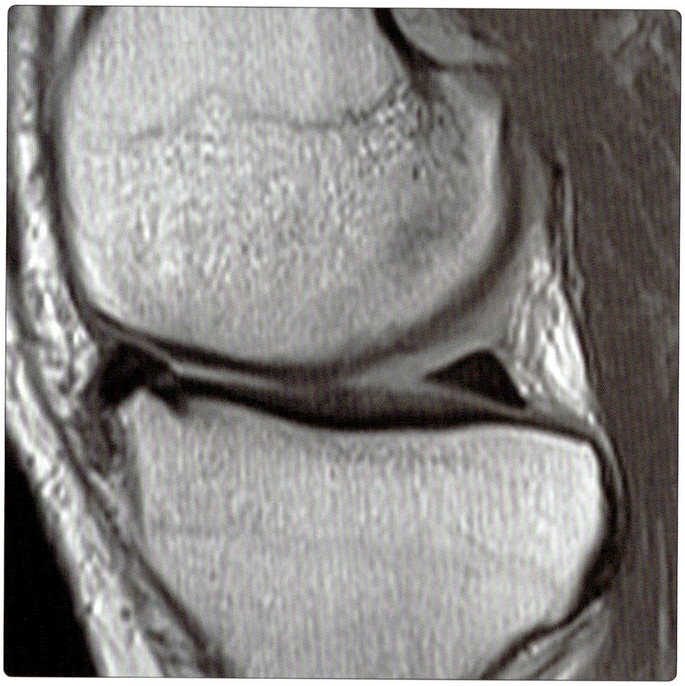

上图：矢状位脂肪抑制 T_2WI 图像，显示半月板后角内有明显的线样高信号延伸至游离缘，尽管此信号通常为半月板斜行撕裂的表现，但在半月板上方还可见一线样低信号。出现此平行线样信号，提示这种半月板“撕裂”可能是由于截断伪影所致。

下图：同层面矢状位 PDWI 图像，显示半月板后角正常，无撕裂征象。PDWI 是评价半月板损伤的最可靠序列，本图像证明脂肪抑制 T_2WI 图像上出现的“撕裂”是由于截断伪影所致，这种伪影通常出现在高信号和低信号结构的交界处，由傅里叶转换分析时的近似误差所引起。

运动和真空伪影

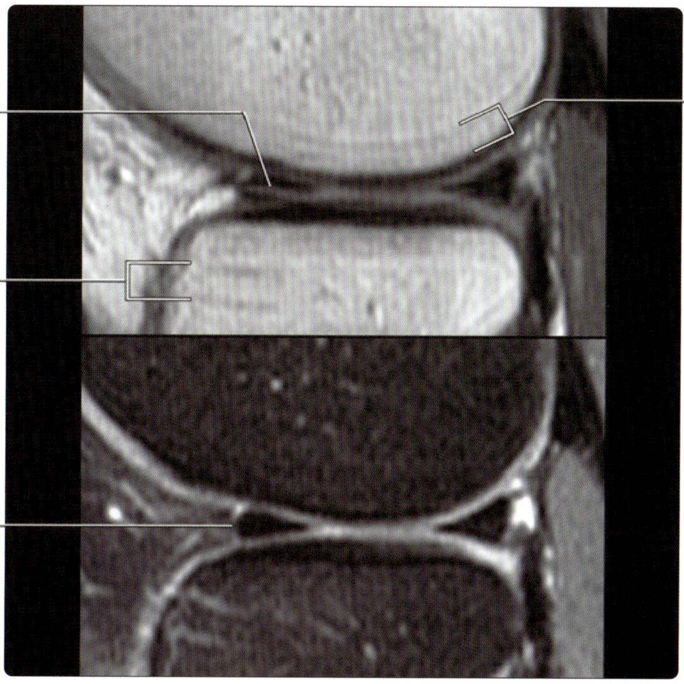

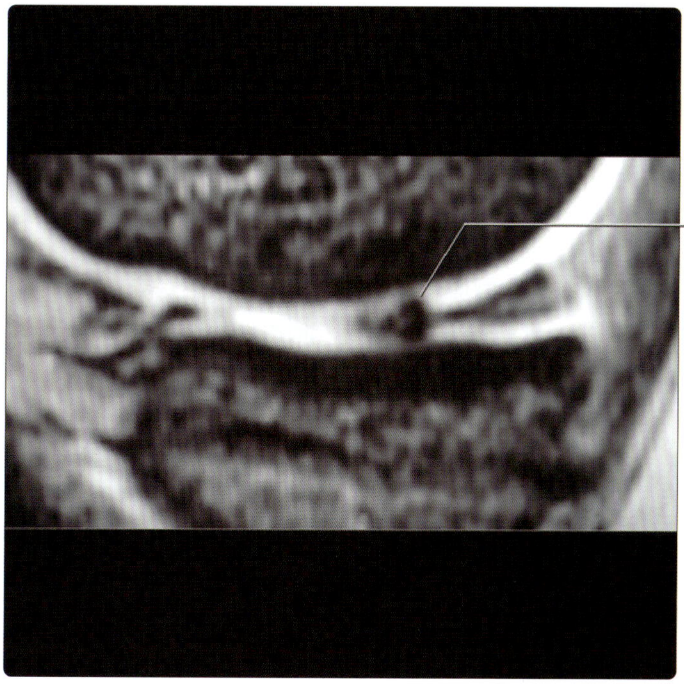

上图：矢状位 PDWI 和脂肪抑制 PDWI 图像，同时间、同层面扫描，显示患者轻微运动对图像的影响，PDWI 图像显示通过半月板前角的水平状高信号线，提示有半月板撕裂。然而，胫骨内也显示有平行于半月板的线样信号，股骨髁内有与股骨髁皮质凹度平行的凹线，这些平行线和半月板线样“撕裂”提示为运动伪影。

下图：矢状位梯度回波图像，显示低信号圆形小体位于半月板后角边缘部。原因为膝部伸直进入线圈时，由关节内真空现象产生的气泡，在梯度回波成像上显示明显。在其他序列上不明显，但有可能显示。

影像解剖

髌骨高度测量

- Insall-Salvati 法测量：膝关节屈曲 30°矢状位图像
  - 测量髌骨最大对角线长度（A）
  - 测量髌腱最短状态时的长度（B）
  - B∶A 比值 =1.0 ± 0.2
  - <0.8= 髌骨低位；>1.2= 髌骨高位
- Caton 法测量：膝关节完全伸展矢状位图像
  - 测量髌软骨长度（A）
  - 测量髌骨关节面与胫骨平台之间的最短线（B）
  - B∶A 比值 =1.0 ± 0.2
  - <0.8= 髌骨低位；>1.2= 髌骨高位

立位前后位测量膝外翻 / 内翻的两种方法

- 力学轴线
  - 连接股骨头中心与胫骨平台中心
  - 应穿过膝关节中部
  - 位于膝关节外侧提示外翻，位于内侧提示内翻
- 股骨远端中心线与胫骨近端中心线的夹角：正常为 6° ± 2°

测量伸肌收缩时施加在髌骨上的平移力

- Q 角：立位前后位像；两条线夹角
  - 第 1 条线连接髌骨中心与髂前上棘（ASIS）
  - 第 2 条线连接髌骨中心和胫骨粗隆
  - 男性正常角度为 14° ± 3°，女性为 17° ± 3°
- 胫骨结节 -滑车沟法(tibial tubercle-trochlear groove method，TT-TG）
  - 伸展位横轴位测量法（CT 或 MR）
  - 通过髁间窝顶点的横轴位图像叠加在通过胫骨结节的横轴位图像上
  - 测量切迹顶点与胫骨结节的水平距离
  - 正常值为 1.5 ± 0.4 cm；> 2.0 cm= 髌骨脱位

滑车倾斜角的测量

- 保持膝关节屈曲或伸直，通过髁间窝顶端的轴位图像
- 参考线：经股骨髁后部的连线
- 经股骨髁后部的连线和滑车外侧面延长线形成的角度
- 正常滑车倾斜角：≥ 11°

滑车关节面不对称的测量

- 保持膝关节屈曲或伸直，通过髁间窝顶点的轴位图像
- 滑车内侧关节面长度与外侧关节面长度之比，正常≥ 40%

滑车深度测量

- 保持膝关节屈曲或伸直，通过髁间窝顶端的轴位图像
- 参考线：经股骨髁后部的连线
- 垂直于参考线画 3 条线，显示到滑车外侧关节面（A）、滑车沟最深点（B）和滑车内侧关节面（C）的最大前后长度
- 滑车深度 =（A + C/2）– B；正常深度 > 3 mm

滑车沟角度测量

- 膝关节屈曲或伸直，通过髁间窝顶端的横轴位图像
- 沿滑车内侧关节面的线和沿滑车外侧关节面的线形成的角度
- 正常滑车角：138° ± 6°；如 > 145°，提示滑车发育不良

测量髌骨倾斜度

- 膝关节屈曲 20°，轴位摄片
  - 经滑车内侧和外侧顶部连线
  - 沿髌骨外侧关节面画第 2 条线
  - 夹角应开口向外
- 髌骨倾斜角：膝关节屈曲或伸展，通过髌骨赤道的轴位图像
  - 经股骨髁后缘画一条线，然后在滑车水平平行于第 1 条线画一条辅助线
  - 经髌骨赤道画线；两条线构成髌骨倾斜角；正常范围为 2° ± 2°

滑车与髌骨适应性的测量

- 膝关节屈曲 30°，经髌股关节的轴位图像
- 画出滑车内侧、外侧关节面线 A、B
- 画 C 线，平分滑车沟（A、B 线夹角）
- 从髌骨尖到滑车沟画 D 线
- 线 C 和线 D 之间形成适合角
- 正常范围为 –6°到 +6°

动态评估髌骨适应性

- 在膝关节伸直位、屈曲 15°、屈曲 30°及伴股四头肌收缩的屈曲 30°位时经髌股关节拍摄 4 张轴位图像
- 检查不同体位的髌骨倾斜和半脱位的变化情况

股骨和胫骨扭转的测量

- 股骨扭转
  - 通过叠加经股骨头中部的 CT 像与小转子水平经股骨干的 CT 像来测量髋关节前倾度
  - 髋关节相对于股骨后髁线前倾形成的角度表示股骨扭转程度
  - 股骨远端相对于髋关节正常情况下有内旋（股骨前倾或前扭转）
- 胫骨扭转
  - 经胫骨近端轴位像与经胫骨远端轴位像叠加
  - 用这两个水平的横轴位图像所形成的角度来测量
  - 胫骨远端相对于胫骨近端通常有外旋（成人平均值为 30°，范围 20° ~50°）

参考文献

Diederichs G et al: MR imaging of patellar instability: injury patterns and assessment of risk factors. Radiographics. 2010 Jul-Aug;30(4):961-81. Erratum in: Radiographics. 31(2):624, 2011

测量髌骨高度

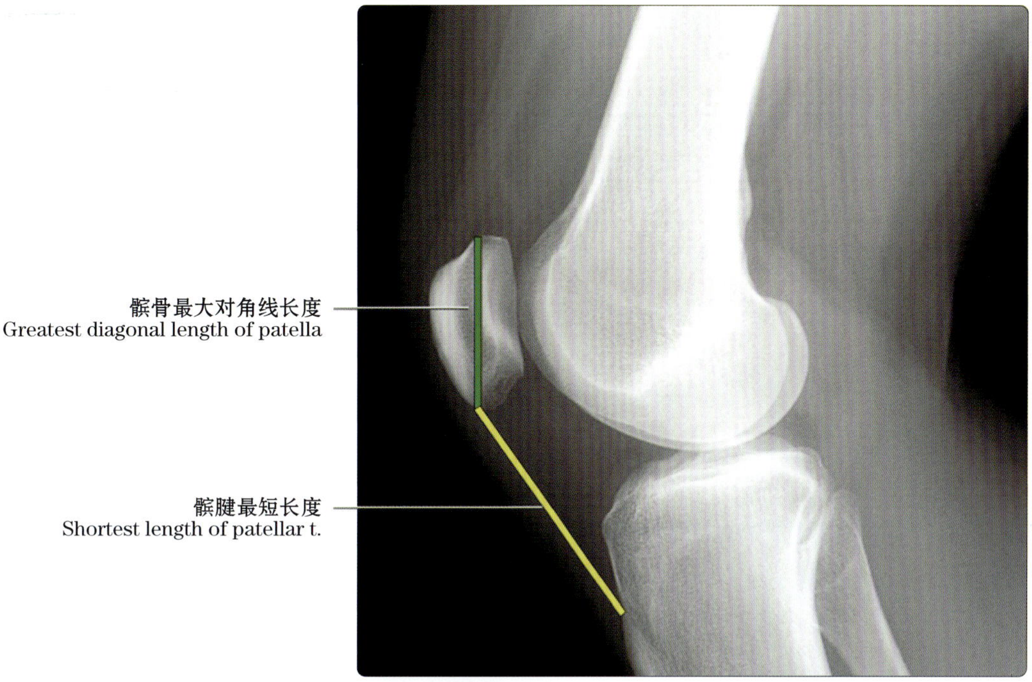

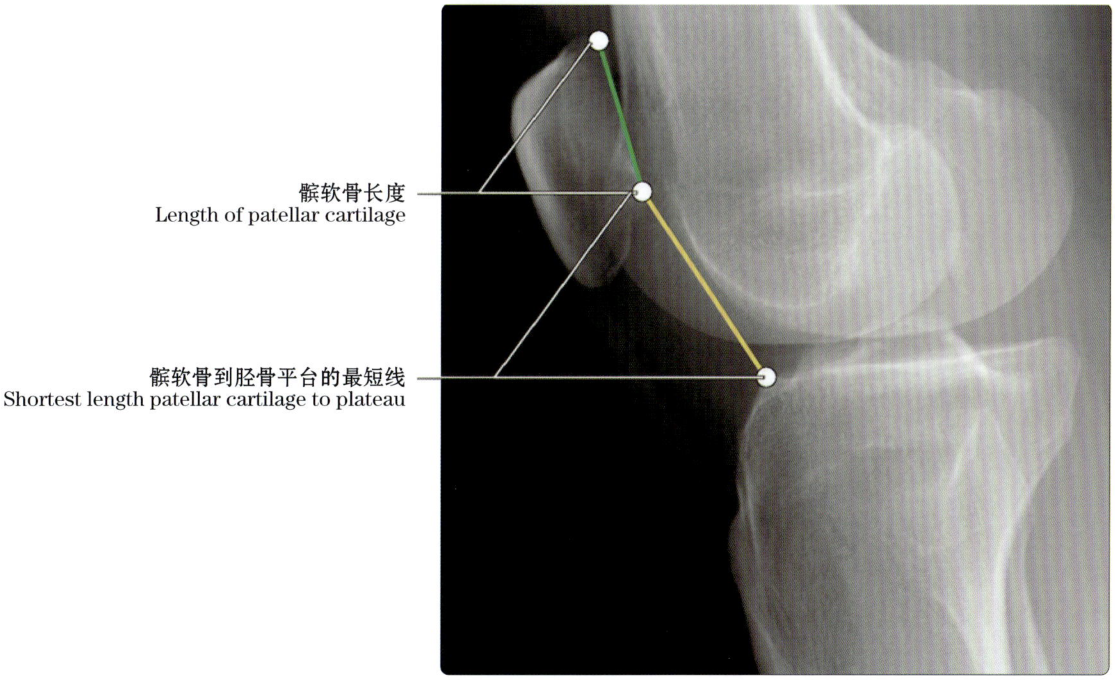

上图：采用 Insall-Salvati 法测量髌骨高度。侧位平片上，关节屈曲 30°时，髌腱最短长度（黄线）和髌骨最大对角线长度（绿线）的比值平均为 1.0 ± 0.2（范围 0.8~1.2）。如果比值 <0.8，提示髌骨低位；比值 >1.2，提示髌骨高位。

下图：如果 Insall-Salvati 法选用的解剖标志不清楚，可使用 Caton 法，需要关节完全伸展时的侧位平片，测量髌软骨的长度（A，绿线）及髌骨关节面至胫骨平台的最短线（B，黄线）。B∶A 之比一般为 1.0 ± 0.2，比值 <0.8 为髌骨低位，比值 >1.2 为髌骨高位。

力学轴线，膝关节成角

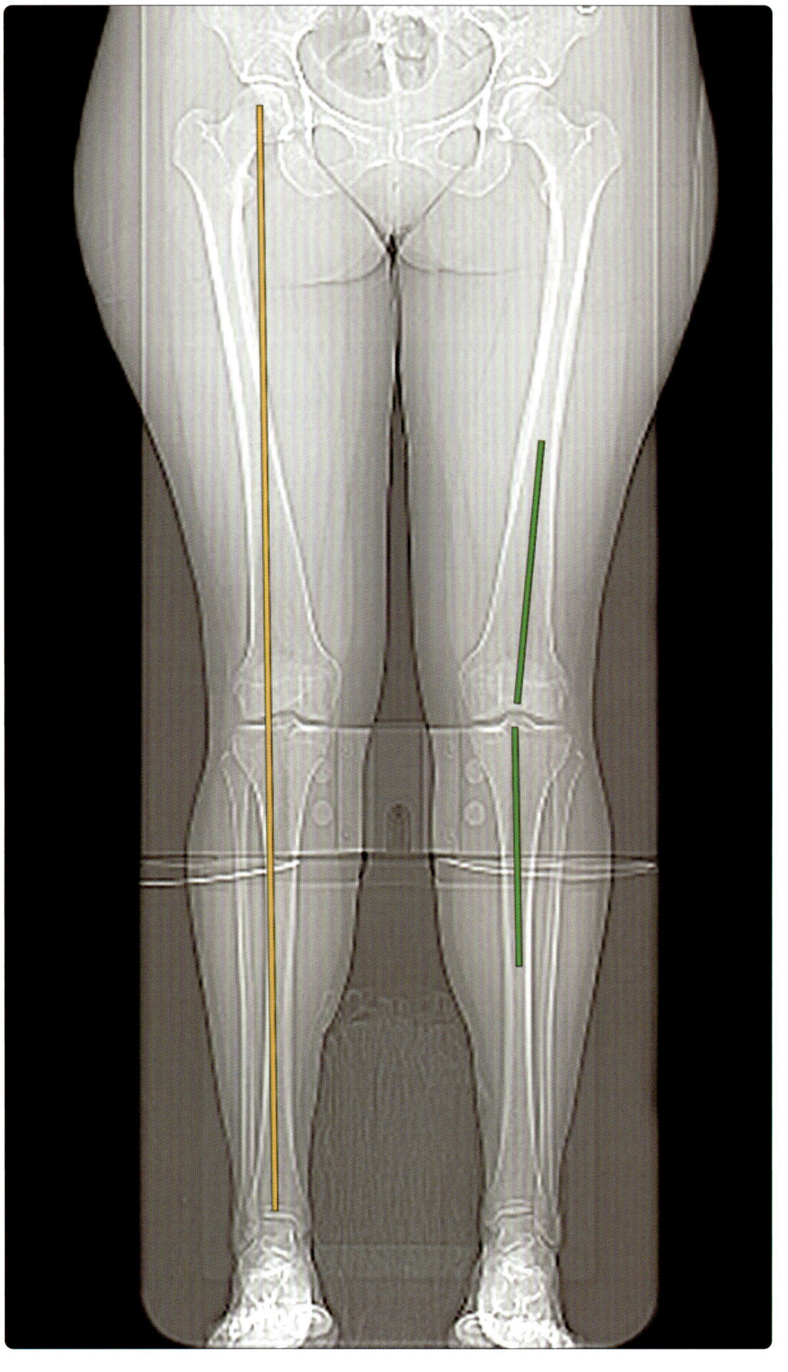

右下肢的黄线描绘了从股骨头中心到胫骨平台中心的力学轴线，正常力学轴线穿过膝关节的中心。绿线平分股骨远端与胫骨近端，显示正常膝关节外翻角度（平均 6°）。

Q 角：髌骨平移力

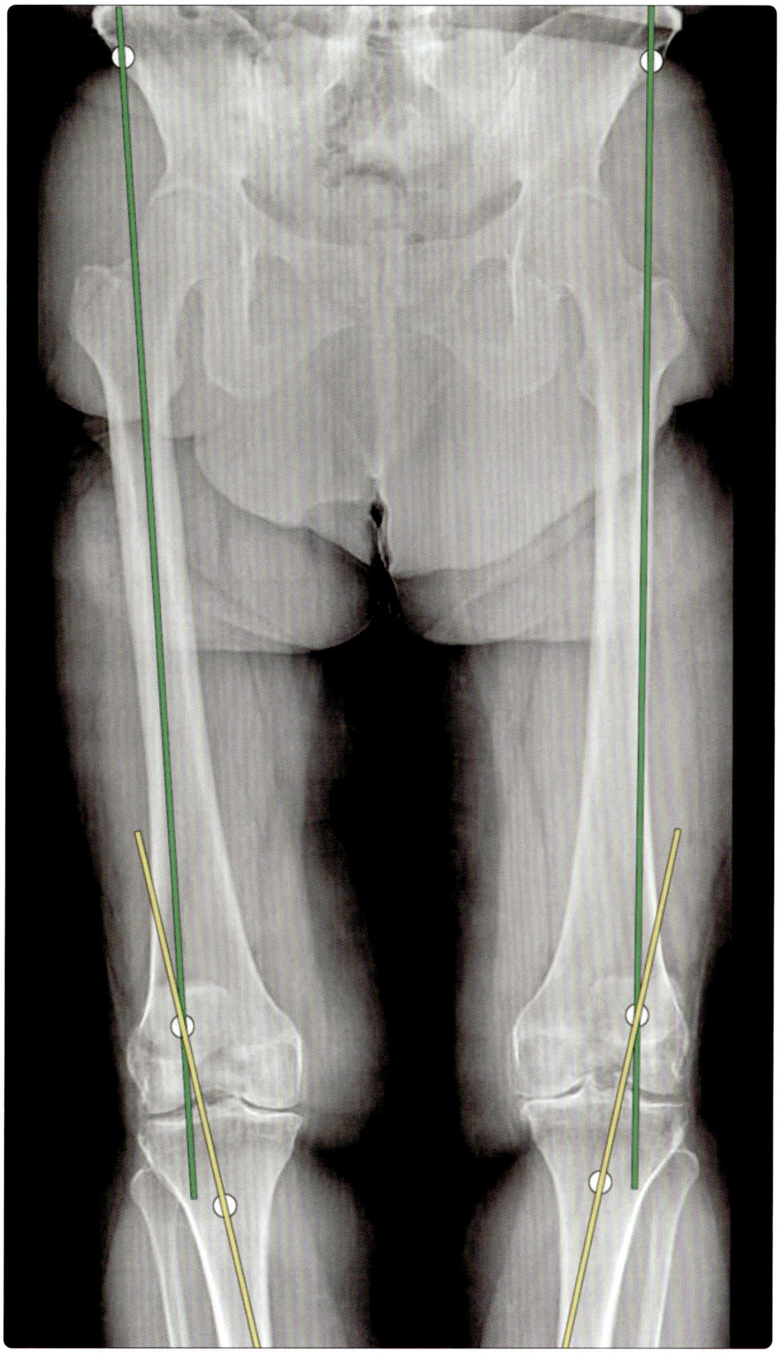

Q角为测量伸肌收缩时施加在髌骨上的平移力。使用站立的前后位图像，这个角由两条线形成，第 1条线(绿色) 连接髌骨中心和髂前上棘(ASIS)，第 2条线连接髌骨中心和胫骨粗隆(黄色)。两条线所成夹角，男性正常值为 14° ±3°，女性正常值为 17° ±3°。在本例中，右侧 Q角达到正常值的上限，左侧 Q角异常。

横向平移：基于 CT 图像的 TT-TG 法

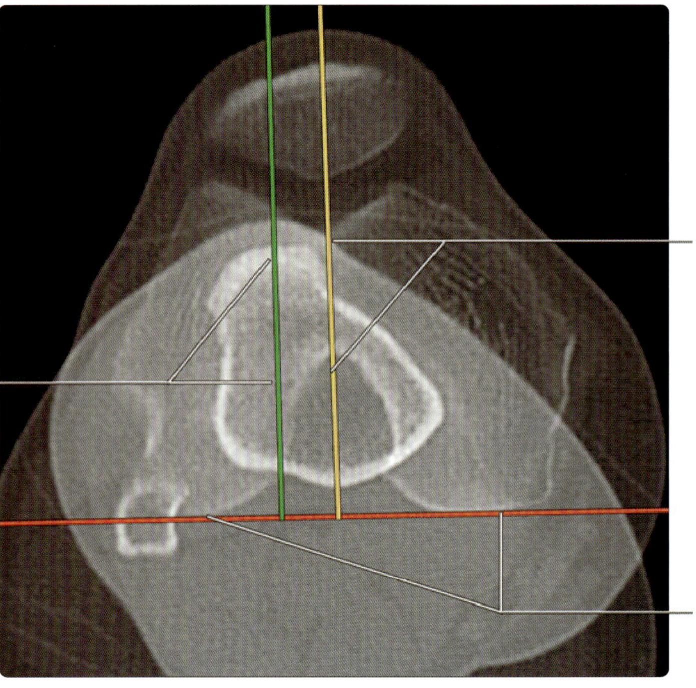

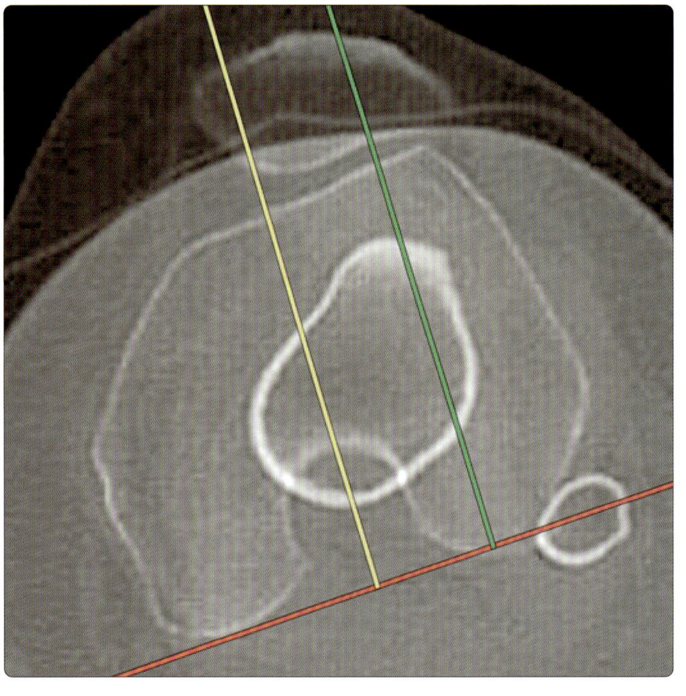

上图：施加在髌骨上的平移力可通过胫骨结节 - 滑车沟（TT-TG）法测量，此法利用膝关节伸展位时的横轴位图像（CT 或 MR）进行评估。经髁间窝顶点的横轴位图像叠加在经胫骨结节的横轴位图像上。髁间窝顶点与胫骨结节的水平距离测量方法如下：经股骨髁后缘画一连线（红色），经胫骨结节画一条与红线垂直的线（绿色，即 TT 线），再画一条经滑车沟与红线垂直的线（黄色，即 TG 线），TT-TG 的正常距离为 1.5 ± 0.4 cm。本例测量值在正常范围。

下图：本例 TT-TG 距离大于 2 cm，提示髌骨脱位。

横向平移：基于 MR 图像的 TT-TG 法

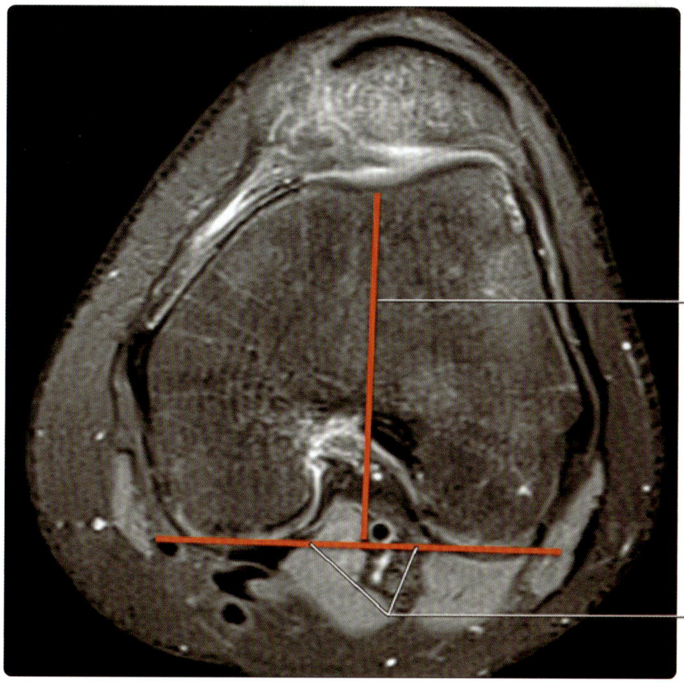

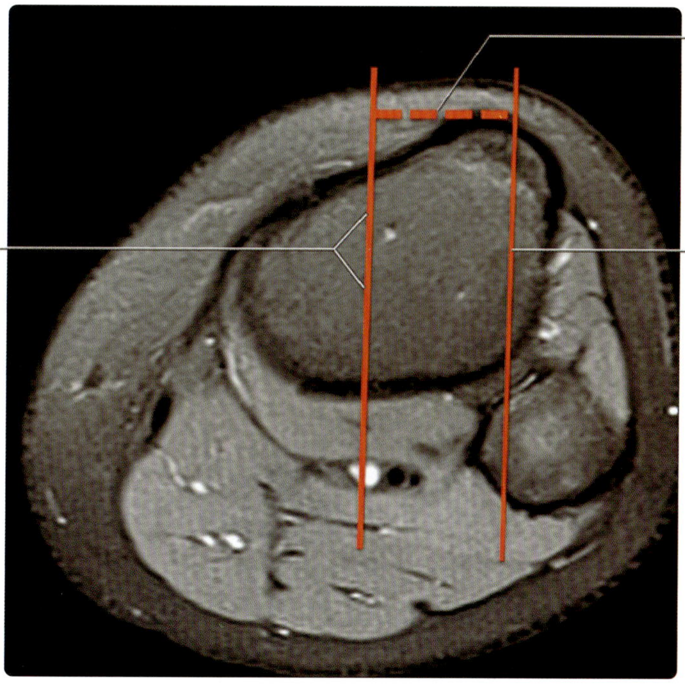

上图：MR 图像上测量 TT-TG，可在两张不同的图像上进行，因为有些 MR 软件不提供图像的叠加功能。参考线为股骨髁后缘连线，从滑车的最深处画一条与股骨髁后缘连线的垂直线，此为滑车沟（TG）线。

下图：横轴位显示胫骨结节的层面。画同一患者相同的 TG 线，再画一条穿过胫骨结节中部并与 TG 平行的线（即胫骨结节线或 TT 线），测量两条线之间的距离。正常 TT-TG 间距 <1.5 cm，间距 >2 cm 为髌骨脱位的特征性表现。

滑车倾角的测量

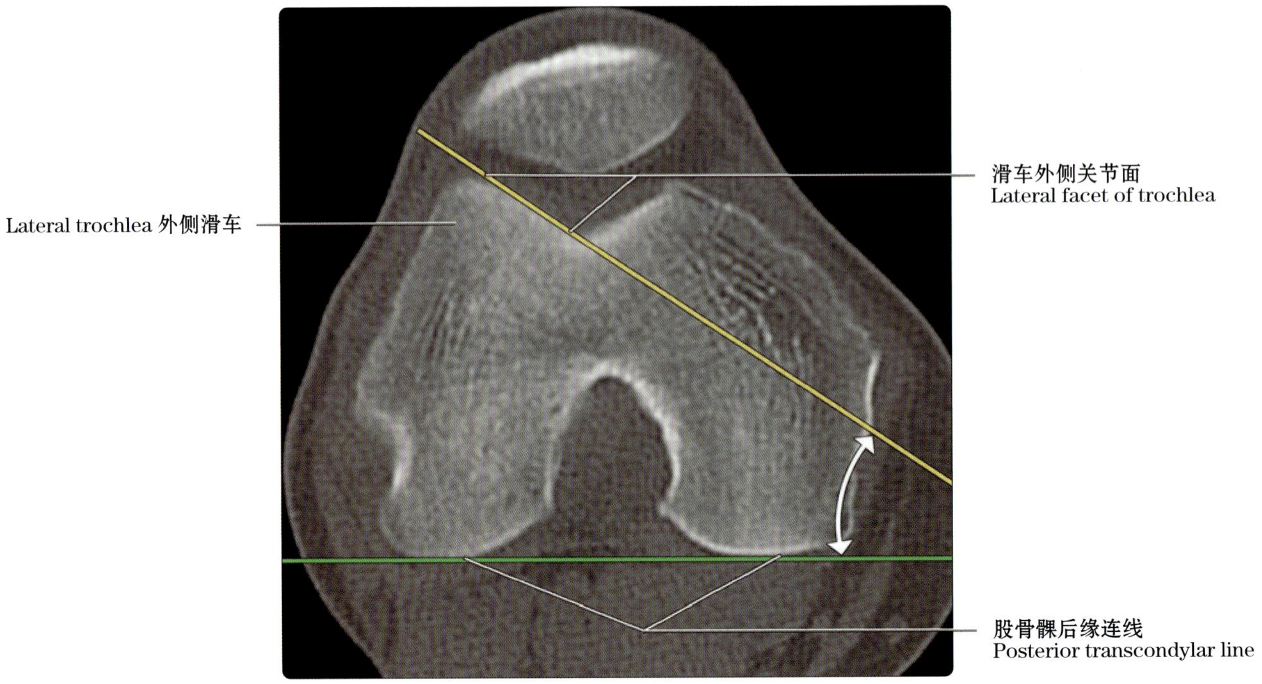

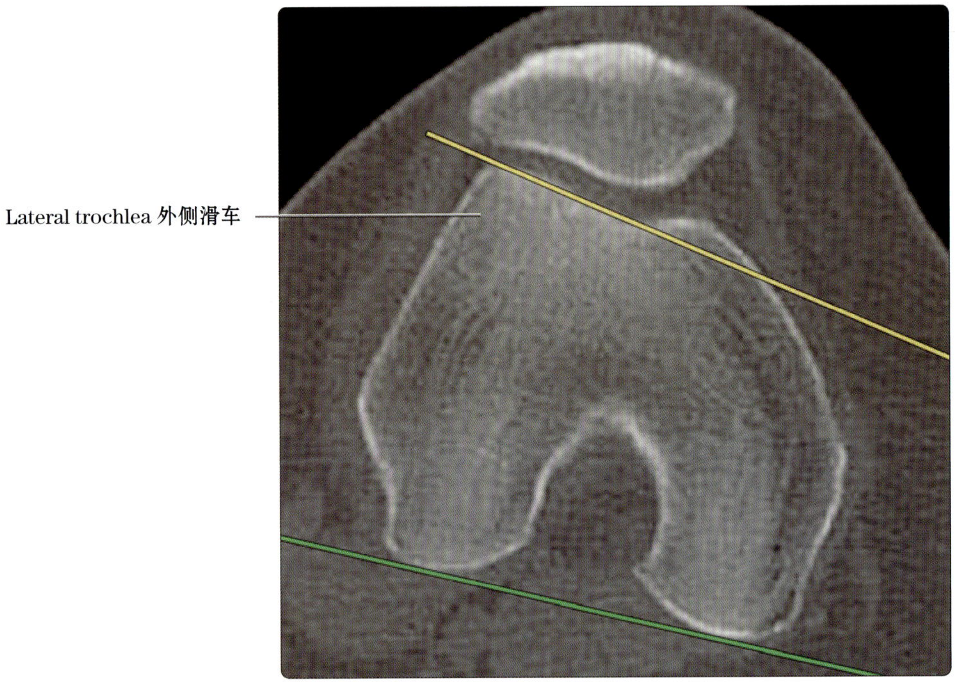

上图：滑车倾斜的程度与滑车发育不良及由此引起的髌股关节异常有关。在膝关节屈曲或伸直位时，测量滑车倾斜角度。在髁间窝顶点层面横轴位图像上，股骨髁后缘画一连线作为参考线（绿色），再沿滑车外侧关节面画一直线，两线夹角（黄色）为滑车倾角。正常滑车倾角≥11°，若<11°，提示滑车发育不良。本例角度>11°，提示无滑车发育不良。

下图：示一例的滑车倾角<11°，滑车沟浅而平，提示滑车发育不良。

滑车关节面不对称及滑车深度的测量

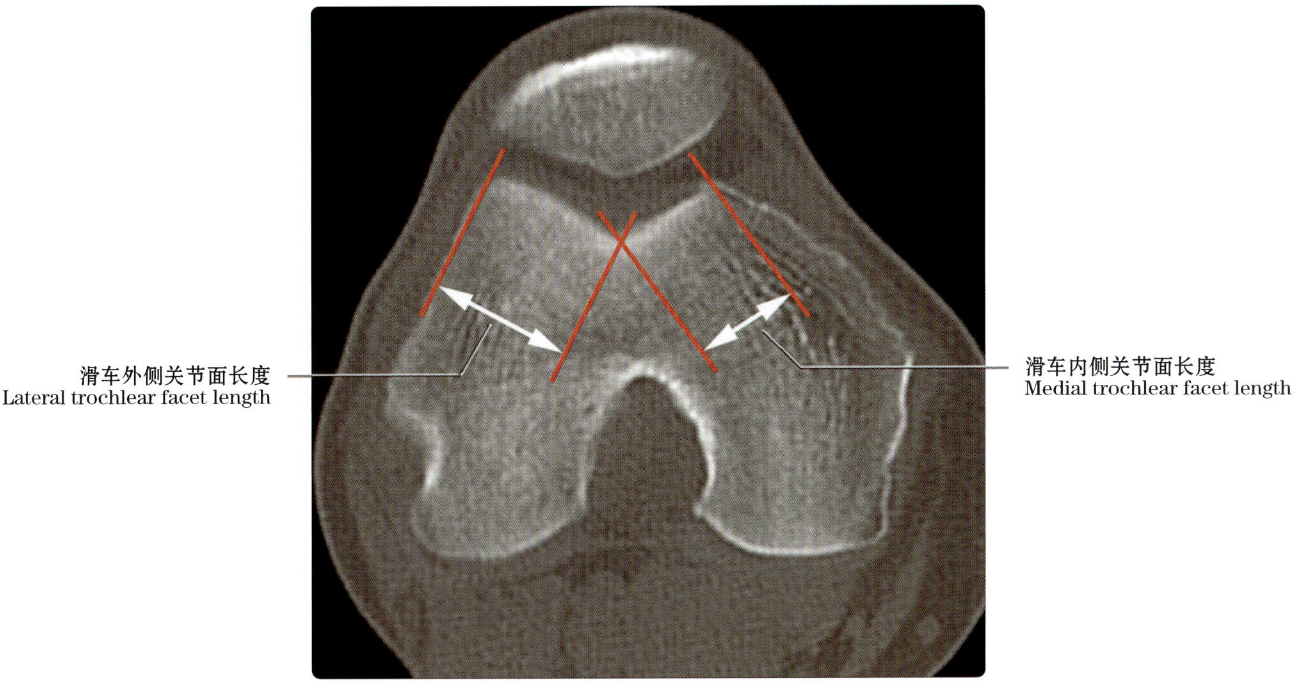

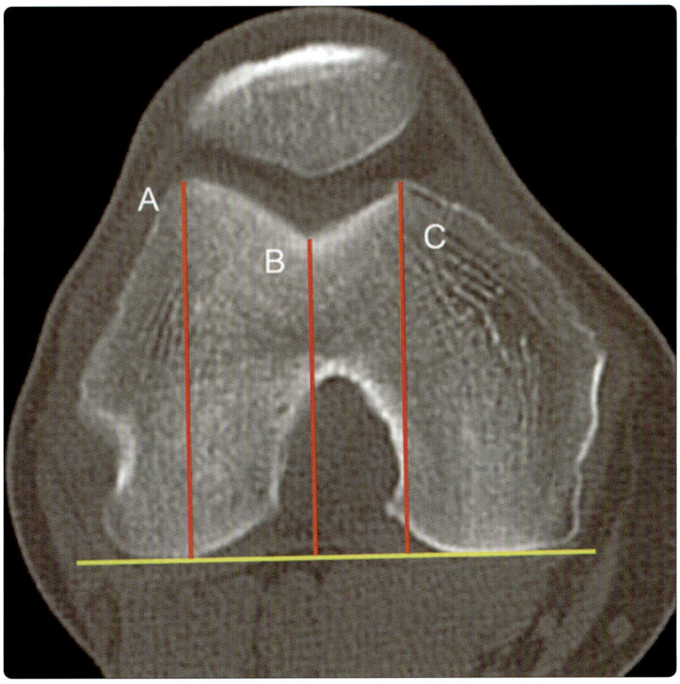

上图：滑车关节面不对称性采用内侧面与外侧面长度的比值来测量，正常测量值≥ 40%。

下图：滑车深度测量采用股骨髁后缘连线作为参考线，在经滑车外侧关节面（A）、内侧关节面（C）和滑车沟最深点（B）的最大前后长度画垂线，滑车深度 =（A+C/2）–B，正常滑车深度 >3 mm。

滑车沟角度测量

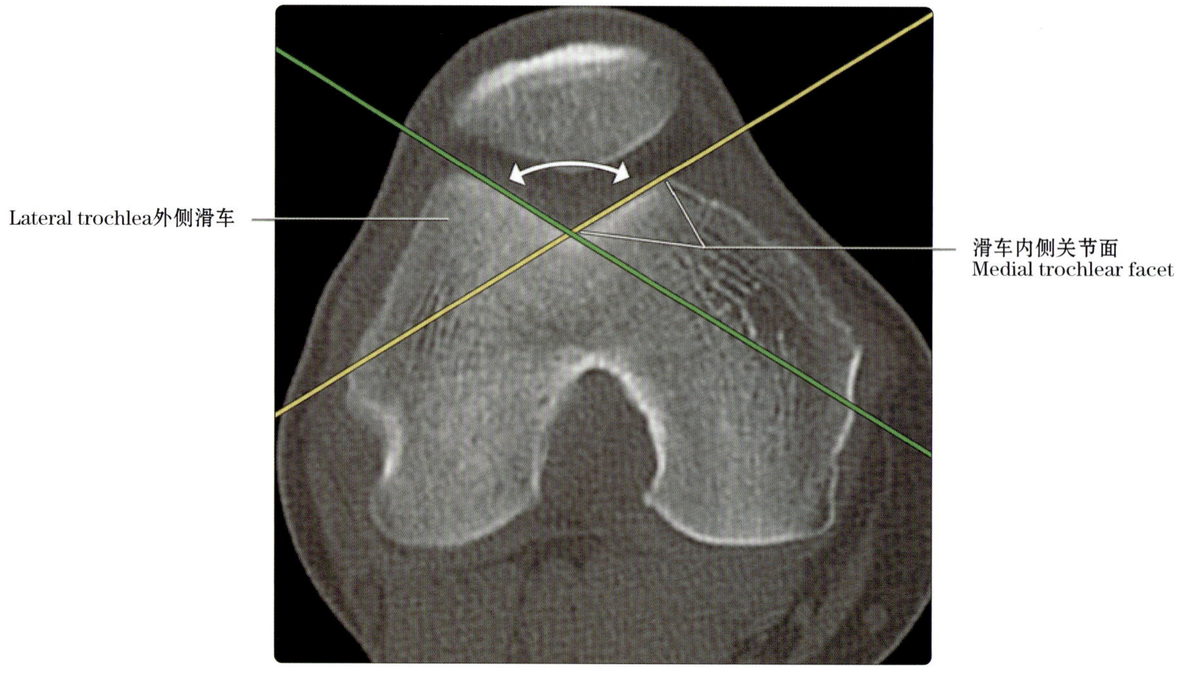

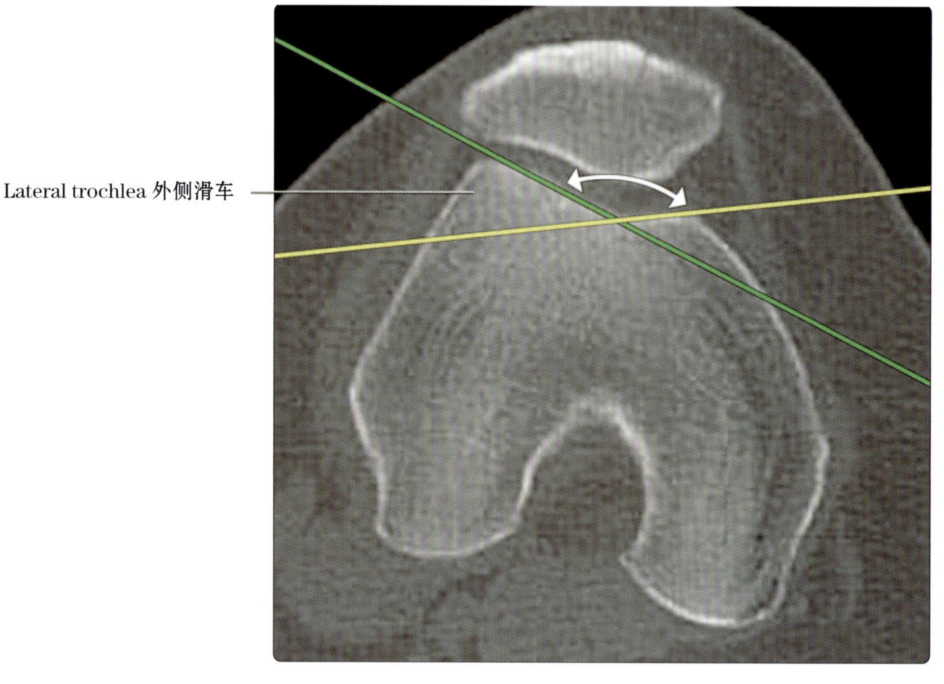

上图：为评估滑车发育不良的另一种方法。膝关节处于屈曲或伸直状态，通过髁间窝顶端的横轴位像测量滑车沟角。沿滑车内侧关节面画一条线（黄色），再沿滑车外侧关节面画一条线（绿色），两线形成的夹角为滑车沟角。正常滑车沟角为 138° ±6°，该角 >145°提示滑车发育不良。本例没有滑车发育不良的表现。

下图：本例滑车沟角大于 145°，滑车沟角变平，提示滑车发育不良。

髌骨倾斜度的测量

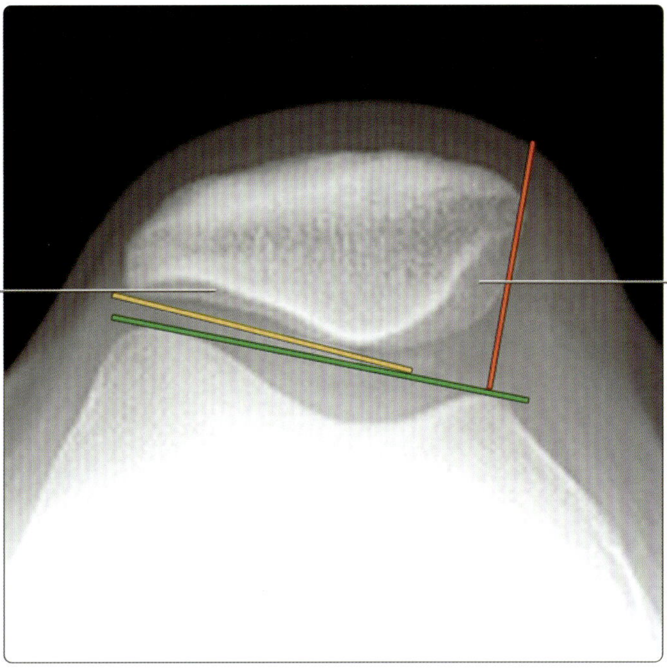

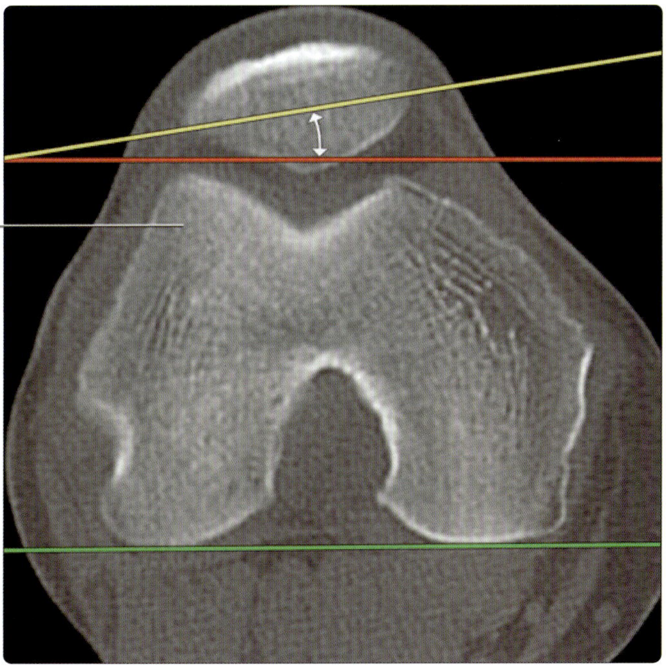

上图：膝关节屈曲 20°关节轴位片，用于测量髌骨倾斜度。髌骨外侧关节面较内侧长，倾斜角度较小。沿股骨内、外侧髁最凸点画一连线（绿色），再沿髌骨外侧关节面画一直线（黄色），两线形成的夹角为髌骨倾斜角。正常开口向外，若开口向内，提示有髌骨倾斜。在股骨内侧髁最高点外侧 2 mm 处画一条与内外侧髁最高点连线（绿线）相垂直的线（红线），红线应与髌骨相交。若髌骨位于红线外侧，提示为髌骨外侧半脱位。本例髌骨倾斜角开口向外，髌骨与红线相交，提示髌骨倾斜度正常。
下图：通过髌骨赤道的横轴位图像测量髌骨倾斜度。通过股骨髁后缘画一条线（绿色），再在滑车水平画一条平行于股骨髁后缘连线的辅助线（红色），测量经过髌骨赤道的直线（黄色）与红线之间的夹角，该角正常值为 2° ±2°。

髌骨与滑车的适应性

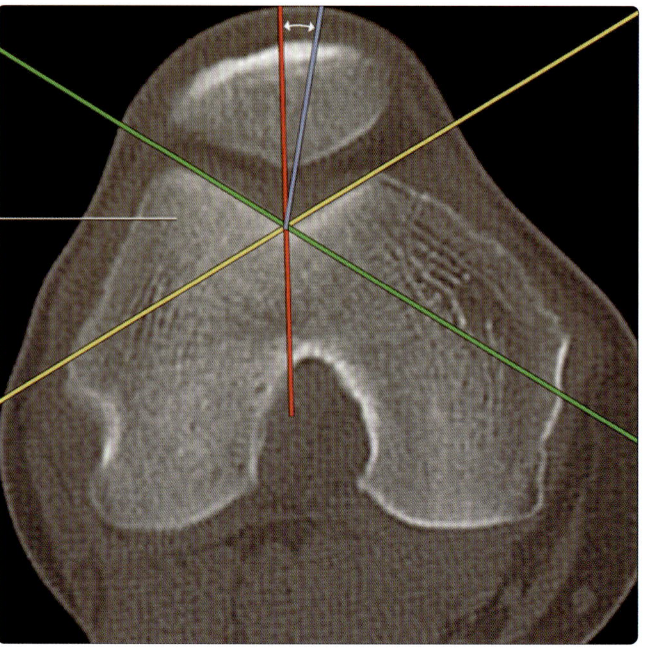

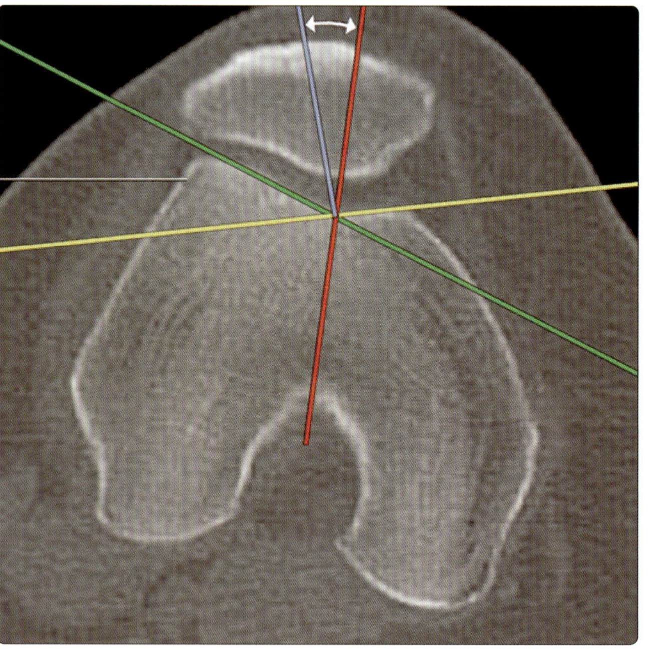

上图：膝关节屈曲 30°，通过髌股关节的横轴位图像测量髌骨与滑车的适应性。沿滑车内侧关节面画一直线（黄色）、滑车外侧关节面画一直线（绿色），再画一线（红线）平分两线的夹角。然后，从髌骨尖到滑车沟画一条线（蓝色，即适应线），红 - 蓝线的夹角可用于测量髌骨的适应性。若适应角在平分线的外侧，则该角为正；若在平分线的内侧，则该角为负。正常男性适应角平均为 –6°，女性为 –10°。本例适应角为负值，在正常范围内。

下图：本例适应角位于平分线外侧，为正值，提示髌骨与滑车的适应性异常。

动态评估髌骨适应性

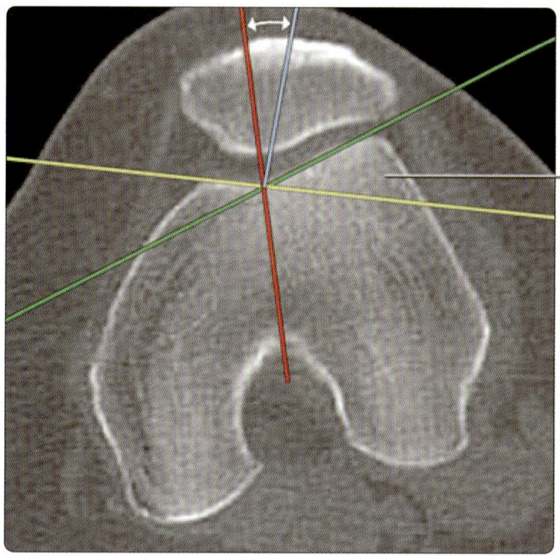

外侧滑车，膝关节伸直位
Lateral trochlea, knee in extension

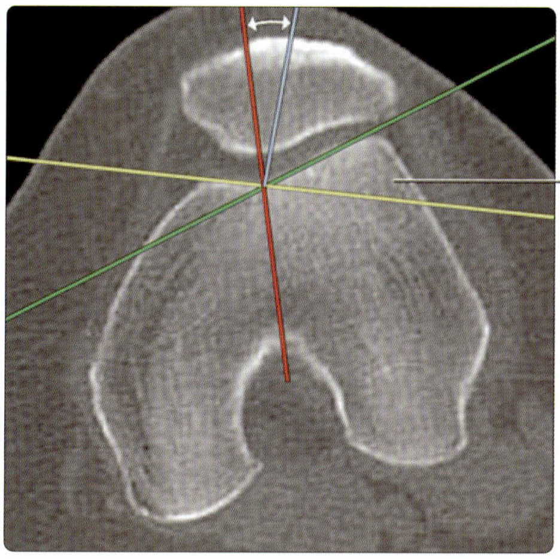

外侧滑车，膝关节屈曲15°
Lateral trochlea, knee in 15° flexion

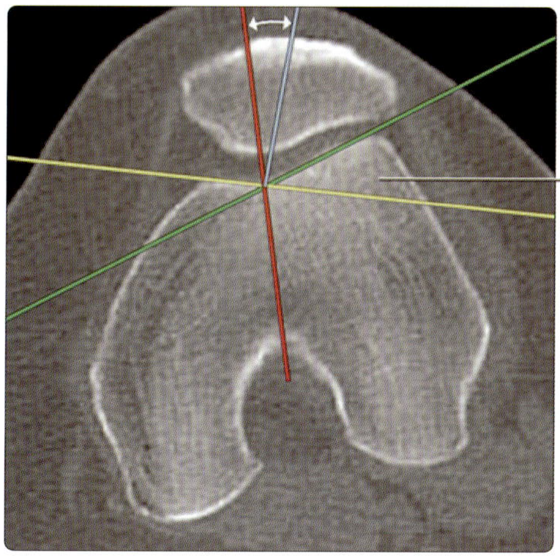

外侧滑车，膝关节屈曲30°
Lateral trochlea, knee in 30° flexion

上图：对髌骨适应性的动态评估可通过轴位平片或在 CT、MR 的横轴位图像上进行。通过髌股关节层面分别获得 4 个轴位图像：伸直位、屈曲 15°、屈曲 30°和伴股四头肌收缩的屈曲 30°位。测量四幅图像的适应角，评估各位置髌骨倾斜和半脱位的位置变化。本图为膝关节伸直位图像，显示适应角为正值，髌骨外侧半脱位，两种表现均为异常。

中图：为膝关节屈曲 15°图像，髌骨外侧半脱位程度减轻，但适应角仍为正值。

下图：为膝关节屈曲 30°图像，适应角为正值，但未见半脱位或髌骨倾斜。需注意本例滑车轻度变浅，提示滑车发育不良。

髋前倾及股骨扭转

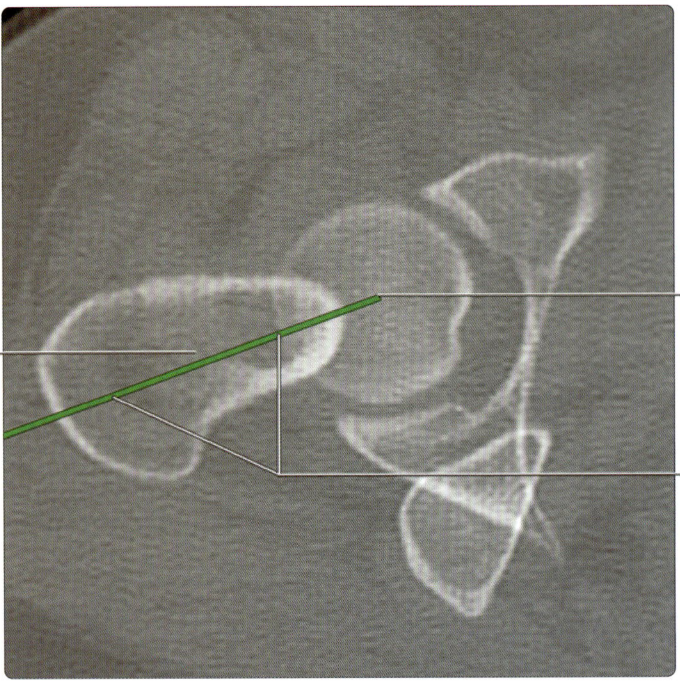

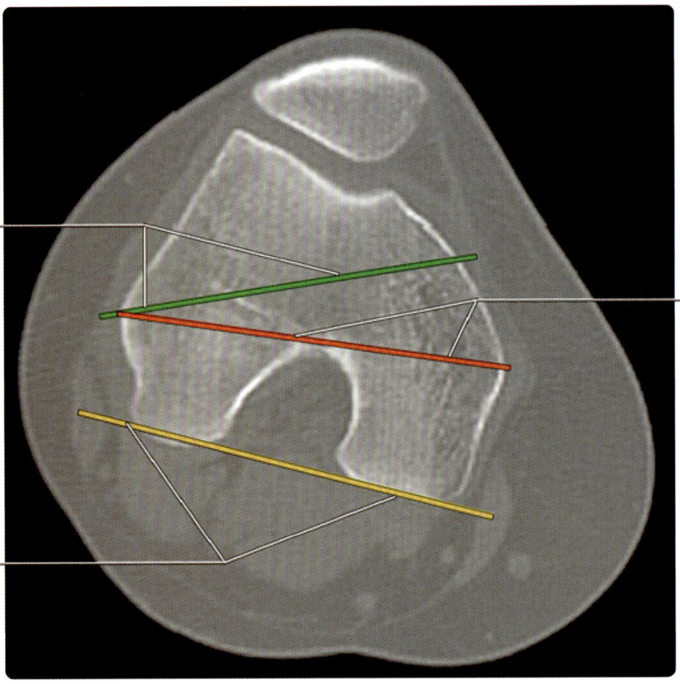

上图：股骨颈轴线测量是通过叠加经股骨颈中部和股骨颈基底部 CT 扫描图像确定的，上部层面的股骨头中心与下部层面的股骨干中心之间的连线决定了股骨颈轴线，这条线与横线形成一夹角。本例股骨颈前倾角为 15°。

下图：示基于 CT 图像股骨扭转的测量方法。由股骨颈轴线（上图中的绿线）和股骨髁后缘连线（黄线）形成的夹角来反映股骨扭转程度。正常情况下，股骨远端相对于股骨颈向内旋，称为股骨前倾或前扭转。不同的研究表明成人股骨前倾角平均为 15°~24°（范围 3°~48°）。股骨上髁轴线（红线）是另一个有用的标志，上髁角 / 后髁角应为 5.7° ± 1.7°。

胫骨扭转角度

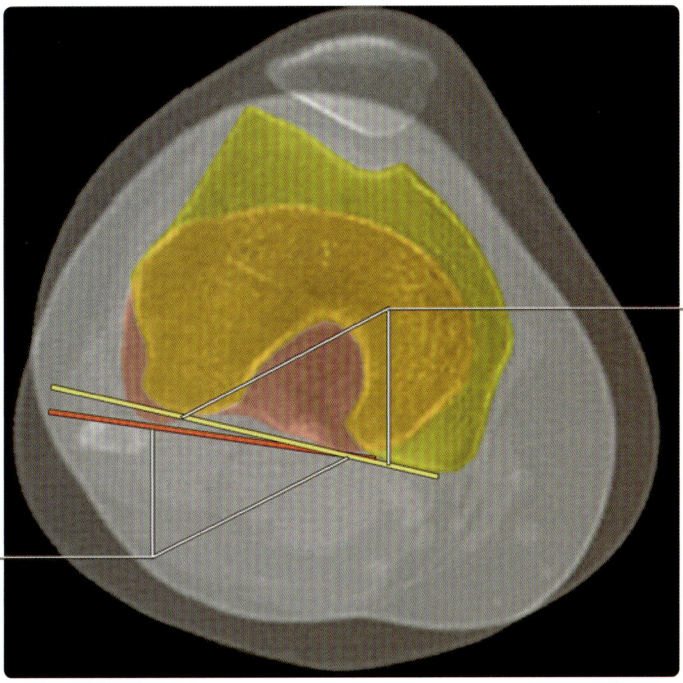

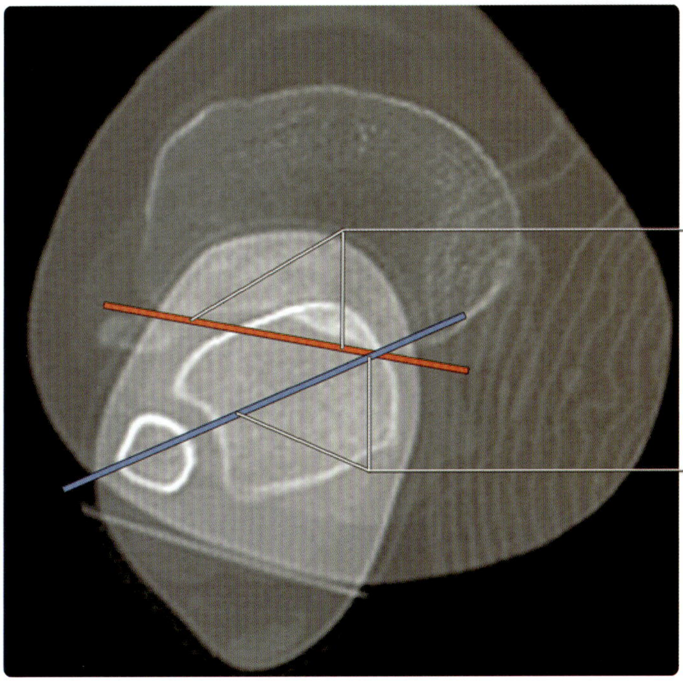

上图：有时需要在股骨远端测量胫骨近端的旋转程度。胫骨相对于股骨通常有轻微的外旋，用股骨远端经髁线（黄色）与胫骨近端横轴（红线）形成的夹角来测量。

下图：胫骨扭转角度由胫骨近端横轴（红线）与胫骨远端横轴（蓝线）形成的角度表示。多项 CT 研究显示，成年人胫骨远端正常外旋（扭转）30°（范围 20° ~50°）。胫骨扭转角度 >40°，表明髌骨力学机制紊乱和排列不良综合征的发生率增加。

后交叉韧带比率 / 角度：前交叉韧带撕裂的角征

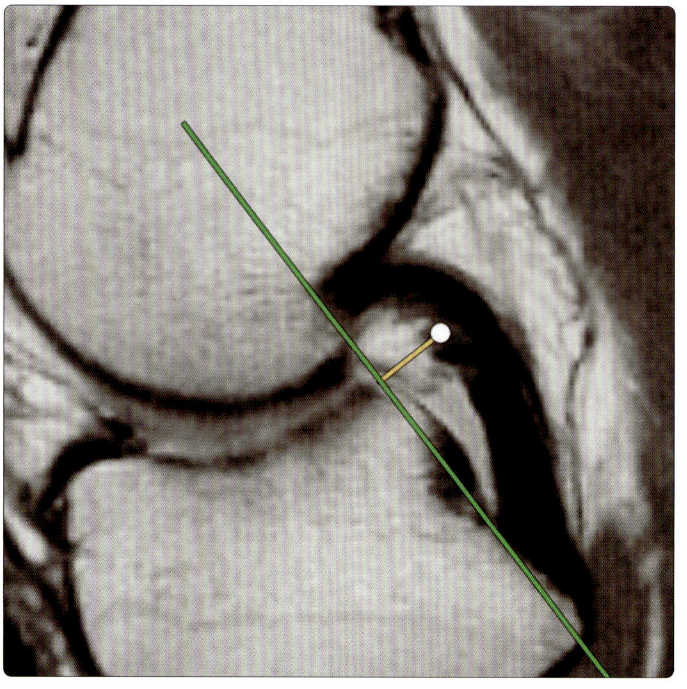

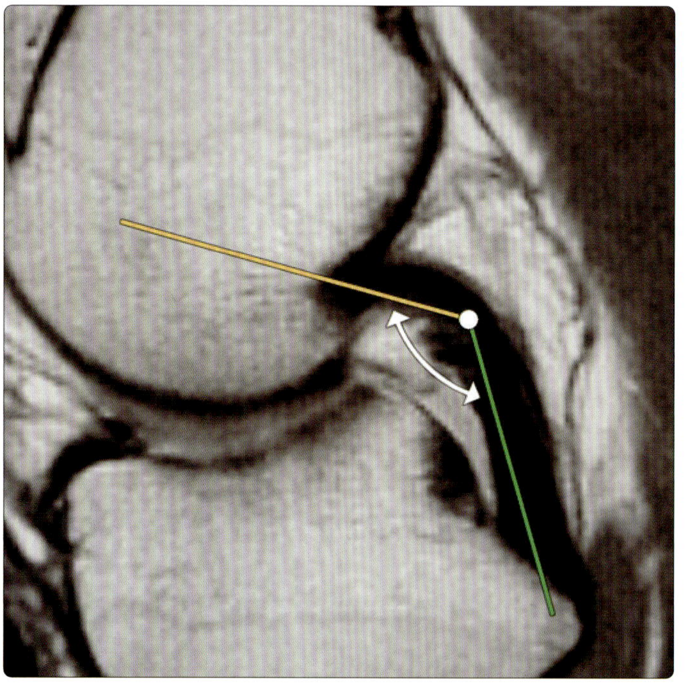

上图：后交叉韧带通常有轻度前凹。前交叉韧带撕裂和胫骨前方半脱位时，后交叉韧带可能发生“屈曲”，此时可在经后交叉韧带中部的矢状位层面上测量。后交叉韧带指数由两条线形成，一条是后交叉韧带前部股骨附着点和后部胫骨附着点之间的连线（绿线），另一条是经后交叉韧带顶点与绿线之间的最大垂直距离（黄线），黄线与绿线的正常比例是 0：19。

下图：后交叉韧带弯曲或屈曲度也可以通过后交叉韧带角度来评估。通过后交叉韧带近端部分的轴线（黄色）和通过后交叉韧带远端部分的轴线（绿色），两线形成的韧带夹角，正常角度范围为 114°~123°。后交叉韧带比率或韧带角度增加，都提示有前交叉韧带撕裂。

相对于股骨和胫骨的前交叉韧带角度

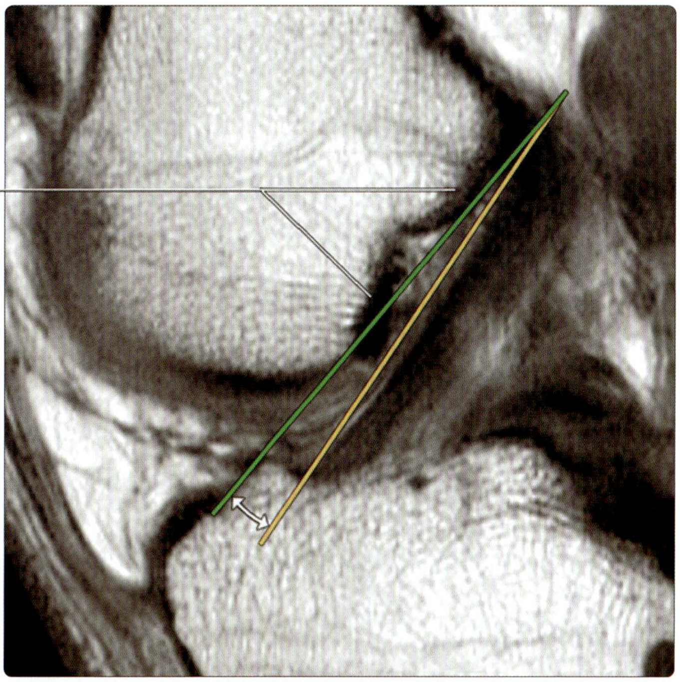

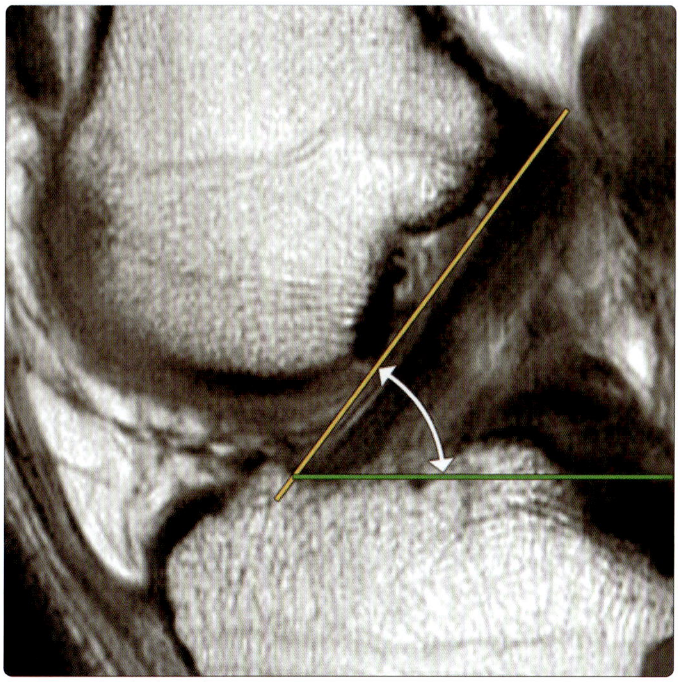

上图：前交叉韧带正常呈平直状，几乎平行于 Blumensaat 线。前交叉韧带相对于股骨的角度可通过沿前交叉韧带前缘线（黄色）和 Blumensaat 线（绿色）的夹角测量，正常夹角平均值为 –1.6°，异常值的范围多为 9°~15°。

下图：前交叉韧带角度可用胫骨平台的相对位置关系进行评估。沿前交叉韧带前缘直线（黄色）与沿胫骨平台的另一条线（绿色）所形成的夹角，正常平均值为 56°，异常时多为 45°~50°。

股骨外侧沟 / 外侧半月板的覆盖范围

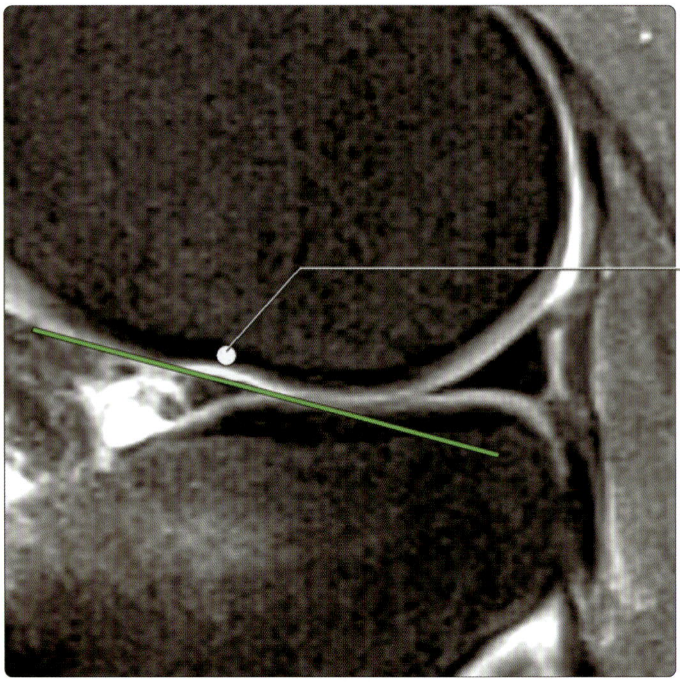

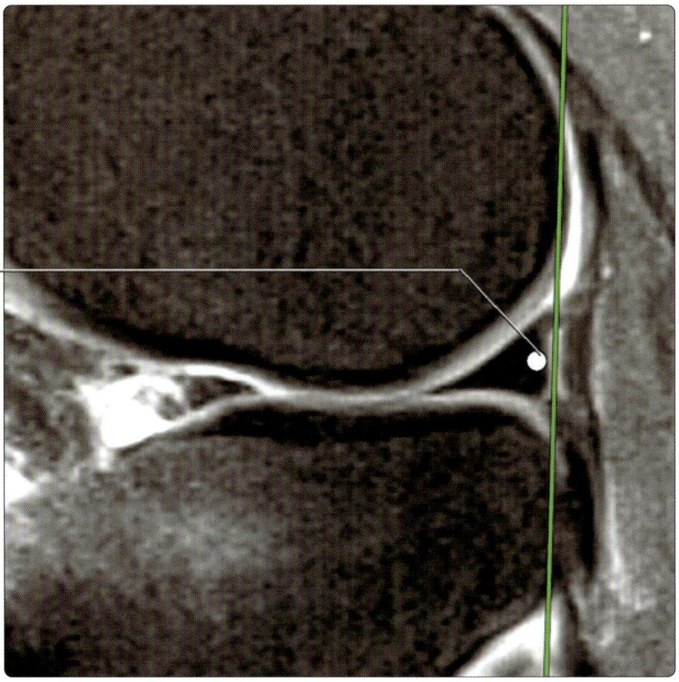

上图：股骨外侧沟为股骨外侧髁正常的轻微凹陷，该沟可能受到前交叉韧带撕裂致伤因素的影响。矢状位图像可测得此沟深度的最大值，经沟口的边缘画一直线可测量凹陷的最大深度，正常深度平均为 0.35 mm，若深度 >2 mm，可视为异常。

下图：胫骨前移可通过测量外侧半月板的“显露”程度来评价。在矢状位后交叉韧带胫骨附着处与胫骨髁最外侧部分之间层面图像上，经胫骨后缘画一条与胫骨长轴的平行线，测量该线与外侧半月板后角间的距离（如果半月板在线的前方，为负值），平均值为 2 mm，若此值 >5 mm，为异常。

前、后交叉韧带等距隧道位置

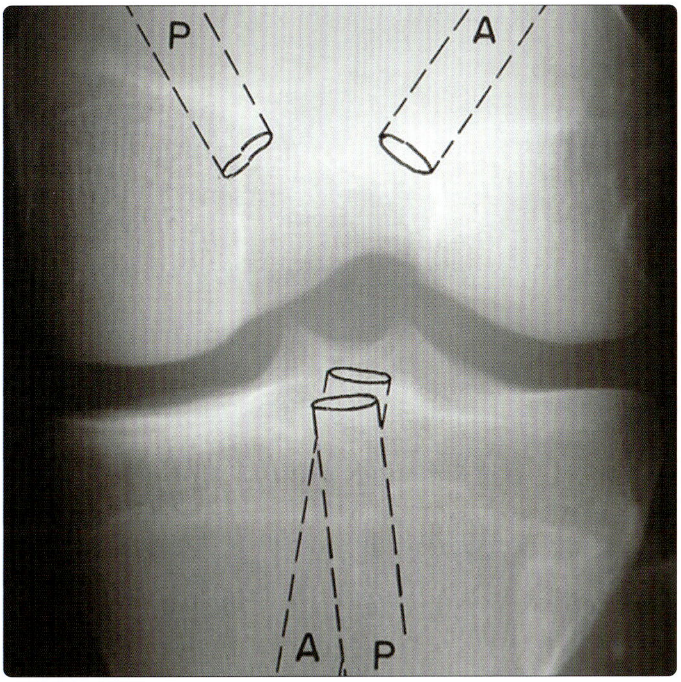

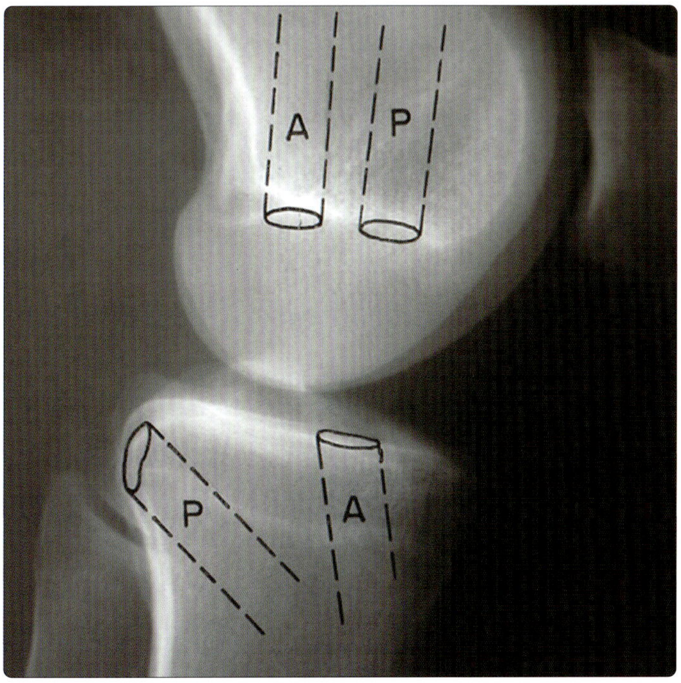

上图：前后位平片显示前交叉韧带与后交叉韧带重建移植物等距隧道位置。此图像中，股骨和胫骨隧道开口似乎都位于交叉韧带的正常预期位置（A 代表前交叉韧带，P 代表后交叉韧带）。

下图：侧位片显示用于重建前、后交叉韧带的等距隧道开口。重建前交叉韧带的股骨隧道应位于后部皮质和 Blumensaat 线的交叉点，前交叉韧带胫骨隧道位于正常前交叉韧带附着点后方 2~3 mm，无撞击区的隧道位于胫骨前缘后方 22~ 28 mm 处。后交叉韧带股骨隧道位于后交叉韧带的正常起点。值得注意的是，后交叉韧带胫骨隧道开口位于胫骨关节面的后下方，与正常附着点吻合。

第四章　小腿部

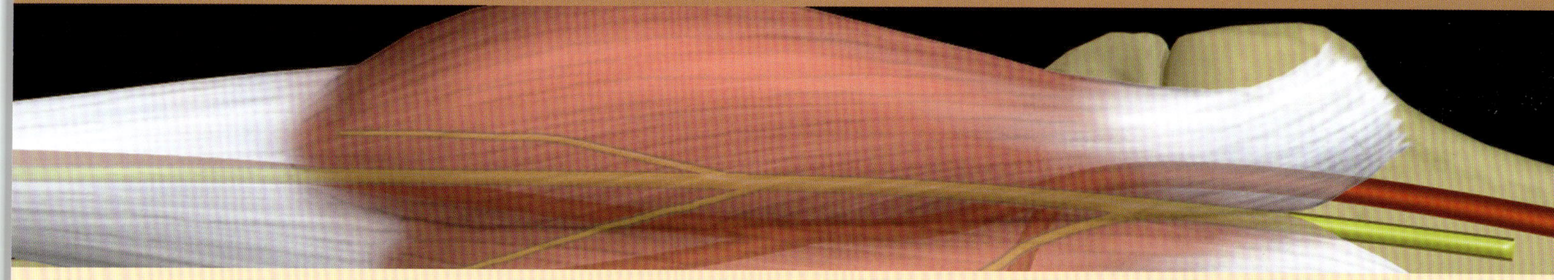

大体解剖

骨骼解剖

- **胫骨**
  - 近侧胫腓关节
    - 腓骨头与胫骨外侧髁通过纤维囊连结
    - 可与膝关节相通
    - 位于后外侧
    - 滑膜关节；有发生关节病变的风险
  - 胫骨前外侧缘：小腿前部肌肉的起始部
  - 胫骨前缘：近端从胫骨粗隆向下至内踝前缘的锐利的嵴状
  - 胫骨内侧面
    - 宽而平
    - 近端，被鹅足腱覆盖
    - 其余部分直接位于皮下
  - 胫骨内侧缘：隐神经及大隐静脉沿其走行
  - 胫骨后缘：小腿后部深层肌肉的起始处
  - 胫骨外侧缘：呈嵴状，有小腿骨间膜附着
  - 内踝：2 个突起，前方较后方更长
  - 远侧胫腓关节
    - 腓骨与胫骨的腓切迹通过骨间韧带相连接
    - 通过胫腓前、后韧带加固
    - 位于后外侧
- **腓骨**
  - 腓骨前侧
    - 小腿外侧肌肉起始部
  - 腓骨内侧
    - 小腿后部深层肌肉起始部
  - 腓骨后外侧
    - 小腿后部肌肉起始部
  - 外踝：比内踝长 1 cm

骨间膜

- 在胫、腓骨之间的间隙延伸
- 极大扩展了肌肉起始部的面积
- 从胫骨至腓骨斜向下外侧走行，斜行纤维坚韧
- 上部，位于胫骨外侧髁下方有通道供胫前血管穿行
- 远端有通道供腓动脉的穿支穿行
- 胫骨后肌及踇长屈肌腱部分起自骨间膜的后面
- 胫骨前肌、趾长伸肌及第三腓骨肌部分起自骨间膜的前面

支持带

- 伸肌上支持带
  - 坚韧的宽带状结构
  - 横跨小腿前方从胫骨延伸至腓骨，位于踝关节上方
  - 末端附着于胫腓骨的前缘
  - 长伸肌、第三腓骨肌、胫前血管以及腓深神经在伸肌上支持带后方走行
  - 伸肌上支持带内侧分成深、浅两层包绕胫骨前肌腱，形成肌肉悬带
- 伸肌下支持带：主要位于踝关节远端，有一束附着于内踝前部
- 腓骨肌上支持带
  - 增厚的深筋膜将腓骨肌腱固定于外踝背侧、腓骨长肌腱位于短肌腱浅层
  - 支持带附着于外踝背面、跟骨滑车后结节的外侧
- 屈肌支持带：内踝后下方

小腿部肌群

- 肌肉分布于由深筋膜分隔形成的不同间室中
- **后部肌群：浅层**
  - **腓肠肌**
    - 起点：内侧头起自股骨干骺端的后部；外侧头起自股骨外侧髁后缘
    - 内、外侧头通过滑囊与后方关节囊分隔
    - 内、外侧头融合成一个肌腹
    - 在接近小腿中部水平移行为薄腱膜的肌腱
    - 与比目鱼肌融合形成跟腱；在横断面上呈凹形；肌肉 - 肌腱连接部位于跟骨附着点上方 5 cm 处
    - 神经支配：胫神经
    - 主要作用：踝关节跖屈以及膝关节屈曲
  - **跖肌**
    - 起点：位于腓肠肌外侧头起始处的上方、内侧，也可起自腘斜韧带
    - 走行于腓肠肌外侧头深层
    - 肌肉 - 肌腱连接部位于比目鱼肌起始部水平（肌肉长 5~10 cm）
    - 肌腱位于腓肠肌内侧头与比目鱼肌之间
    - 沿着跟腱内侧走行，远端止于跟腱前内侧或跟骨前内侧
    - 跖肌缺如占 7%~10%
    - 神经支配：胫神经
    - 主要作用：和腓肠肌协同作用
  - **比目鱼肌**
    - 起点：范围广泛，起自腓骨头背侧、腓骨后面的上 1/3 和胫骨的比目鱼肌线、胫骨内缘的中 1/3 和腱弓，跨越腘血管
    - 扁、厚而坚韧的肌束向下移行为强韧的肌腱
    - 和腓肠肌肌腱合成跟腱
    - 神经支配：胫神经
    - 主要作用：在站立时能稳定踝关节，踝关节跖屈
    - 副比目鱼肌：少见的解剖变异，起自比目鱼肌的前面或起自腓骨和胫骨的比目鱼肌线；附着于跟腱或在跟腱前内侧附着于跟骨；表现为肿块样

- 后部肌群：深层
  - 腘肌
    - 起点：肌腱起自股骨外侧髁的腘肌沟
    - 向后、向内穿过腘肌裂孔，穿过膝关节后方关节囊
    - 肌纤维向内、向下止于胫骨后部比目鱼肌线以上的骨面
    - 神经支配：胫神经
    - 主要作用：屈膝，并在膝关节开始屈曲时使小腿旋内（解锁伸直"螺旋回返"机制）
  - 胫骨后肌
    - 起点：骨间膜以及胫、腓骨后面邻接的部分
    - 胫骨后肌上部分成两束；胫前血管在两个附着端之间走行
    - 远端向内侧斜行，位于趾长屈肌腱下方
    - 绕过内踝后方至足底
    - 神经支配：胫神经
    - 主要作用：跖屈及使足内翻
  - 趾长屈肌
    - 起点：胫骨后面、腘肌下方及垂直嵴内侧
    - 穿行于胫骨后肌腱远端的浅层
    - 肌腱走行于胫骨远端胫骨后肌腱外侧，经内踝后方至足底
    - 神经支配：胫神经
    - 主要作用：屈曲第 2~5 趾的趾间关节及跖趾关节；跖屈及使足内翻
  - 踇长屈肌
    - 起点：腓骨后面、比目鱼肌起点下方
    - 沿着胫骨中部后方向下、向内侧走行
    - 与距骨后方的距后三角骨有关联
    - 肌腱走行于距骨后面的深沟内，经过内踝，止于踇趾
    - 神经支配：胫神经
    - 主要作用：屈曲踇趾的趾间关节及跖趾关节；使足跖屈
- 外侧肌群
  - 腓骨肌群通过前肌间隔与伸肌分隔，通过后部间隔与小腿后部肌群分隔
  - 腓骨长肌
    - 起点：腓骨上 2/3 外侧面、肌间隔以及邻近的肌筋膜
    - 在外踝上方几厘米处移行为肌腱
    - 肌腱在腓骨短肌腱后部经外踝后方转向前
    - 神经支配：腓浅神经
    - 主要作用：使足外翻和足跖屈
  - 腓骨短肌
    - 起点：腓骨下 2/3 外侧面、肌间隔以及邻近的肌筋膜
    - 在起点处，肌腹位于腓骨长肌的内侧，但在中 1/3 处与腓骨长肌重叠
    - 肌腱在腓骨长肌肌腱前部经外踝后方转向前
    - 神经支配：腓浅神经
    - 主要作用：使足外翻和足跖屈
  - 腓骨肌的滑膜鞘起自外踝尖上方 5 cm 处，包绕着腓骨长、短肌腱；在跟骨水平分成 2 个腱鞘
  - 第三腓骨肌（见小腿前部肌群）
  - **第四腓骨肌**：附属肌，发生率为 10%；起自小腿远端，常起自腓骨肌，在足部的止点位置不固定；在内踝水平位于腓骨长、短肌腱的内侧或后部
  - **小趾腓骨肌**：附属肌，发生率为 15%~36%；在内踝周围从腓骨短肌延伸至足部；肌腱束很小
- 前部肌群
  - 胫骨前肌
    - 起自胫骨上 1/2 的外侧面以及骨间膜
    - 远端 1/3 移行为肌腱；穿经支持带
    - 神经支配：腓深神经及腓总神经分支
    - 主要作用：足背屈及内翻
  - 趾长伸肌
    - 起自腓骨上 3/4 的前面
    - 在伸肌支持带后部下行至踝
    - 神经支配：腓深神经
    - 主要作用：伸第 2~5 趾趾间关节及跖趾关节、足背屈
  - 第三腓骨肌
    - 小，并不固定存在
    - 起点：接续于趾长伸肌，起自腓骨远端 1/4 的前面以及骨间膜
    - 止于第 5 跖骨基底部的背面
    - 神经支配：腓深神经
    - 主要作用：踝背屈、足外翻
  - 踇长伸肌
    - 位于胫骨前肌与趾长伸肌之间，肌腹薄
    - 起点：腓骨中 2/4 的前面以及骨间膜
    - 肌腱经过支持带深层至踇趾
    - 神经支配：腓深神经
    - 主要作用：伸踇趾、足背屈

小腿部血管

- 腘动脉
  - 末端至腘肌下缘分成两支：胫前动脉及胫后动脉
  - 成对的静脉分别与胫前、后动脉伴行，最终汇合成腘静脉
- 胫前动脉
  - 为腘动脉两个分支中较小者
  - 起自小腿背侧、腘肌下缘水平
  - 穿过小腿骨间膜上部
  - 直行至小腿前部下行，移行为足背动脉

- 沿途发出分支营养小腿前群肌
- 在踝部发出踝部分支；外侧分支与腓动脉的穿支吻合

- **胫后动脉**
  - 为腘动脉两个分支中较大者
  - 足的主要血供来源
  - 沿着胫神经稍内侧下行，止于内踝与跟骨之间的间隙
  - 分为足底外侧动脉和足底内侧动脉
  - 分支
    - 旋腓骨动脉（可能起自胫骨前部），围绕腓骨颈向外侧走行
    - 胫骨的营养动脉
    - 肌支
    - **腓动脉**：胫后动脉最大的分支；在比目鱼肌下方斜行向下、向外走行，并位于踇长屈肌深层下行
- **大隐静脉**
  - 起于足内侧缘
  - 在内踝前方上行
  - 斜行向上、向后穿过胫骨远端 1/3 的内侧面
  - 沿着胫骨内侧面垂直上行至膝关节内后方
- **小隐静脉**
  - 经外踝后方，沿着跟腱外侧上行
  - 在小腿中线部位的腘窝下角处穿腘筋膜，最终注入腘静脉

小腿部神经

- **腓总神经**
  - 坐骨神经两大终支中较小的一支
  - 起自大腿中部，沿股二头肌内侧向外下走行
  - 穿过跖肌及腓肠肌外侧头，经过腓骨头的后部及表面
  - 在腓骨头 / 颈的位置，临床上有多种情况会导致腓神经损伤
    - 腓骨颈骨折可能会导致足下垂
    - 慢性膝外翻的患者行全膝关节置换术后，由于膝关节结构重组可能会导致神经发生损伤
  - 末端位于腓骨颈外侧与腓骨长肌之间，分成两个终支
  - **腓深神经**：腓总神经两个终支中的第 1 支
    - 起自腓骨颈外侧，位于腓骨长肌下方
    - 穿过前肌间隔及趾长伸肌进入前间室
    - 在胫骨前肌与踇长伸肌之间下行至踝
    - 在踝关节附近，与踇长伸肌交叉，在内、外踝之间穿过踝关节
    - 肌支支配小腿前群肌，关节支支配踝关节
    - 内侧终末支至足背侧
    - 外侧终末支至踝背外侧
  - **腓浅神经**：腓总神经两个终支中的第 2 支
    - 在腓骨长肌深面下行，后至腓骨短肌
    - 斜行经过腓骨短肌前面，之后在腓骨短肌与趾长伸肌之间的小沟中下行
    - 在小腿远端 1/3，穿过深筋膜，分成内、外侧分支至足
- **胫神经**
  - 在分隔小腿后部深、浅层肌群的筋膜间隔深面下行
  - 上 2/3，位于胫骨后肌筋膜及趾长屈肌表面
  - 下 1/3，位于跟腱与胫骨内缘之间
  - 穿过胫骨与踝关节后表面
  - 胫后血管与之伴行，并在其前面从外侧至内侧交叉
  - 在踝部，于屈肌支持带深面分为足底外侧神经和足底内侧神经
- **隐神经**
  - 股神经最长的分支，起自腹股沟韧带下方 2 cm，进入收肌管下行
  - 经过缝匠肌后部，向后内下行至膝关节穿过深筋膜
  - 在小腿，与大隐静脉伴行
- **腓肠神经**
  - 在腘窝起自胫神经
  - 在腓肠肌内、外侧头之间下行
  - 穿过膝关节与踝关节之间的深筋膜
  - 与小隐静脉伴行至足外侧缘

影像解剖

解剖关系

- 重要变异：腓肠肌第三头
  - 腓肠肌的肌肉异常很多
  - 2% 的人群存在腓肠肌第三头
    - 起自股骨远侧干骺端后部的内侧或中间部位
    - 向外侧与腓肠肌外侧头融合
    - 腘血管位于腓肠肌第三头与腓肠肌内侧头之间
  - 这些异常可导致腘神经和血管受压，在图像上（横轴位）可显示这种变异。此类变异也可无症状
- 重要变异：股二头肌短头肥大
  - 可能会引起腓总神经周围脂肪浸润
  - 这些异常可能引起腓神经病变
    - 股二头肌短头肥大
    - 股二头肌长头远端延伸
    - 腓肠肌外侧头突出
    - 糖尿病可导致腓骨颈处腓神经周围过多脂肪沉积

肌肉连接部

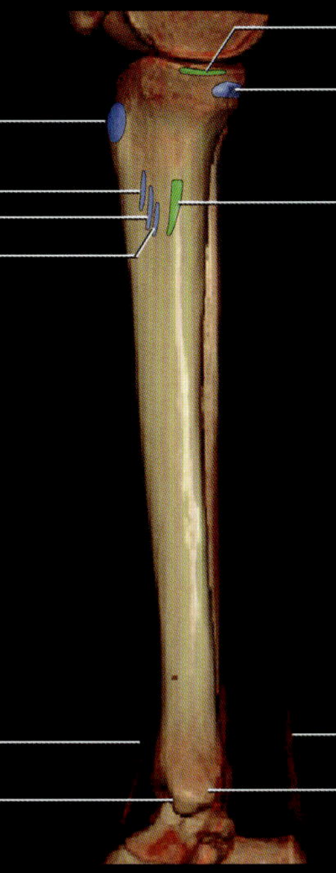

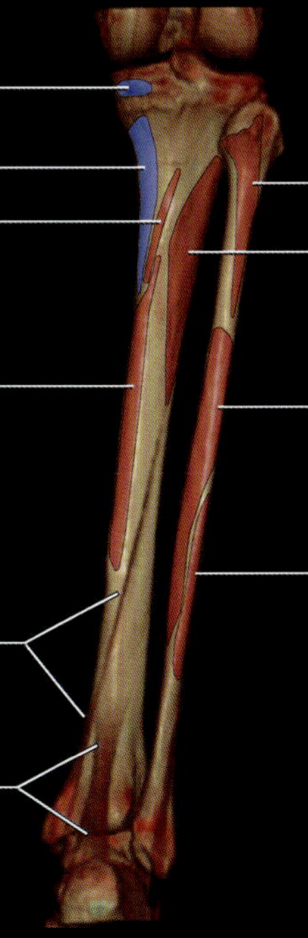

上图：小腿内侧面观。近端除了鹅足腱和内侧副韧带的附着点，胫骨内表面位于皮下。
下图：小腿后面观。注意从胫骨至腓骨的广泛区域是肌肉的起始部，骨间膜在这个区域延伸扩展。

肌肉连接部

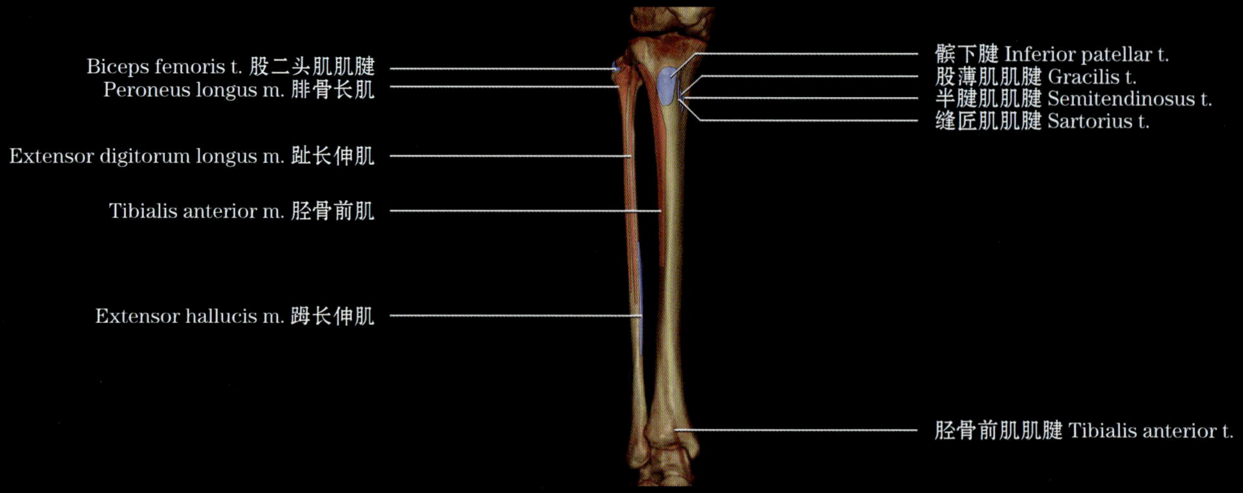

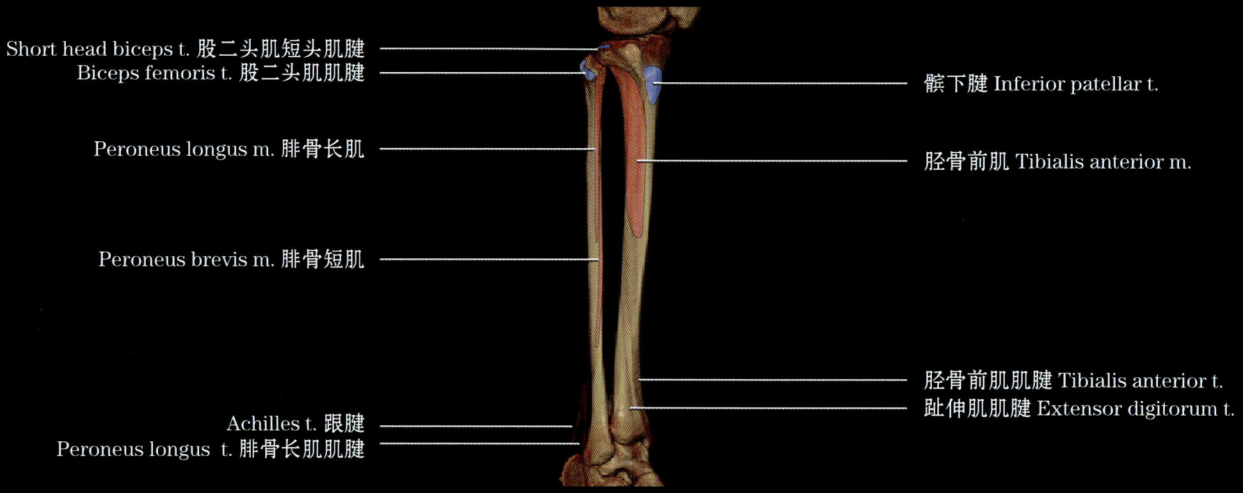

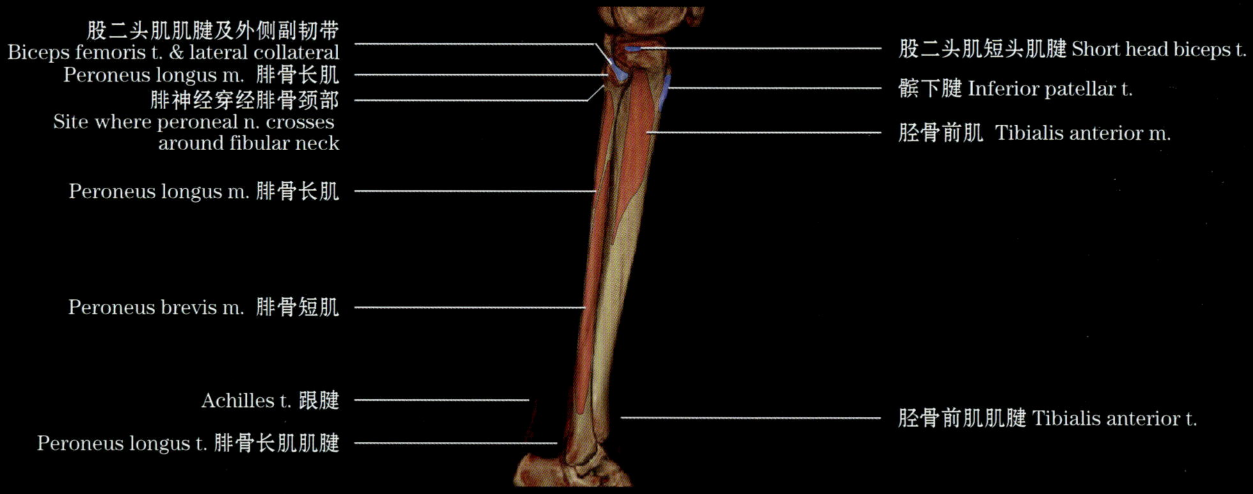

上图：小腿前面观显示胫骨前肌起自胫骨前外侧的广泛区域，腓骨长肌、踇长伸肌及趾长伸肌起自腓骨的较长区域，这些肌肉也广泛起自骨间膜。

中图：小腿内旋前面观，显示胫骨前肌、腓骨长肌及腓骨短肌的广泛起源。

下图：小腿侧面观，注意腓骨长肌显示有两个独立的起点，可见腓总神经穿经腓骨颈的部位。另外，也可见腓骨长肌与腓骨短肌在腓骨前外侧起始部有部分重叠，腓骨长肌起自腓骨的上 2/3，而腓骨短肌起自腓骨的下 2/3。

小腿常规 X 线片

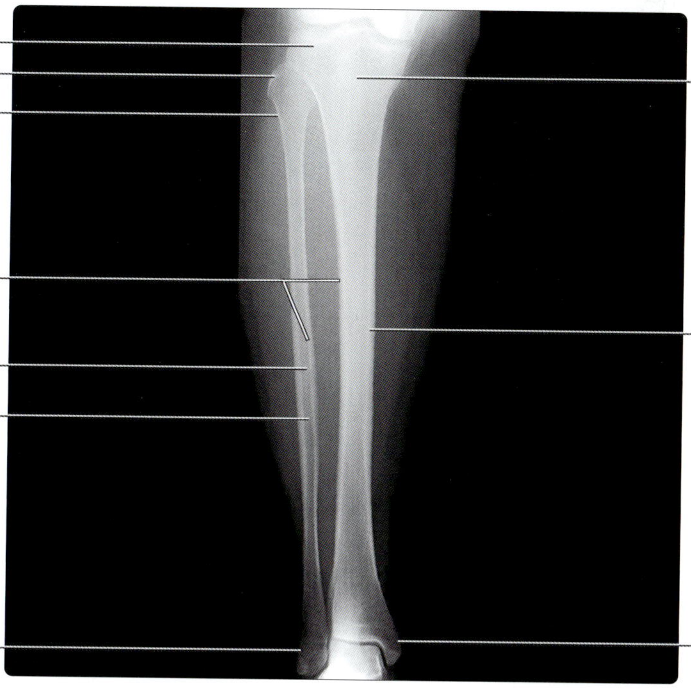

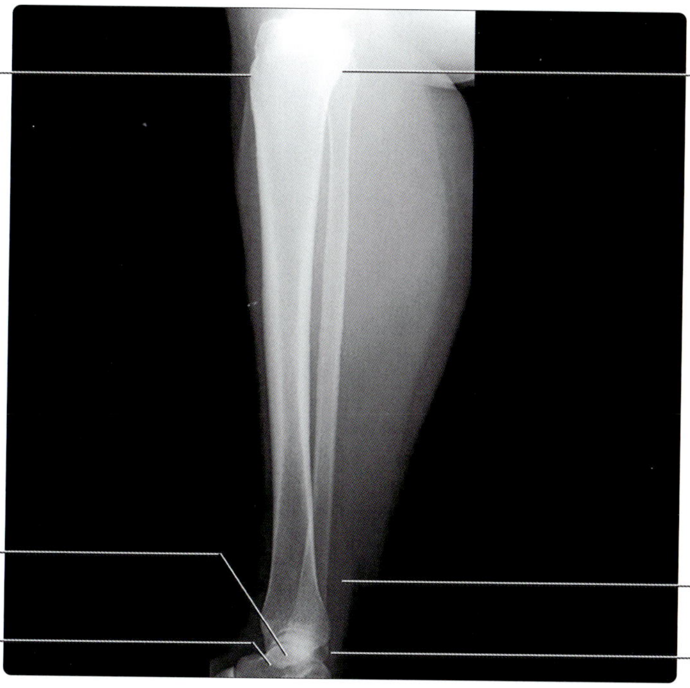

上图：小腿前后位 X 线片，注意腓骨位于胫骨的稍后外侧，近端胫腓关节以及远端胫腓关节在 X 线片上都会有前后重叠。两块长骨相对缘的边界通常不规则，为骨间膜附着处，而不是骨膜反应。外踝远端比内踝长 1 cm。

下图：小腿侧位 X 线片，和前后位片一样，可见近端及远端胫腓关节重叠。踝部可见内踝的两个突起，以及稍长的外踝。

小腿后部浅层肌群

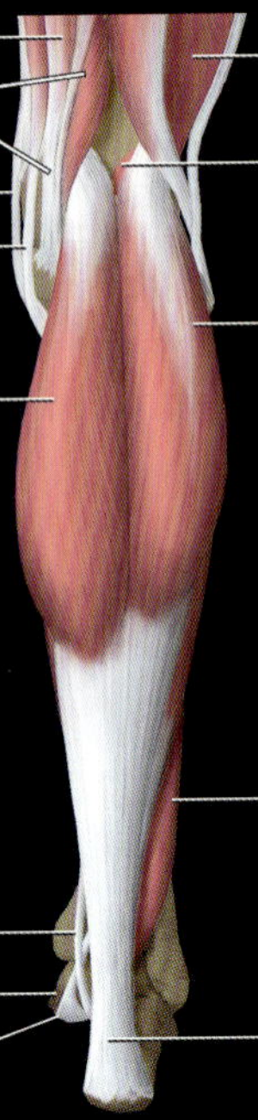

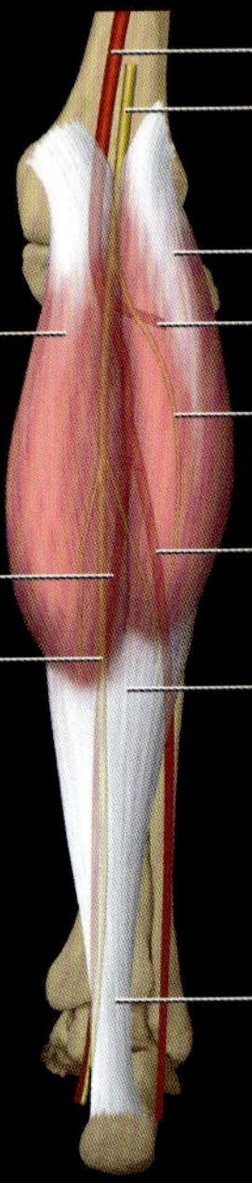

上图：小腿浅层肌肉及肌腱后面观。腓肠肌体积大，占据小腿近端一半区域，逐渐变窄形成腱膜，在远端与比目鱼肌肌腱融合成跟腱。

下图：去除跖肌及近端肌群的后面观，显示腓肠肌内侧头起自股骨干骺端后方，外侧头起自股骨外侧髁的后部边缘（跖肌起始部的外侧），内、外侧头融合形成肌肉的主体延伸至小腿中部。在小腿中部肌腹随后形成一薄的腱膜向远端延伸。在小腿远端（跟骨近端约 10 cm 处）有比目鱼肌汇入腓肠肌腱膜形成强韧的跟腱，最终止于跟骨后结节。

比目鱼肌、跖肌、神经血管结构

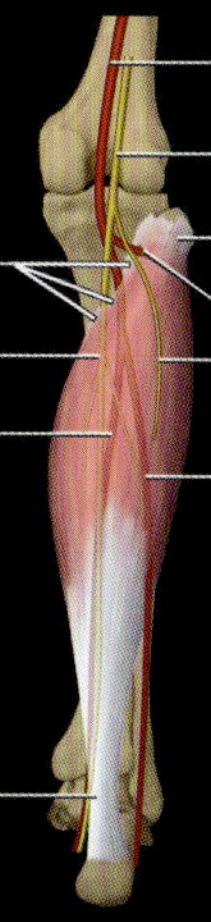

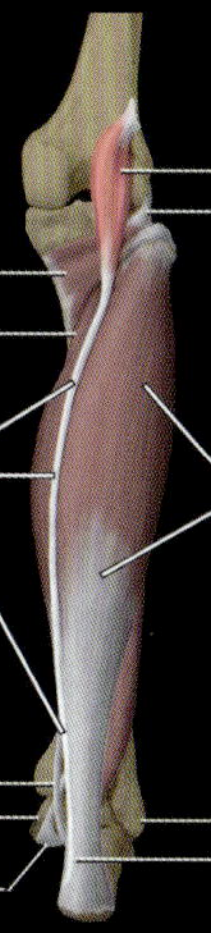

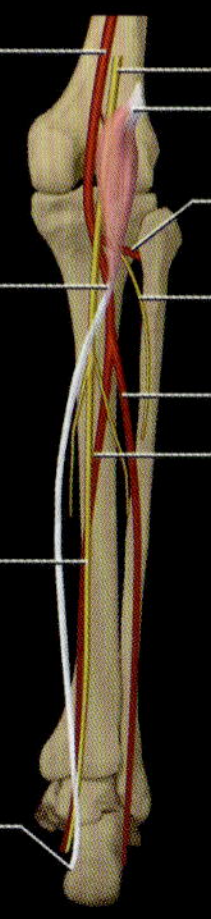

上图：比目鱼肌后面观，显示外侧部广泛起自腓骨头背侧及腓骨干的上 1/3，内侧部起自胫骨内侧缘及胫骨后方的比目鱼肌线。比目鱼肌内、外侧起始部融合成一厚的肌腱弓，跨过腘血管。该肌腱弓远端，神经血管束位于比目鱼肌深面。

中图：显示跖肌肌腹及肌腱的走行。跖肌起点表浅，邻近腓肠肌外侧头的起点。跖肌的肌腹很短，肌腱接续于比目鱼肌（跖肌腹侧）和腓肠肌内侧头（跖肌背侧）之间向远端走行。跖肌肌腱稍向内走行，比目鱼肌腱移行成跟腱时，跖肌腱位置表浅，最终附着于跟腱或位于跟腱内侧附着于跟骨。

下图：移除其他所有肌肉结构后的跖肌后面观。

腘肌

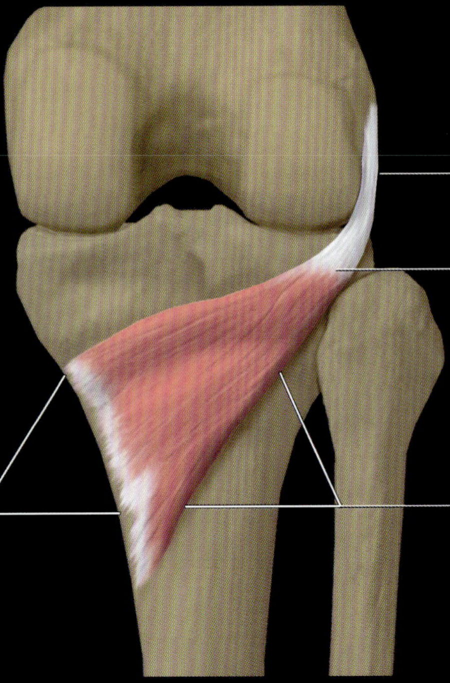

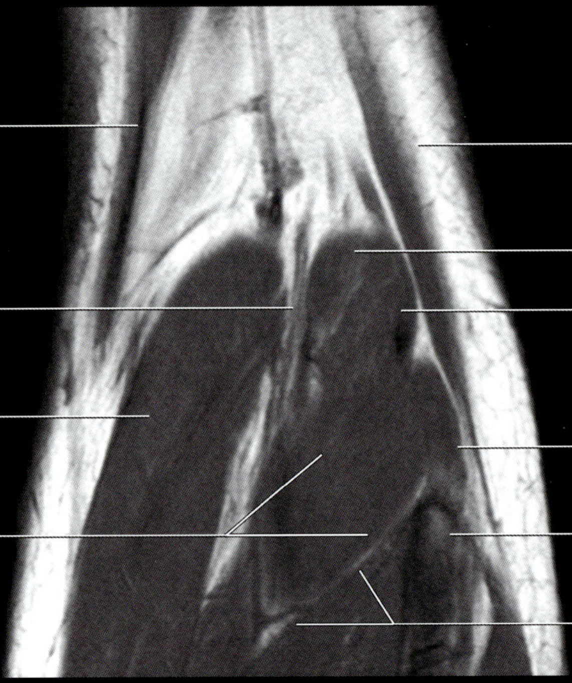

上图：显示腘肌腱及肌腹的复杂走行。腘肌腱起自股骨外侧髁沟后，穿过腘肌裂孔，移行为肌肉 - 肌腱连接部。肌腹在胫骨近端后部增宽，最终止于胫骨的后内侧、比目鱼肌胫骨头胫骨起始部的近端。

下图：冠状位 T_1WI 图像后部层面，显示大的腘肌位于腘血管及腓肠肌深层。注意该例腘肌纤维是从外上至内下走行，与图中所示的腓肠肌上下走行相反。比目鱼肌胫骨头近侧面位于腘肌胫骨止点的远端。

小腿后部深层肌群

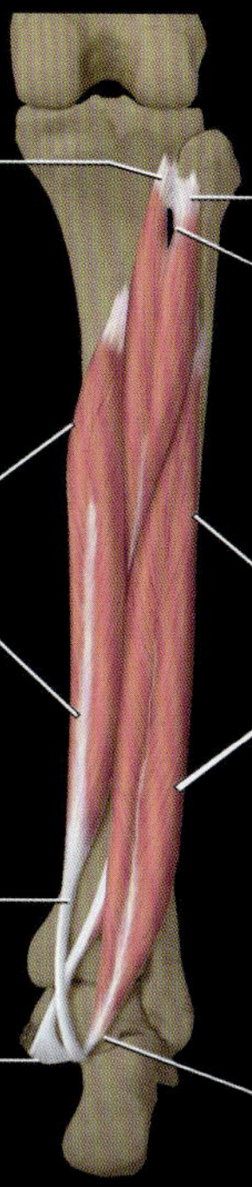

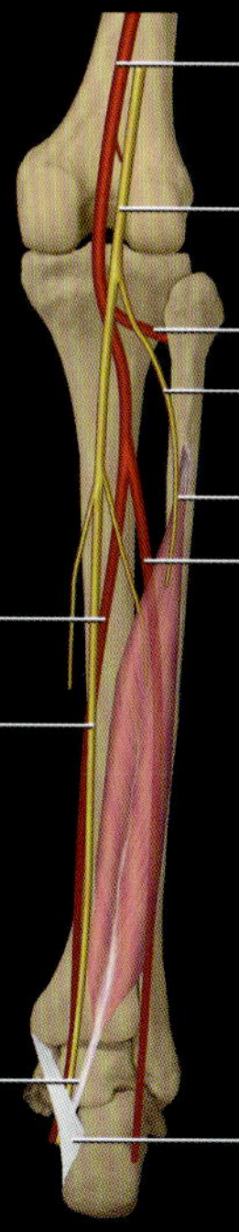

上图：显示小腿深层肌群。踇长屈肌最大，其肌腹延伸至其他肌肉的远端，在距骨水平移行为肌腱。胫骨后肌起自骨间膜及胫、腓骨后面相邻接的部分，肌腱交叉跨过趾长屈肌肌腱前方，因此在绕过内踝时，胫骨后肌肌腱是 3 条肌腱中位置最靠内侧的一条。

下图：显示踇长屈肌起自腓骨后面，位于比目鱼肌起点下方，在腓动脉背侧向内侧下行。下行途中穿经 3 个纤维 - 骨性管道，第 1 个位于距骨后部内、外侧结节之间，第 2 个位于载距突下方的小沟内，第 3 个位于踇趾内、外侧籽骨之间至其远节趾骨基底的止点处。

趾长屈肌和胫骨后肌

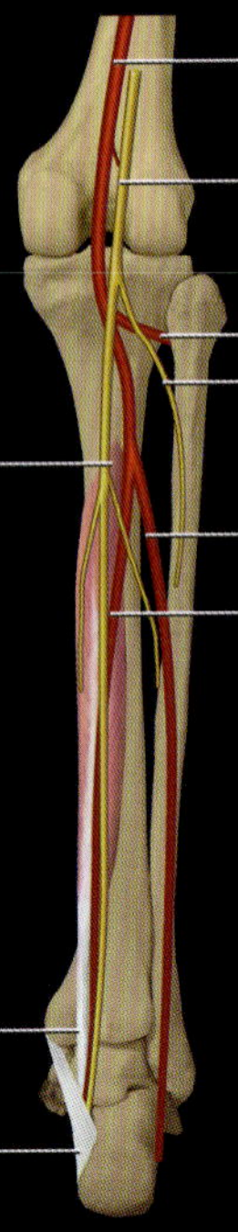

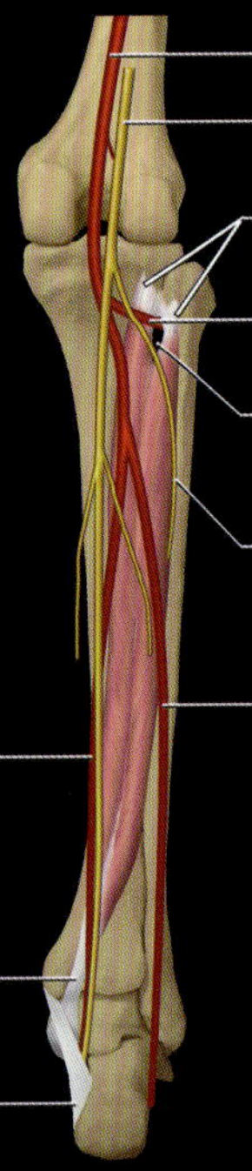

上图：显示趾长屈肌起点位于胫骨后面、腘肌下方，穿过胫骨远端后面的浅层，在小腿远端水平移行为肌腱。肌腱在胫骨下段的沟内走行，位于胫骨后肌肌腱的外侧并绕过内踝。与踇长屈肌腱在 Henry 结交叉，继续前行止于第 2~5 趾基底部。

下图：显示胫骨后肌起自腓骨、胫骨后部相邻区域以及骨间膜。肌腹上部分成两部分供胫前血管向前穿行。远端，胫骨后肌向内侧斜行，并位于趾长屈肌下方。胫骨后肌肌腱经过内踝周围的小沟，位于趾长屈肌肌腱的内侧，其止点较多，包括舟骨结节、楔骨、载距突以及第 2~4 跖骨基底部。

小腿前部肌群

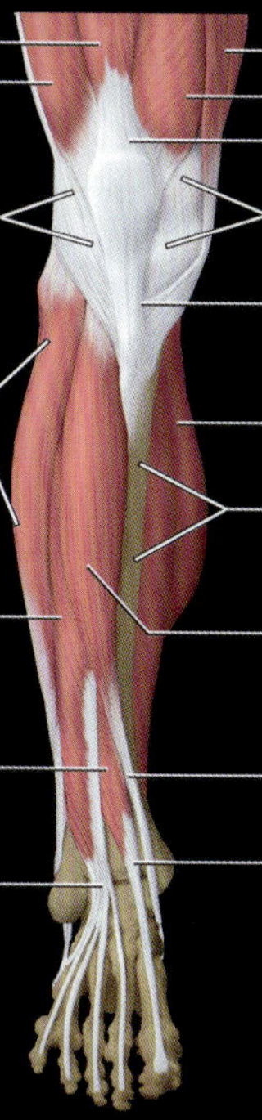

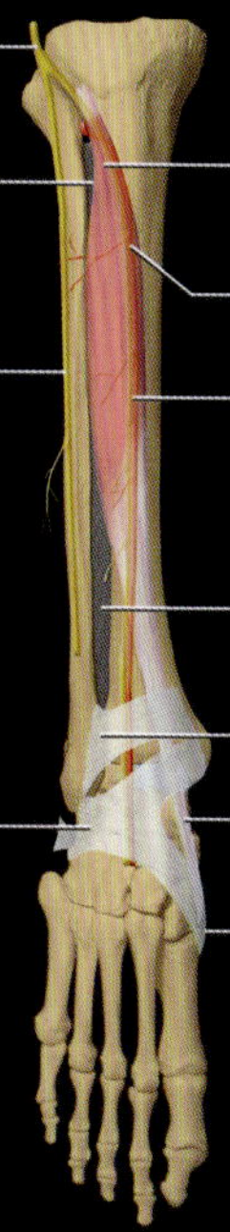

上图：显示小腿前部肌群。几乎整个胫骨前内侧都没有肌肉，因此其血供差，导致该处骨折后愈合缓慢。胫骨前肌广泛起自胫骨及骨间膜，是小腿前筋膜间室内最强壮的肌肉。趾长伸肌起自腓骨。踇长伸肌位于胫骨前肌与趾长伸肌之间，起自腓骨肌骨间膜。这三块肌肉移行成肌腱的走行方向相同，均位于踝关节前方。

下图：胫骨前肌示意图，示其起自胫骨上半的外侧面及骨间膜，远端 1/3 移行为肌腱，在伸肌支持带下方走行。胫骨前肌肌腱是前筋膜间室中最靠内侧、最大的肌腱，止于内侧楔骨及第 1 趾骨基底部的内侧及跖侧面。

趾长伸肌和踇长伸肌

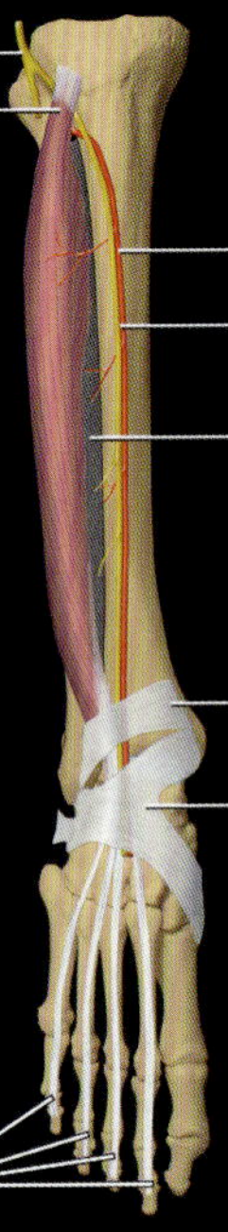

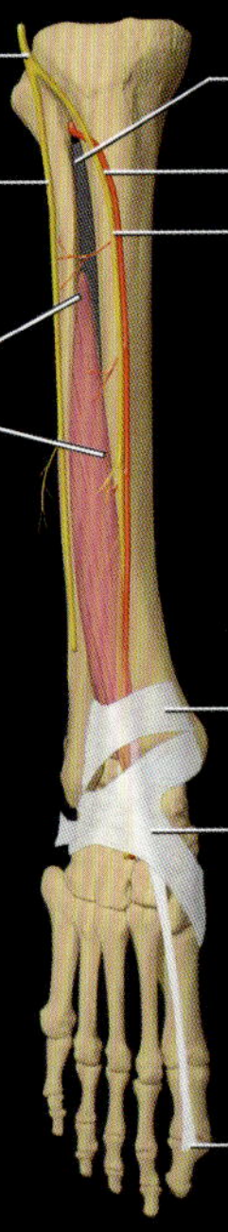

上图：显示趾长伸肌起自胫骨髁外侧面、腓骨近端前内侧面及骨间膜，在伸肌支持带下方走行，随后分成4 束。这些肌腱同时与趾短伸肌、蚓状肌及骨间肌的肌腱融合，每一束都接受来自插入中节趾骨基底部的趾短伸肌肌腱的肌腱纤维，向远端延续，最终附着于第 2~5 远节趾骨基底部。

下图：显示移除了胫骨前肌、趾长屈肌及外侧肌群后的踇长伸肌，该肌起自腓骨中部前面（占腓骨中部 2/4）及邻近的骨间膜，在伸肌支持带下方走行，最终止于踇趾远节趾骨背侧基底部。

第三腓骨肌及小腿外侧肌群

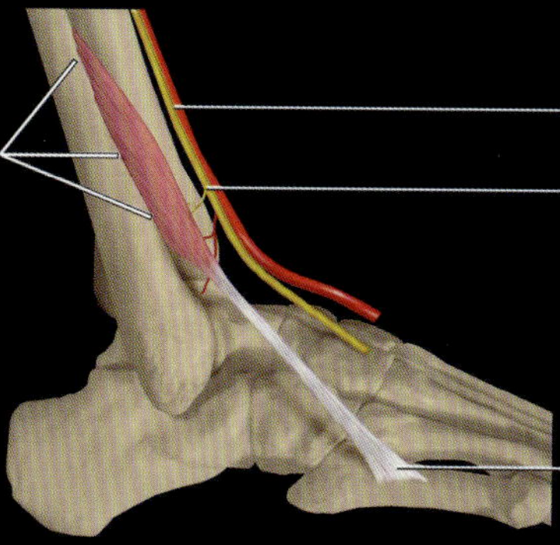

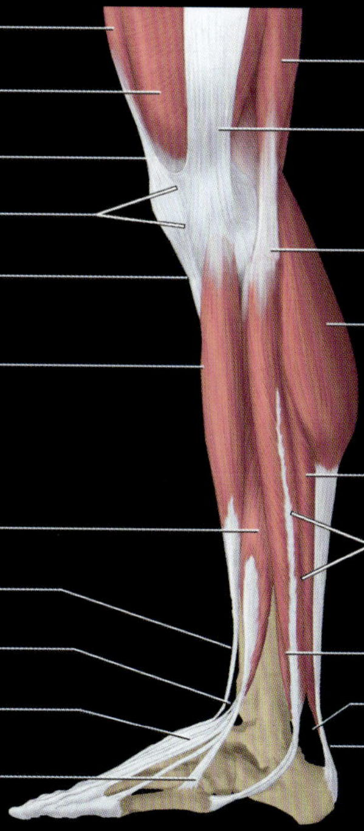

上图：去除所有伸肌及外侧肌群后，显示第三腓骨肌，为趾长伸肌的一个外侧分支，起点沿着腓骨远端前面，止于第 5 跖骨近端背侧面。

下图：小腿外侧示意图显示前筋膜间室（伸肌群）、外侧筋膜间室（腓骨肌）及后筋膜间室的浅层肌群。

腓骨长肌和腓骨短肌

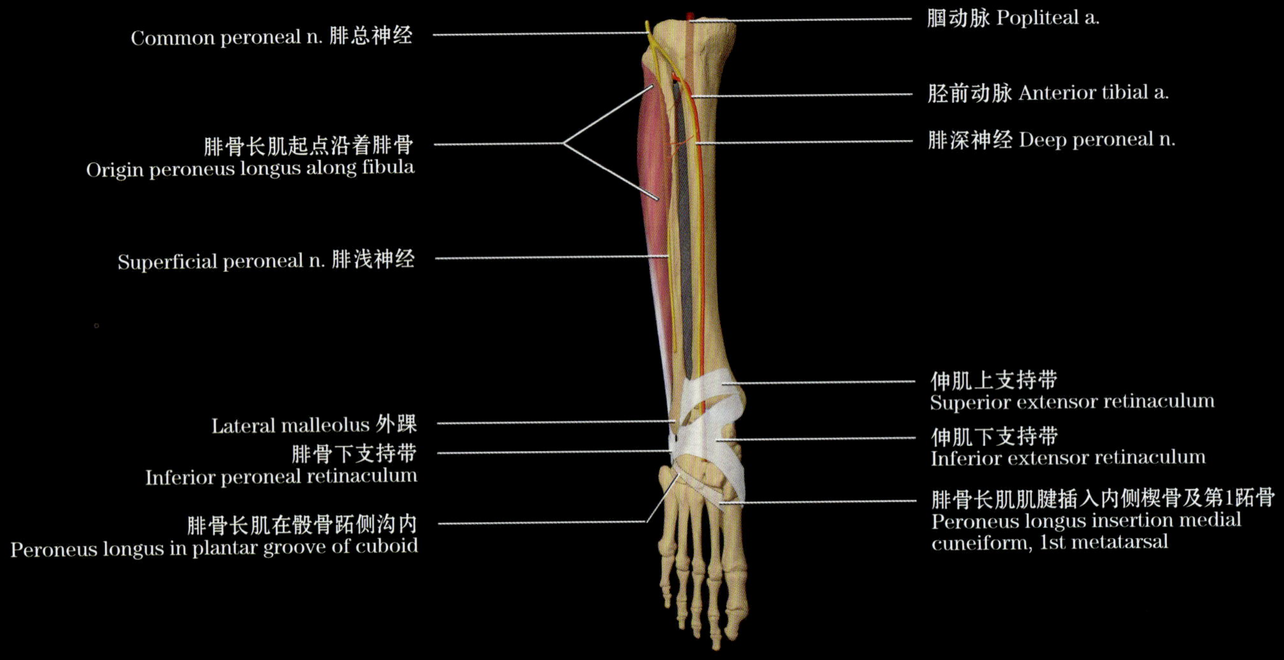

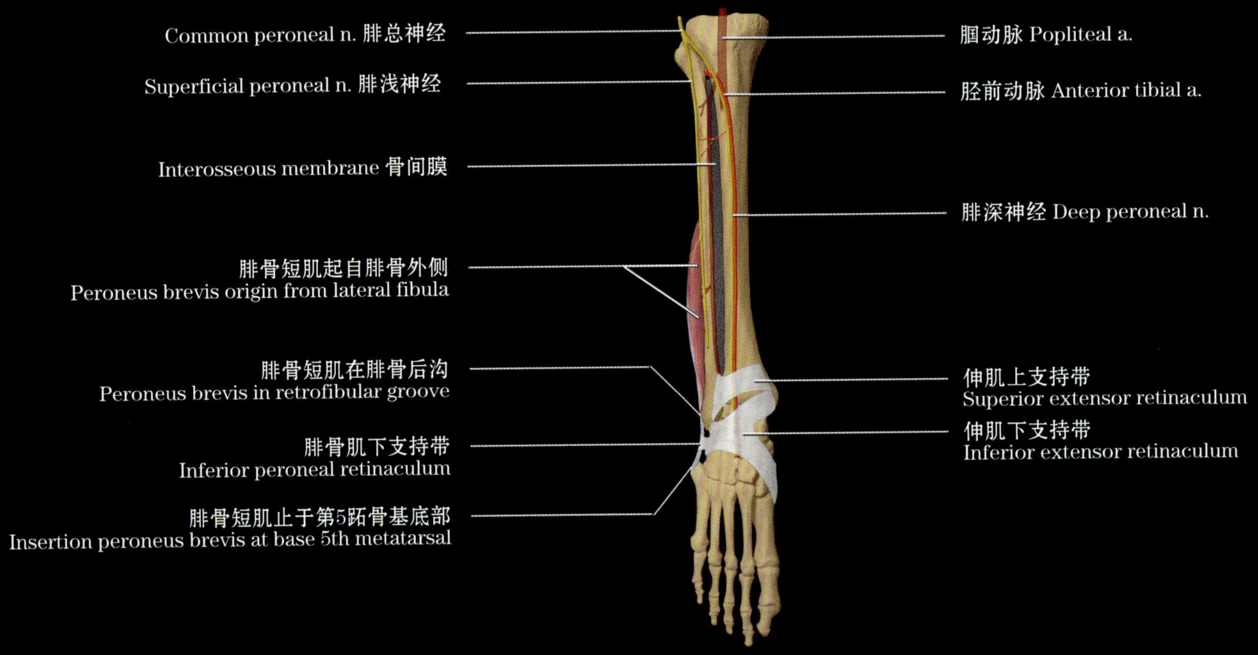

上图：显示腓骨长肌起自腓骨外侧上 2/3 以及邻近的肌间隔 / 筋膜，向远端延伸，在外踝上方几厘米处移行为肌腱，位于腓骨短肌肌腱的后外侧，经过胫骨上支持带的深面，绕过外踝向前在腓骨后沟内走行，然后在腓侧结节后面越过跟骨的外侧，在腓骨下支持带深面穿过骰骨下方，最终止于内侧楔骨及第 1 跖骨的基底部。

下图：显示腓骨短肌起自腓骨外侧面下 2/3 及邻近的肌间隔 / 筋膜，起始处位于腓骨长肌内侧，在中 1/3 与腓骨长肌重叠，然后在腓骨后沟位于腓骨长肌前内侧、腓骨上支持带深面，在跟骨腓结节前方下行，最终插入第 5 跖骨基底部。

小腿血管和神经

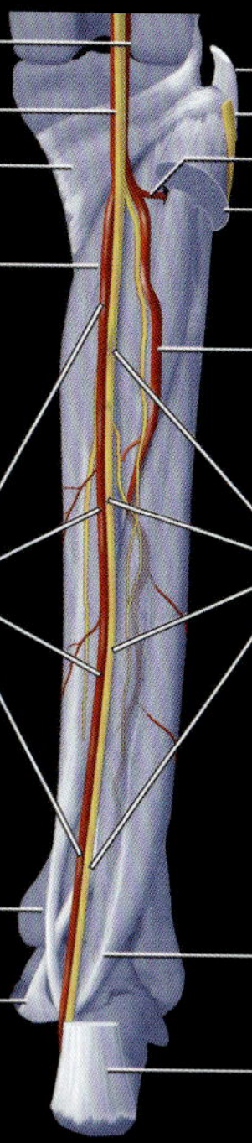

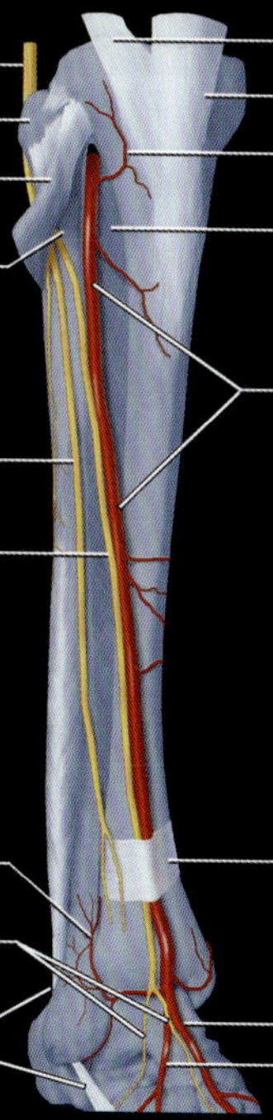

上图：显示胫前动脉穿过胫骨后肌及骨间膜的裂隙进入前筋膜间室。胫后动脉伴随胫神经稍向内下行，其最大的分支是腓动脉，后者斜行向下、外侧走行，位于比目鱼肌下方至腓骨。腓总神经沿着股二头肌后方及腓骨颈周围走行。胫神经在小腿后部肌群的深、浅层之间下行，与胫后动脉平行。

下图：小腿前部示意图，显示胫前动脉近端穿过骨间膜并沿其下行至小腿前方，最终成为足背动脉。腓总神经穿过腓骨管，分成深、浅两支，腓深神经与胫前动脉平行，最终形成内、外侧支。

右小腿横轴位 T_1WI

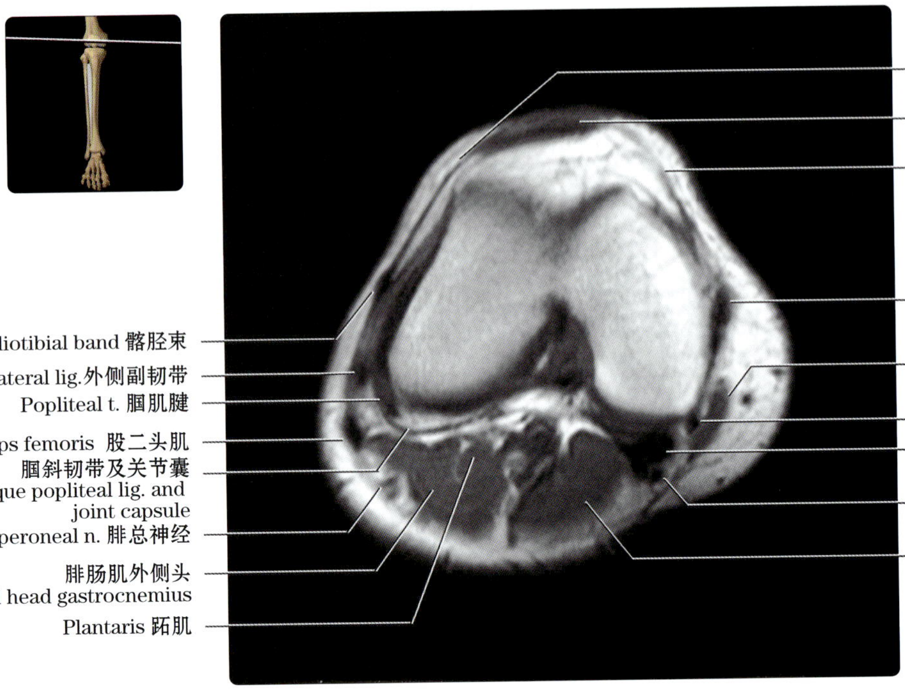

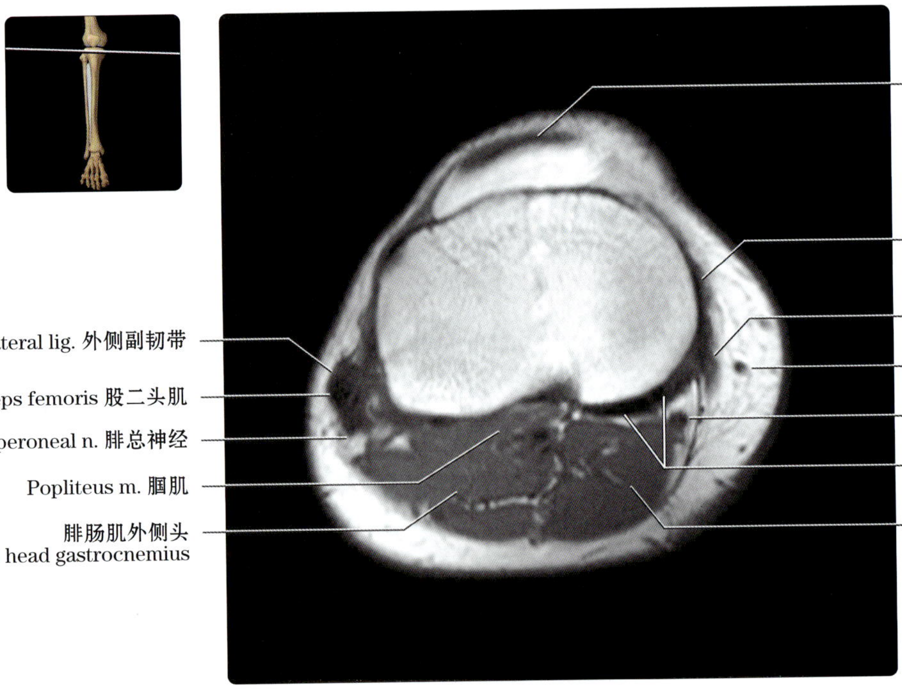

上图：右小腿横轴位 T_1WI 图像，为膝关节稍上方层面，显示结构的连续性。
下图：右小腿膝关节下方水平横轴位 T_1WI 图像。

左小腿横轴位 T_1WI

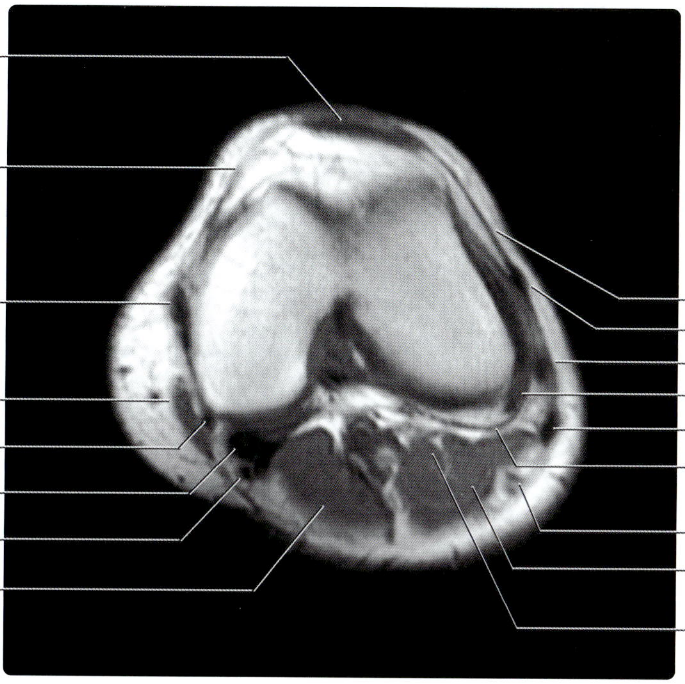

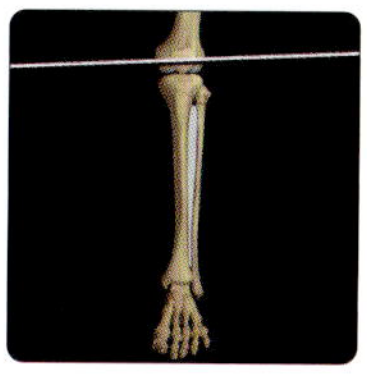

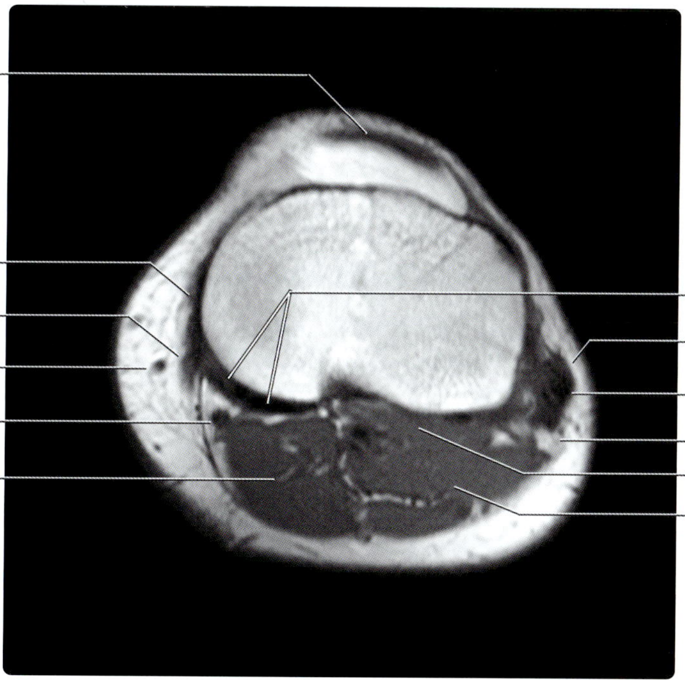

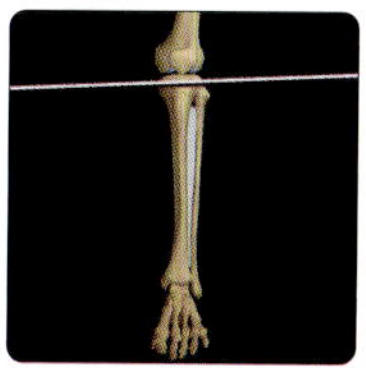

上图：左小腿横轴位 T_1WI 图像，为膝关节稍上方层面，显示结构的连续性。
下图：左小腿膝关节下方水平横轴位 T_1WI 图像。

右小腿横轴位 T_1WI

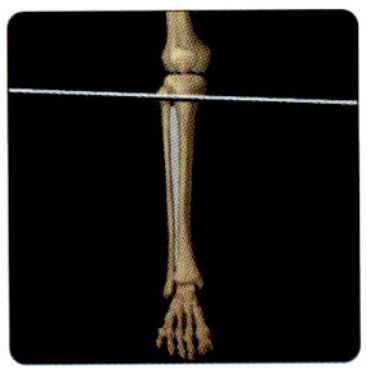

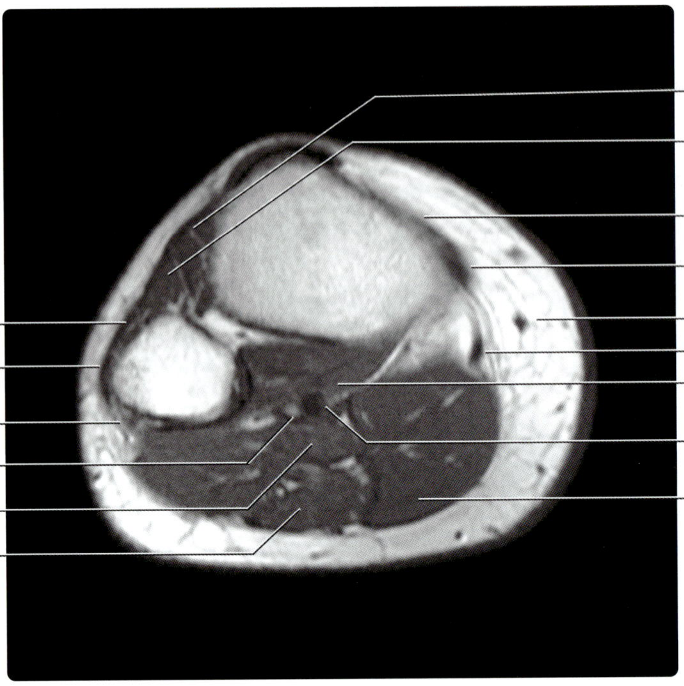

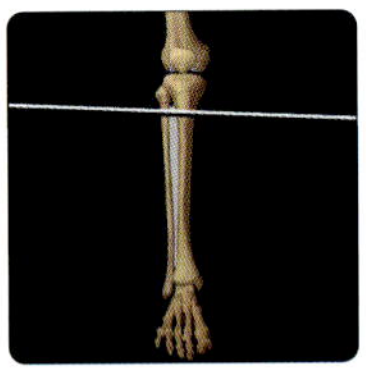

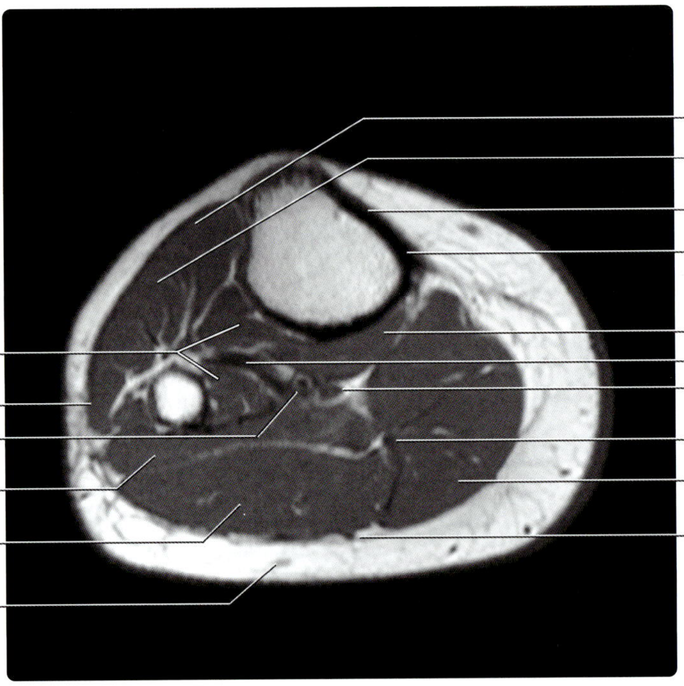

上图：右小腿近端胫腓关节水平横轴位 T_1WI 图像，可见跖肌仍为肌腹结构，位于腓肠肌外侧头前方。
下图：右小腿近端干骺端水平横轴位 T_1WI 图像，显示比目鱼肌已起自腓骨。由于层面靠近近端，腘肌仍存在，不能显示比目鱼肌胫骨的起点。跖肌在本层面已经变为肌腱结构，位于比目鱼肌与腓肠肌内侧头之间。胫骨后肌呈分叉状起自胫、腓骨。胫前血管在胫骨后肌的两个附着端之间向前进入前筋膜间室。

左小腿横轴位 T_1WI

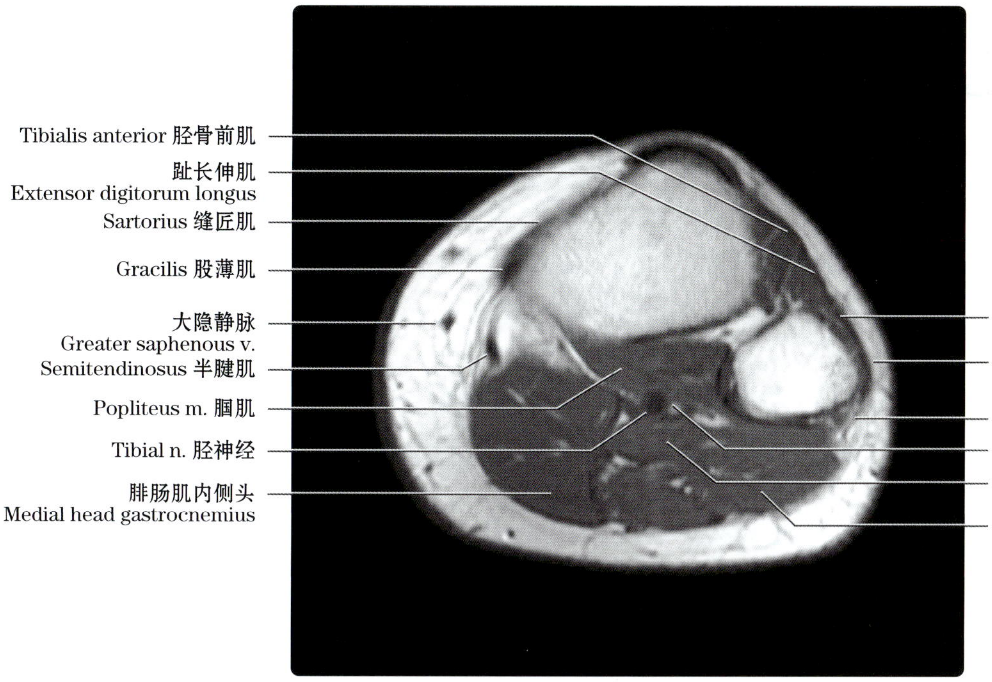

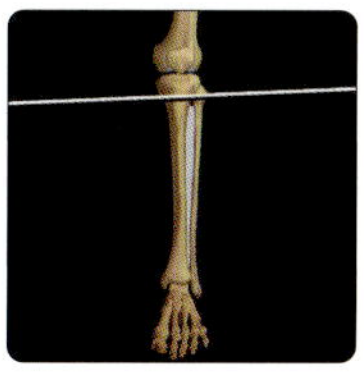

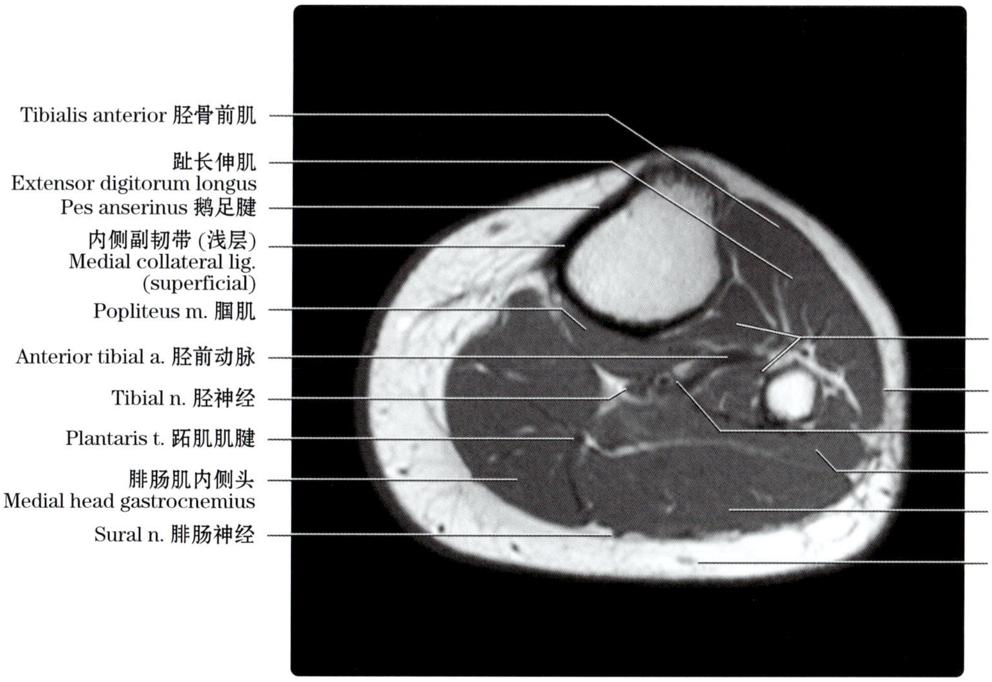

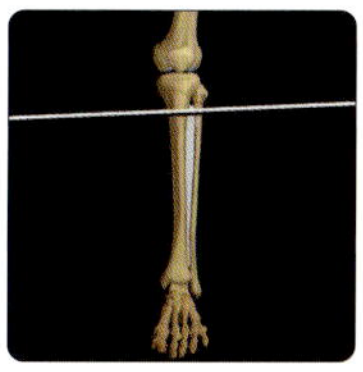

上图：左小腿近端胫腓关节水平横轴位 T_1WI 图像，可见跖肌仍为肌腹结构，位于腓肠肌外侧头前方。
下图：左小腿近端干骺端水平横轴位 T_1WI 图像，显示比目鱼肌已起自腓骨。由于层面靠近近端，腘肌仍存在，不能显示比目鱼肌胫骨的起点。跖肌在本层面已经变为肌腱结构，位于比目鱼肌与腓肠肌内侧头之间。胫骨后肌呈分叉状起自胫、腓骨。胫前血管在胫骨后肌的两个附着端之间向前进入前筋膜间室。

右小腿横轴位 T_1WI

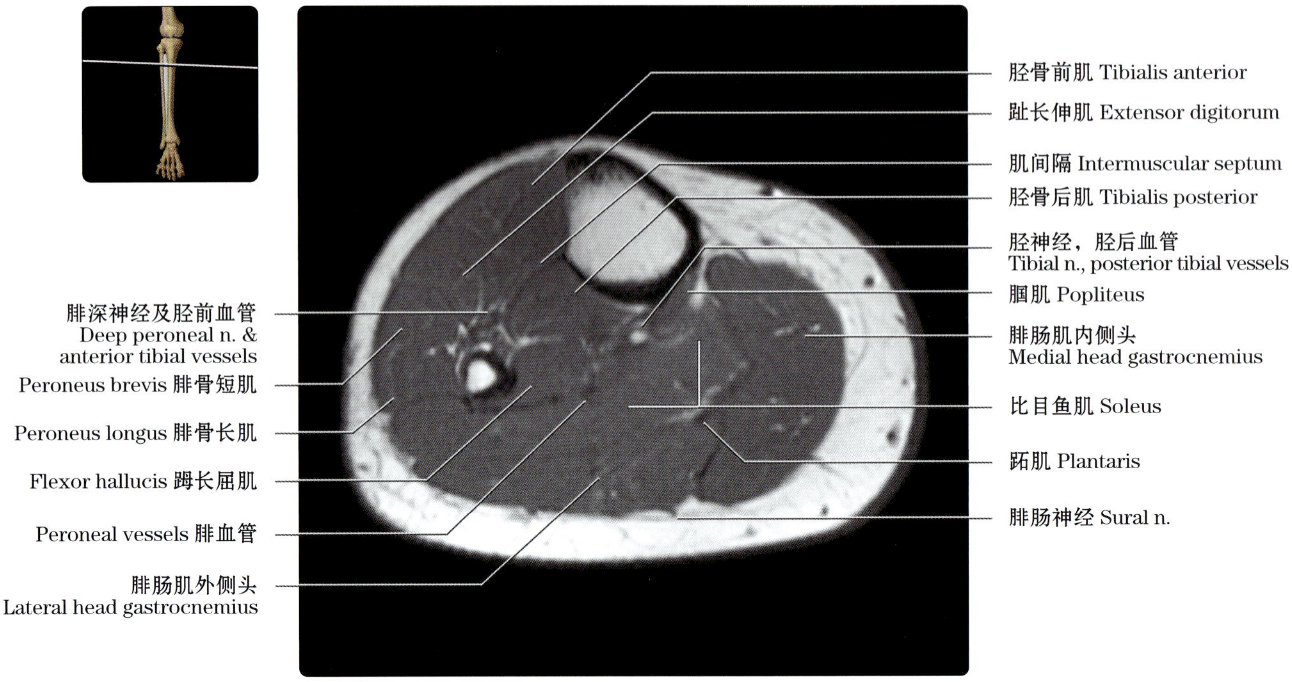

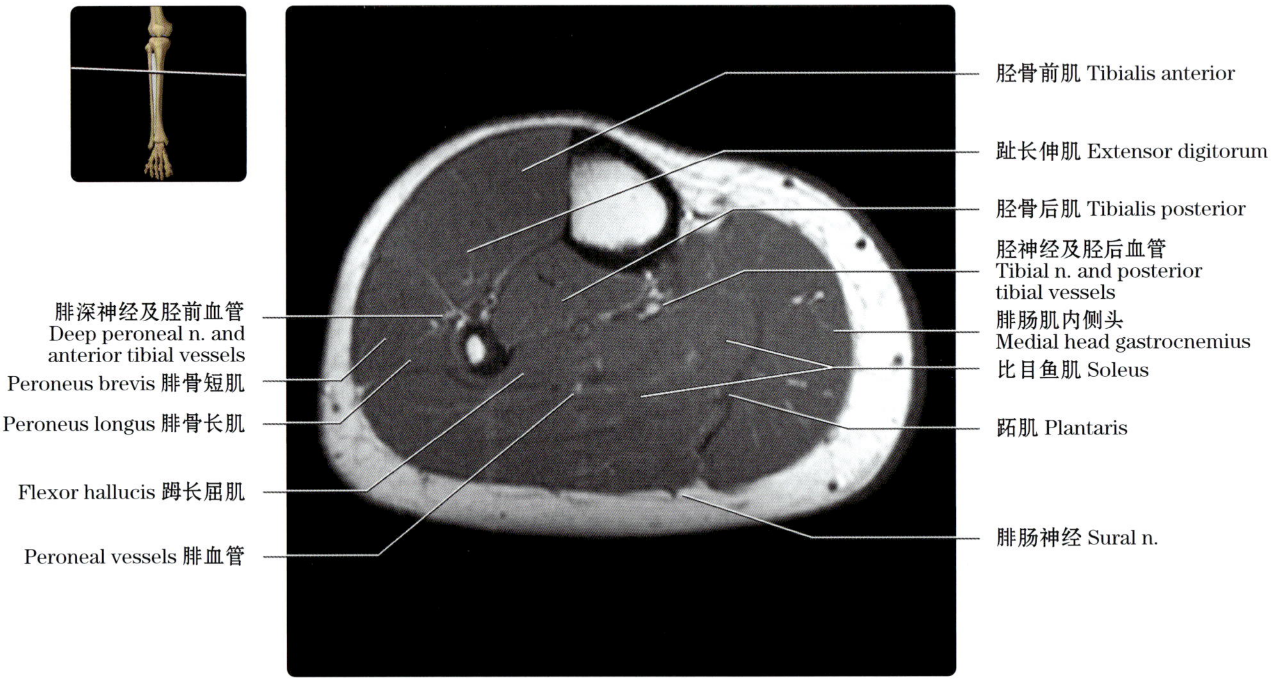

上图：右小腿骨干近侧水平横轴位 T_1WI 图像，显示腓骨短肌及踇长屈肌开始起自腓骨，胫骨后方仍然存在腘肌结构。小腿的主要血管已经分成三个分支。

下图：较上层图像稍远层面，腘肌的胫骨附着处已不显示，可见比目鱼肌胫骨起始部。腓肠肌外侧头已经完全移行为肌腱。

左小腿横轴位 T_1WI

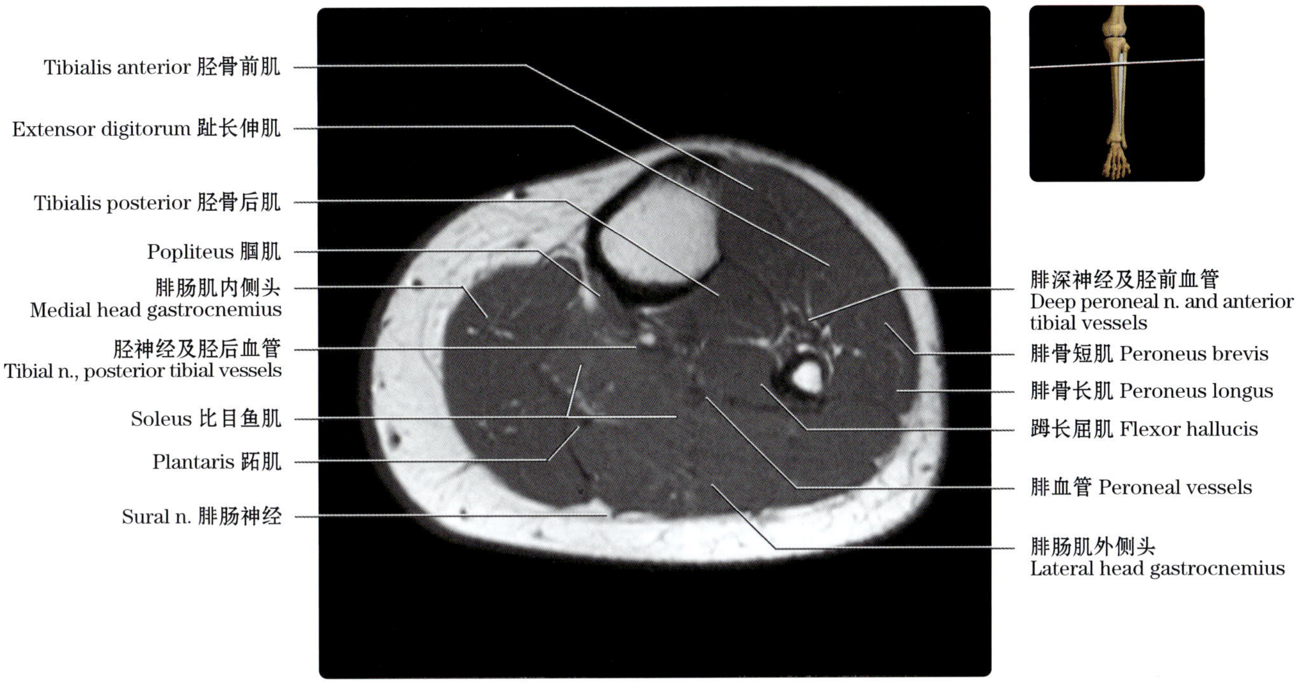

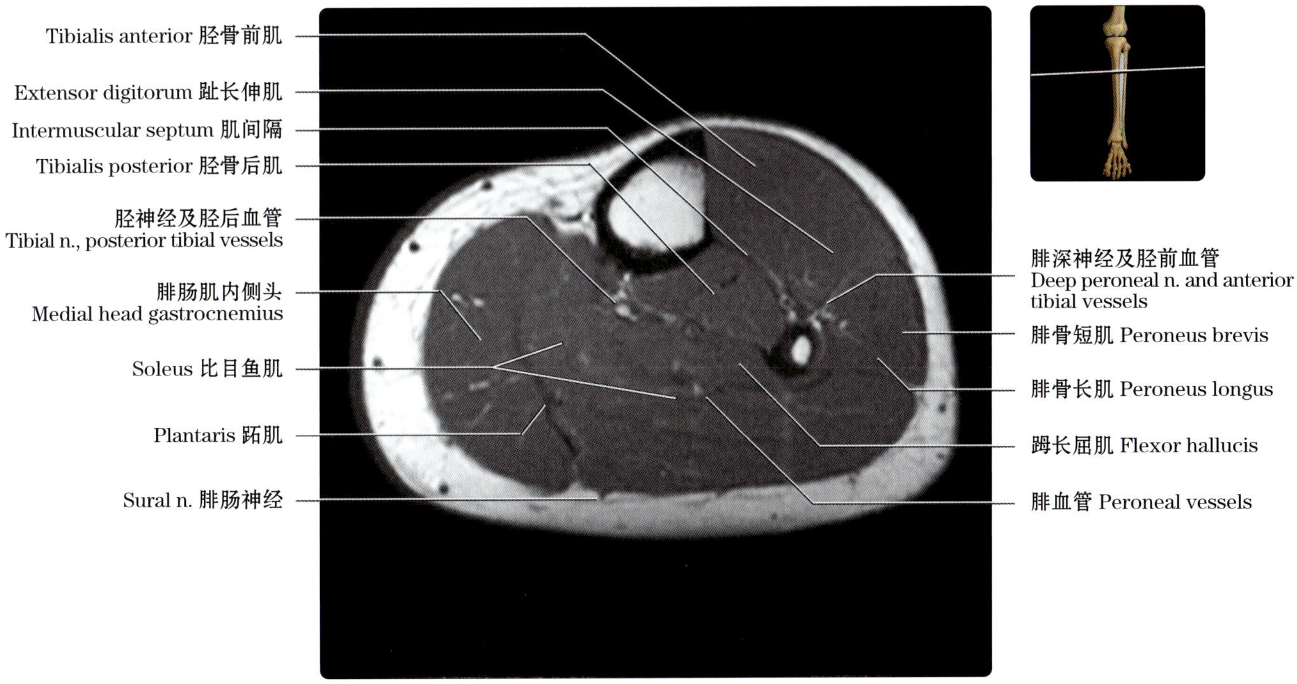

上图：左小腿骨干近侧水平横轴位 T_1WI 图像，显示腓骨短肌及踇长屈肌开始起自腓骨，胫骨后方仍然存在腘肌结构。小腿的主要血管已经分成三个分支。

下图：较上层图像稍远层面，腘肌的胫骨附着处已不显示，可见比目鱼肌胫骨起始部。腓肠肌外侧头已经完全移行为肌腱。

右小腿横轴位 T_1WI

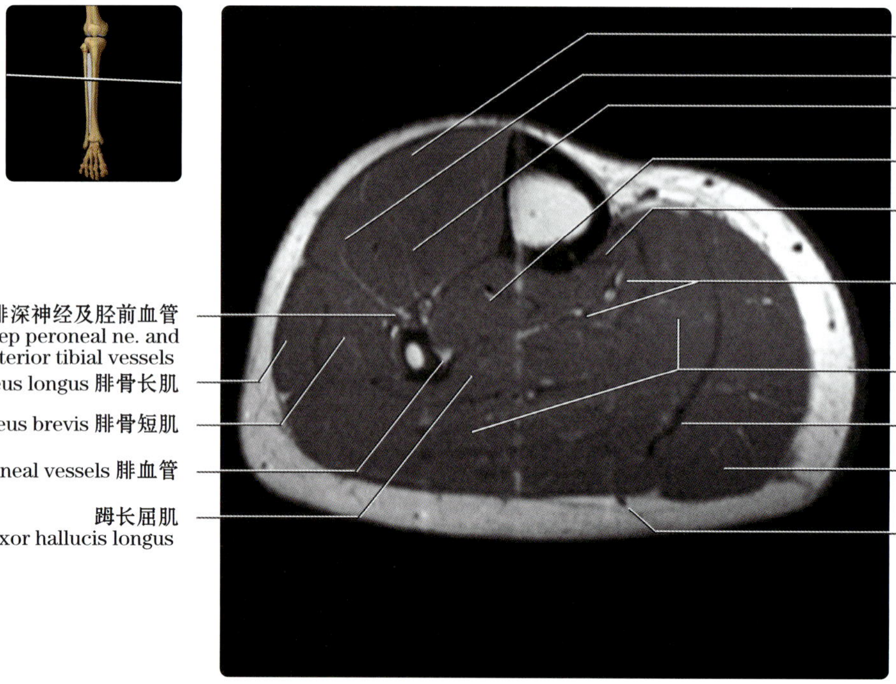

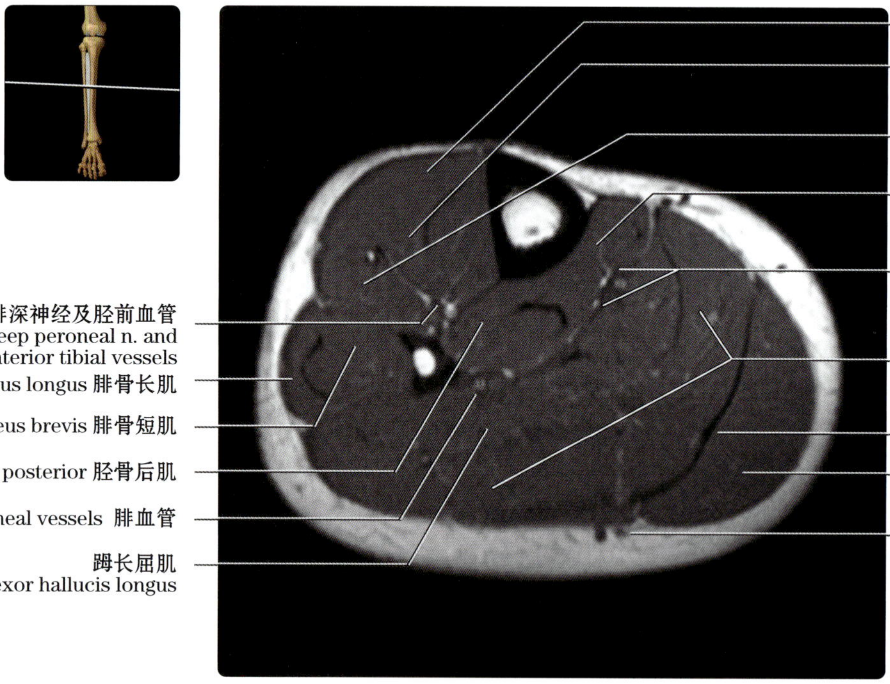

上图：右小腿近中 1/3 横轴位 T_1WI 图像，踇长伸肌出现，可见其起自腓骨前面及骨间膜。也可见趾长屈肌起自胫骨后部。腓肠肌外侧头已经变成肌腱，比目鱼肌成为小腿后部肌群的主体。

下图：较上一层面稍远侧层面，踇长伸肌位于胫骨前肌与趾长伸肌之间，与之不易区分。同样，由于小腿脂肪界面显示不清，腓骨肌 / 肌腱也不易区分。跖肌肌腱仍位于腓肠肌内侧头与比目鱼肌之间，但位置靠内。

左小腿横轴位 T_1WI

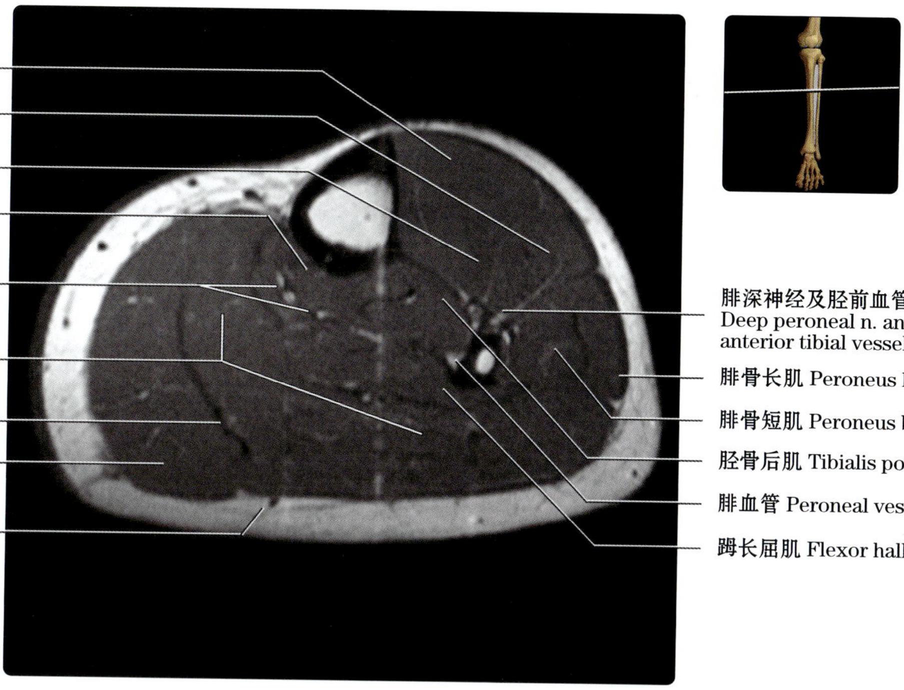

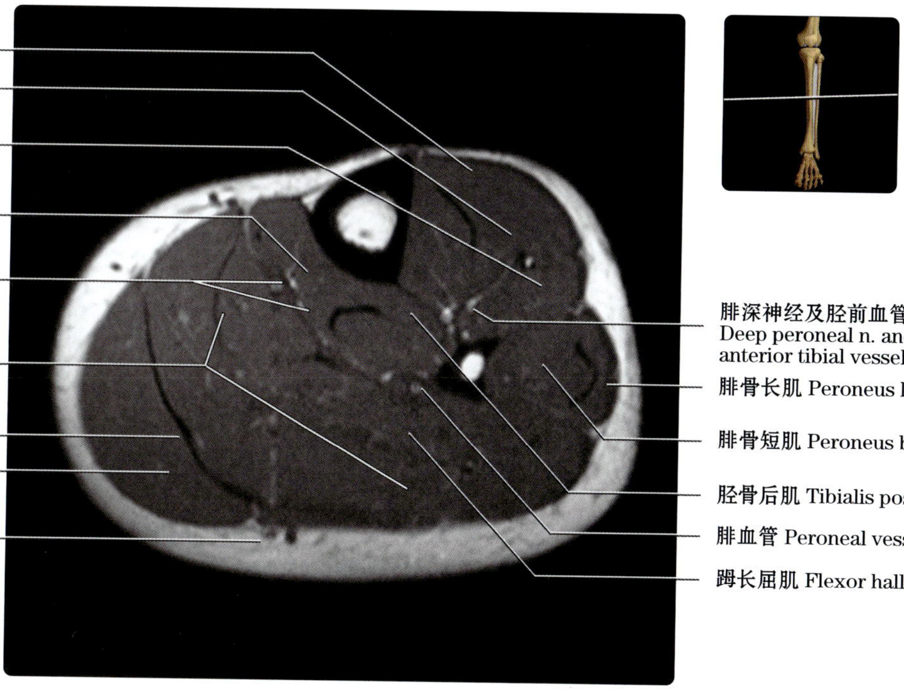

上图：左小腿近中 1/3 横轴位 T_1WI 图像，踇长伸肌出现，可见其起自腓骨前面及骨间膜。也可见趾长屈肌起自胫骨后部。腓肠肌外侧头已经变成肌腱，比目鱼肌成为小腿后部肌群的主体。

下图：较上一层面稍远侧层面，踇长伸肌位于胫骨前肌与趾长伸肌之间，与之不易区分。同样，由于小腿脂肪界面显示不清，腓骨肌 / 肌腱也不易区分。跖肌肌腱仍位于腓肠肌内侧头与比目鱼肌之间，但位置靠内。

右小腿横轴位 T_1WI

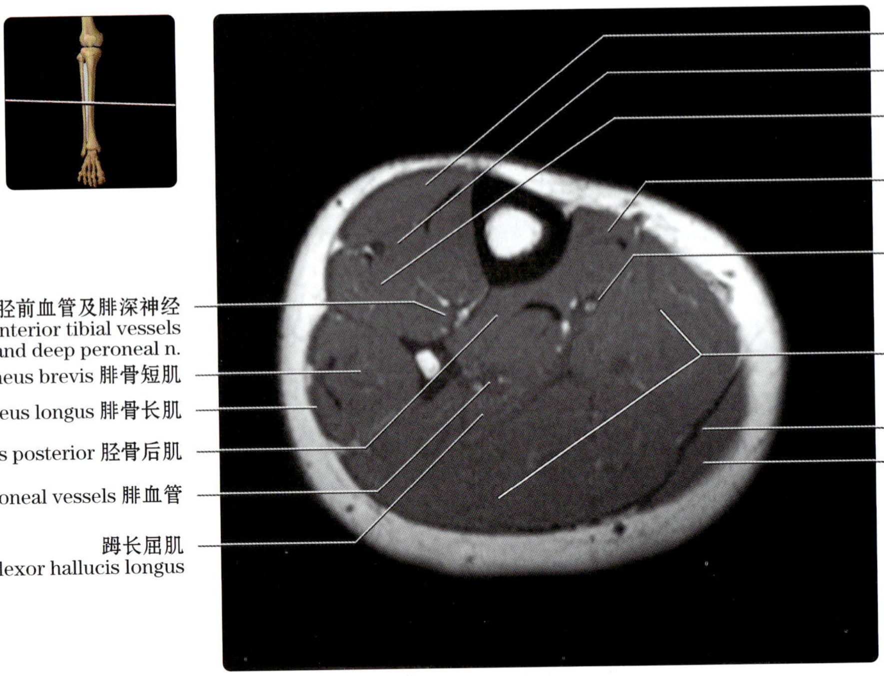

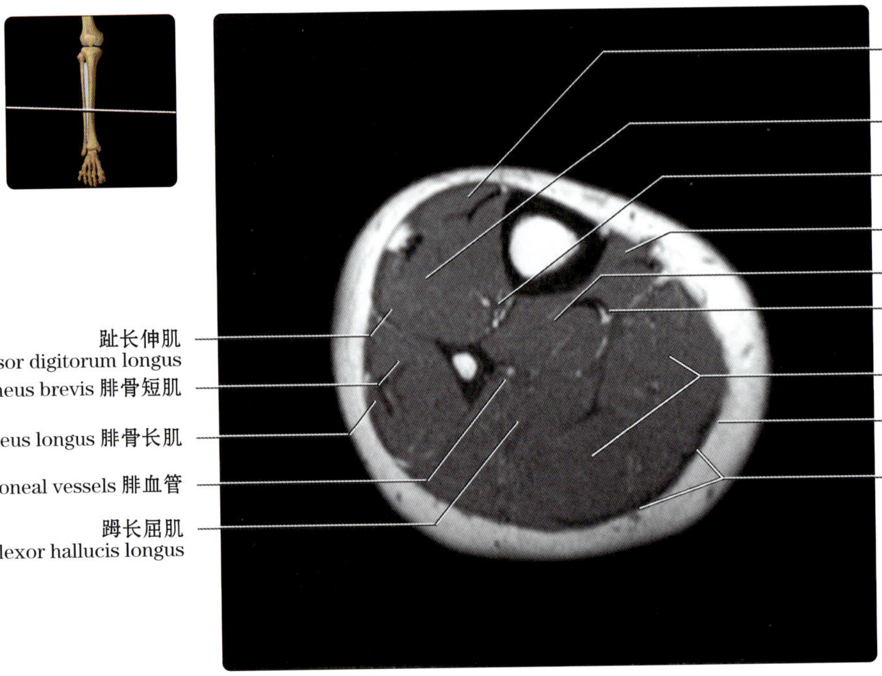

上图：右小腿骨干中部水平横轴位 T_1WI 图像，显示腓肠肌几乎完全移行为肌腱。

下图：较上稍远侧层面，腓肠肌已完全移行为肌腱，跖肌肌腱位于邻近腓肠肌肌腱内侧面的皮下。

左小腿横轴位 T_1WI

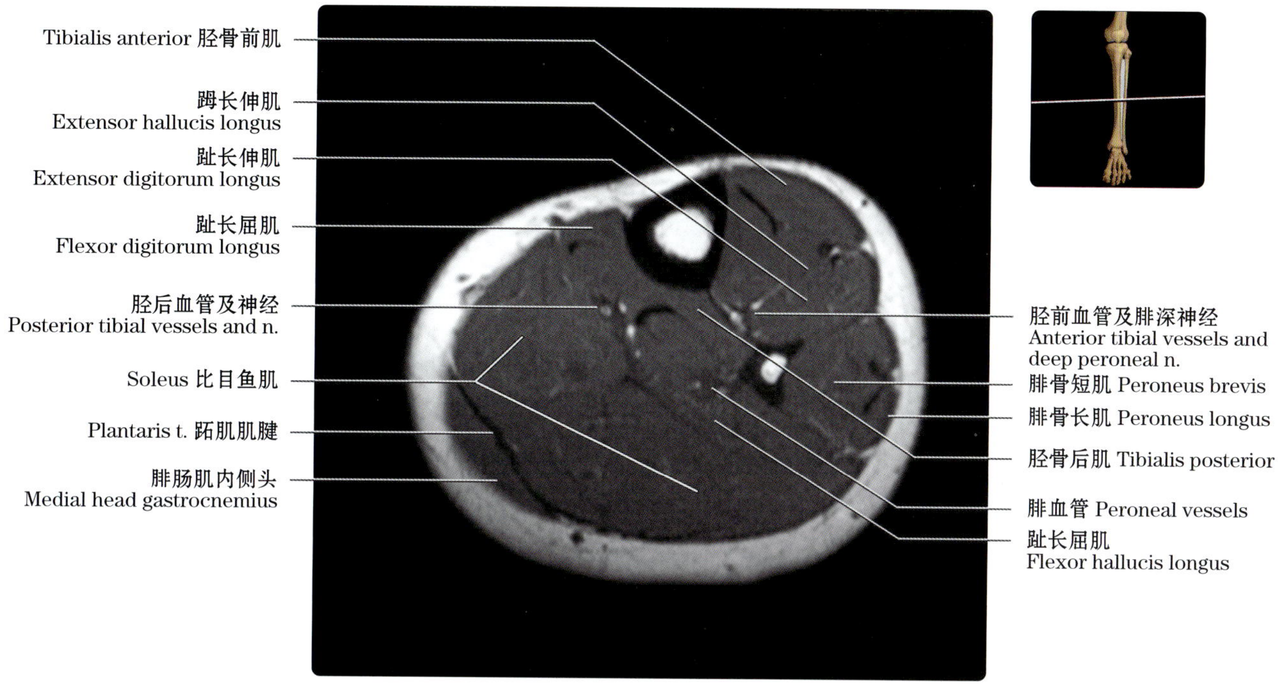

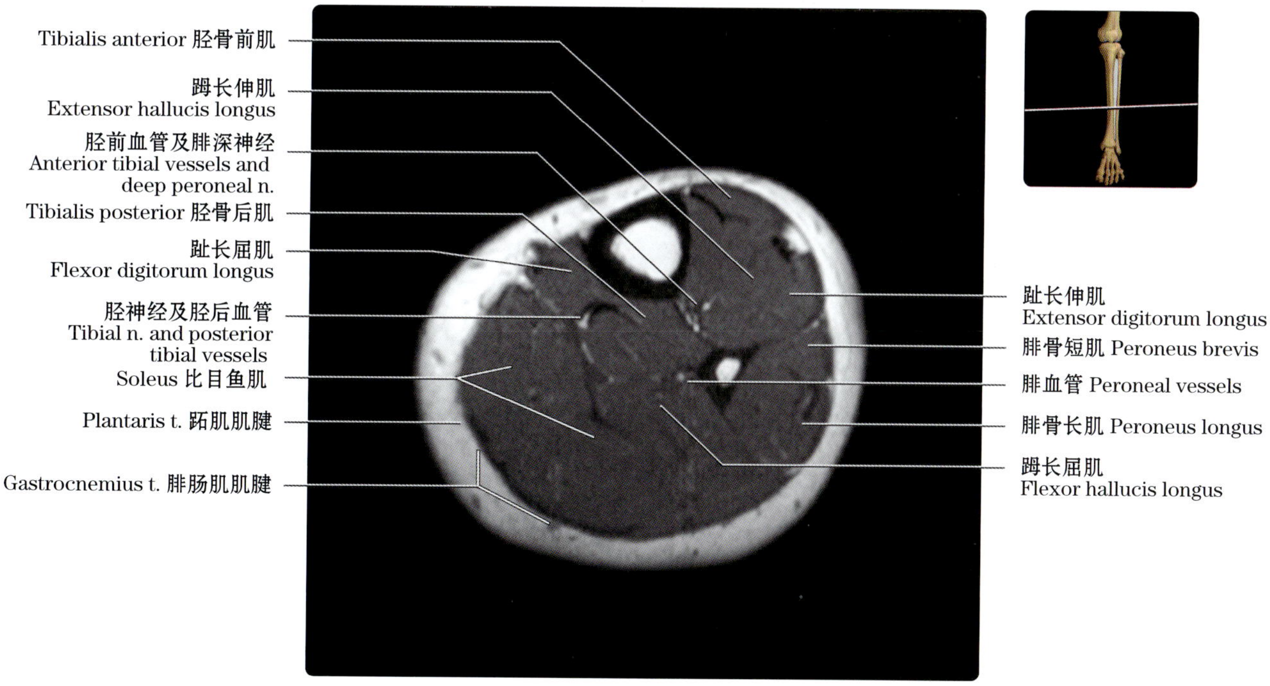

上图：左小腿骨干中部水平横轴位 T_1WI 图像，显示腓肠肌几乎完全移行为肌腱。
下图：较上稍远侧层面，腓肠肌已完全移行为肌腱，跖肌肌腱位于邻近腓肠肌肌腱内侧面的皮下。

右小腿横轴位 T_1WI

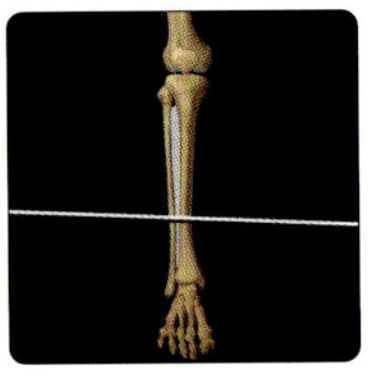

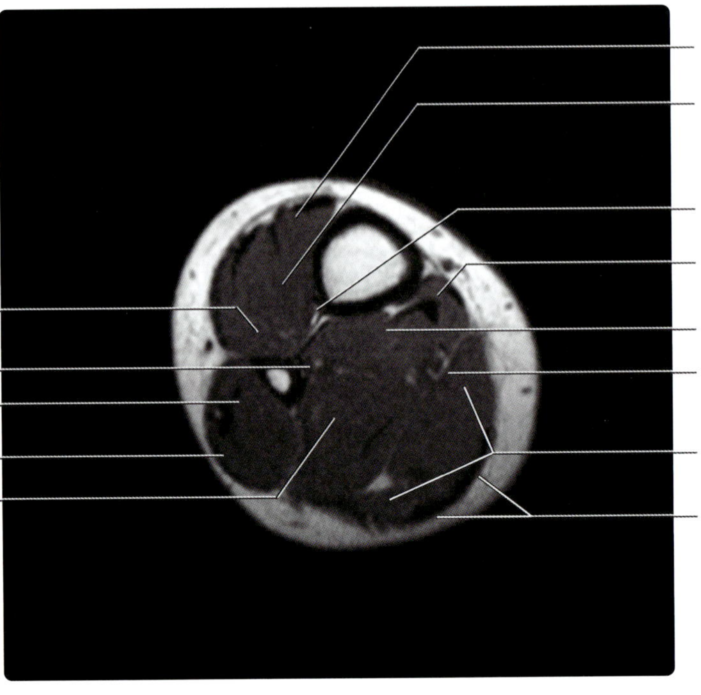

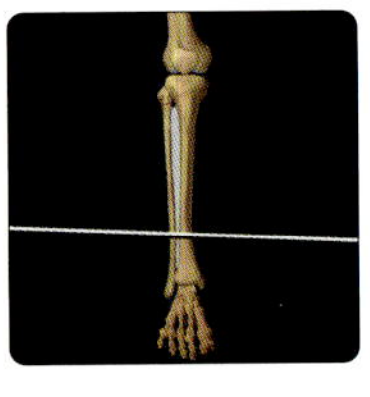

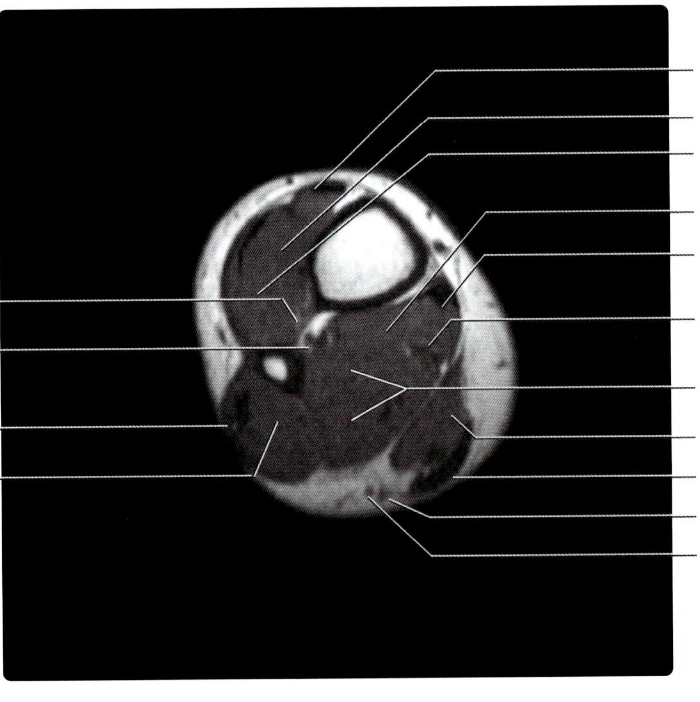

上图：右侧小腿中远 1/3 横轴位 T_1WI 图像，显示后部深层肌群比浅层更显著。
下图：稍远层面清晰显示右小腿各筋膜间室。

左小腿横轴位 T_1WI

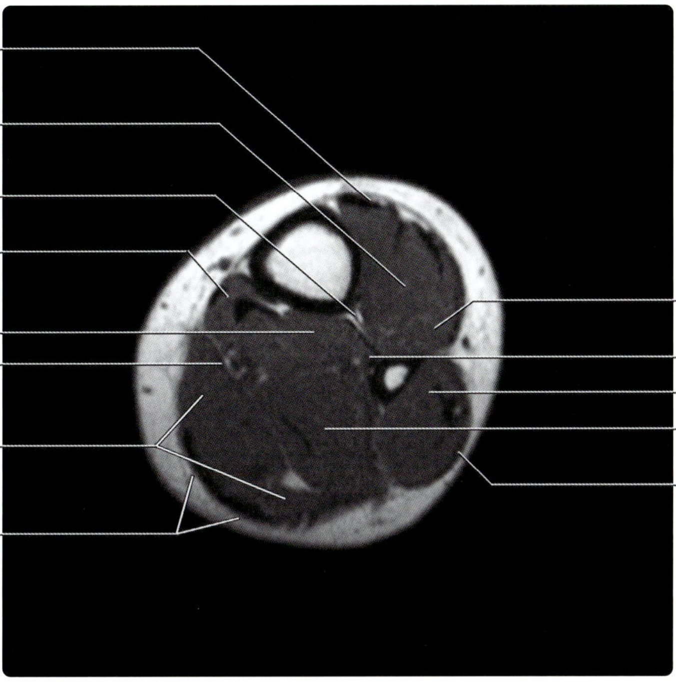

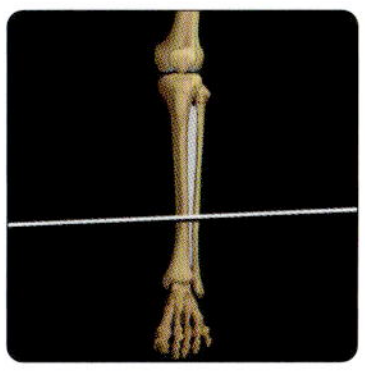

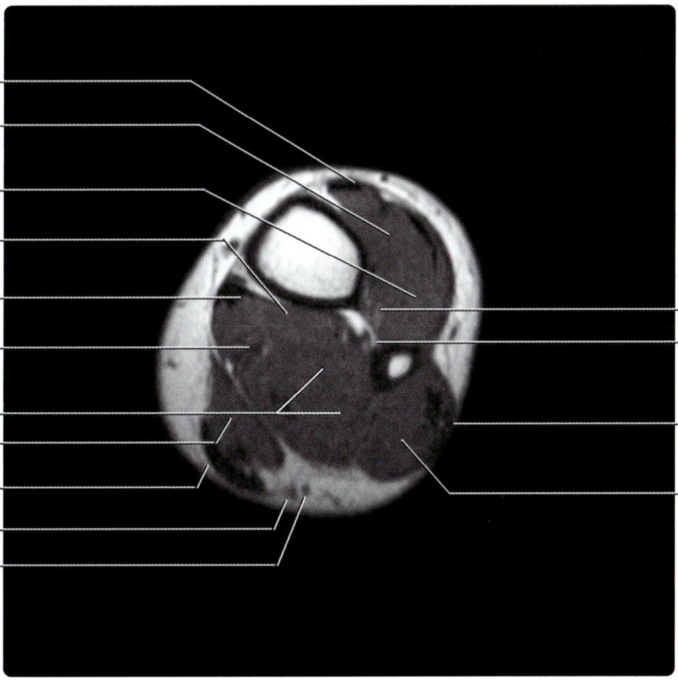

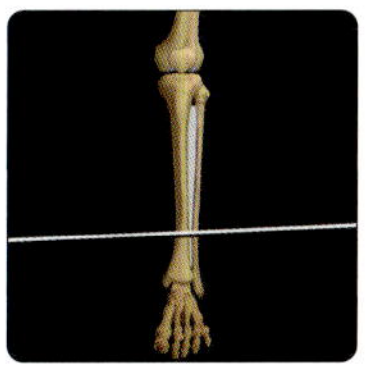

上图：左侧小腿中远 1/3 横轴位 T_1WI 图像，显示后部深层肌群比浅层更显著。

下图：稍远层面清晰显示左小腿各筋膜间室。

右小腿横轴位 T_1WI

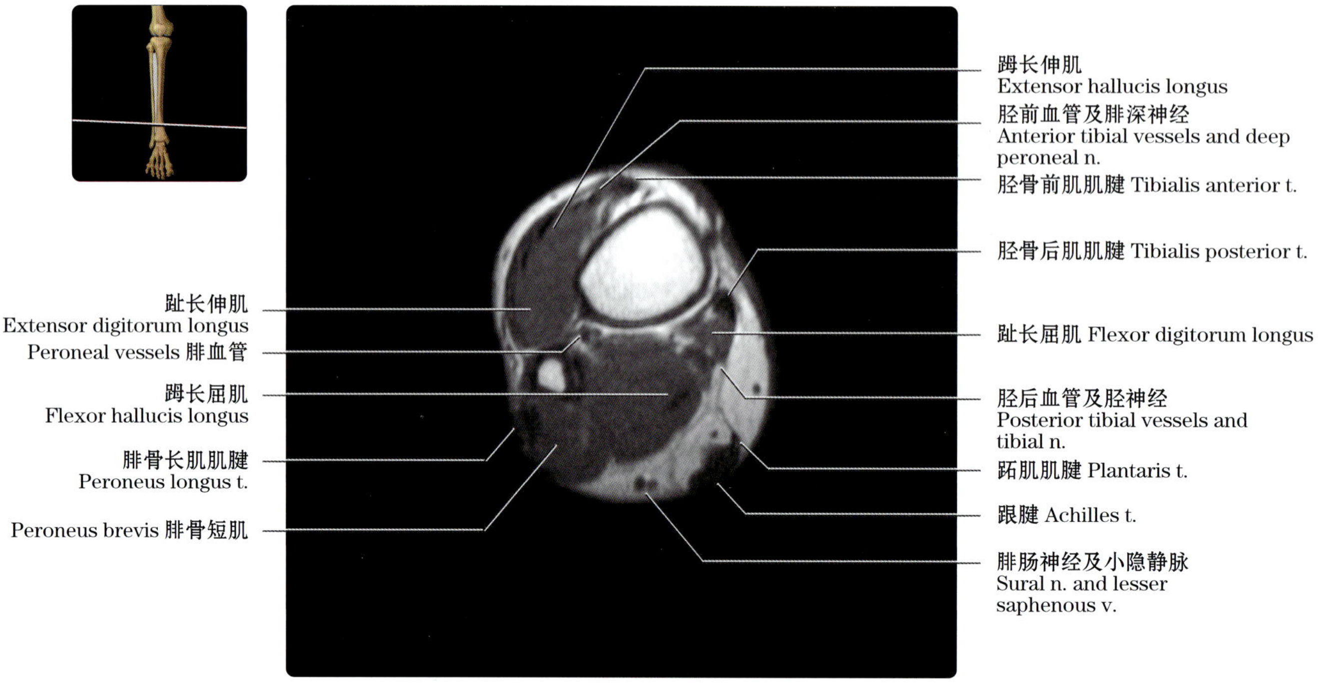

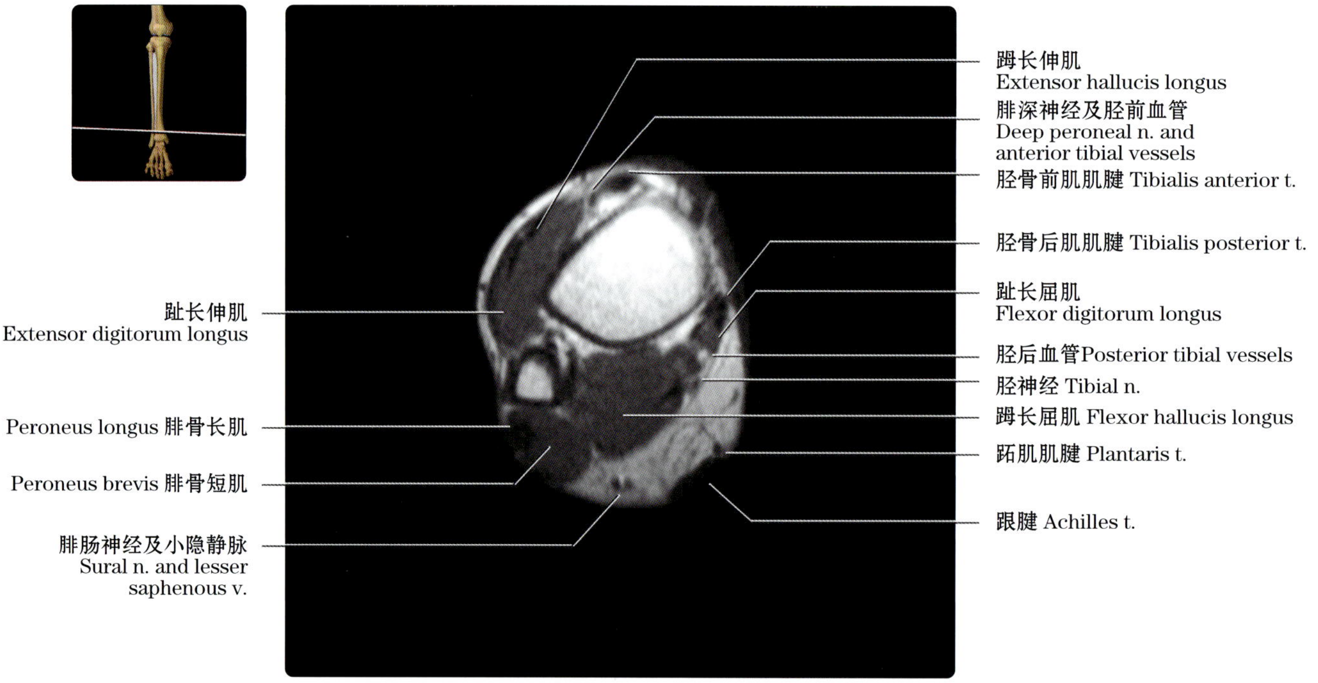

上图：右小腿接近远侧干骺端水平横轴位 T_1WI 图像，清晰显示胫骨前肌肌腱、胫骨后肌肌腱及跟腱。
下图：右小腿远侧干骺端水平横轴位 T_1WI 图像，显示小腿的主要肌腱越来越清晰。

左小腿横轴位 T_1WI

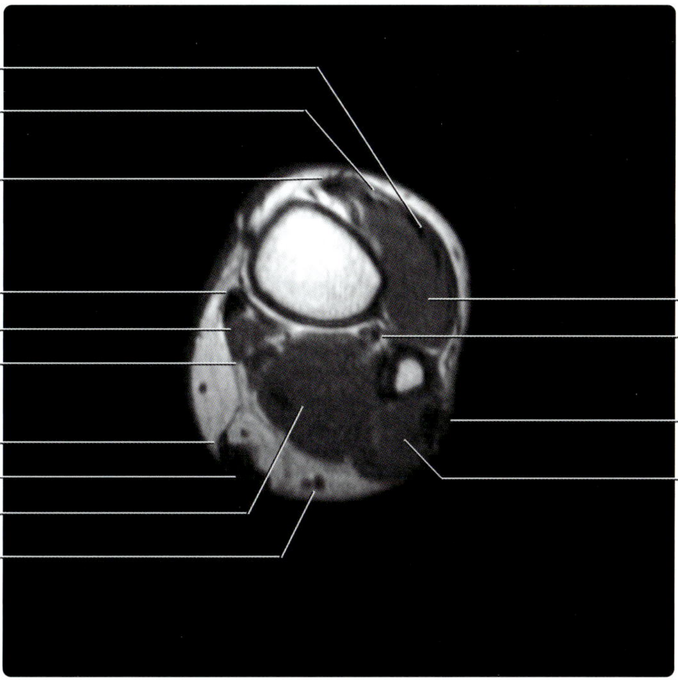

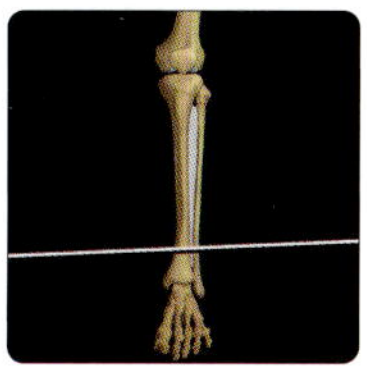

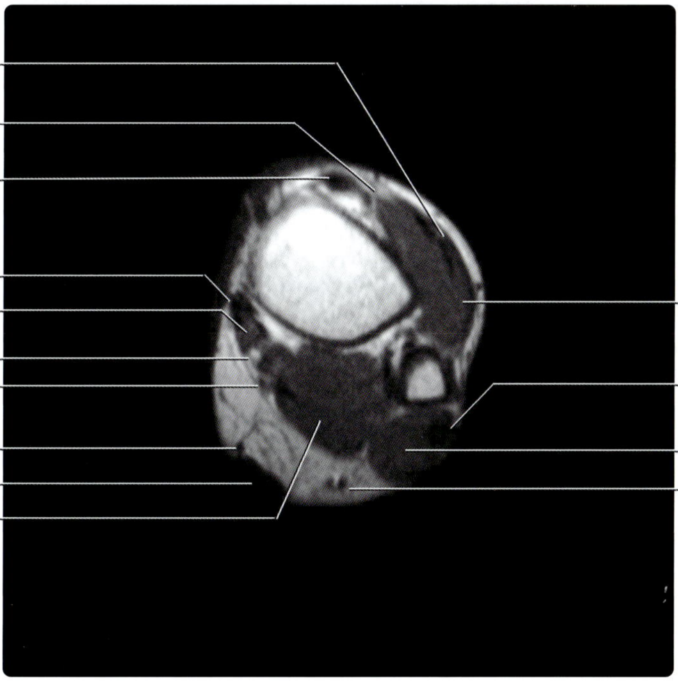

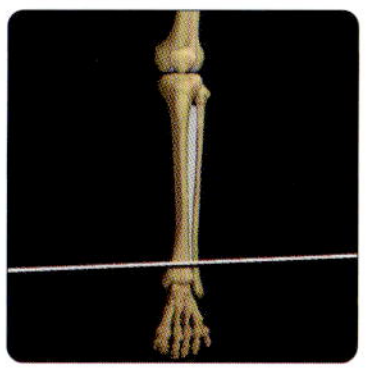

上图：左小腿接近远侧干骺端水平横轴位 T_1WI 图像，清晰显示胫骨前肌肌腱、胫骨后肌肌腱及跟腱。
下图：左小腿远侧干骺端水平横轴位 T_1WI 图像，显示小腿的主要肌腱越来越清晰。

右小腿横轴位 T_1WI

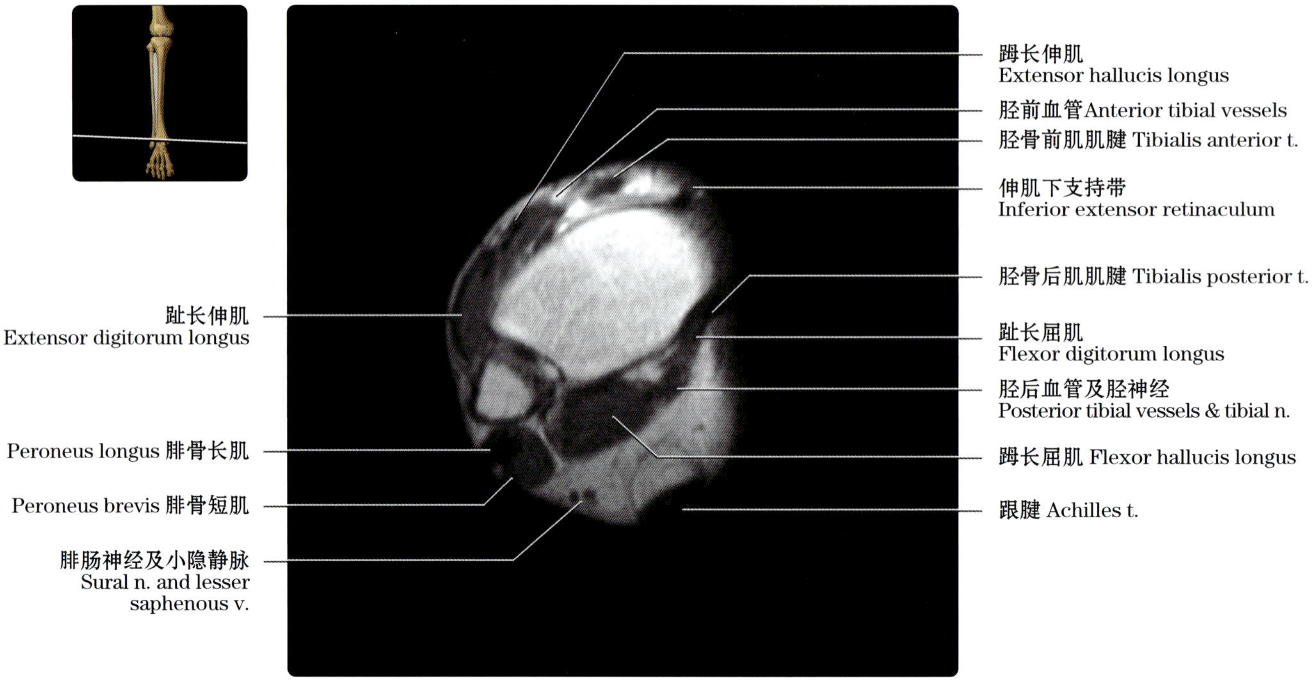

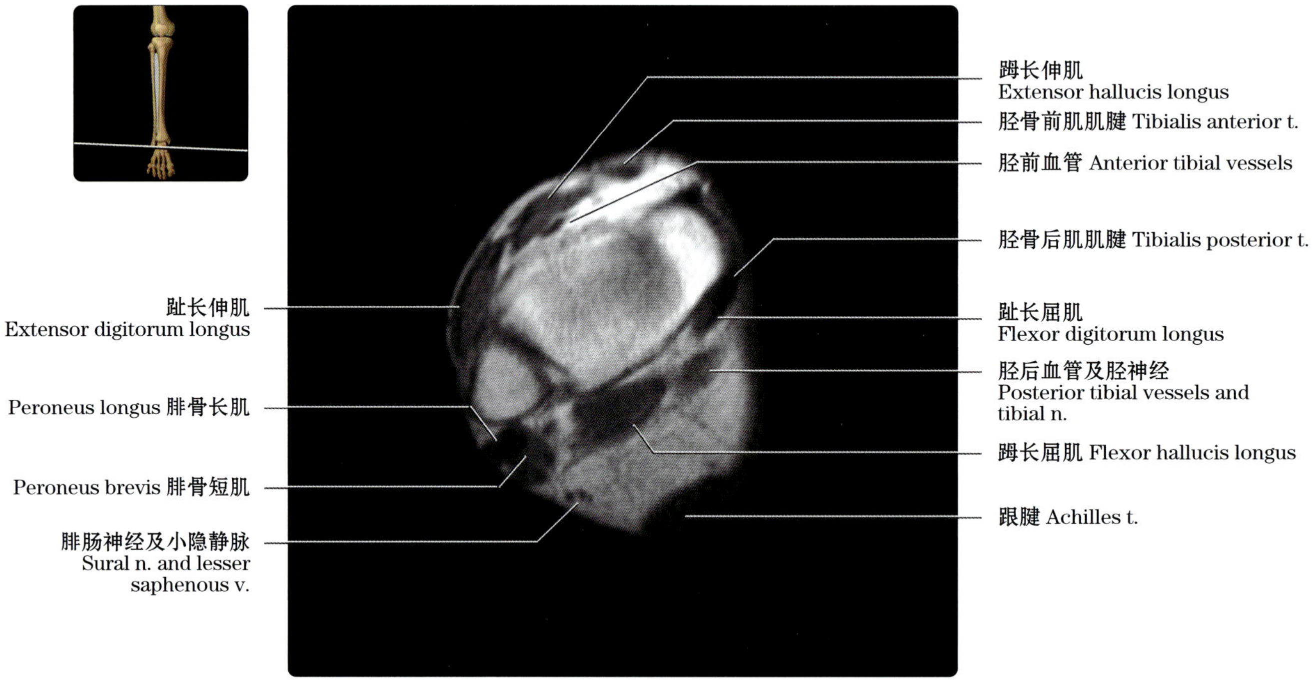

上图：右小腿远侧胫腓关节水平横轴位 T_1WI 图像，踝关节肌腱显示更清晰，踇长屈肌仍主要为肌腹。

下图：右小腿踝关节水平横轴位 T_1WI 图像。

左小腿横轴位 T_1WI

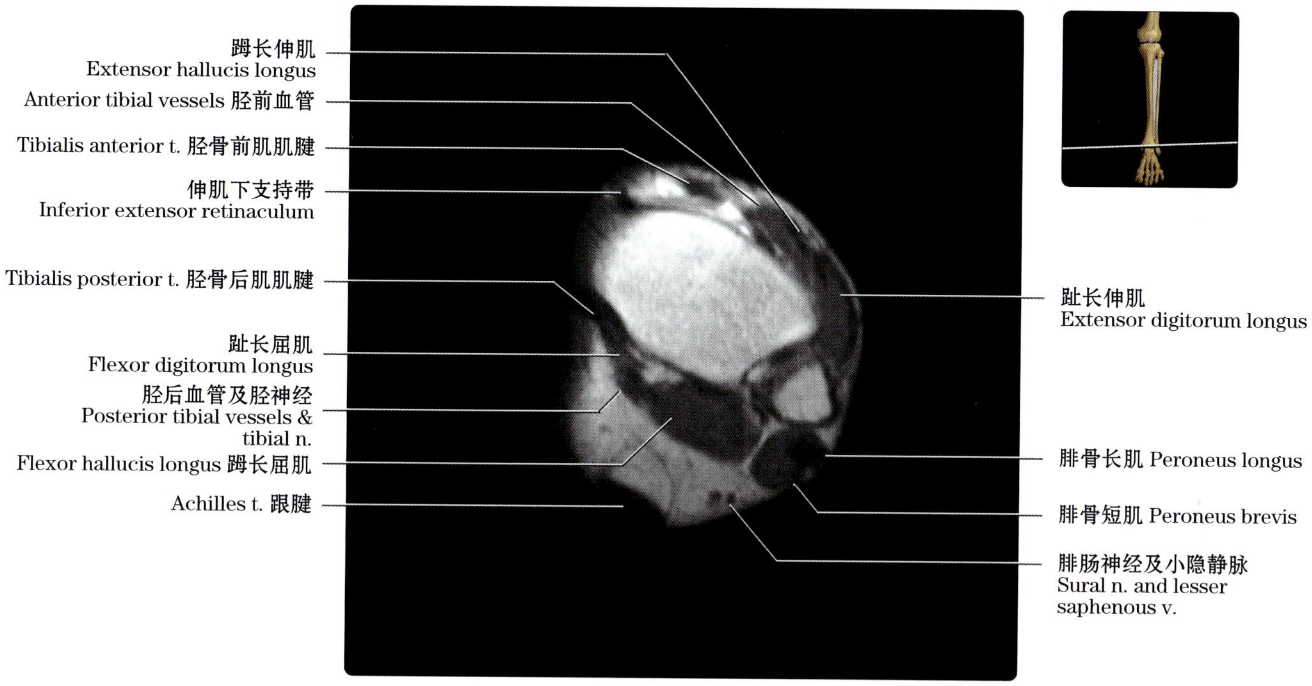

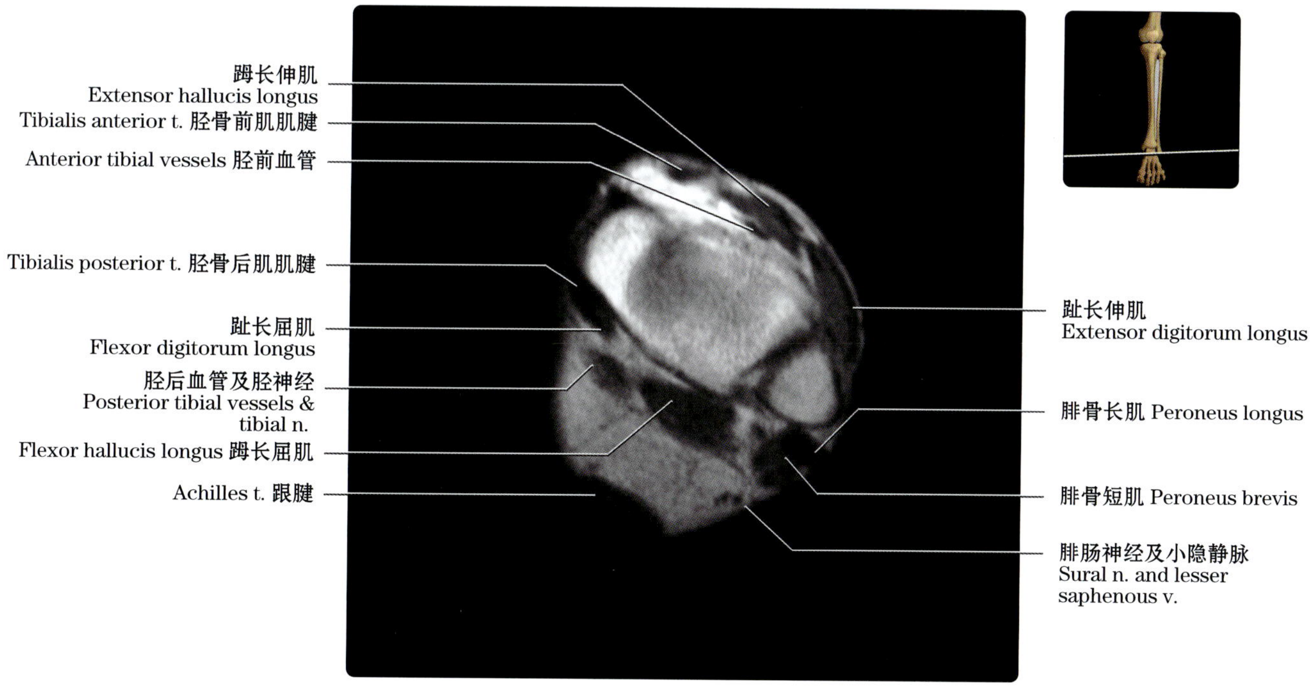

上图：左小腿远侧胫腓关节水平横轴位 T_1WI 图像，踝关节肌腱显示更清晰，姆长屈肌仍主要为肌腹。
下图：左小腿踝关节水平横轴位 T_1WI 图像。

小腿冠状位 T_1WI

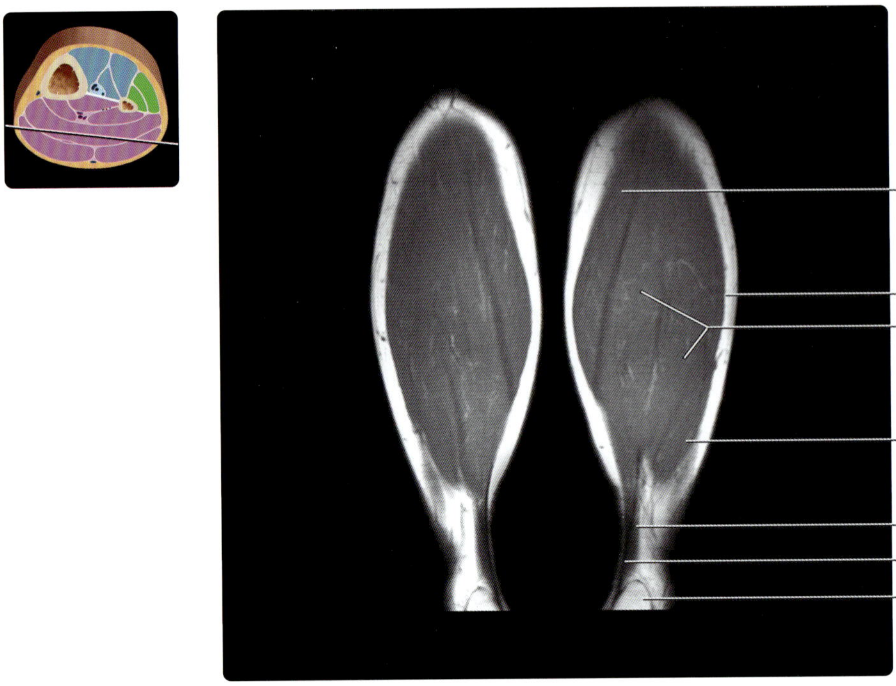

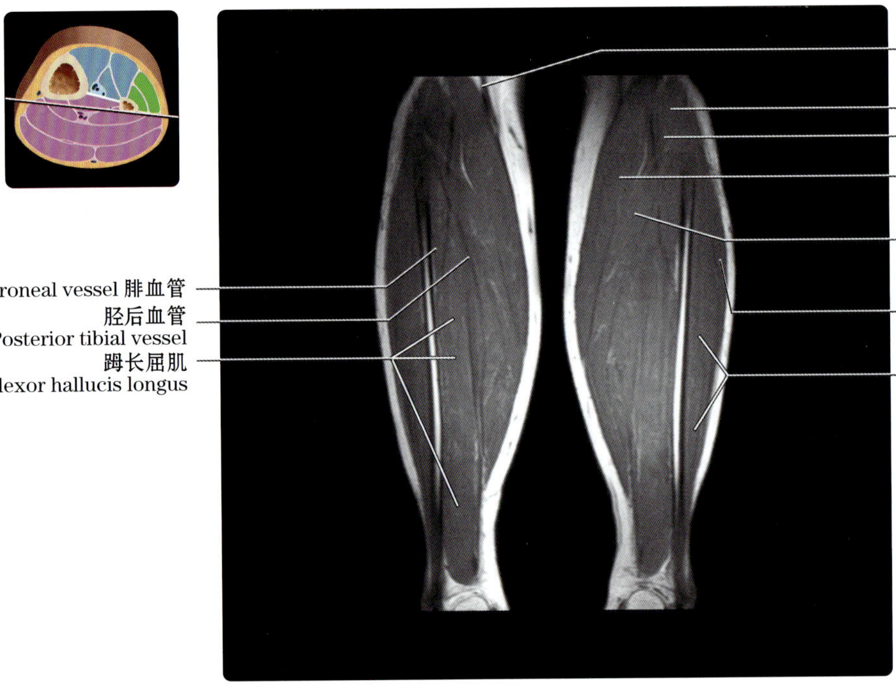

上图：小腿冠状位图像最后部层面，主要经过后部浅层肌肉。跖肌显示为跖肌肌腱，左侧小腿图像上显示较好，走行并止于跟腱的内侧。

下图：稍向前层面经过腓骨冠状位图像，可见后部肌群深层、浅层及外侧肌群。

小腿冠状位 T_1WI

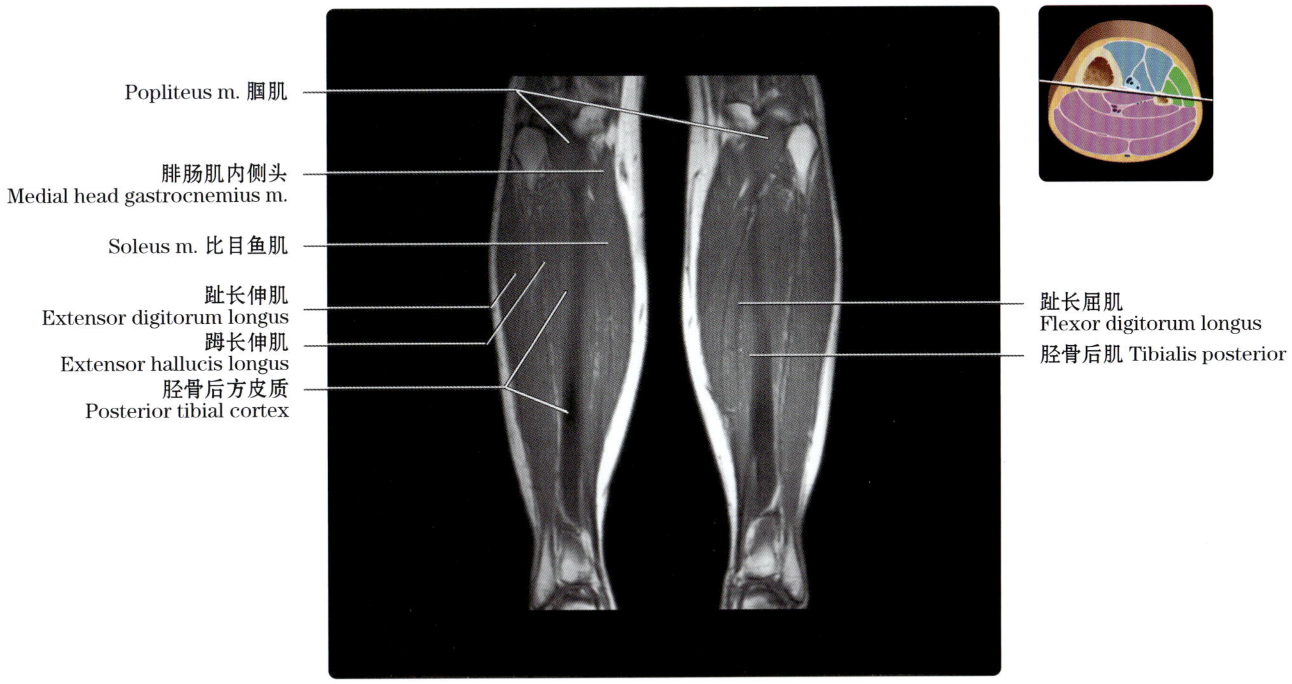

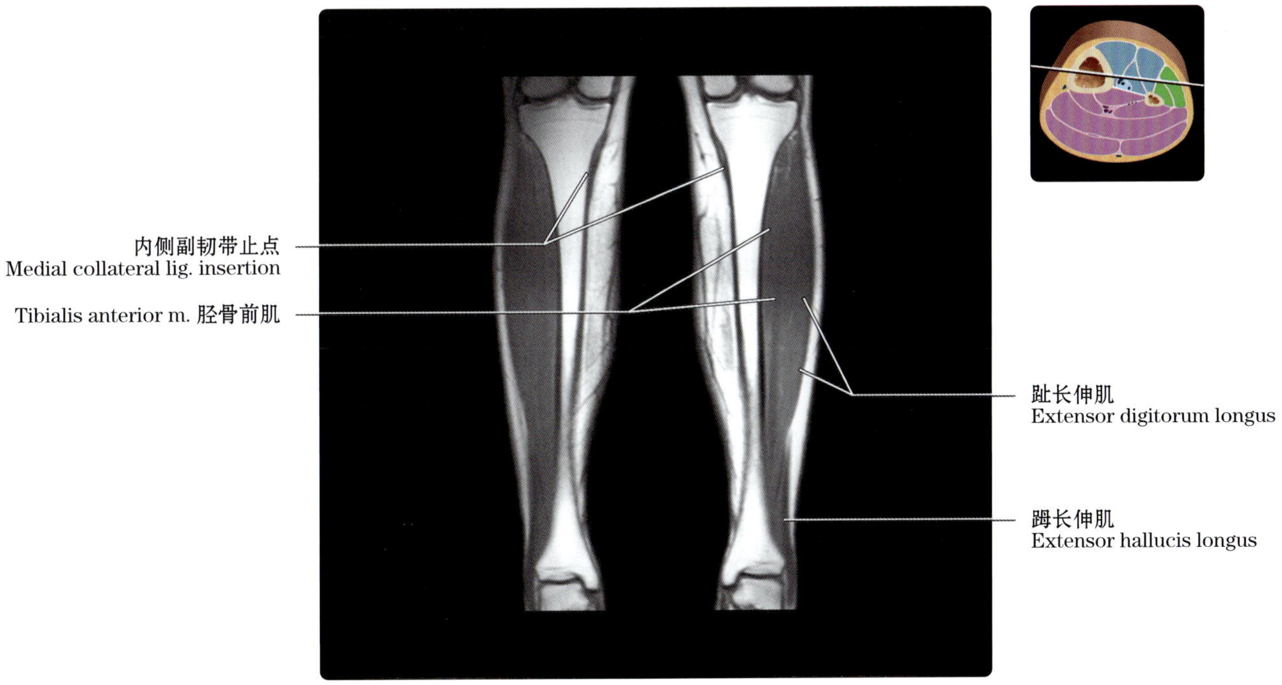

上图：经胫骨后部骨皮质层面冠状位图像，部分显示较复杂的小腿后部深层及浅层肌群。
下图：位于前方层面的冠状位图像，注意胫骨前内侧面的裸区，该部位没有肌肉覆盖。胫骨骨折时，其血供易受影响。

小腿矢状位 T_1WI

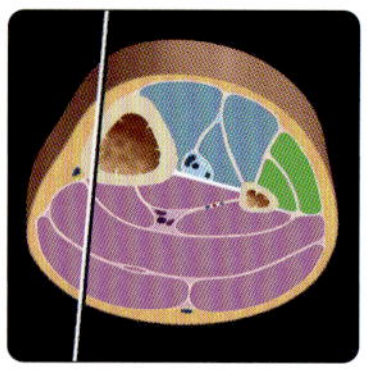

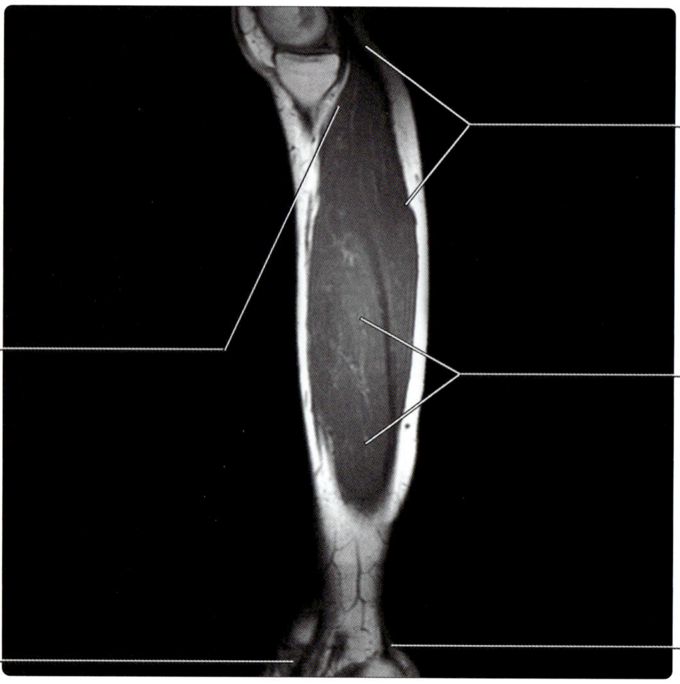

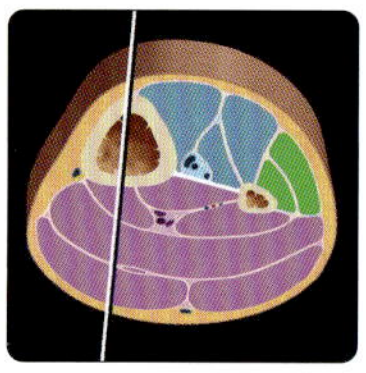

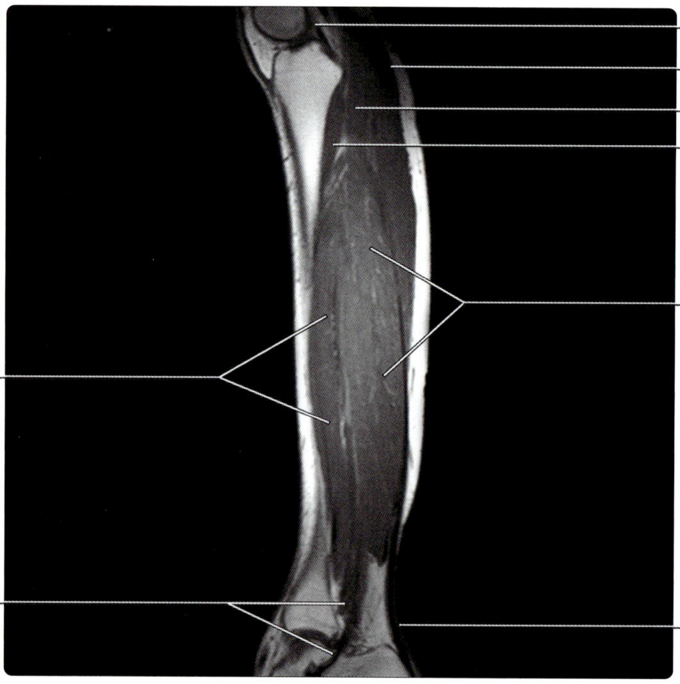

上图：小腿矢状位最内侧层面 T_1WI 图像，此处较大肌肉为小腿后部浅层内侧肌、比目鱼肌以及腓肠肌。
下图：小腿矢状位内侧层面 T_1WI 图像，显示后部深层肌肉，包括踇长屈肌远端肌腱。注意腘肌远端部及比目鱼肌胫骨起始部，后者起始部为胫骨比目鱼肌线，沿着腘肌插入点远端开始下行。

小腿矢状位 T_1WI

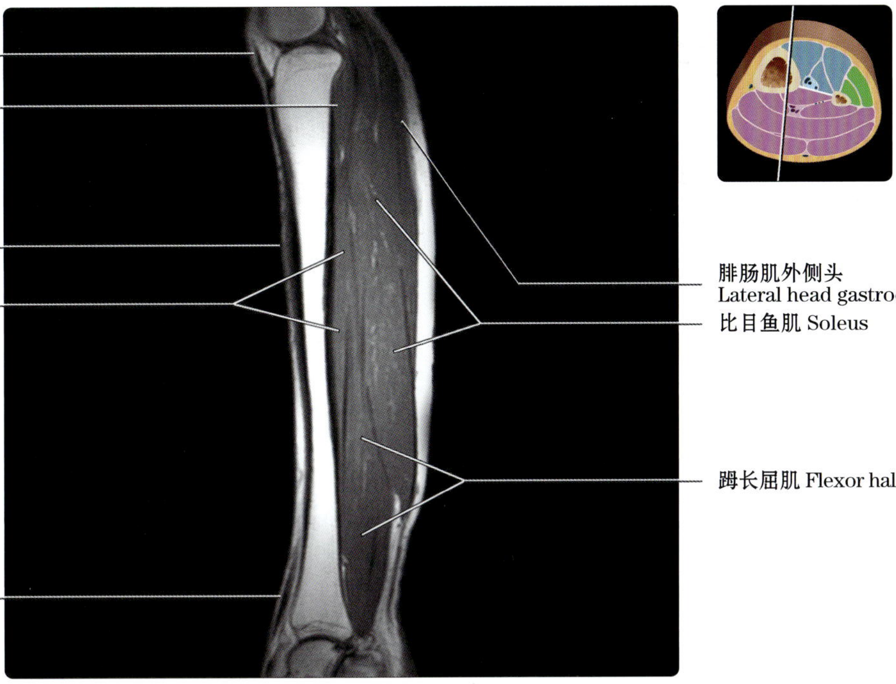

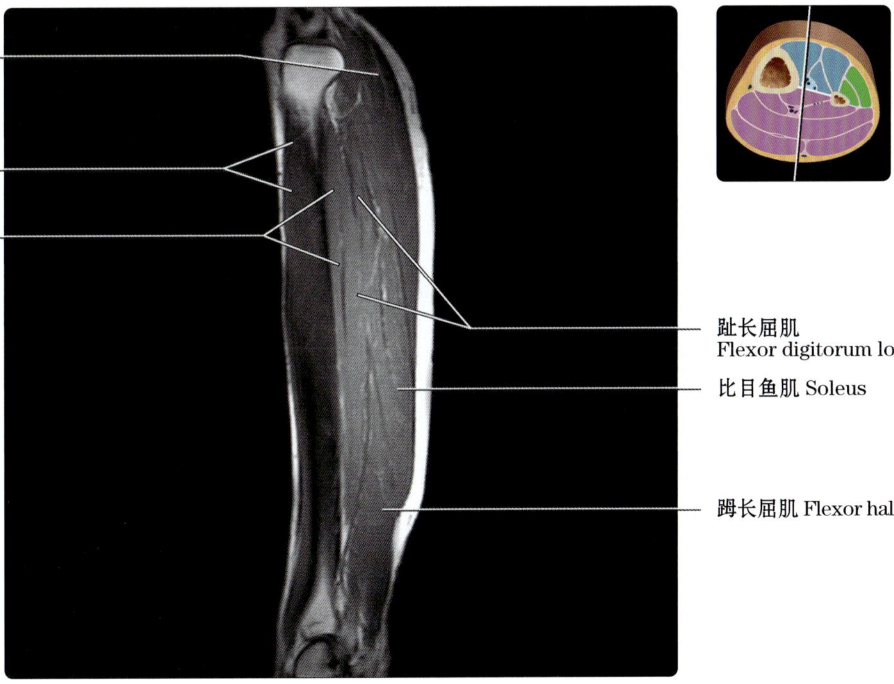

上图：经小腿中间层面的矢状位 T_1WI 图像，显示姆长屈肌肌腹沿着跟腱前脂肪垫下行，该脂肪垫将其与跟腱分开。同时注意胫骨干前内侧的裸区。

下图：小腿稍向外侧层面，可见胫骨前肌起自胫骨干的外侧面。

小腿矢状位 T_1WI

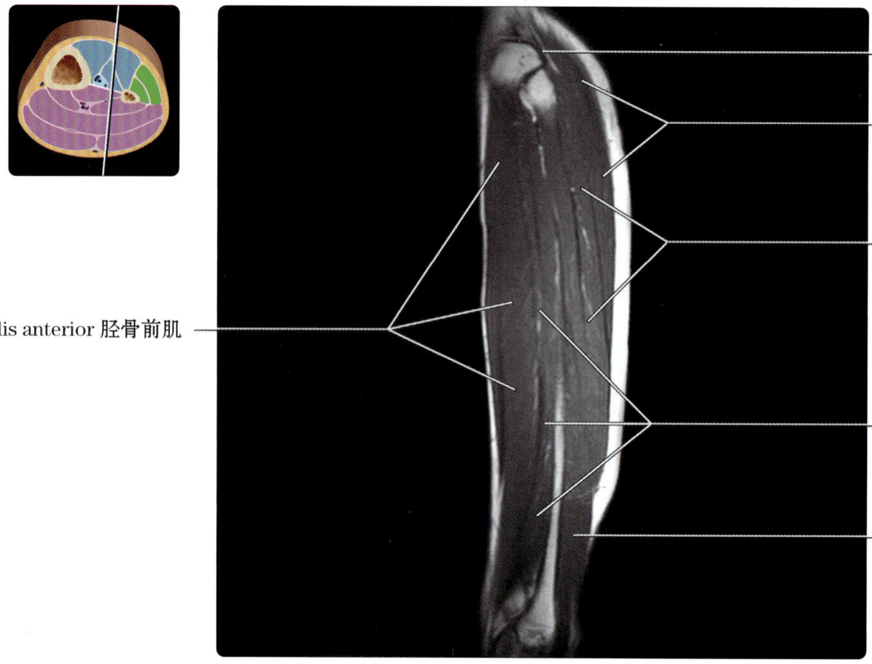

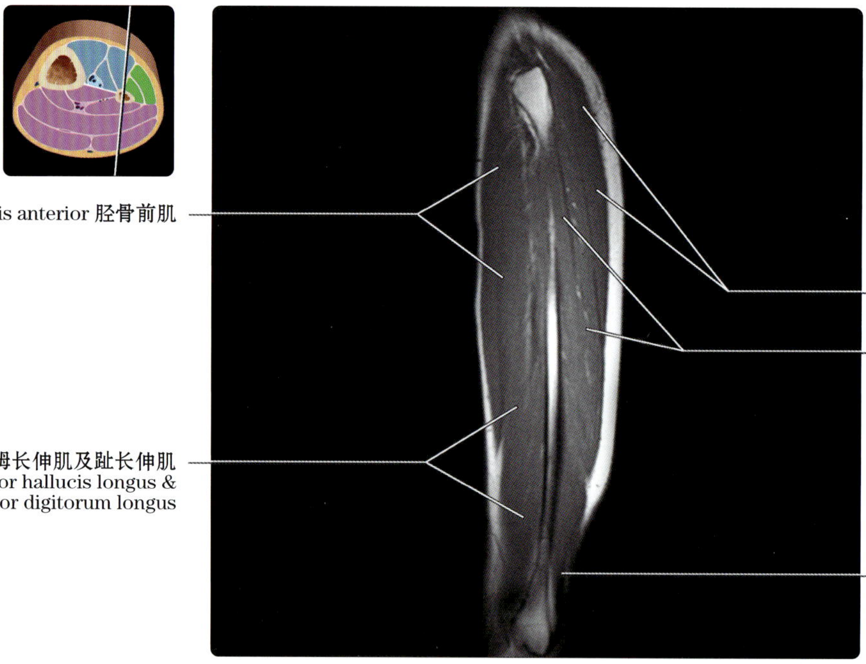

上图：经腓骨水平的矢状位 T_1WI 图像，显示比目鱼肌及腓骨肌、趾伸肌的腓骨起始部。
下图：经腓骨水平的矢状位 T_1WI 图像，由于较多肌肉起自腓骨，腓骨表面不规则，不应将其误认为是骨膜反应。

腓神经

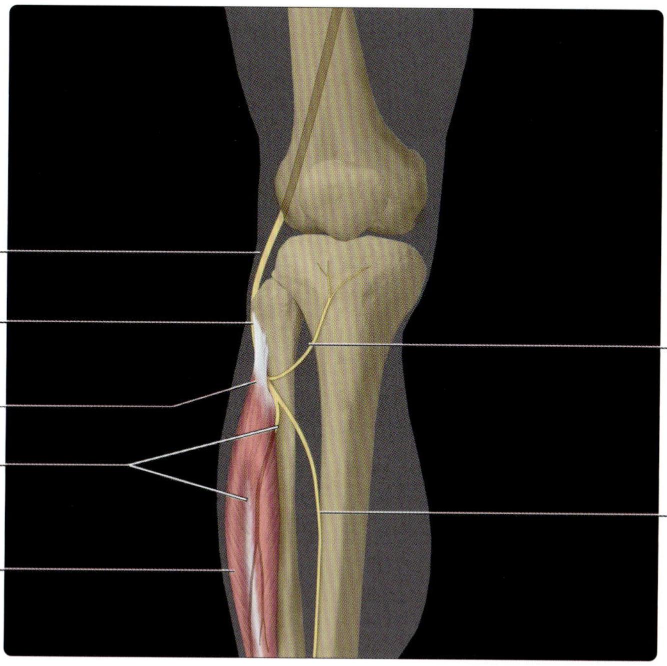

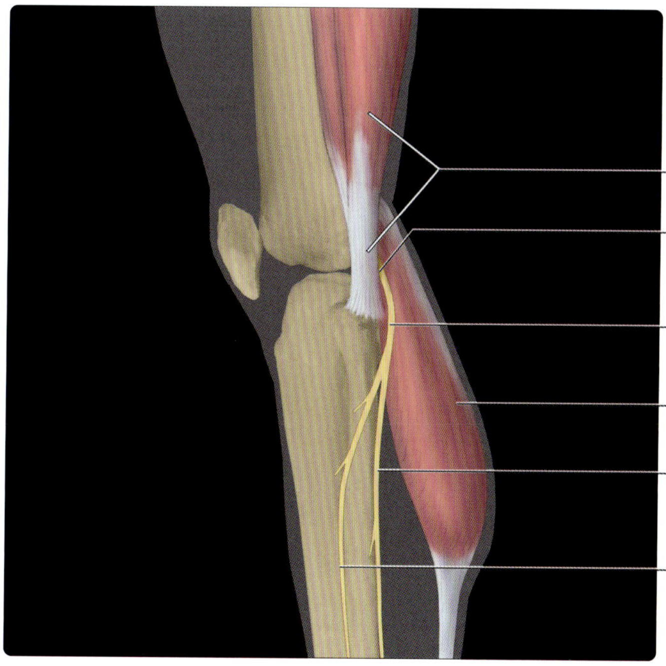

上图：腓总神经起自坐骨神经，向前外侧穿行，位于股二头肌后部并围绕腓骨头。腓总神经绕过腓骨头前面时，进入腓骨管，此处位于腓骨长肌肌腱起始部的深部，紧靠腓骨颈表面走行。反复进行足翻转或内翻活动、腓骨颈骨折或膝关节严重外翻行全膝关节置换矫正术后，都可导致腓骨管处的腓神经受压。也有研究报道糖尿病患者腓神经受压与腓骨管内脂肪增生有关。

下图：移除腓骨长肌后的侧面观，显示腓骨头近端腓总神经可能受压的部位，股二头肌变异或肥大可导致其受压。

第五章　踝　部

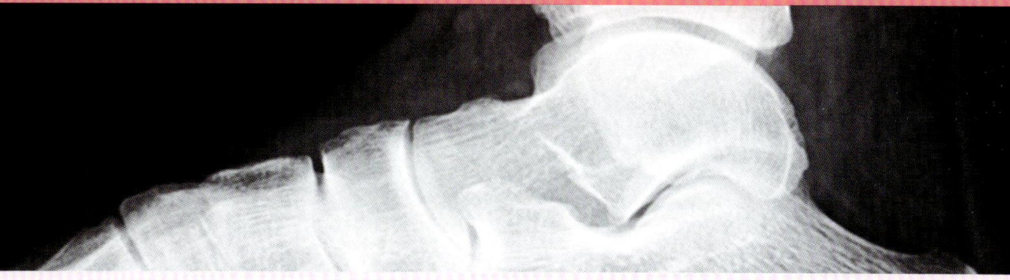

1. 踝部概述

专业术语

定义

- 后足：踝关节、距下关节、距骨及跟骨的总称
- 中足：其余跗骨及其关节的总称
  - 舟骨、骰骨、楔骨
- 前足：跖骨及趾骨的总称

大体解剖

骨骼结构

- **胫骨**
  - 踝穴顶与距骨体形成关节
    - 从内侧向外侧稍凸，从前至后呈凹面
  - 内踝与距骨体内侧面形成关节
    - 形成前丘和后丘
    - 前丘比后丘更向下方延伸
  - 后踝是胫骨较宽的后缘
- **腓骨**
  - 与胫骨形成远端胫腓关节
  - 外踝与距骨体的外侧面形成关节
- **距骨**
  - 与胫骨、腓骨、跟骨及舟骨形成关节
    - 2/3 被关节软骨覆盖
    - 无肌肉附着
  - 分为距骨体、距骨颈、距骨头
  - 距骨体的滑车与胫骨形成关节
    - "距骨穹隆"一词用法不恰当
    - 从内向外略凹，从前向后呈圆形凸面
    - 滑车前部较后部宽
  - 距骨后突位于距骨体的后面
    - 分为内、外侧结节，蹈长屈肌腱在两个结节之间走行
    - 分离的骨化中心，成年后通常仍为分离的骨块（距后三角骨）
  - 外侧突位于距骨体的外侧
    - 上部与外踝形成关节，下部形成后距下关节
  - 距骨颈形成跗骨窦的内上壁
    - 距骨体的主要血供是通过距骨颈进入
  - 距骨头与舟骨及跟骨形成关节
- **跟骨**
  - 与距骨（3 个面）和骰骨形成关节
  - 承重，运动的跳板
  - 分成后突、体、载距突、前突

关节

- **下胫腓关节**
  - 主要是一个纤维性关节
    - 踝关节的滑膜隐窝延伸入韧带联合至少 1 cm
    - 在下部可能存在关节软骨
  - 胫腓骨的并列位置主要是通过下胫腓联合韧带维持
  - 运动：轻微的上下运动及外旋
- **踝（距小腿）关节**
  - 胫骨、腓骨与距骨之间的滑膜关节
  - 下胫腓关节连接胫腓骨形成榫眼
  - 距骨是位于胫腓骨形成的榫眼中的榫
  - 运动：滑车关节：伸（背屈）和屈（跖屈）
    - 在背屈和跖屈过程中旋转轴的动态位移
  - 由外侧、内侧副韧带固定
- **距下关节**
  - 距骨与跟骨之间的滑膜关节
  - 3 个面：后、内、前
  - 后面有单独的关节囊
    - 15% 与踝关节相通
    - 50% 的承重是通过后距下关节
    - 运动：内翻、外翻及前后滑动
  - 中、前面相互交通并与距舟关节交通
  - 运动：内翻、外翻、内收、外展

韧带

- 稳定踝关节的 3 组韧带：下胫腓联合韧带复合体、外侧副韧带以及三角韧带
- **胫腓联合韧带：4 条**
  - 保持踝榫眼的宽度，对抗外翻保持稳定
  - **下胫腓前、后韧带**
  - **下胫腓横韧带：**下胫腓后韧带远侧
  - **骨间韧带：**骨间膜远端增厚形成
- **外侧副韧带：3 条**。稳定踝关节，对抗内翻及前、后半脱位
  - **距腓前韧带**
    - 起自外踝尖近端 1 cm，附着于距骨颈
    - 稳定距骨，对抗前方移位、内部旋转及内翻
    - 最薄弱、最先发生撕裂
    - 单独发生撕裂常见，可能不会导致临床上踝关节的不稳定
  - **跟腓韧带**
    - 起自外踝尖，附着于跟骨滑车隆起
    - 位于腓骨肌腱深面
    - 在外侧限制距下关节，常和距腓前韧带撕裂伴发
  - **距腓后韧带**
    - 从外踝窝延伸至距骨外侧结节
    - 最强韧，很少发生撕裂
- **内侧副韧带：三角韧带**
  - 分为浅层和深层
  - 浅层：起自内踝内侧（表面）边缘
    - 纤维沿内踝的后内侧边与屈肌支持带融合
    - 多个不同的纤维束，根据附着部进行命名

- 胫距前韧带、胫跳跃韧带以及胫舟韧带位于胫骨后肌腱深面
  - □ 胫跟韧带是最强韧的一束
- 胫距后韧带及胫跟韧带
- 保持旋转稳定性

○ 深层：胫距后韧带及胫距前韧带
- 胫距后韧带：厚，条纹状，近乎水平走行，从内踝后丘至距骨体内侧隐窝，防止关节外翻
- 胫距前韧带：薄，从内踝前丘至距骨体、颈结合部

- **跳跃韧带（跟舟足底韧带）**
  - ○ 连接跟骨与舟骨之间，分为 3 部分
  - ○ 内上韧带**起点**：跟骨载距突；**止点**：舟骨内上缘，三角韧带浅层的胫跳跃韧带
  - ○ 内斜韧带**起点**：跟骨冠突凹；**止点**：舟骨跖侧
  - ○ 下纵韧带**起点**：冠突凹；**止点**：舟骨喙部

支持带

- 深筋膜局部增厚
- 当肌腱方向改变时保证肌腱在位
- **伸肌上支持带**
  - ○ 踝关节上方几厘米处
  - ○ 外侧附着于腓骨前面，内侧附着于胫骨
  - ○ 远端附着于伸肌下支持带
  - ○ 防止前间室肌群发生弓弦状改变
- **伸肌下支持带**
  - ○ 位于踝关节，呈 Y 形，主干位于外侧，近侧束及远侧束位于内侧
  - ○ 主干外侧附着于跟骨上部
    - 环绕伸肌腱
    - 根部延伸至跗骨窦
  - ○ 近端内侧束有深、浅两层，环绕跗长伸肌腱，偶尔环绕胫骨前肌腱
  - ○ 远端内侧束位于跗长伸肌腱及胫骨前肌腱浅层
    - 附着于跖腱膜
  - ○ 足背血管、腓深神经：位于伸肌下支持带的深面
- **屈肌支持带**
  - ○ 附着于内踝后内侧角的结节
    - 与骨膜以及三角韧带浅层的起点相连续
  - ○ 近端与小腿深筋膜相连续
  - ○ 远端与跖腱膜相连续
  - ○ 跗展肌部分附着于屈肌支持带
  - ○ 当外在屈肌腱从小腿进入足时，屈肌支持带维持这些肌腱的位置正常
  - ○ 跗管的外侧界
- **腓骨肌上支持带**
  - ○ 起点：外踝；止点多变，最常附着于小腿深筋膜及跟骨
  - ○ 保持腓骨肌腱位于腓骨后部
- **腓骨肌下支持带**
  - ○ 与伸肌下支持带相连续
  - ○ 附着于跟骨外侧，腓侧结节（滑车）
  - ○ 保持腓骨肌腱位置邻近跟骨

肌腱

- **前（伸肌）筋膜间室**：从内向外依次列出肌腱
  - ○ **胫骨前肌腱**
    - 踝背屈，足内翻，使跖腱膜变紧
    - 附着于内侧楔骨、第 1 跖骨基底部
    - 在行走时维持内侧纵弓
  - ○ **跗长伸肌肌腱**
    - 伸展第 1 趾骨，背屈足及跗趾
    - 附着于第 1 远节趾骨背侧基底部
  - ○ **趾长伸肌肌腱**
    - 踝背屈，足伸展，使跖腱膜拉紧
    - 在足背侧分成 4 束
    - 每一束又有趾短伸肌、蚓状肌及骨间肌肌腱的汇入
    - 每一束分成 3 部分：中央束附着于中节趾骨背侧基底部，2 个侧束再融合，最终附着于第 2~5 远节趾骨基底部
  - ○ **第三腓骨肌腱**
    - 是趾长伸肌腱典型的一部分
    - 附着于第 5 跖骨背侧基底
    - 出现不定
- **外侧筋膜间室**
  - ○ **腓骨长肌腱**
    - 踝跖屈，足外翻，在行走过程中维持足的纵弓和横弓
    - 在腓骨后沟位于腓骨短肌腱的后外侧，位于腓骨肌上支持带的深面
    - 在腓侧结节后方下行，位于腓骨肌下支持带深面
    - 行至骰骨沟下方，位于足底长韧带深面
    - 附着于第 1 跖骨跖侧基底部及内侧楔骨
    - 常可见腓籽骨，大约 20% 的人会发生骨化
  - ○ **腓骨短肌腱**
    - 足外翻，限制足内翻
    - 在腓骨后沟位于腓骨长肌腱的前内侧，位于腓骨肌上支持带深层
    - 在跟骨腓侧结节前方下行，位于腓骨肌下支持带深面
    - 附着于第 5 跖骨基底部
- **后筋膜间室浅层**
  - ○ **跟腱**
    - 维持踝和足的跖屈
    - 人体中最大且最强韧的肌腱
    - 腓肠肌内、外侧头及比目鱼肌形成的联合腱

- 长约 15 cm
- 没有腱鞘，被腱旁组织所包绕
- 附着于跟骨结节后部
- 跟后滑囊位于跟腱远端与跟骨结节之间

- **跖肌腱**
  - ○ 残余的、纤细的肌腱，位于跟腱内侧
  - ○ 止点位于跟腱跟骨止点或其内侧
- **后筋膜间室深层（屈肌）**
  - ○ **胫骨后肌腱**
    - 在踝关节上方与趾长屈肌腱交叉而变成位于最后内侧的肌腱
    - 与趾长屈肌腱共同走行于胫骨沟
    - 附着于舟骨结节、楔骨、载距突以及第 2~4 跖骨基底部
    - 维持足内翻，辅助跖屈
    - 维持内侧纵弓
  - ○ **趾长屈肌腱**
    - 在胫骨沟内位于胫骨后肌腱的外侧
    - 与踇长屈肌腱在 Henry 结处交叉
    - 分成 4 束并有蚓状肌起始
    - 肌腱束穿过相应趾短屈肌腱裂孔
    - 肌腱束止于第 2~5 远节趾骨基底部
    - 屈曲远节趾骨，辅助踝关节跖屈
  - ○ **踇长屈肌腱**
    - 穿过 3 个纤维 - 骨管：
      1）距骨内、外侧结节之间
      2）载距突下方
      3）第 1 内、外侧籽骨之间
    - 在 Henry 结节处与趾长屈肌腱交叉，并发出肌腱束
    - 附着于第 1 远节趾骨基底部
    - 当足位于地面时：保持充当踇趾与地面之间的衬垫
    - 当足离开地面时：跖屈第 1 趾骨，辅助维持内侧纵弓
    - 轻微跖屈踝关节

血管

- **胫前动脉**在踝关节延续为**足背动脉**
- **胫后动脉**在跗管分为足底内、外侧动脉

神经

- **胫神经**
  - ○ 坐骨神经最大的内侧分支
  - ○ 在踝关节可称为胫后神经
  - ○ 绕过内踝，在屈肌支持带下方走行于跗管内
  - ○ 在跗管内或近端分叉
    - 跟内侧神经：内侧足跟的感觉
    - 足底内侧神经：足跖侧内 2/3 的感觉，踇展肌、趾短屈肌、踇短屈肌、第 1 蚓状肌的运动
    - 足底外侧神经：足跖侧外 1/3 的感觉，小趾展肌、足底方肌、踇收肌、小趾屈肌、第 2~4 蚓状肌及所有骨间肌的运动
  - ○ 在跗管内易受撞击
- **腓总神经**
  - ○ 坐骨神经较小的外侧终支，在膝关节下方分为腓深、腓浅神经
- **腓深神经**
  - ○ 位于伸肌支持带深面、跗管前部
  - ○ 主要支配运动
  - ○ 在踝关节上方分为内侧支（主要支配感觉）、外侧支（主要支配运动）
    - **内侧支**向下延续走行于距舟关节、中间楔骨背侧以及第 1、2 跖骨之间
    - **外侧支**止于趾短伸肌
  - ○ 在小腿：支配胫骨前肌、趾长伸肌、踇长伸肌、第三腓骨肌的运动
  - ○ 在足：支配趾短伸肌的运动，第 1、2 趾相对缘的感觉（有时是运动）
- **腓浅神经**
  - ○ 在踝关节上方 10~15 cm 处穿出深筋膜
  - ○ 踝关节上方 6 cm 皮下，分成皮支
  - ○ 在小腿：支配腓骨短肌及腓骨长肌腱的运动、小腿远端 2/3 外侧的感觉
  - ○ 在足：支配足背侧的感觉
- **腓肠神经**
  - ○ 由胫神经内侧腓肠支与腓总神经腓骨（腓肠）交通支形成
  - ○ 只支配踝外侧及足的感觉，一直到第 5 趾基底部
  - ○ 沿着踝后外侧皮下分布
- **隐神经**（股神经分支）
  - ○ 分布于大隐静脉外侧皮下

踝关节腔隙

- **跗骨窦**
  - ○ 外侧，位于距骨颈与跟骨之间的漏斗形结构
  - ○ 包含伸肌下支持带三束的附着点
  - ○ 包含距骨颈与跟骨之间的颈韧带
  - ○ 跗骨窦动脉逆行通过跗骨窦供应距骨体
- **跗管**
  - ○ 顶：屈肌支持带
  - ○ 底：胫骨内侧、距骨、跟骨
  - ○ 包括胫骨后肌腱、趾长屈肌腱及踇长屈肌腱
  - ○ 包含胫后神经血管束
    - 胫神经在跗管内发出分支至跟骨，以及足底内、外侧神经
- **跗骨管**
  - ○ 位于距骨与跟骨之间，跗骨窦后内侧延伸
  - ○ 包含骨间韧带

距骨

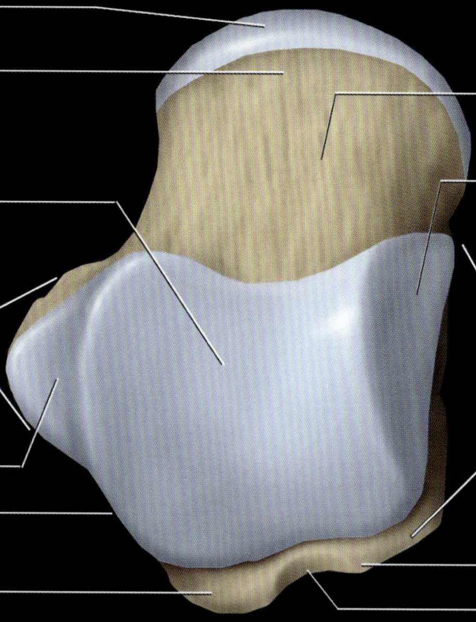

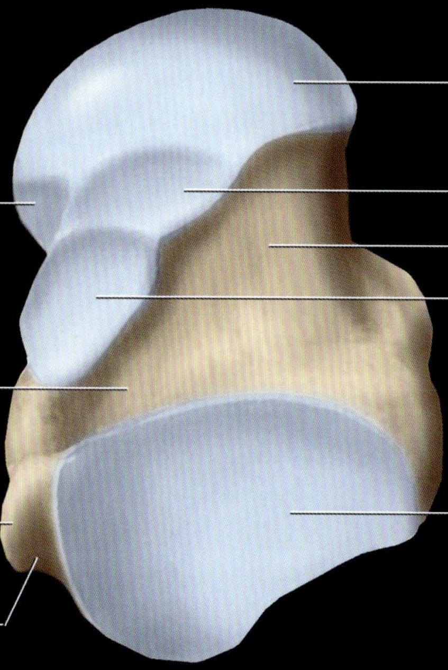

上图：距骨上面观，距骨与胫骨通过距骨传递身体的重量，然后再传至跟骨和舟骨。距骨分为距骨体、距骨颈及距骨头。距骨体和距骨滑车与胫骨形成距小腿关节。滑车面后部比前部窄。踇长屈肌腱走行于距骨后突内、外侧结节之间的沟内。

下图：距骨跖侧面观，可见距下关节以及距舟关节的关节面。颈韧带及骨间韧带附着于距骨颈的跖侧。距骨沟与跟骨沟共同形成跗骨管及跗骨窦。

距骨

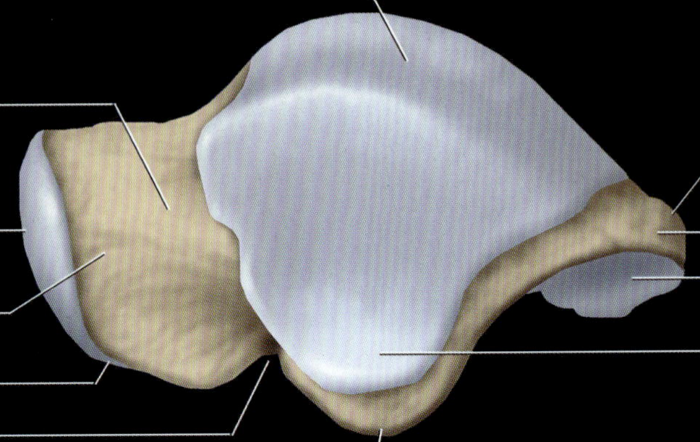

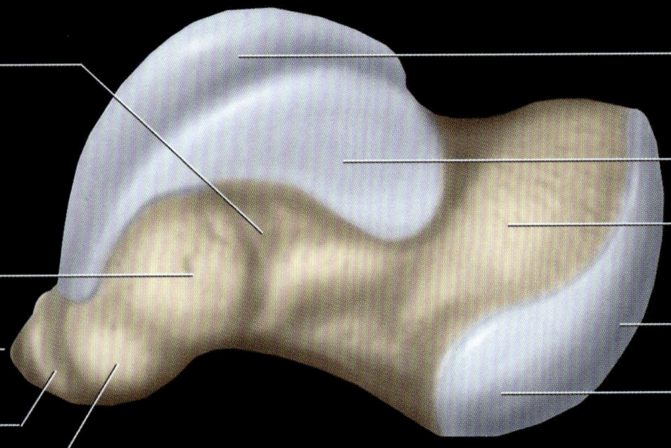

上图：距骨外侧面观，距骨外踝关节面较大，覆盖距骨外侧突的大部分。外侧面为斜向走行，比内侧面大且向后方延伸较长。外侧突向外为外侧结节，也称为 Stieda 突。距后三角骨是未融合的外侧结节，与距骨后突之间为软骨连结。距骨没有肌肉或肌腱附着，2/3 的表面被软骨覆盖（蓝色）。

下图：距骨内侧面观，显示较短的内踝面。三角韧带附着于距骨关节面下方的凹槽内。滑车有一个中央凹陷，增加与胫骨的关节接触和稳定性。

跟骨

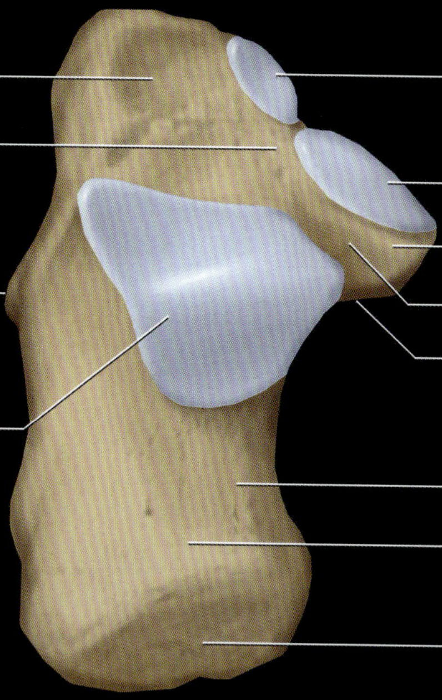

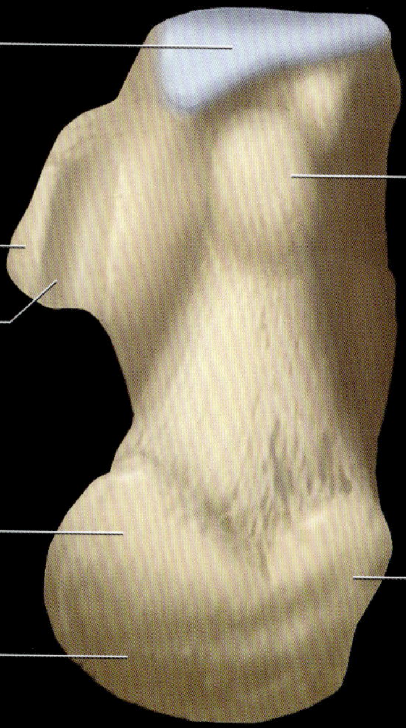

上图：跟骨上面观，跟骨分为前突、体部及跟骨结节，跟骨通过前、中、后三个面与距骨形成关节。前关节面及中关节面常融合。跟骨前突是分歧韧带的起始部，该韧带止于舟骨及骰骨。

下图：跟骨跖侧面观，跟骨跖侧表面粗糙，尤其是近端。跟骨跖侧有外侧、内侧及前结节（突），这些结节是足浅层肌肉及跖侧韧带的附着部。内侧结节较外侧结节宽，前结节是足底长韧带远端附着部的标志。踇长屈肌腱沿着载距突跖侧面走行于踇长屈肌腱沟内。

跟骨

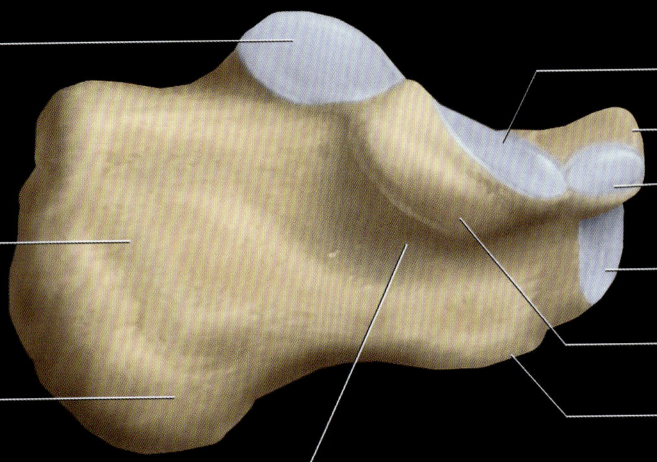

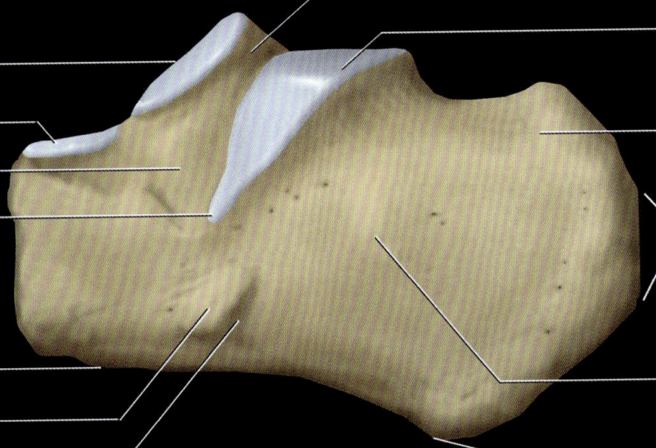

上图：跟骨内侧面观，跟骨内侧有一搁架样突起，称为载距突，位于跟骨远端上缘的内上方。载距突为距骨提供内侧支撑，其跖侧有一沟供踇长屈肌腱走行，少数可见趾长屈肌腱走行于其内。

下图：跟骨外侧面观，跟腱及跖肌腱附着于跟骨后结节。腓骨肌腱沿着跟骨外侧面下行，通过腓侧结节（40% 存在）和腓骨肌下支持带彼此分开。

后足的肌腱附着部

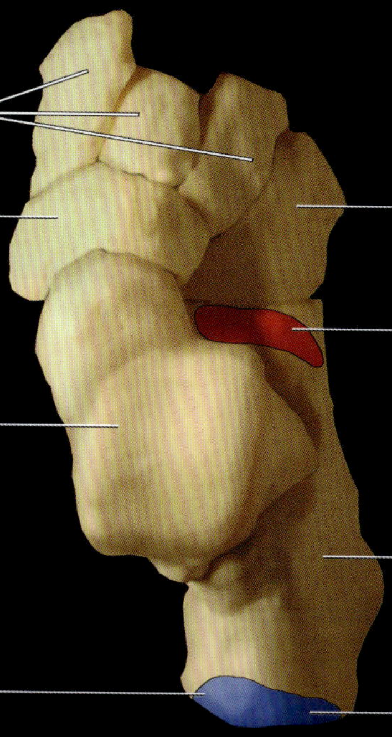

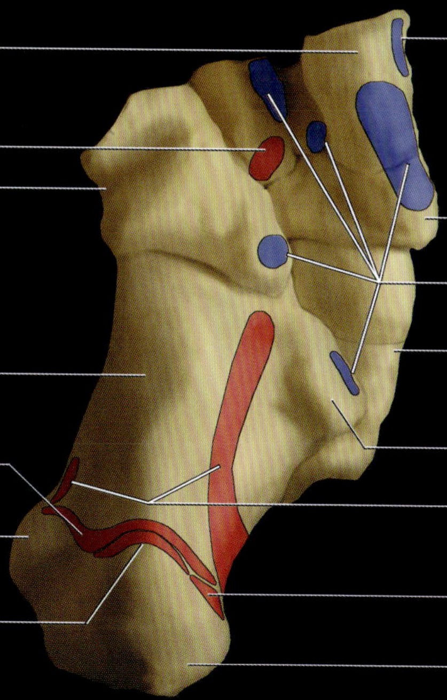

上图：显示背侧肌肉附着部，跟骨后结节有一宽嵴，其后上边缘的下部是跟腱和跖肌腱附着部，跟骨后滑囊位于该附着点上方、跟腱与跟骨之间。趾短伸肌起自跟骨前突的背外侧面、跟距关节的远端。注意距骨没有背侧肌肉附着部。

下图：显示跖侧肌肉附着部，四块肌肉起自跟骨：踇展肌起自内侧结节，趾短屈肌起自内侧结节，小趾展肌起自内、外侧结节。足底方肌起自稍远处，分为两个头，分别起自跟骨跖侧的内、外侧面。注意距骨无肌肉附着。

后足韧带

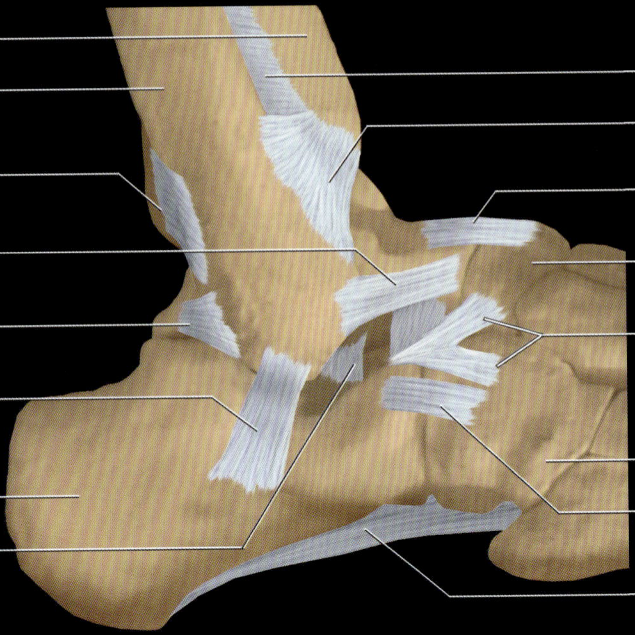

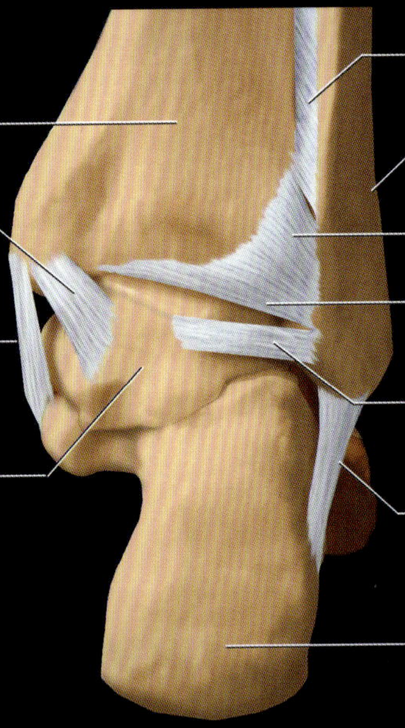

上图：踝关节外侧面观，有二组外侧韧带支持踝关节：（1）联合韧带，包括下胫腓前、后韧带及联合韧带；（2）外侧副韧带，包括距腓前、后韧带及跟腓韧带。连接后足外侧的其他韧带包括：跗骨窦内的跟距韧带、跟距骨间韧带及颈韧带。注意分歧韧带连接跟骨与舟骨、骰骨之间。

下图：踝关节后面观，胫腓韧带斜向走行，起始部位于腓骨窝上方。下横韧带是下胫腓后韧带的下部，延伸至胫骨后面的远端。

后足韧带

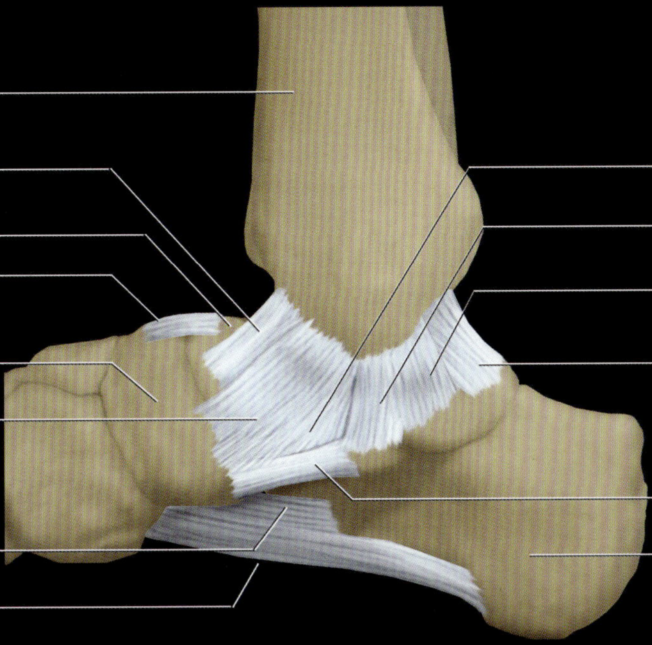

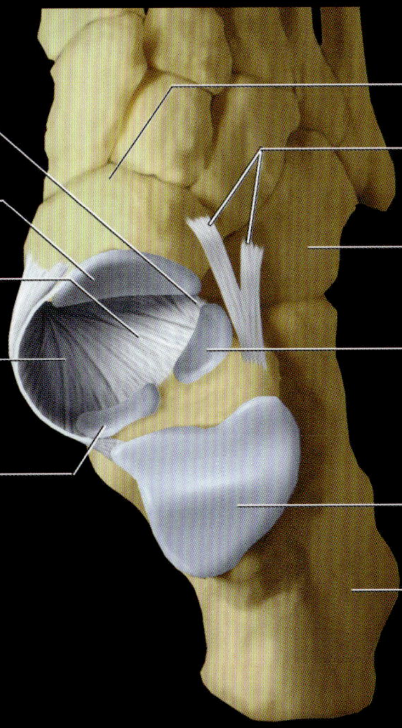

上图：踝关节内侧面观，三角韧带是踝关节的主要支持结构，有不同的组成部分，但被普遍接受的一种分类包括深层和浅层胫距前后韧带，胫跟韧带、胫跳跃韧带及胫舟韧带。注意三角韧带浅层呈带状，不同结构之间根据其起止点位置进行区分。

下图：移除距骨后从上面显示跳跃韧带。跳跃韧带形成一悬带状结构支撑距骨头，主要由内上束、内斜束及下纵束构成，起自跟骨载距突和冠突窝，止于舟骨跖侧。分歧韧带起自跟骨的前上角，止于舟骨和骰骨。

踝关节支持带

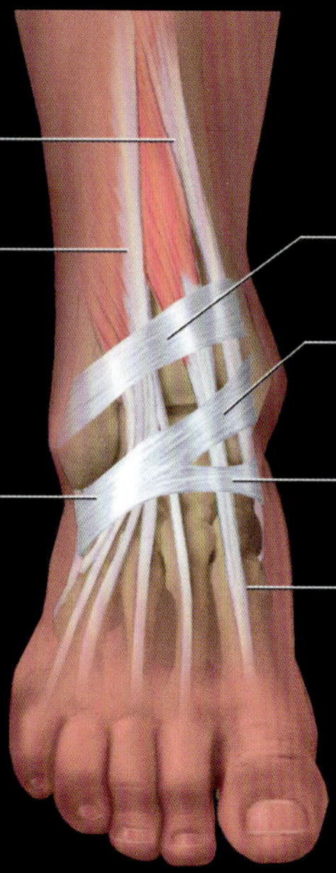

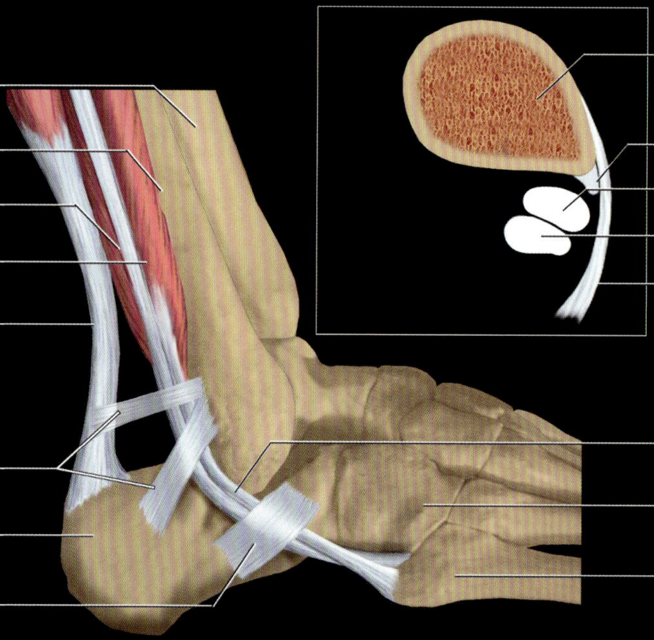

上图：显示伸肌支持带。伸肌上、下支持带环绕前筋膜间室内的肌腱，伸肌上支持带位于踝关节上方。伸肌下支持带呈 Y 形，由外侧的主干和内侧的 2 束组成，主干起于跟骨，内侧束连接于内踝及足底腱膜。
下图：显示腓骨肌支持带，上支持带固定腓骨肌腱于腓骨后沟。支持带止点不一，但典型的止点位于小腿深筋膜及跟骨。腓骨肌下支持带使腓骨肌腱紧靠跟骨。

踝关节肌腱

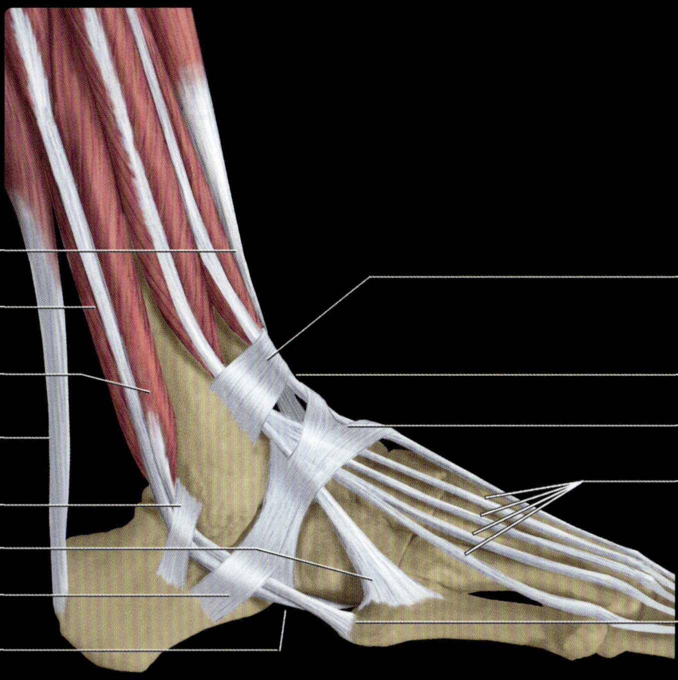

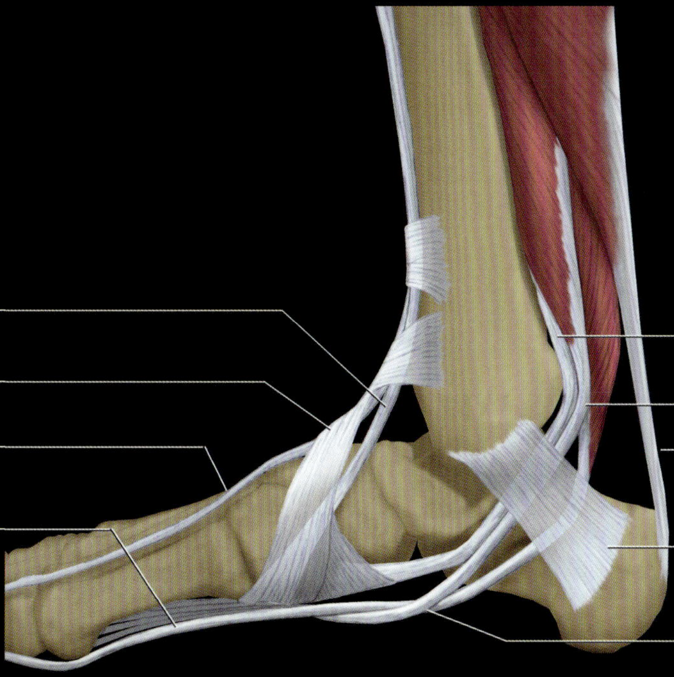

上图：外侧面观显示腓骨短肌腱和腓骨长肌腱下行，走行于腓骨后面，通过腓骨肌上支持带固定于踝后沟内。沿着跟骨外侧壁继续下行，通过腓骨肌下支持带保持位置正常。腓骨肌下支持带纤维插入并将两条肌腱分开。腓骨长肌腱绕过骰骨进入足底。腓骨短肌腱及第三腓骨肌腱都止于第 5 跖骨基底部。
下图：内侧面观显示胫骨后肌腱、趾长屈肌腱及踇长屈肌腱，走行于屈肌支持带下方跗管内。趾长屈肌腱及踇长屈肌腱在舟骨下方交叉。伸肌腱在伸肌支持带下方下行。

踝关节神经

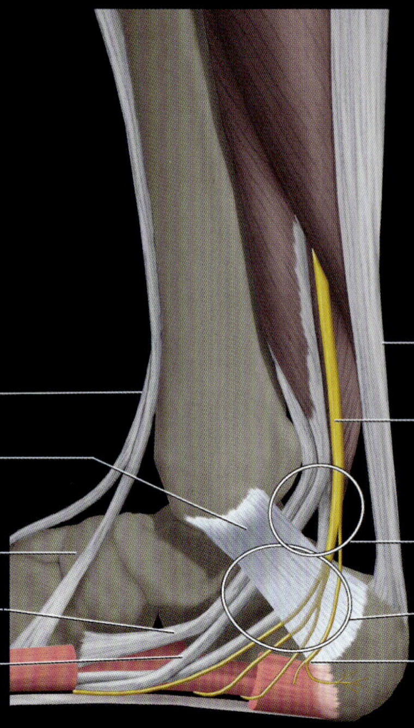

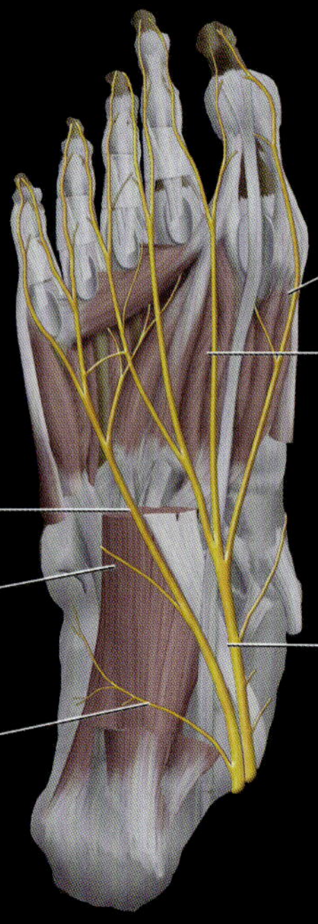

上图：跗管内有胫骨后肌腱、趾长屈肌腱和踇长屈肌腱、胫神经及其分支以及胫后血管（未显示）走行。跗管的顶是屈肌支持带，底是邻近的骨。

下图：足底内侧神经走行于踇展肌与趾短屈肌（已移除）之间，支配踇展肌、趾短屈肌、踇短屈肌和第 1 蚓状肌，以及足内侧 2/3 的感觉。足底外侧神经走行于趾短屈肌与足底方肌之间，分为浅支（分成 2 个趾总神经）和深支（走行于屈肌腱深面）。后者发出交通支至第 3 趾神经。足底外侧神经支配足底方肌、小趾展肌、小趾屈肌、踇收肌、第 2~4 蚓状肌、骨间肌以及足底外侧皮肤、第 5 趾以及第 4 趾的外侧 1/2。

踝关节神经

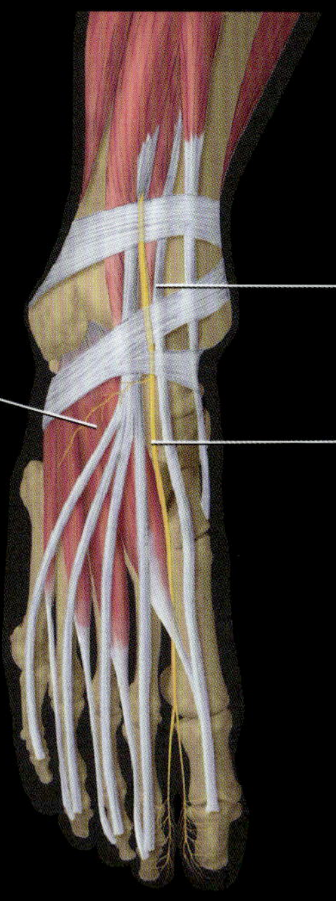

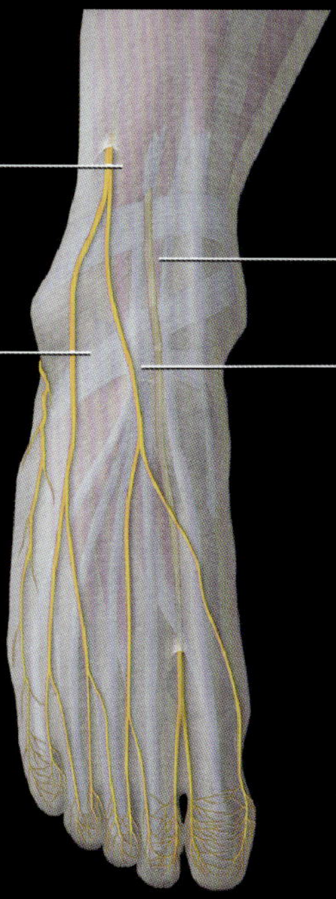

上图：腓深神经走行于伸肌支持带深层，末端分成 2 支。外侧支支配趾短伸肌，发出 3 个小的骨间支（未显示）支配跗骨及中间 3 个趾的跖跗关节，第 1 分支也支配第 2 背侧骨间区域。内侧支继续走行于距舟关节、中间楔骨的背侧及第 1~2 跖骨之间，支配第 1~2 趾相对面的感觉以及部分运动。

下图：小腿远端，腓浅神经分为足背内侧皮神经及中间皮神经。足底内侧皮神经分成两个背侧趾神经支配第 1~3 趾并与隐神经及腓深神经相交通。足背中间皮神经也通过趾神经支配第 3~5 趾以及外踝的皮肤，与腓肠神经（未显示）相交通。

皮肤的神经支配

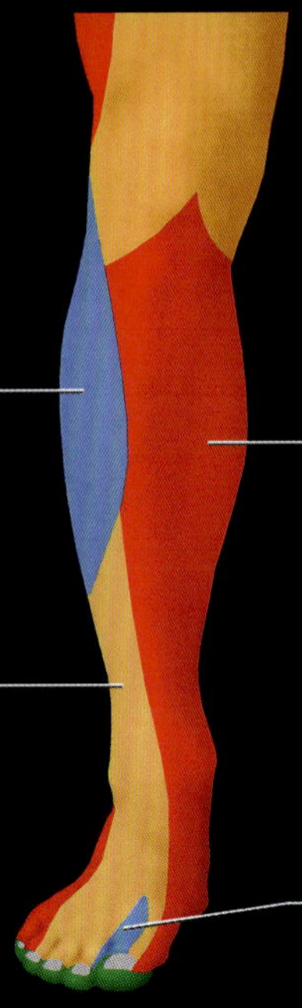

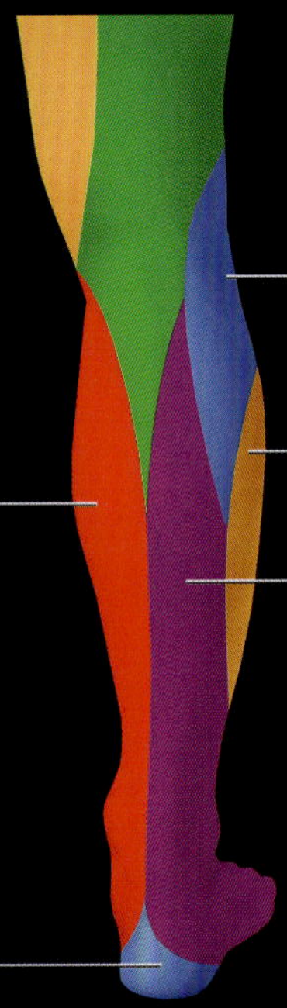

上图：小腿腹侧（前部）皮肤的神经支配。小腿前部外侧上 1/3 和下 2/3 分别由腓总神经及腓浅神经支配，小腿前部内侧由隐神经（股神经分支）支配。大部分足背由腓浅神经支配，除了第 1~2 趾相对面（腓深神经分支支配）、踝和足的内侧（隐神经）、踝和足的外侧（腓肠神经）以及趾尖（足底内、外侧神经）。神经支配变异及重叠很常见。

下图：小腿背侧（后部）皮肤的神经支配。小腿后部内侧 1/2 是由隐神经（股神经分支）支配，外侧 1/2 由腓肠神经（由胫神经分支与腓总神经汇合形成）支配。足跟部由胫神经支配，胫神经支配变异及重叠很常见。

皮肤的神经支配

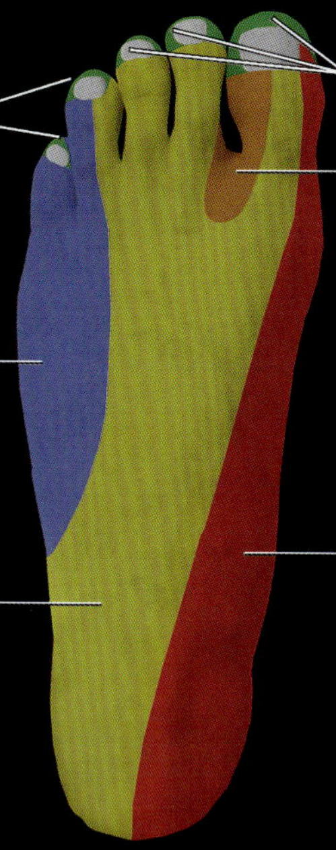

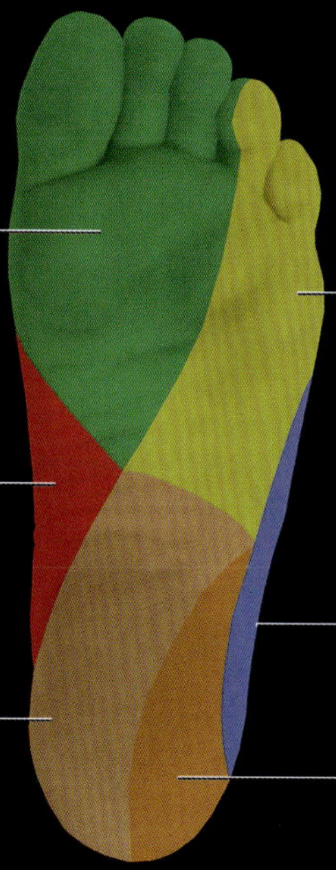

上图：背侧皮肤的神经支配主要为腓浅神经、腓深神经、腓肠神经和隐神经，足底内、外侧神经支配甲床背侧及足尖。

下图：足底内侧神经支配内侧 3 个半足趾的足底皮肤，足底外侧神经支配外侧 1 个半足趾的皮肤。足底内、外侧神经在第 3~4 趾总神经水平有典型的交通。足底外侧由腓肠神经支配，内侧由隐神经支配。足跟内侧皮肤由跟内侧神经（胫后神经的分支）支配，外侧由跟外侧神经（腓肠神经分支）支配。足底外侧神经也有小的分支，穿过跖筋膜，支配足跟外侧的皮肤。

2. 踝部放射解剖与关节造影解剖

影像解剖

概述

- 踝关节前后位
  - 与膝关节前后位拍摄方向相同
  - 由于踝关节相对于膝关节向外旋转，因此该体位不能显示踝关节的胫距关节
  - 位置正确的影像表现：可见距骨沟
  - 前丘投影于后丘下方
    - 通过前丘看到的后丘下缘皮质不应被误认为骨折
- 踝穴位
  - 踝关节内旋 15° ~20°；内外踝与胶片距离相同
  - 足背曲
    - 可见较大的距骨滑车前部
  - 位置正确的影像表现：可见踝穴
  - 内侧、上部、外侧的关节间隙相等
- 踝关节侧位
  - 与后足长轴位方向一致
  - 位置正确的影像表现
    - 内踝不超过胫骨远端平台前方
    - 腓骨位于胫骨远端平台的后 1/3
    - 距骨滑车的两侧重叠
- 反转应力位
  - 距骨滑车正常可内翻 5°倾斜
  - 宜双侧对称
- 外翻或外旋应力位
  - 内踝关节间隙应均匀一致，否则为异常
- 负重应力位
  - 患者侧卧位，患侧向下
  - 膝关节下放置垫板，小腿位于成像盒外
  - 成像盒放置于踝关节后方
  - 从前向后投照（健侧踝在前，患侧在后，呈交叉前后位）
  - 据报道其准确性与手动应力位相同
- 侧向应力位
  - 施加前应力侧位
  - 评估距骨前方半脱位（前抽屉征）
- Broden 位
  - 评估后距下关节
  - 踝关节内旋 45°
- 跟骨切线位
  - 仰卧位或站立位
  - 站立位：患者站于暗盒上，腿部向前弯曲，X 射线向前与足底面成 45°角
  - 仰卧位：暗盒在踝关节后方，患者足部背屈，X 射线从足底面向头侧成 45°角
- 后足对齐位
  - 患者站立，足趾向前伸直至成像暗盒
  - 成像暗盒与垂直方向成 20°角，上缘远离患者足趾
  - X 射线管平行于成像暗盒
  - 铅条放置于足跟后部与足的长轴垂直
  - 正常：胫骨中轴线位于跟骨下端最低点 8 mm 以内

解剖成像事宜

影像诊断注意事项

- 摆位不佳的踝穴位图像与下胫腓联合损伤相似
  - 参考依据：若距骨体内侧与胫骨内踝重叠，则检查旋转过度，不能准确测量胫腓骨的重叠
- 除非是在麻醉状态下拍摄，否则评估踝关节不稳定的应力位检查通常为假阴性

关节造影

- 踝关节前入路
- 患者仰卧位或侧卧位
  - 侧卧位可见胫骨前唇
  - 如果没有 C 臂机，可采用交叉侧位投照
- 注射针头位于胫骨前肌腱和踇长伸肌腱之间
- 注射针头从踝关节线稍远侧进针，向头侧成角
  - 允许注射针头伸入胫骨背侧下方
- 对比剂应从针头流出，填充前后关节间隙
- 空气可作为对比剂用于治疗性注射
- MR 关节造影：钆对比剂与利多卡因、丁哌卡因、碘对比剂和生理盐水以 1∶200 的比例稀释
- 15% 的患者后距下关节与踝关节相通
- 踇长屈肌通常与踝关节相通，可有或没有对比剂填充
- 对比剂的异常延伸是韧带撕裂的标志
  - 腓骨肌腱周围对比剂环绕提示跟腓韧带撕裂
  - 对比剂沿距骨颈外侧分布提示距腓前韧带撕裂
  - 对比剂沿胫骨后肌腱腱鞘分布提示三角韧带浅层和内侧骨膜的撕脱

参考文献

1. Golanó P et al: Ankle anatomy for the arthroscopist. Part II: Role of the ankle ligaments in soft tissue impingement. Foot Ankle Clin. 11(2):275-96, v-vi, 2006
2. Oh CS et al: Anatomic variations and MRI of the intermalleolar ligament. AJR Am J Roentgenol. 186(4):943-7, 2006
3. Bartonícek J: Anatomy of the tibiofibular syndesmosis and its clinical relevance. Surg Radiol Anat. 25(5-6):379-86, 2003
4. Lee SH et al: Ligaments of the ankle: normal anatomy with MR arthrography. J Comput Assist Tomogr. 22(5):807-13, 1998
5. Burks RT et al: Anatomy of the lateral ankle ligaments. Am J Sports Med. 22(1):72-7, 1994

X 线平片

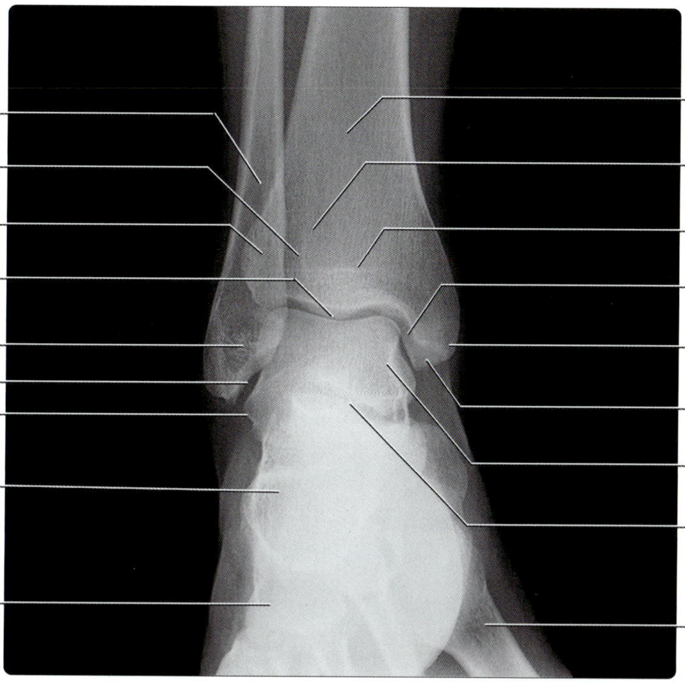

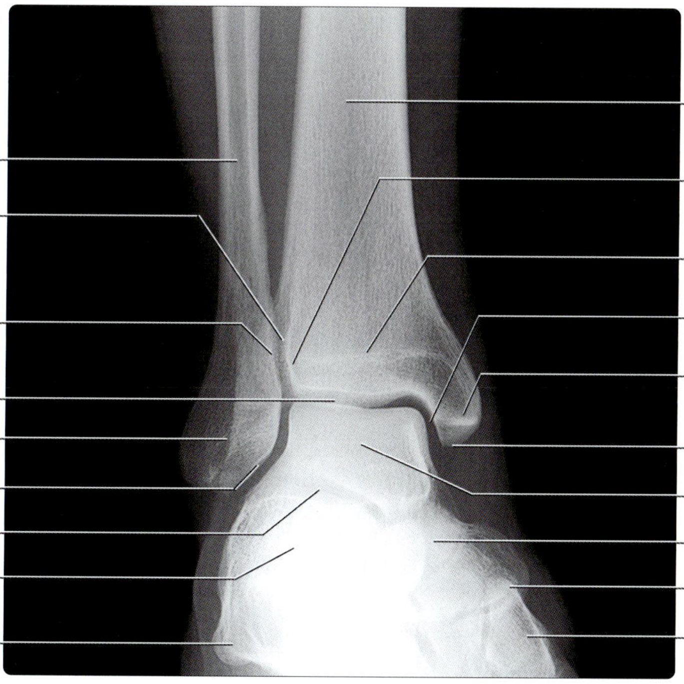

上图：常规非负重踝关节正位（AP）像。患者仰卧，足跟置于暗盒上，足趾向上，X 射线射向踝关节的中心。距骨与腓骨远端重叠，遮蔽外侧踝穴。注意腓骨沟的前缘比后缘更向外侧延伸；同样，内踝前丘比后丘更向远端延伸。

下图：踝关节非负重踝穴位（斜位）像。患者仰卧，将足向内旋转，直到内踝和外踝与暗盒等距。可以显示外侧踝穴。踝关节正位（AP）及踝穴位（斜位）像上距骨与胫骨远端关节面之间应为等距。

X 线平片

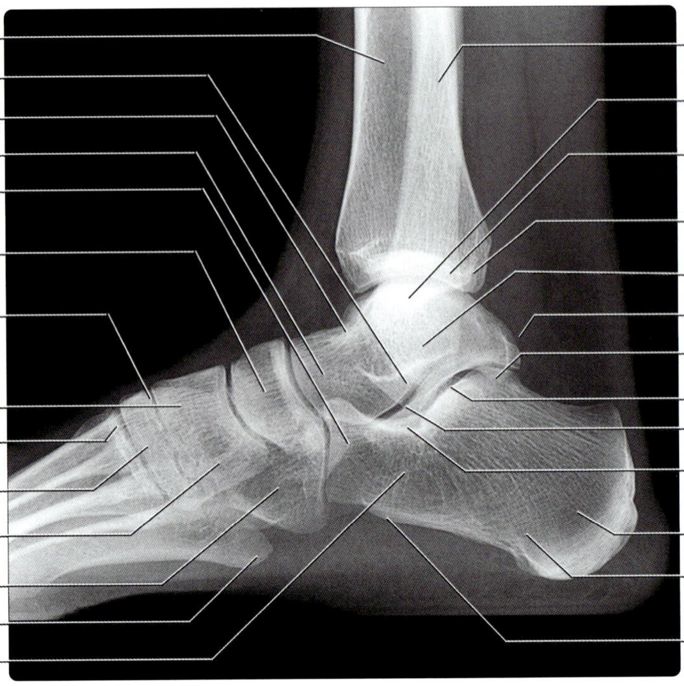

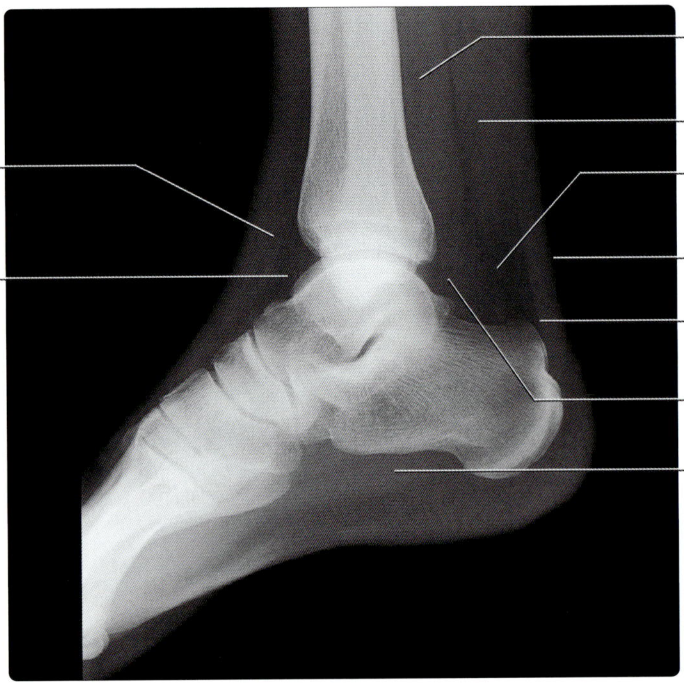

上图：非负重踝关节侧位像显示跟骨和距骨。后踝、内踝和外踝相互重叠，遮盖距骨，可能掩盖这些部位的骨折。侧位像可见第 5 跖骨基底部。中、后距下关节面的切线在任意体位均能显示。

下图：侧位像可见踝关节软组织。跟腱粗细均匀，边缘清晰。跟前脂肪垫将跟腱与深部的屈肌分开。跟骨后滑囊、跟腱和跟骨之间可见一个小的跟骨后脂肪垫。关节积液时，脂肪垫向前移位。踇长屈肌位于踝关节后方，不应误认为是关节积液。

X 线平片

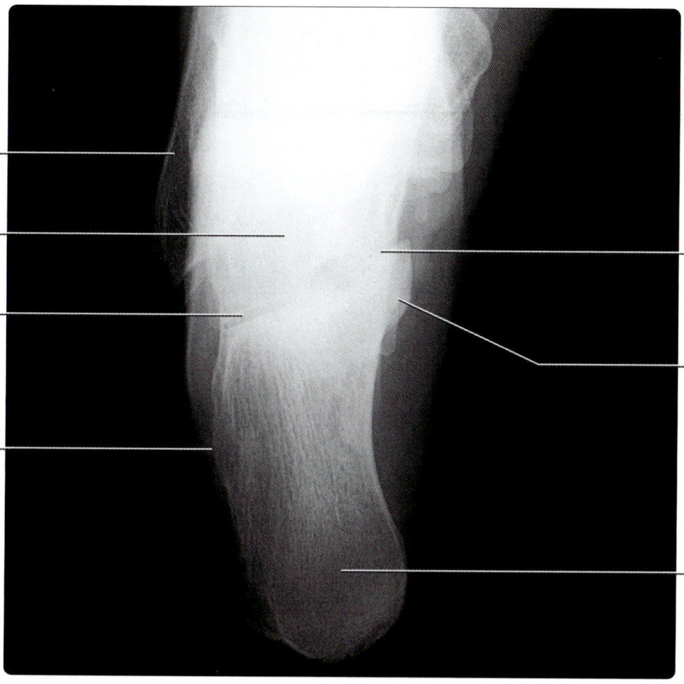

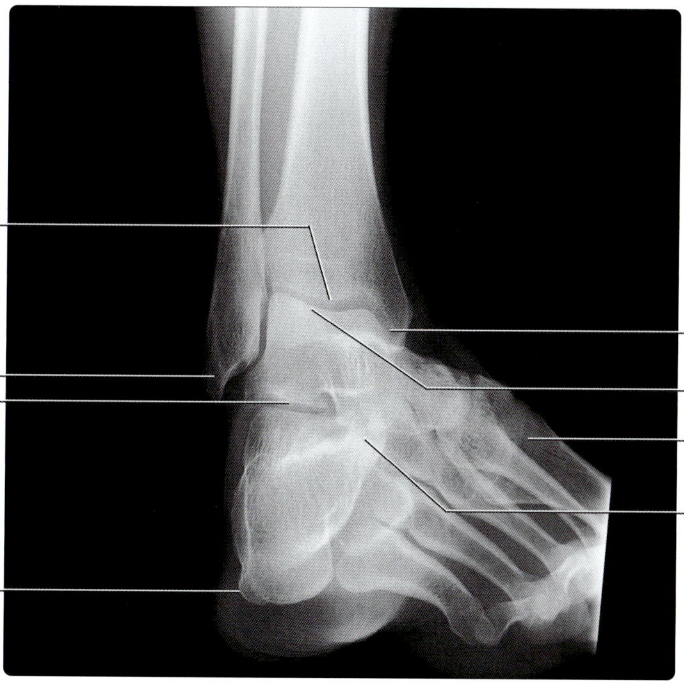

上图：患者仰卧或站立，足部最大程度背屈，跟骨轴位像显示中、后距下关节。

下图：患者仰卧，足内旋转 45°，球管成角 10°、20°、30°、40°时获得 Broden 位像，显示后距下关节。由于 CT 在踝关节应用更广泛，该体位已不再常用。

关节造影

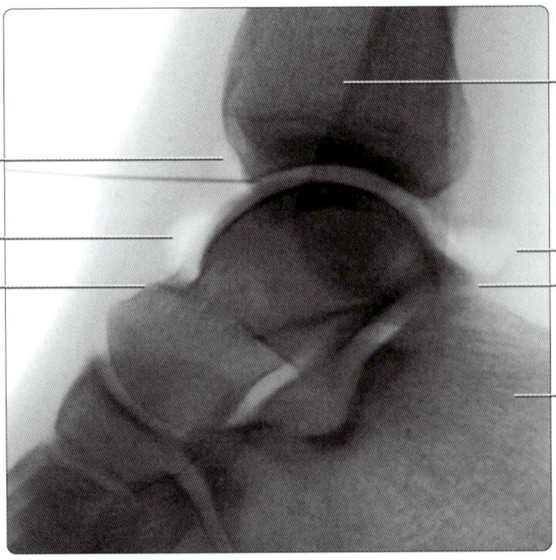

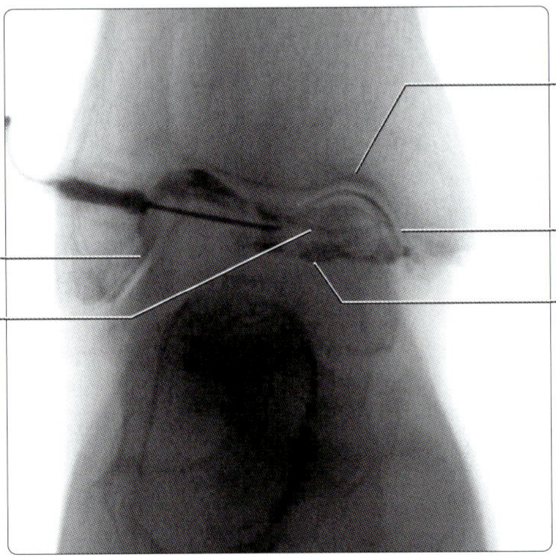

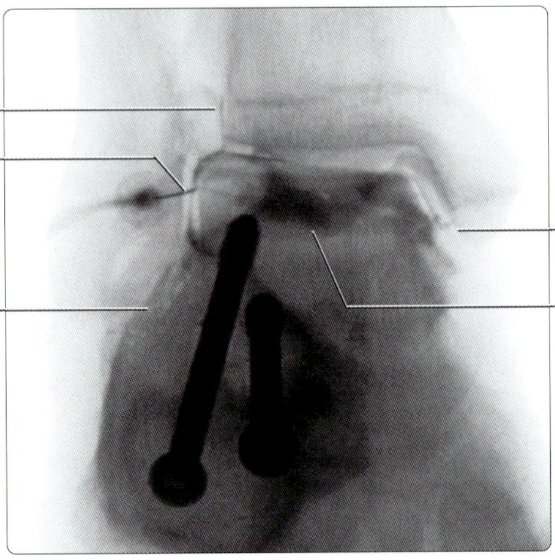

上图：踝关节空气造影侧位像，显示踝关节正常轮廓，前隐窝延伸至距骨嵴，后隐窝延伸至距骨后突的后方。上隐窝在前方可延伸至关节面上。气体造影适用于治疗性关节造影，可避免碘对比剂的关节刺激和过敏反应。

中图：踝关节造影正位像显示关节内、外侧沟正常对比剂充盈程度。由于三角韧带深层的影响，内侧沟没有被对比剂完全填充。

下图：距下关节融合术后患者的踝穴位关节造影，经踝外侧沟入路。

横轴位 MR 关节造影

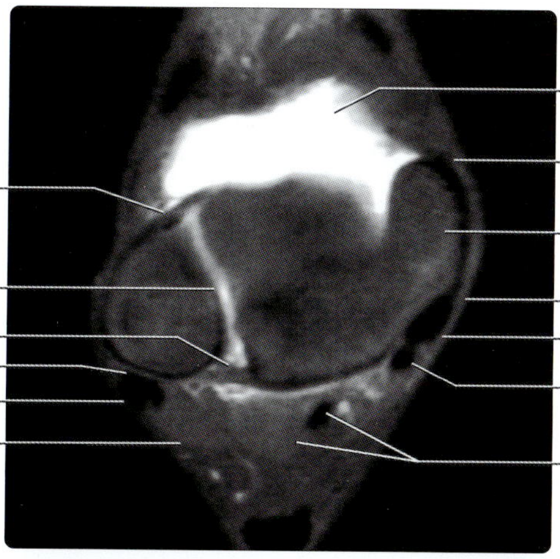

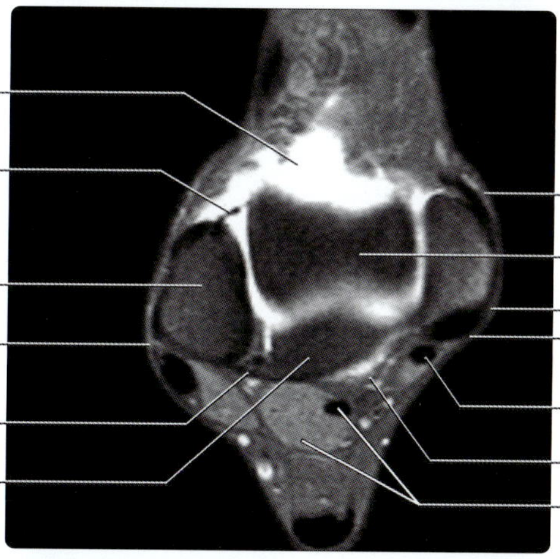

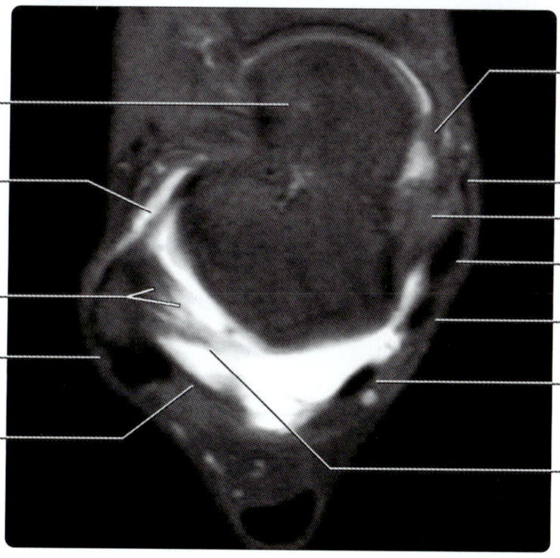

上图：踝关节横轴位脂肪抑制 T_1WI 关节造影图像，胫骨远侧关节面层面可见前、后部韧带。在正常下胫腓联合隐窝中，对比剂在胫骨和腓骨之间向头侧延伸约 1 cm，至胫骨下关节面。值得注意的是，圆形的关节前隐窝延伸至胫骨远端上方 5~10 mm。

中图：距骨穹隆水平层面，可见起于腓骨的副胫距韧带（Bassett 韧带），向上内侧走行并附着于胫骨远端下关节面的前外侧角。

下图：距骨颈上缘水平层面，可见距腓前韧带附着于距骨体前外侧角。距腓后韧带较距腓前韧带宽厚，呈扇形、条纹状，与前交叉韧带相似。

横轴位 MR 关节造影

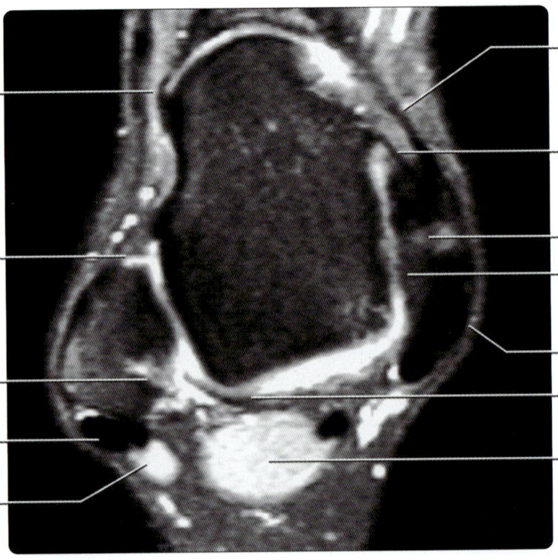

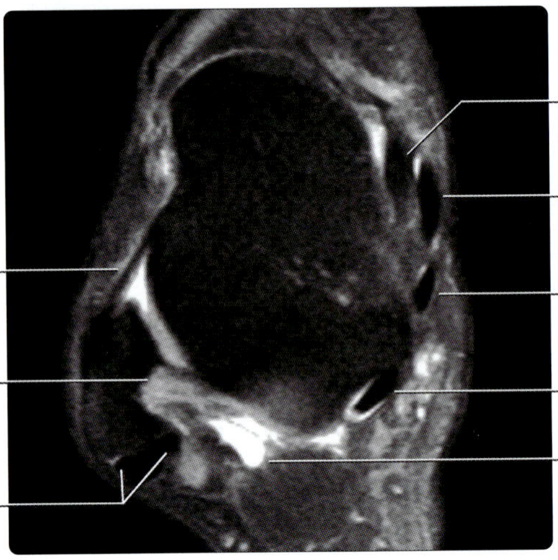

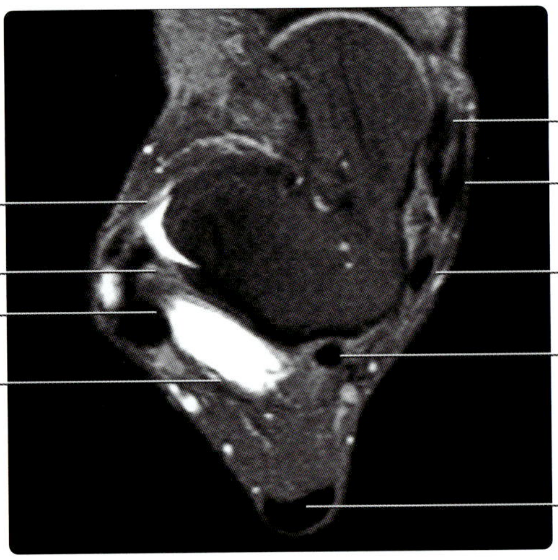

上图：三角韧带各束以其附着端命名。深层的胫距前韧带附着于距骨颈中部的骨性突起处。胫舟韧带附着于舟骨结节。注意，该患者距腓前韧带既往有损伤，显示较薄且长。

中图：副距腓前韧带位于韧带主体的下方，在 MR 上与主体韧带连续。三角韧带前部走行于胫骨后肌腱深面。

下图：腓骨尖水平层面，跟腓韧带向后下延伸走行于腓骨肌腱深面。该患者关节后隐窝与距下关节相通。

矢状位 MR 关节造影

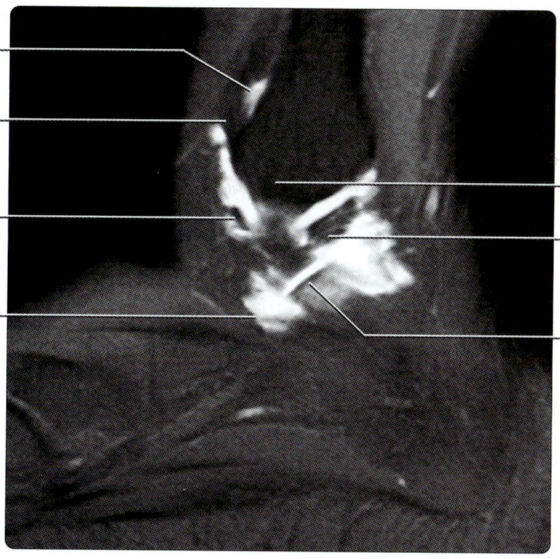

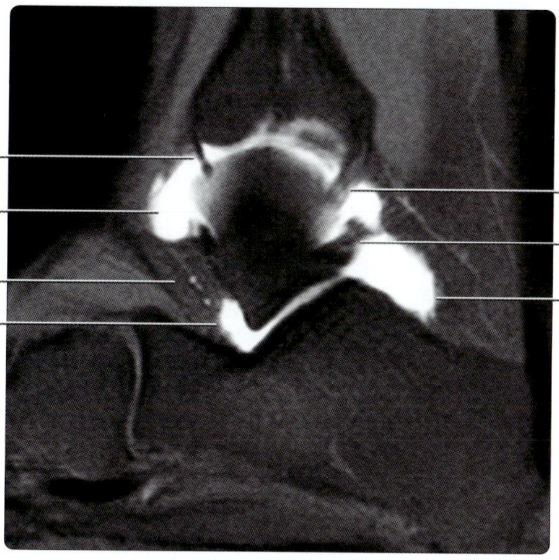

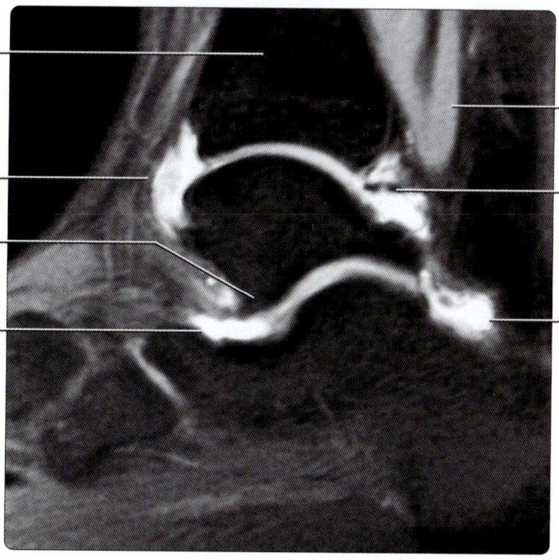

上图：矢状位脂肪抑制 T_1WI 关节造影图像，踝关节外侧层面显示外侧副韧带被扩张的关节隐窝勾勒出来，距下关节充盈属正常变异。

中图：本层面图像清楚显示 Bassett 韧带呈斜向走行，副胫腓前韧带位于主胫腓前韧带下方。同时注意斜向走行的下横韧带或踝间韧带。

下图：下横（踝间）韧带形成半月板结构，在横轴位上，似游离体表现。

矢状位 MR 关节造影

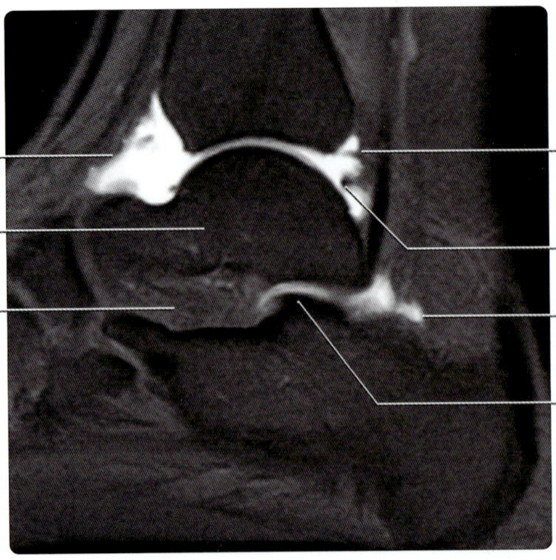

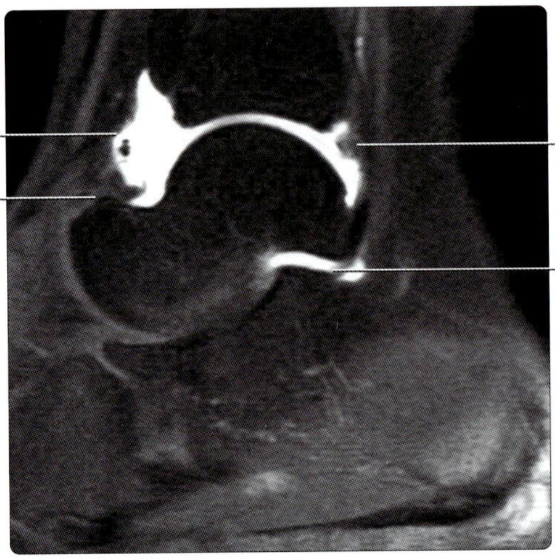

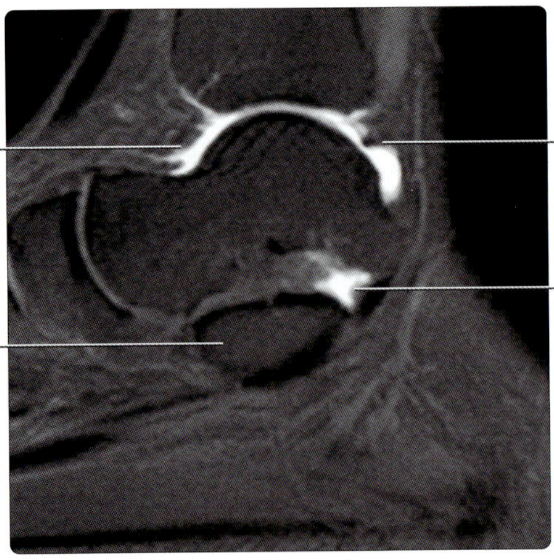

上图：前踝关节隐窝较大，说明踝关节运动范围大。

中图：本例患者关节囊胫骨前附着处比正常人稍高，可能为变异。在远端，关节囊附着在距骨头 - 颈交界处的距骨嵴。

下图：踝关节内侧层面，下横韧带接近胫骨，下胫腓后韧带不再显示。

冠状位 MR 关节造影

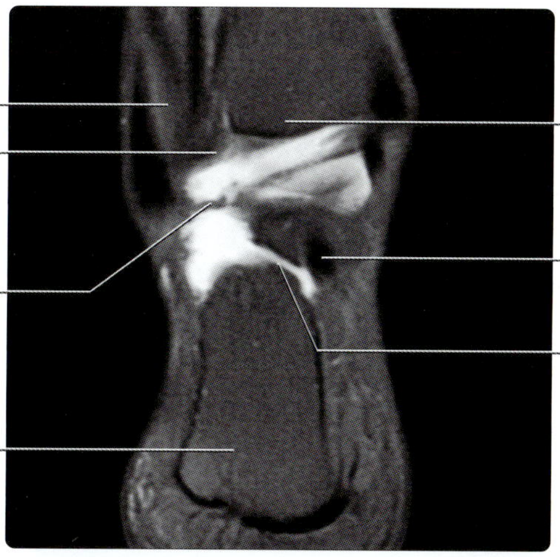

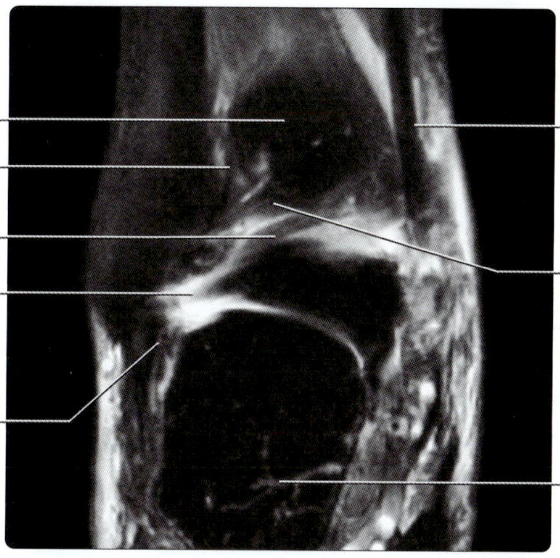

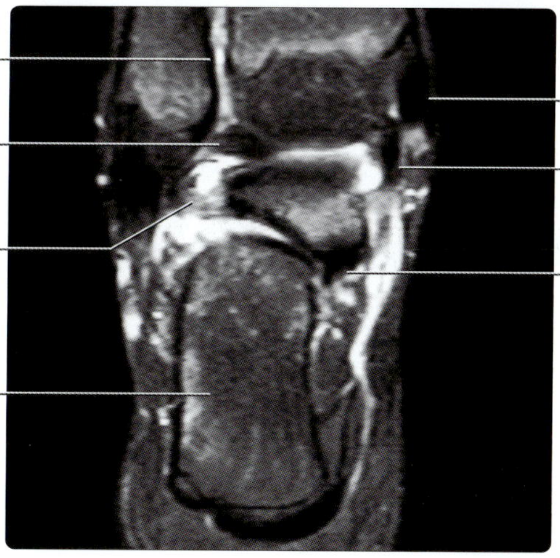

上图：冠状位脂肪抑制 T_1WI 关节造影图像，显示踝关节后部。在胫骨远端关节面水平，下胫腓后韧带从后踝和胫骨外侧面延伸到腓骨。下横（踝间）韧带在其下方，从胫骨后方的内侧缘延伸至腓骨，跨越关节形成唇样结构。

中图：可见下胫腓后韧带的一部分，在胫腓韧带下方可见距腓后韧带。

下图：年轻足球运动员检查时没有症状，图像显示一较大的联合隐窝，提示为陈旧性创伤。尽管解剖学书籍指出此隐窝的上下径通常小于 1 cm，但常见其向近端有较大延伸。

冠状位 MR 关节造影

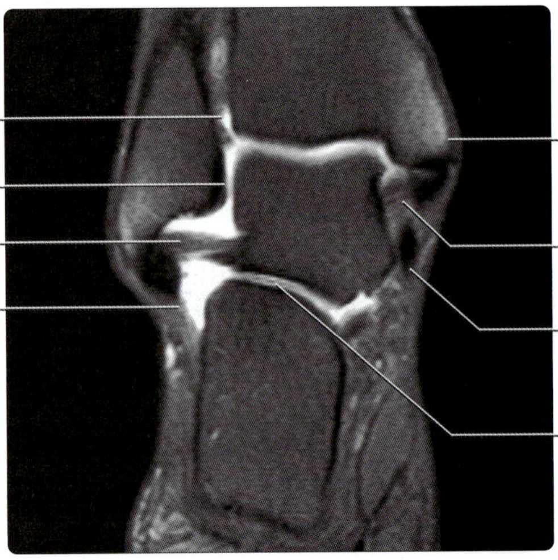

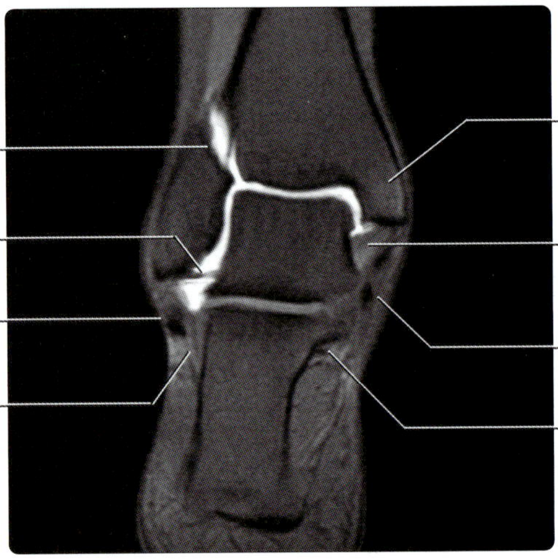

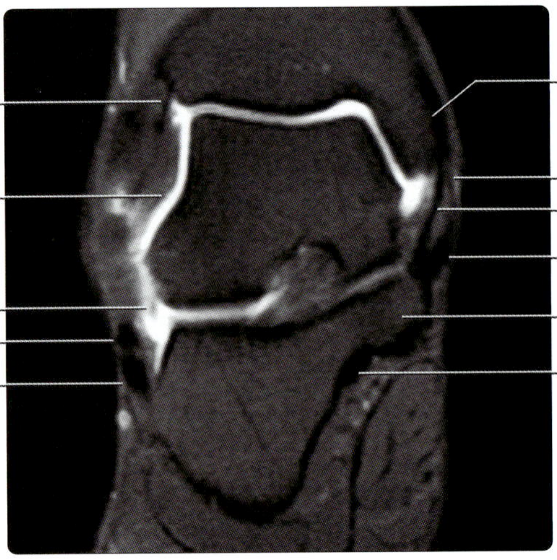

上图：三角韧带后部深层纤维主要起源于内踝前丘的后面和后丘，纤维束稍向下走行，附着于距骨体内侧凹面。跟腓韧带深面的对比剂向距下关节延伸。

中图：注意踝关节内、外侧沟内正常填充的对比剂，对比剂可完整勾勒出关节表面的透明软骨。

下图：在内踝前丘水平，可清晰显示三角韧带前部浅层韧带。

冠状位 MR 关节造影

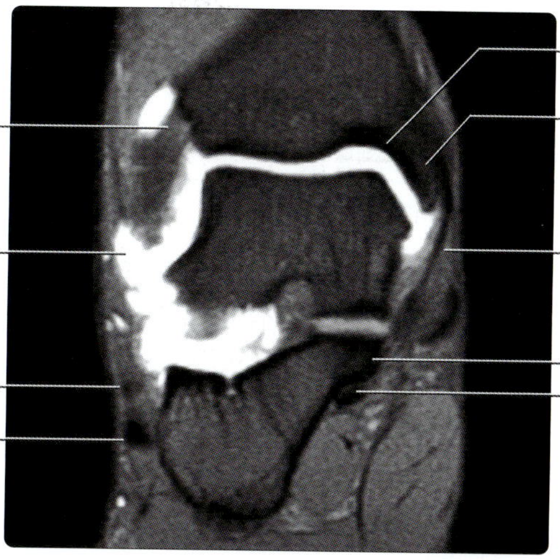

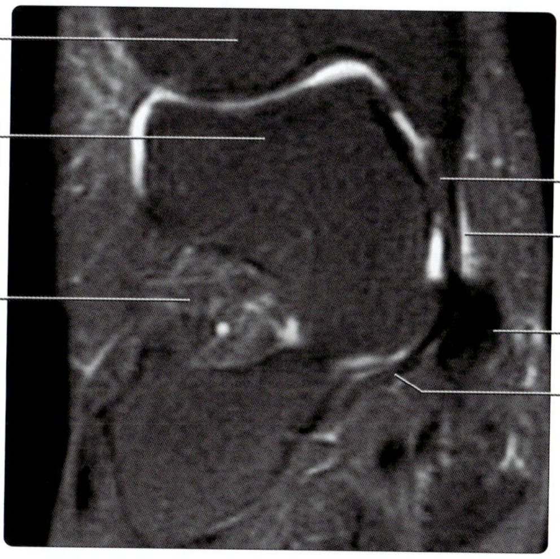

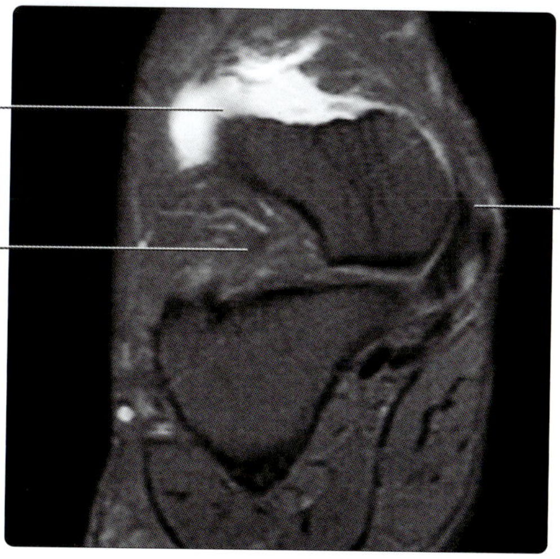

上图：清晰显示下胫腓前韧带全程斜向走行。前外侧关节隐窝比正常人大，提示有陈旧性距腓前韧带（ATFL）损伤。胫骨远端平台前内侧部分形成一个碗状的凹陷并由软骨覆盖。

中图：胫距前韧带深层附着于距骨颈近端，而位于其浅层的胫跳跃韧带与跳跃韧带相延续。

下图：前踝关节隐窝止于距骨颈部。三角韧带前部浅层继续向前附着于跳跃韧带、距骨颈和舟骨结节。

影像解剖

解剖关系

- 关节囊解剖
  - 踝关节囊与踇长屈肌腱鞘相连
  - 后距下关节有独立的关节囊
    - 10%~15% 的病例与踝关节囊相连续
  - 中、前距下关节与距舟关节为同一关节囊
    - 有时称为距跟舟关节
- 三角韧带的深、浅层功能不同
  - 三角韧带深层防止外翻
  - 三角韧带浅层防止扭转损伤

患者体位

- 横轴位扫描（与小腿部横轴位扫描相延续）
  - 患者仰卧于 MR 扫描仪上时，足通常为跖屈位
  - 正常横轴位扫描时，后足图像有倾斜
- 距骨轴位扫描
  - 与足的横轴位 MR 扫描为同一方向
  - 胫骨和腓骨远端轻微倾斜
- 根据感兴趣区选择扫描角度
  - 常规横轴位：评估胫骨远端或跟腱
  - 斜轴位：评估后足的其他结构
- 冠状位成像也有类似问题
  - 通常与距骨轴线垂直的角度最佳

横轴位显示最佳的结构

- 距腓前韧带只有在横轴位评估比较准确可靠
  - 腓骨附着处：腓骨尖上方 1 cm
  - 距骨附着处：显示距骨颈的最高层面（或下一层面）
- 跟腓韧带
  - 韧带的大部分均可清晰显示
  - 在横轴位上，腓骨尖下缘的腓骨附着端显示不清
- 足、踝外部肌腱
  - 跟腱前缘应呈凹形
  - 胫骨后肌腱直径应为趾长屈肌腱的 2 倍
- 踝支持带
  - 屈肌支持带
    - 细薄的纤维组织
    - 附着于胫骨后内侧缘突起的内侧
    - 外侧与覆盖在踇长屈肌上的筋膜融合
    - 向下延伸形成跗管的顶部（这部分在冠状位图像上显示较清）
  - 腓骨肌支持带
    - 细薄的纤维组织
    - 外侧附着于腓骨的后外侧缘
    - 附着于跟骨外侧缘和跟腱腱膜
- 下胫腓联合韧带
  - 斜向走行
  - 必须在多个层面上评估
- 腓骨后缘
  - 应为凹陷状
  - 后缘凸出与腓骨肌腱功能障碍有关
    - 原因是腓骨肌支持带的压力增加
- 距腓后韧带
  - 较厚，呈条纹状
  - 横轴位通常显示为疏松结构

矢状位显示最佳的结构

- 距骨顶
  - 小的骨软骨损伤可能被横轴位、冠状位图像上的部分容积效应所掩盖
- 跟腱和跟腱前间隙
- 距下关节
- 跗横关节（Chopart 关节）
- 足底腱膜

冠状位显示最佳的结构

- 跗骨窦韧带
  - 颈韧带和伸肌支持带在矢状位图像上可能相混淆
  - 颈韧带位于伸肌支持带的前方
- 屈肌腱和腓骨肌腱的后足部分
- 三角韧带

解剖成像事宜

成像建议

- 每个踝关节 MR 的横轴位成像上必须包括 T_1WI 序列
  - 提高对副肌的显示
  - 有助于确认韧带的完整性

影像诊断注意事项

- 下胫腓前韧带
  - 横轴位扫描层面斜行通过韧带 + 副 Bassett 韧带
    - 可能误认为韧带断裂
    - 与冠状位图像对应观察
- 距腓前韧带（ATFL）
  - 韧带下方的关节囊通常在距腓前韧带撕裂后增厚
  - 不要把增厚的下关节囊误认为是完整的距腓前韧带
- 副肌
  - 因为副肌表现为正常的肌肉信号，因此在 MR 上很容易被忽视
  - 可以有临床症状
  - 临床上可能会误诊为肿块
- 胫骨后肌腱脱位
  - 肌腱向前、内侧移位
  - 因肌腱信号表现正常而常被忽视
- 跗骨窦
  - 跗骨窦内颈韧带与伸肌支持带很难区分

踝关节肌肉与肌腱

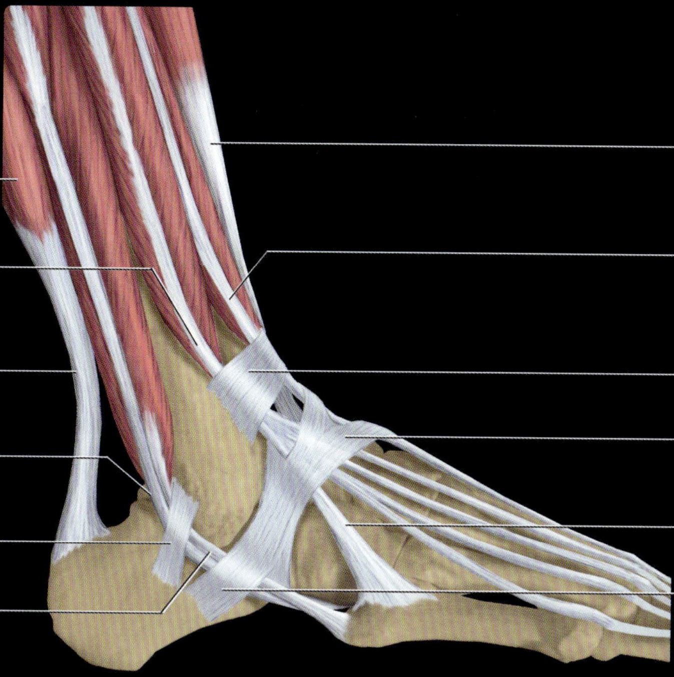

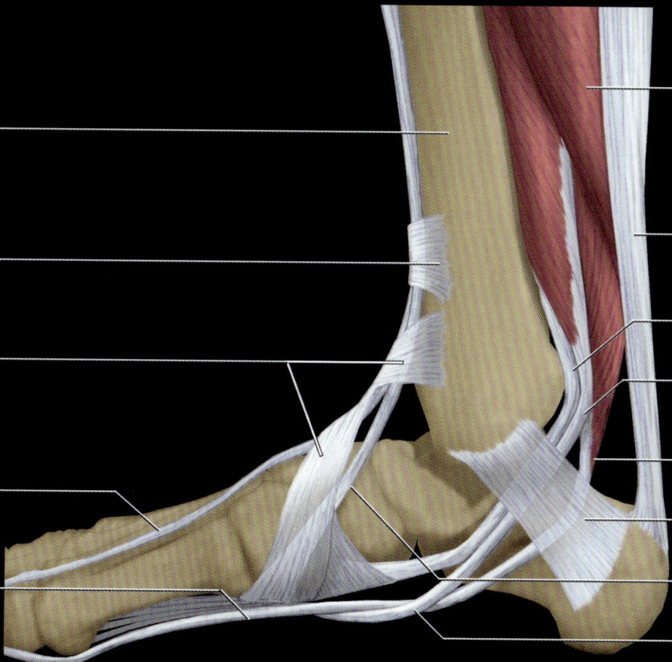

上图：侧位示意图显示踝关节的肌腱。腓骨长、短肌腱占据外侧筋膜间室，沿腓骨后面向下走行并由腓骨肌上支持带固定，之后沿跟骨外侧壁继续走行并由腓骨肌下支持带固定。腓骨肌下支持带的纤维附着于腓侧结节或跟骨壁，并分隔腓骨长、短肌腱。腓骨长肌腱绕过骰骨进入足底，腓骨短肌和第三腓骨肌均附着于第 5 跖骨基底部。

下图：可见屈肌支持带从内踝延伸到足底腱膜，联合后筋膜间室的肌腱共同形成跗骨管的外侧边界。

右踝关节 MR 横轴位 T_1WI

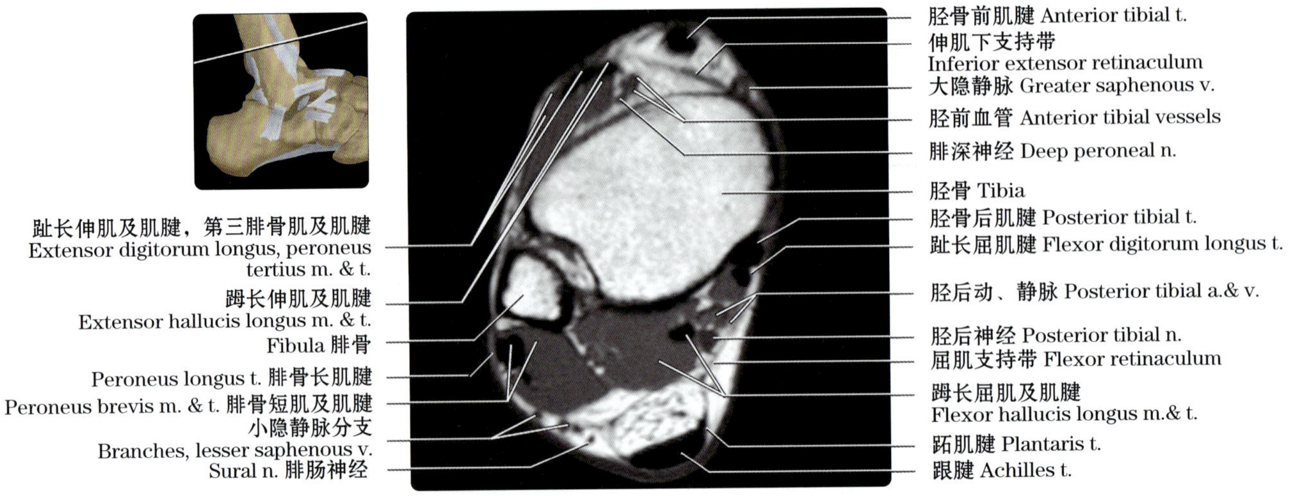

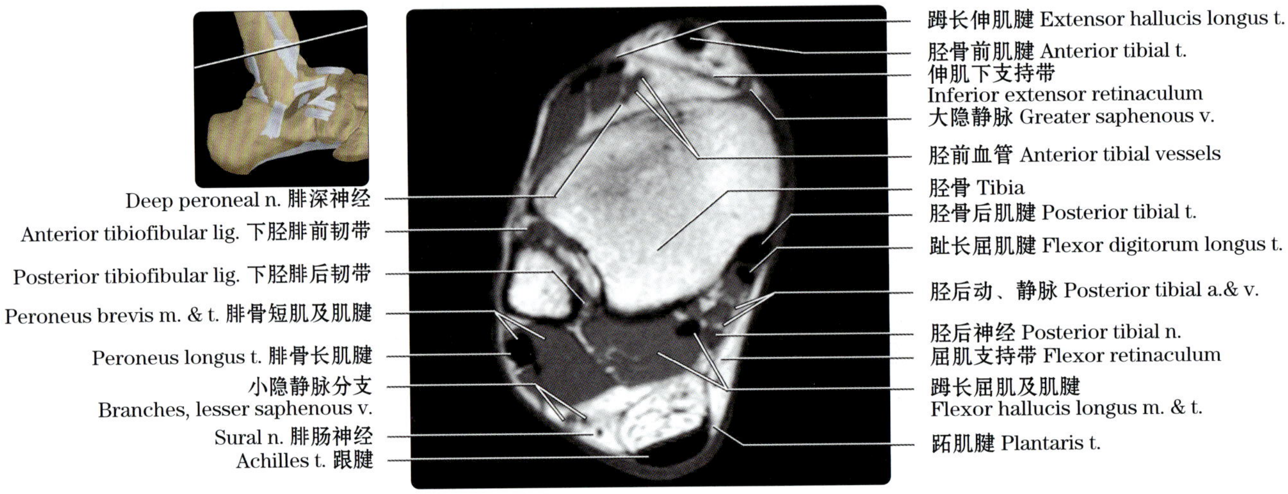

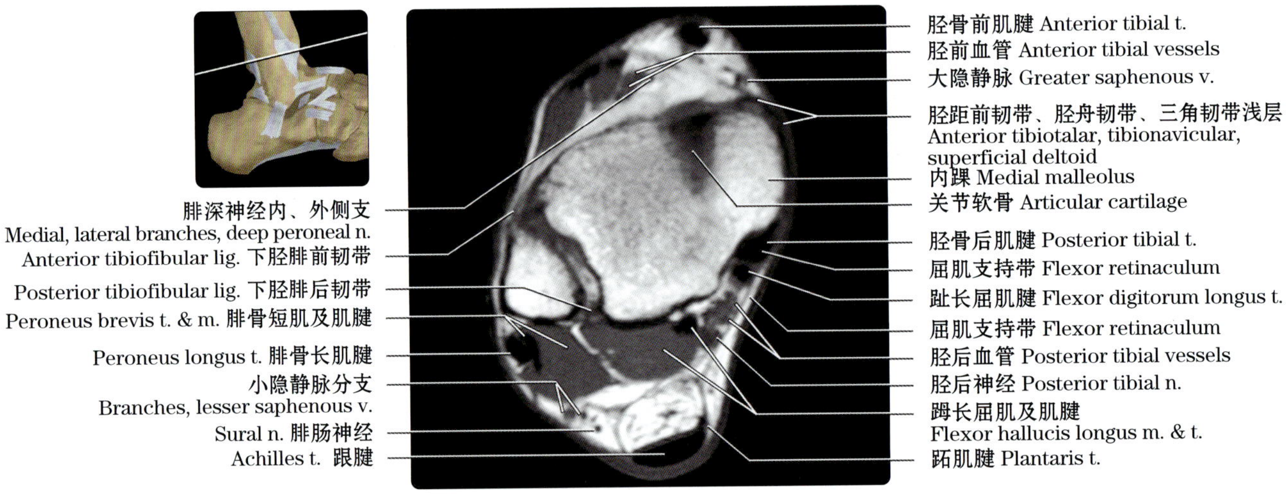

上图：右踝关节横轴位 T_1WI 图像，该层面位于胫骨远端平台上方，垂直于胫骨长轴。

中图：下胫腓前、后韧带从胫骨远端延伸至腓骨，与骨间韧带一起支撑远端胫腓关节。跟腱前表面平坦，周围被腱旁组织部分环绕。跖肌腱位于跟腱内侧。

下图：胫骨后肌腱和趾长屈肌腱位于内踝后沟内，由上覆的屈肌支持带固定。胫骨后肌腱直径是趾长屈肌腱的 2 倍。

左踝关节 MR 横轴位 T_1WI

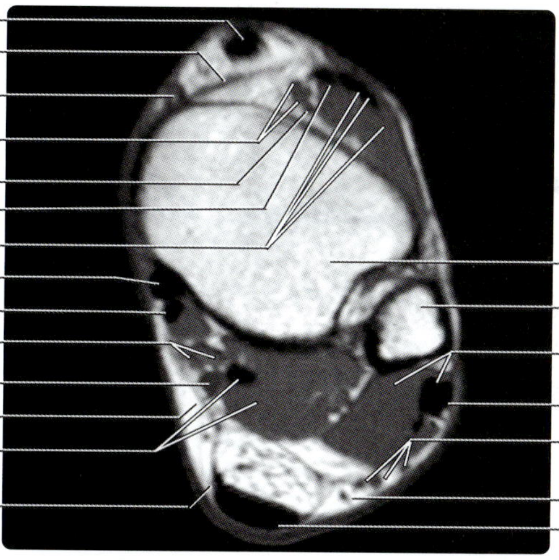

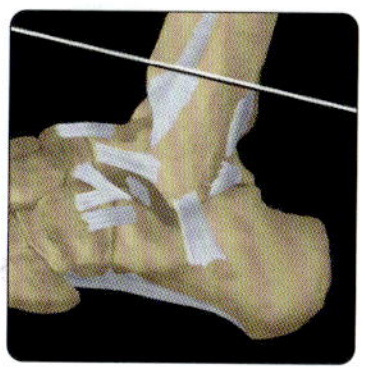

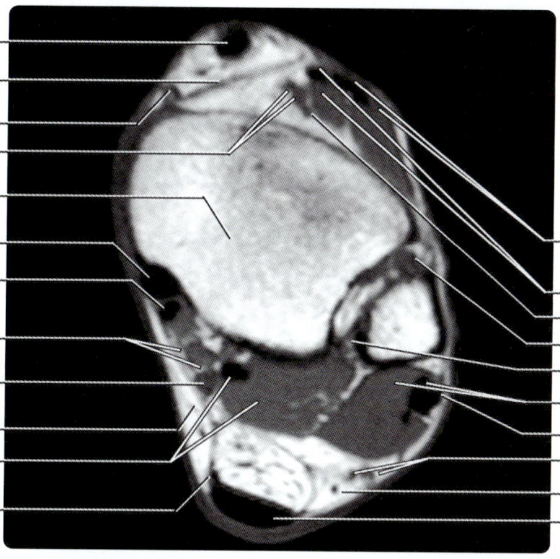

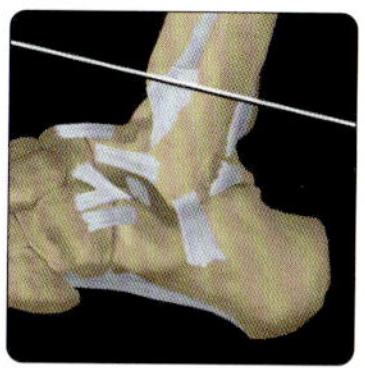

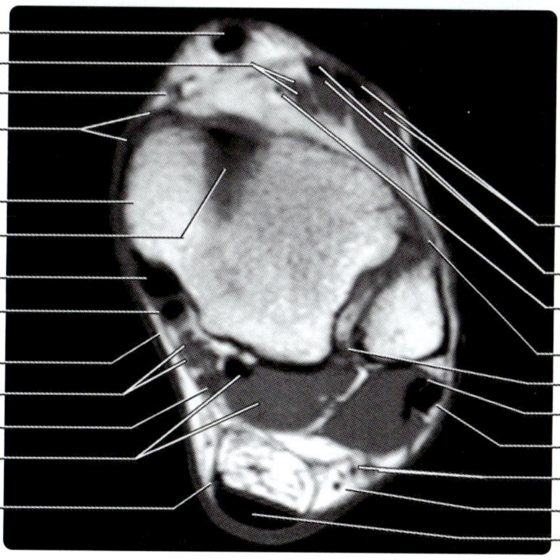

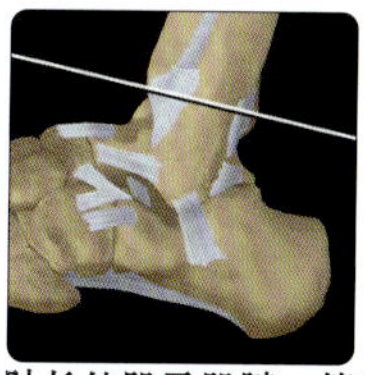

上图：左踝关节横轴位 T_1WI 图像，该层面位于胫骨远端平台上方，垂直于胫骨长轴。

中图：下胫腓前、后韧带从胫骨远端延伸至腓骨，与骨间韧带一起支撑远端胫腓关节。跟腱前表面平坦，周围被腱旁组织部分环绕。跖肌腱位于跟腱内侧。

下图：胫骨后肌腱和趾长屈肌腱位于内踝后沟内，由上覆的屈肌支持带固定。胫骨后肌腱直径是趾长屈肌腱的 2 倍。

右踝关节 MR 横轴位 T_1WI

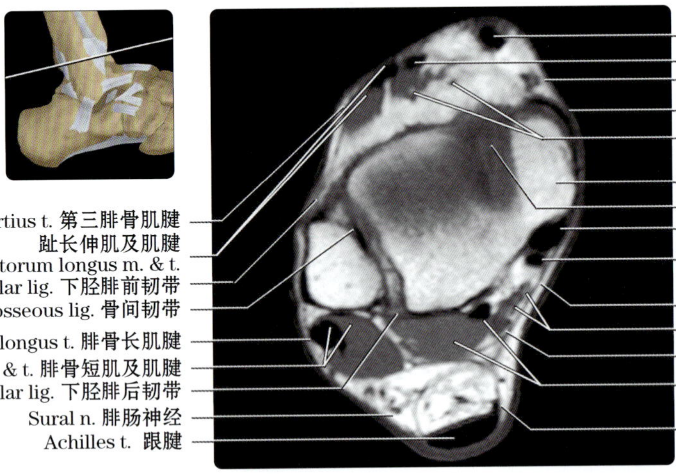

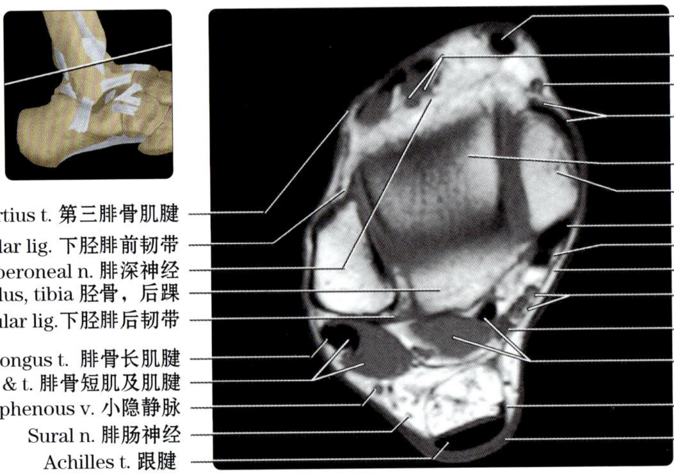

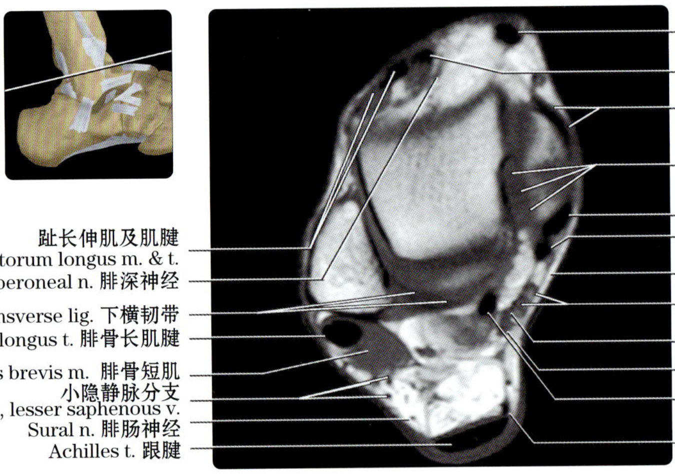

上图：胫骨和腓骨之间可见骨间韧带，为增厚的骨间膜，表现多样，可呈多孔状或缺失。
中图：内踝后面软组织结构可用“Tom、Dick 和 Harry”助记其相对位置关系，这些结构包括胫骨后肌腱、趾长屈肌腱、动脉、静脉、神经和踇长屈肌腱。(译者注：“Tom、Dick 和 Harry”是一部印度喜剧电影，也是三位主角的名字，电影中人物间情感关系复杂。本书此处用于描述内踝后方几个重要结构的相互位置关系，容易记忆：胫骨后肌靠近内踝，趾长屈肌在它后面，后外侧还有踇长屈肌，胫后血管和胫神经位于踇长屈肌和趾长屈肌之间。)
下图：三角韧带深层的胫距后韧带起自后丘，呈典型的条纹状表现。下横韧带位于下胫腓后韧带下方，延伸至胫骨远端后表面。

左踝关节 MR 横轴位 T_1WI

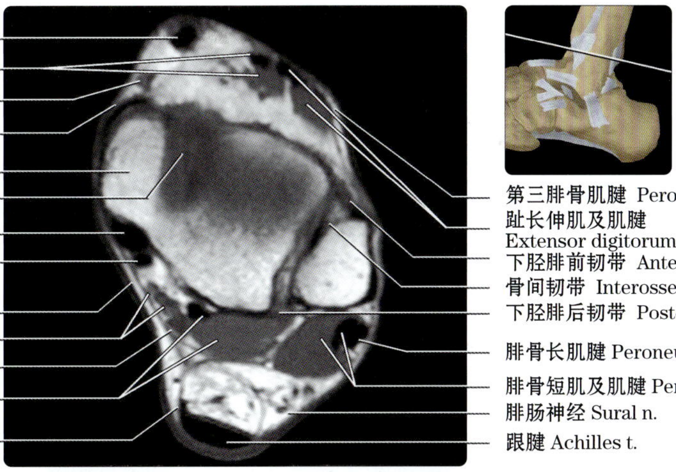

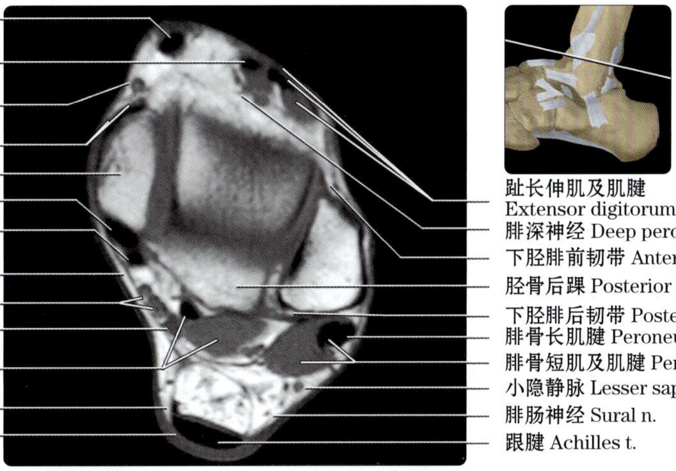

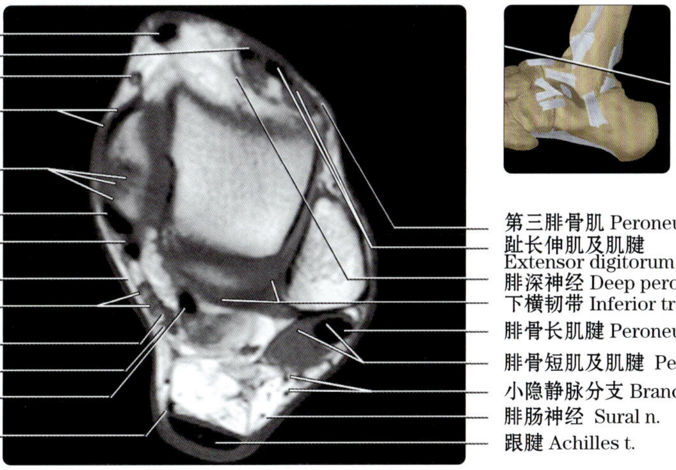

上图：胫骨和腓骨之间可见骨间韧带，为增厚的骨间膜，表现多样，可呈多孔状或缺失。

中图：内踝后面软组织结构可用“Tom、Dick 和 Harry”助记其相对位置关系，这些结构包括胫骨后肌腱、趾长屈肌腱、动脉、静脉、神经和踇长屈肌腱。(译者注：“Tom、Dick 和 Harry”是一部印度喜剧电影，也是三位主角的名字，电影中人物间情感关系复杂。本书此处用于描述内踝后方几个重要结构的相互位置关系，容易记忆：胫骨后肌靠近内踝，趾长屈肌在它后面，后外侧还有踇长屈肌，胫后血管和胫神经位于踇长屈肌和趾长屈肌之间。)

下图：三角韧带深层的胫距后韧带起自后丘，呈典型的条纹状表现。下横韧带位于下胫腓后韧带的下方，延伸至胫骨远端后表面。

右后足 MR 横轴位 T_1WI

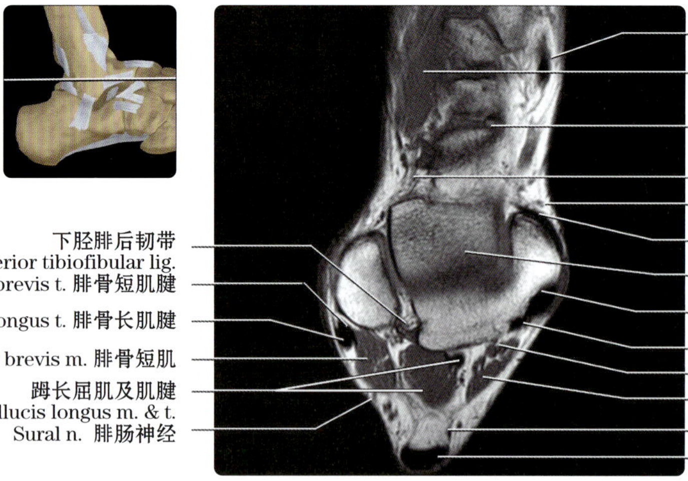

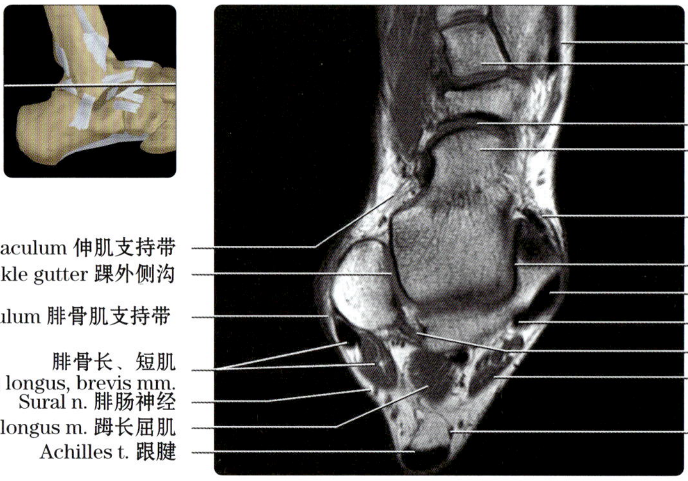

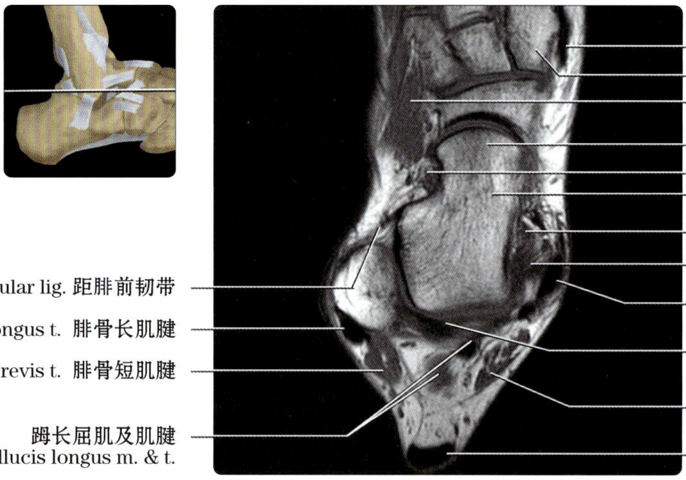

上图：沿距骨长轴按一定角度扫描的横轴位图像，后足结构显示最佳，注意副屈肌。

中图：踝关节呈杯状容纳距骨，构成踝关节的垂直部分，被称为踝内、外侧沟，两者均覆以透明软骨，并与踝关节水平部分相连续。

下图：三角韧带深层有两束，较大者占据踝内侧沟的一部分，从内踝前丘深面延伸至距骨凹，这束韧带通常被称为三角韧带深层，常忽略前束。前束从内踝延伸到距骨颈，形态较小且变异较多。距腓前韧带附着于距骨体和颈部外侧交界处的方形突起。

左后足 MR 横轴位 T_1WI

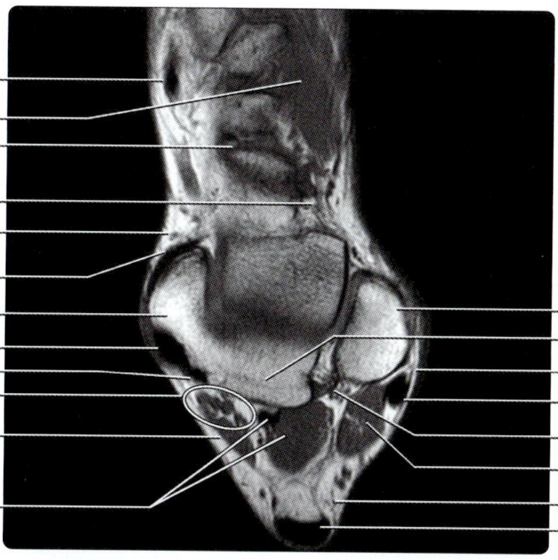

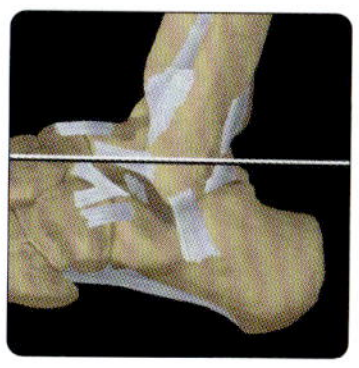

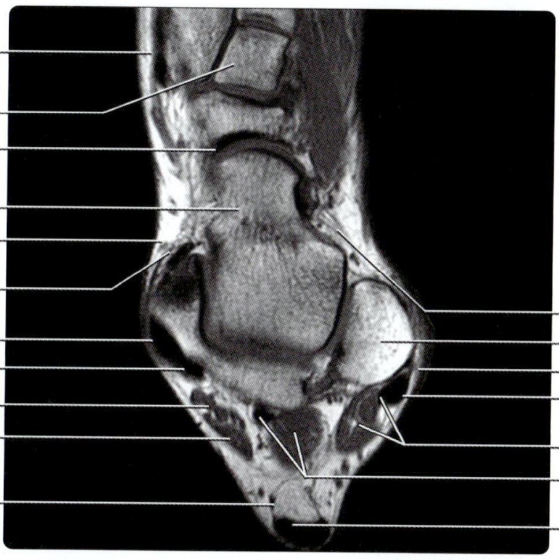

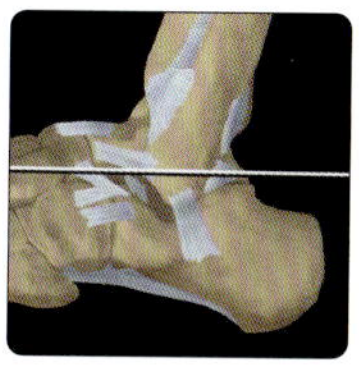

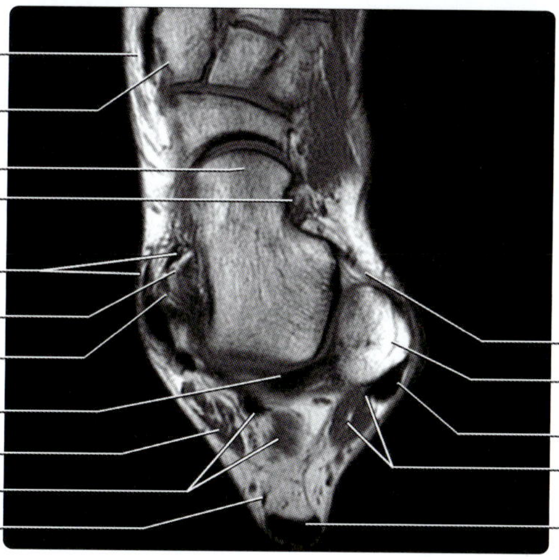

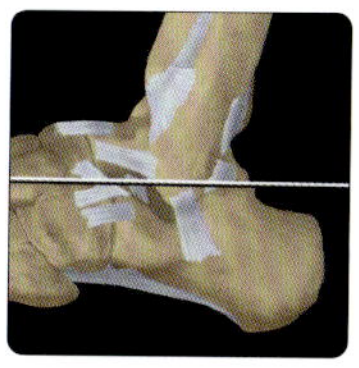

上图：沿距骨长轴按一定角度扫描的横轴位图像，后足结构显示最佳，注意副屈肌。

中图：踝关节呈杯状容纳距骨，构成踝关节的垂直部分，被称为踝内、外侧沟，两者均覆以透明软骨，并与踝关节水平部分相连续。

下图：三角韧带深层有两束，较大者占据踝内侧沟的一部分，从内踝前丘深面延伸至距骨凹，这束韧带通常被称为三角韧带深层，常忽略前束。前束从内踝延伸到距骨颈，形态较小且变异较多。距腓前韧带附着于距骨体和颈部外侧交界处的方形突起。

右后足 MR 横轴位 T_1WI

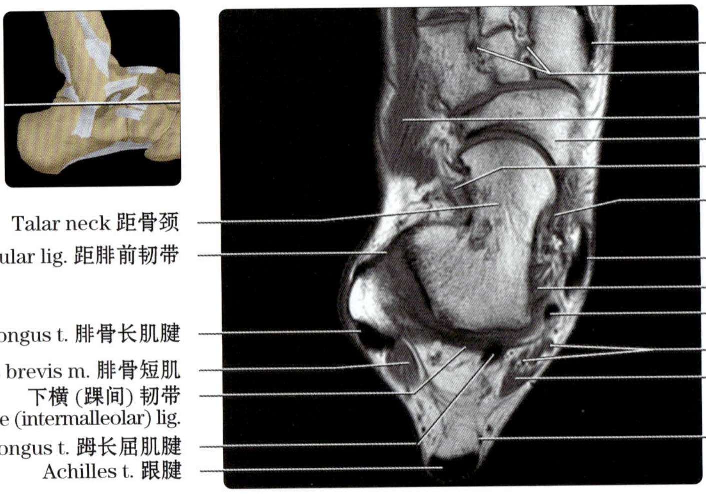

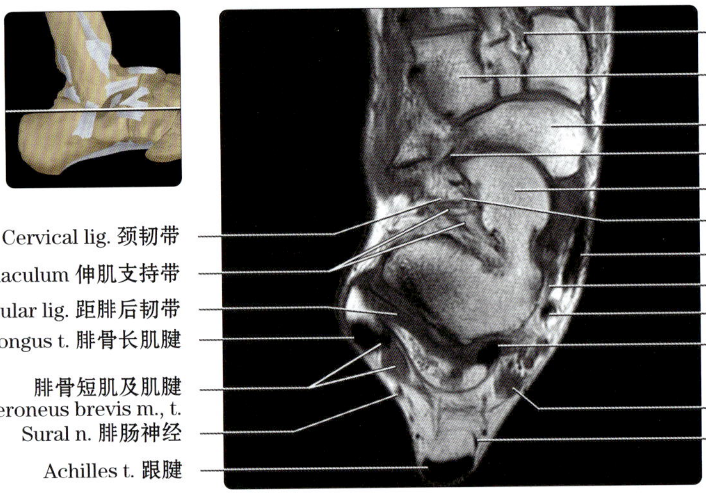

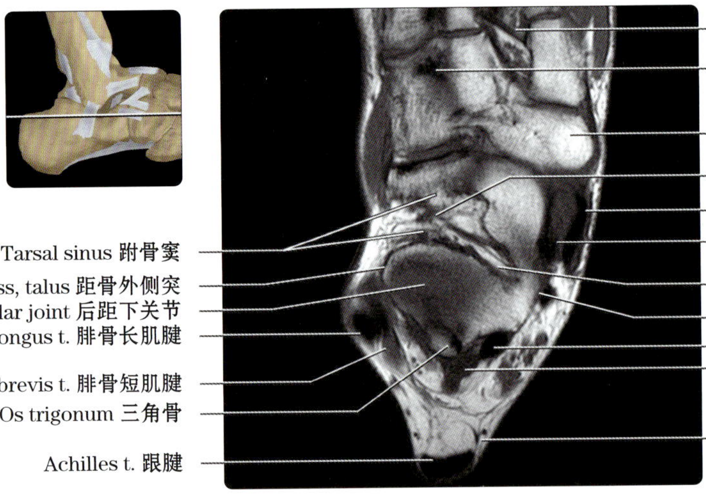

上图：下横韧带，也称踝间韧带，走行于距骨体后方，从内踝后表面延伸至腓骨尖。

中图：伸肌支持带位于颈韧带后方，穿过跗骨窦后附着于跟骨背侧面，分为外侧束、中间束和内侧束。

下图：跗骨窦呈漏斗状，位于距骨和跟骨之间、载距突的外侧。内部主要由脂肪填充，有韧带和动脉走行。跗骨窦后内侧是跗骨管，为一个狭窄的间隙，胫跟骨间韧带位于其内。

左后足 MR 横轴位 T_1WI

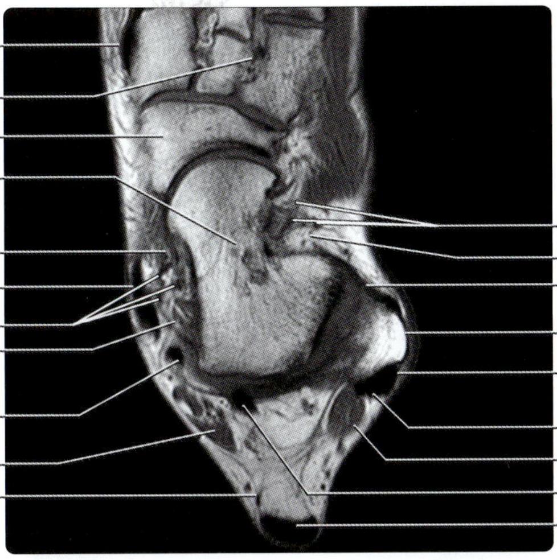

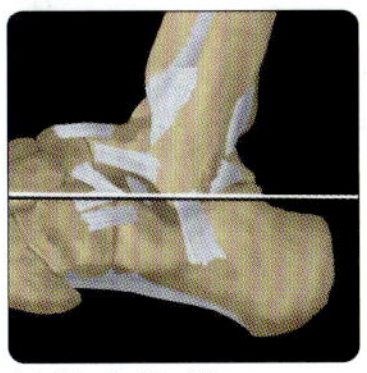

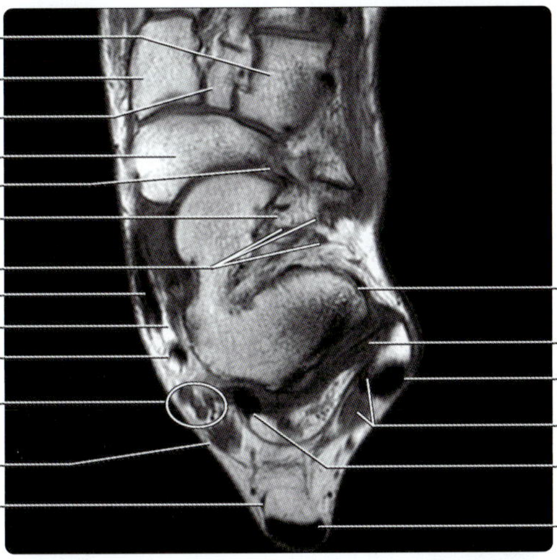

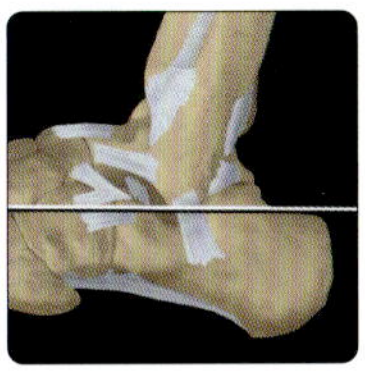

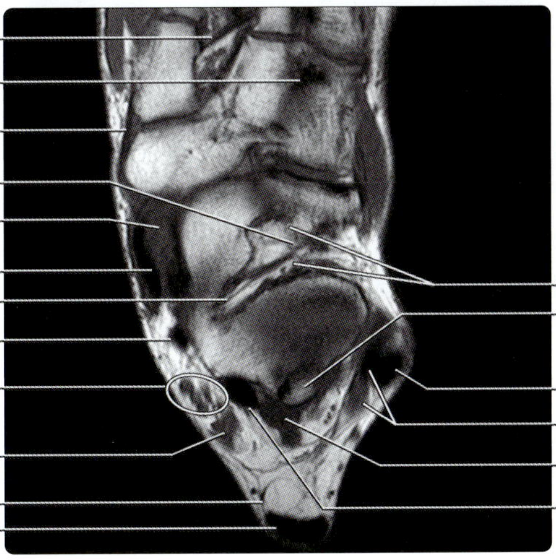

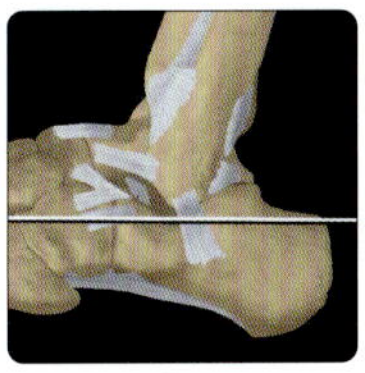

上图：下横韧带，也称踝间韧带，走行于距骨体后方，从内踝后表面延伸至腓骨尖。

中图：伸肌支持带位于颈韧带后方，穿过跗骨窦后附着于跟骨背侧面，分为外侧束、中间束和内侧束。

下图：跗骨窦呈漏斗状，位于距骨和跟骨之间、载距突的外侧。内部主要由脂肪填充，有韧带和动脉走行。跗骨窦后内侧是跗骨管，为一个狭窄的间隙，胫跟骨间韧带位于其内。

右后足 MR 横轴位 T_1WI

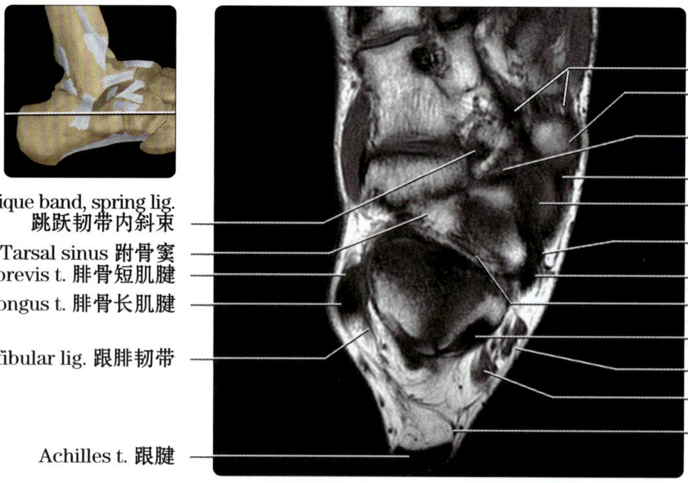

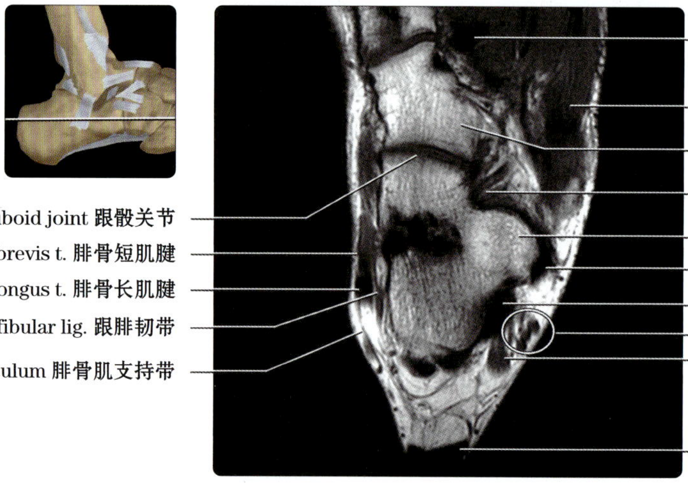

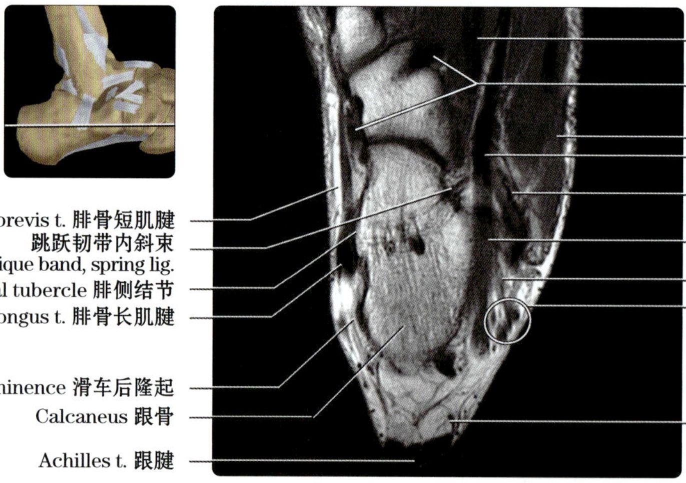

上图：跳跃韧带内斜束起于跟骨载距突前方的冠突窝。

中图：显示副屈肌附着于踇长屈肌腱，可将其视为副踇长屈肌，为正常变异。副屈肌常见，可根据其伴行最密切的肌肉或止点位置命名。副屈肌应视为正常肌肉，不应误认为肿块，副屈肌也可导致踝关节撞击或者劳累性筋膜间室综合征。

下图：胫神经在跗骨管内分成跟骨支及足底内、外侧支，足底外侧神经向外下方延伸至足的外侧面。Baxter神经是其第一分支，支配小趾展肌。

左后足 MR 横轴位 T_1WI

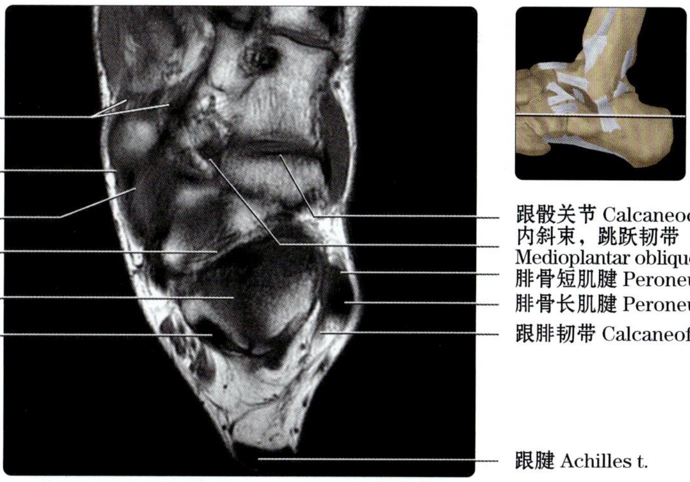

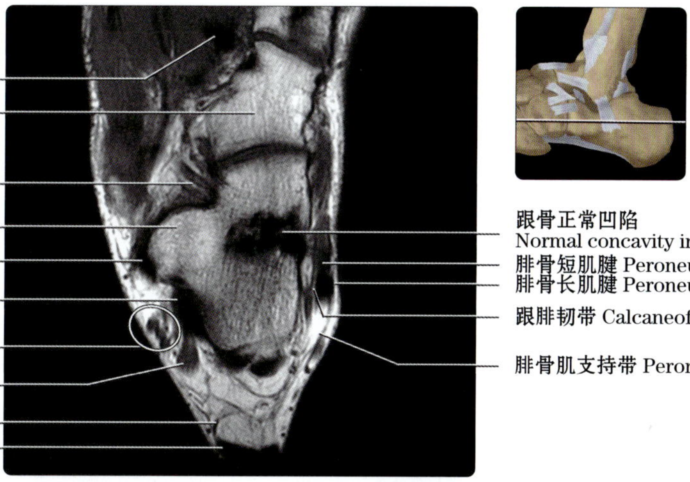

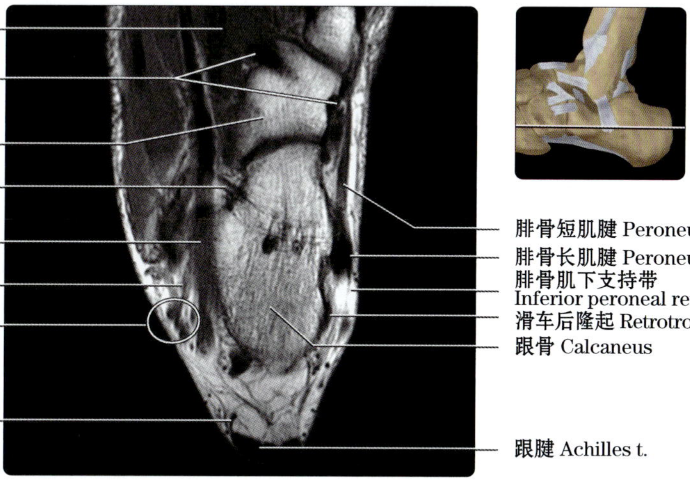

上图：跳跃韧带内斜束起于跟骨载距突前方的冠突窝。

中图：显示副屈肌附着于踇长屈肌腱，可将其视为副踇长屈肌，为正常变异。副屈肌常见，可根据其伴行最密切的肌肉或止点位置命名。副屈肌应视为正常肌肉，不应误认为肿块，副屈肌也可导致踝关节撞击或者劳累性筋膜间室综合征。

下图：胫神经在跗骨管内分成跟骨支及足底内、外侧支，足底外侧神经向外下方延伸至足的外侧面。Baxter 神经是其第一分支，支配小趾展肌。

右后足 MR 横轴位 T_1WI

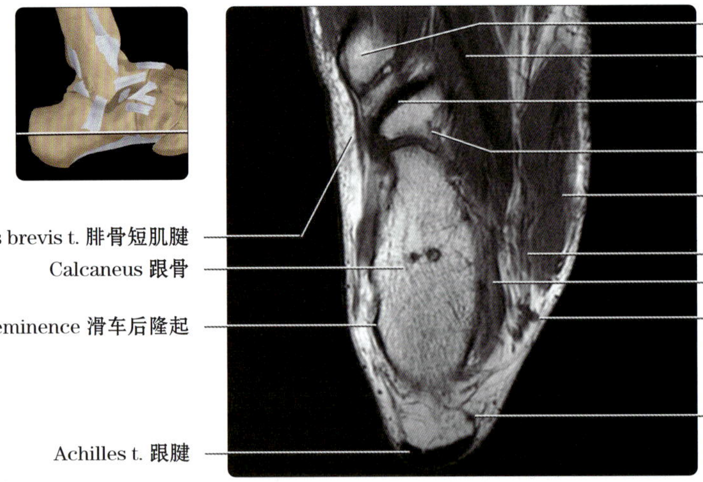

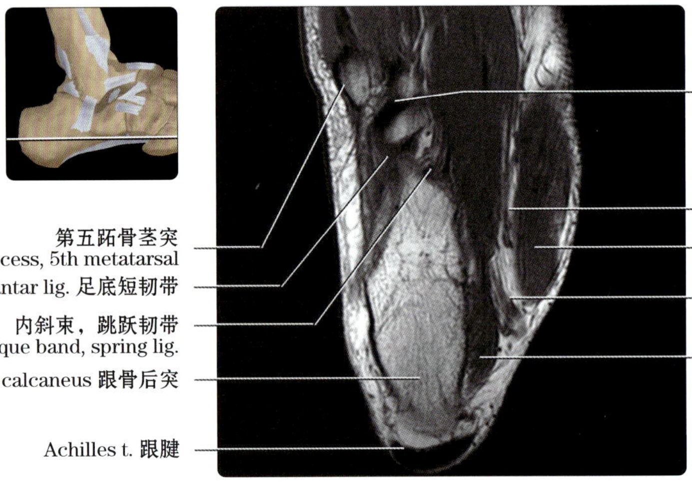

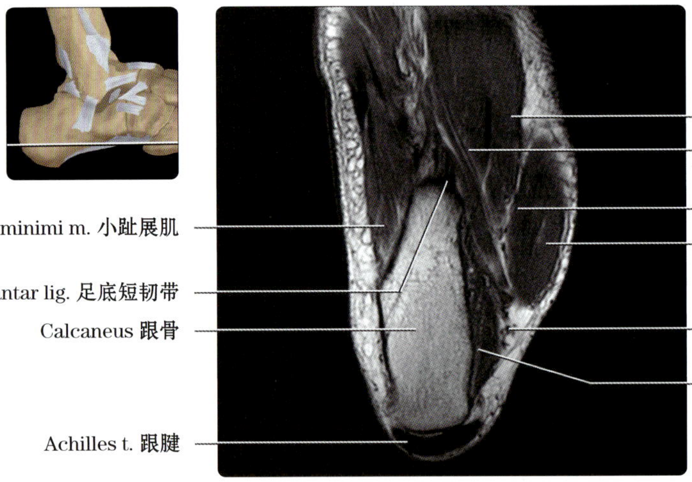

上图：显示腓骨长肌腱穿过骰骨沟。胫神经分叉及胫神经分支位置变异较大。足底方肌附着于趾长屈肌腱，蚓状肌起自该肌腱。

中图：足底短韧带也被称为足底跟骰韧带，止于骰骨的近端边缘。足底长韧带位于其表面，形成骰骨管底部，腓骨长肌腱位于其内，矢状位图像上显示最佳，骰骨管顶部为骰骨沟。

下图：足底外侧神经位于足底方肌和趾短屈肌之间，分为深、浅两支。足底内侧神经位于踇展肌和趾短屈肌之间。

左后足 MR 横轴位 T_1WI

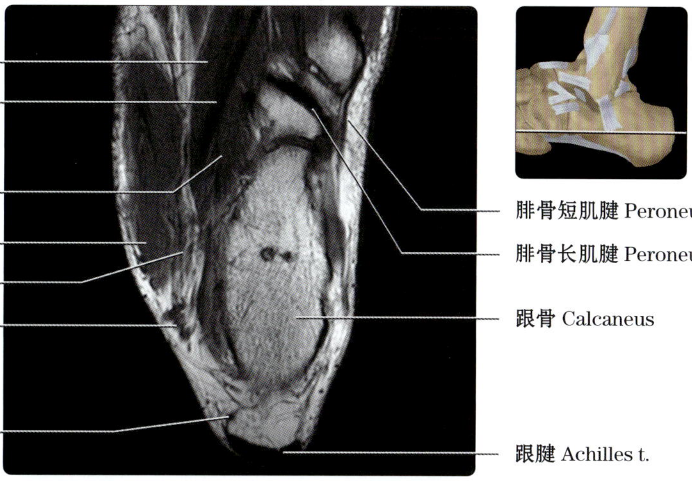

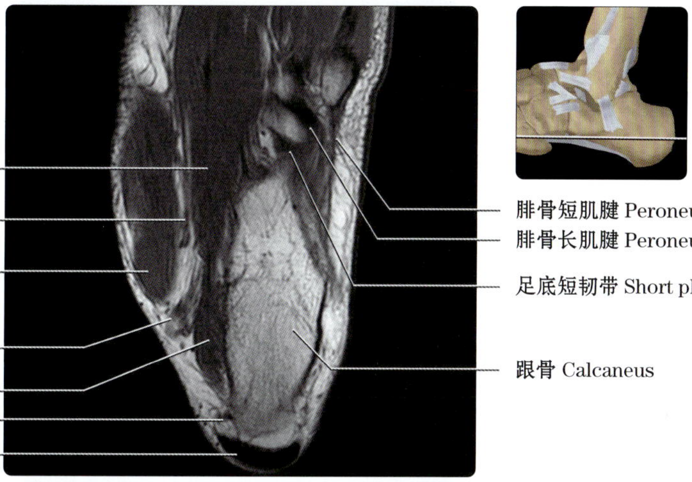

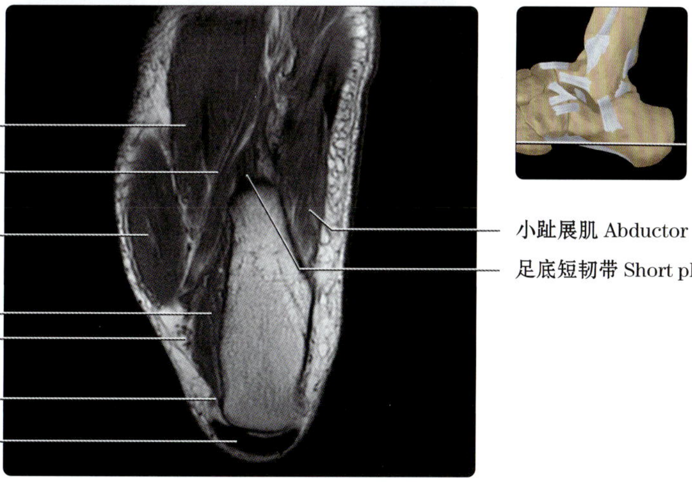

上图：显示腓骨长肌腱穿过骰骨沟。胫神经分叉及胫神经分支位置变异较大。足底方肌附着于趾长屈肌腱，蚓状肌起自该肌腱。

中图：足底短韧带也被称为足底跟骰韧带，止于骰骨的近端边缘。足底长韧带位于其表面，形成骰骨管底部，腓骨长肌腱位于其内，矢状位图像上显示最佳，骰骨管顶部为骰骨沟。

下图：足底外侧神经位于足底方肌和趾短屈肌之间，分为深、浅两支。足底内侧神经位于踇展肌和趾短屈肌之间。

右踝关节 MR 冠状位 T_1WI

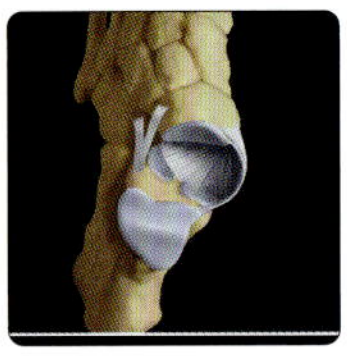

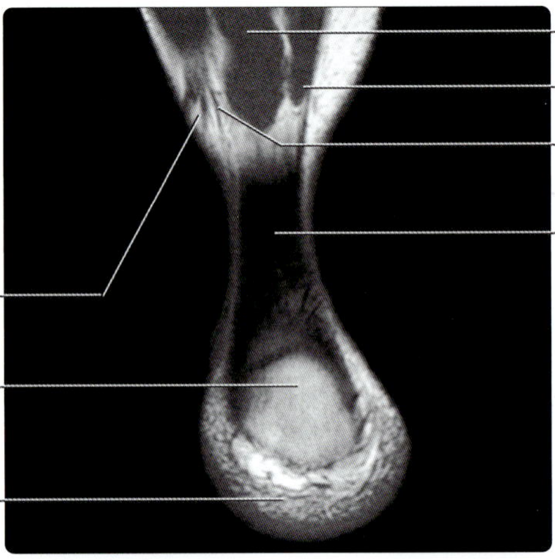

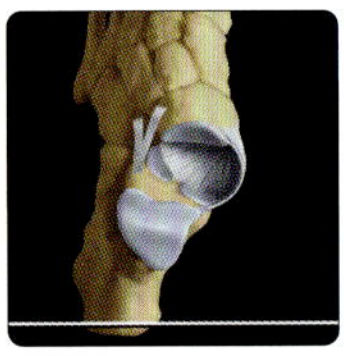

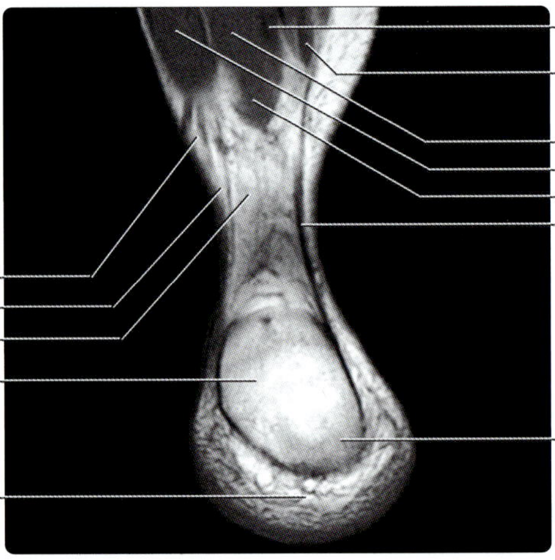

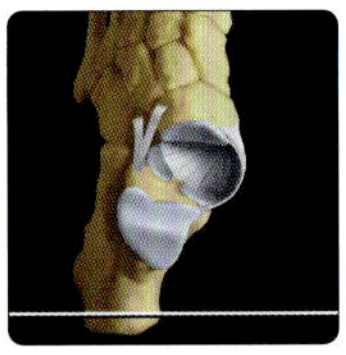

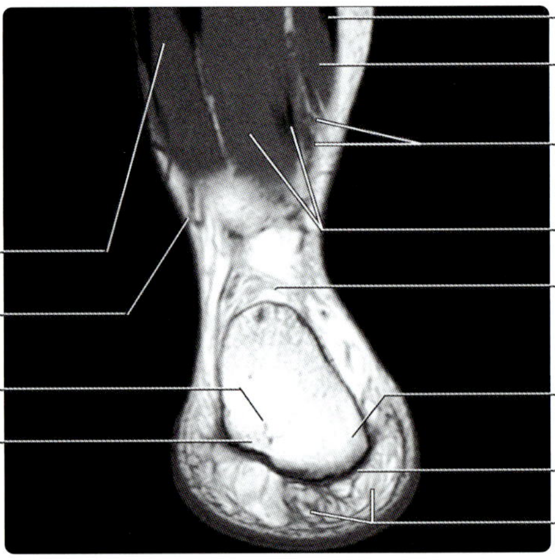

上图：踝关节冠状位成像可以是常规冠状位或与足轴线成一定角度的斜冠状位。如图所示，在常规冠状位上可以显示足后部大多数结构。如配图所示，本序列中前部图像垂直于距骨，有助于显示距下关节和后足其他结构。

中图：跟腱是人体最大的肌腱，附着于跟骨结节后缘，略低于跟骨结节顶点。跖肌腱沿跟腱内侧缘走行，单独止于跟骨内侧边。

下图：踇长屈肌较宽大，与小腿部后筋膜间室的其他肌肉相比，踇长屈肌肌肉组织向下延伸更远，下行至踝关节。腓骨短肌也下行至踝关节，而腓骨长肌在这个层面上不再显示。

左踝关节 MR 冠状位 T_1WI

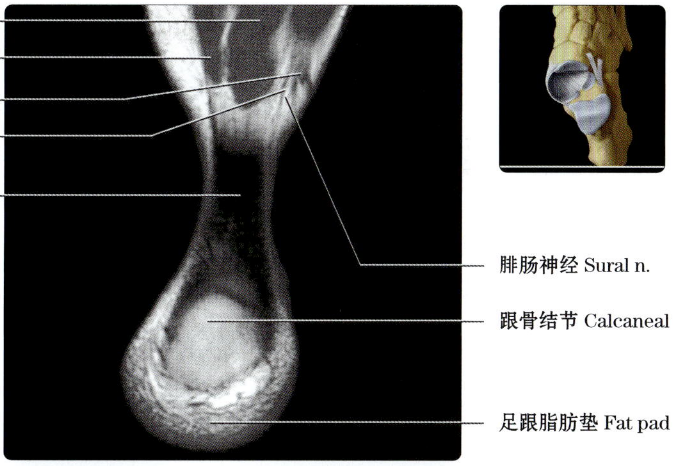

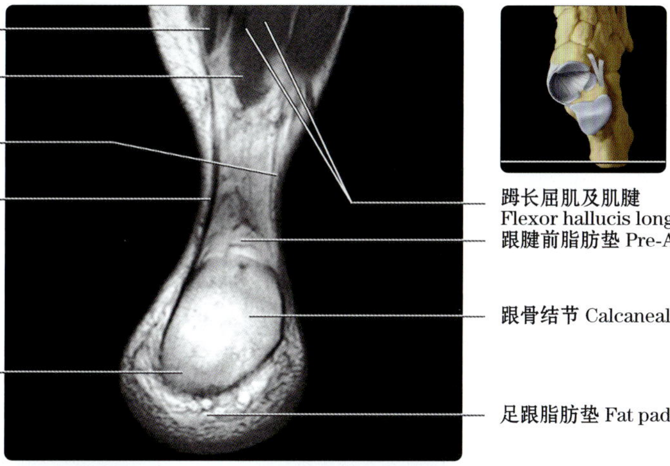

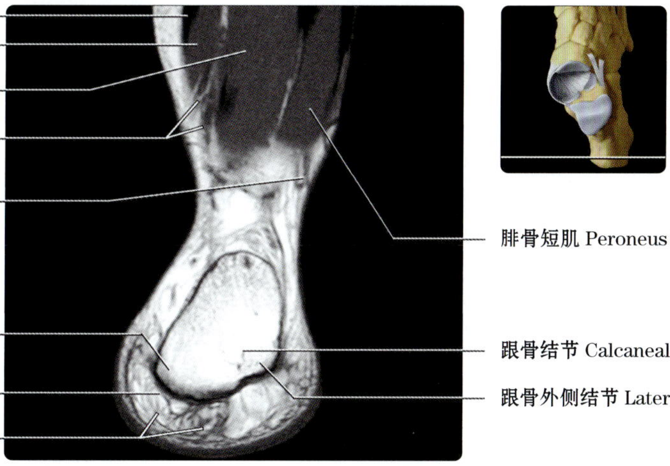

上图：踝关节冠状位成像可以是常规冠状位或与足轴线成一定角度的斜冠状位。如图所示，在常规冠状位上可以显示足后部大多数结构。如配图所示，本序列中前部图像垂直于距骨，有助于显示距下关节和后足其他结构。

中图：跟腱是人体最大的肌腱，附着于跟骨结节后缘，略低于跟骨结节顶点。跖肌腱沿跟腱内侧缘走行，单独止于跟骨内侧边。

下图：跗长屈肌较宽大，与小腿部后筋膜间室的其他肌肉相比，跗长屈肌肌肉组织向下延伸更远，下行至踝关节。腓骨短肌也下行至踝关节，而腓骨长肌在这个层面上不再显示。

右踝关节 MR 冠状位 T_1WI

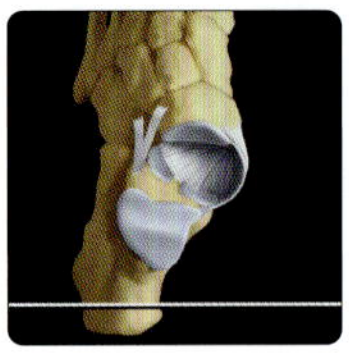

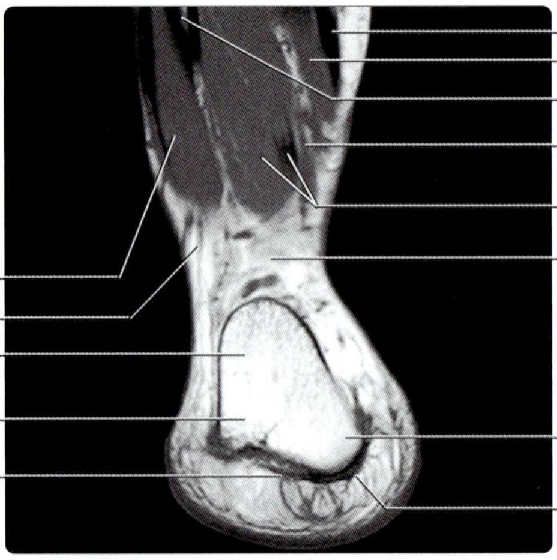

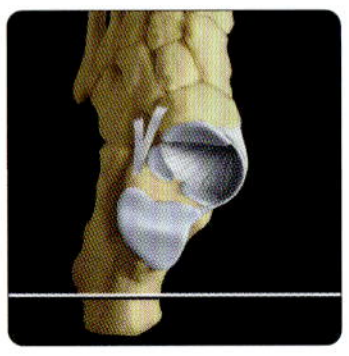

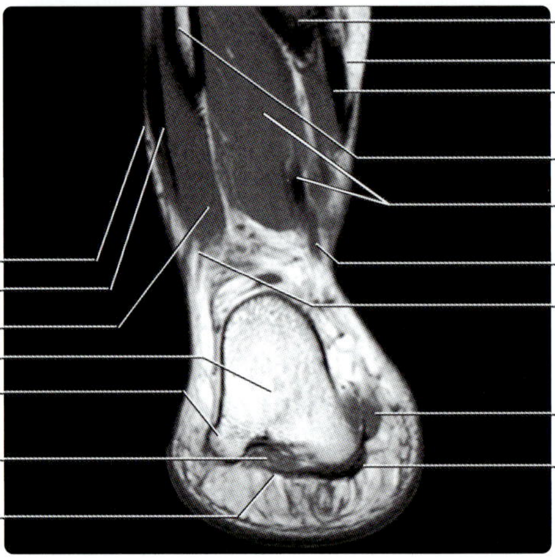

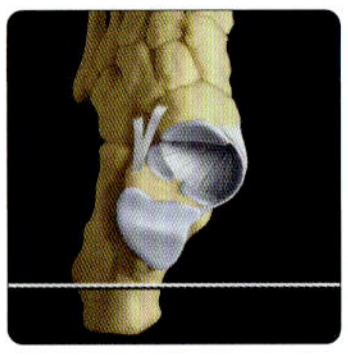

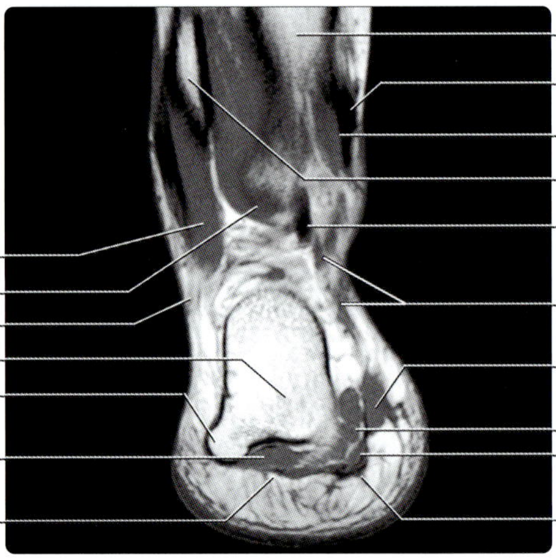

上图：跟骨后部层面，胫后神经及其伴行的血管下行到趾长屈肌和踇长屈肌之间的脂肪间隙内，神经位于动、静脉的外侧。

中图：足固有肌肉的第一层及足底腱膜起于跟骨内、外侧结节，小趾展肌、趾短屈肌起于外侧结节，踇展肌和小趾展肌起于内侧结节。

下图：显示足底筋膜（腱膜）与屈肌支持带相连续，近端分为三部分：中央束强韧、宽厚，覆盖趾短屈肌；外侧束覆盖小趾展肌；内侧束细薄，覆盖踇展肌。

左踝关节 MR 冠状位 T_1WI

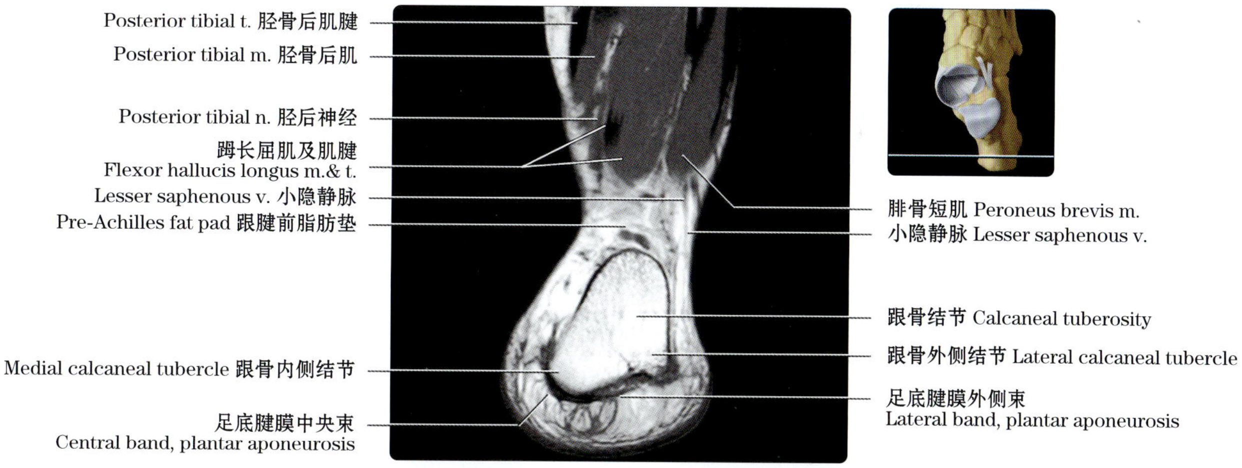

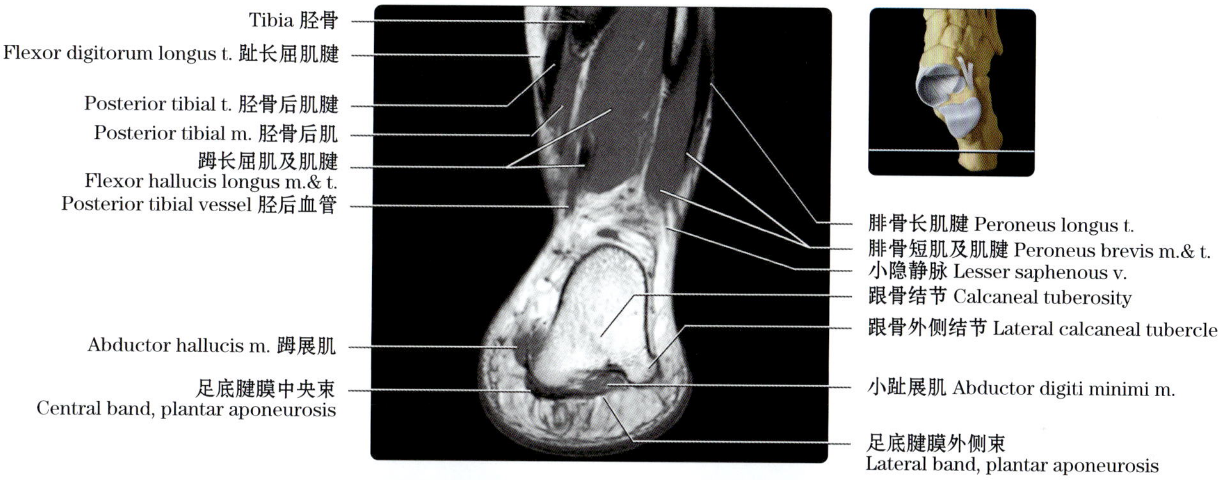

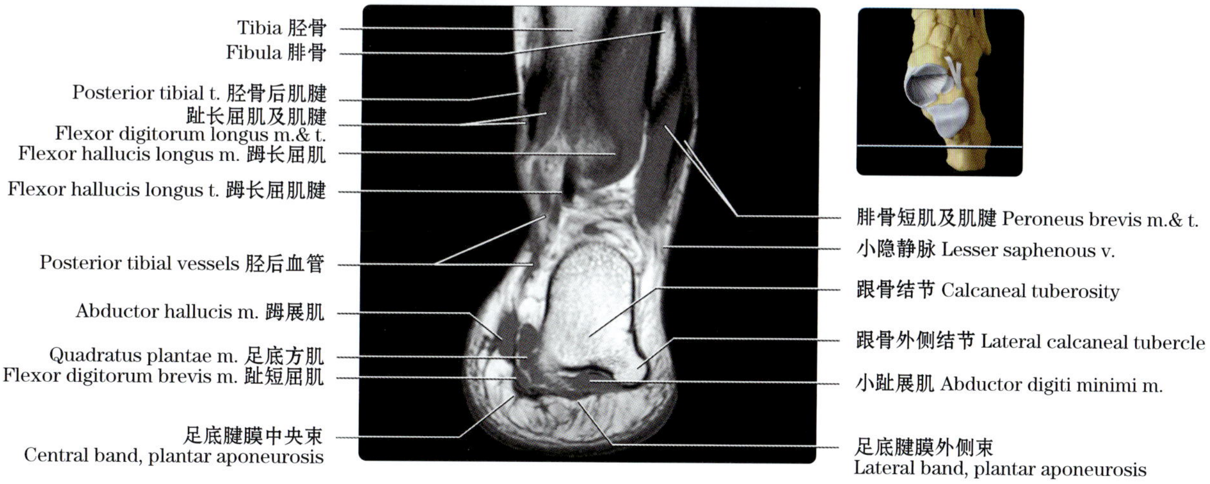

上图：跟骨后部层面，胫后神经及其伴行的血管下行到趾长屈肌和踇长屈肌之间的脂肪间隙内，神经位于动、静脉的外侧。

中图：足固有肌肉的第一层及足底腱膜起于跟骨内、外侧结节，小趾展肌、趾短屈肌起于外侧结节，踇展肌和小趾展肌起于内侧结节。

下图：显示足底筋膜（腱膜）与屈肌支持带相连续，近端分为三部分：中央束强韧、宽厚，覆盖趾短屈肌；外侧束覆盖小趾展肌；内侧束细薄，覆盖踇展肌。

右踝关节 MR 冠状位 T_1WI

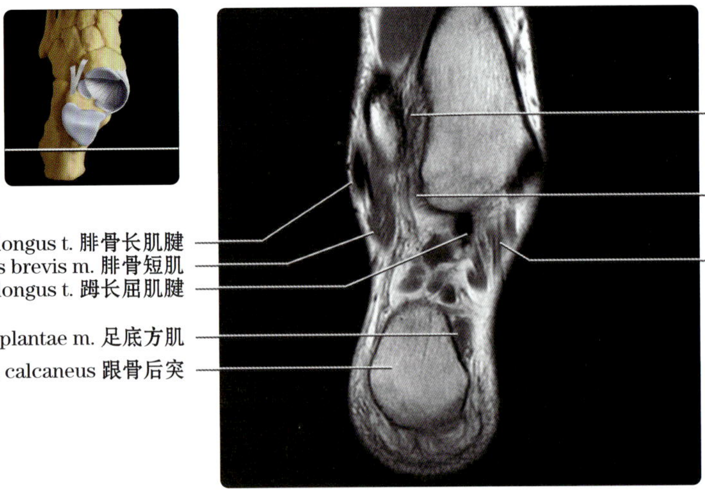

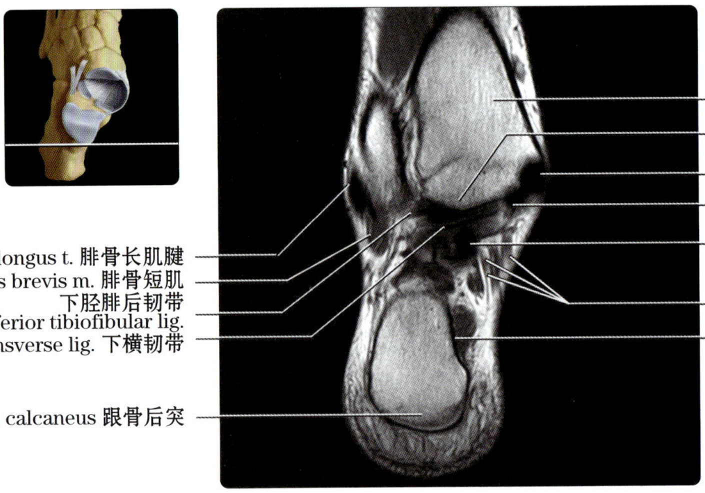

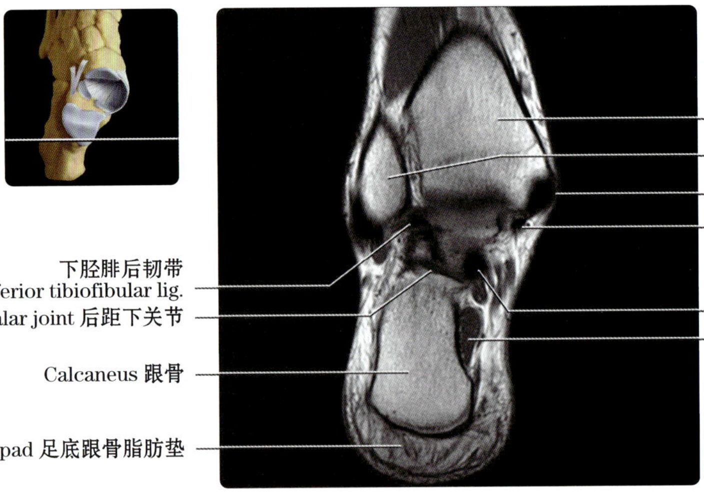

上图：跟骨冠状位图像，与距骨垂直，有助于后足结构的显示。与前部层面相比，跟骨在后部层面更易显示。

中图：下胫腓后韧带起自后踝，在踝穴上方附着于腓骨。下横韧带延伸至胫骨远端后表面，附着于内踝远端内侧。

下图：后距下关节宽大且弯曲，负责关节的内翻、外翻和滑动。

左踝关节 MR 冠状位 T_1WI

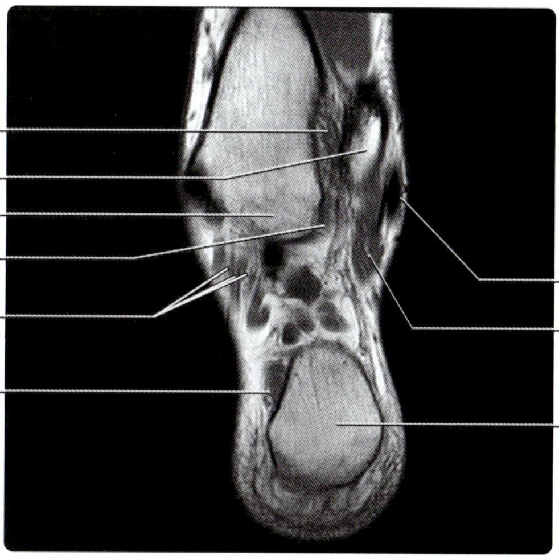

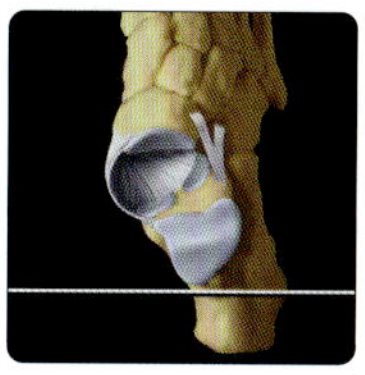

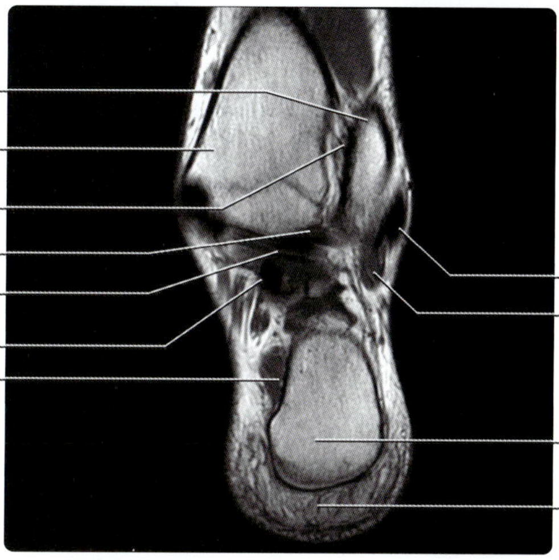

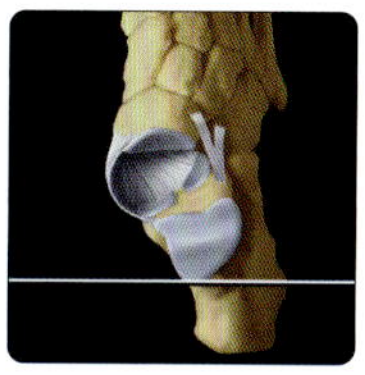

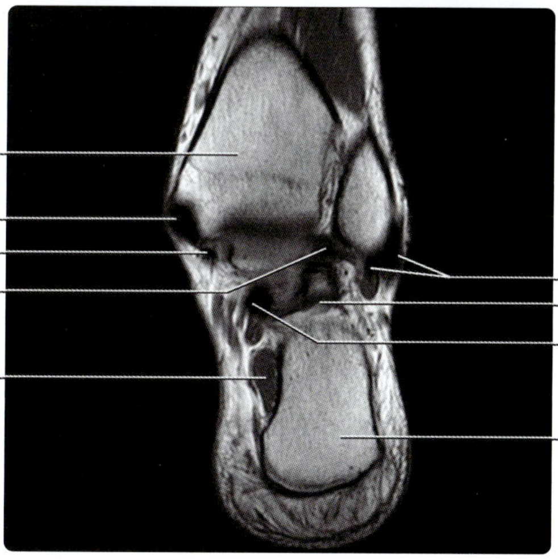

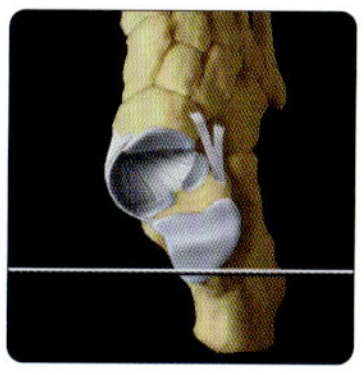

上图：跟骨冠状位图像，与距骨垂直，有助于后足结构的显示。与前部层面相比，跟骨在后部层面更易显示。

中图：下胫腓后韧带起自后踝，在踝穴上方附着于腓骨。下横韧带延伸至胫骨远端后表面，附着于内踝远端内侧。

下图：后距下关节宽大且弯曲，负责关节的内翻、外翻和滑动。

右踝关节 MR 冠状位 T_1WI

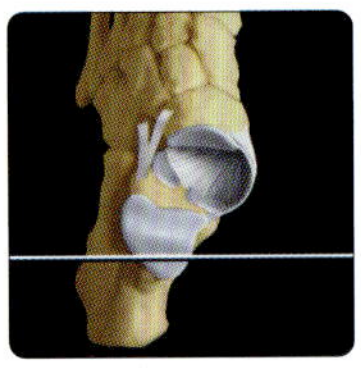

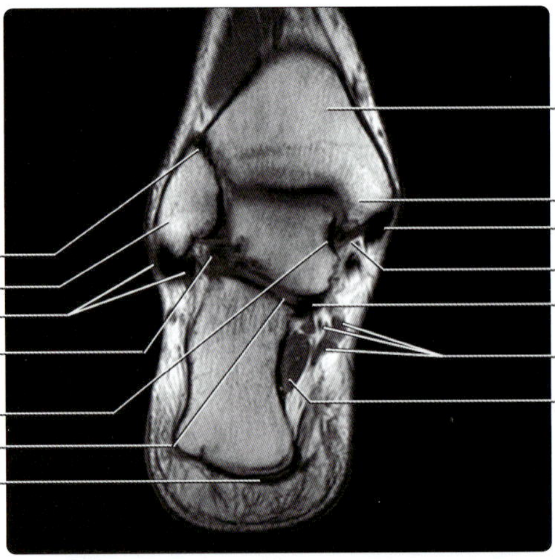

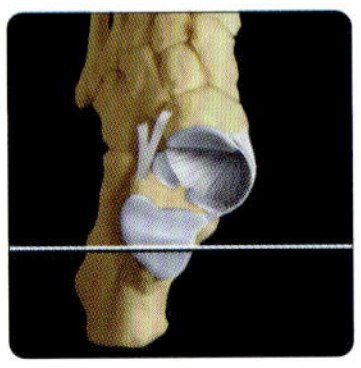

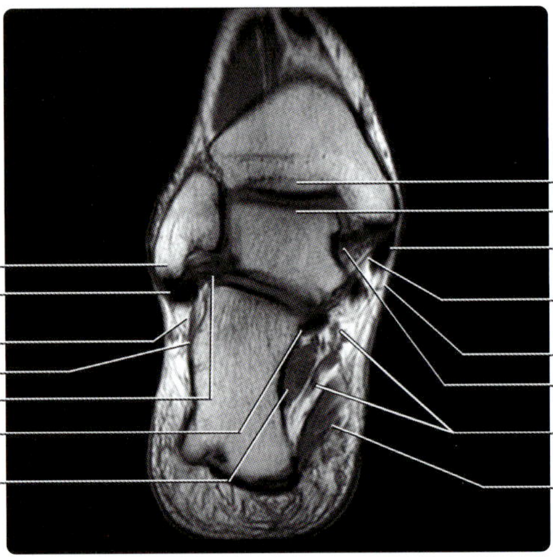

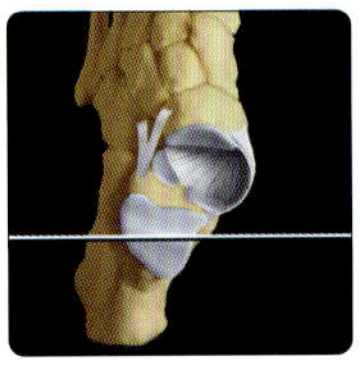

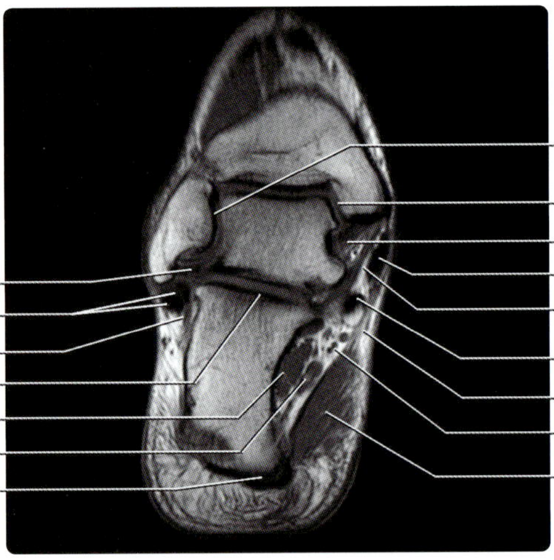

上图：显示三角韧带深层分为两束，后束恒定、粗大，通常被简单地当作三角韧带深层，起于内踝前丘的后缘及后丘的一小部分，附着于距骨体内缘的距骨凹。

中图：后足冠状位图像，显示跟腓韧带位于腓骨肌腱深面，起于外踝尖部，向后下及内侧方向走行，附着于跟骨滑车后隆起。

下图：跗骨管内有外在屈肌腱深层和胫后神经血管束及其分支，这些结构被固定在屈肌支持带下方，内侧骨性结构构成跗骨管的底部。

左踝关节 MR 冠状位 T_1WI

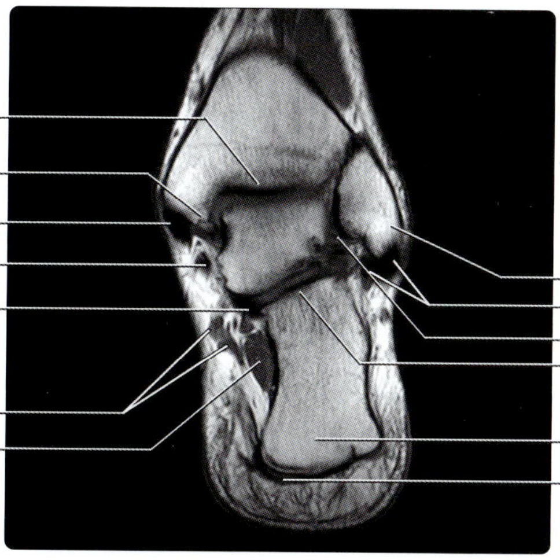

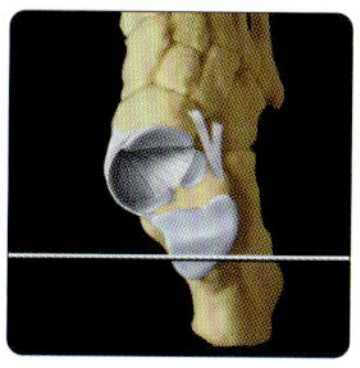

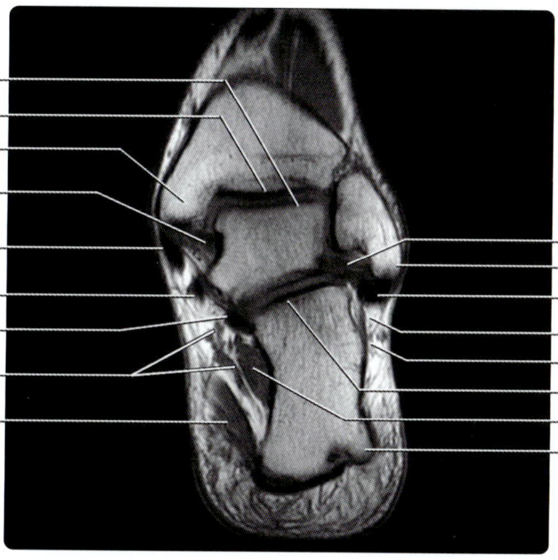

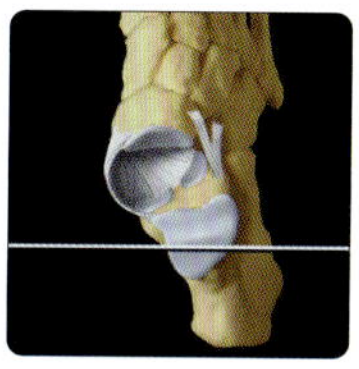

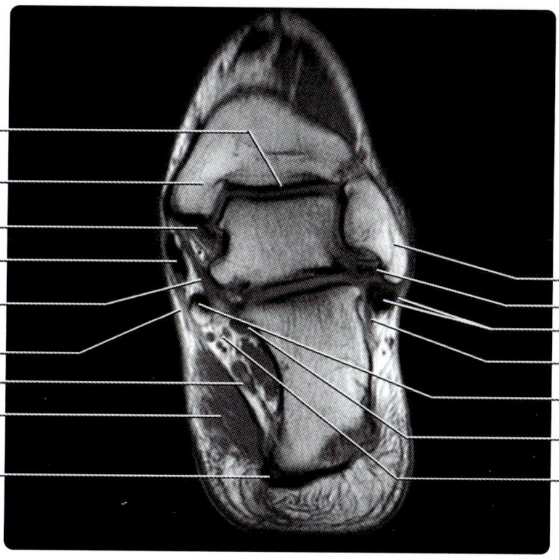

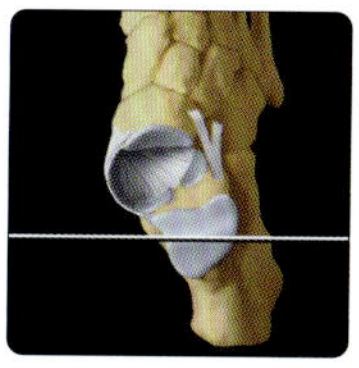

上图：显示三角韧带深层分为两束，后束恒定、粗大，通常被简单地当作三角韧带深层，起于内踝前丘的后缘及后丘的一小部分，附着于距骨体内缘的距骨凹。

中图：后足冠状位图像，显示跟腓韧带位于腓骨肌腱深面，起于外踝尖部，向后下及内侧方向走行，附着于跟骨滑车后隆起。

下图：跗骨管内有外在屈肌腱深层和胫后神经血管束及其分支，这些结构被固定在屈肌支持带下方，内侧骨性结构构成跗骨管的底部。

右踝关节 MR 冠状位 T_1WI

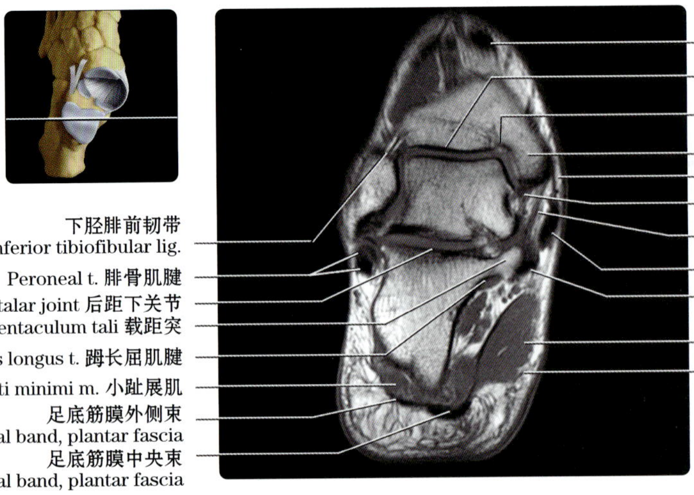

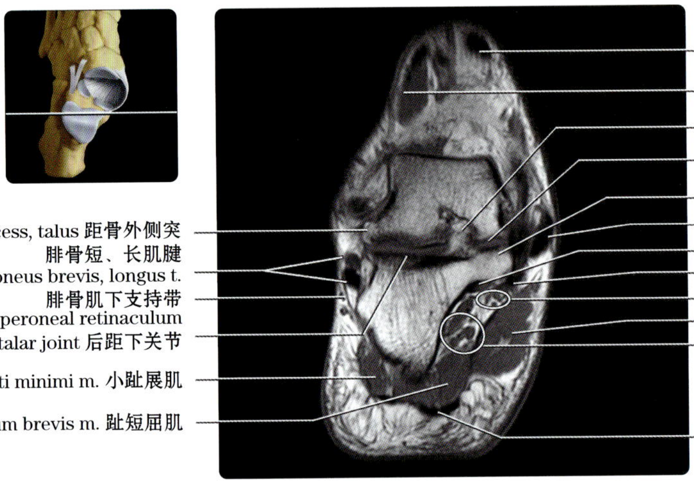

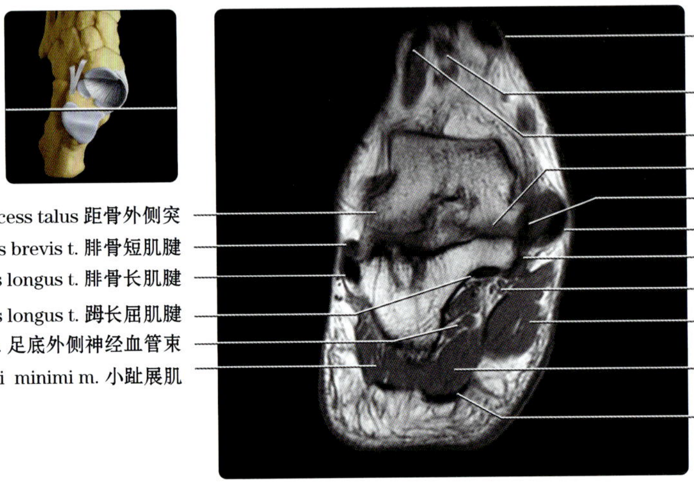

上图：Harty 切迹是胫骨内侧表面的一个小凹陷，其上方低信号与局部硬化相关，不应误认为胫骨骨软骨损伤。载距突是跟骨的内侧突起，如图所示，其最后面为非关节部，其前部形成中距下关节的下缘。

中图：载距突大部分与距骨内侧突形成关节，踇长屈肌腱走行于载距突下方。由于魔角效应，踇长屈肌腱和腓骨短肌腱表现为稍高信号。

下图：胫骨前肌腱是最大的伸肌腱，可在连续的冠状位图像上显示，最终附着于内侧楔骨和第一跖骨基底部。胫后神经分为足底内、外侧神经，足底内侧神经走行于足底外侧神经上方并靠近踇长屈肌腱。

左踝关节 MR 冠状位 T_1WI

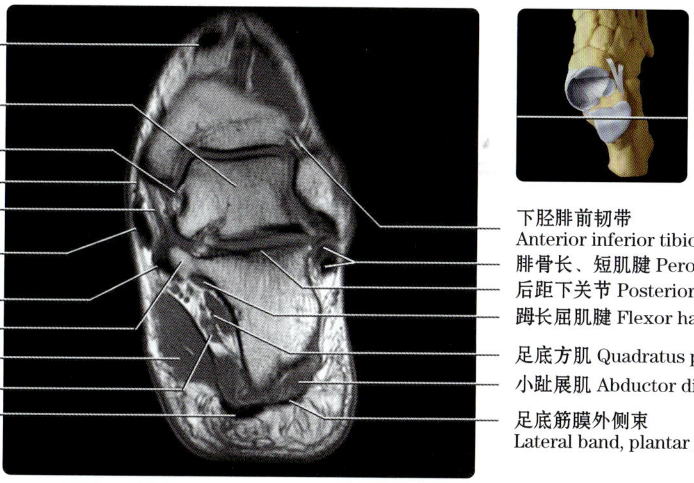

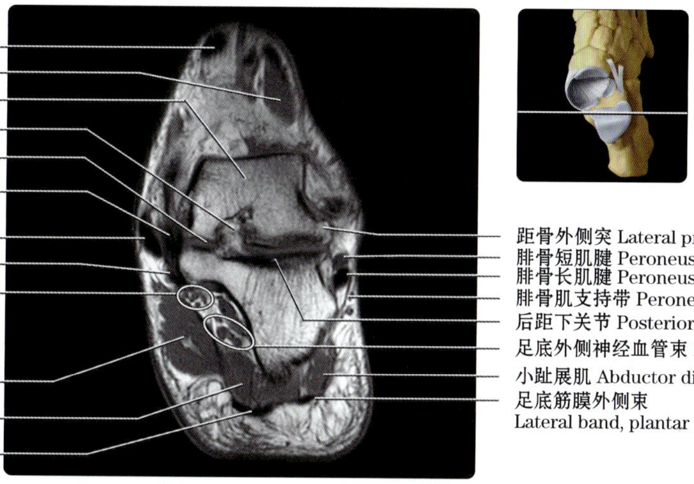

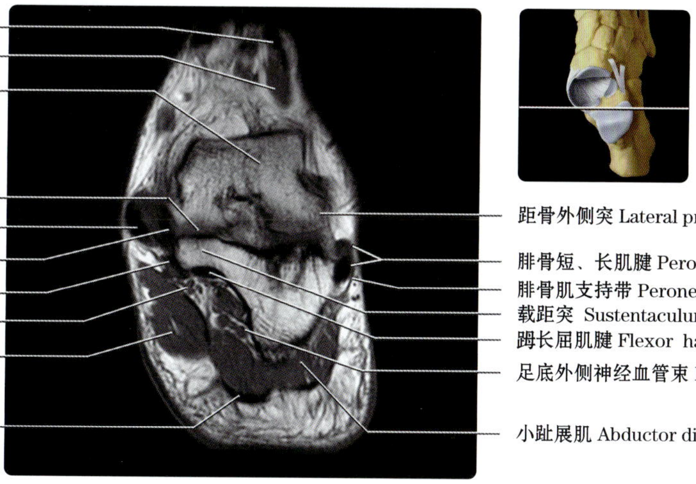

上图：Harty 切迹是胫骨内侧表面的一个小凹陷，其上方低信号与局部硬化相关，不应误认为胫骨骨软骨损伤。载距突是跟骨的内侧突起，如图所示，其最后面为非关节部，其前部形成中距下关节的下缘。

中图：载距突大部分与距骨内侧突形成关节，踇长屈肌腱走行于载距突下方。由于魔角效应，踇长屈肌腱和腓骨短肌腱表现为稍高信号。

下图：胫骨前肌腱是最大的伸肌腱，可在连续的冠状位图像上显示，最终附着于内侧楔骨和第一跖骨基底部。胫后神经分为足底内、外侧神经，足底内侧神经走行于足底外侧神经上方并靠近踇长屈肌腱。

右踝关节 MR 冠状位 T_1WI

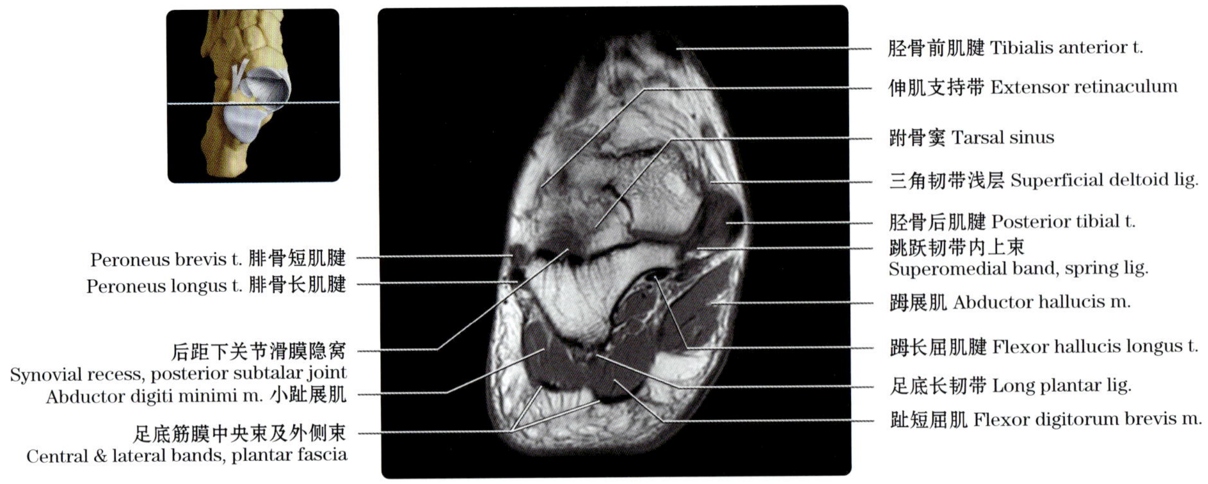

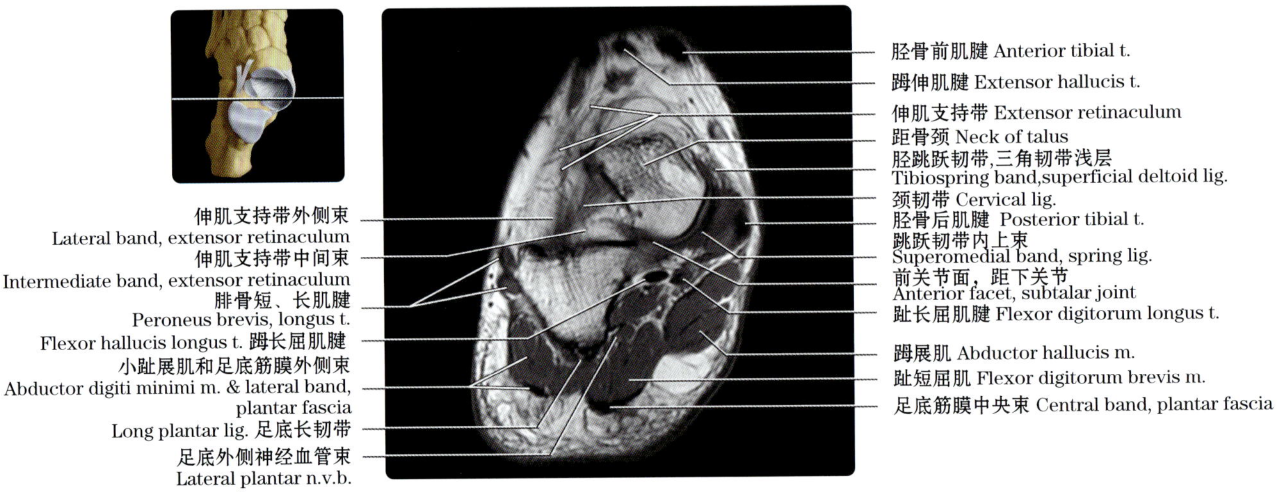

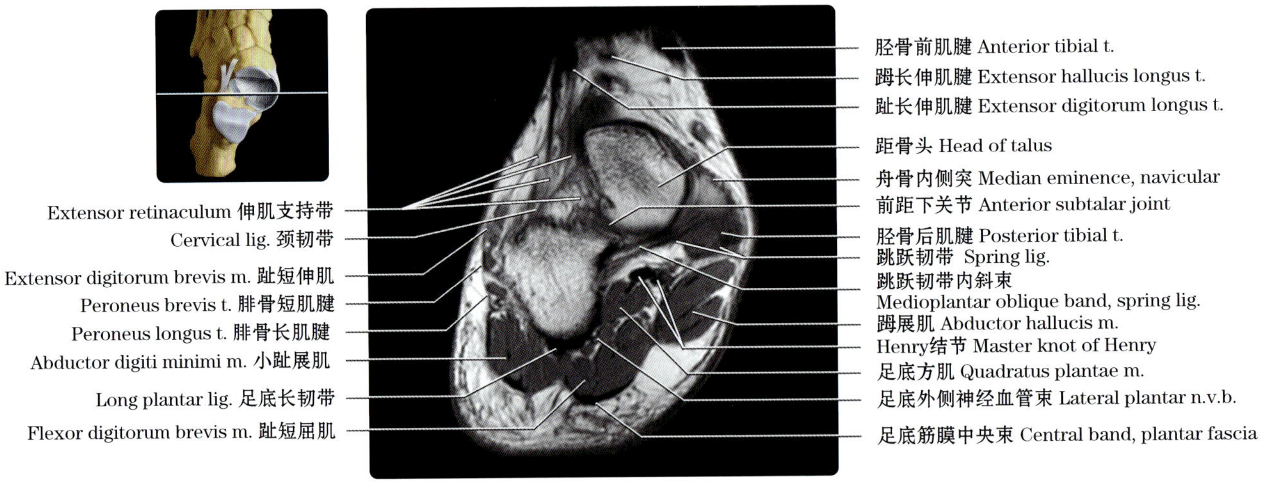

上图：跗骨窦为位于距骨和跟骨之间的漏斗状间隙，朝向外侧，与位于其后内侧的跗骨管相连续。后距下关节隐窝延伸入跗骨窦的后下部。

中图：伸肌支持带的三束延伸入跗骨窦，与颈韧带交叉。踇展肌和趾短屈肌之间的皮下脂肪通常没有间隔，可能被误认为脂肪瘤。

下图：趾长屈肌腱和踇长屈肌腱约在舟骨下的 Henry 结节处相交叉。颈韧带经过伸肌支持带于跗骨窦内的附着点，跳跃韧带的内斜束在载距突前方起于跟骨，内斜束和内上束起于载距突。

左踝关节 MR 冠状位 T_1WI

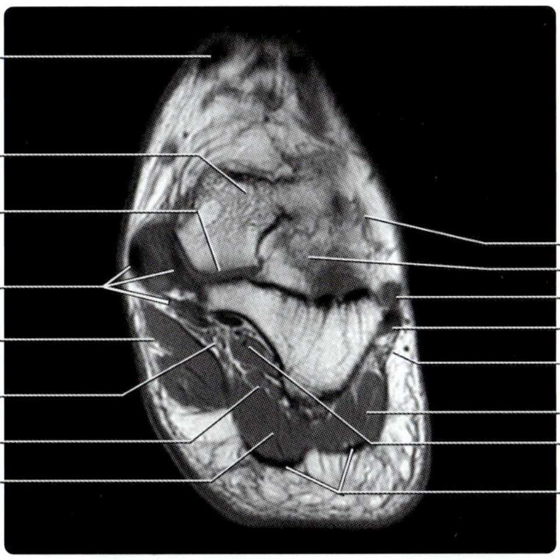

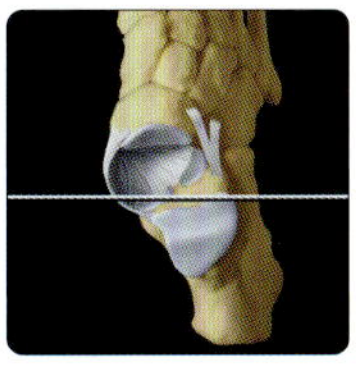

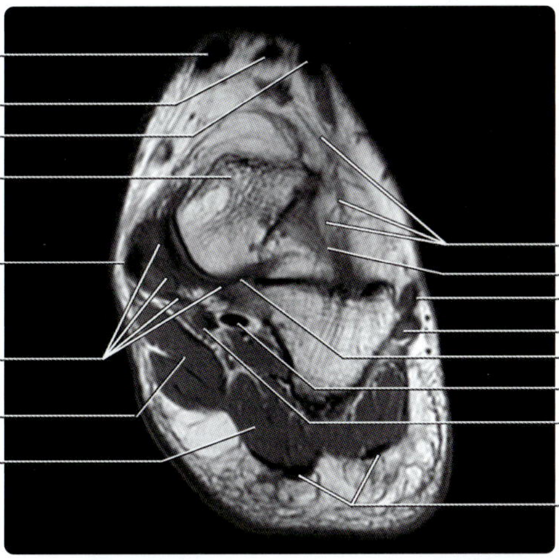

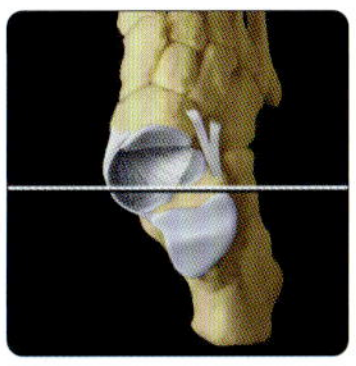

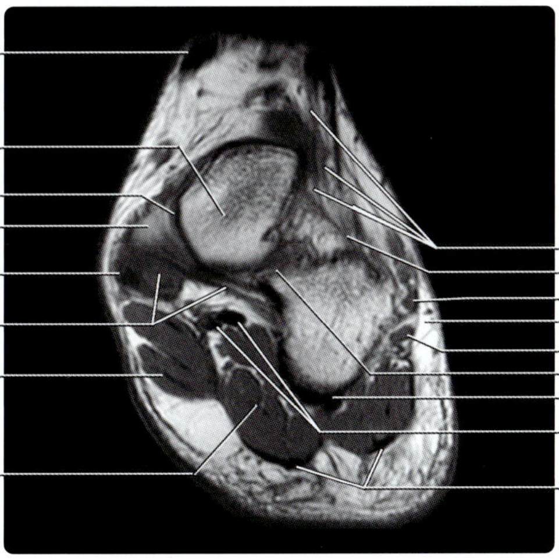

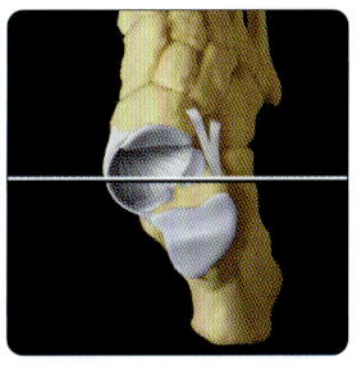

上图：跗骨窦为位于距骨和跟骨之间的漏斗状间隙，朝向外侧，与位于其后内侧的跗骨管相连续。后距下关节隐窝延伸入跗骨窦的后下部。

中图：伸肌支持带的三束延伸入跗骨窦，与颈韧带交叉。踇展肌和趾短屈肌之间的皮下脂肪通常没有间隔，可能被误认为脂肪瘤。

下图：趾长屈肌腱和踇长屈肌腱约在舟骨下的 Henry 结节处相交叉。颈韧带经过伸肌支持带于跗骨窦内的附着点，跳跃韧带的内斜束在载距突前方起于跟骨，内斜束和内上束起于载距突。

右踝关节 MR 冠状位 T_1WI

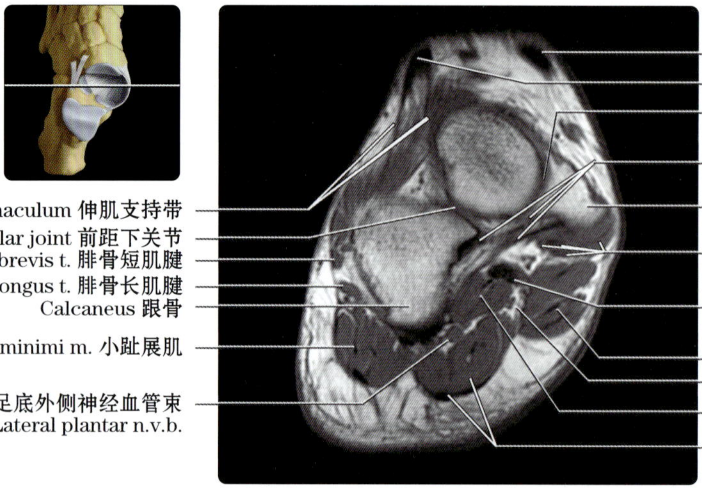

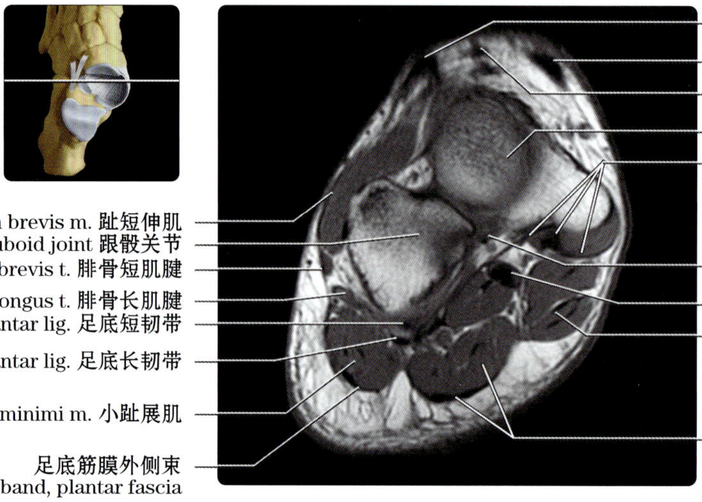

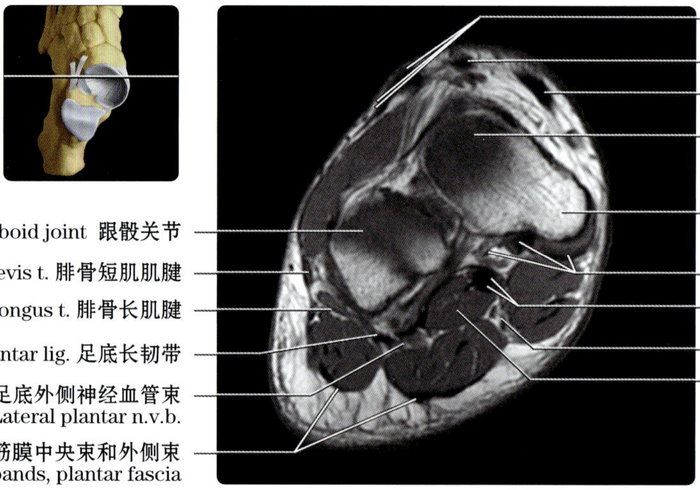

上图：跳跃韧带的解剖结构复杂。韧带撕裂时，MR 上表现为累及各个组成部分的磨损性、慢性损伤。

中图：显示跟骰关节和距舟关节的各部分。腓骨长、短肌腱分离，腓骨短肌腱即将变为薄带状并附着于第五跖骨基底部，腓骨长肌腱向内下方、朝向骰骨管方向走行。

下图：踇长屈肌腱和趾长屈肌腱相互交叉，足底方肌将附着于趾长屈肌。胫骨前肌腱开始环绕至足内侧并附着于内侧楔骨和第一跖骨。

左踝关节 MR 冠状位 T_1WI

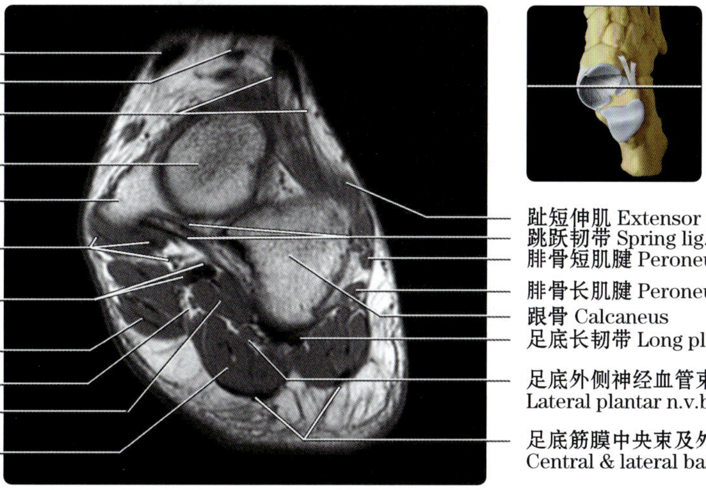

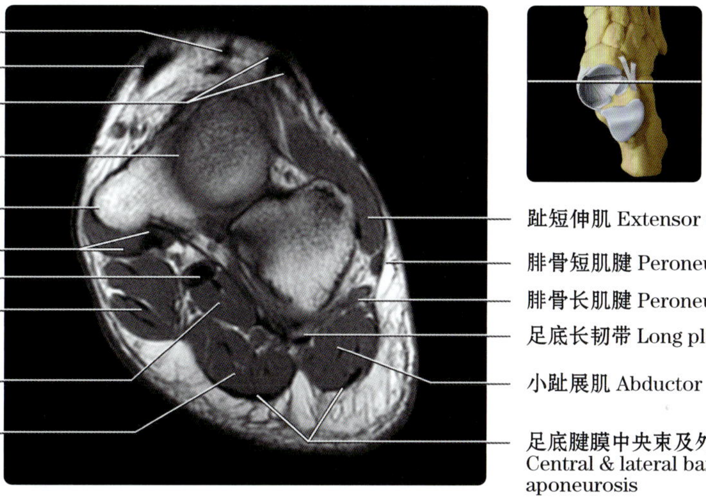

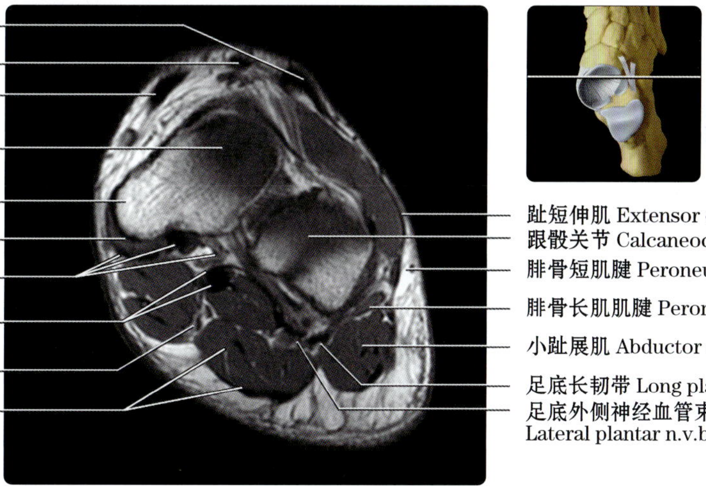

上图：跳跃韧带的解剖结构复杂。韧带撕裂时，MR 上表现为累及各个组成部分的磨损性、慢性损伤。

中图：显示跟骰关节和距舟关节的各部分。腓骨长、短肌腱分离，腓骨短肌腱即将变为薄带状并附着于第五跖骨基底部，腓骨长肌腱向内下方、朝向骰骨管方向走行。

下图：踇长屈肌腱和趾长屈肌腱相互交叉，足底方肌将附着于趾长屈肌。胫骨前肌腱开始环绕至足内侧并附着于内侧楔骨和第一跖骨。

踝关节 MR 矢状位 T_1WI

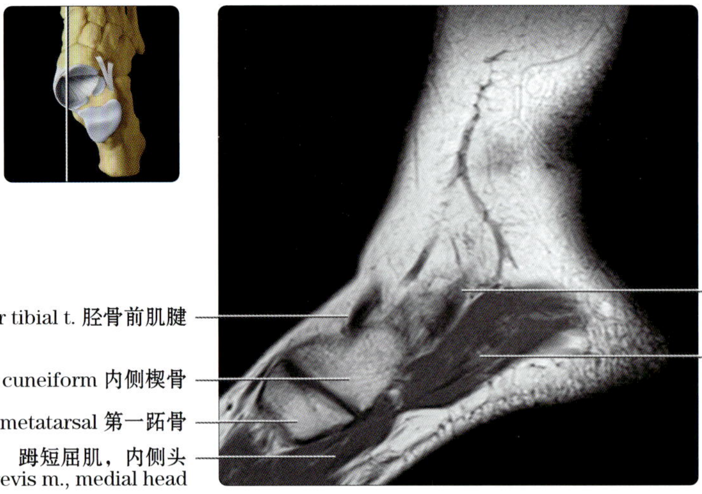

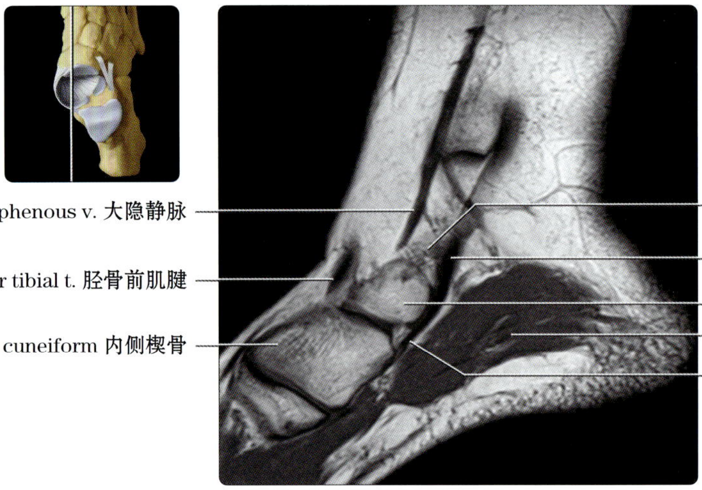

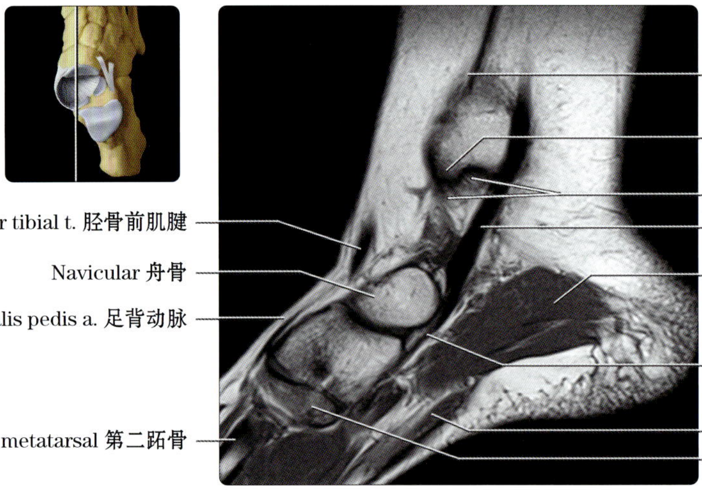

上图：踝关节矢状位 T_1WI 图像。最内侧层面图像上，可见胫骨前肌腱环绕内侧楔骨内侧缘，并附着于内侧楔骨和第一跖骨的跖内侧。

中图：可见强韧的胫骨后肌腱从舟骨向内侧楔骨方向延伸。跳跃韧带内上束部分在本层面显示。

下图：可见三角肌韧带浅层前部的一些纤维起自内踝内侧，这些韧带根据其附着端进行命名：胫距前、后韧带，胫跟韧带，胫跳跃韧带和胫舟韧带。

踝关节 MR 矢状位 T_1WI

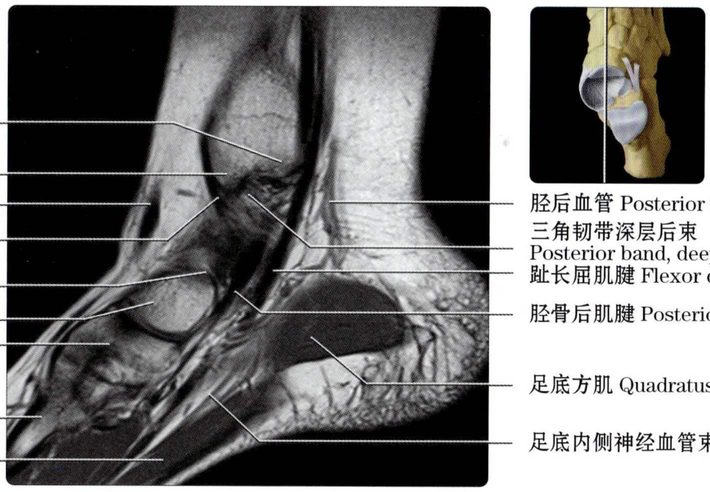

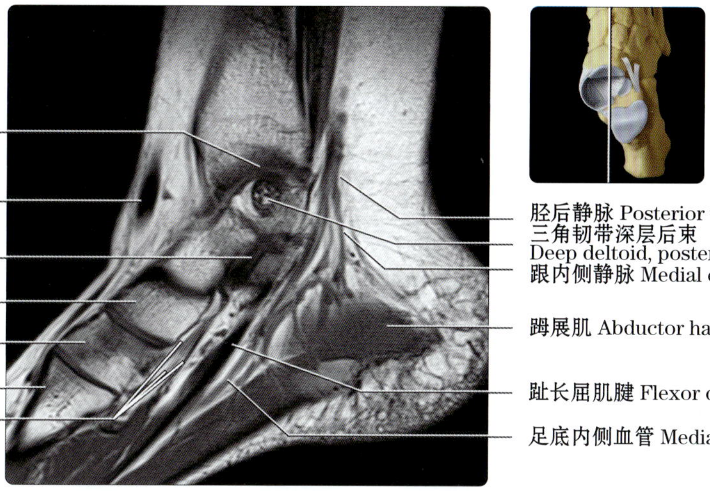

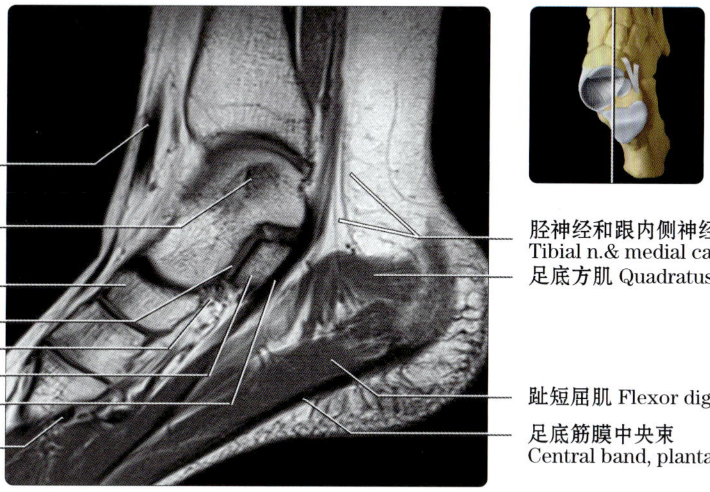

上图：胫后动、静脉位于胫神经内侧，三角韧带浅层的各束均起于内踝的前表面。

中图：静脉瓣有助于区分静脉、动脉和神经，在液体敏感序列上显示更为明显，血管信号强度通常高于神经。

下图：距骨凹位于关节软骨部下方，为三角韧带深层后束的附着点。

踝关节 MR 矢状位 T_1WI

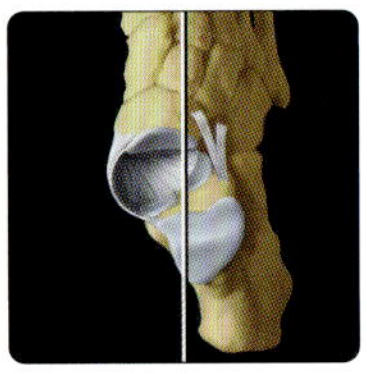

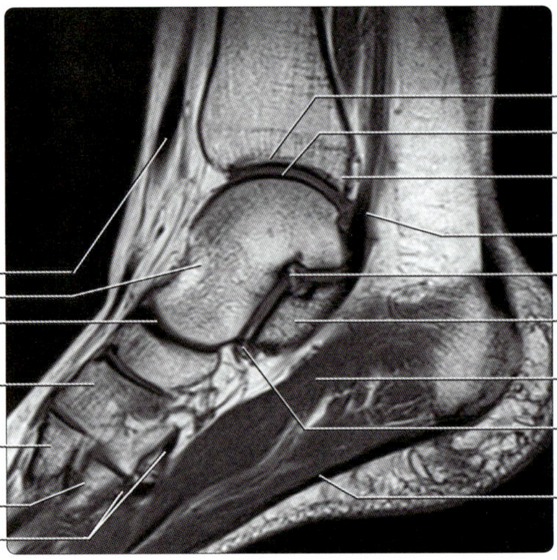

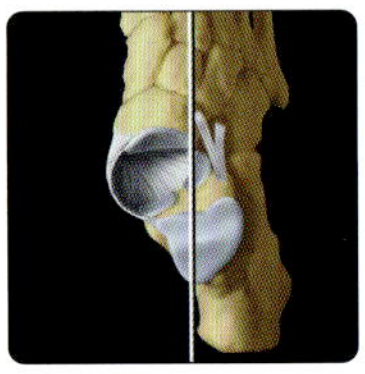

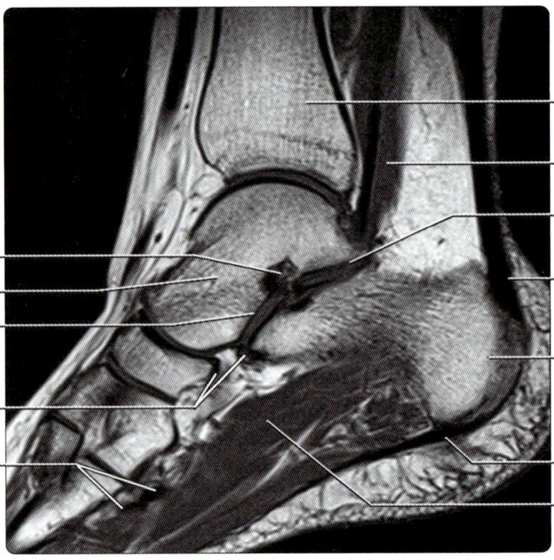

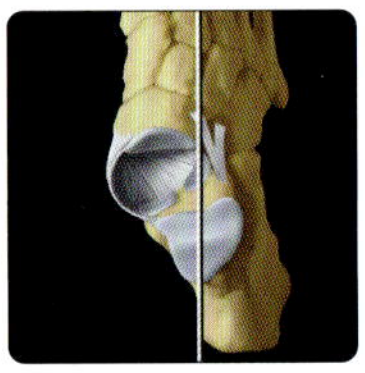

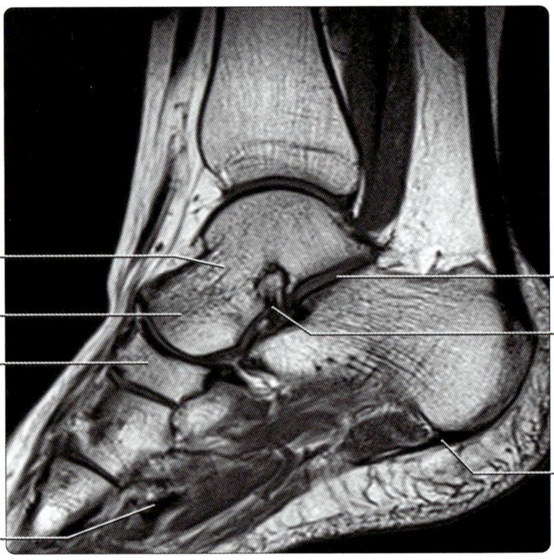

上图：距骨滑车，常被误称为距骨顶，与胫骨远端平台形成关节。胫骨远端平台后部向下方延伸形成后踝。

中图：后距下关节内侧前后径短于外侧前后径。中距下关节位于后距下关节前方，并向内侧进一步延伸。

下图：跗骨窦向后内方延伸形成狭窄的跗骨管，跟距骨间韧带位于其内。

踝关节 MR 矢状位 T_1WI

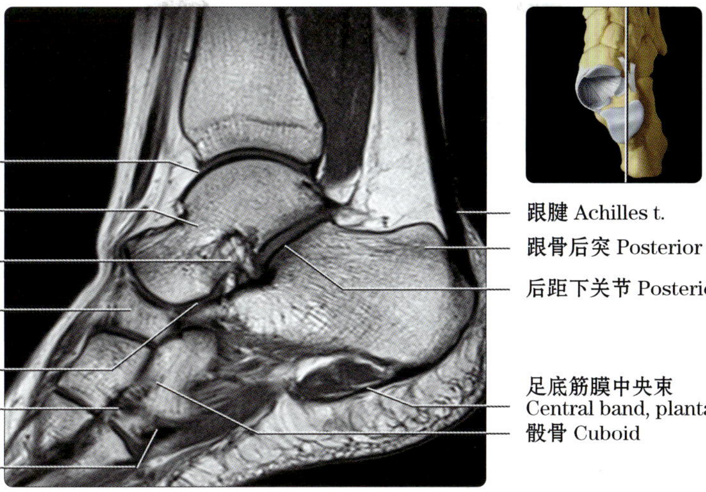

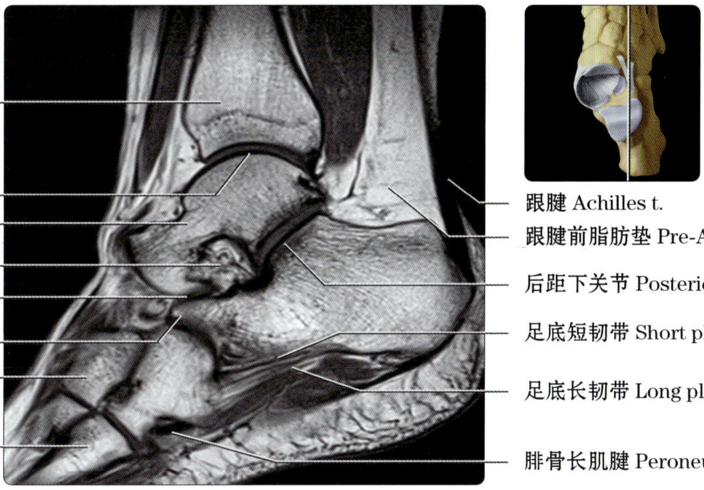

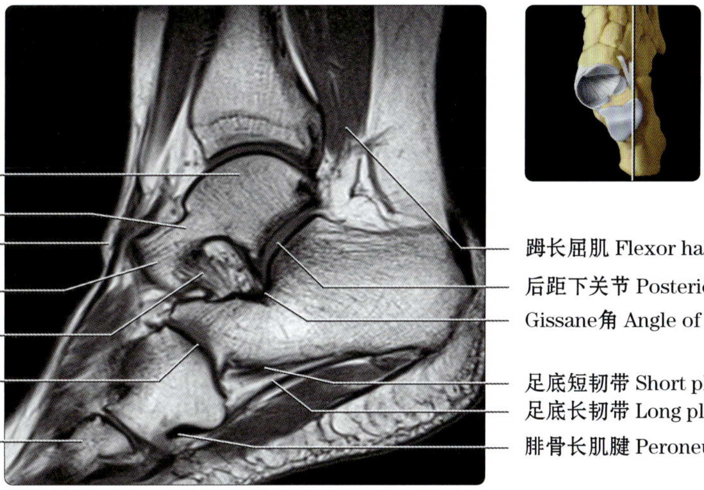

上图：此层面面开始可见跗骨窦，呈漏斗状，向外侧增宽。

中图：可见足底长、短韧带。

下图：足呈非负重位时，注意跟骰关节通常表现为半脱位状态，关节轮廓呈正弦曲线形。站立时，跟骨相对于骰骨向下移位。

踝关节 MR 矢状位 T_1WI

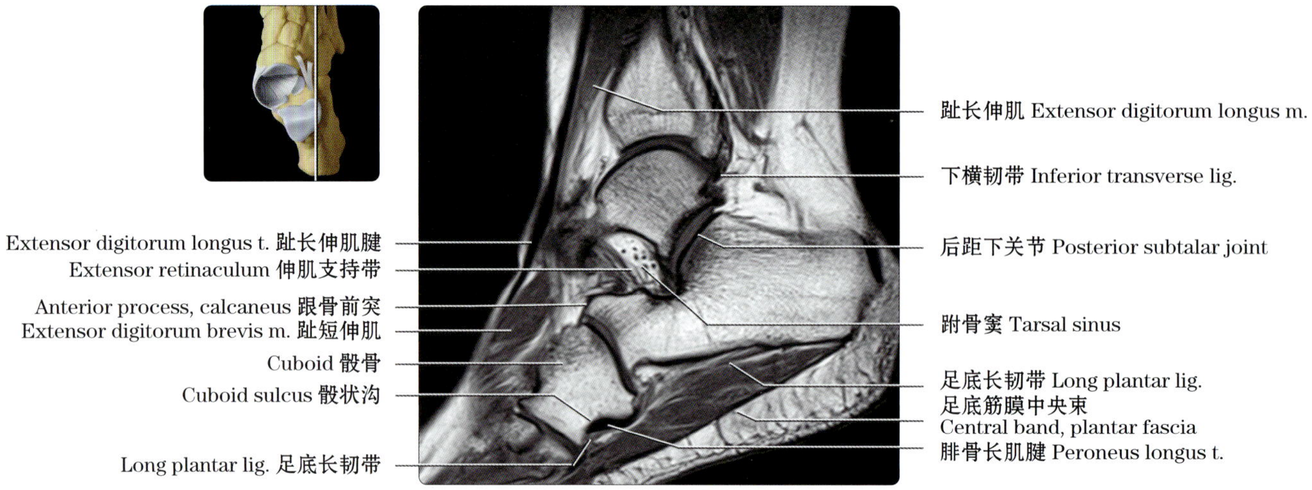

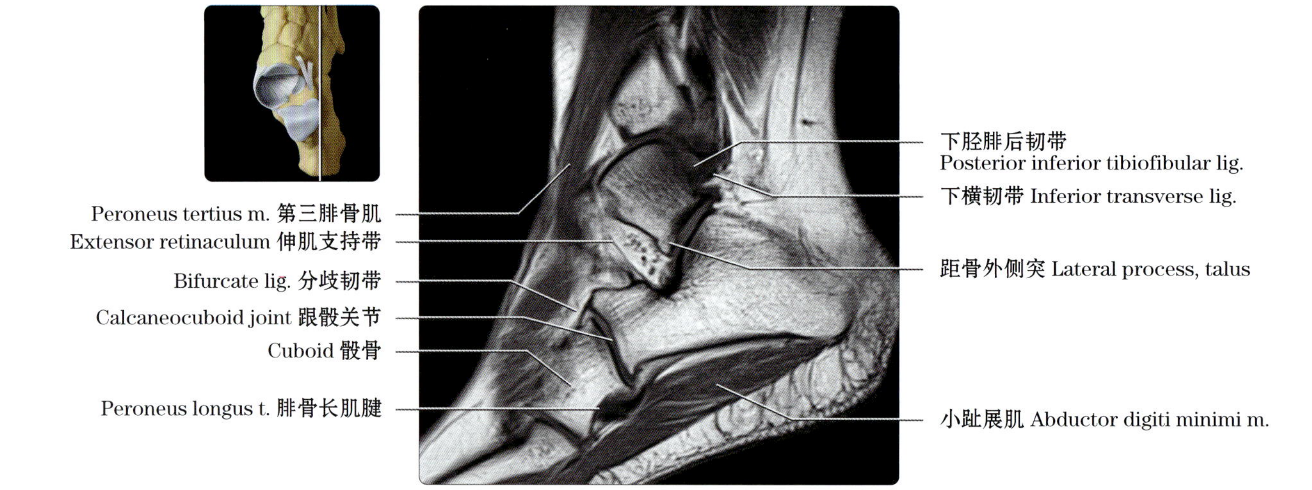

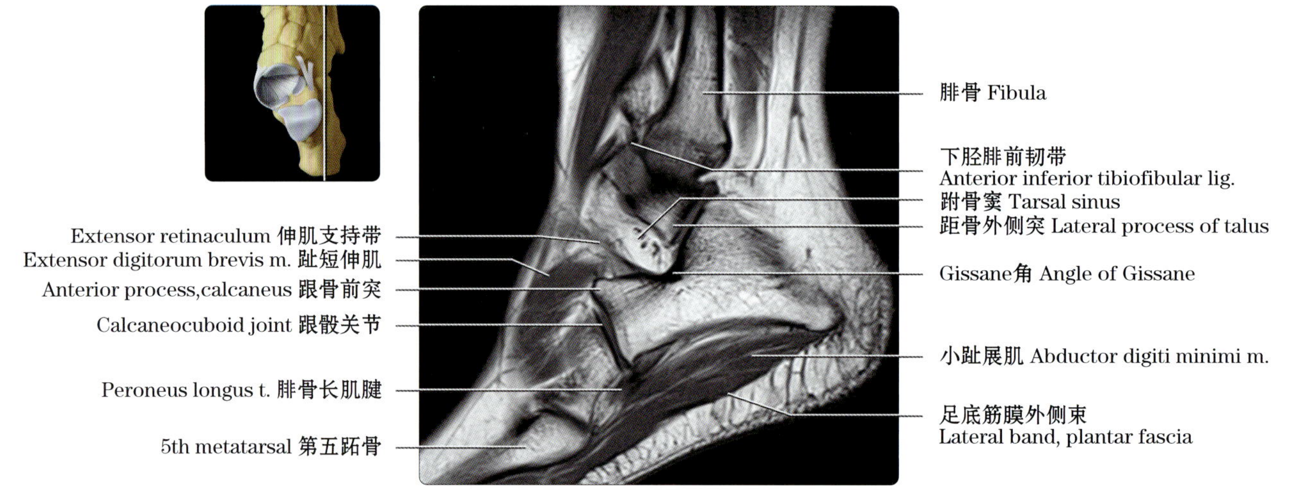

上图：足底长韧带将骰状沟变为管状，内有腓骨长肌腱通过。

中图：下横韧带类似游离体，从胫骨后内侧延伸至腓骨尖。此图也可见分歧韧带的跟骰支。

下图：伸肌支持带在足背后上方走行，分为 3 支进入跗骨窦。

踝关节 MR 矢状位 T_1WI

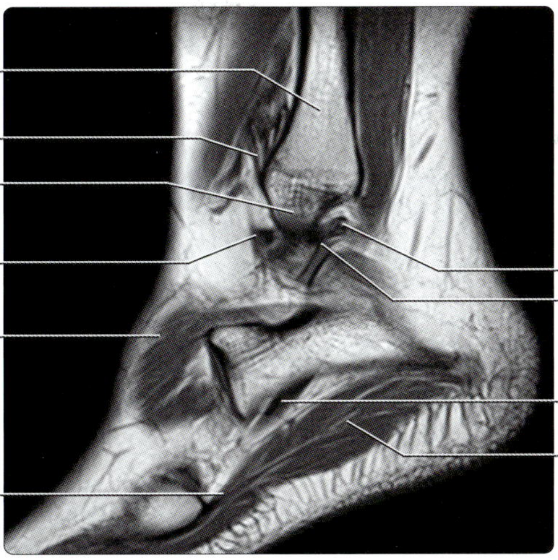

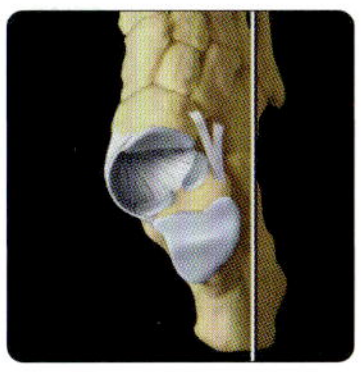

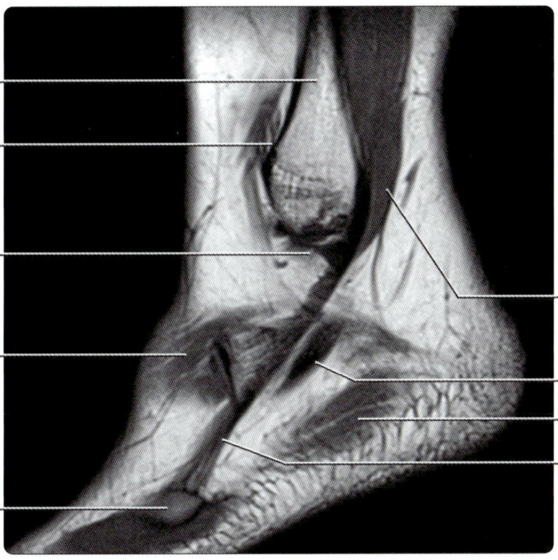

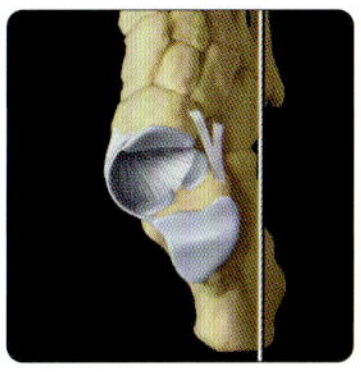

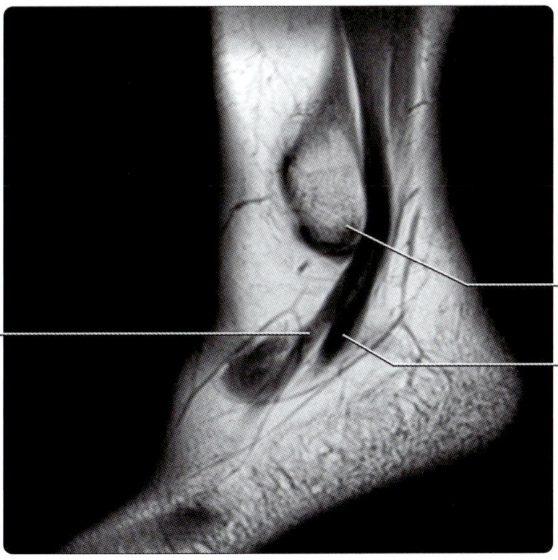

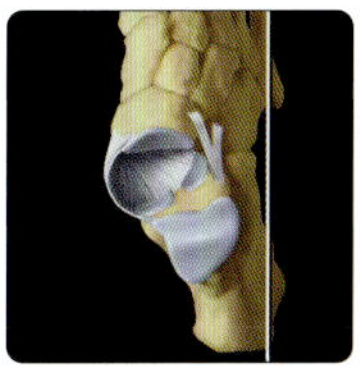

上图：清晰显示下胫腓前韧带呈条纹状，为最下方的一束，即 Bassett 韧带，据报道为正常变异，在 MR 上很常见。
中图：踝部矢状位，腓骨短肌腱位于腓骨长肌腱的前方，附着于第五跖骨茎突。
下图：踝部矢状位最外侧图像，可见腓骨长、短肌腱分离。

大体解剖

解剖关系

- 起源于膝关节或小腿部的肌肉，在踝关节周围移行为肌腱附着于足部
- 筋膜间室三个：前部、外侧和后部
- 前间室从内侧到外侧包括胫骨前肌腱、跗长伸肌腱、趾长伸肌腱和第三腓骨肌腱（存在变异）
- 后间室分为深层和浅层
  - 浅层：跟腱和跖肌腱
  - 深层：从内侧到外侧包括胫骨后肌腱、趾长屈肌腱和跗长屈肌腱
- 外侧间室包含腓骨长肌腱和腓骨短肌腱

从小腿到足的过渡

- 肌腱（跟腱除外）从小腿到足，其走行方向均显著改变
- 支持带、纤维束通过使肌腱靠近其下方的骨骼和关节，从而维持肌腱位置保持正常
  - 伸肌支持带
    - 滑囊通常位于伸肌下支持带深面
  - 屈肌支持带
  - 腓骨肌支持带

腱鞘

- 除了跟腱以外，踝关节的所有肌腱都有腱鞘
- 跟腱周围包绕的疏松组织称为腱旁组织
- 跗长屈肌腱鞘与踝关节相通

前筋膜间室：腓深神经支配

- 胫骨前肌腱
  - 前间室最大的肌腱
  - 起点：胫骨上 2/3 的外侧面、骨间膜、肌间隔
  - 止点：内侧楔骨和第一跖骨的内侧面
  - 功能：背屈，内翻
  - 变异：肌腱可能是分叉的；可能有小的副肌（Gruber）
  - 变异：可能附着于舟骨或更远至第一趾
- 跗长伸肌腱
  - 起点：腓骨近端和骨间膜
  - 止点：跗趾的远节趾骨（有时附着于近节指骨）
  - 功能：跗趾和足背屈
- 趾长伸肌腱
  - 起点：胫骨外侧髁、腓骨上 3/4、上部骨间膜
  - 止点：第 2~5 趾，与趾短伸肌融合
  - 功能：足背屈
- 第三腓骨肌
  - 起点：腓骨远端和骨间膜
  - 止点：第 5 跖骨基底部背侧缘
  - 存在变异

外侧筋膜间室：腓神经支配

- 腓骨长肌
  - 起点：腓骨近端
  - 止点：内侧楔骨和第 1 跖骨基底部
  - 功能：足跖屈和外翻
  - 从足的外侧到内侧跖侧面，通过骰骨沟
- 腓骨短肌
  - 起点：腓骨下 2/3、腓骨长肌深面
  - 止点：第 5 跖骨茎突（又称粗隆）
  - 功能：足跖屈和外翻
  - 肌肉通常止于腓骨尖端，但肌腹较肌肉的位置更低
- 第四腓骨肌（存在变异）
  - 起点：腓骨远端外侧
  - 止点：可变，通常止于腓骨短肌或跟骨

后筋膜间室浅层：胫神经支配

- 跟腱
  - 腓肠肌和比目鱼肌的联合腱
  - 止点：跟骨后结节
  - 功能：足跖屈
  - 前缘是凹形的，轴位图像上前后直径 <6 mm
  - 比目鱼肌可能是低位的，并延伸至近跟骨水平
- 跖肌
  - 起点：股骨外侧髁后缘
  - 止点：跟骨后突，跟腱内侧
  - 功能：足跖屈

后筋膜间室深层：胫神经支配

- 胫骨后肌
  - 起点：胫、腓骨后面和骨间膜
  - 止点：舟骨结节
    - 小部分肌束向前延伸至内侧、中间及外侧楔骨，骰骨，第 2 至第 4 跖骨（有或无第 5 跖骨）
  - 功能：内翻，足跖屈
- 趾长屈肌
  - 起点：与胫骨后肌一起，胫骨后部及肌间隔
  - 注意：在踝关节上方与胫骨后肌交叉至外侧
  - 止点：第 2~5 趾
  - 足底方肌附着于其中，趾短屈肌束由此产生
- 跗长屈肌
  - 起点：腓骨后部和骨间膜
  - 止点：跗趾远节趾骨
  - 功能：跗趾跖屈
  - 注意：与踝关节相通；腱鞘内含有液体属正常表现
  - 注意：在中足部 Henry 结处与趾长屈肌腱相交

踝关节肌腱及腱鞘侧面观

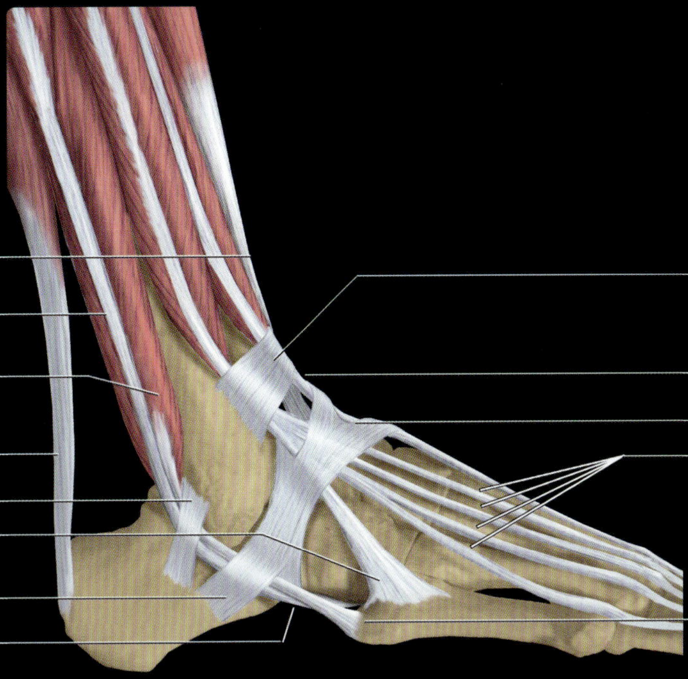

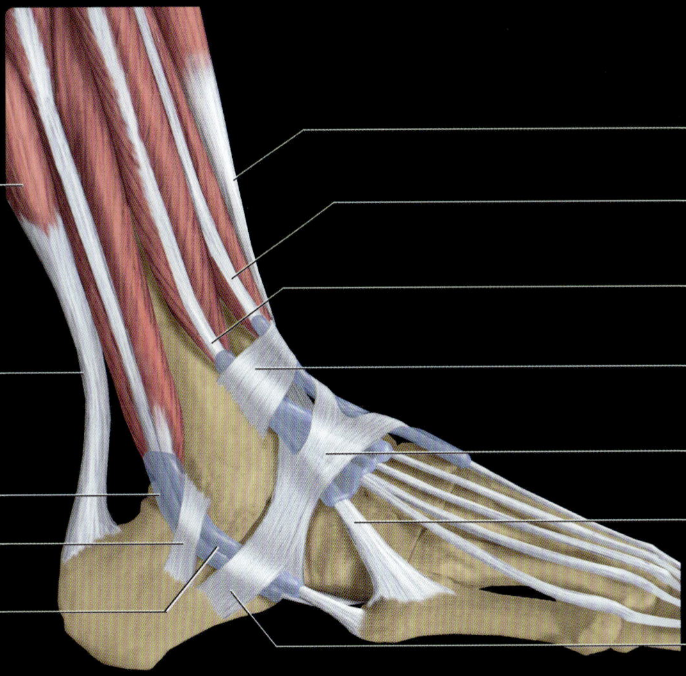

上图：侧面观显示腓骨短肌腱和腓骨长肌腱下行至腓骨后方，由腓骨肌上支持带维持其位于在踝后方的凹槽内，并继续沿跟骨外侧壁走行，由腓骨肌下支持带固定，腓骨肌下支持带纤维插入并将腓骨长、短肌腱分隔。腓骨长肌腱绕骰骨弯曲走行进入足底。腓骨短肌腱和第 3 腓骨肌腱均附着于第 5 跖骨基底部。

下图：侧面观显示肌腱腱鞘，腱鞘为肌腱提供血供，使肌腱平滑移动并使其获得更大程度的活动度。跟腱是唯一没有腱鞘的踝关节肌腱，它由腱旁组织包绕。腓骨肌腱在腓骨肌下支持带上方享有共同的腱鞘。在远端，每条肌腱都由各自的腱鞘所包绕，腓骨长肌腱在足底下方存在第二腱鞘。

踝部肌腱

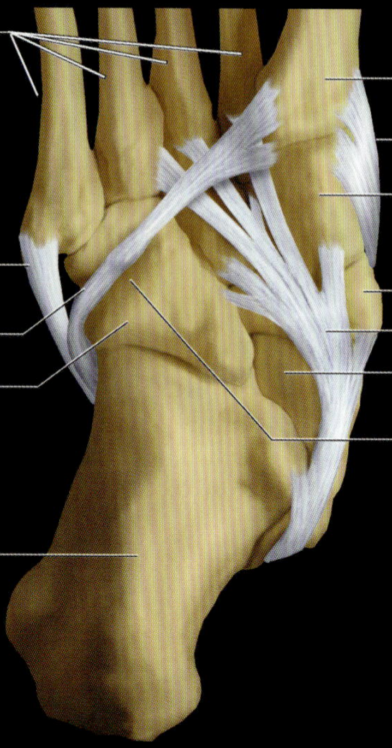

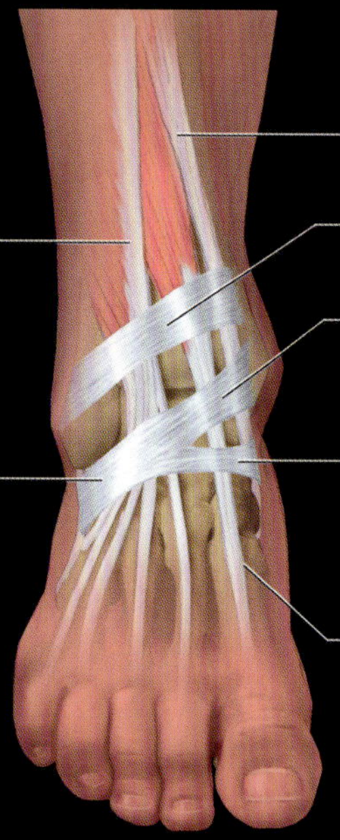

上图：示足底部长肌腱附着点。胫骨后肌腱附着于所有附骨（距骨除外）和第 2~4 跖骨基底部。胫骨后肌腱和胫骨前肌腱以及腓骨长肌腱附着点部共同形成支撑内侧纵弓的悬带。
下图：前面观显示由伸肌上支持带及伸肌下支持带固定并延伸至其附着点的外在肌腱。

肌腱及腱鞘

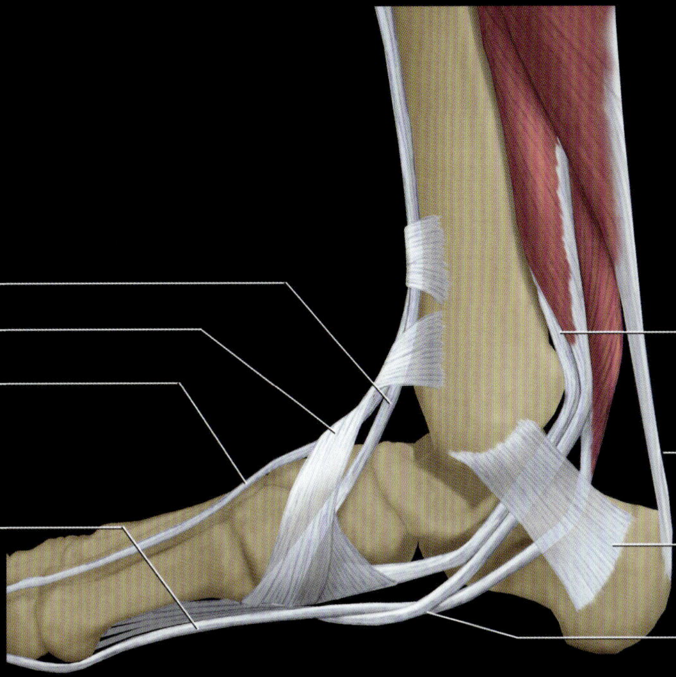

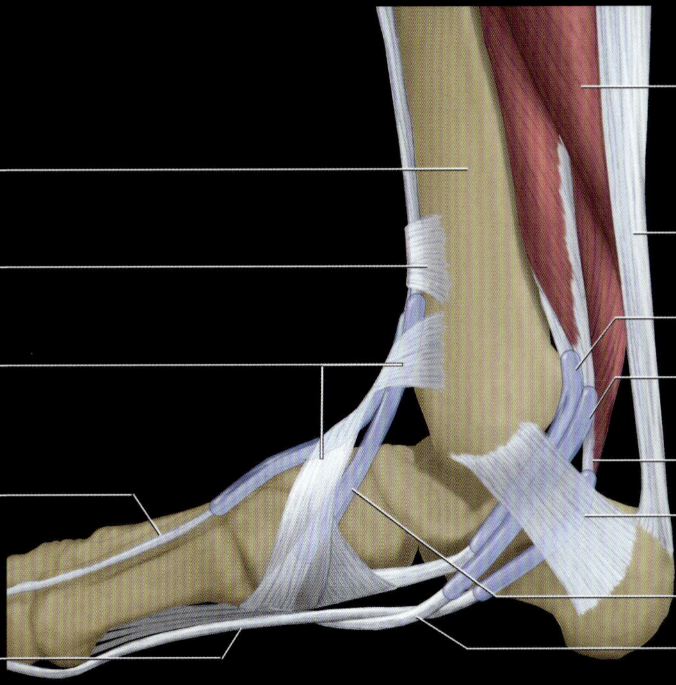

上图：内侧面观显示在跗管内屈肌支持带下方走行的胫骨后肌腱、趾长屈肌腱及踇长屈肌腱。趾长屈肌腱和踇长屈肌腱在舟骨下相互交叉。伸肌腱在伸肌支持带深面穿行。

下图：胫骨后肌腱的腱鞘在其舟骨附着点近端约 1~2 cm 处终止。此处如存在少量的腱鞘积液是正常的，而踇长屈肌腱腱鞘由于与踝关节相通，因此其可能会有较多量的腱鞘积液，也属正常表现。

跟腱，横轴位 MR

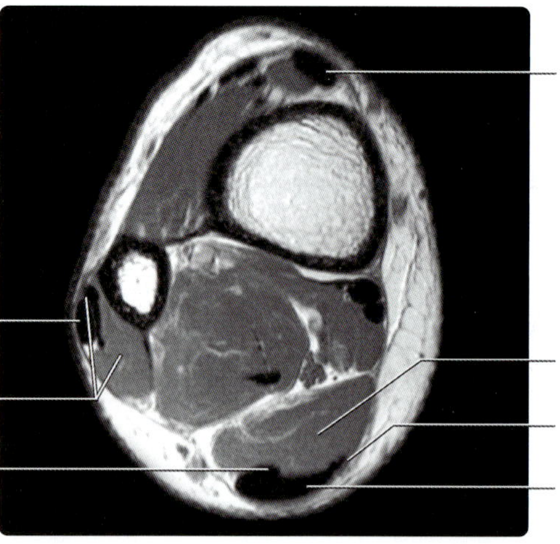

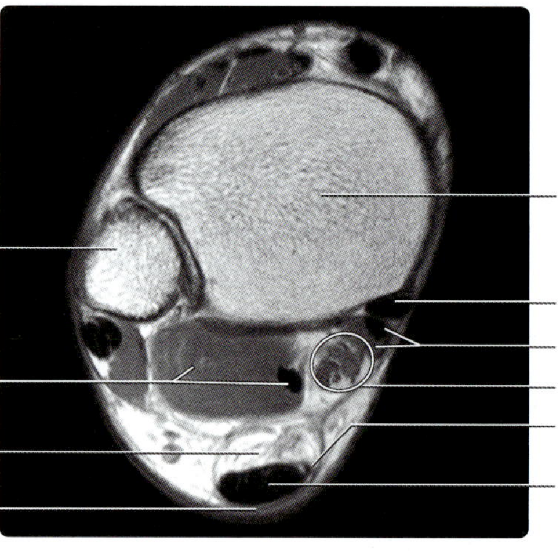

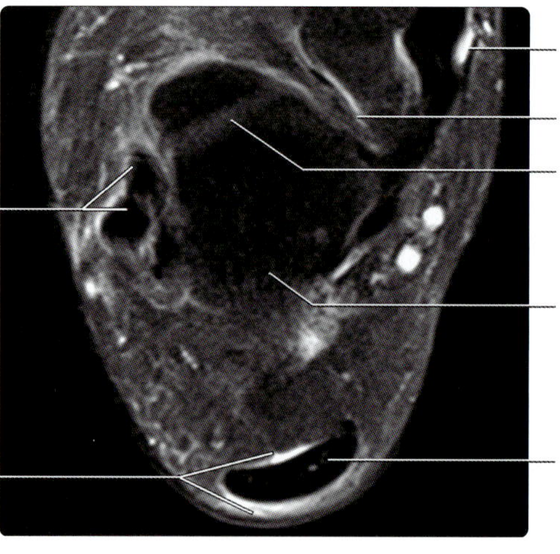

上图：比目鱼肌腱与腓肠肌腱膜融合，在跟腱前表面形成一外侧凸起，如该横轴位图像所示。跟腱沿着小腿向下螺旋走行，使得腓肠肌在肌腱的后外侧发挥作用。

中图：跟腱的前表面呈扁平状、微凹。注意肌腱正常表现为轻度信号不均。大的跟前脂肪垫（Kager 脂肪垫）将跟腱与后筋膜间室深层肌腱分开，该脂肪垫通常会有细小的、低信号的血管和隔膜。注意跖肌腱沿跟腱内侧下行。

下图：横轴位脂肪抑制 PDWI 图像显示腱旁组织，即跟腱周围代替腱鞘的组织。注意，跟腱前部轮廓正常呈凹形，厚度 <6 mm。胫骨后肌腱鞘中偶尔有少量液体。

跟腱，横轴位 MR

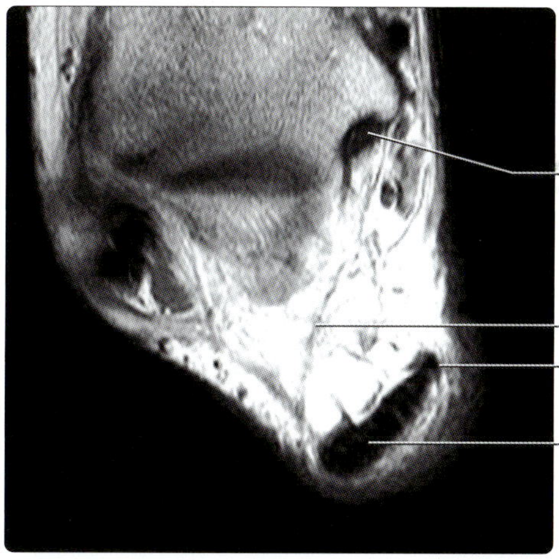

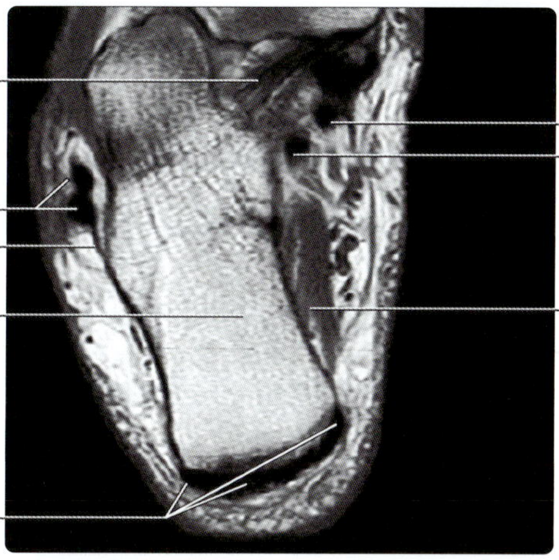

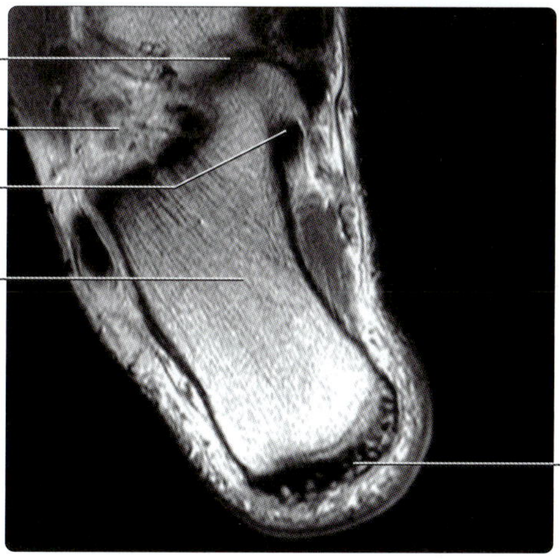

上图：跟腱附着于跟骨后部的一较大的粗糙区，距跟骨结节顶点以下约几毫米处。如该图所示，跟腱在其附着点上方约 4 cm 处呈扁平状，注意跟腱正常情况下信号略不均，跟腱远端可能呈软骨性改变。

中图：注意跟腱的跟骨附着点范围广阔。

下图：注意跟骨跟腱附着点处骨与肌腱的交错接合。

跟腱，矢状位 MR

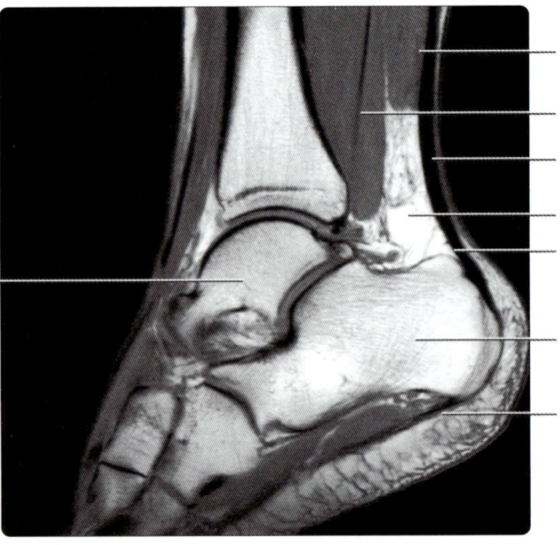

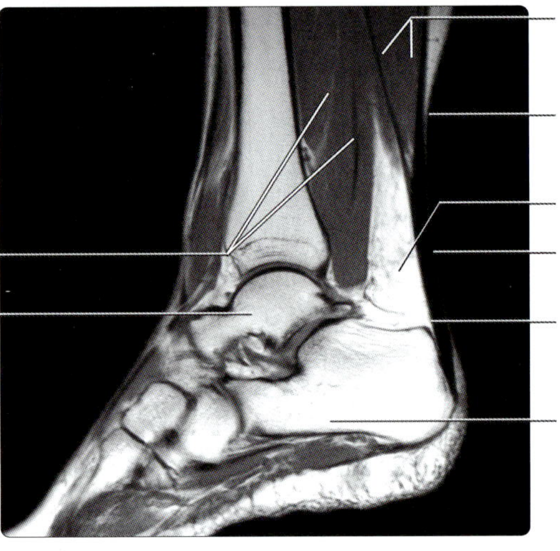

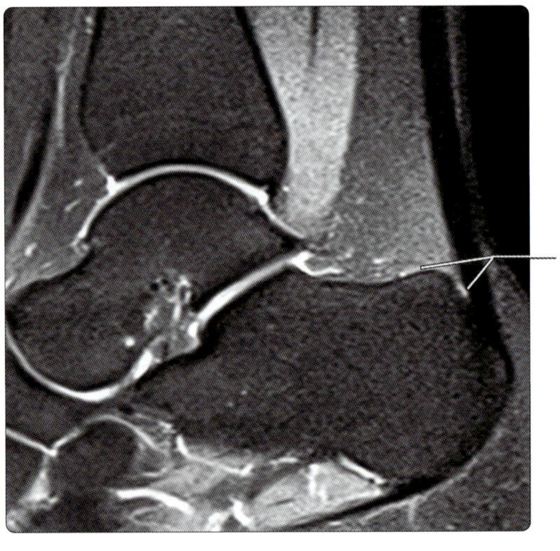

上图：跟腱长约 15 cm，比目鱼肌位置更低，几乎延伸至跟骨跟腱附着点处（该例未显示）。

中图：注意比目鱼肌腱与腓肠肌或腱膜融合部，跟腱撕裂通常发生在跟腱附着点上方 2~6 cm 处，该区域在常规踝关节矢状位图像上显示清晰。但是，跟腱肌肉 - 肌腱连接处的撕裂可能需要更靠近侧成像才能显示。

下图：跟腱前滑囊也称为跟骨后滑囊，如图所示，正常滑囊中可有少量液体。跟腱后滑囊为一种获得性滑囊，多由足跟部撞击所致，通常与穿鞋有关。

胫骨后肌腱，横轴位 MR

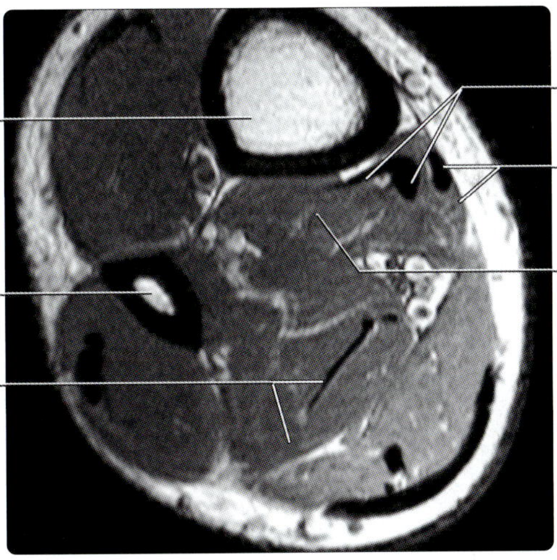

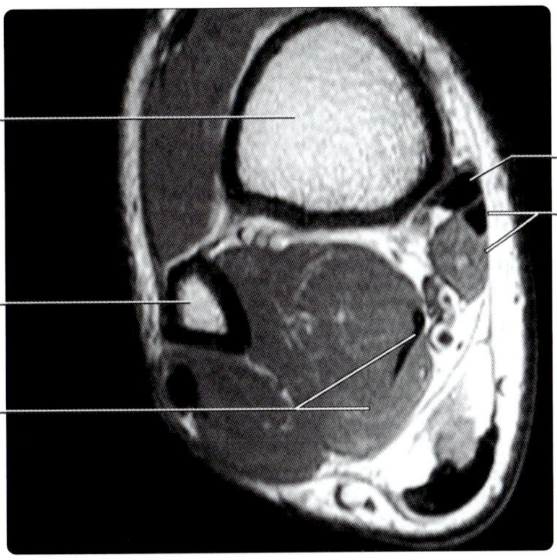

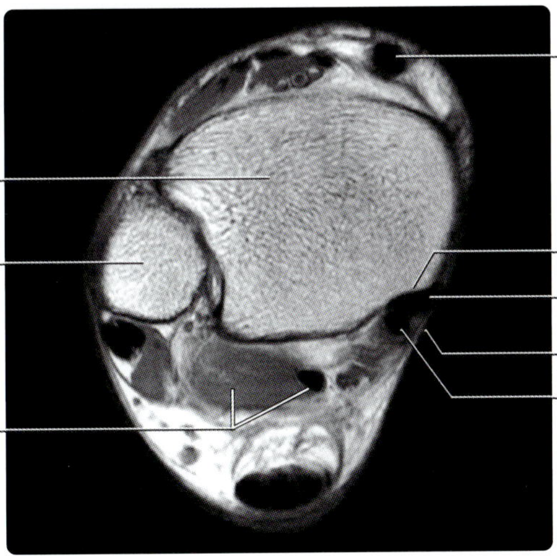

上图：在小腿远端，胫骨后肌位于踇长屈肌和趾长屈肌之间。胫骨后肌通常有两条肌腱束（如图所示），在肌腱到达踝关节时融合为一束。有时在踝关节处仍会看到两条肌腱束，不应将其误认为是肌腱撕裂。

中图：在踝关节上方几厘米处，胫骨后肌腱在趾长屈肌腱深面穿行，成为后筋膜间室深层最内侧的肌腱。

下图：在踝关节上方，胫骨后肌腱和趾长屈肌腱位于屈肌支持带深面、胫骨和内踝后方的胫骨后沟内，但每条肌腱都由各自单独的腱鞘包绕。屈肌支持带将肌腱固定在胫后沟内。胫后肌腱的直径是趾长屈肌腱的 2 倍。

胫骨后肌腱，冠状位 MR

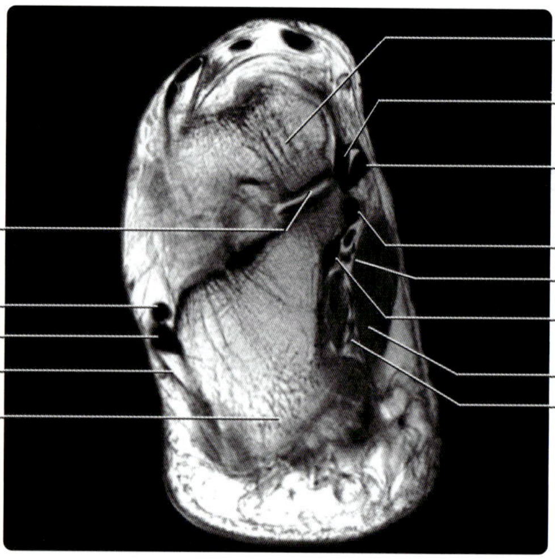

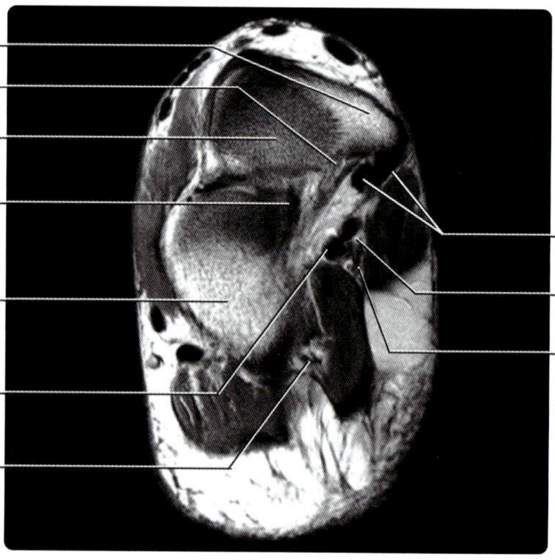

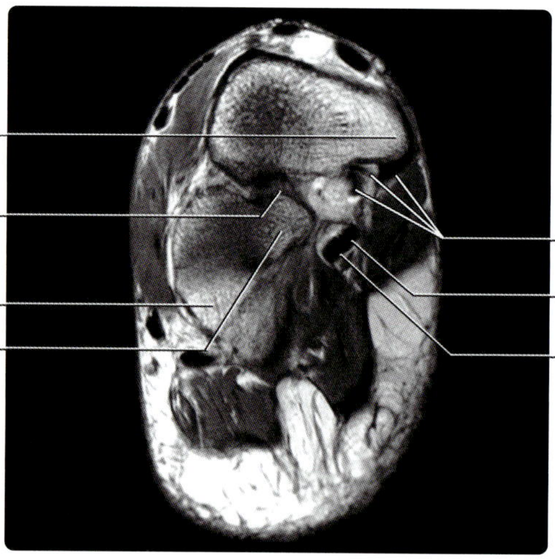

上图：经足后部冠状位图像，显示胫骨后肌腱向前走行于距骨头内侧，位于三角韧带的浅层。

中图：在足部，胫骨后肌腱分为两个主要部分，如本图所示：①大者，靠内侧部分直接附着于舟骨结节；②小者，靠外侧的部分附着于所有其他跗骨（不包括距骨）和第 2~4 跖骨基底部。由于“魔角效应”或肌腱束的部分容积效应，胫骨后肌腱在其舟骨附着点处可能信号不均匀。

下图：冠状位 T_1WI 图像，显示胫骨后肌腱位于舟骨处，可以看到有几条肌腱束向前延伸。

胫骨后肌腱远端分支 MR

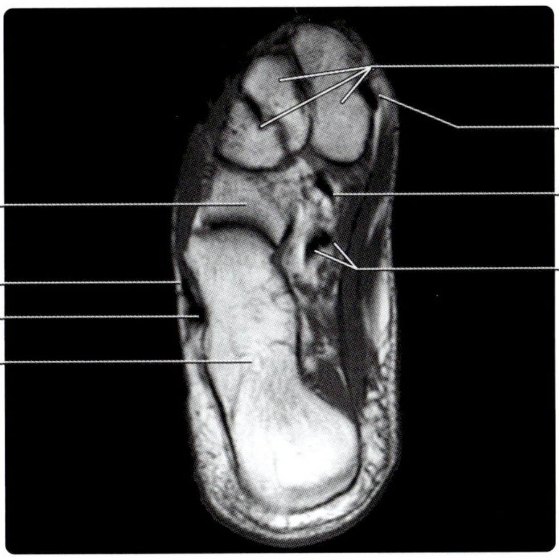

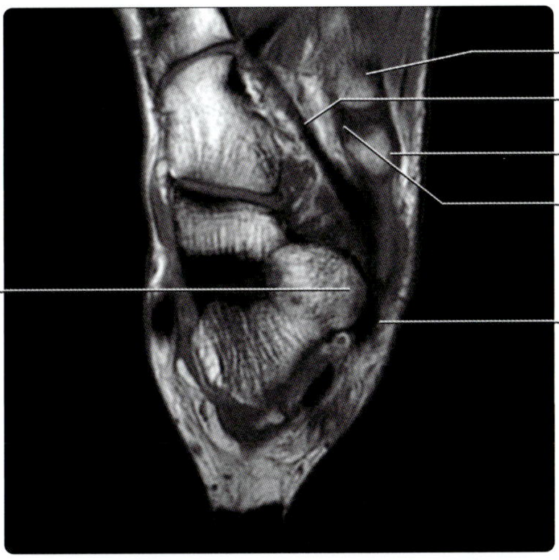

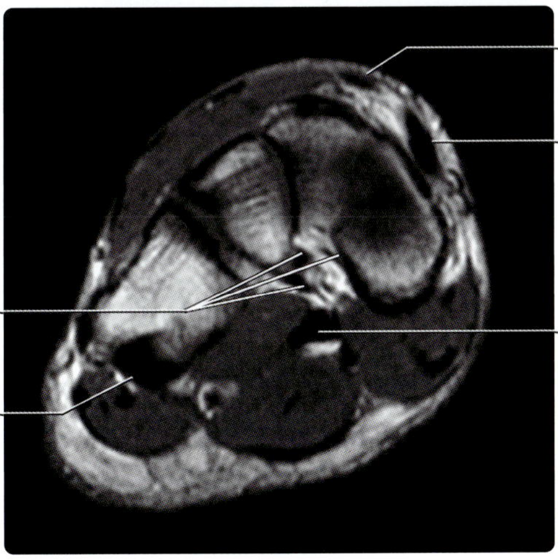

上图：斜轴位 T_1WI 图像，显示胫骨后肌腱远侧分支中邻近中间楔骨基底部的一束。

中图：横轴位 T_1WI 图像，显示胫骨后肌腱前外侧束在主肌腱附着于舟骨结节跖侧缘稍前部，从主肌腱中分出。内侧束从舟骨的跖侧缘直接向前延伸，止于内侧楔骨。这些肌腱束在维持足弓方面的作用在该图显示清晰。

下图：同一患者冠状位 T_1WI 图像，显示胫骨后肌腱远端分支中的 3 束分别附着于内侧、中间和外侧楔骨。前束的大小多变。

胫骨后肌腱远端

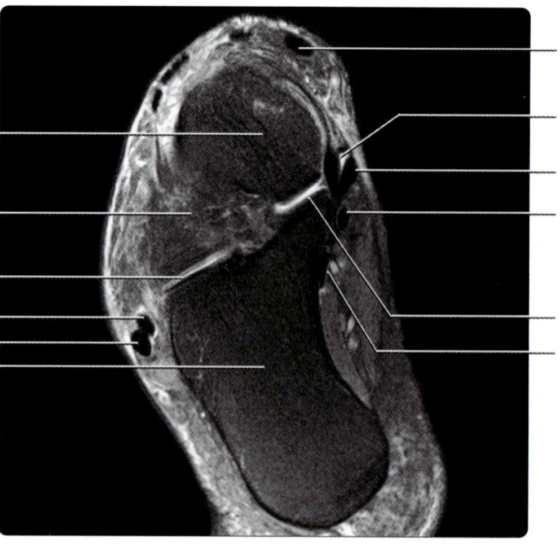

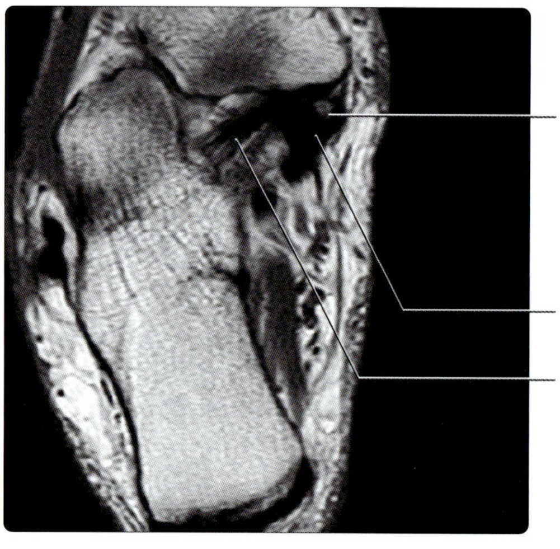

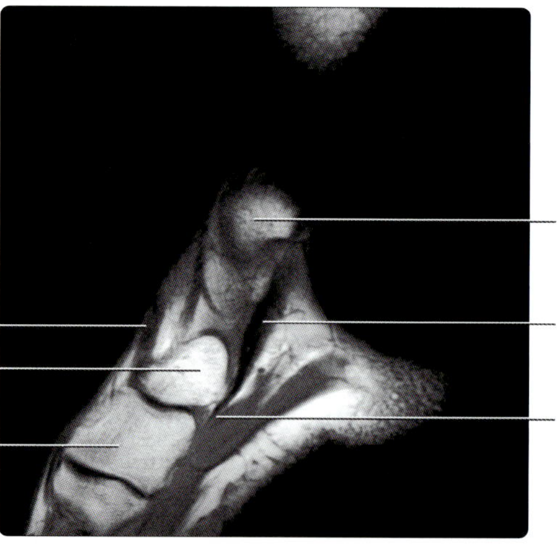

上图：斜轴位脂肪抑制 PDWI 图像，显示胫骨后肌腱鞘内少量液体，属正常现象，不应误认为是腱鞘炎。
中图：胫骨后肌腱附着点处信号不均匀可能与Ⅰ型副舟骨有关。舟骨结节可发生三种类型的骨化：Ⅰ型为小籽骨嵌入胫骨后肌腱中；Ⅱ型为较大的三角形骨化，代表舟骨的非融合副骨，骨化和舟骨之间存在软骨联合。胫骨后肌腱大部分纤维止于副骨化中心，而不是舟骨，可能削弱肌腱的作用并对软骨联合产生作用力；Ⅲ型为与舟骨融合的副骨，形成一个角状突起的舟骨。
下图：矢状位 T_1WI 图像，显示胫骨后肌腱止于舟骨结节的下表面。

踇长屈肌腱，横轴位 MR

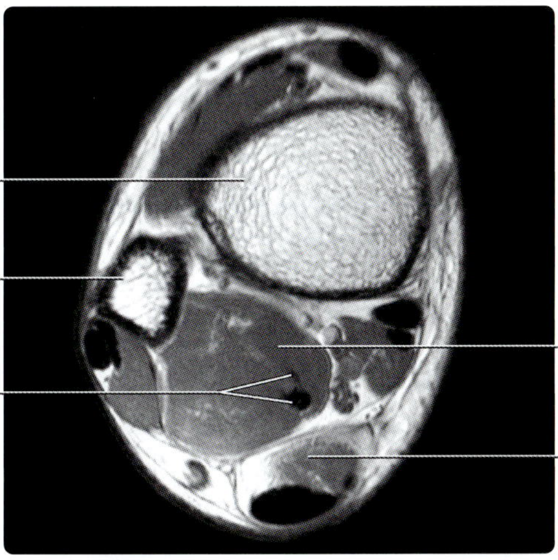

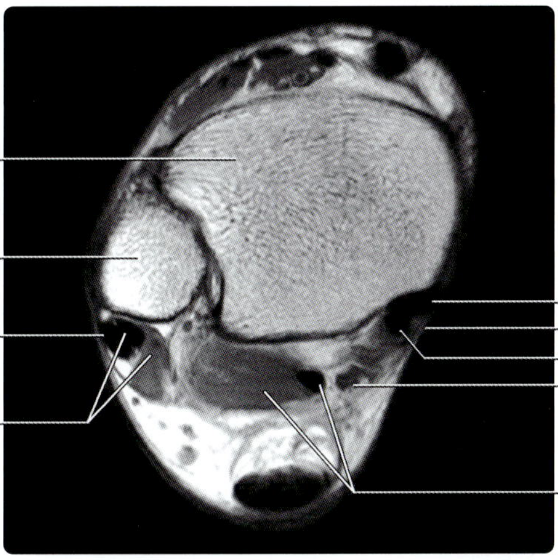

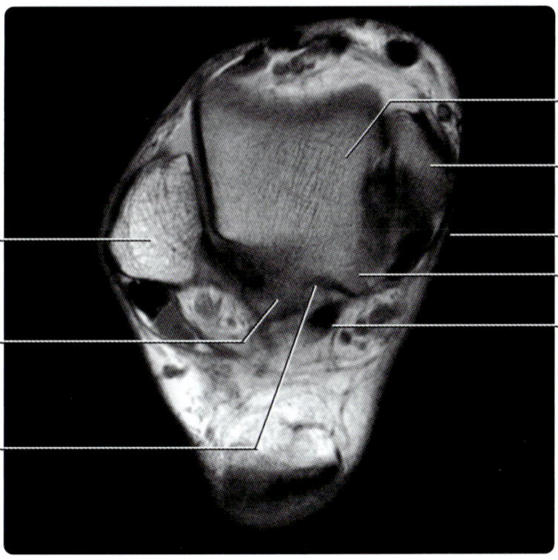

上图：踇长屈肌腱在踇长屈肌后部移行至小腿远端，一般由两个主要的腱束构成，在踝关节上方合并成单个肌腱，但有时在远侧仍保持分离，此时可导致肌腱形态不规则和信号不均匀，不应误认为病变。

中图：胫骨远侧平台上方水平层面，可见踇长屈肌及肌腱，胫骨后肌和趾长屈肌均为肌腱。

下图：显示踇长屈肌腱经过踝和后足的两条主要通道：第一条通道位于距骨的内侧和外侧结节之间，纤维束将该凹槽转换成通道；第二条通道在跟骨载距突下方。

踇长屈肌腱

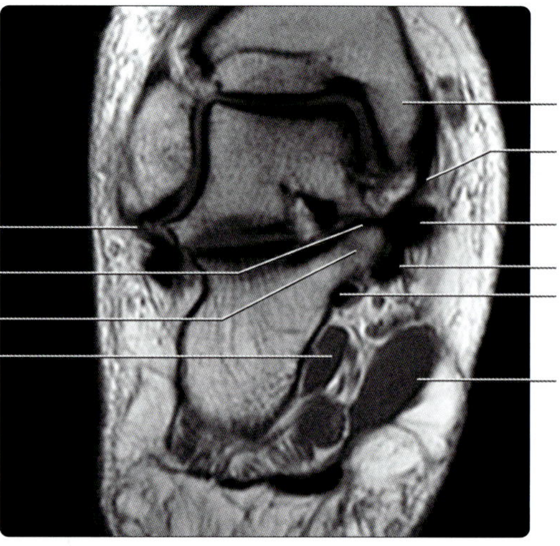

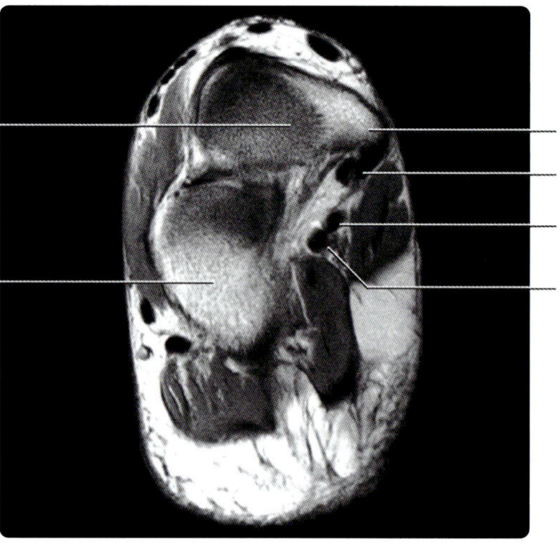

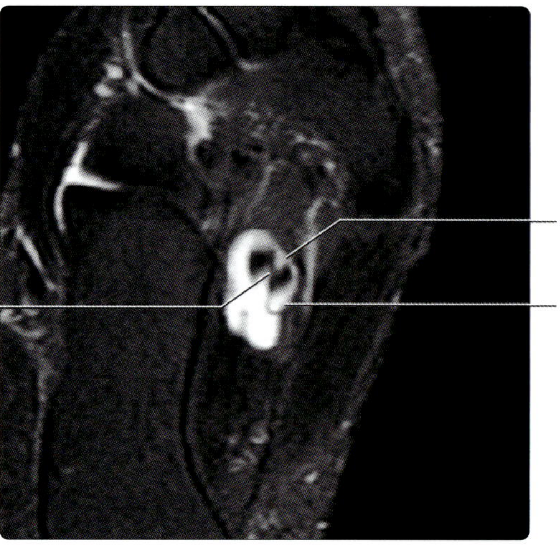

上图：跟骨载距突水平冠状位 T_1WI 图像，显示踇长屈肌腱位于载距突下方，趾长屈肌腱位于载距突内侧边缘，胫骨后肌腱位置最靠上。

中图：舟骨结节（内侧粗隆）跖侧，踇长屈肌腱最先接近，之后在 Henry 结节处与趾长屈肌腱交叉。

下图：踇长屈肌腱鞘内的积液可能向远端延伸至 Henry 结节，多为偶然发现，无临床意义。若该区域单独出现积液，而近端没有积液，提示可能为腱鞘滑膜炎。足底内侧神经伴随踇长屈肌腱走行，可能会受到液体的撞击。

踇长屈肌腱，冠状位 MR

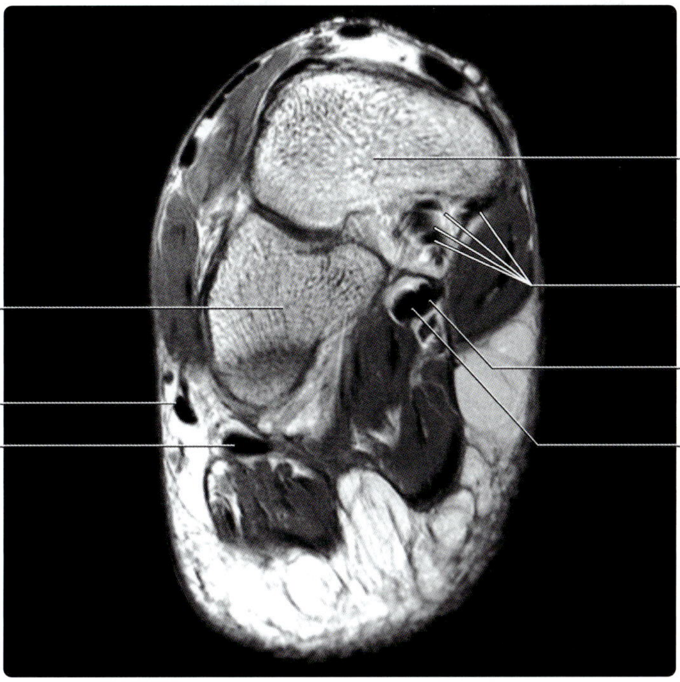

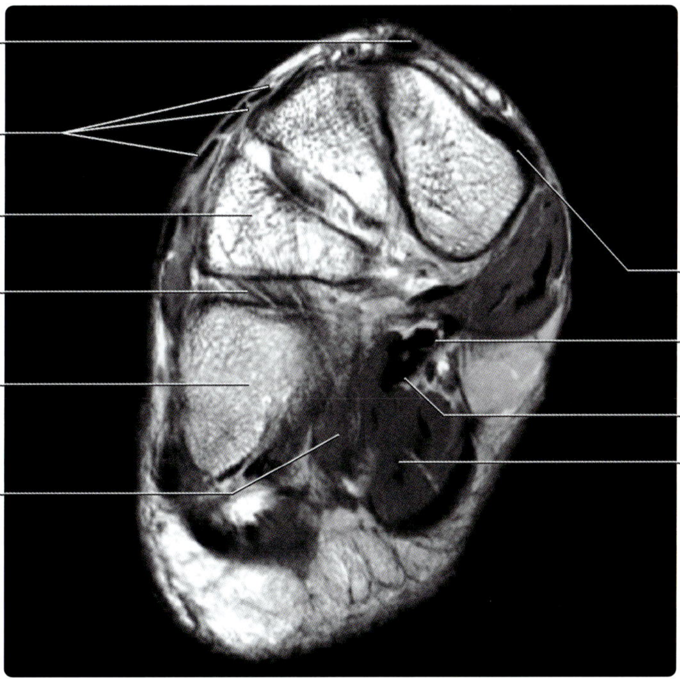

上图：踇长屈肌腱在舟骨结节下、Henry 结节与趾长屈肌腱交叉时，向其后的肌腱发出纤维束，如果踇长屈肌腱在 Henry 结节远端撕裂，该纤维束将阻止踇长屈肌腱向近侧回缩。

下图：Henry 结节远端，踇长屈肌腱位于趾长肌屈肌腱的上方和内侧。

踇长屈肌腱

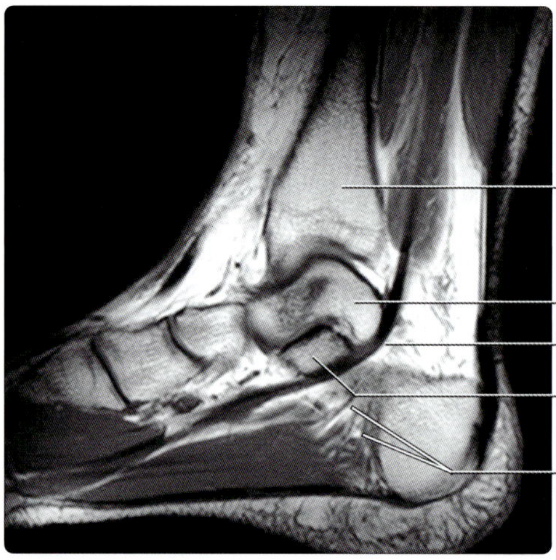

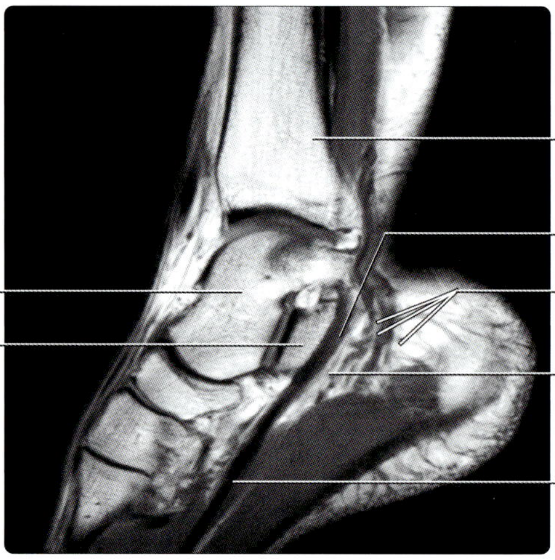

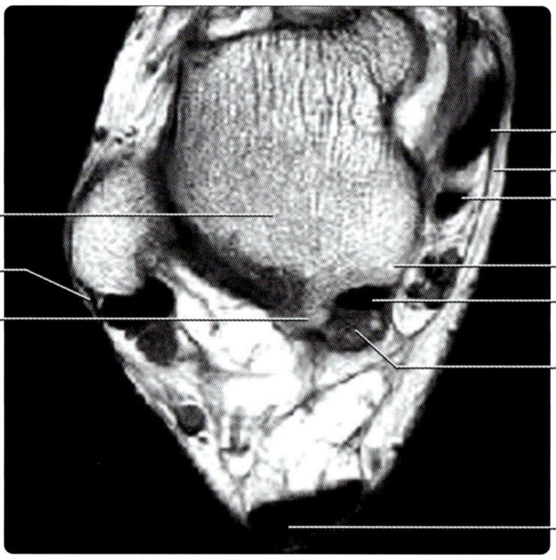

上图：踝关节矢状位图像，清晰显示踇长屈肌腱在跟骨载距突下方走行。

中图：注意踇长屈肌腱在载距突下走行的矢状图像上，通常可看到趾长屈肌腱远端。这是由于在舟骨结节下、Henry 结节区的肌腱交叉。还应注意足底内侧神经邻近踇长屈肌腱。

下图：踇长屈肌延伸至踝关节，在距骨沟水平处通常看不到肌肉结构。该患者所显示踇长屈肌低位，其肌肉组织伸入距骨沟，可能产生撞击症状。

腓骨肌腱，横轴位 MR

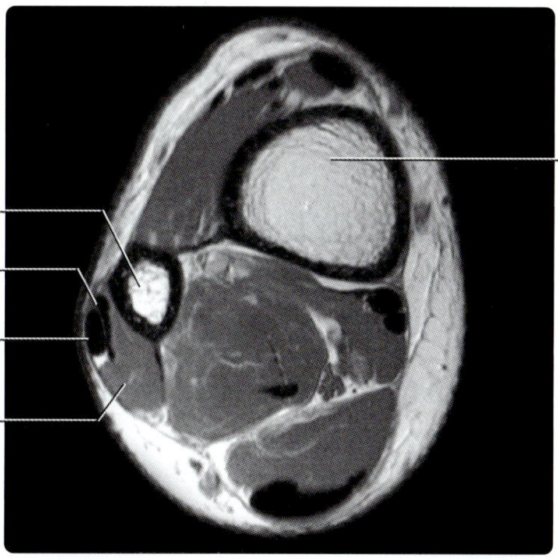

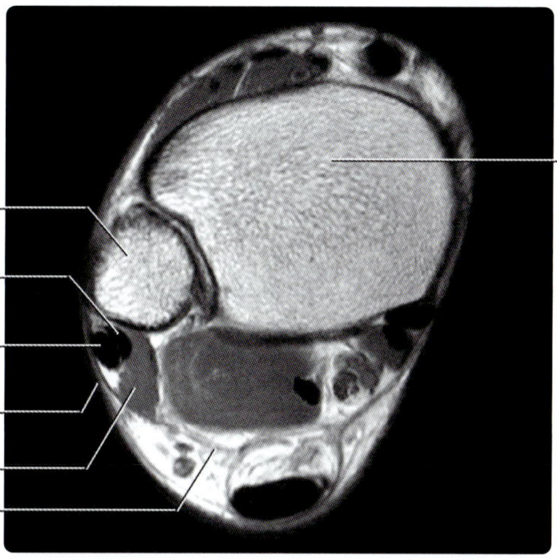

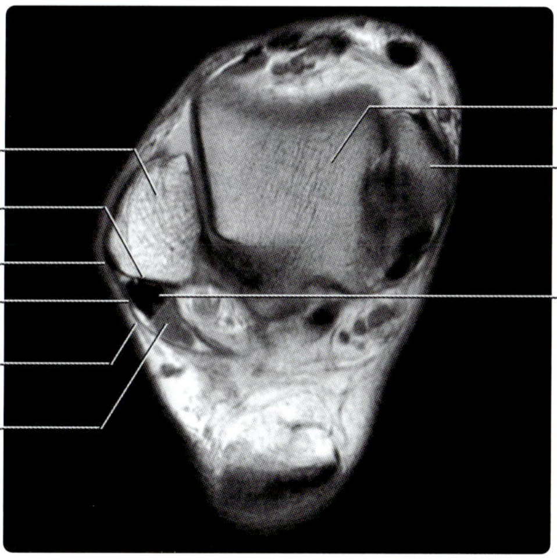

上图：腓骨肌腱在小腿外侧筋膜间室下行，在小腿远端，腓骨长肌已完全变成肌腱，而腓骨短肌的肌肉和肌腱均可见。注意，在小腿远端，腓骨肌腱位于腓骨的外侧，而不是位于腓骨的后方，不应误认为肌腱半脱位。

中图：在远端，腓骨肌腱直接位于腓骨远端后方，腓骨短肌腱通常呈新月形，位于腓骨长肌腱的前内侧。腓骨肌上支持带从腓骨远端延伸至跟骨和小腿深筋膜，将腓骨肌腱固定在踝后沟内。

下图：腓骨肌上支持带加固小腿部腱膜，表现为低信号带，起自腓骨远端外侧、踝后沟，腓骨尖端上方约 1 cm 处，止于小腿深筋膜。

腓骨肌腱，横轴位 MR

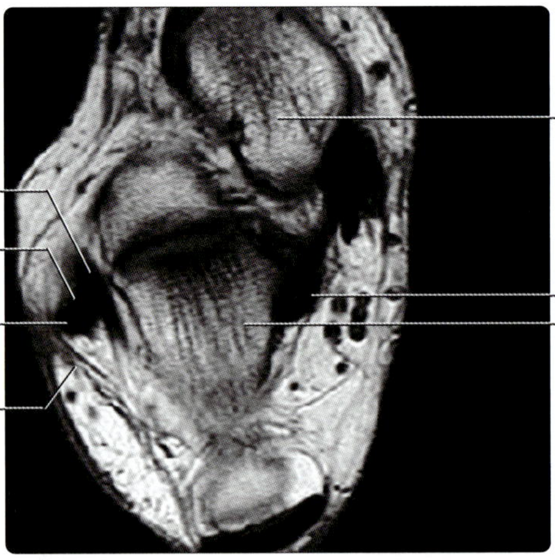

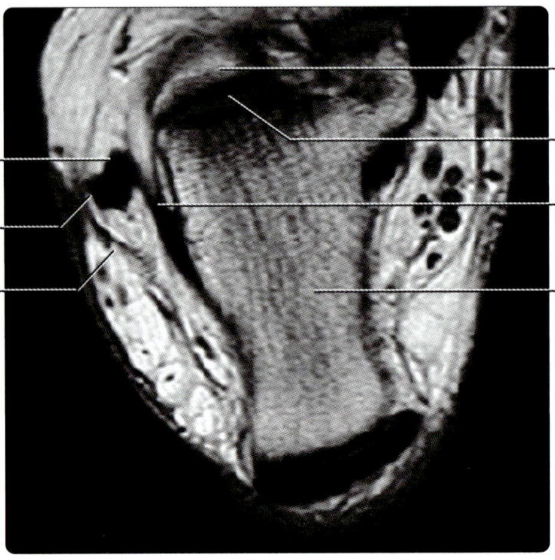

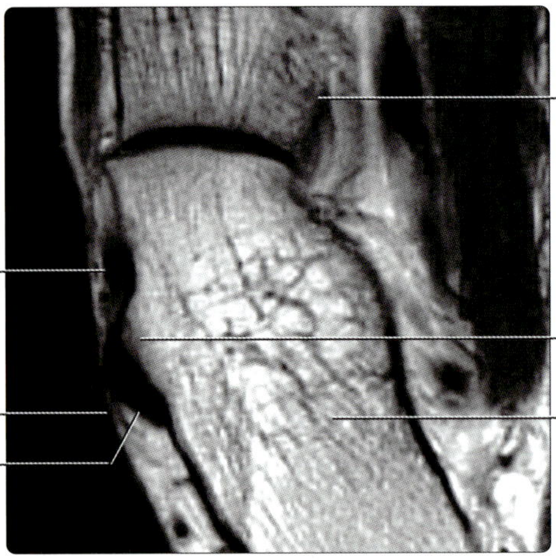

上图：跟腓韧带从腓骨尖端向后下方斜行走行，于腓骨肌腱深部止于跟骨。

中图：腓骨肌支持带位于腓骨肌腱的浅层，而跟腓韧带位于肌腱的深面。

下图：腓侧结节是一种正常变异，是分隔腓骨肌腱的跟骨突起，结节肥大易导致腓骨长肌腱撕裂。

腓骨肌腱

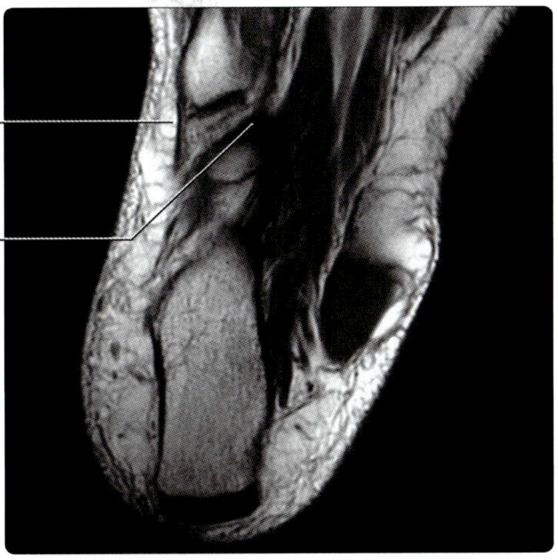

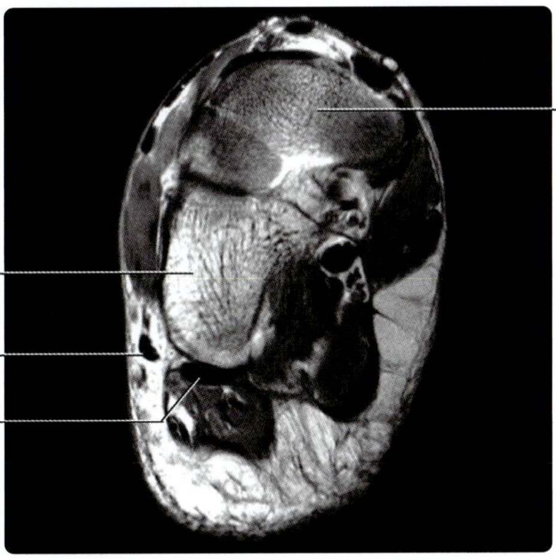

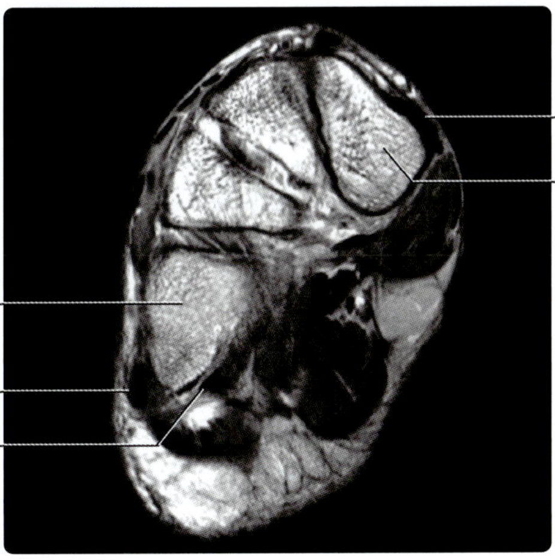

上图：腓骨短肌腱在接近其第 5 跖骨茎突部的附着点时变成薄条带状，腓骨长肌腱在骰骨沟中向前内走行，附着于足内侧跖侧面。

中图：冠状位图像显示腓骨短肌腱继续向第 5 跖基底部附着点处移行，腓骨长肌腱进入骰骨管，位于骰骨跖侧，继续沿足底向其内侧楔骨和第 1 跖骨基底部的附着点处移行。

下图：中足横轴位图像，清晰显示腓骨长肌腱远端沿着足跖侧面走行，在踝远侧横轴位图像上也可显示。由于“魔角效应”影响，T_1WI 图像上常不能清晰显示该肌腱。注意胫骨前肌腱止于内侧楔骨。

腓骨肌腱，冠状位 脂肪抑制 T_2WI

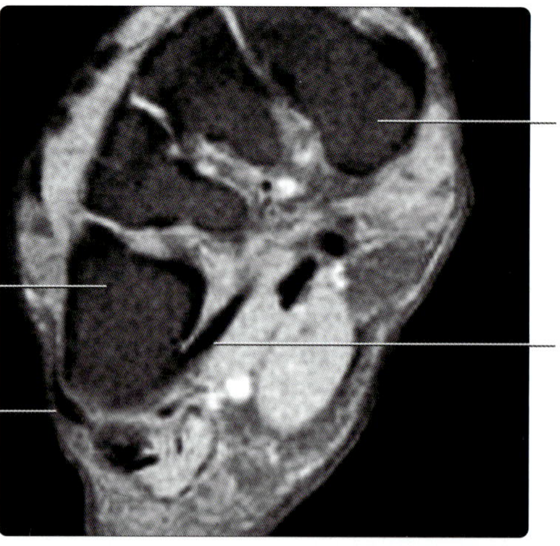

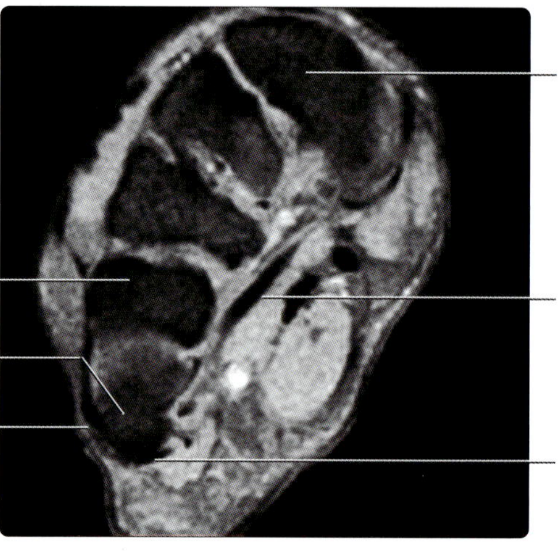

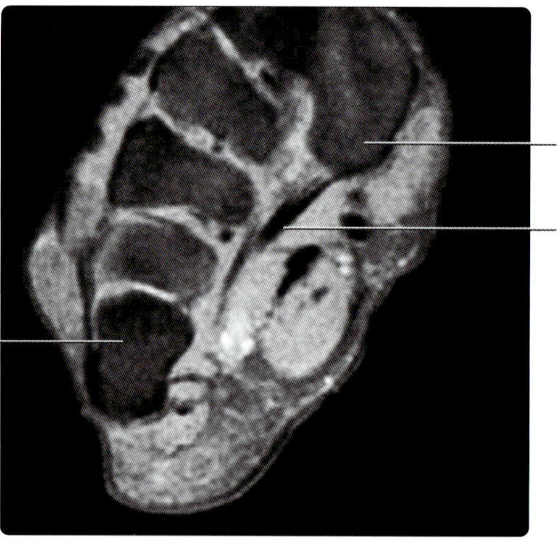

上图：由于不受“魔角效应”影响，脂肪抑制 T_2WI 图像通常可以更好地显示沿足跖侧面走行的腓骨长肌腱。

中图：在更远端的横轴位图像上，腓骨长肌腱仍位于第三筋膜间室肌肉的深面。注意腓骨短肌腱第 5 跖骨基底部的附着点，腓骨短肌和足底腱膜止于第 5 跖骨跖侧基底部，而第三腓骨肌腱止于第 5 跖骨的背侧基底部。

下图：注意腓骨长肌腱远端的正常条纹状外观，原因为此处该肌腱分成了多条肌腱束止于不同部位。

腓骨肌腱，矢状位 MR 图像

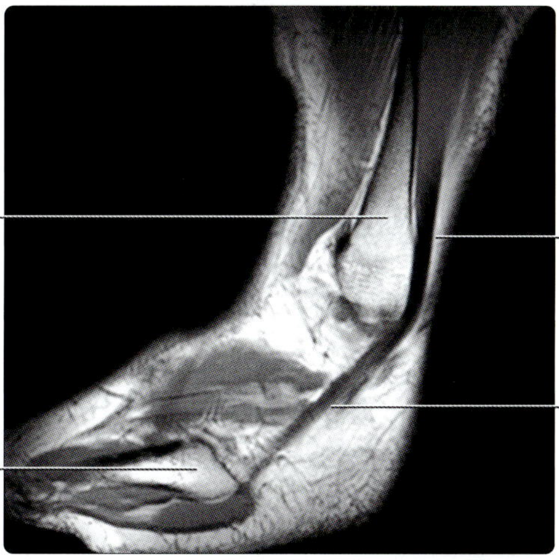

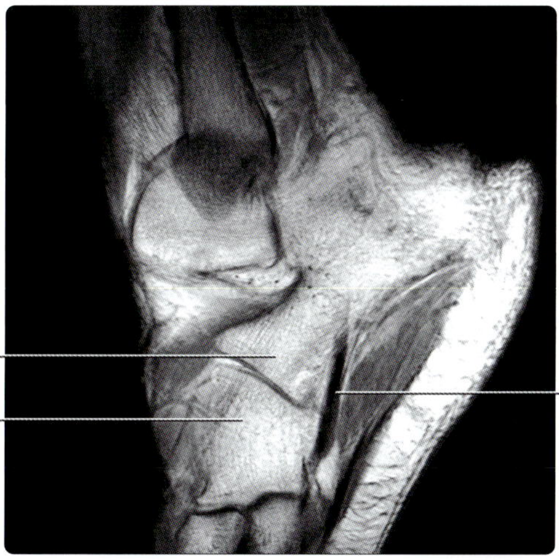

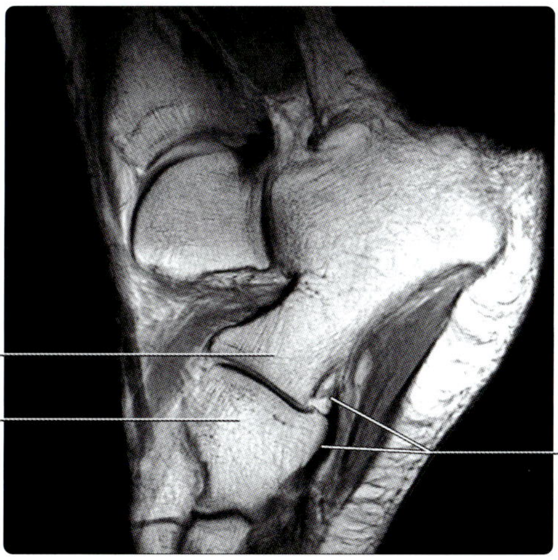

上图：腓骨肌腱在横轴位图像上显示最佳，在矢状位图像上可根据其向附着点处的移行行程进行追踪。腓骨短肌腱在腓骨踝后沟内下行时容易发生摩擦和撕裂。

中图：腓骨长肌腱两条纤维束在骨管内穿行，先与腓骨短肌腱共同走行于踝后沟，之后沿跟骨的外侧壁下行，在腓骨结节后方可能会发生摩擦。最后一条管道位于骰骨跖侧的骰骨管内。本图中，腓骨长肌腱沿着跟骨的外侧壁下行，接近骰骨管。

下图：可见腓骨长肌开始在骰骨的跖侧面下方走行，而后进入骰骨管。

腓骨肌腱

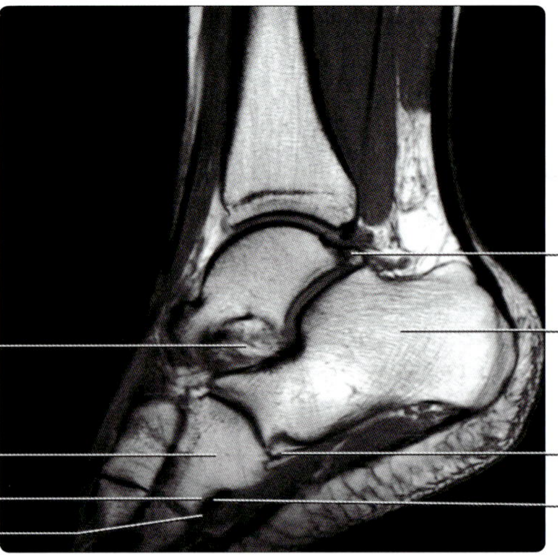

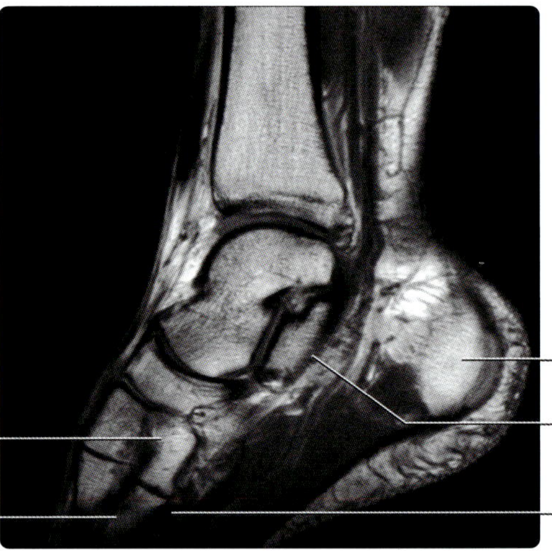

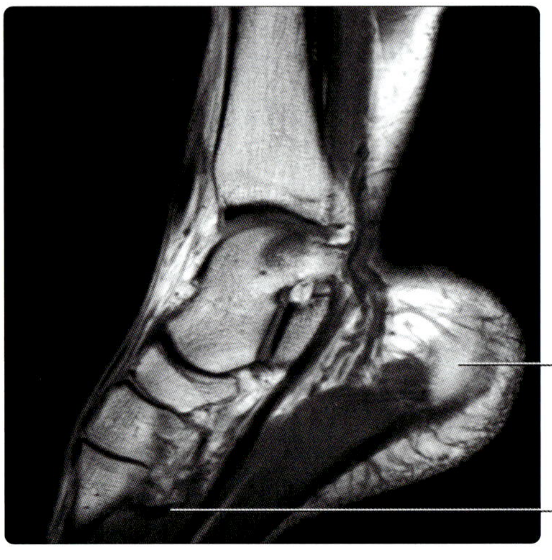

上图：腓骨长肌腱进入骰骨下方的管道，肌腱由足底长韧带的纤维带固定。由于腓骨长肌腱斜行穿过足底，连续的矢状位图像可显示其全程。在横轴位图像中，肌腱通常表现为足底肌肉深部的细线状低信号结构。
中图：显示腓骨长肌腱朝向其止点处斜行走行于足底跖侧。
下图：腓骨长肌腱位于第 2 跖骨基底部的下方，由于纤维束分散呈条纹状和“魔角效应”影响，在 T_1WI 图像上常不能很好地显示其跖骨的附着点。

腓骨肌腱

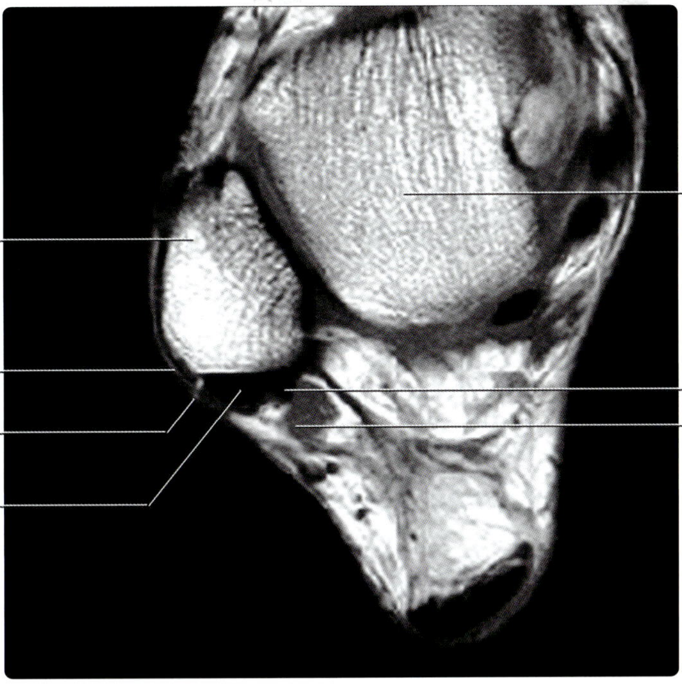

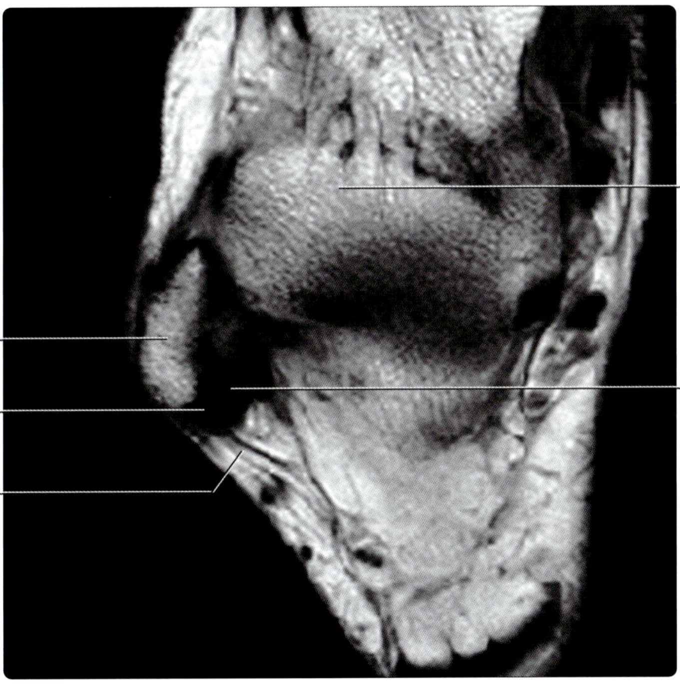

上图：在踝后沟内，腓骨短肌腱通常位于腓骨长肌腱的前内侧，有时位于腓骨长肌腱的内侧。在此情况下，随着肌腱向远端下行，腓骨短肌腱相对于腓骨尖远端可能表现为内侧半脱位改变，属正常现象，不应误认为病变。

下图：注意腓骨短肌腱相对于远端腓骨尖的假性半脱位，为正常表现。

胫骨前肌腱

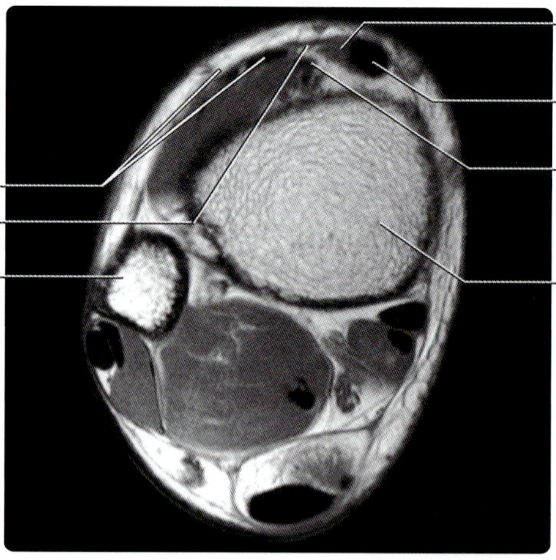

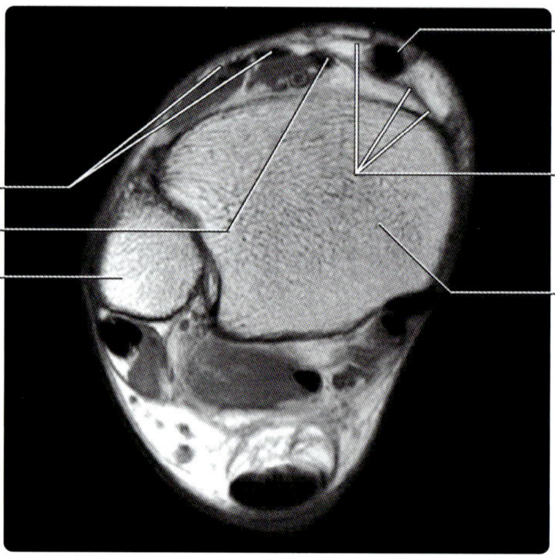

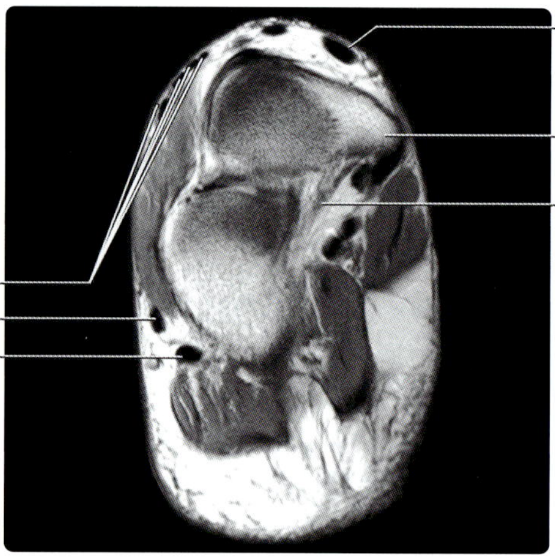

上图：胫骨前肌在踝关节水平完全呈肌腱结构，被伸肌上、下支持带包绕，肌腱向内侧斜行，止于内侧楔骨的内侧和下表面及第 1 跖骨的基底部。

中图：注意伸肌下支持带的分支位于胫骨前肌腱的浅层和深面。除了直接撕裂外，该肌腱很少损伤，撕裂罕见。主要见于老年妇女。

下图：胫骨前肌腱位置表浅，在内踝皮下容易触及，是伸肌筋膜间室肌腱中最常发生损伤的肌腱。常发生慢性退变，与周围包绕的支持带发生撞击有关，与距舟或舟楔关节形成的骨赘撞击更常见。内侧楔骨的内侧面骨质不规则也可使肌腱容易发生撕裂。

胫骨前肌腱

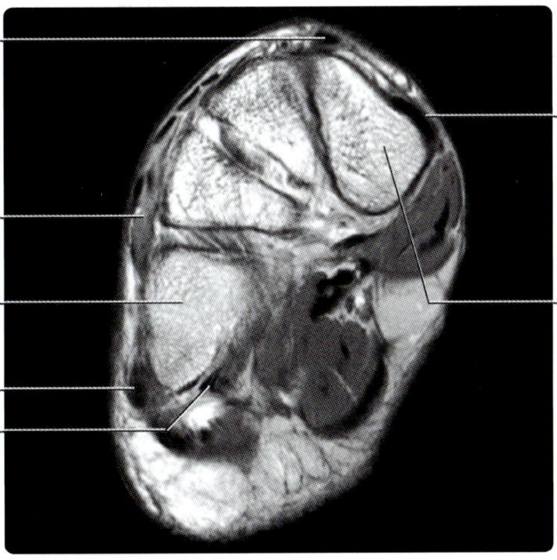

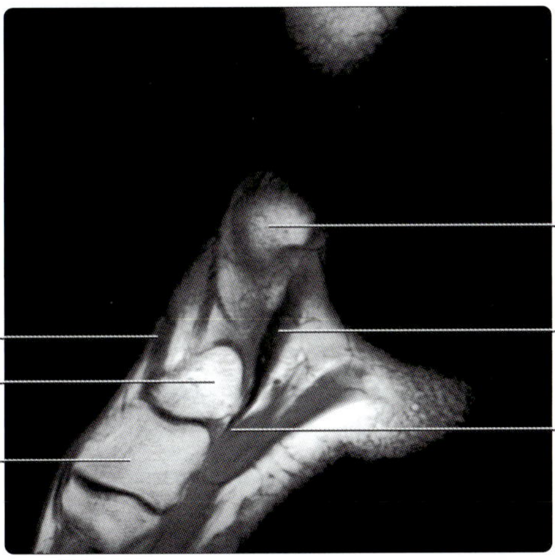

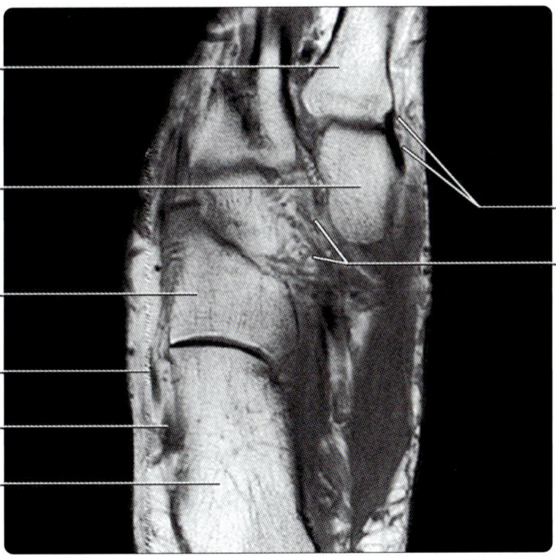

上图：注意胫骨前肌腱止于内侧楔骨的内侧面。在踝关节 MR 图像上，第 1 跖骨的附着点通常显示不太明显，在中足斜轴位图像上可较好显示。

中图：显示胫骨前肌腱环绕着舟骨，向内侧楔骨和第 1 跖骨止点处走行。仔细评估该区域有时会发现胫骨前肌腱炎，在常规横轴位踝关节图像中可能被忽视。胫骨前、胫骨后和腓骨长肌腱围绕中足的中轴形成悬带，支撑着内侧纵弓。

下图：注意在该幅踝关节横轴位图像中，胫骨前肌腱同时止于内侧楔骨和第 1 跖骨。

5. 踝部韧带

大体解剖

胫腓联合韧带

- 保持稳定，对抗外翻
- **下胫腓前韧带**：从胫骨前外侧角向下、向外斜行走行至腓骨
  - Bassett 韧带：单独的纤维束，通常见于韧带主束的下部
- **下胫腓后韧带**
  - 韧带主束从后踝至腓骨后缘呈水平走行
  - 下横（或踝间）束：从胫骨内侧、后部至腓骨尖斜行走行
- **骨间韧带**：骨间膜增厚，位于胫、腓骨干之间
  - 延伸至胫骨上方约 1 cm（可变）
  - 踝关节滑膜隐窝低于韧带

外侧副韧带

- 3 条独立的韧带
- 保持稳定，对抗内翻、内旋、前方半脱位
- 距腓前韧带：从腓骨尖上方 1 cm 处斜行走行至距骨颈上缘
  - 仅在轴位图像上可确切显示
  - 在上方第 1 或第 2 幅包括距骨颈的轴位影像上可显示附着于距骨
- 跟腓韧带：从腓骨尖向后下斜行至跟骨外侧缘
  - 腓骨肌腱深面，在轴位和冠状位图像上显示清晰
- 距腓后韧带：从距骨体外侧至腓骨内侧缘水平走行
  - 条纹状表现不应误认为是撕裂
  - 在冠状位和轴位图像上显示清晰

三角韧带

- 在轴位和冠状位图像上显示清晰
- **三角韧带深层**
  - 保持稳定，对抗外翻
  - 主（后）束
    - 三角韧带结构最重要的部分
    - 主要起源于内踝前丘的后缘
    - 向下内和前方走行
    - 附着于距骨体内侧凹
    - 条纹状表现
  - 前束很小，存在变异，临床意义不明确
    - 起源于内踝前缘
    - 附着于距骨体颈交界处内侧
- **三角韧带浅层**
  - 保持稳定，对抗旋转
  - 多条韧带束，以其附着点命名
  - 前方浅表部分起源于内踝前角，表现为连续带状，与骨膜和屈肌支持带相连续
  - 胫跟韧带：附着于跟骨载距突；最强壮的韧带束
  - 胫跳跃韧带：与跟舟（跳跃）韧带融合
  - 胫跳跃韧带：附着于舟骨内侧面，胫后肌腱深面
  - 胫距后韧带：存在变异；起源于内踝靠后部，附着于距骨体后部

跗骨管和跗骨窦韧带

- **颈韧带**：稳定距下关节
  - 在跗骨窦内从距骨颈下外侧至跟骨上外侧斜行走行
  - 在冠状位图像上观察最佳
  - 在矢状位和轴位图像上，可能与伸肌支持带各束混淆
- **跟距骨间韧带**：稳定距下关节
  - 跗骨管内短而垂直的韧带
- **伸肌下支持带，根部**：3 条纤维束附着在跗骨窦
  - 内侧：在跗骨窦后方，附着于跟骨内侧，跟距骨间韧带前方
  - 中间：附着于跟骨的中间背侧，与颈韧带相邻
  - 外侧：附着于跟骨外侧缘，位于趾短伸肌起点的外侧
  - 在冠状位图像上观察最佳

跳跃韧带

- 三束韧带
- 从跟骨到舟骨，支撑距骨头和内侧纵弓
- **内上束**：最强壮，吊床形，在轴位图像上显示最佳
  - 起点：跟骨载距突和三角韧带的胫跳跃韧带
  - 止点：舟骨内上侧
  - 位于胫骨后肌腱深面
- **内斜束**
  - 在轴位图像上显示最佳
  - 起点：跟骨冠状窝
  - 止点：舟骨内侧、跖侧
  - 条纹状表现，斜行走行
- **下纵束**
  - 在轴位和矢状位图像上显示最佳
  - 起点：跟骨冠状窝；止点：舟骨喙
  - 走行短而直

分歧韧带

- 在矢状位图像上观察最佳
- 起点：跟骨前突的背缘；通过两个分支附着于舟骨和骰骨

足底长、短韧带

- 在矢状位和轴位图像上观察最佳
- 支撑纵弓

足底短韧带（跟骰足底韧带）

- 起点：跟骨前结节；止点：骰骨

足底长韧带：位于足底短韧带浅层

- 起点：在内侧、外侧、前结节以及前方
- 止点：骰骨，第 2~5 跖骨基底部

后足韧带

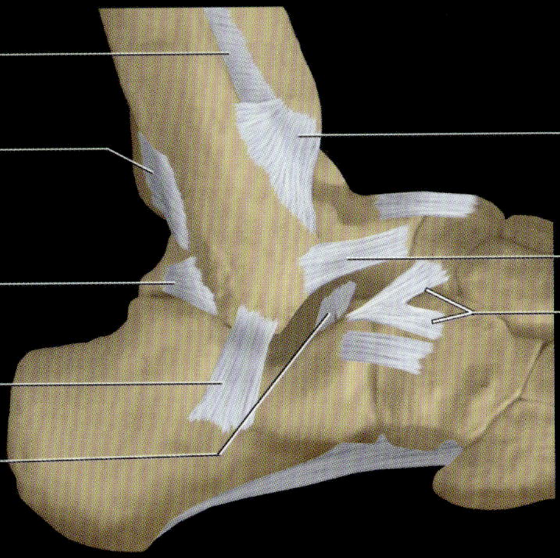

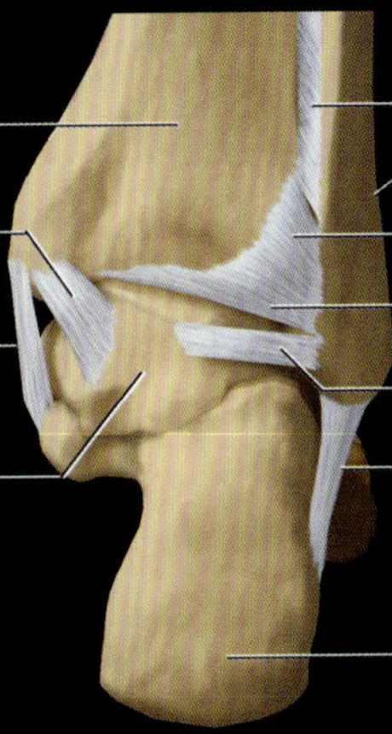

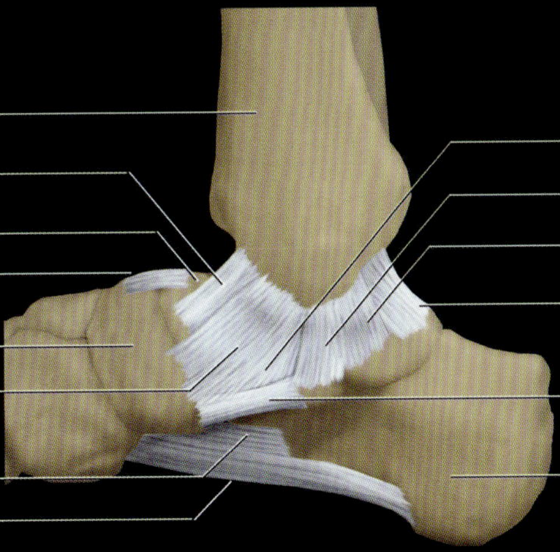

上图：踝关节外侧面观，包括胫腓前下、胫腓后下和骨间韧带在内的联合韧带可以抵抗外翻损伤、保持关节稳定。外侧副韧带，包括距腓前韧带、距腓后韧带和跟腓韧带对抗内翻和前后移位以使关节保持稳定。距骨颈韧带和骨间韧带（未显示）使距下关节保持稳定。分歧韧带稳定关节对抗内翻。足底韧带维持足纵弓稳定。

中图：踝关节后面观，胫腓韧带呈斜向走行，其腓骨起点位于腓骨踝窝上方。下横韧带（胫腓后韧带的下部）延伸至胫骨后表面远侧。

下图：踝关节内侧面观，三角韧带浅层起源于内踝的表面，韧带以其止点命名。

胫腓联合韧带

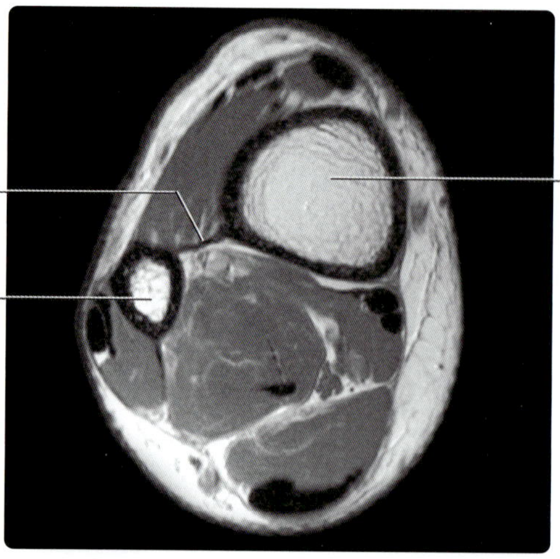

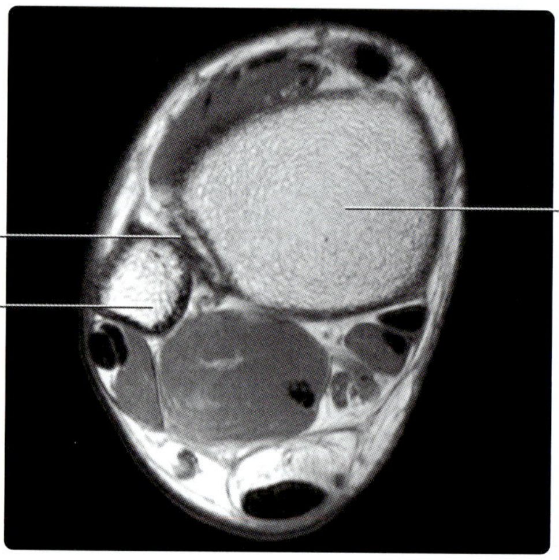

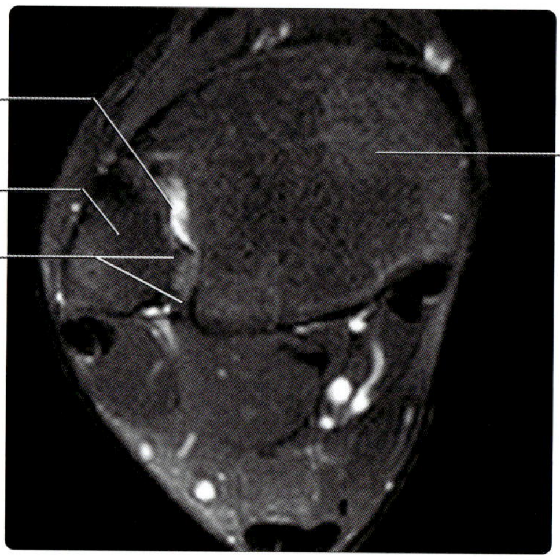

上图：显示胫腓骨间膜，通常表现为连接胫骨和腓骨之间的边界清晰、低信号结构，其远端增厚成为骨间韧带。在踝关节上方，骨间膜变得不清晰，甚至可能不连续。

中图：显示胫腓骨间韧带，是胫腓骨间膜远端的增厚所形成，有时表现独特如该图所示，但骨间韧带通常边界不清、不连续甚至缺失。

下图：显示液体填充的隐窝，约 0.5~1.0 cm，从踝关节延伸到胫腓关节。胫腓韧带经常出现在隐窝的上缘，该特殊病例可见其延伸到隐窝的后方。

胫腓联合韧带

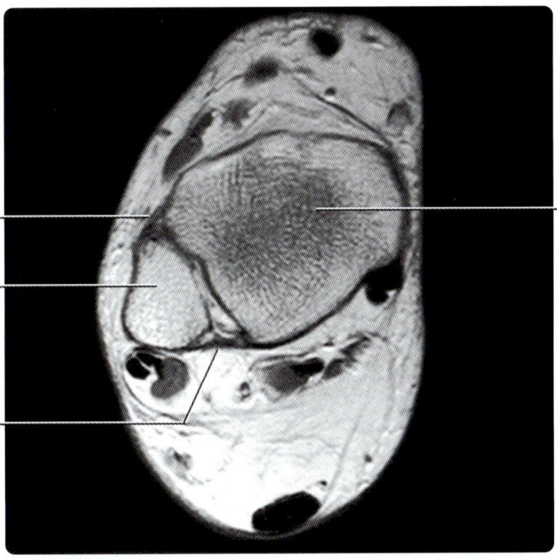

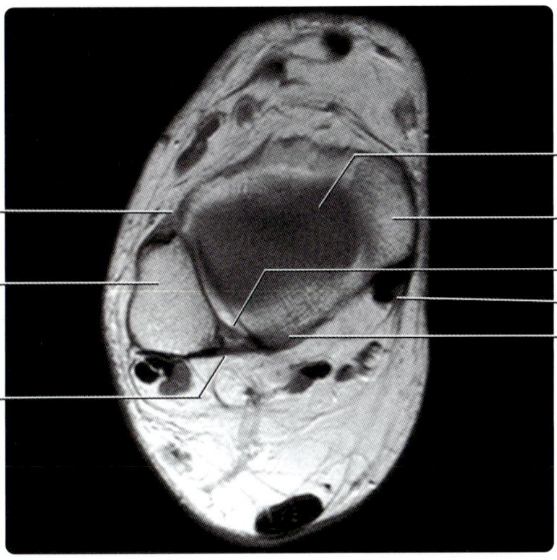

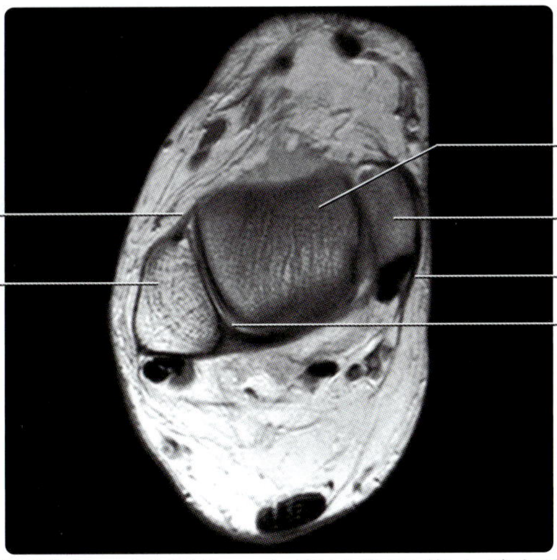

上图：显示踝关节上方水平的下胫腓前、后韧带，在横轴位图像上该韧带显示最佳。下胫腓前韧带与附属的 Bassett 韧带之间可能充填有脂肪而显示不连续。

中图：显示踝关节水平的下胫腓前、后韧带，在踝关节水平或稍低水平该韧带可显示。注意，在该水平腓骨呈圆形，没有踝窝的远端内侧凹痕。

下图：显示距骨穹隆水平的下胫腓前、后韧带（距骨在此水平呈方形）。下胫腓前韧带的最下层部分是 Bassett 韧带。下横韧带与下胫腓后韧带相延续，但延伸至胫骨后关节表面远端。

胫腓联合韧带

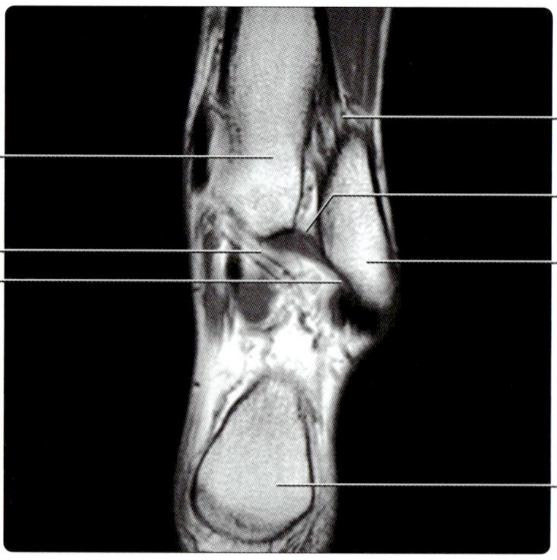

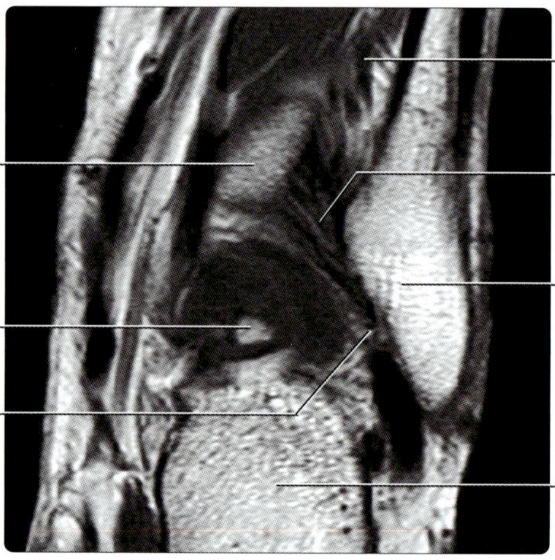

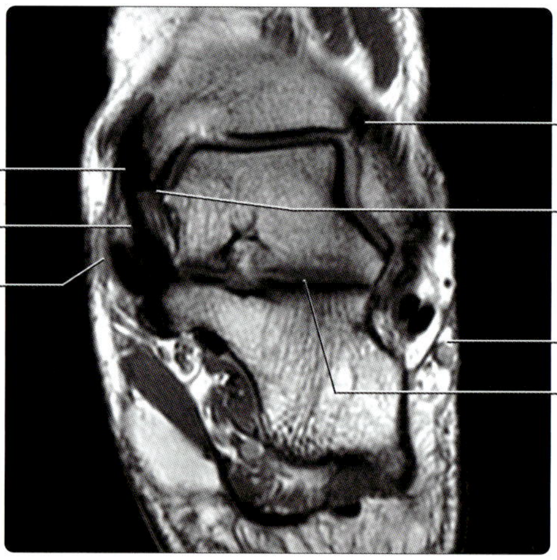

上图：左踝关节冠状位 T_1WI 图像，显示下胫腓后韧带。韧带向下斜向走行，在冠状位图像上显示最佳。该韧带从胫骨较高的位置向腓骨更远端的止点处下行。注意在踝窝上方水平，韧带止于腓骨。

中图：左踝关节冠状位 T_1WI 图像，显示下胫腓后韧带，条纹状表现是由于脂肪介于其纤维束之间所致，在横轴位图像上不应将其误认为撕裂。

下图：下胫腓前韧带从胫骨的前缘向下、向外斜行至腓骨。Bassett 韧带形成一个单独的纤维束，低于韧带的主要部分。

胫腓联合韧带

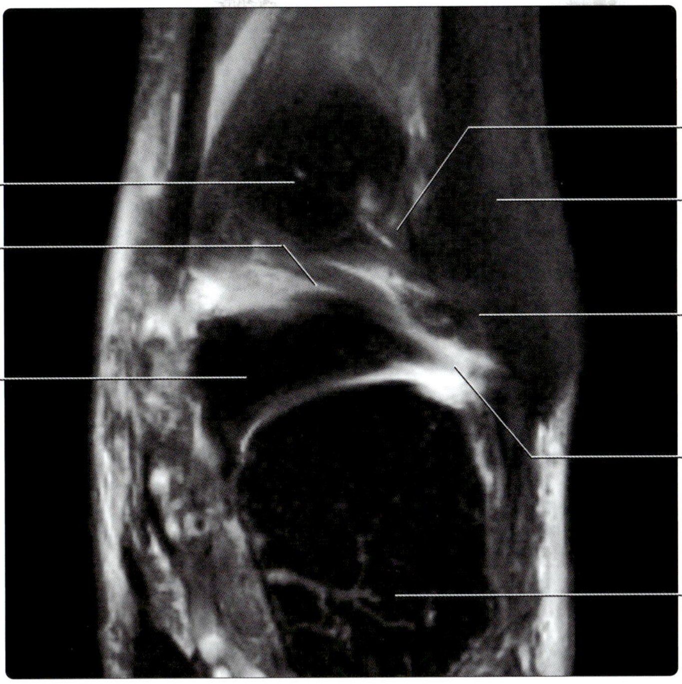

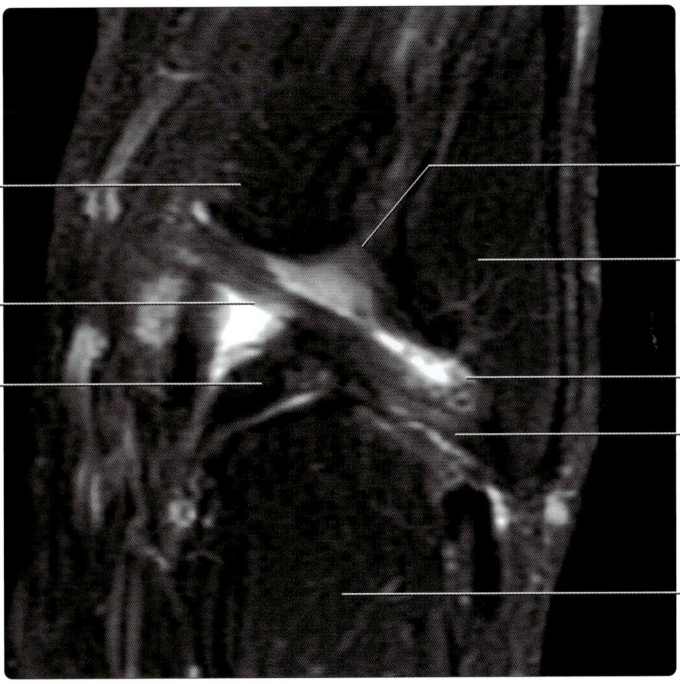

上图：冠状位脂肪抑制 T_2WI 图像，显示下胫腓后韧带。请注意，下横韧带在胫骨后方向远端延伸，形成一个后唇，加深后踝关节。其胫骨插入点位于极内侧，几乎达到内踝水平。下胫腓韧带附着到踝窝上方的腓骨，而距腓韧带止于踝窝下方。

下图：冠状位脂肪抑制 T_2WI 图像，显示踝间韧带，也称为胫束，是一种正常变异，从距腓后韧带几乎延伸至胫骨内踝。该韧带位于下横韧带和距腓后韧带之间，可能很难与下横韧带区分。

胫腓联合韧带

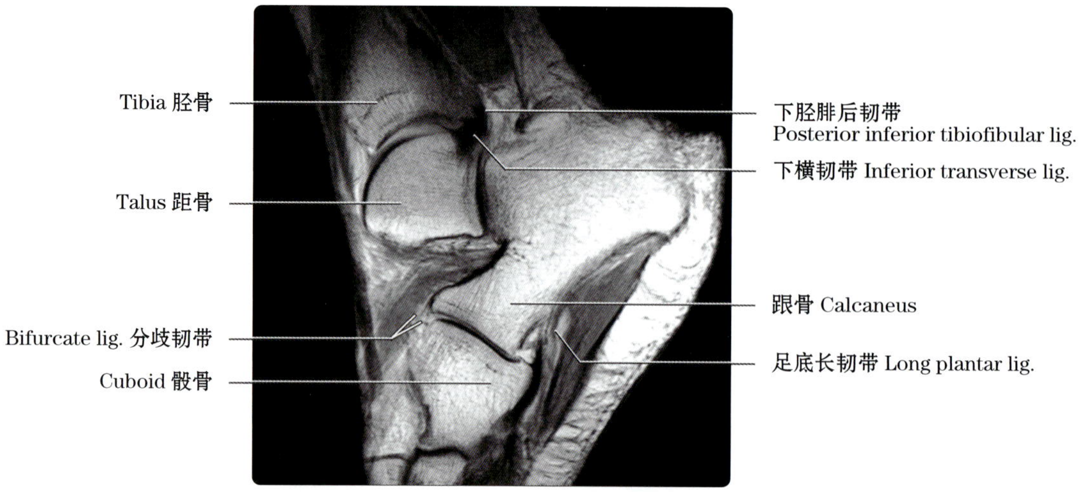

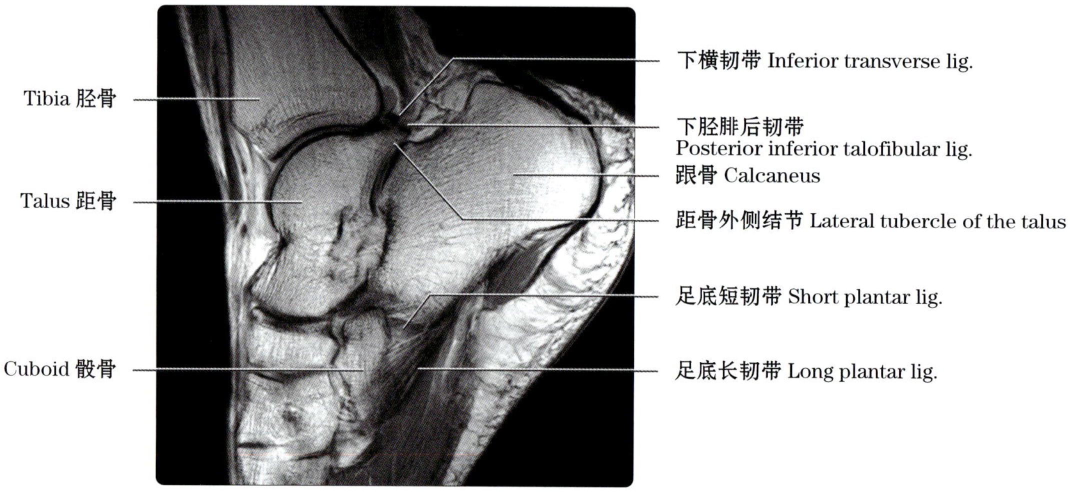

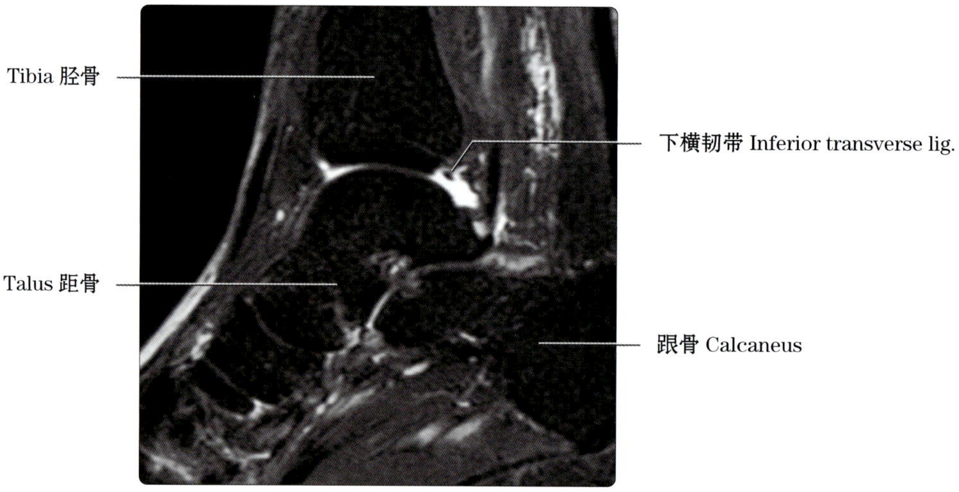

上图：矢状位 T_1WI 图像，显示下胫腓后韧带向下延伸至胫骨后表面远端。对于观察胫腓韧带和距腓韧带，矢状位图像显示欠佳。

中图：矢状位图像上，胫腓韧带和距腓韧带在断面上通常显示为细小椭圆形低信号结构，位于距骨后方，不应误认为关节内游离体，连续层面观察可避免此问题。注意，由于距腓后韧带起自距骨的外侧结节，常无法显示。

下图：矢状位脂肪抑制 T_2WI 图像，显示被液体包绕的下横韧带，类似于关节内游离体。

胫腓联合韧带

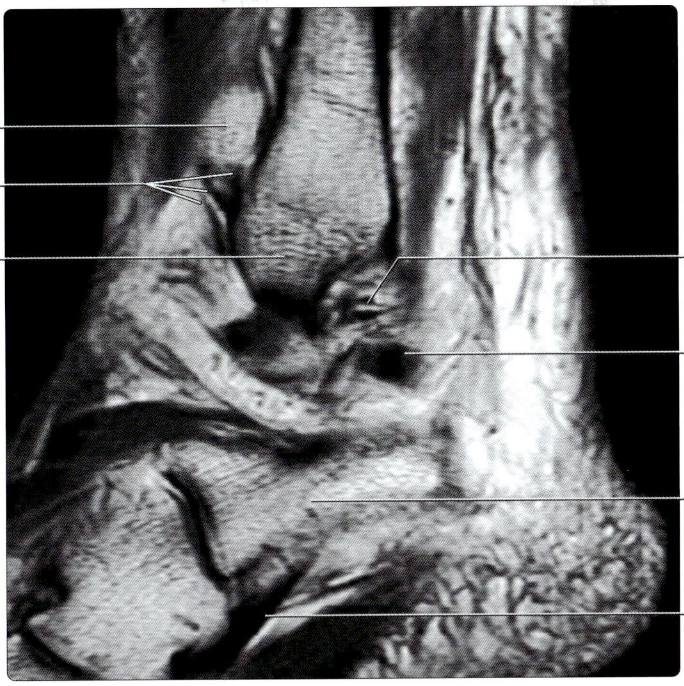

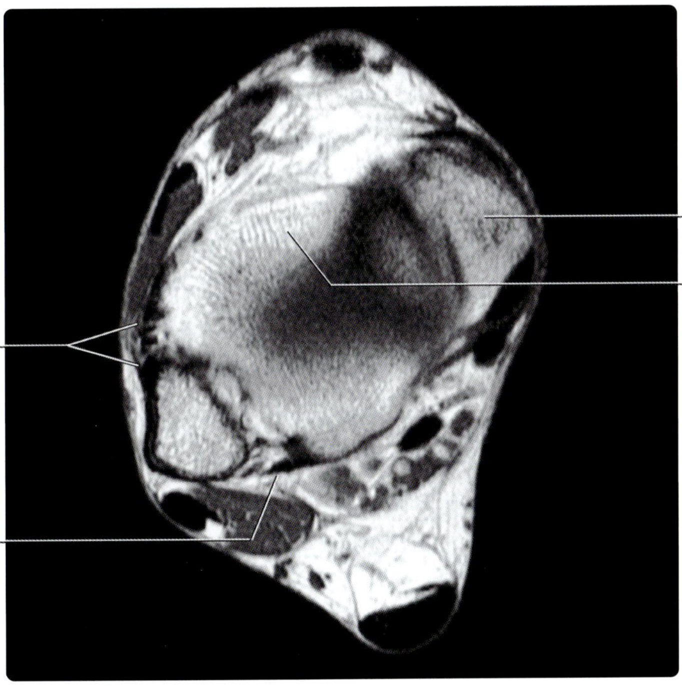

上图：矢状位 T_1WI 图像，显示胫骨和腓骨之间的下胫腓前韧带，注意韧带的条纹状形态。跟腓韧带也可显示。

下图：横轴位 T_1WI 图像，显示下胫腓前韧带的正常条纹样表现。由于下胫腓前韧带向下斜向走行，纤维束之间夹杂有脂肪组织，可能表现为不连续，不应误认为撕裂。

三角韧带和联合韧带

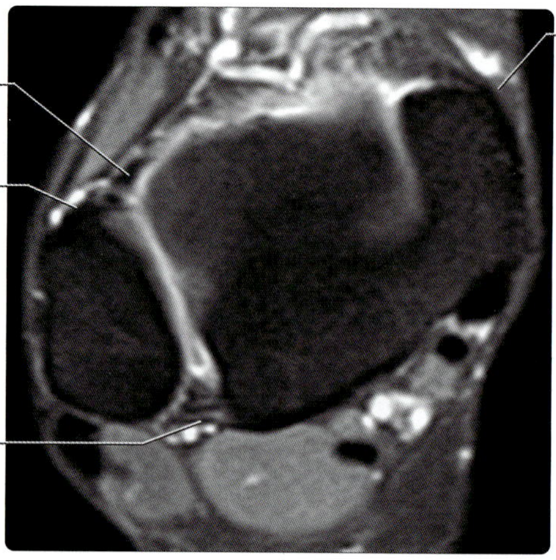

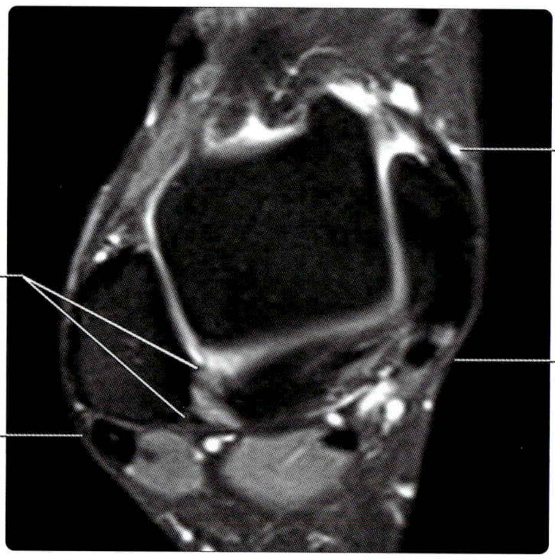

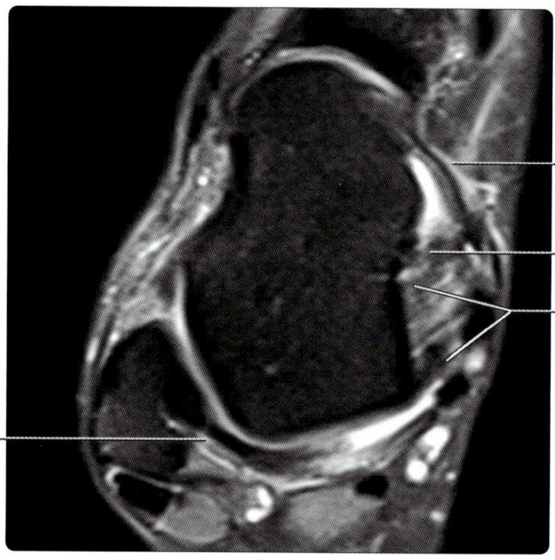

上图：横轴位脂肪抑制 T_2WI 图像，显示三角韧带浅层的前束共同起于内踝。在外侧，该图像显示下胫腓前韧带和 Bassett 韧带，两条韧带并行排列可能被误认为韧带撕裂。

中图：横轴位脂肪抑制 T_2WI 图像，显示三角韧带浅层的纤维，在该处韧带各束无法相互区分。下胫腓后韧带较粗，呈条纹状。

下图：横轴位脂肪抑制 T_2WI 图像，显示三角韧带深层从前到后的较宽范围，条纹状外观伴有单束纤维拉紧为正常表现。此例的关节积液勾勒出了三角韧带浅层的胫舟韧带。

三角韧带

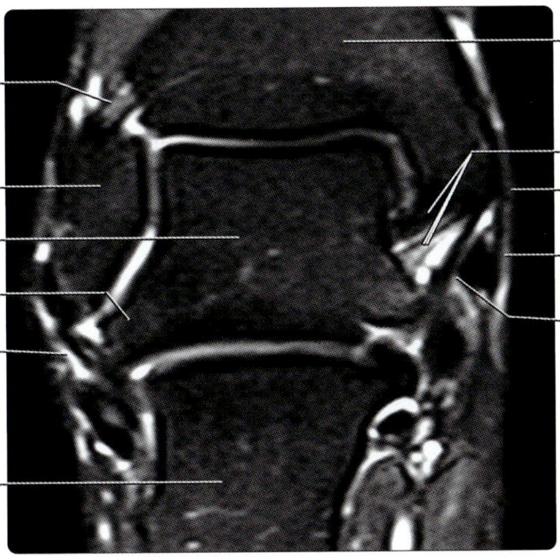

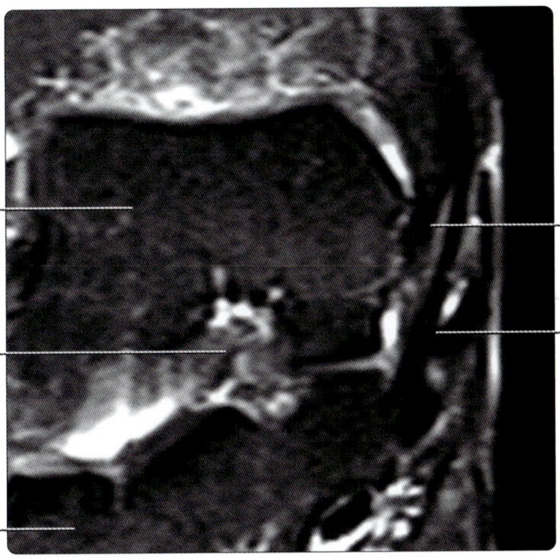

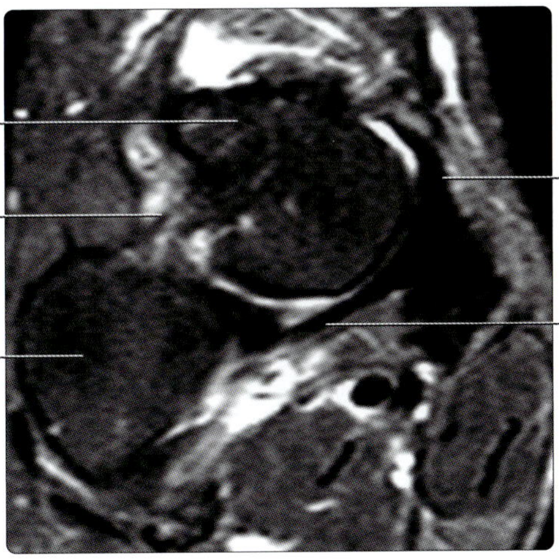

上图：冠状位脂肪抑制 T_2WI 图像，显示扇形的三角韧带深层从内踝延伸到距骨体的内侧凹，正常韧带呈条纹状，未完全填充内侧凹。后束是三角韧带深层的主要韧带束。下胫腓前韧带较短，呈斜向走行。

中图：冠状位脂肪抑制 T_2WI 图像，显示三角韧带深层的前束，这条韧带作用不明确，而且存在变异。胫跟韧带是三角韧带浅层最坚韧的部分。

下图：距骨头水平冠状位脂肪抑制 T_2WI 图像，显示三角韧带浅层的胫舟韧带与跳跃韧带连续。

三角韧带深层，冠状位 MR

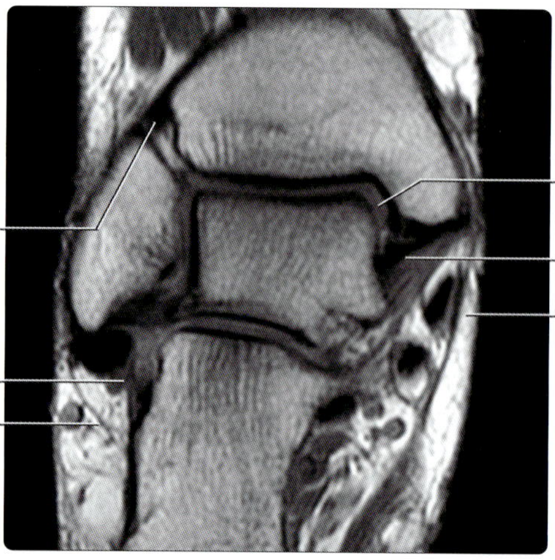

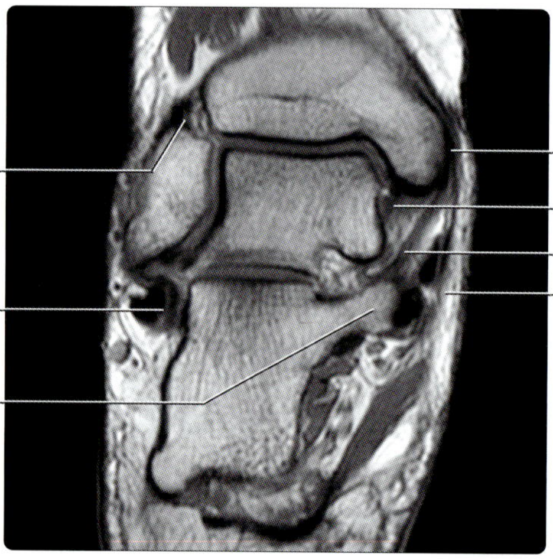

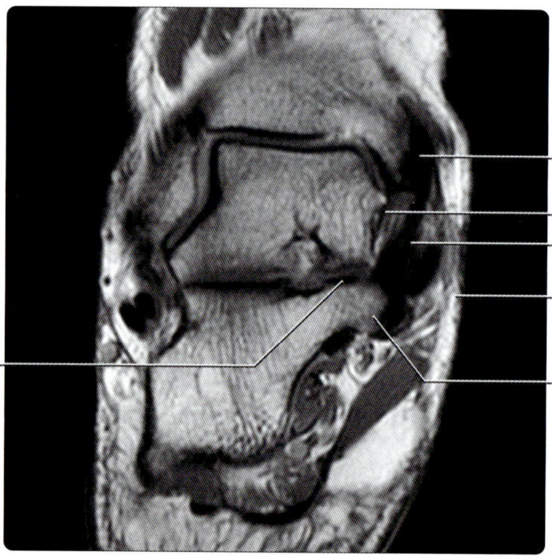

上图：三角韧带深层的后束通常被称为三角韧带深层，因前束常细小且多有变异。后束呈条纹状表现，从内踝前丘的后缘和后丘至距骨的内侧凹呈斜向走行。

中图：三角韧带浅层的前束起源于内踝内侧和前缘表面。胫跟韧带是最坚韧的韧带，止于跟骨的载距突。

下图：未受伤的患者中总是可显示三角韧带浅层的胫跟韧带。在该正常志愿者中，较通常为厚。

外侧副韧带

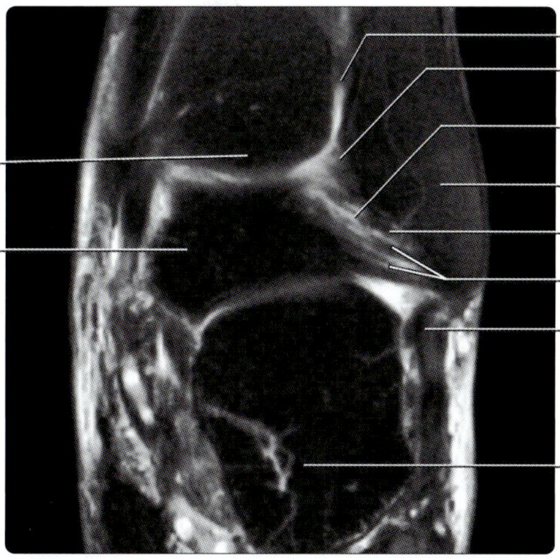

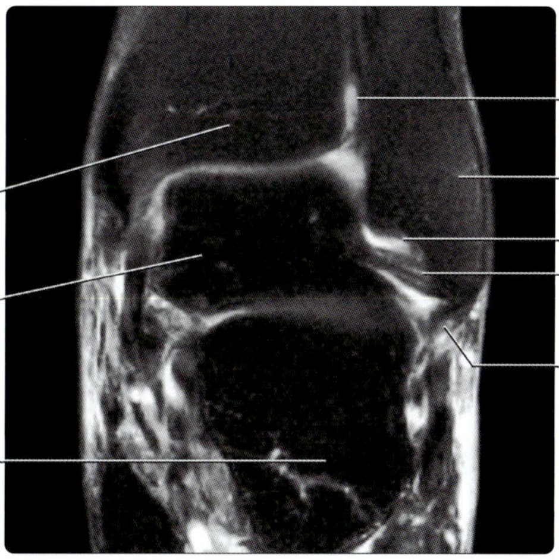

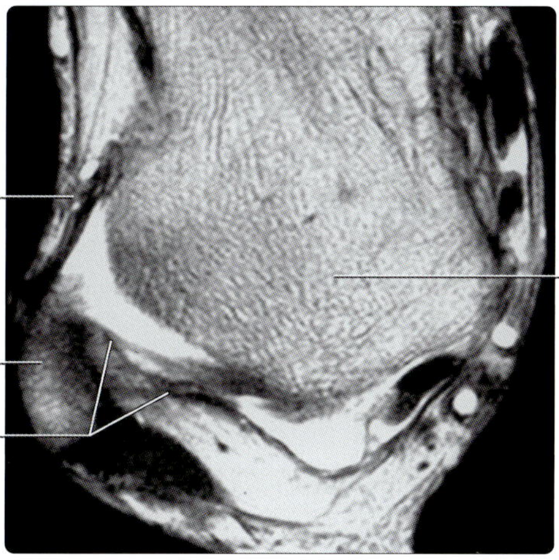

上图：冠状位脂肪抑制 T_2WI 图像，显示外侧副韧带，由距腓前、后韧带和跟腓韧带组成。尽管它们非常贴近联合韧带，但其功能是防止踝关节内翻、内旋和前方半脱位，与联合韧带不同。

中图：为稍靠前层面的冠状位脂肪抑制 T_2WI 图像，距腓后韧带表现为与下胫腓后韧带截然不同的结构。

下图：横轴位 T_2WI 图像，显示外侧副韧带，在横轴位图像上显示最佳。由于这些韧带导致关节囊局部增厚，T_2WI 上液体信号会使这些韧带显示得更为突出。注意距腓后韧带呈扇形和条纹状止于腓骨，不应将其误认为撕裂。

外侧副韧带

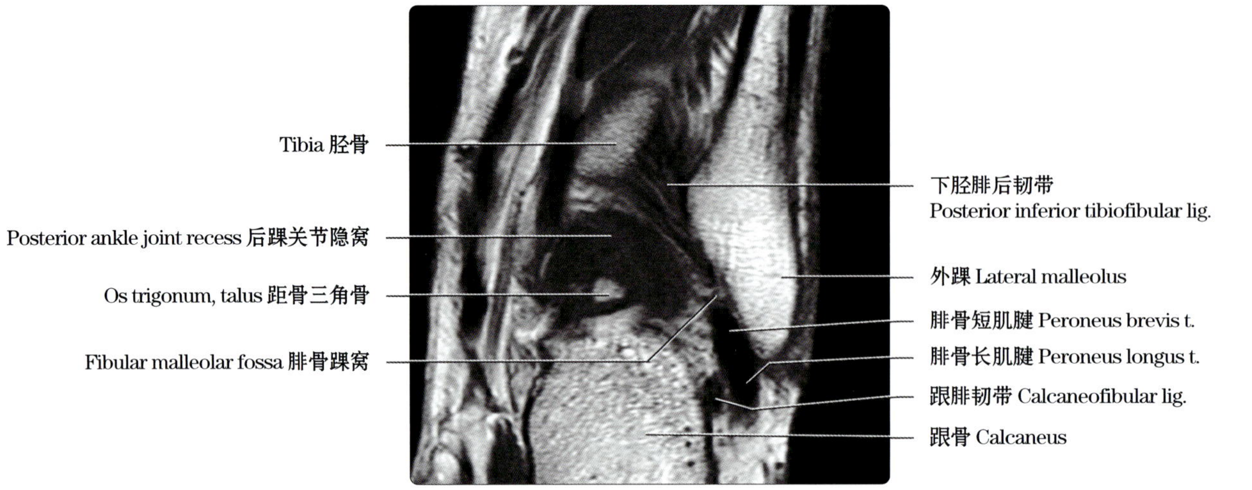

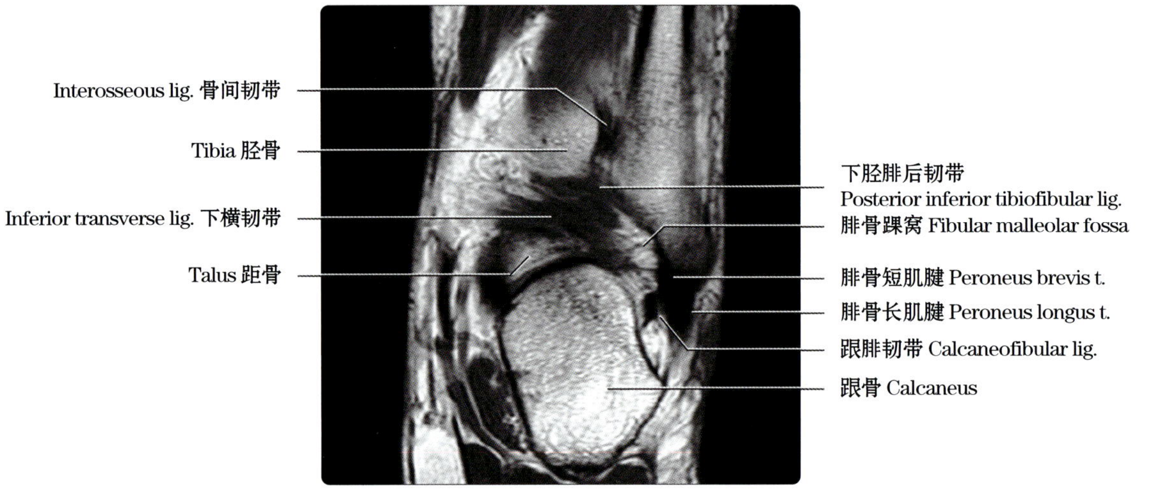

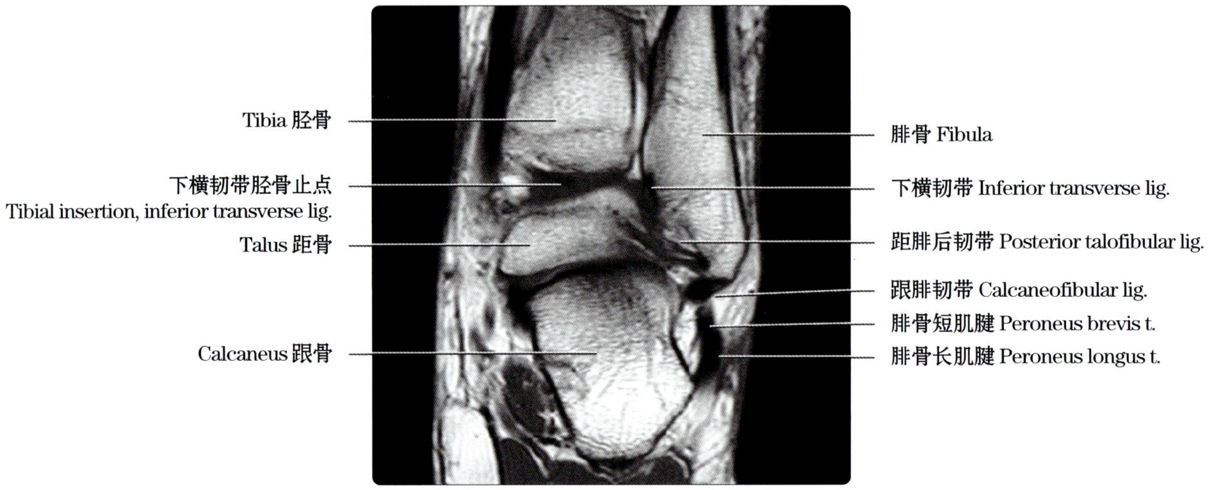

上图：后部层面冠状位 T_1WI 图像，显示跟腓韧带的跟骨附着点。该韧带可以在连续冠状位图像上追踪其腓骨起点到跟骨止点的行程。

中图：偏前层面冠状位 T_1WI 图像，可见跟腓韧带，注意韧带靠近腓骨肌腱，可通过肌腱来定位该韧带。跟腓韧带撕裂可能会在腓骨肌腱腱鞘内产生反应性积液，不应误认为腓骨肌腱腱鞘滑膜炎。

下图：更向前的层面，显示跟腓韧带止于腓骨尖。

外侧副韧带

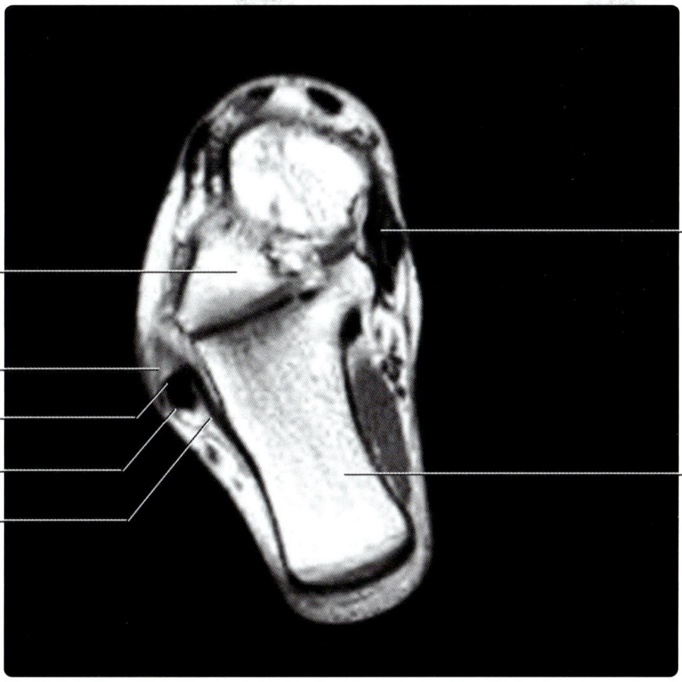

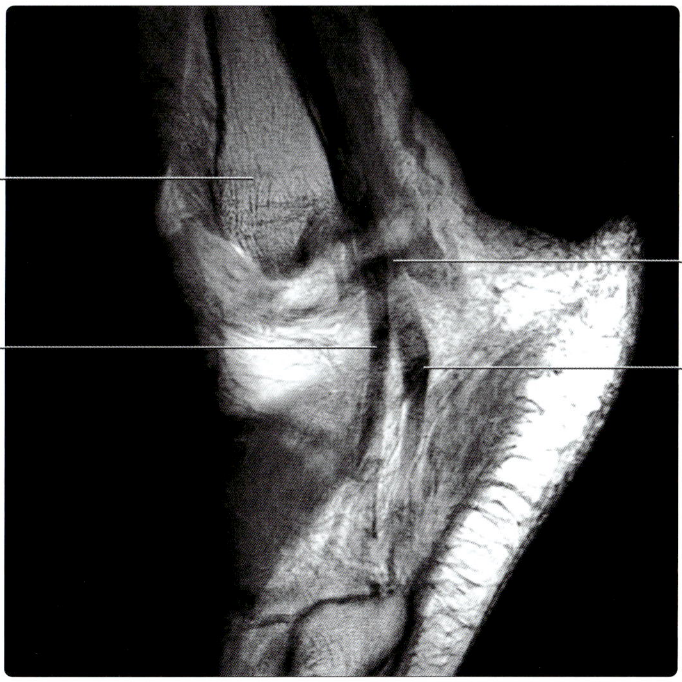

上图：斜轴位 T_1WI 图像，可见跟腓韧带。跟腓韧带随踝关节运动可改变方向，在轻度足跖屈时，横轴位图像上韧带走行接近于水平方向，在靠近跟骨时，位于腓骨肌腱深面，其位置特点是找到该韧带的依据。下图：最外侧的矢状位 MR 图像，由于部分容积效应影响，跟腓韧带低信号影可能与腓骨肌腱的低信号影重叠。注意该患者足跖屈扫描图像跟腓韧带的位置，踝关节轻度跖屈有助于在横轴位图像上观察到跟腓韧带。

外侧副韧带

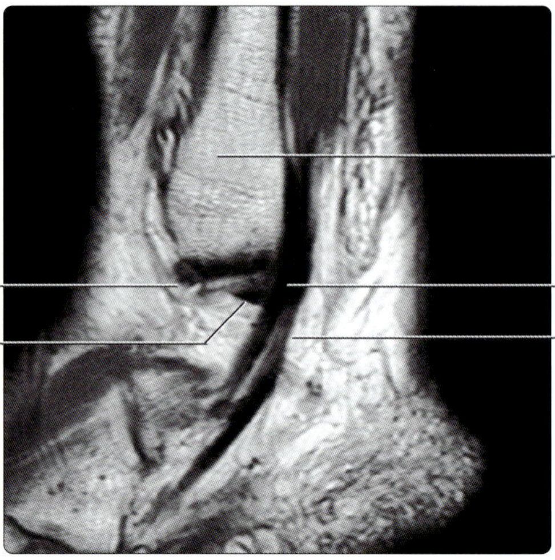

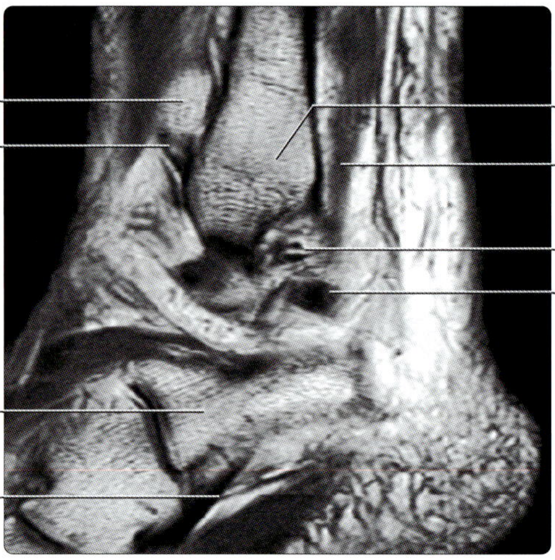

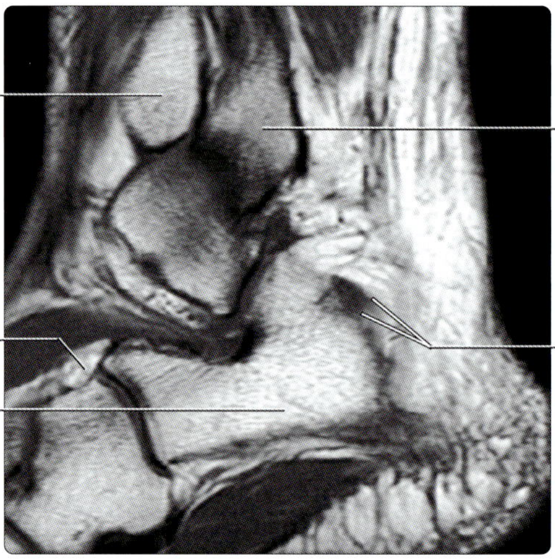

上图：从外至内侧的连续矢状位 T_1WI 图像可显示跟腓韧带从其腓骨起点至跟骨后缘止点的全程。
中图：显示跟腓韧带横穿腓骨肌腱深面（内侧）（此图像中没有很好地显示腓骨肌）。注意腓骨后方条纹状的距腓后韧带。
下图：矢状位 T_1WI 图像显示跟腓韧带，此层面显示跟腓韧带的跟骨附着处。

三角韧带

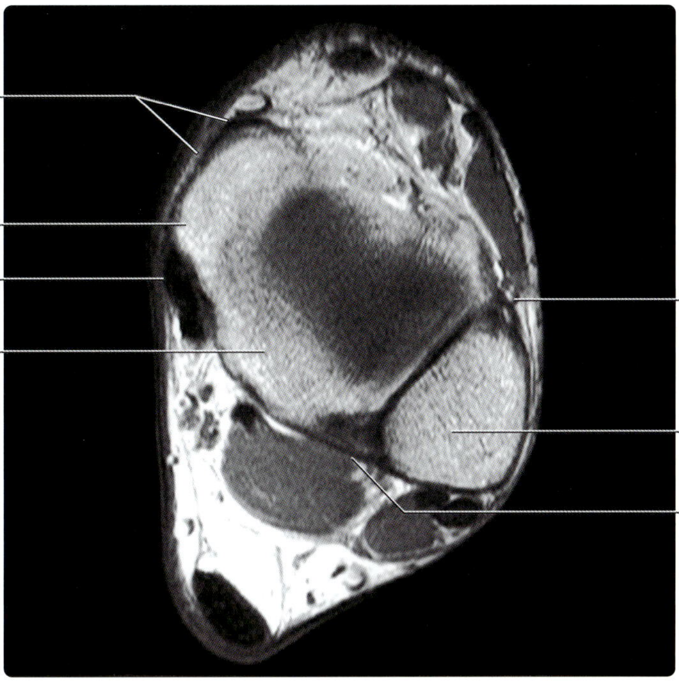

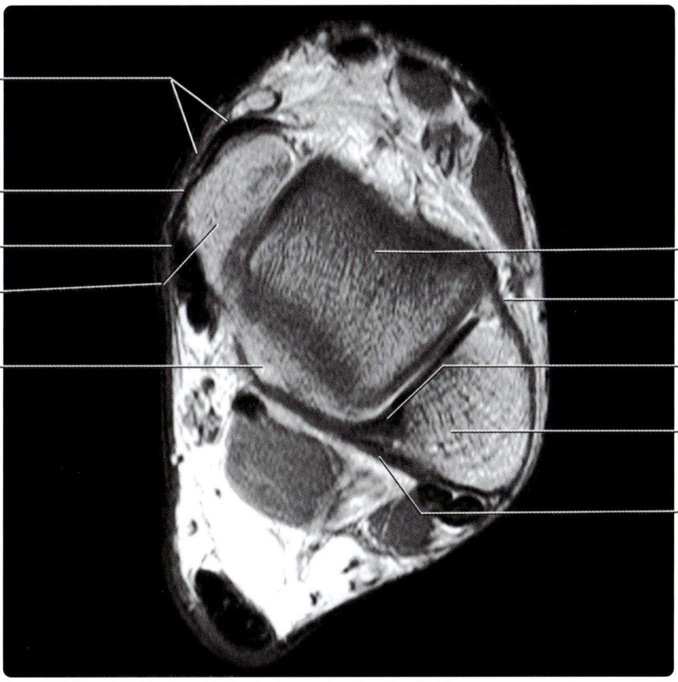

上图：横轴位 T_1WI 图像，显示三角韧带浅层的起点，浅层与内踝骨膜相连续，后者与屈肌支持带起点相连续。

下图：稍远端层面的横轴位 T_1WI 图像，显示三角韧带浅层的起点，清晰显示其与内踝骨膜和屈肌支持带相延续。踝关节扭伤时，整个筋膜层可能发生由前向后的撕脱。

三角韧带

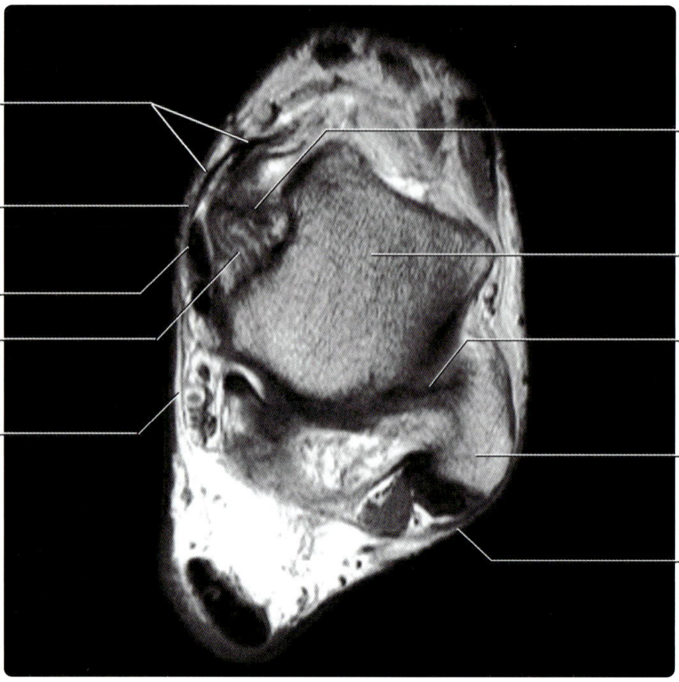

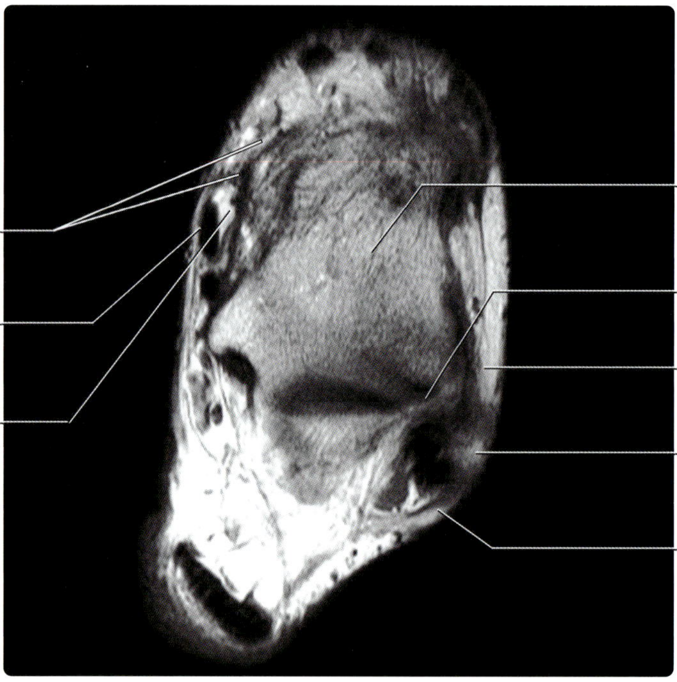

上图：距骨穹隆水平横轴位 T_2WI 图像，显示三角韧带浅层向其止点方向发散，也清晰显示三角韧带深层呈条纹状表现。

下图：稍远端层面横轴位 T_2WI 图像，显示三角韧带的胫跟韧带和胫跳跃韧带，胫跳跃韧带比胫跟韧带稍靠前，并与跟舟韧带融合。

跗骨管和跗骨窦韧带

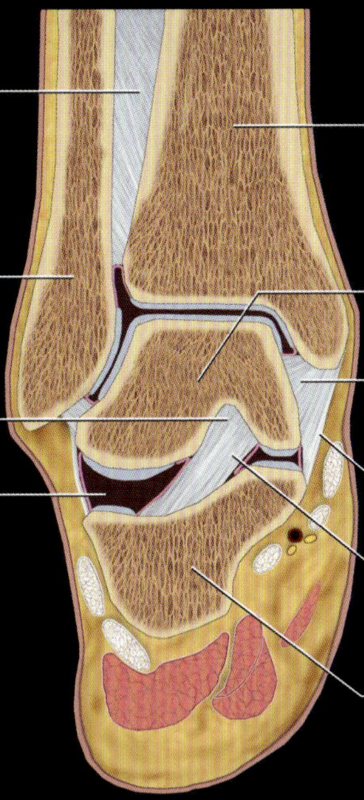

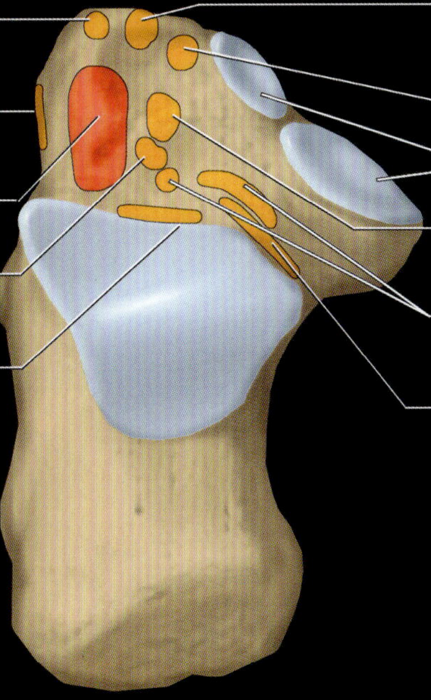

上图：示意图显示跗骨管韧带。跗骨管是位于后距下关节和跟骨载距突之间的间隙，跟距骨间韧带在此穿行。跗骨窦是距骨和跟骨之间更靠外侧的间隙，与跗骨管相延续，伸肌下支持带根部和距骨颈韧带在此穿过。

下图：显示跗骨窦韧带的跟骨止点，跟距骨间韧带位于最内侧和后方，而距骨颈韧带位于最前部。伸肌下支持带的中间根紧接在颈韧带的后方，外侧根则位于趾短伸肌起点的外侧，内侧根在跟骨有 2 个止点、距骨有 1 个止点。

跗骨管和跗骨窦韧带

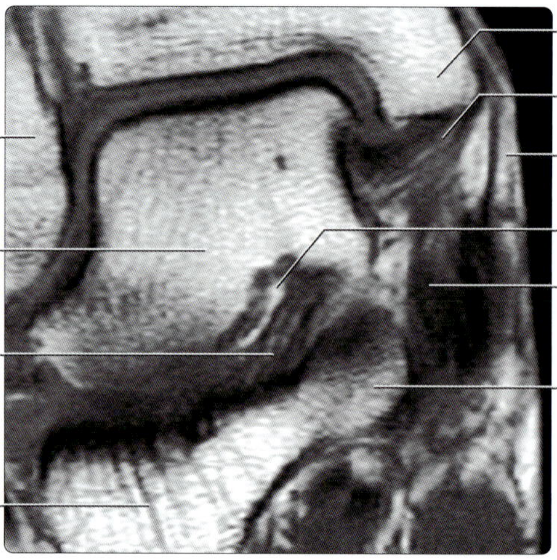

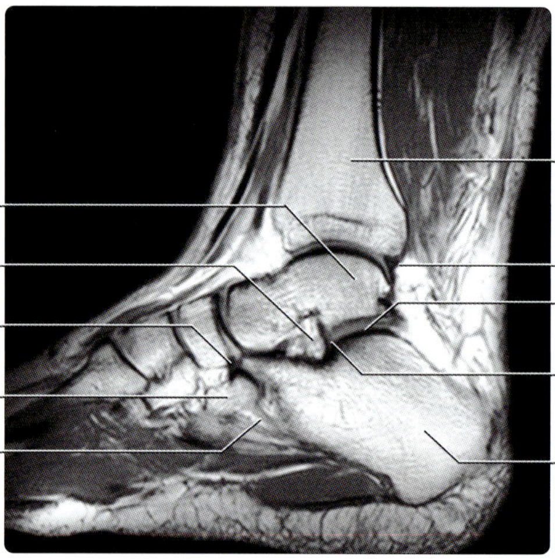

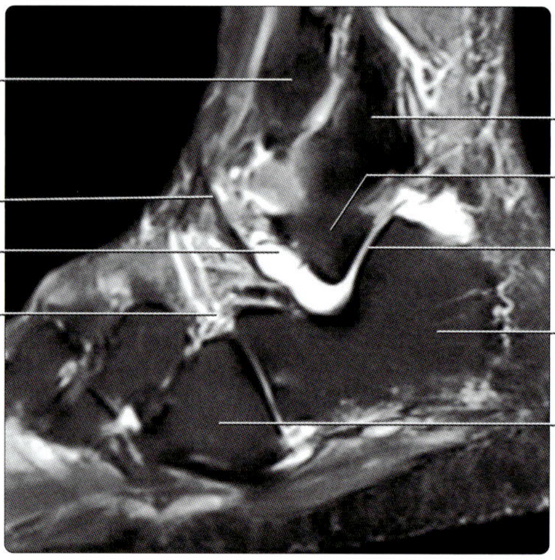

上图：冠状位 MR 图像示跟距骨间韧带。该韧带跟骨附着点位于后距下关节的前方，韧带穿过跗骨管并斜行向上向内止于距骨沟。冠状位和矢状位图像显示跟距骨间韧带最佳，位于跗骨窦韧带的最后、最内侧。

中图：矢状位 MR 图像，跟距骨间韧带表现为从距骨延伸至跟骨的带状结构，位于后距下关节前方。通常在跗骨窦的最内侧矢状位图像上可显示该韧带。

下图：跗骨窦积液常表示有急性或慢性病变，但隐窝积液有时可能从后距下关节延伸入跗骨窦，不应误认为跗骨窦病变。

跗骨管和跗骨窦韧带

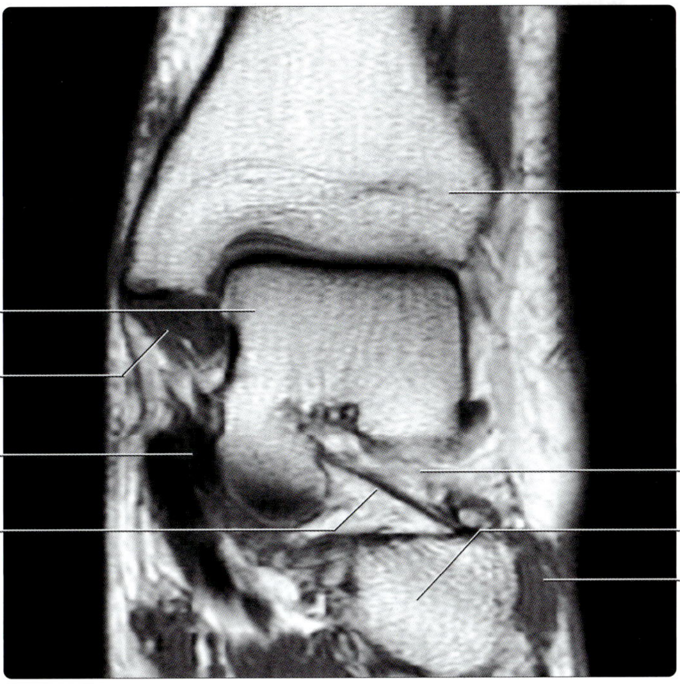

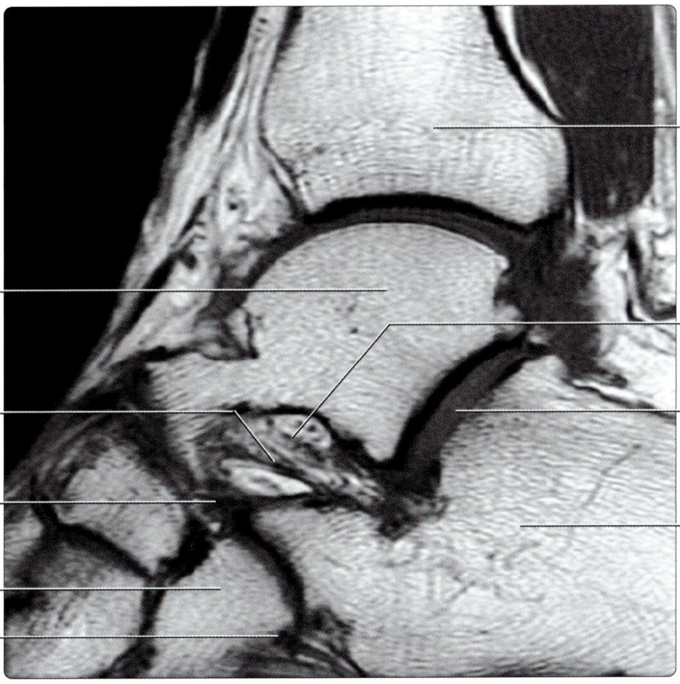

上图：冠状位 T_1WI 图像显示颈韧带，是连接距骨与跟骨最强韧的韧带，也是跗骨窦内最前部的韧带，其跟骨起点位于趾短伸肌起点的内侧。韧带向前上、内侧上行，止于距骨颈的下面。在跟骨外翻时韧带呈水平方向，跟骨内翻时呈垂直方向。

下图：矢状位 T_1WI 图像显示颈韧带。颈韧带由跟骨至距骨前行，在矢状位图像上显示更佳。注意伸肌下支持带中间根位于颈韧带后方。

跗骨管和跗骨窦韧带

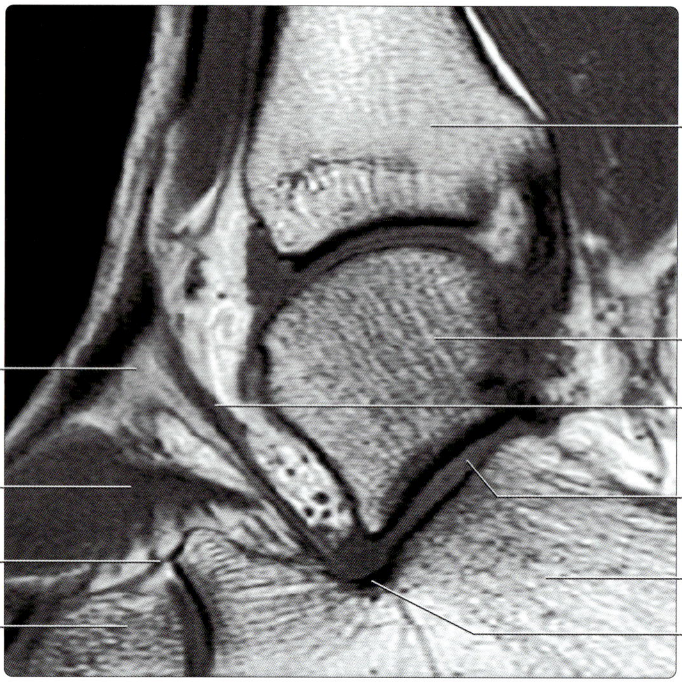

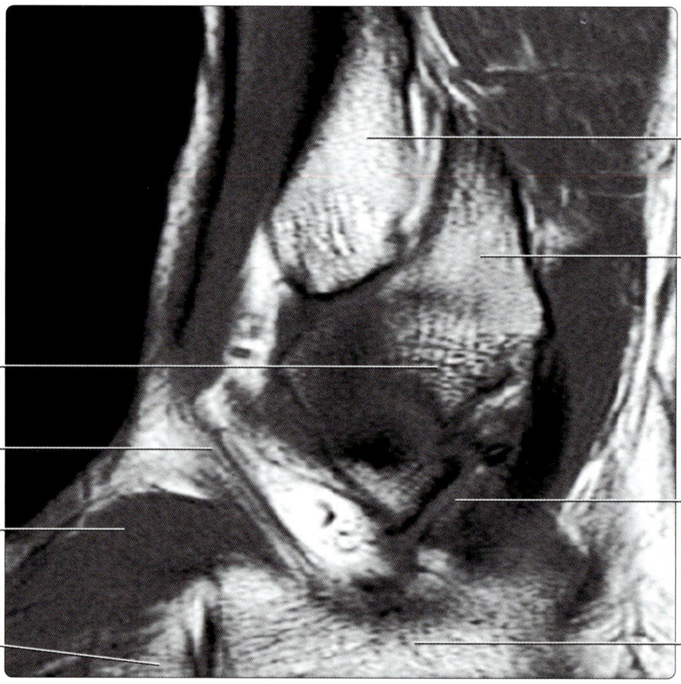

上图：矢状位 MR 图像，显示伸肌支持带的根部；中间根止于跟骨，位于颈韧带稍后方；内侧根有跟骨内、外侧止点和 1 个距骨止点。中间根和内侧根的外侧部分可相互贴近止于跟骨，但后者离后距下关节更近。下图：矢状位 T_1WI 图像，显示伸肌下支持带的外侧根，位于趾短伸肌起点的外侧，与腓骨肌下支持带和深筋膜相延续，止于跟骨。在跗骨窦最外侧的矢状位图像上可显示该韧带。

跳跃韧带

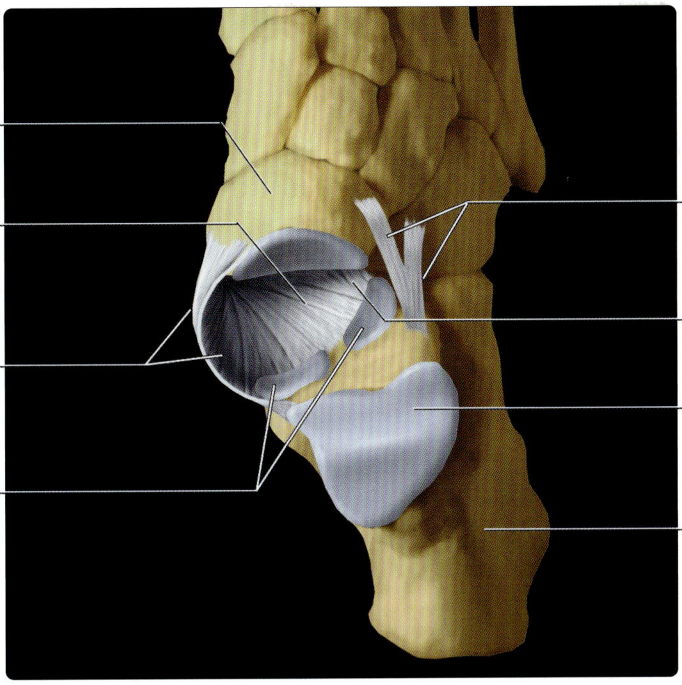

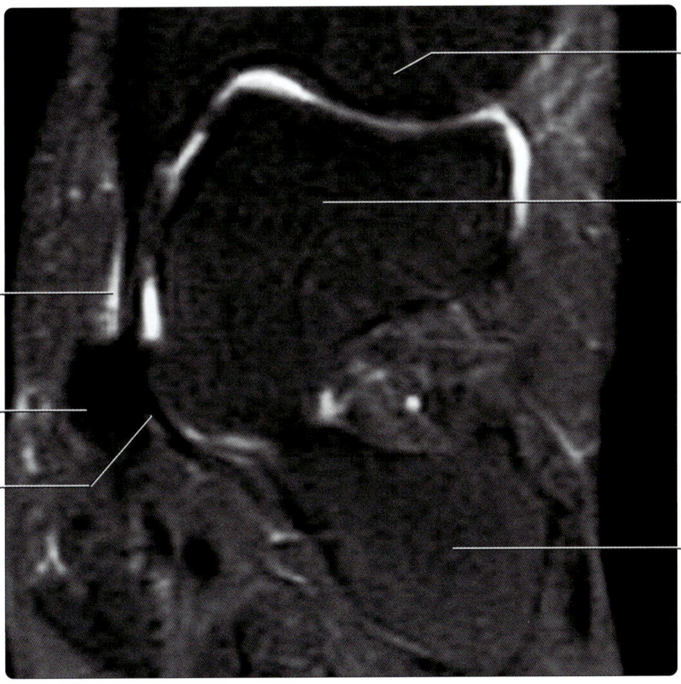

上图：跳跃韧带为吊床形结构，支撑距骨头和内侧纵弓，斜冠状位和矢状位图像显示跳跃韧带各结构最佳，常规踝关节成像也有价值。跳跃韧带内上束起自跟骨载距突，止于舟骨内上缘和胫跳跃韧带，在冠状位和横轴位图像上显示最佳，有时在最内侧的矢状图像上也可显示；内斜束在横轴位图像上显示最佳，下纵束在横轴位和矢状位图像上显示最佳。

下图：冠状位脂肪抑制 T_2WI 图像，显示跳跃韧带内上束，该束紧贴距骨头，与三角韧带的胫跳跃韧带相连续。注意胫骨后肌腱与该韧带贴近。

跳跃韧带

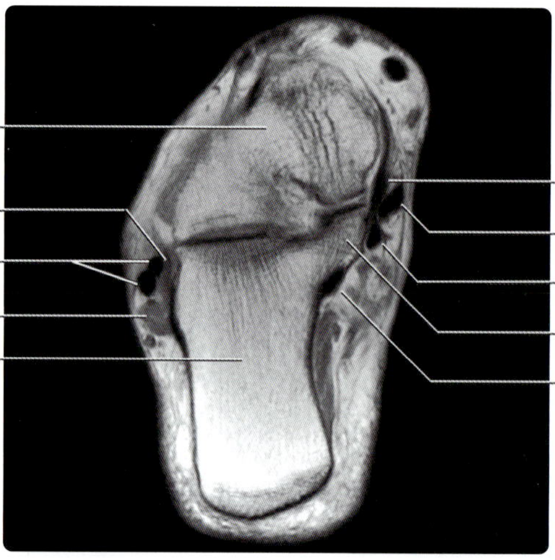

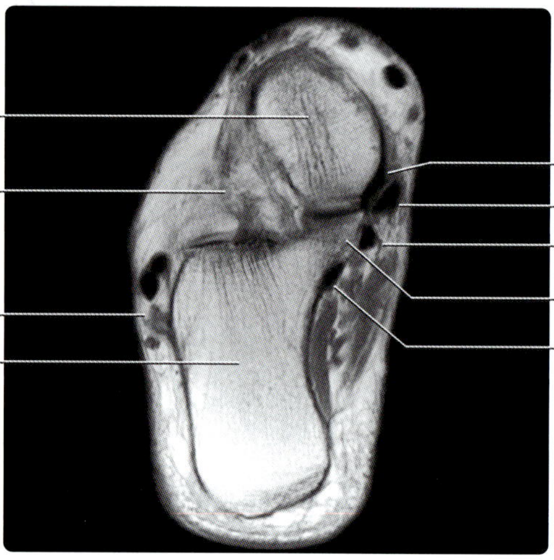

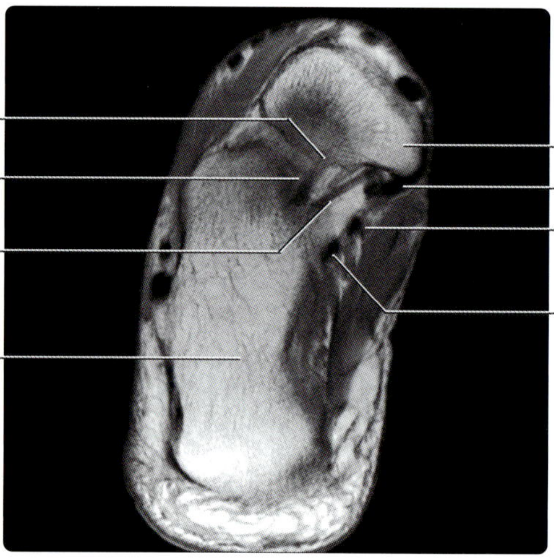

上图：横轴位 T_1WI 图像，显示跳跃韧带内上束，横轴位图像可显示跳跃韧带内上束起于载距突，并围绕距骨头，止于舟骨（后者未显示）。注意其与胫骨后肌腱相邻。

中图：较远端层面横轴位 T_1WI 图像显示跳跃韧带内上束。

下图：更远端层面横轴位 T_1WI 图像，显示跳跃韧带的内斜束和下纵束起于跟骨的冠状窝（载距突和跟骨前突之间）；内斜束位于舟骨结节和胫骨后肌腱的外侧，止于舟骨跖侧；下纵束止于舟骨喙突。

跳跃韧带

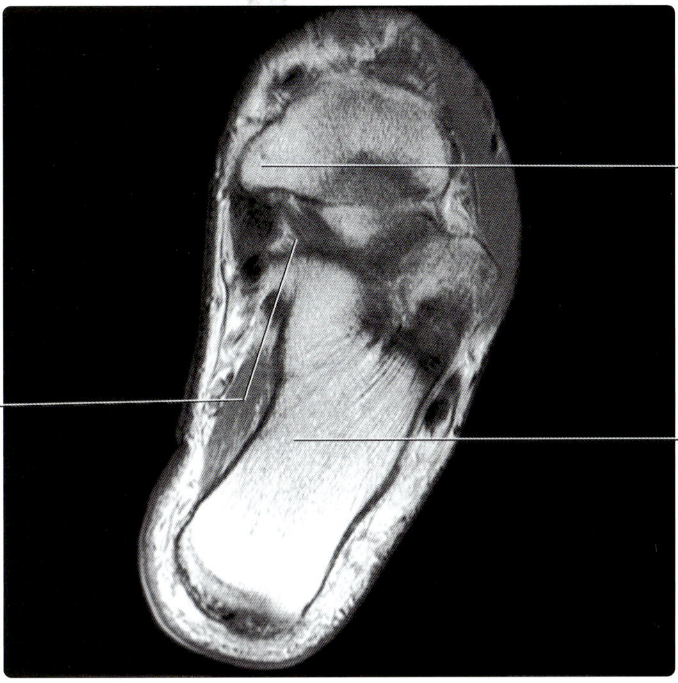

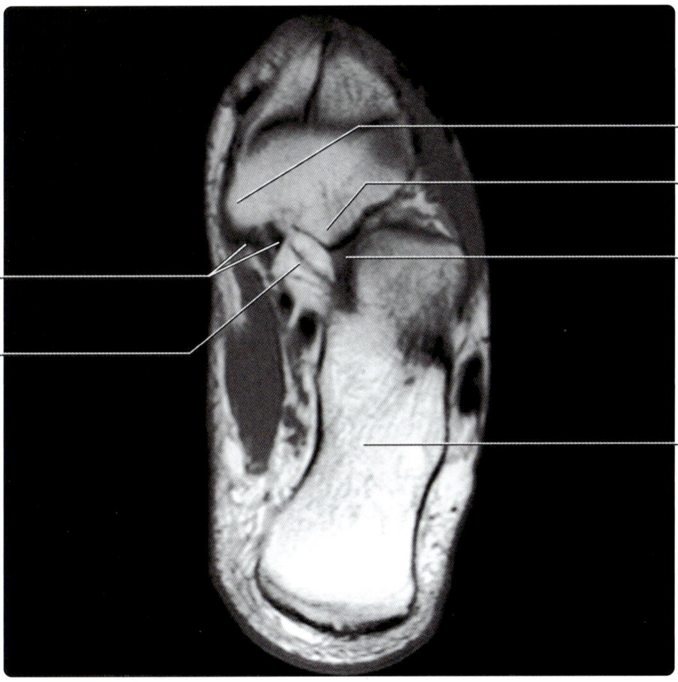

上图：横轴位 T_1WI 图像，显示跳跃韧带的内斜束常呈条纹形态，通常相对较厚。

下图：更远端层面横轴位 T_1WI 图像，注意跳跃韧带下纵束呈直线走行，止于舟骨喙突，常在横轴位和矢状位图像上显示。

跳跃韧带

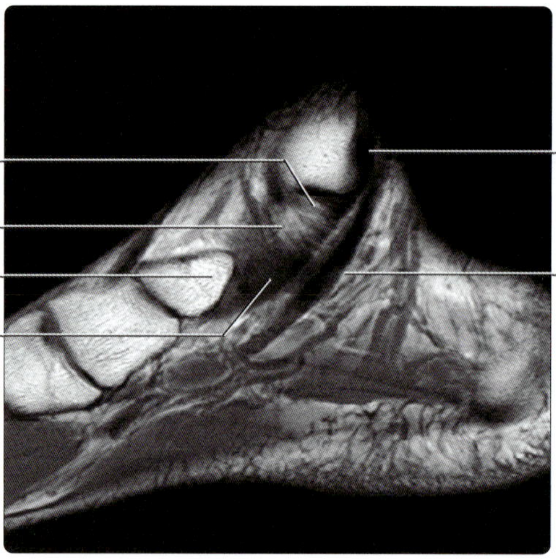

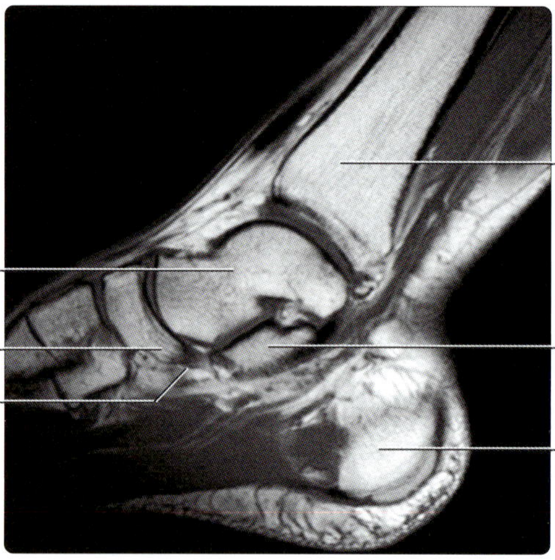

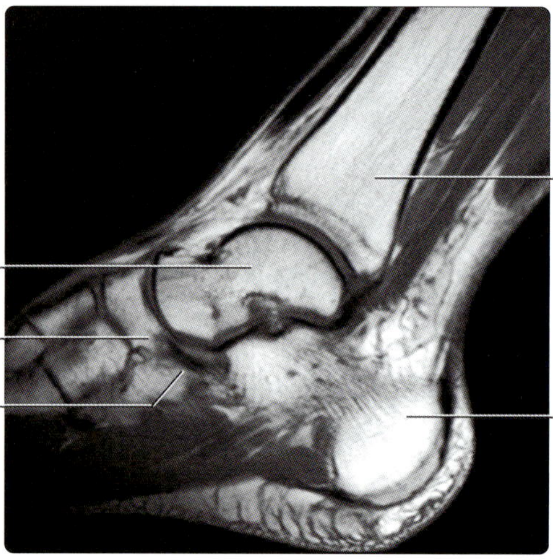

上图：在最内侧层面矢状位图像上有时可显示跳跃韧带内上束，表现为距骨头内侧和胫骨后肌腱外侧的低信号带状结构。

中图：显示跳跃韧带下纵束。跳跃韧带内斜束呈斜向走行，很难在常规矢状位图像上显示，在横断位上可表现为椭圆形低信号结构。而下纵束走行直而短，通常可在矢状图像上显示。舟骨喙突的显示有助于识别该韧带。

下图：显示跳跃韧带下纵束呈低信号，从舟骨喙突延伸到跟骨的冠状窝。

分歧韧带

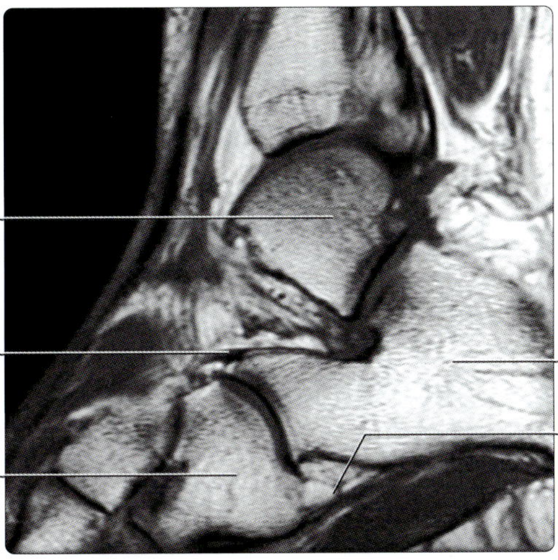

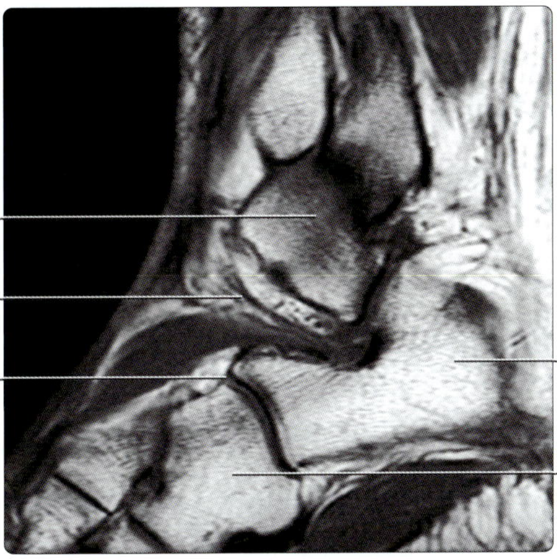

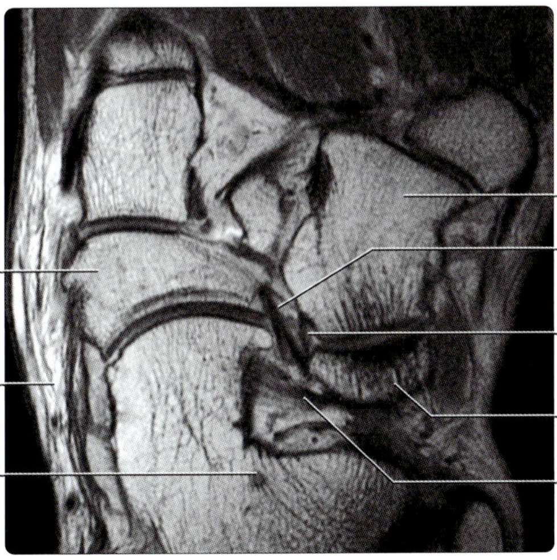

上图：分歧韧带的跟舟外侧韧带在矢状位显示最佳，位于跳跃韧带下纵束起点的外侧，表现为起于跟骨前突的细弯曲状低信号结构。

中图：分歧韧带的跟骰内侧韧带起于跟舟外侧韧带的外侧，呈纤细的低信号结构，部分人可能缺失。

下图：在后足斜轴位图像上偶可显示分歧韧带。

足底长、短韧带

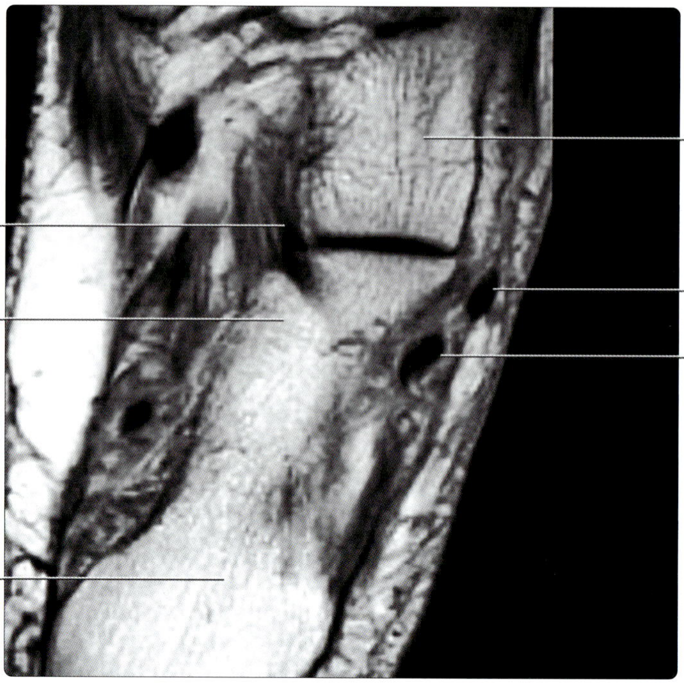

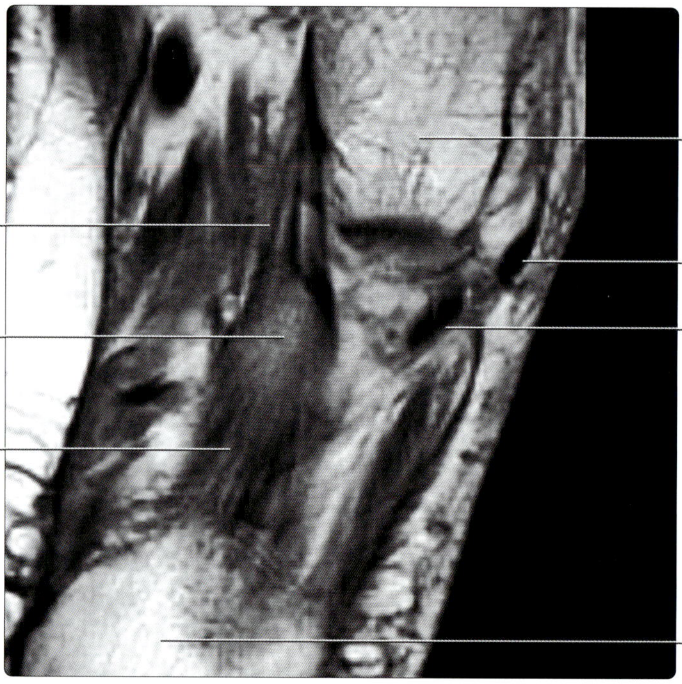

上图：足底跟骰韧带分为短韧带和长韧带，后者又分为深、浅二层。足底短韧带也称为足底跟骰短韧带，位于足底长韧带内侧，起于跟骨前结节，止于骰骨后部跖侧面和喙突。

下图：显示同一患者更远端（足底）层面横轴位图像，足底长韧带起于跟骨前结节，更后侧起自跟骨后结节前面和结节间部分，其深层纤维为韧带的大部分，止于骰骨顶；浅层纤维较薄，构成腓骨长肌腱骰骨管的顶，止于第 2~5 跖骨基底部。

足底长、短韧带

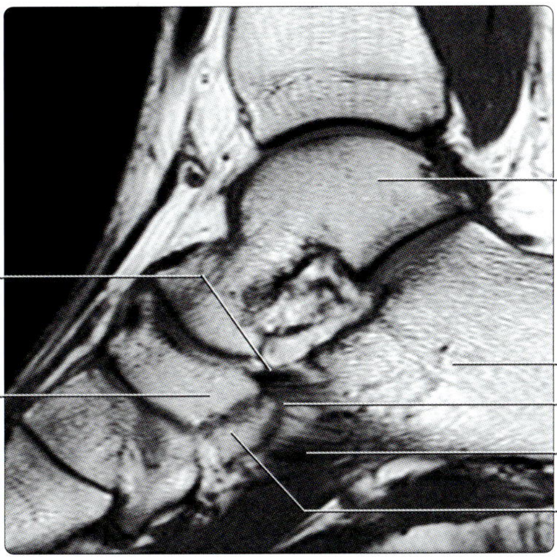

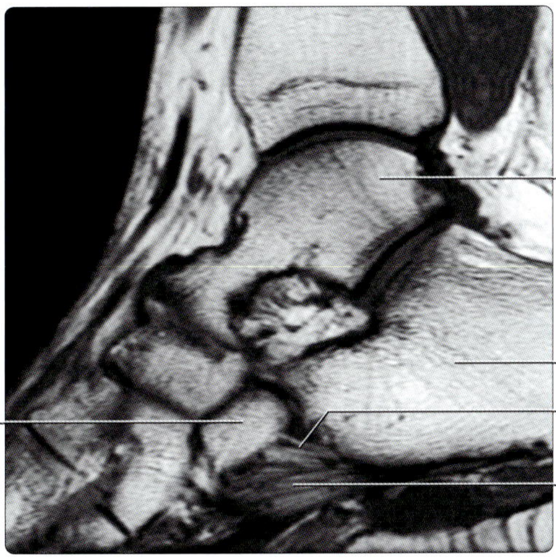

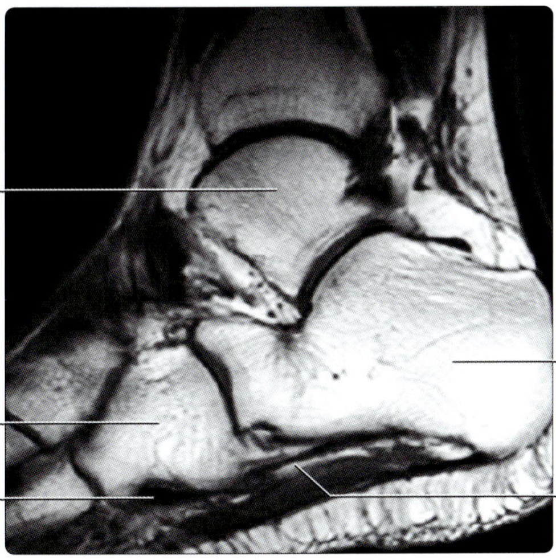

上图：注意本层面图像上跳跃韧带的跖侧部与足底短韧带相邻，跳跃韧带下纵束止于舟骨喙突。足底短韧带比足底长韧带位置更深，更接近足底，止于骰骨。

中图：显示同一患者更外侧层面矢状位图像，注意足底短韧带和足底长韧带明显的条纹状表现。

下图：显示另一位患者更外侧层面的矢状位图像，足底长韧带的浅层纤维向骰骨远端延伸，止于第 2~5 跖骨基底部，在骰骨下方形成腓骨长肌腱管的顶壁。

第六章 足 部

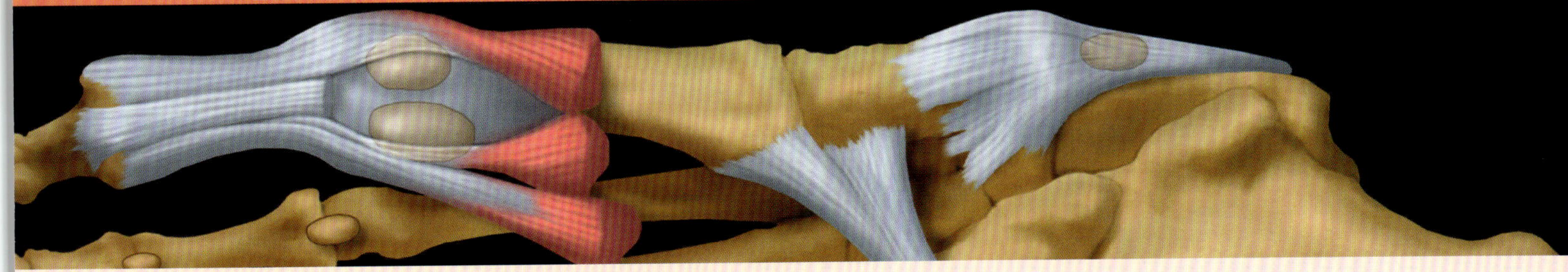

1. 足部概述

专业术语

定义

- 由近端至远端主要分为三部分
  - 后足：跟骨和距骨
  - 中足：舟骨、楔骨和骰骨
  - 前足：跖骨和趾骨
- 二列
  - 内列：距骨、舟骨、3 块楔骨、第 1~3 趾
  - 外列：跟骨、骰骨、第 4~5 趾

影像解剖

足弓

- 足部由后方至前方、由内侧至外侧形成足弓
- 足横弓
  - 由三角形的楔骨及跖骨基底部组成
  - 横弓的主要支持结构
    - 跳跃韧带、Lisfranc 韧带、跖骨间韧带及跗骨间韧带
- 足纵弓
  - 从跟骨后突至跖骨头，顶端位于中足部
  - 内侧高于外侧
  - 跖骨由足纵弓顶端斜向下至跖趾（MTP）关节
    - 其倾斜的角度被称为倾斜角
    - 从第 1 跖骨至第 5 跖骨，倾斜角从 20° 减少到 5°
  - 纵弓的主要支持结构：足底筋膜、足底长 / 短韧带、跳跃韧带、胫骨后肌腱、腓骨长肌腱

承重分布

- 距下关节和跟骨承受 50% 的重量
- 其余重量转移至跖趾关节，第 1 趾承重最多

骨骼解剖

- 骰骨
  - 大致呈立方体形
  - 一个骨化中心：于胎龄 9 个月至生后 6 个月之间发生骨化
  - 与跟骨、舟骨、外侧楔骨和第 4 及第 5 跖骨形成关节，罕见与距骨头形成关节
    - 背侧韧带（跟骰韧带、骰舟韧带、楔骰韧带、跖骰韧带）加强了这些关节结构
    - 足底长、短韧带附着于骰骨的跖侧面
  - 其外侧缘存在一沟状结构，腓骨长肌腱由此通过
- 舟骨
  - 弧形外观，近侧凹陷、远侧凸出
  - 一个骨化中心：于 3 岁时发生骨化
  - 与距骨、骰骨和楔骨形成关节
    - 近侧唯一的关节面与距骨头形成关节
    - 远侧的 3 个关节面与楔骨形成关节
    - 外侧的 1 个关节面与骰骨形成关节
    - 通过分歧韧带与跟骨前突相连
    - 通过跳跃韧带与跟骨载距突相连
  - 胫后肌腱附着于较大的舟骨粗隆（结节），位于舟骨体的跖侧面
- 楔骨
  - 楔形外观，内侧楔骨楔形的底边位于背内侧面，中间、外侧楔骨底边位于背侧面
  - 内侧楔骨
    - 与舟骨、第二楔骨及第 1 跖骨形成关节
    - 一个或两个骨化中心：于 2 岁时发生骨化
  - 中间楔骨
    - 与舟骨、内侧楔骨、外侧楔骨及第 2 跖骨形成关节
    - 一个骨化中心：于 3 岁时发生骨化
  - 外侧楔骨
    - 与舟骨、中间楔骨、骰骨及第 3 跖骨形成关节
- 跖骨
  - 两个骨化中心：骨干的骨化发生在产前第 9 周，骨骺的骨化发生于 3~4 岁
    - 第 1 跖骨的骨骺位于近端，其余跖骨的骨骺位于远端
  - 第 2~5 跖骨的基底部与相邻跖骨形成关节
  - 第 1 跖骨
    - 与内侧楔骨、第 1 近节趾骨及跖骨头籽骨形成关节
    - 与第 2 跖骨基底部之间的关节存在变异
  - 第 2~3 跖骨
    - 与各自对应的楔骨及近节趾骨形成关节
    - 第 2 跖骨基底部相对第 1 跖骨呈凹陷形，相对第 3 跖骨通常也呈凹陷形
  - 第 4~5 跖骨
    - 与骰骨和各自对应的近节趾骨形成关节
    - 第 5 跖骨茎突延伸至骰骨外侧
- 趾骨
  - 第 1 趾由 2 节趾骨组成，其余足趾由 3 节趾骨组成
  - 第 5 趾有时会出现中节、远节趾骨分节不良
  - 两个骨化中心：骨干在产前第 9~15 周发生骨化，骨骺的骨化发生在 2~8 岁

肌肉组织

- 足底肌肉：4 层
  - 第 1 层：踇展肌、趾短屈肌、小趾展肌、腓骨短肌
  - 第 2 层：足底方肌（副屈肌）、趾屈肌和踇长

屈肌、蚓状肌
  - 第 3 层：蹲短屈肌、蹲收肌、小趾短屈肌、胫骨后肌
  - 第 4 层：骨间足底肌（3）、骨间背侧肌（4）
  - 腓骨长肌途经各层肌肉，从足底外侧浅层至足底内侧深层
- **足背肌肉**：2 层
  - 浅层：胫骨前肌、蹲长伸肌、趾长伸肌、第三腓骨肌
  - 深层：蹲短伸肌、趾短伸肌
  - 在前足，长、短伸肌在同一层面内并排走行

筋膜鞘

- 筋膜组织将足底分为 4 个筋膜鞘
- **内侧足底筋膜鞘**
  - 包含蹲展肌、蹲长屈肌和蹲短屈肌
- **中间足底筋膜鞘**
  - 浅层亚间室：包含趾短屈肌、趾长屈肌远侧部
  - 中层亚间室：包含趾长屈肌足底近侧部、足底方肌、蚓状肌
  - 深层亚间室：局限于前足，包含蹲内收肌
- **外侧足底筋膜鞘**
  - 包含小趾展肌和小趾屈肌
- **骨间筋膜鞘**
  - 包含骨间背侧肌和骨间足底肌
- **足背侧筋膜鞘**
  - 浅层：外在伸肌腱
  - 深层：固有伸肌

主要韧带

- 足底筋膜（腱膜）：自跟骨结节分为 3 部分延伸至足趾的跖骨横韧带
  - 内侧束：细条带状结构，位于蹲外展肌表面
  - 中央束：强壮粗大结构，位于趾短屈肌表面
    - 分出分支延伸至每个足趾，其间由横向的带状结构连接
    - 远端发出隔膜，向浅层进入皮下脂肪，向深层进入跖趾关节
  - 外侧束：细带状结构，位于小趾展肌表面
  - 内侧束和外侧束有时止于跖骨中部水平
- 足底长韧带：起自跟骨结节，止于骰骨及第 2~4 跖骨基底部
  - 形成供腓骨长肌腱走行的管状结构的顶壁
- 足底短（跟骰足底）韧带：位于足底长韧带深部，止于骰骨近侧
- 跟舟足底（跳跃）韧带：起自跟骨载距突，止于舟骨跖侧面
- 分歧韧带：起自跟骨前突背侧，止于舟骨和骰骨
- Lisfranc 韧带：起自内侧楔骨，止于第 2 跖骨基底部
- 跖骨间韧带：位于第 2~5 跖骨基底部间的足背和足底侧韧带
- 跖骨横韧带：位于跖骨头间浅层和深层的韧带

神经

- **胫神经**在踝管水平分为跟内侧神经、足底内侧神经和足底外侧神经
  - **跟内侧神经**：足跟、后足内侧皮肤的感觉
  - **足底内侧神经**
    - 位于第 1、2 肌层之间，与足底内侧动脉伴行
    - 运动支：蹲外展肌、趾屈肌和蹲短屈肌、第 1 蚓状肌
    - 足底趾神经支配第 1~3 趾及第 4 趾内侧份
  - **足底外侧神经**：分为深、浅两支
    - 运动支：小趾短屈肌、蚓状肌、骨间肌、蹲内收肌
    - 浅层足底外侧神经：位于第 1、2 肌层之间
    - 足底趾神经支配第 5 趾及第 4 趾外侧份
    - 深层足底外侧神经：位于第 3、4 肌层之间，与足底外侧动脉伴行
- **腓深神经**：足背侧，位于胫骨前肌和蹲长伸肌之间
  - 运动支：趾短伸肌
- **腓浅神经**：在足背分成内侧支和外侧支
  - 足背侧的感觉支
- **腓肠神经**：胫神经的外侧、浅层分支
  - 沿足部外侧缘走行
  - 足部外侧的感觉支

动脉

- 胫后动脉在踝管水平分为足底内侧动脉和足底外侧动脉
  - 足底动脉伴随足底内侧和深层足底外侧神经走行
- 腓动脉伴随腓浅神经向下走行于踝关节的前外侧
  - 可能汇入或取代胫后动脉
- 胫前动脉继续向足部走行，在伸肌支持带深部水平，延续为足背动脉
  - 在中足部发出多条分支，形成血管弓状结构

滑囊

- 趾短伸肌：位于肌肉和中间楔骨、跖骨基底部之间
- 蹲长伸肌：位于肌腱和内侧楔骨、跖骨基底部之间
- 小趾展肌：位于肌肉和第 5 跖骨粗隆部之间
- 跖趾关节：滑囊位于跖骨头之间的背侧以及第 1 跖骨头的内侧

足部运动

- **旋后**：足内弓抬高；内翻 + 内收
- **旋前**：足内弓降低；外翻 + 外展

足部神经和动脉

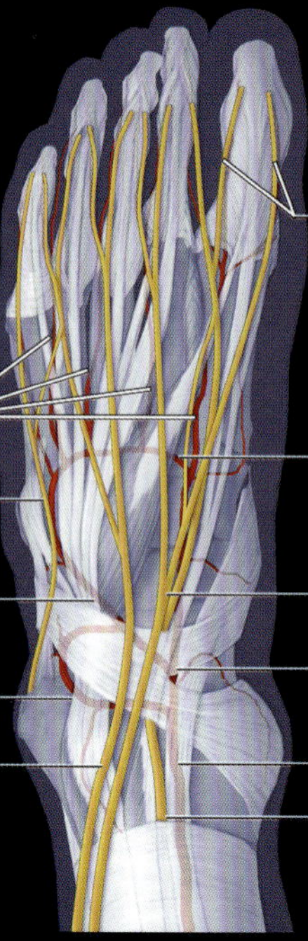

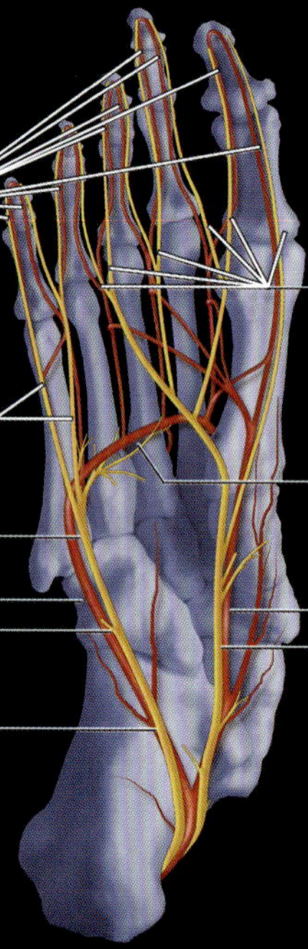

上图：示足背侧的动脉和神经。腓深神经同胫前动脉伴行，腓浅神经在小腿远端 1/3 处分为内侧支和外侧支。胫前动脉在足部移行为足背动脉，终止于弓状动脉和趾血管，与足底动脉弓相交通。

下图：示足底的动脉和神经。胫后神经和胫后动脉分为足底内侧支和外侧支，这些分支进一步分为趾支分布于每个足趾的内外两侧。足底深弓分别向足趾的背侧和足底侧分出血管。

足部韧带

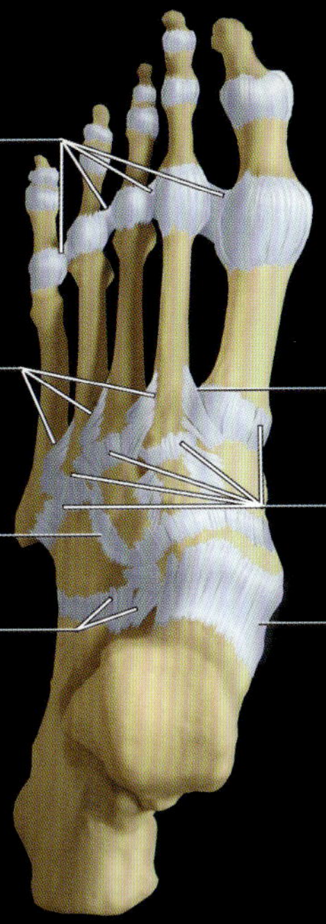

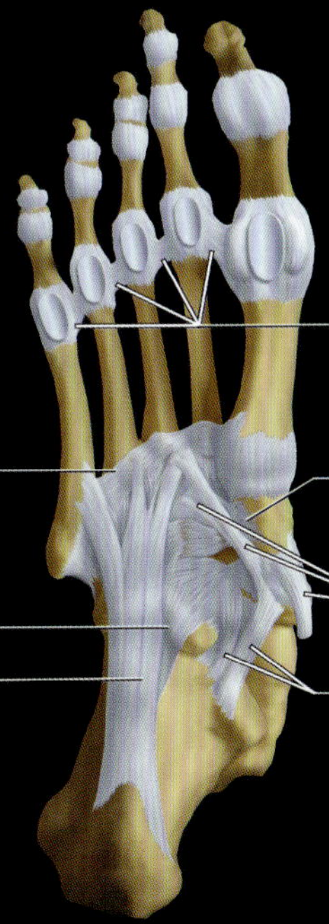

上图：足背侧韧带示意图，显示跗骨间和跗骨与跖骨间密集的韧带结构，韧带通常以它们所连接的骨骼命名，分歧韧带和 Lisfranc 背侧韧带例外。分歧韧带连接跟骨前突与舟骨和骰骨，Lisfranc 背侧韧带连接内侧楔骨及第 2 跖骨。

下图：足底韧带示意图，显示足底筋膜深层的韧带结构及胫骨后肌腱位于舟骨、楔骨及跖骨的止点。 跳跃韧带，又名跟舟足底韧带，起自跟骨载距突和跟骨前缘，止于舟骨。该图也显示了深层的跖间韧带，以它们连接的骨骼命名。

纵列和足纵弓

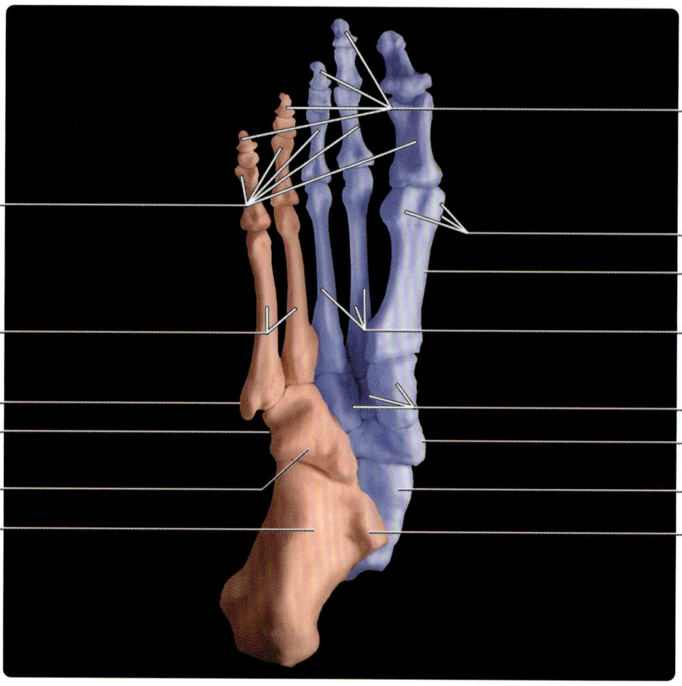

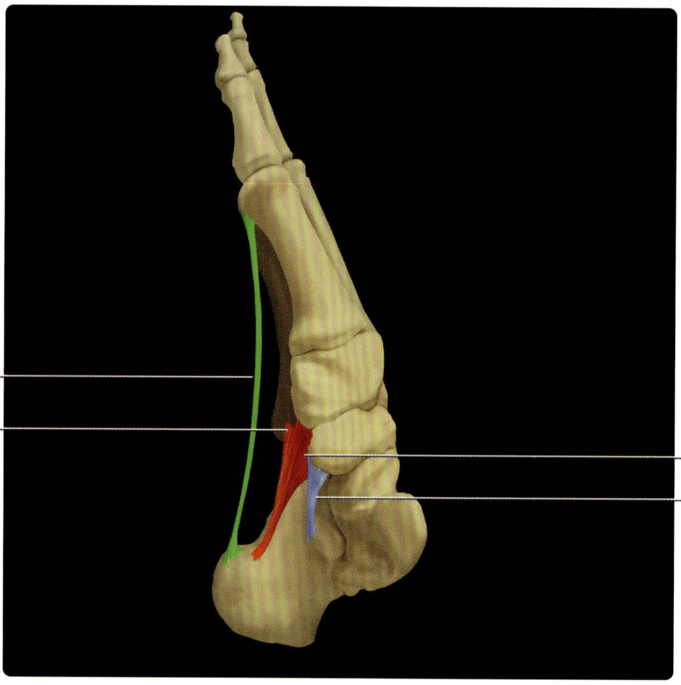

上图：足底面示意图，粉红色标注代表外侧纵列，蓝色代表内侧纵列。也可显示楔骨构成的足横弓，楔骨跖侧面紧密排列，中间楔骨呈嵌入状。

下图：示意图从内侧显示足纵弓，以及维持足纵弓的主要足底韧带。足底筋膜是维持足弓的最重要的结构，位于跟骨结节和跖骨头之间，如同足弓两端的系梁。足底长韧带和足底短韧带起自跟骨，短韧带位于长韧带的深面，两者均止于骰骨，长韧带同时也发出纤维束止于跖骨基底部。跳跃韧带由跟骨载距突及邻近的跟骨前内缘延伸至舟骨跖侧面。

足横弓

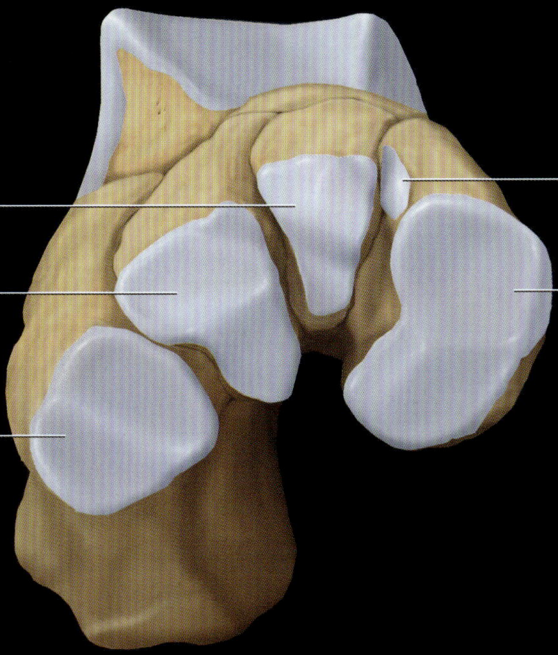

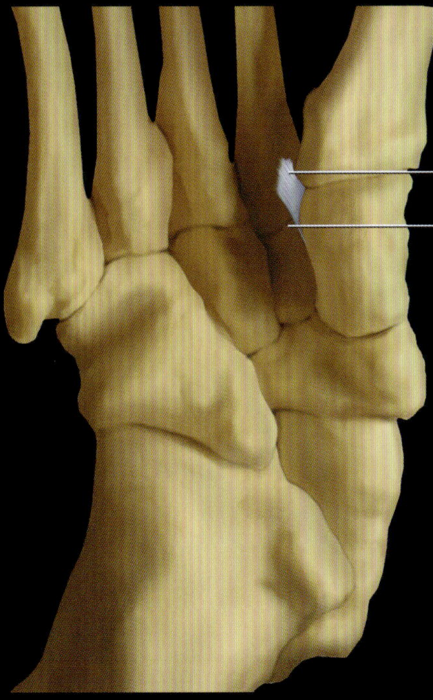

上图：显示由楔骨和骰骨构成的足横弓，内侧楔骨体积最大，中间楔骨最小。通过跖骨近端部分结构的排列，足弓向前方延续。骨间韧带、楔骨间韧带连同腓骨长肌腱共同维持足弓的形态。跖跗关节为多关节面结构。

下图：由足跖侧面显示足横弓，足弓由足部骨骼构成，依靠韧带维持其稳定性。Lisfranc 韧带在维持足弓完整性方面极为重要，该韧带从内侧楔骨延伸至第 2 跖骨基底部，共有 3 条，分别为背侧、骨间和足底韧带 。3 条韧带中，骨间 Lisfranc 韧带最为强韧，在结构上也最为重要。

足部肌肉

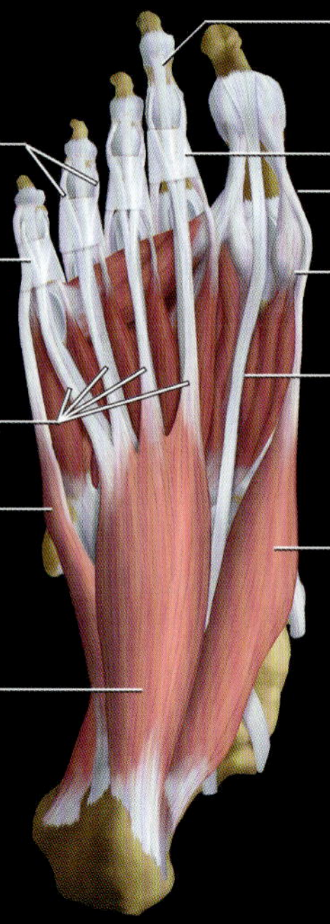

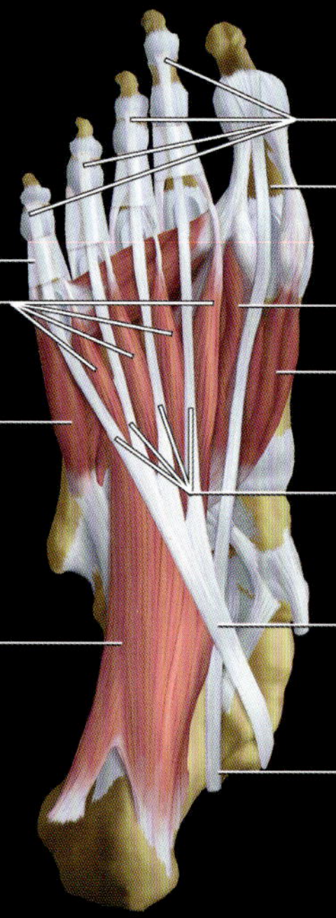

上图：显示足底浅层肌肉组织，包括小趾展肌，趾短屈肌和踇外展肌。浅层的深面可见部分深层肌肉。趾短屈肌腱在各足趾分为两束（如第 4 趾标注），止于中节趾骨基底部的两侧面。屈肌腱鞘将屈肌结构固定在靠近趾骨的位置。

下图：显示足底第 2 层肌肉，屈肌间的相互位置关系显示明确：足底方肌附着于趾长屈肌腱，蚓状肌起于各自的趾长屈肌腱。足趾的屈肌腱具有纤维腱鞘。

足部肌肉

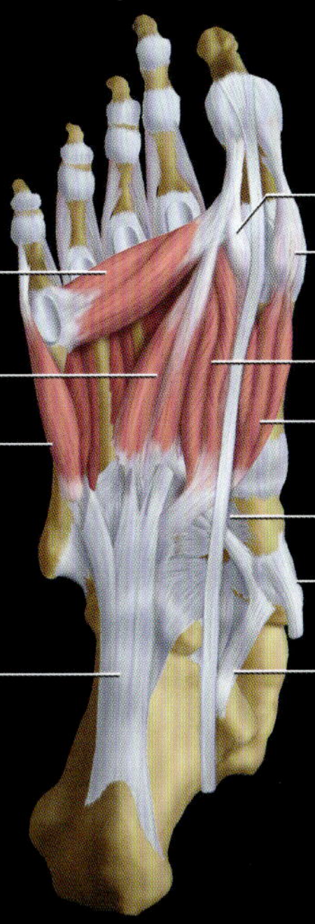

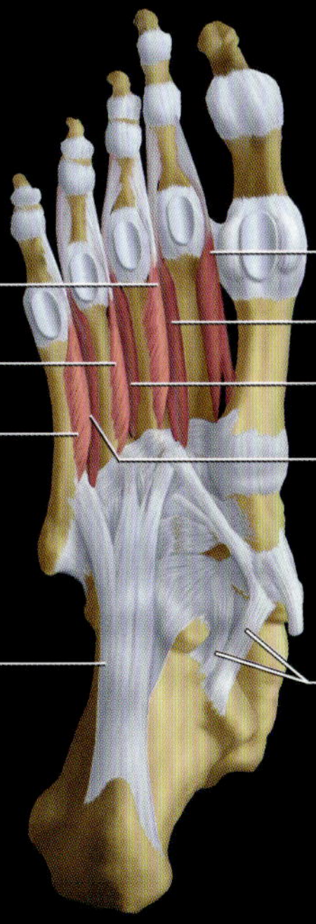

上图：显示足底第 3 层肌肉，包括踇短屈肌、小趾屈肌和踇内收肌。踇内收肌斜头外形宽大肥厚，横头外形纤细，有时先天性缺如。

下图：显示足底第 4 层肌肉，即骨间肌。骨间背侧肌有 4 条，呈双羽状，起自 2 个相邻的跖骨。第 1 骨间背侧肌止于第 2 近节趾骨内侧缘；其余骨间背侧肌止于相应近节趾骨外侧缘。骨间足底肌有 3 条，第 1 骨间足底肌起自第 3 跖骨内侧缘，止于第 3 近节趾骨内侧缘。第 2 和第 3 骨间足底肌分别起自第 4、第 5 跖骨内侧缘，止于相应近节趾骨内侧缘。

2. 足部放射解剖与关节造影解剖

解剖成像事宜

成像建议

- 只有负重位 X 线检查能够准确评估足的排列对位情况
  - 跟骰关节、距舟关节在非负重情况下常常表现为半脱位，而在负重位时表现正常
  - 非负重情况下的扁平足为确切的阳性表现
  - 非负重情况下的高弓足可能为假阳性表现
- 确保患者自然体位站立
- 患者应双足并排站立，否则足部可能处于内旋位而非自然站立体位
- 标准摄片体位包括足部前后正位、侧位及斜位
- 摄片时，放置台阶或踏板有助于患者站立
  - X 线束以足部为中心
- 籽骨摄片
  - 患者取俯卧位，足趾背伸抵住成像板，X 线束由后至前投照
  - 患者取仰卧位，足趾背伸，通过束带固定其位置
  - 患者取站立位，足趾背伸抵住成像板，X 线束由后至前呈一定角度倾斜投照籽骨
- 足趾成像
  - 使用锥形束 X 线摄影技术有助于显示感兴趣区
  - 侧位摄片时，用铅笔或其他工具将重叠的足趾移开

普通关节造影技术

- 固定足部，调整透视光束角度，使其与目标关节位置相切
- 25G 1.5 英寸针头，可用于麻醉和关节内注射
  - 仅允许使用 1 枚穿刺针对患者进行操作
- 选用 1∶200 稀释的标准钆对比剂混合液；混合液为碘对比剂 + 丁哌卡因 + 生理盐水
- 将患者摆位至目标关节呈切线位
- 胶带固定足部，有助于防止其在操作台上滑动
- 透视下观察对比剂外渗情况
- 勿过度扩张关节，只需少量液体填充关节腔
- 进入关节腔时，通常会有轻微的“突破”感，麻醉剂注射没有阻力

后距下关节注射

- 患者卧位，对侧足位于下方
- 固定足部，使距骨外侧突位于侧方
- 在跟骨和距骨外侧突之间，由 Gissane's 角进入关节腔

中或前距下关节或距舟关节注射

- 上述关节腔彼此相通
- 由距舟关节背侧入路可显示全部 3 个关节
- 患者仰卧位，膝关节弯曲，足部平放于操作台上
- 距舟关节中部最靠近背侧，由此入路最易进入关节腔
- 也可选择由中距下关节内侧面入路，患者侧卧位，足内侧朝上

跟骰关节注射

- 患者仰卧位，膝关节弯曲，足底放于操作台上
- 足内旋位可充分显示关节轮廓
- 由背侧入路

舟楔关节注射

- 患者仰卧位，膝关节弯曲，足部平放于操作台上
- 需轻微调整 X 线束或足部角度，以使关节位于 X 线束切线位
- 由背侧入路

跗跖关节注射

- 3 个彼此不相通的关节腔
- 第 1 跗跖关节具有独立的关节囊
- 第 2、第 3 跗跖关节共用 1 个关节囊
- 第 4、第 5 跗跖关节共用 1 个关节囊
- 跖跗关节注射，对比剂常常会填充跖骨间关节，有时也会填充楔骨间关节

第 1 跖趾关节注射

- 患者仰卧位
- 膝关节弯曲，足部平放于操作台上
- 侧位观察是否有会阻塞入路的背侧骨赘形成
- 由背侧入路

第 2~5 跖趾关节注射

- 通过伸肌腱背侧入路
- 动态透视检查对于发现小的韧带撕裂很重要

腱鞘注射技术

- 通常在超声引导下较为容易完成
- 可在透视下利用骨性标志和肌腱触诊定位进行操作
- 使用 25G 针头
- 由于肌腱位置较为表浅，最为稳妥的注射方式是使针头通过肌腱，进入肌腱深层的腱鞘
- 对比剂（荧光透视）或注射液（超声）须从针头内顺畅流出，并沿肌腱腱鞘扩散

MR 关节造影

- 有助于对韧带撕裂进行评估
- 利用小视野，T_1 加权三平面和液体敏感序列二平面成像

参考文献

1. Theumann NH et al: Metatarsophalangeal joint of the great toe: normal MR, MR arthrographic, and MR bursographic findings in cadavers. J Comput Assist Tomogr. 26(5):829-38, 2002
2. Yao L et al: Plantar plate of the foot: findings on conventional arthrography and MR imaging. AJR Am J Roentgenol. 163(3):641-4, 1994
3. Karpman RR et al: Arthrography of the metatarsophalangeal joint. Foot Ankle. 9(3):125-9, 1988

足部 X 线正位及斜位片

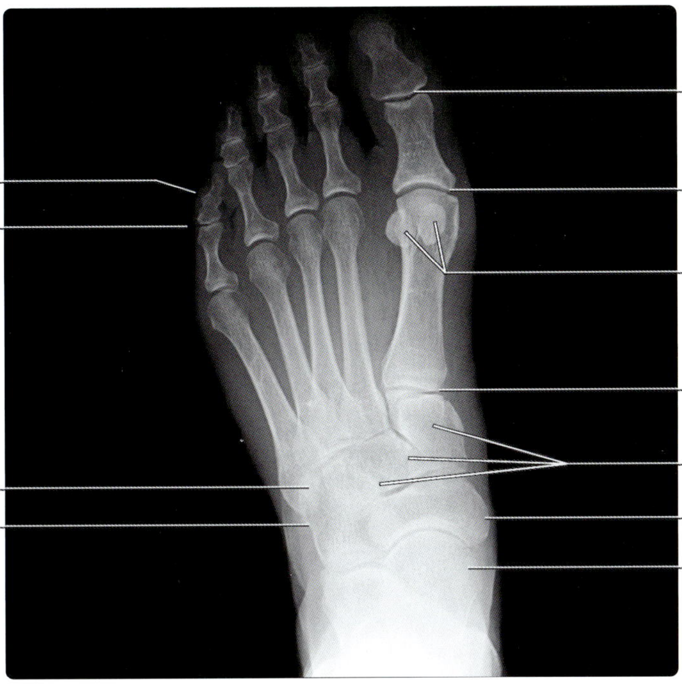

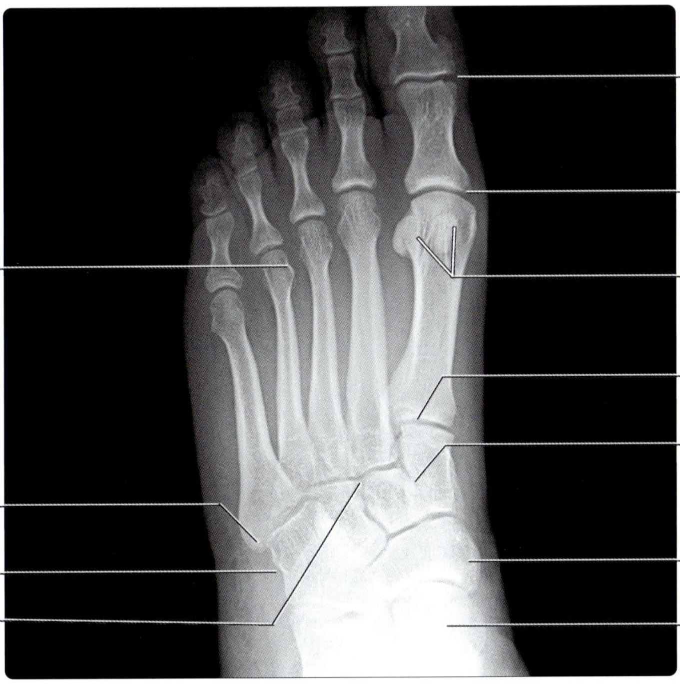

上图：足负重前后正位片，显示中足骨正常的重叠影像。骰骨与舟骨间的关节、楔骨间关节及骰骨和第三楔骨间关节结构未能得到显示。跖跗关节有时可见，但由于关节存在一定倾斜可能无法显示，勿认为是关节融合。

下图：斜位片与前后正位片相比，楔骨间关节、跖跗关节及第 5 跖骨基底部结节（也称为粗隆）通常可得到较好显示。 跖骨头内侧缘正常的凹痕在该体位常可显示，勿将其误认为骨质侵蚀。

足负重和非负重侧位片

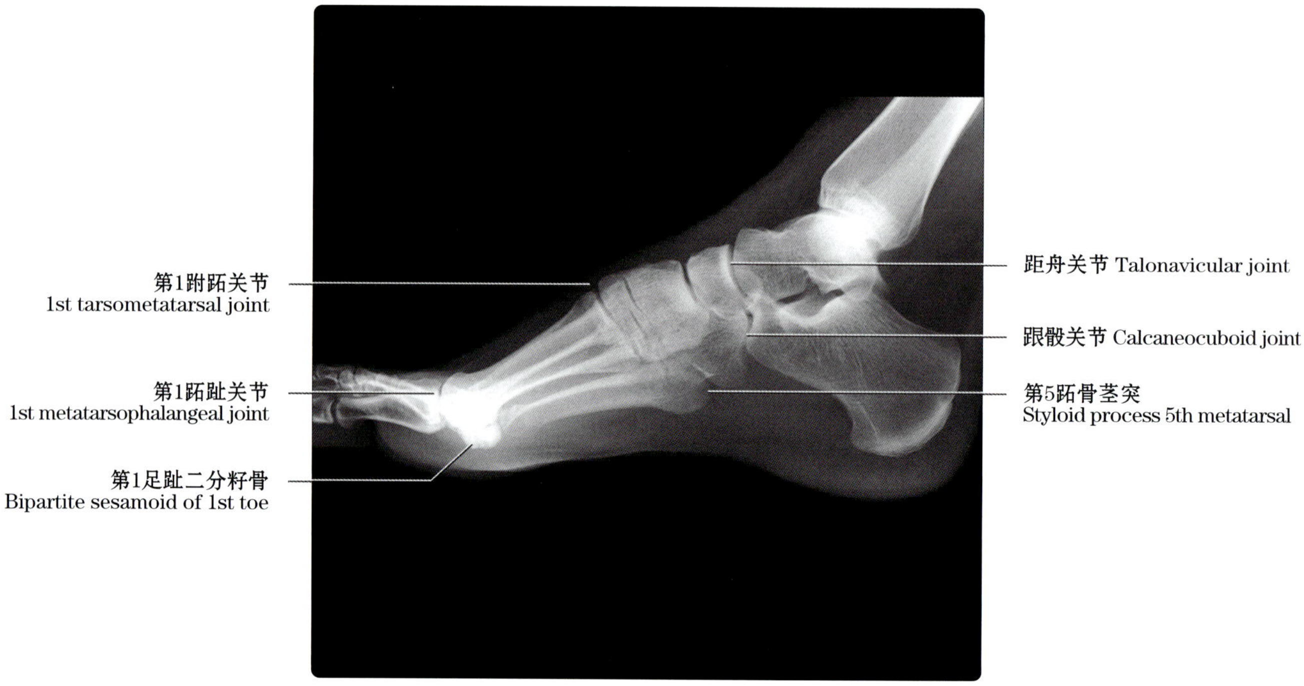

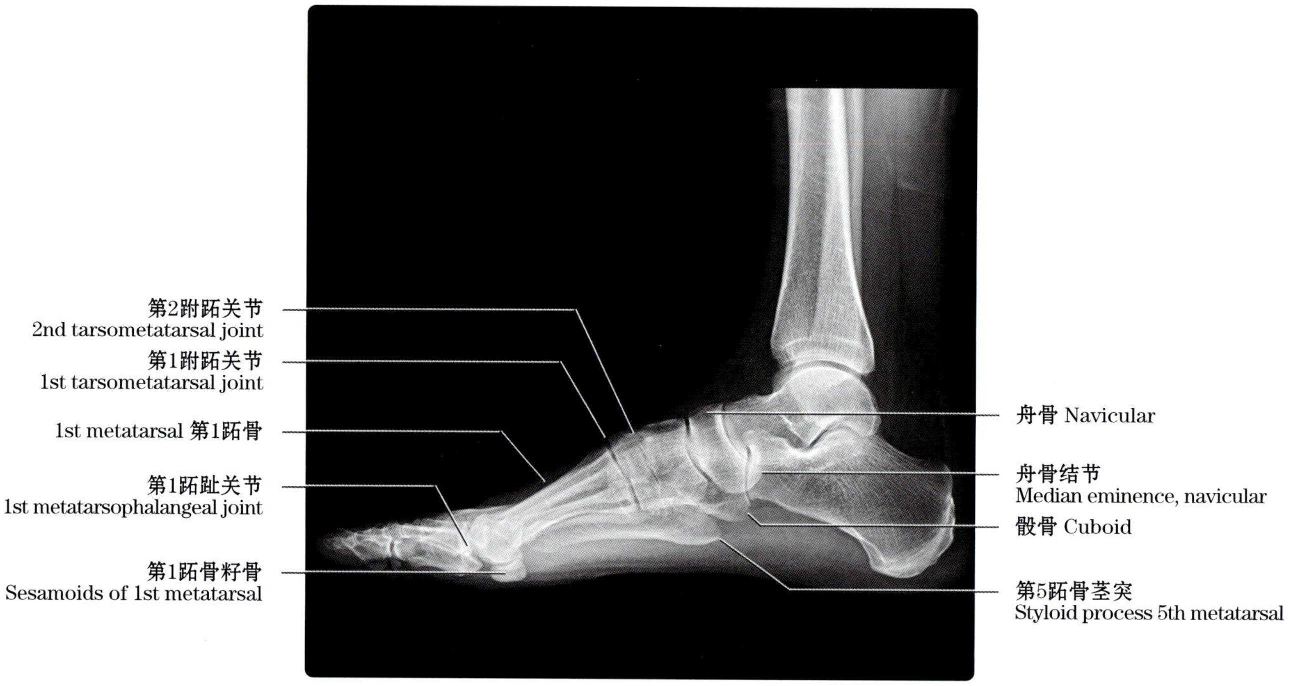

上图：非负重侧位 X 线片，足纵弓常较负重位纵弓高，跟骰关节、距舟关节可有向下半脱位表现，此为正常表现，负重位时关节对位良好。

下图：负重侧位 X 线片，可见从跟骨前突至第 1 跖趾关节的足纵弓，注意舟骨结节相对位于跖侧。在关节对位良好的情况下，距骨轴心的延长线与第 1 跖骨的长轴线相延续。第 1、2 跖骨基底部均位于足背侧，根据第 2 跖骨近端的位置来区分二者。

后距下关节造影

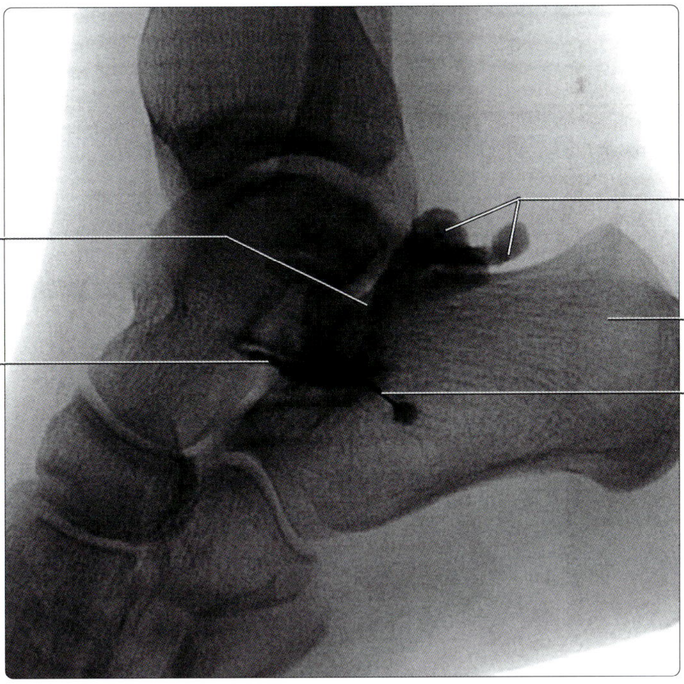

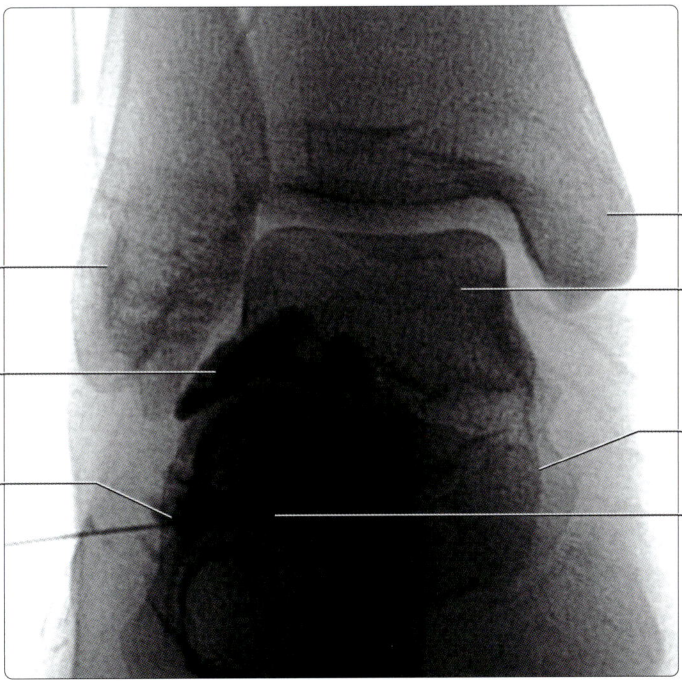

上图：后距下关节造影侧位局部 X 线图像，显示关节前隐窝和关节后隐窝，二者大小可变。如本例所示，前隐窝正常会延伸至跗骨窦的后部。

下图：同一患者后距下关节造影局部前后位 X 线图像，显示关节隐窝与距骨影像重叠。该图像对于关节的观察较为困难，主要是用于明确穿刺针的位置。 注意关节的外侧缘远低于腓骨尖水平。

后距下关节 MR 造影

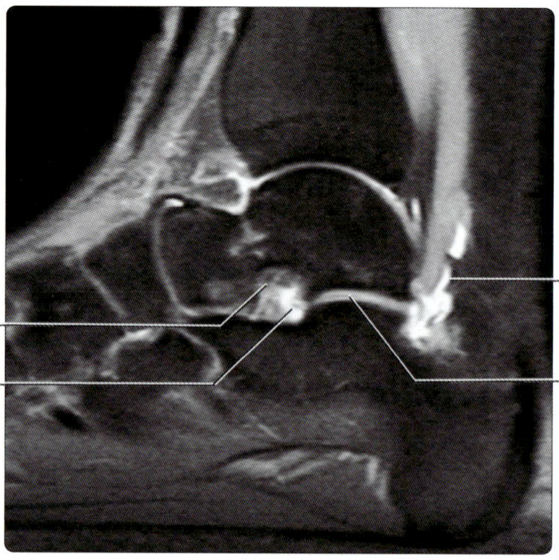

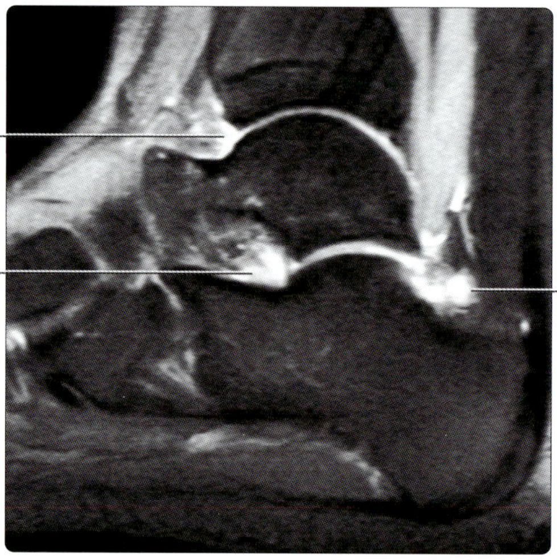

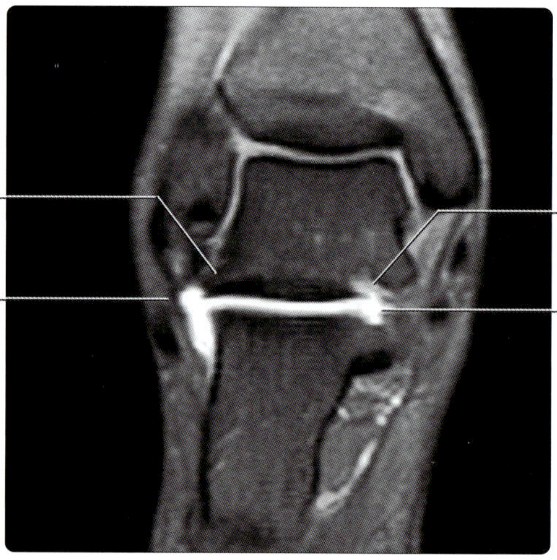

上图：后距下关节内侧缘层面的矢状位脂肪抑制 PDWI 图像，显示内侧距下关节比外侧小。踇长屈肌腱鞘和胫距关节内可见对比剂进入，属于正常变异，可见于约 15% 的人群中。

中图：脂肪抑制 PDWI 图像，显示后距下关节前、后隐窝，正常情况下有液体填充。

下图：通过后距下关节水平的冠状位脂肪抑制 T_1WI 图像，显示延伸入跗骨管的正常隐窝。对比剂向外侧可延伸至跟腓韧带的下缘。在其他患者中，边界清楚的距跟韧带更贴近含有对比剂的关节。

距跟舟关节造影

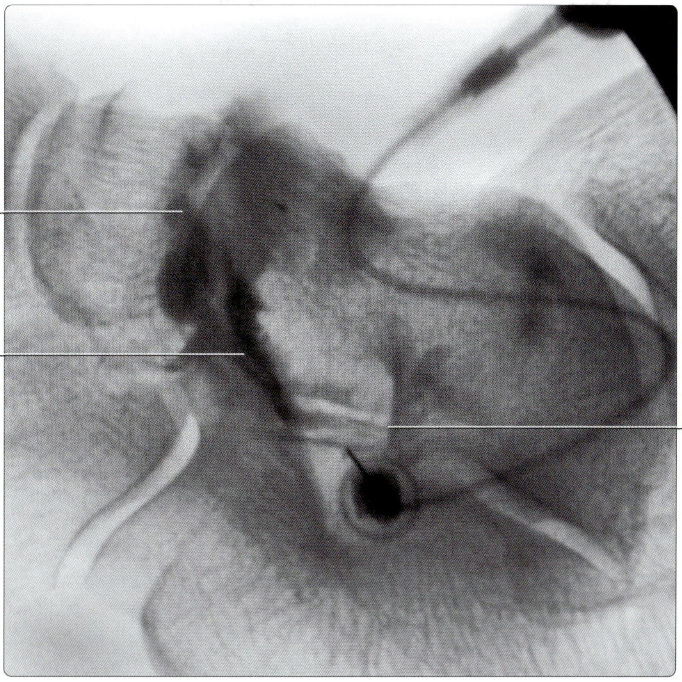

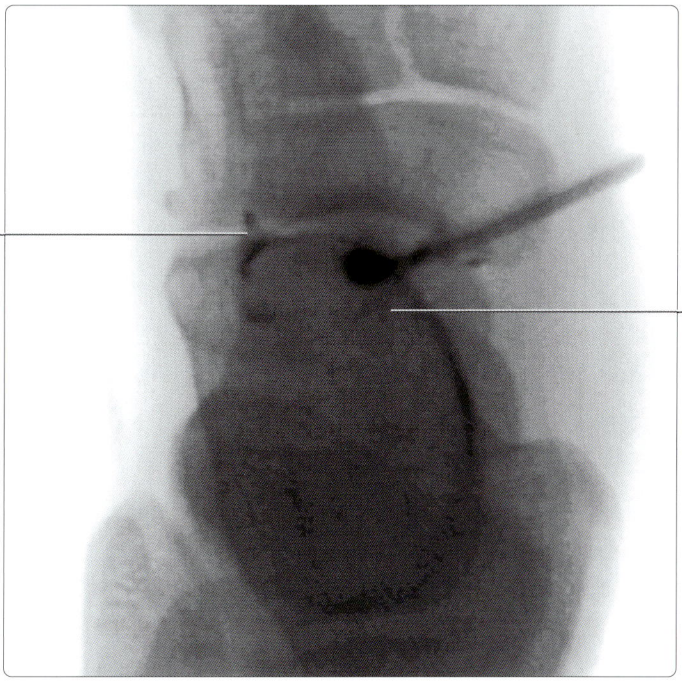

上图：中距下关节造影的局部侧位 X 线图像，距舟关节、前距下关节及中距下关节形成一个相互交通的关节腔。

下图：另一患者的距舟关节造影后的局部前后位 X 线图像，可见关节隐窝内的对比剂。圆形距骨头与盘状的舟骨形成关节。

跟骰关节造影

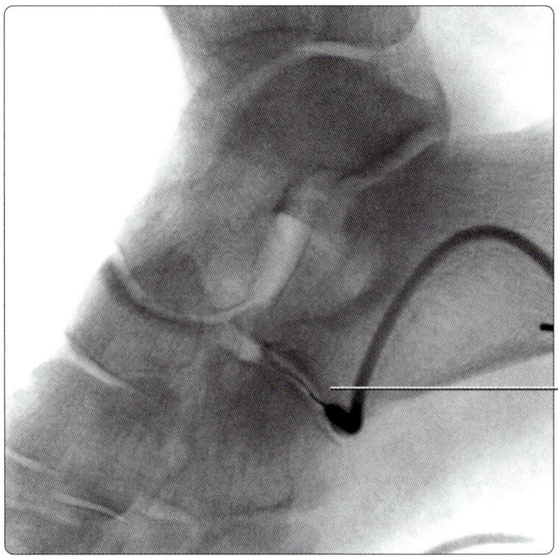

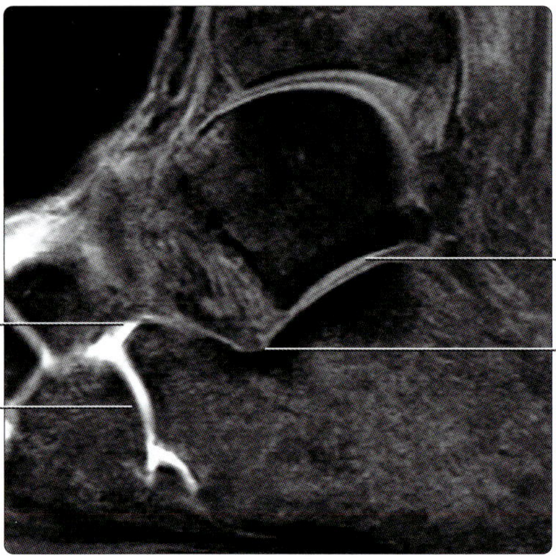

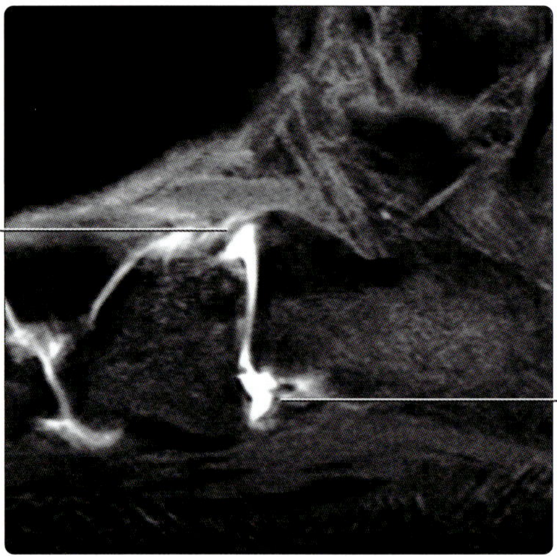

上图：跟骰关节造影的局部侧位 X 线图像，跟骰关节呈 S 形外观。在非负重位成像时，骰骨位置常常略低于跟骨，呈半脱位表现。

中图：跟骰关节 MR 关节造影的矢状位图像，可见对比剂勾勒出关节面及关节隐窝的轮廓。跟骨前突外形呈三角形的尖状结构，未与舟骨形成关节。

下图：MR 关节造影矢状位偏外侧层面图像，可见分歧韧带，起自跟骨前突延伸至骰骨和舟骨。

舟楔关节造影

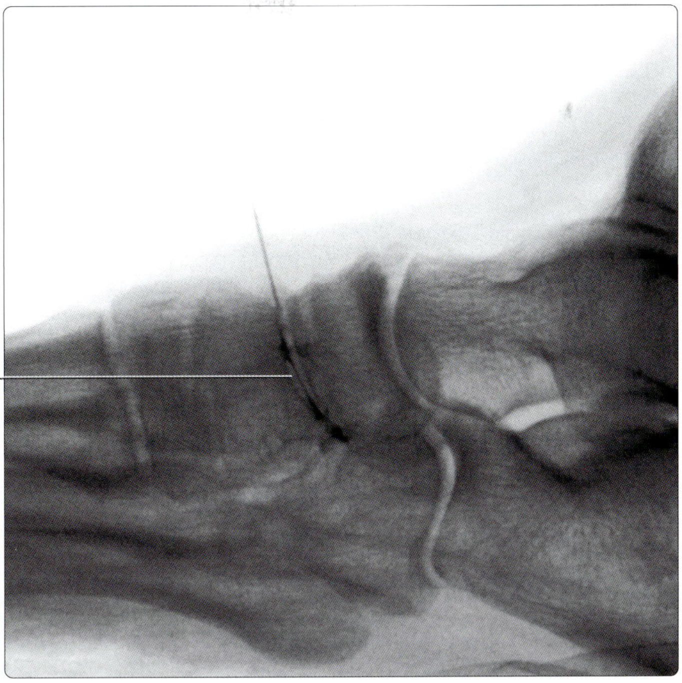

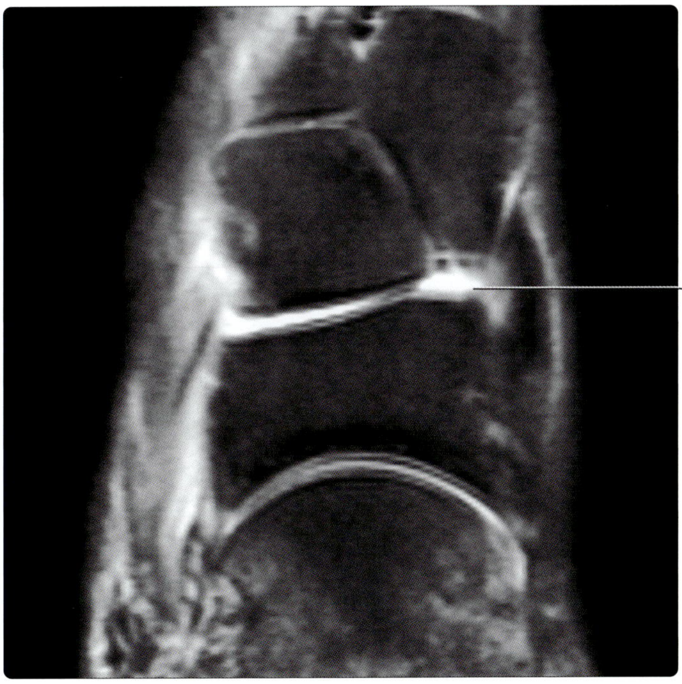

上图：舟楔关节造影局部侧位 X 线图像，显示舟楔关节和距舟关节的轮廓较为相似，通常与楔骨间关节相交通。

下图：舟楔关节 MR 关节造影横轴位图像，显示舟楔关节有 3 个连续的关节面，分别对应每块楔骨。

楔骨间关节和跗跖关节

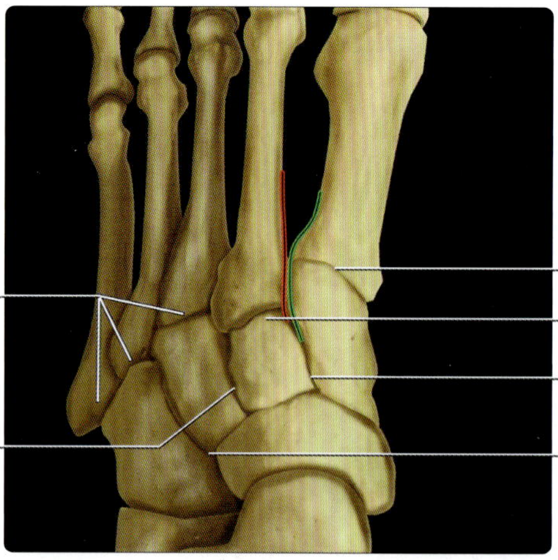

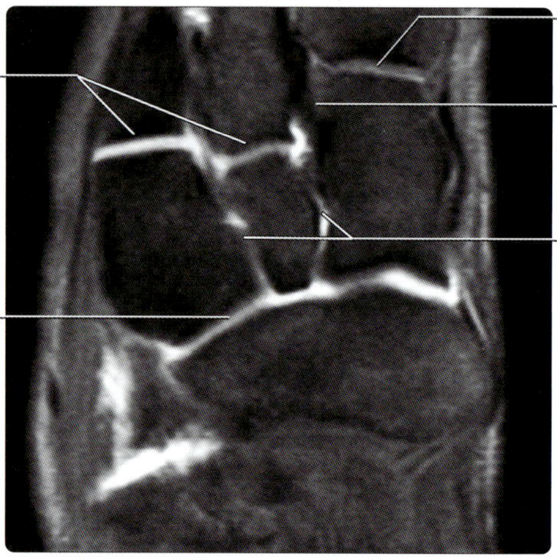

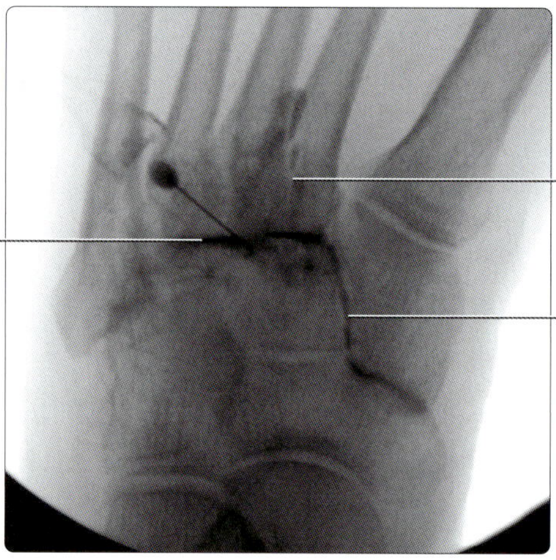

上图：显示跗跖关节由内向外形成一个浅弓，第 2 跗跖关节位置内陷，内侧楔骨中心线与第 1 跖骨的中心线平齐，第二楔骨内侧缘与第 2 跖骨内侧缘对齐，第 5 跖骨延伸至骰骨外侧，Lisfranc 韧带连接第 1 楔骨和第 2 跖骨基底部，维持其稳定性。

中图：横轴位 MR 关节造影图像，楔骨间关节、舟楔关节及第 2 和第 3 跗跖关节内见对比剂填充，楔骨间关节、跗跖关节、舟楔关节间有时可相互交通。

下图：第 2 和第 3 跗跖关节形成单独关节腔，与第 2 跖骨间关节相交通。本例显示其与第 1 楔骨间关节相交通，此现象不常见。

第 1 跖趾关节造影

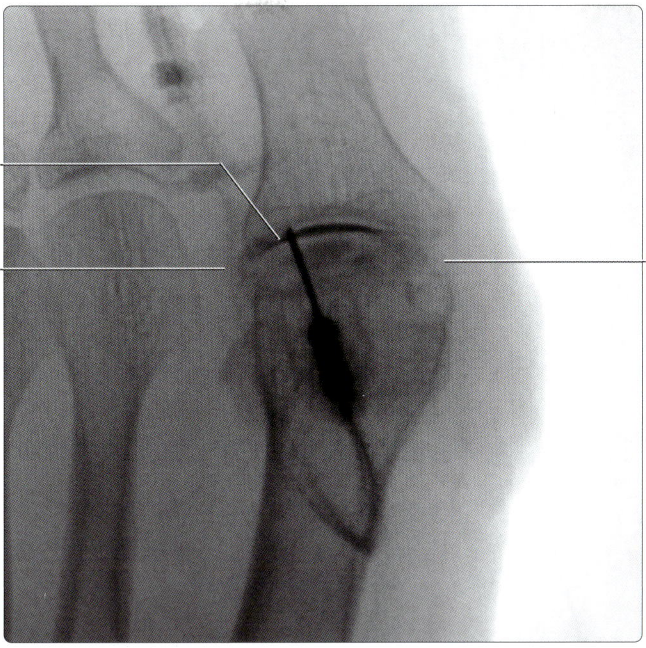

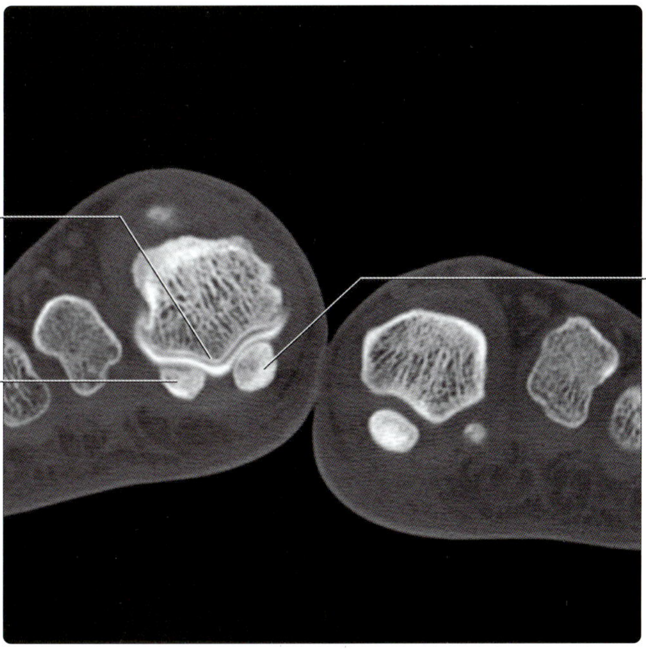

上图：第 1 跖趾关节造影局部前后位 X 线图像，显示对比剂填充关节间隙，内侧和外侧被侧副韧带所局限。
下图：CT 关节造影冠状位图像，显示位于籽骨和第 1 跖骨头之间正常的滑膜关节。

第 1 跖趾关节 MR 关节造影

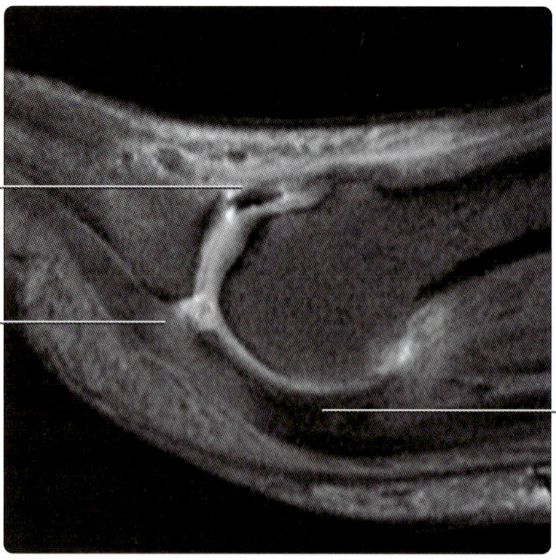

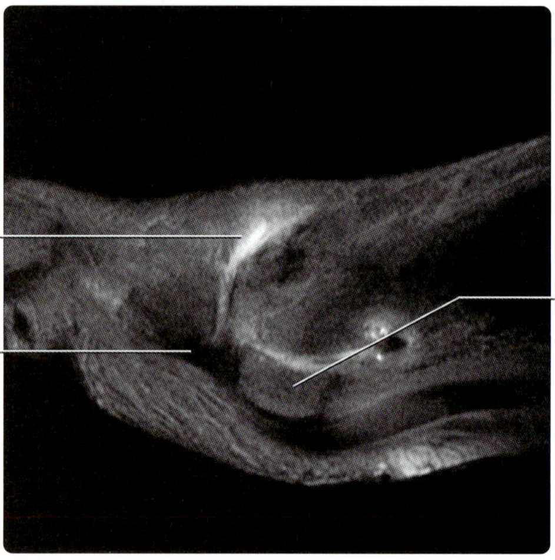

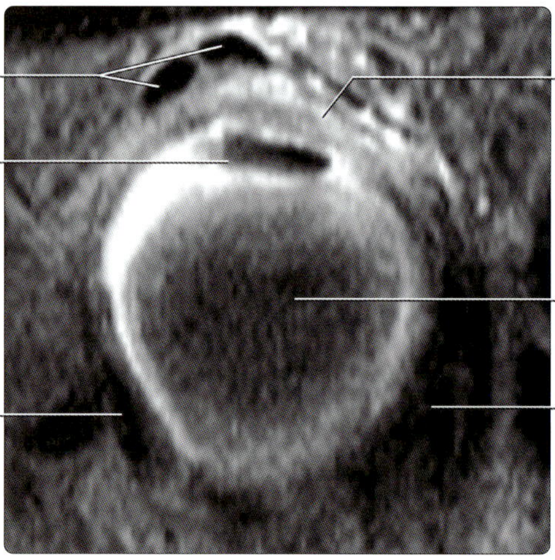

上图：经第 1 跖趾关节的矢状位脂肪抑制 T_1WI 关节造影图像，显示关节囊和内侧籽骨的关系。趾籽复合体包括跖板、籽骨和附着于籽骨的肌腱，复合体附着于近节趾骨基底部。

中图：经第 1 跖趾关节外侧的矢状位脂肪抑制 T_1WI 关节造影图像，显示关节囊和外侧籽骨的关系，趾籽复合体附着于第 1 近节趾骨基底部的外侧跖侧面。

下图：冠状位脂肪抑制 T_1WI 关节造影图像，可见趾籽复合体位于关节跖侧的两侧，靠近其远侧附着端。

第 2 跖趾关节

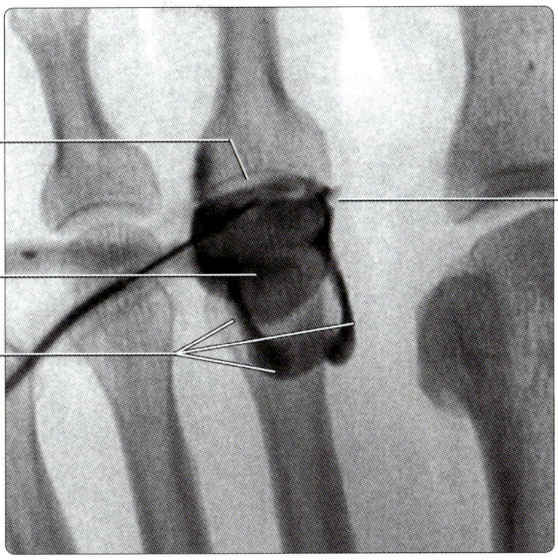

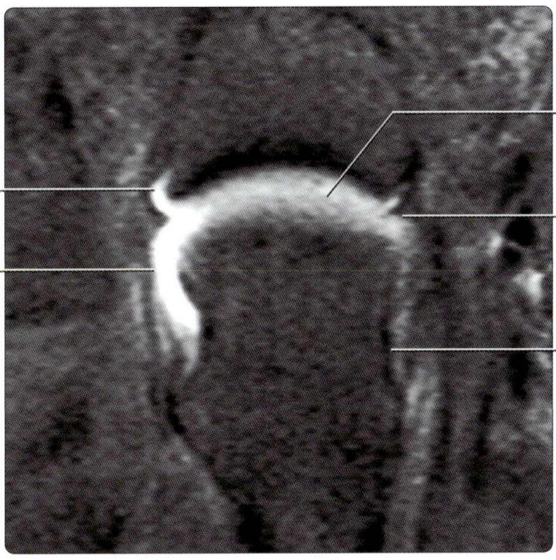

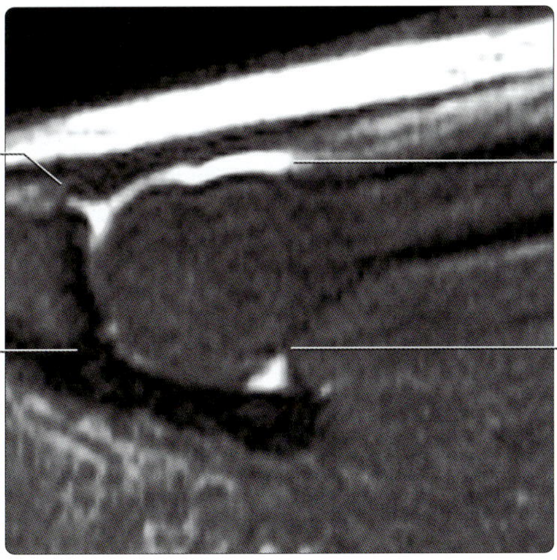

上图：第 2 跖趾关节造影局部前后位 X 线图像，显示较为宽大的正常跖侧隐窝被对比剂填充，关节囊紧邻内侧和外侧副韧带。

中图：横轴位 T_1WI 关节造影图像，在对比剂衬托下可见侧副韧带及关节软骨的轮廓。

下图：经第 2 跖趾关节的矢状位 T_1WI 关节造影图像，显示跖板近侧附着点附着于跖骨颈，而跖骨颈跖侧和背侧的关节陷凹为正常关节隐窝结构，与跖板远侧附着点与近节趾骨基底部的紧密连接不同。

3. 足部 MR 解剖

专业术语

定义

- 足轴位（水平面）
  - 足长轴位
  - 相对于小腿轴位呈轻度倾斜
  - 后足：成像角度沿着距骨长轴
  - 中足和前足：成像角度沿着第 2 跖骨长轴
- 足冠状位
  - 足短轴位
  - 后足：成像角度与距骨颈垂直
  - 中足和前足：成像角度与第 2 跖骨长轴垂直

影像解剖

轴位显示最佳的结构

- Lisfranc 韧带（分为独立三束，连接中间楔骨和第 1 跖骨基底部）
  - 背侧束：通过中间楔骨和第 1 跖骨的最靠上的层面
  - 骨间束：位于中间部，韧带宽大，呈紧绷状
  - 跖侧束：最薄韧带束，位于中间楔骨的跖侧缘
- 跳跃韧带（跖侧束）
  - 起自跟骨，止于舟骨
  - 内斜束：起源于跟骨的冠状窝，位于跟骨载距突前方，在胫骨后肌腱外侧附着于舟骨
  - 下纵束：较短，起自跟骨冠状窝，直行止于舟骨喙突

冠状面显示最佳的结构

- 跗管
  - 后足内侧的纤维骨管
    - 顶：屈肌支持带
    - 底：距骨和跟骨的内侧缘
  - 包含：胫骨后神经血管束及分支、胫骨后肌腱、踇长屈肌和趾长屈肌腱
  - 重要性：肿块、静脉曲张、囊肿或异常的肌肉可引起胫神经或其分支的撞击
    - 引起跗管综合征：疼痛、麻木、肌肉无力和萎缩
- 跗骨窦
  - 位于距骨颈与跟骨背缘之间的漏斗状间隙
  - 包含：颈韧带、伸肌支持带、跗骨窦动脉
  - 重要性：损伤可导致纤维化，后足外侧疼痛，自觉踝关节不稳定
- 跗骨管
  - 跗骨窦向后内侧延伸
  - 包括：骨间韧带
  - 意义：韧带撕裂可与距下关节不稳定相关
- 跳跃韧带，内上束
  - 跳跃韧带最粗大的部分
  - 起自跟骨载距突，三角韧带浅层的胫跳跃韧带
  - 止于舟骨内侧面
- 内在肌群
  - 肌层之间的相互关系通常在冠状位图像上显示最清晰
- 足的筋膜间室
  - 由筋膜层分成 4 个足底筋膜间室
  - 内侧、中间（浅层和深层）、外侧
  - 意义：除非患者之前有手术史，否则感染通常局限于一个间室

矢状面显示最佳的结构

- 跖跗关节
  - 由于关节的倾斜，部分结构在其他平面可能显示困难
  - 意义：关节紊乱，不稳定
- 跖趾关节的跖板
  - 在足底侧关节囊局部增厚
  - 起自跖骨颈，止于近节趾骨基底部
  - 第 1 跖趾关节的跖板包含籽骨
  - 意义：跖板损伤可导致关节背侧半脱位或脱位
- 趾骨
  - 由于趾骨正常为跖屈位，在横轴位及冠状位图像上难以显示异常
  - 意义：骨髓炎常累及远节趾骨，通常在矢状位显示最清晰

MR 序列

- 专用足线圈或膝关节线圈
- 患者通常取仰卧位，也可俯卧位，足跖曲
  - 俯卧位可能引起正常解剖结构的扭曲
- 矢状位成像角度通常沿第 2 跖骨长轴
  - 根据其他感兴趣区进行调整
- 冠状位应垂直于跖骨
- 横轴位应沿第 2 跖骨平面
- 前足周围的高密度垫可以提高图像质量
- T_1WI 图像通常包括矢状位和横轴位
- 液体敏感序列的冠状位和矢状位
- 对于骨髓炎患者，需要 3 个平面的 T_1WI

解剖成像事宜

影像诊断注意事项

- 跳跃韧带跖侧束之间的距舟关节隐窝可能被误认为韧带撕裂
- 跖骨头之间的滑囊可能被误认为神经瘤
- 对某一趾成像时，跖骨的分散可能会造成矢状位图像上结构顺序或位置关系的错乱
- 由于部分容积效应，足趾的屈曲可能表现类似异常

足背侧和跖侧韧带

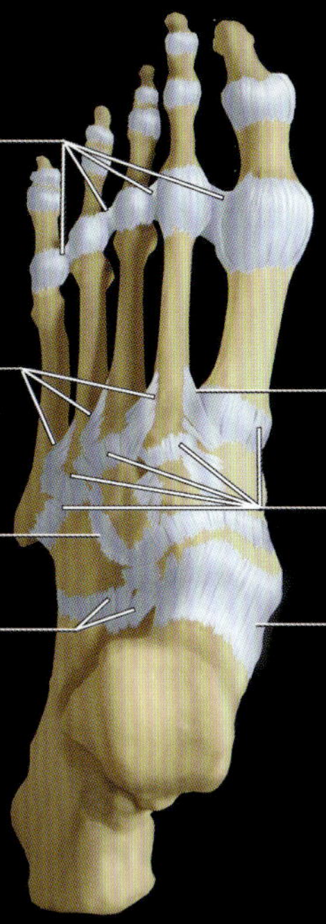

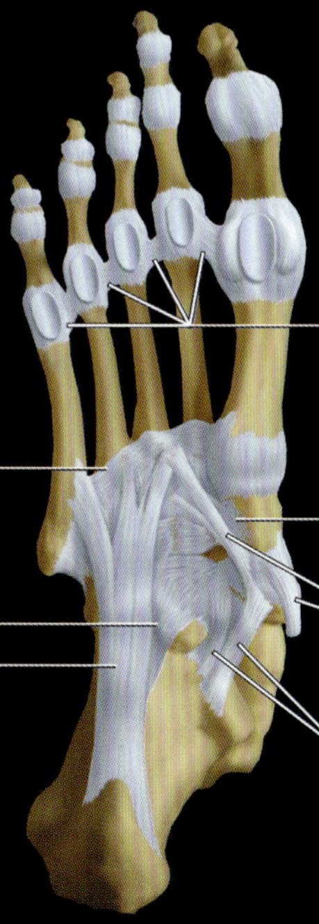

上图：足背韧带示意图，显示跗骨间、跗骨和跖骨间的韧带。韧带通常以其连接的两块骨骼命名，但分歧韧带和背侧 Lisfranc 韧带除外。分歧韧带起自跟骨前突，止于骰骨和舟骨；背侧 Lisfranc 韧带起自内侧楔骨，止于第 2 跖骨。

下图：足底韧带示意图，显示足底筋膜深面的韧带，及胫骨后肌腱的近端和远端附着点。跳跃韧带，又名跟舟足底韧带，起于跟骨载距突和跟骨前部，止于舟骨。深层的跗骨间韧带也可显示，并以它们连接的骨骼而命名。

右足横轴位（长轴位）T_1WI

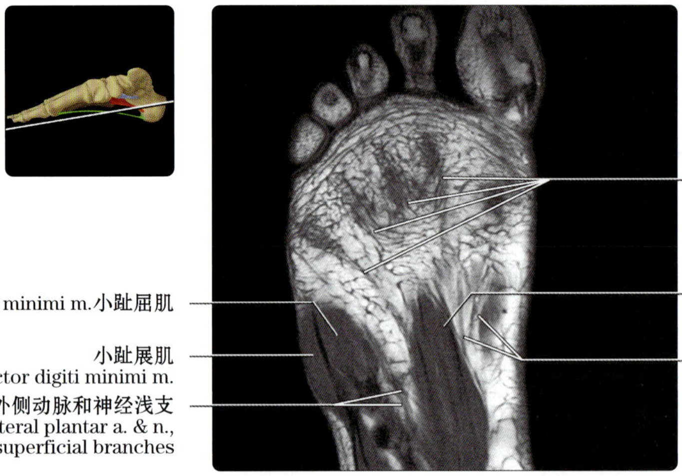

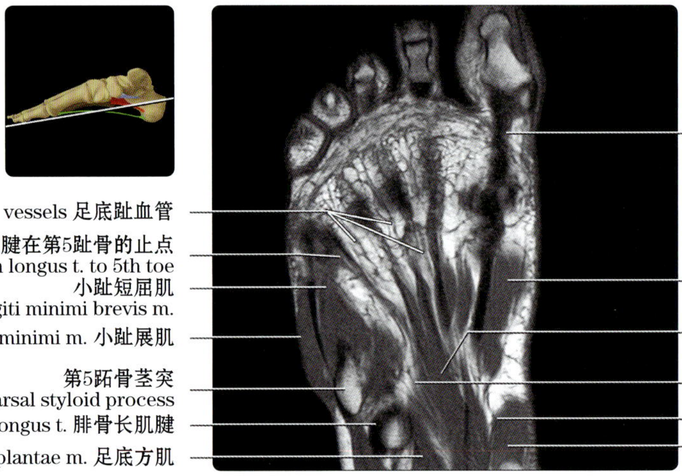

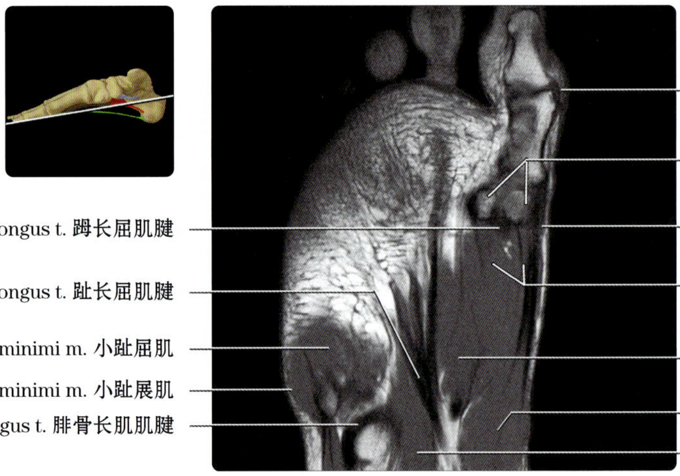

上图：右足长轴位 T_1WI 图像，足底层面。足底腱膜位于趾短屈肌的浅层，在前足分为跖腱膜的足趾束。
中图：足底内侧神经走行于足底内侧动脉的外侧，位于跗展肌和趾短屈肌之间。足底外侧神经位于趾短屈肌和足底方肌之间，并继续向外侧走行，于第 5 跖骨基底水平分为深支和浅支，走行于趾短屈肌和小趾展肌之间。
下图：趾短屈肌的内、外侧头，附着于第 1 趾内、外侧的籽骨，其在第 1 近节趾骨基底部远侧附着点在本幅图像中未显示。

左足横轴位（长轴位）T_1WI

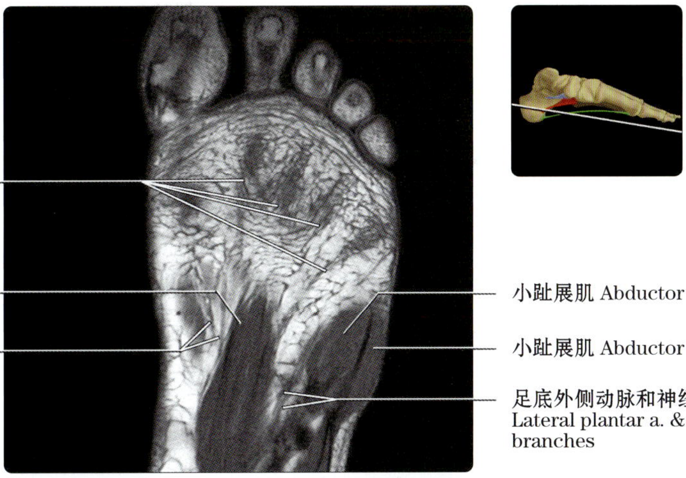

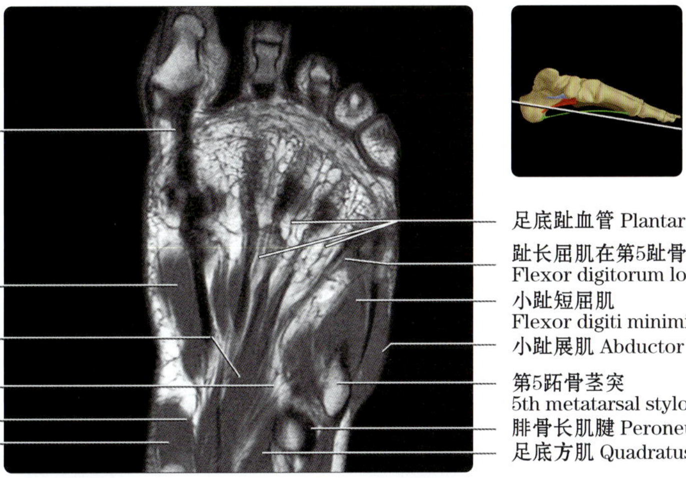

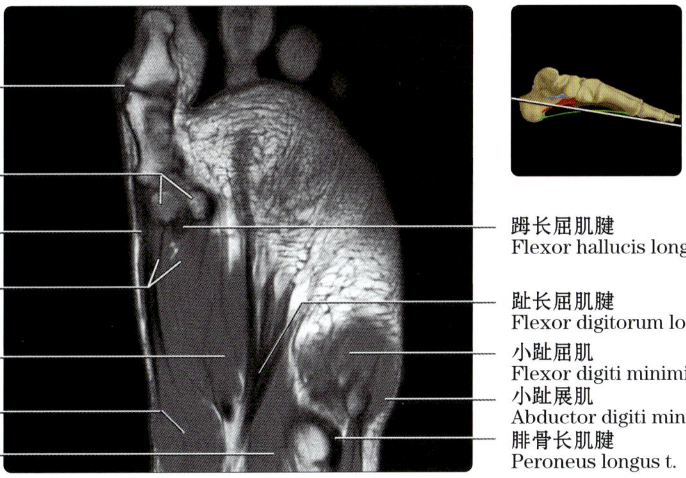

上图：左足长轴位 T_1WI 图像，足底腱膜位于趾短屈肌的浅层，在前足分为跖腱膜足趾束。

中图：足底内侧神经走行于足底内侧动脉的外侧，位于踇展肌和趾短屈肌之间。足底外侧神经位于趾短屈肌和足底方肌之间，并继续向外侧走行，于第 5 跖骨基底水平分为深支和浅支，走行于趾短屈肌和小趾展肌之间。

下图：趾短屈肌的内、外侧头，附着于第 1 趾内、外侧的籽骨，其在第 1 近节趾骨基底部远侧附着点在本幅图像中未显示。

右足横轴位（长轴位）T_1WI

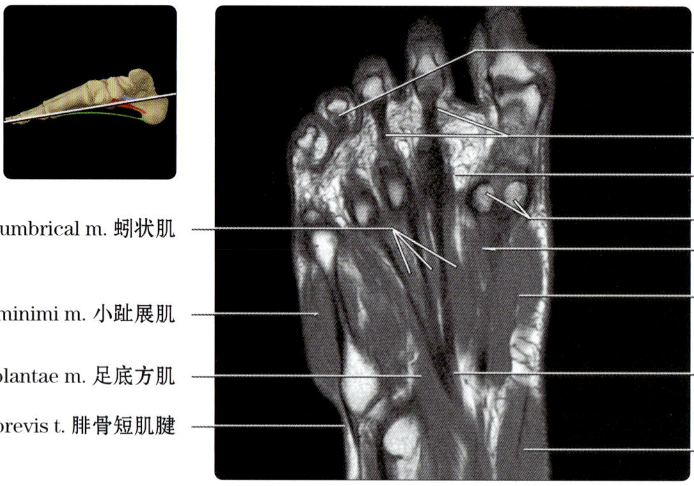

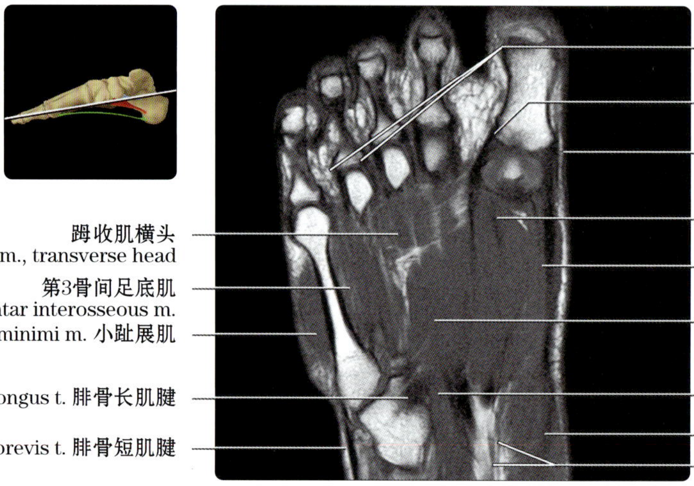

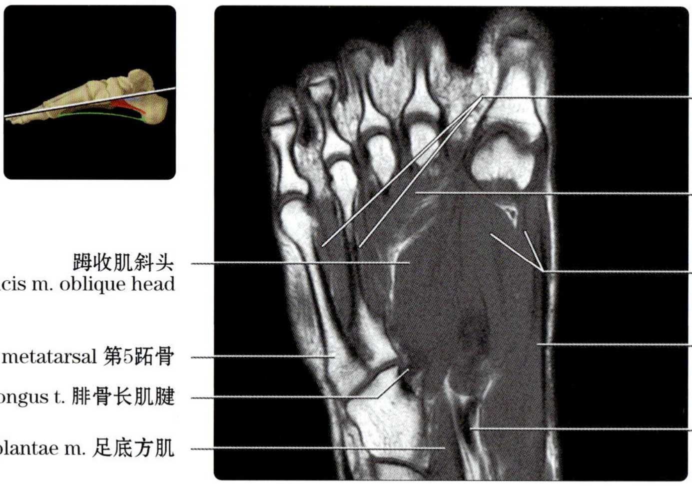

上图：足底方肌附着于趾长屈肌腱（外侧缘），后者分为 4 个腱束止于第 2~5 趾骨。蚓状肌起自趾长屈肌腱腱束，远端附着于近节趾骨的内侧面。趾长屈肌腱向第 5 趾发出的腱束存在变异。

中图：记住跗展肌将第 1 趾拉离第 2 趾，跗收肌将其拉向第 2 趾（此处足为参考轴线，不是整个身体），就容易区分跗收肌和跗展肌这两块肌肉了。

下图：跗内收肌斜头粗而宽，而跗收肌横头较薄，有时先天性缺失。

左足横轴位（长轴位）T_1WI

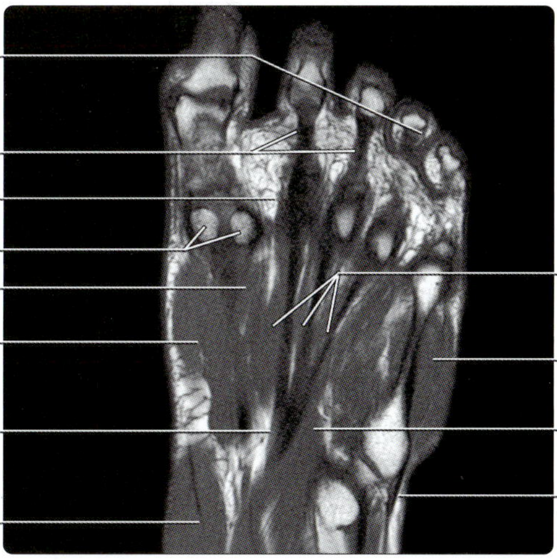

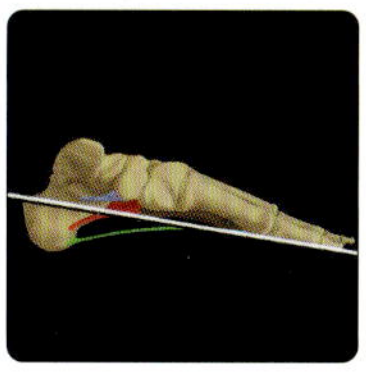

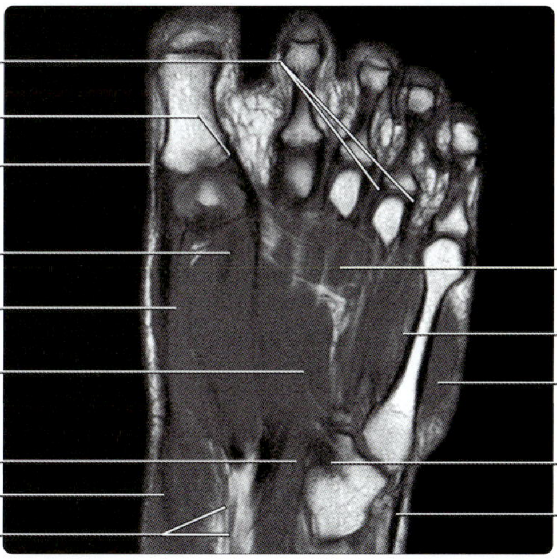

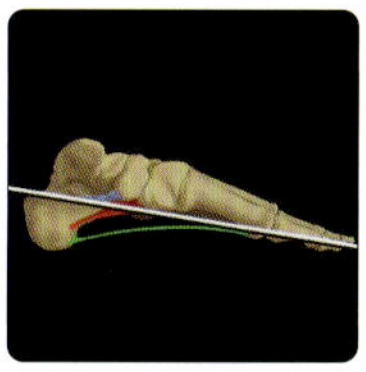

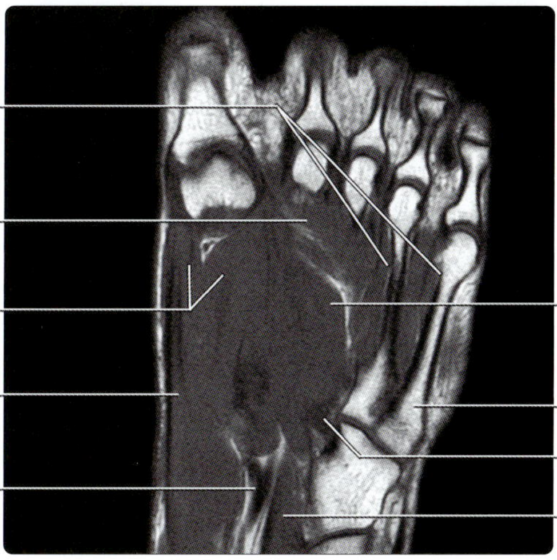

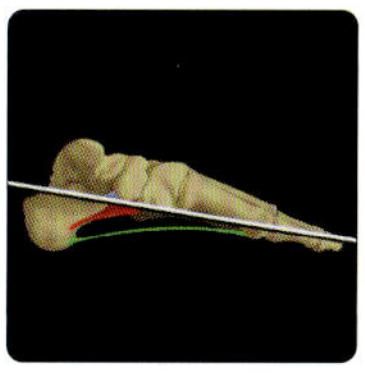

上图：足底方肌附着于趾长屈肌腱（外侧缘），后者分为 4 个腱束止于 2~5 趾骨。蚓状肌起自趾长屈肌腱腱束，远端附着于近节趾骨的内侧面。趾长屈肌腱向第 5 趾发出的腱束存在变异。

中图：记住踇展肌将第 1 趾拉离第 2 趾，踇收肌将其拉向第 2 趾（此处足为参考轴线，不是整个身体），就容易区分踇收肌和踇展肌这两块肌肉了。

下图：踇内收肌斜头粗而宽，而踇收肌横头较薄，有时先天性缺失。

右足横轴位（长轴位）T_1WI

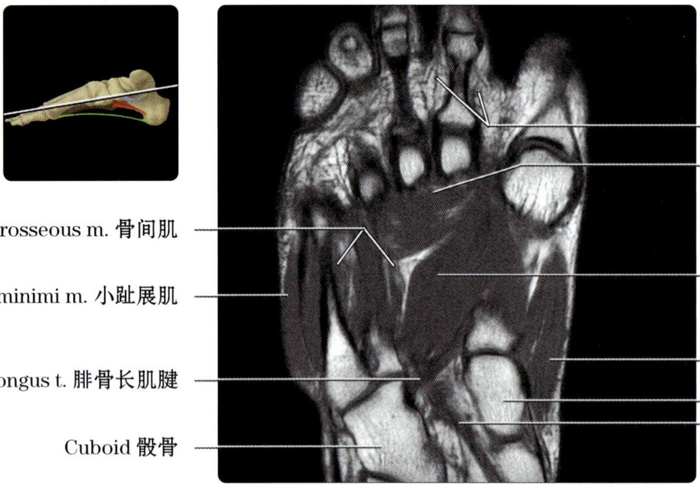

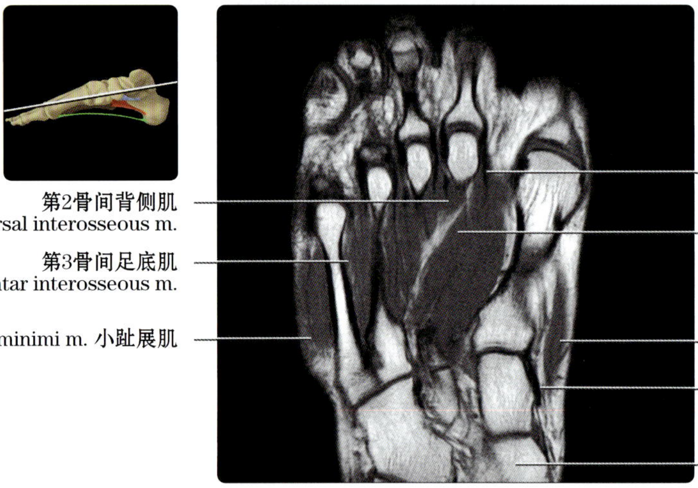

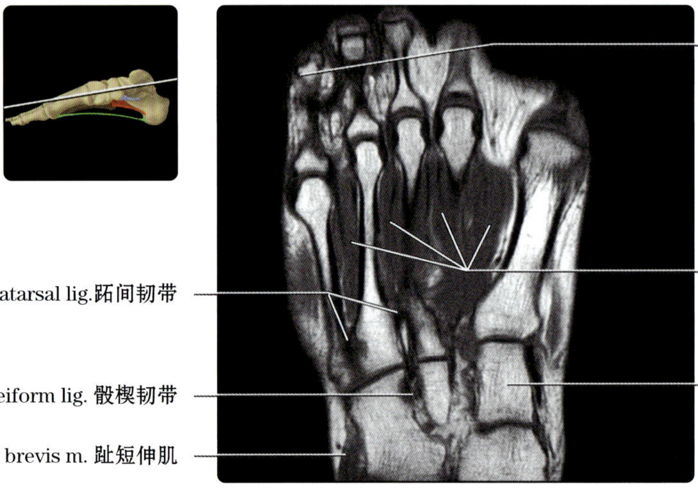

上图：清晰显示腓骨长肌腱附着于第 1 跖骨，第 2 趾内、外侧缘可见线状趾血管。
中图：骨间足底肌起于第 3~5 趾内缘，附着于相应近节趾骨基底部内侧面。
下图：4 块骨间背侧肌，每块背侧肌都有 2 个头（“双羽状”），起于相邻的跖骨基底部。第 1 骨间背侧肌附着于第 2 趾骨近节基底部的内侧，第 2~4 骨间背侧肌附着于第 2~4 跖骨基底部外侧。

左足横轴位（长轴位）T_1WI

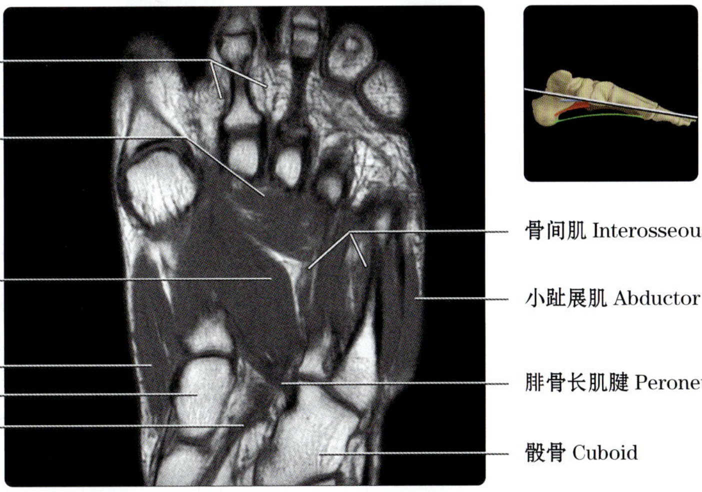

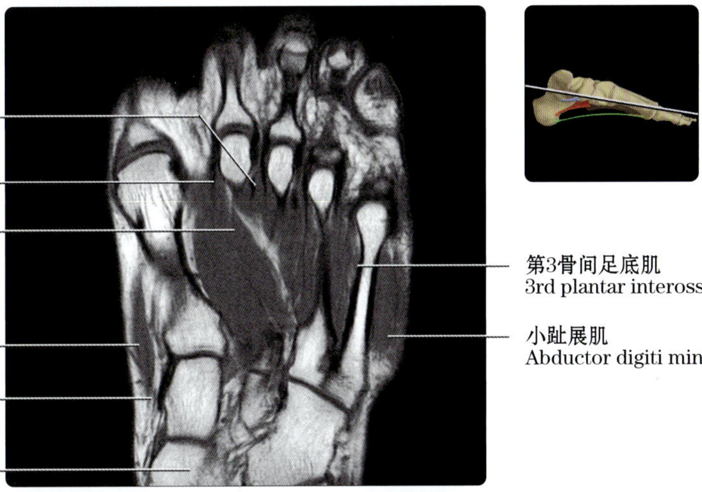

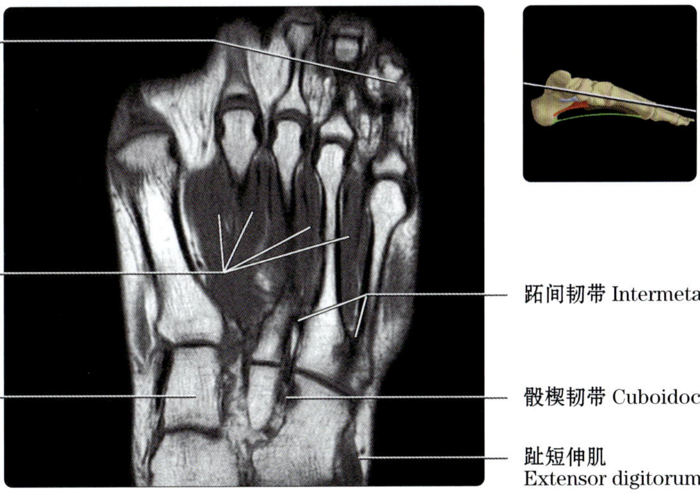

上图：清晰显示腓骨长肌腱附着于第 1 跖骨，第 2 趾内、外侧缘可见线状趾血管。

中图：骨间足底肌起于第 3~5 趾内缘，附着于相应近节趾骨基底部内侧面。

下图：4 块骨间背侧肌，每块背侧肌都有 2 个头（“双羽状”），起于相邻的跖骨基底部。第 1 骨间背侧肌附着于第 2 趾骨近节基底部的内侧，第 2~4 骨间背侧肌附着于第 2~4 跖骨基底部外侧。

右足横轴位（长轴位）T_1WI

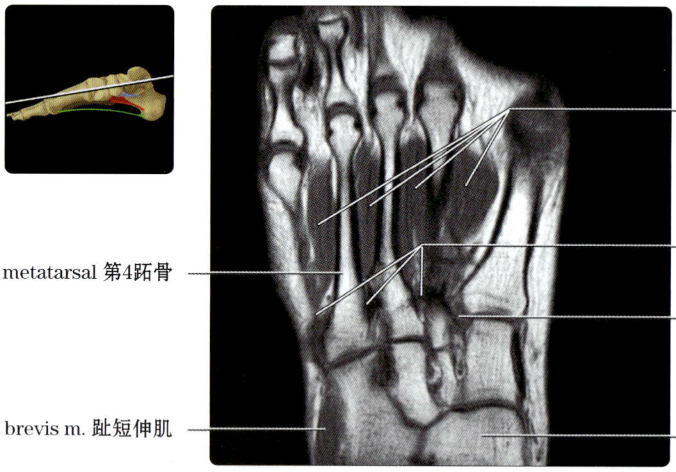

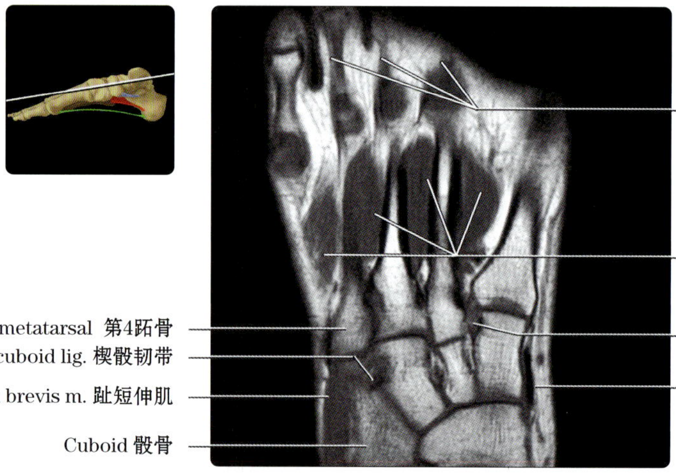

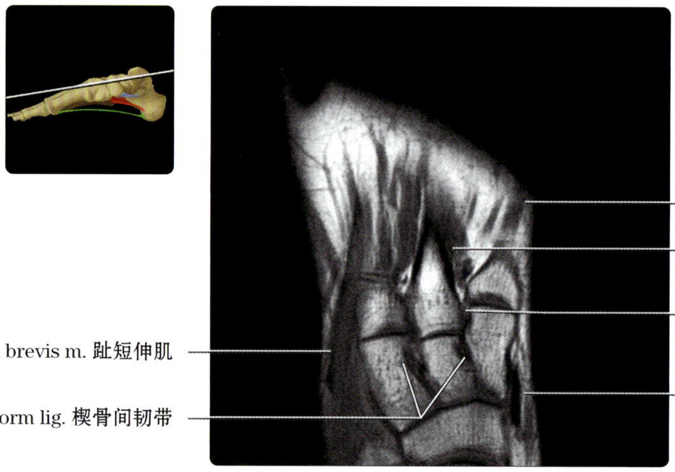

上图：第 2~5 跖骨基底部由背侧、骨间和跖侧跖骨间韧带连接，第 1 和第 2 列骨骼之间的稳定性由内侧楔骨到第 2 跖骨基底部（背侧、骨间和跖侧）的 3 条韧带加固。内侧楔骨到第 2 跖骨的骨间韧带宽而强壮，是真正的 Lisfranc 韧带，但最常描述为“跖侧”和“背侧”Lisfranc 韧带。

中图：显示跖骨基底部之间的关节，这些关节在外侧足趾区较恒定，但第 1 和第 2 跖骨间关节存在变异。

下图：趾短伸肌起于跟骨外侧缘，呈扇形延伸至足趾。胫骨前肌腱包裹内侧楔骨，并附着于内侧楔骨和第 1 跖骨的跖侧面。

左足横轴位（长轴位）T_1WI

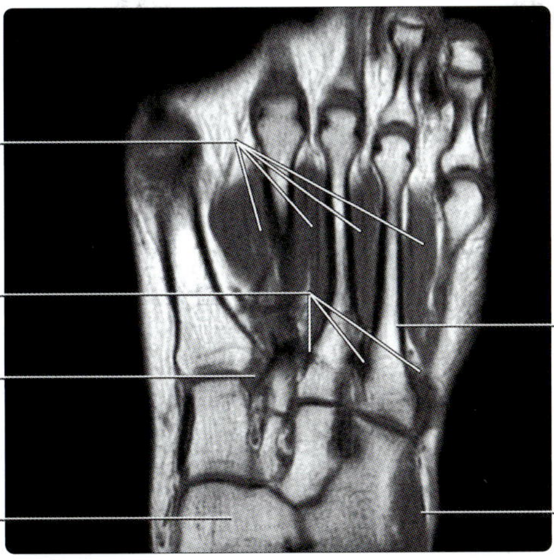

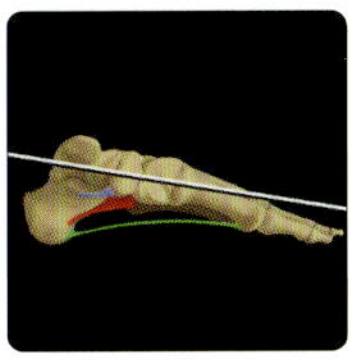

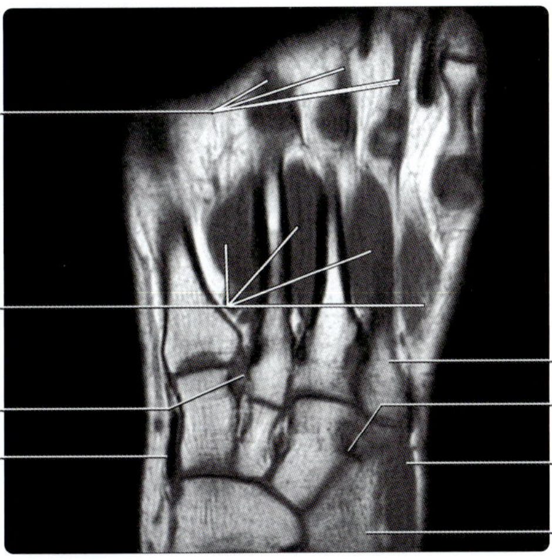

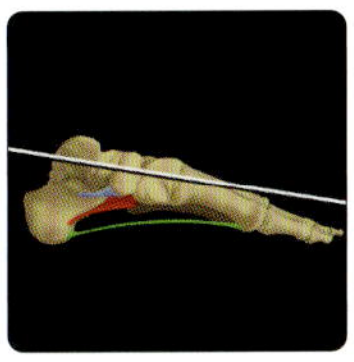

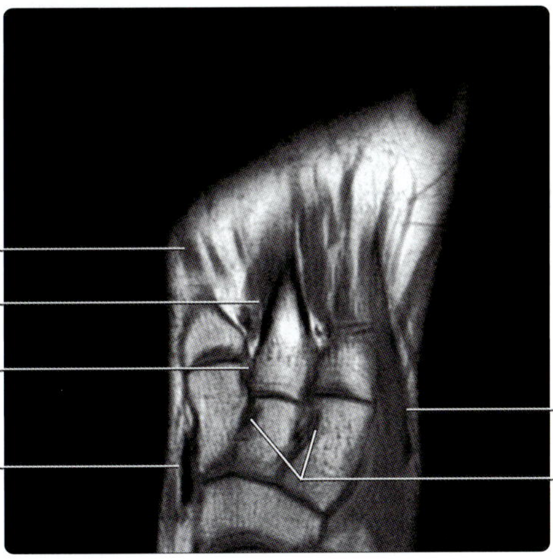

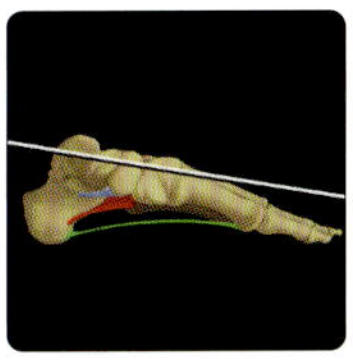

上图：第 2~5 跖骨基底部由背侧、骨间和跖侧跖骨间韧带连接，第 1 和第 2 列骨骼之间的稳定性由内侧楔骨到第 2 跖骨基底部（背侧、骨间和跖侧）的 3 条韧带加固。内侧楔骨到第 2 跖骨的骨间韧带宽而强壮，是真正的 Lisfranc 韧带，但最常描述为“跖侧”和“背侧”Lisfranc 韧带。

中图：显示跖骨基底部之间的关节，这些关节在外侧足趾区较恒定，但第 1 和第 2 跖骨间关节存在变异。

下图：趾短伸肌起于跟骨外侧缘，呈扇形延伸至足趾。胫骨前肌腱包裹内侧楔骨，并附着于内侧楔骨和第 1 跖骨的跖侧面。

右足冠状位（短轴位）T_1WI

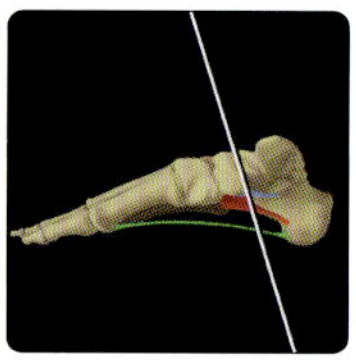

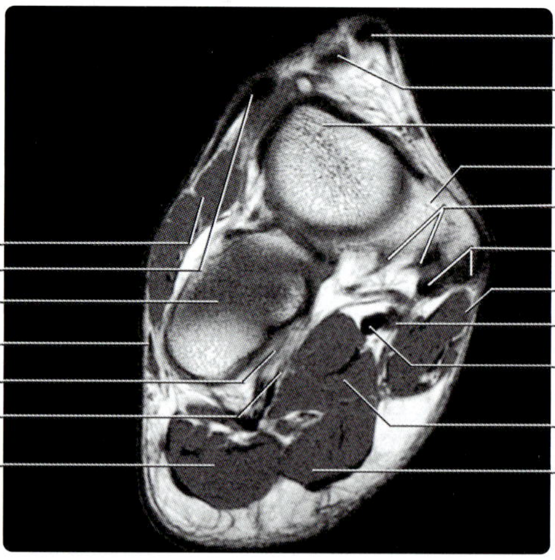

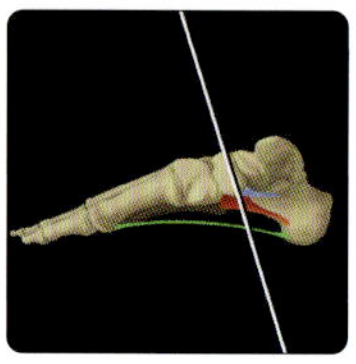

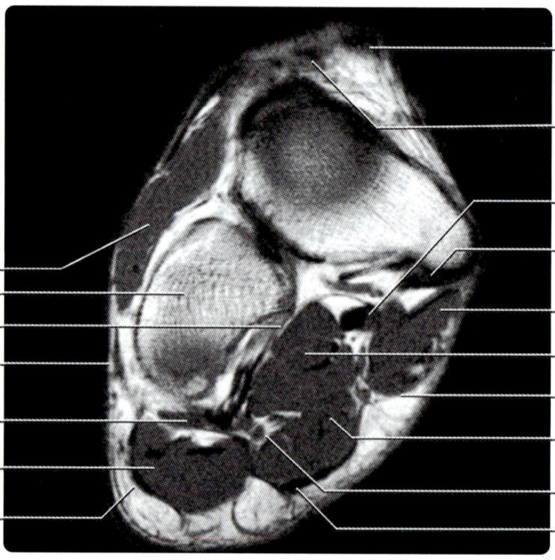

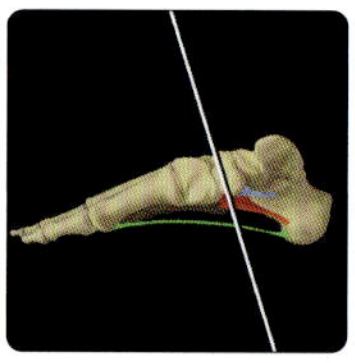

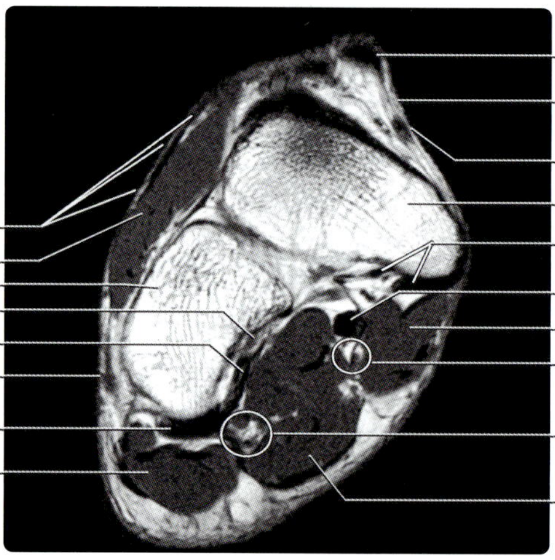

上图：右足冠状位 T_1WI 图像。在距舟关节和跟骰关节（共同称为跗横关节）水平，趾长屈肌和踇长屈肌腱汇合，在 Henry 结节处纤维有交叉。

中图：足底筋膜（腱膜）有 3 个分支：内侧部覆盖于踇展肌表面，中央部覆盖趾短屈肌，外侧部覆盖小趾展肌。中央部最坚固，功能最重要。

下图：胫骨后神经血管束在踇展肌的起始处分为足底内侧和外侧两部分，内侧束位于踇展肌和足底方肌之间，外侧束位于足底方肌和趾短屈肌之间，向外侧发散分布。

左足冠状位（短轴位）T_1WI

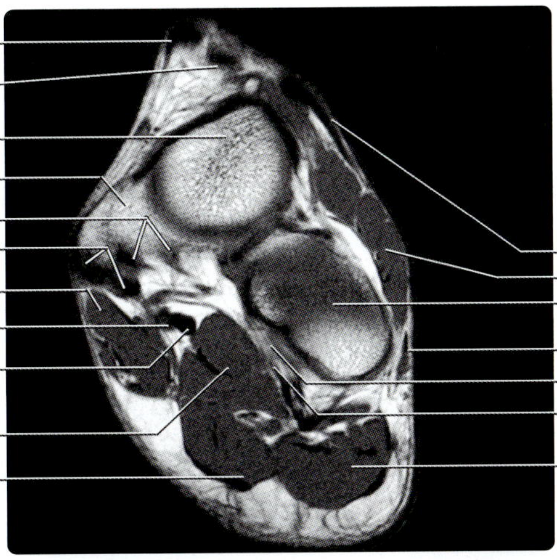

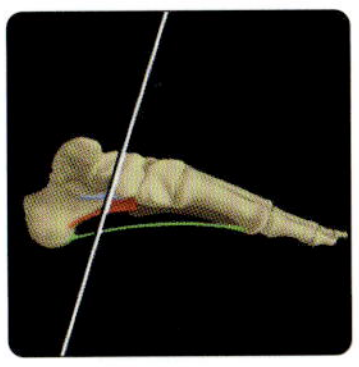

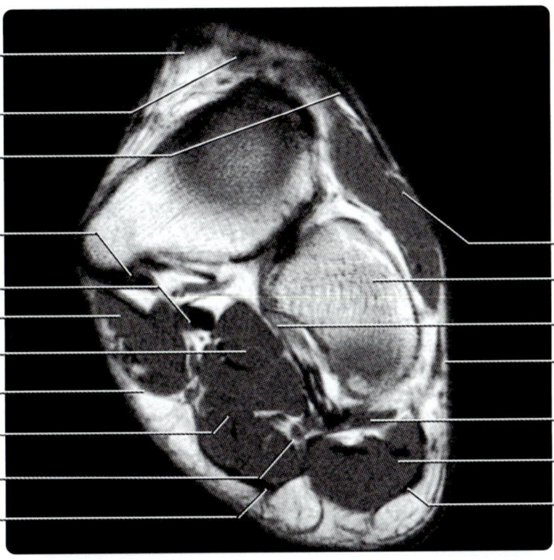

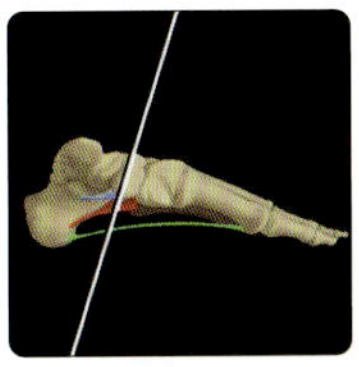

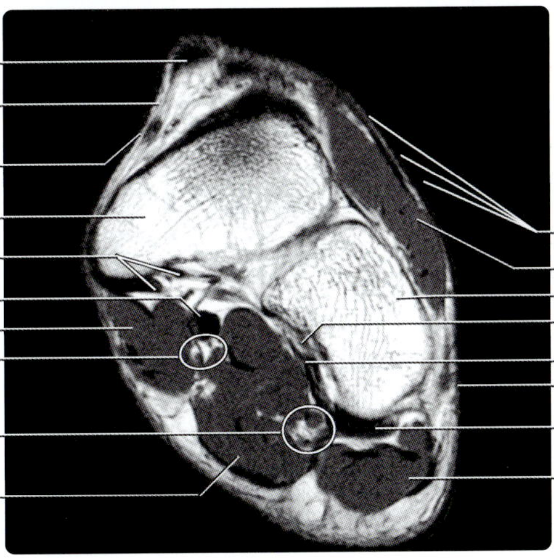

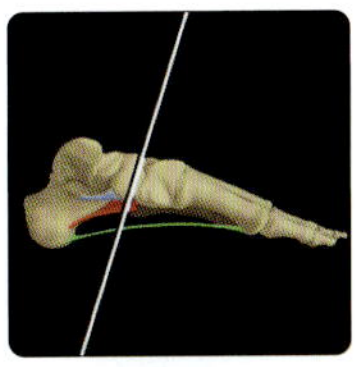

上图：左足冠状位 T_1WI 图像。在距舟关节和跟骰关节（共同称为跗横关节）水平，趾长屈肌和蹞长屈肌腱汇合，在 Henry 结节处纤维有交叉。

中图：足底筋膜（腱膜）有 3 个分支：内侧部覆盖于蹞展肌表面，中央部覆盖趾短屈肌，外侧部覆盖小趾展肌。中央部最坚固，功能最重要。

下图：胫骨后神经血管束在蹞展肌的起始处分为足底内侧和外侧两部分，内侧束位于蹞展肌和足底方肌之间，外侧束位于足底方肌和趾短屈肌之间，向外侧发散分布。

右足冠状位（短轴位）T_1WI

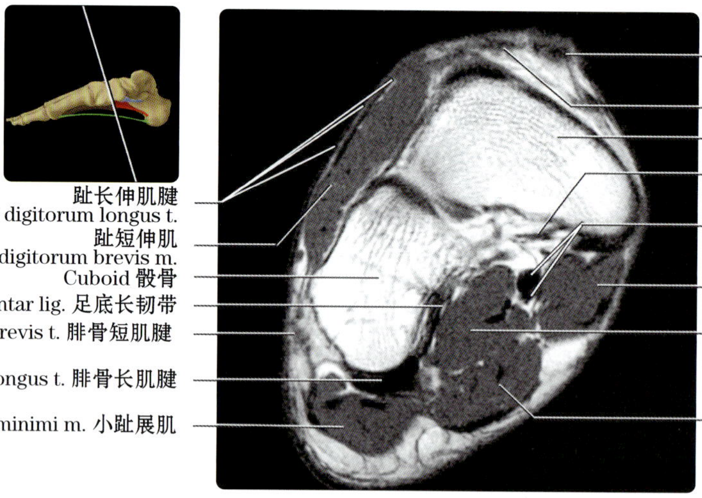

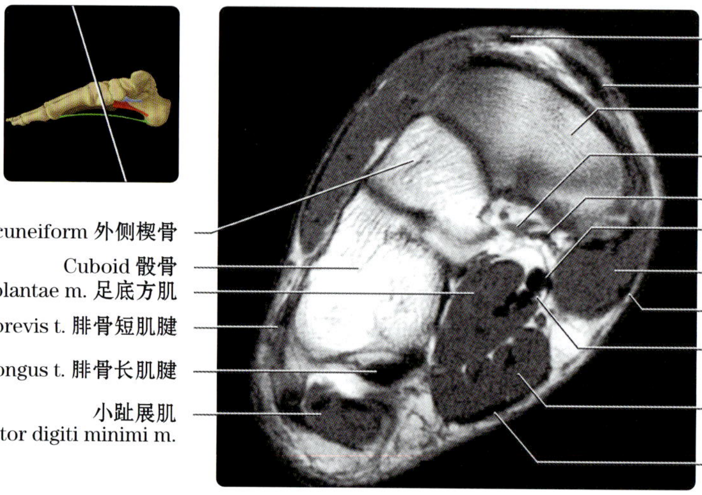

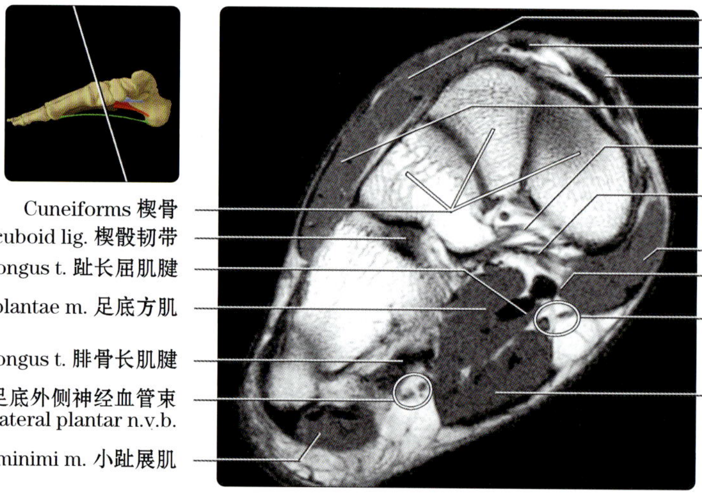

上图：腓骨长肌腱在骰骨跖侧下方开始向内侧迂曲走行，足底长韧带浅层纤维形成其穿经的管道结构的顶部，深层纤维形成管道的底部。

中图：舟骨和楔骨由足底楔舟韧带连接，该韧带位于胫骨后肌腱前束的深面。

下图：足底方肌在趾长屈肌腱外侧缘上附着点较宽阔。此层面中，胫骨前肌腱正向内侧转向，朝其内侧楔骨和第 1 跖骨跖侧面的止点走行。

左足冠状位（短轴位）T_1WI

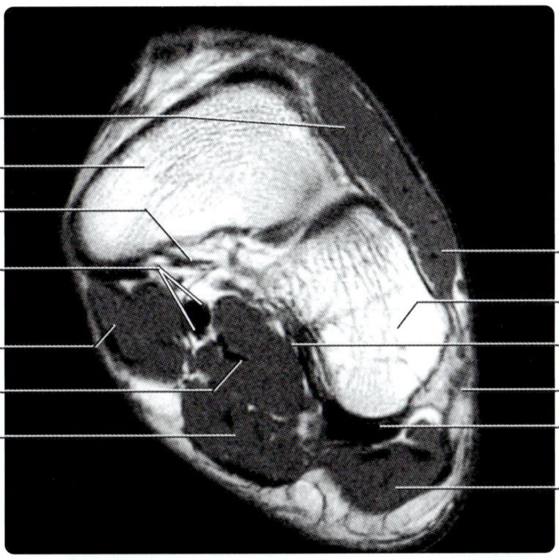

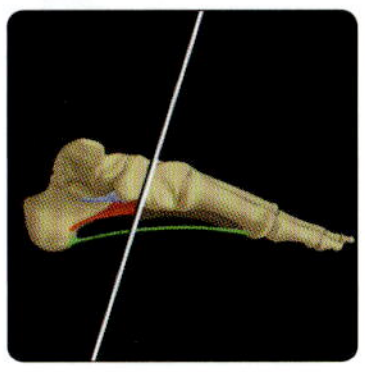

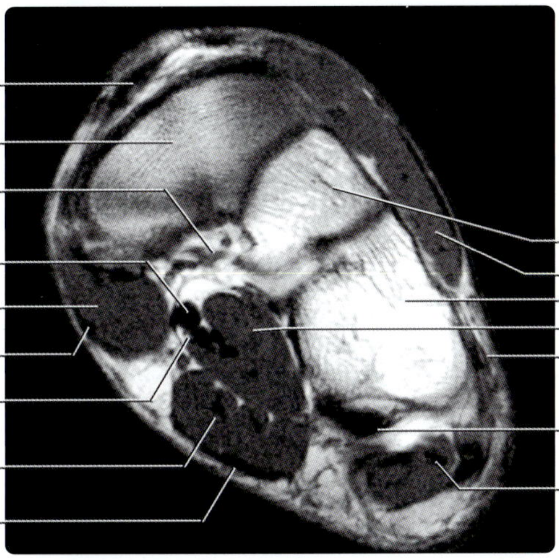

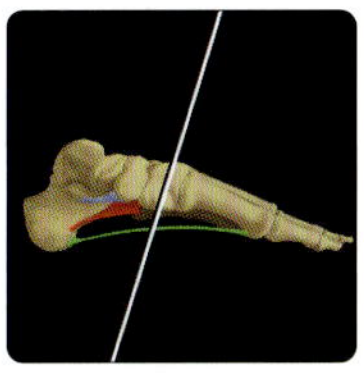

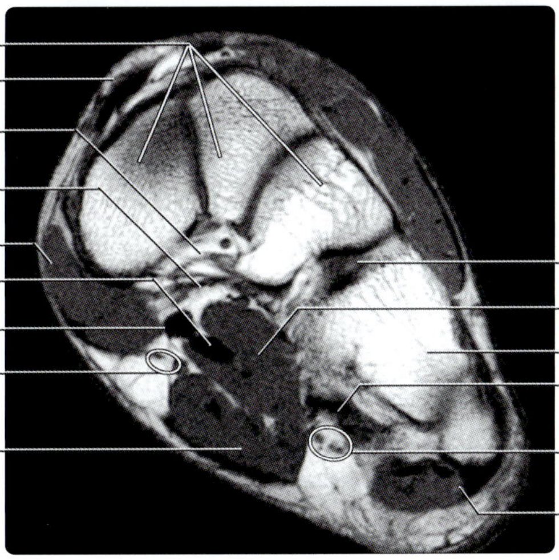

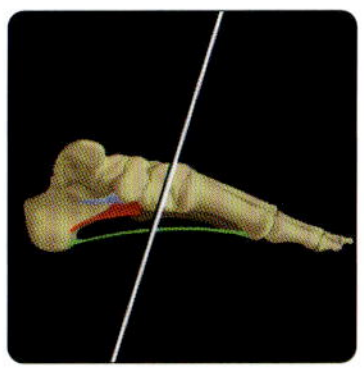

上图：腓骨长肌腱在骰骨跖侧下方开始向内侧迂曲走行，足底长韧带浅层纤维形成其穿经的管道结构的顶部，深层纤维形成管道的底部。

中图：舟骨和楔骨由足底楔舟韧带连接，该韧带位于胫骨后肌腱前束的深面。

下图：足底方肌在趾长屈肌腱外侧缘上附着点较宽阔。此层面中，胫骨前肌腱正向内侧转向，朝其内侧楔骨和第 1 跖骨跖侧面的止点走行。

右足冠状位（短轴位）T_1WI

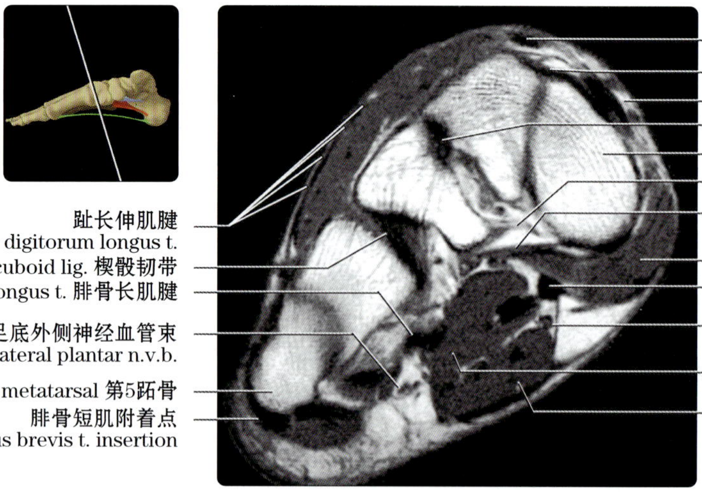

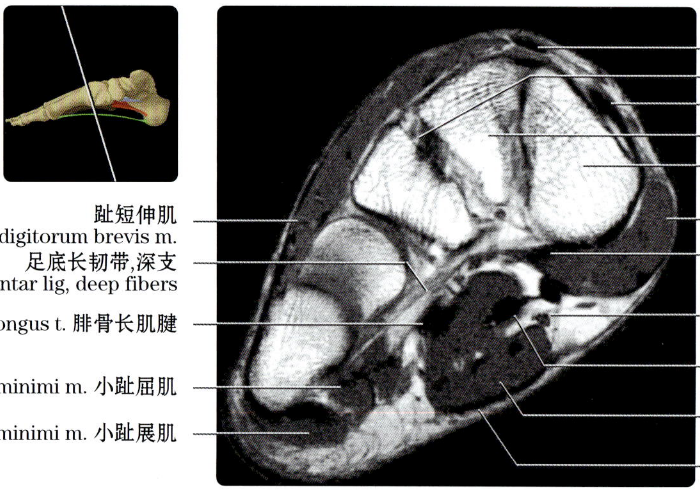

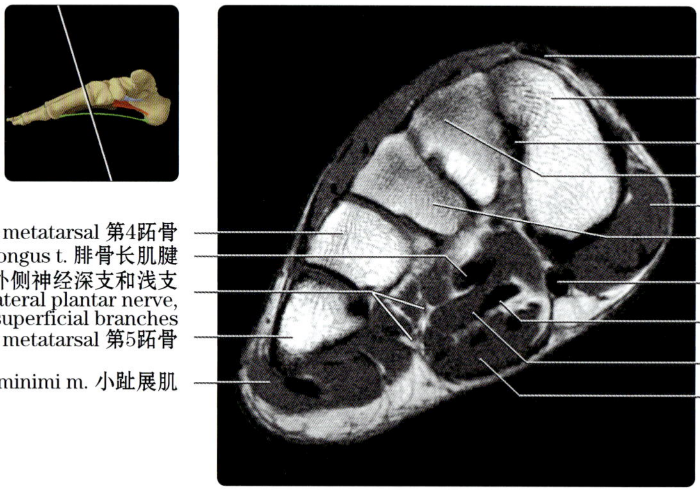

上图：楔骨呈楔形，构成足横弓，其间由背侧、足底和骨间韧带固定。

中图：本层面可清楚显示足底肌的三个主要筋膜间室：第 1 跖跗关节下的内侧间室，第 5 跖跗关节下的外侧间室，第 2~4 跖跗关节下的中间间室。各个筋膜间室之间通过垂直方向的筋膜层分隔。

下图：可见骨间 Lisfranc 韧带起自内侧楔骨。

左足冠状位（短轴位）T_1WI

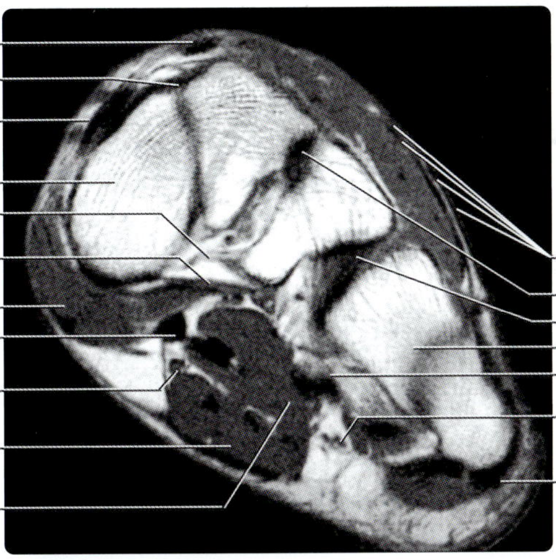

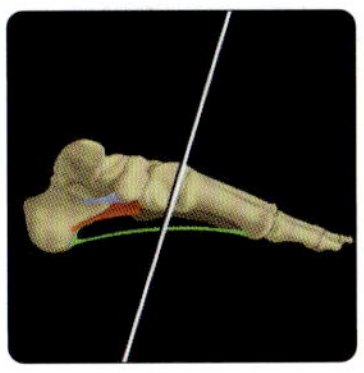

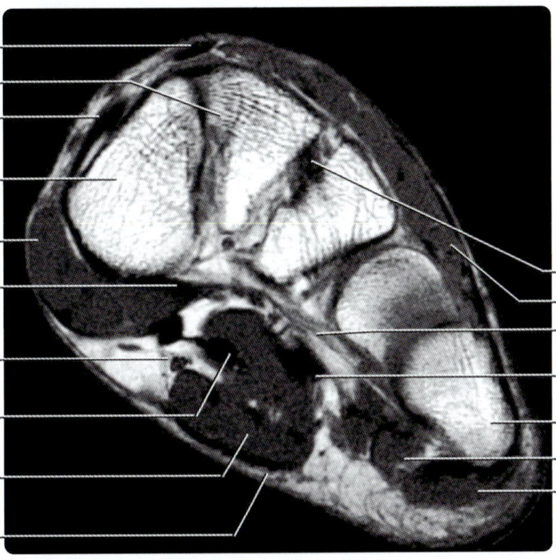

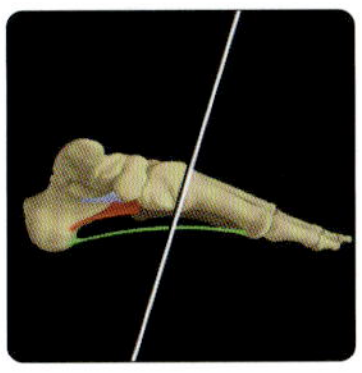

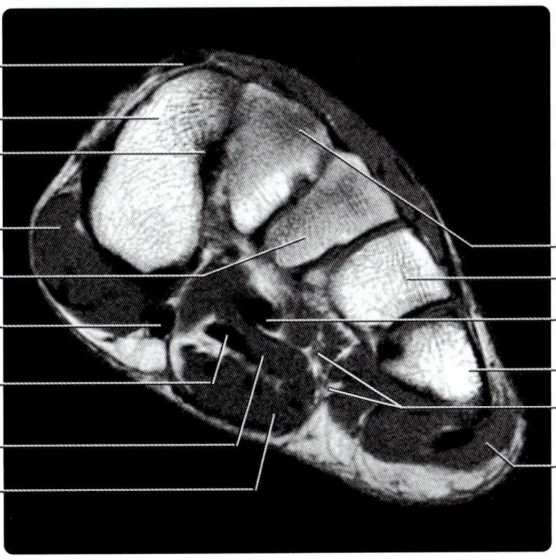

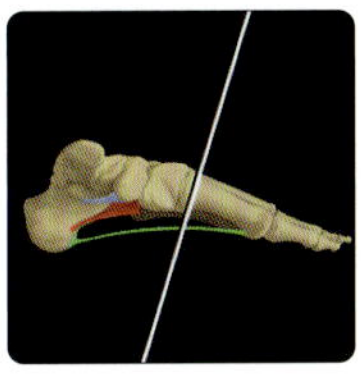

上图：楔骨呈楔形，构成足横弓，其间由背侧、足底和骨间韧带固定。

中图：本层面可清楚显示足底肌的三个主要筋膜间室：第 1 跖跗关节下的内侧间室，第 5 跖跗关节下的外侧间室，第 2~4 跖跗关节下的中间间室。各个筋膜间室之间通过垂直方向的筋膜层分隔。

下图：可见骨间 Lisfranc 韧带起自内侧楔骨。

右足冠状位（短轴位）T_1WI

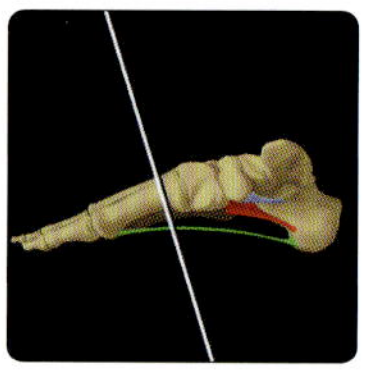

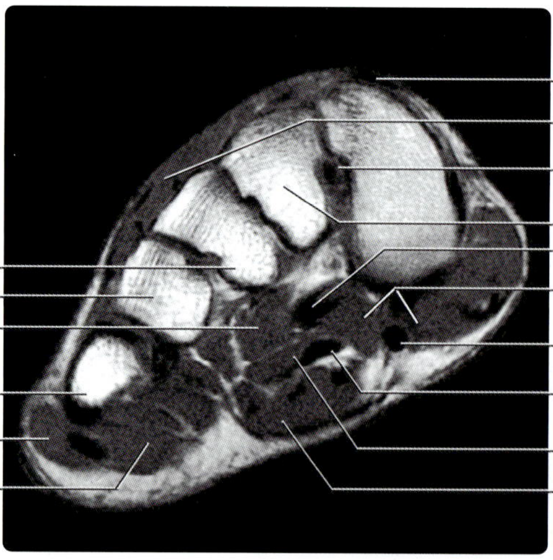

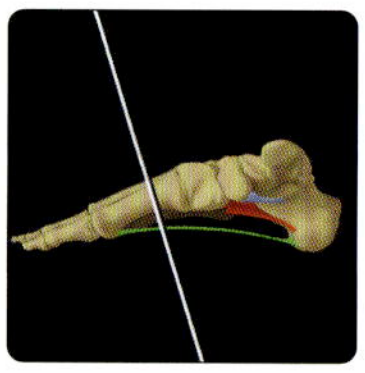

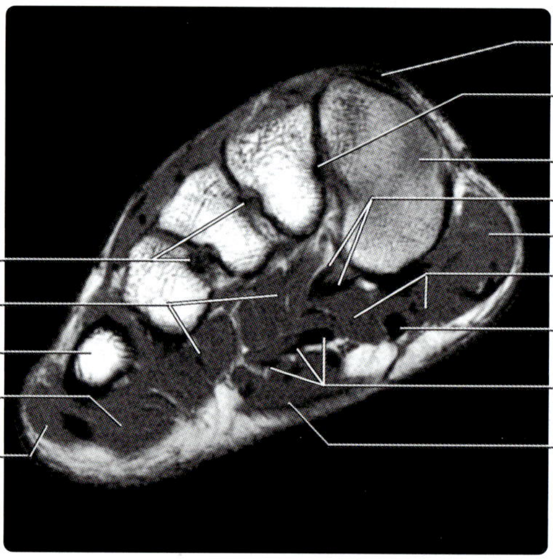

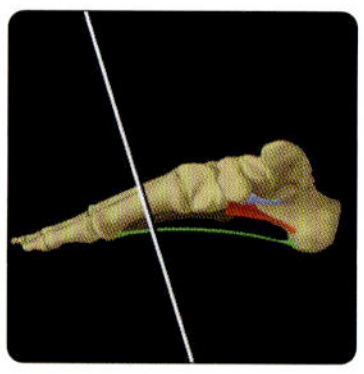

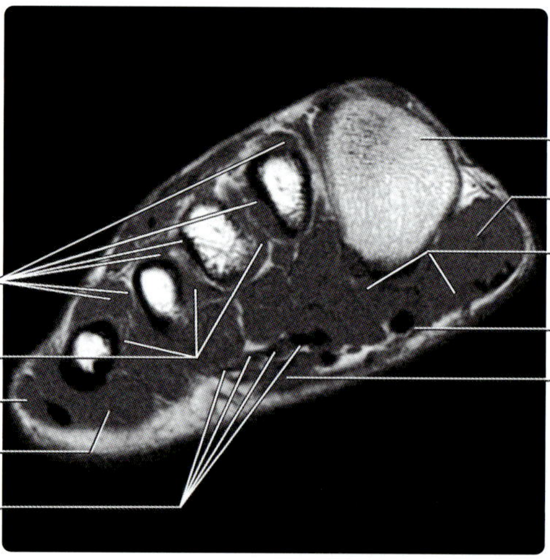

上图：Lisfranc 韧带在内侧楔骨和中间楔骨之间向远端延伸，分为背侧、骨间和足底束，止于第 2 跖骨基底部内侧缘，以骨间束最坚固。

中图：腓骨长肌腱以腱束的形式最终附着于第 1 跖骨基底部、内侧楔骨，有时也附着于第 2 跖骨基底部。踇收肌的斜头起于第 3 和第 4 跖骨基底部及腓骨长肌腱的腱鞘。

下图：踇短屈肌有两个头，踇长屈肌腱位于此两个头之间。踇展肌紧邻踇短屈肌的内侧头。

左足冠状位（短轴位）T_1WI

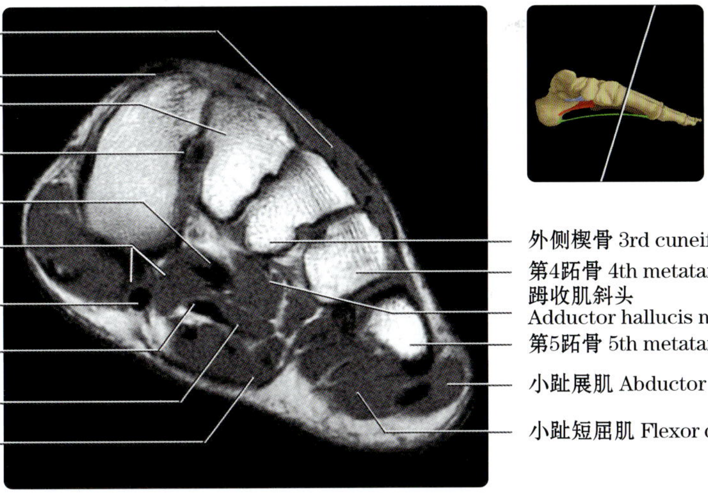

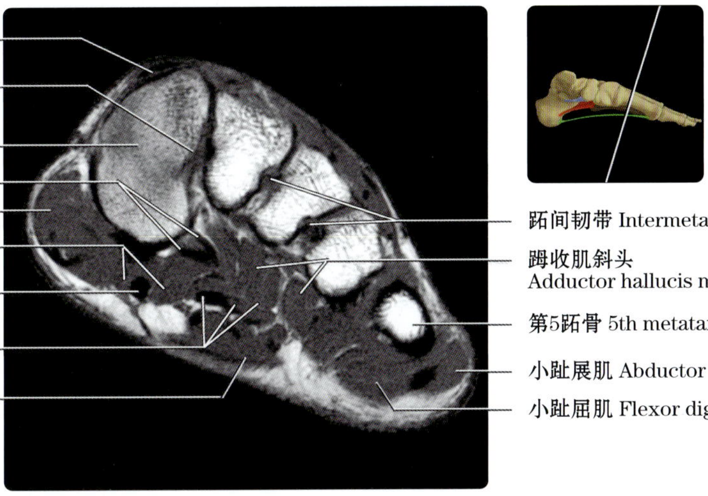

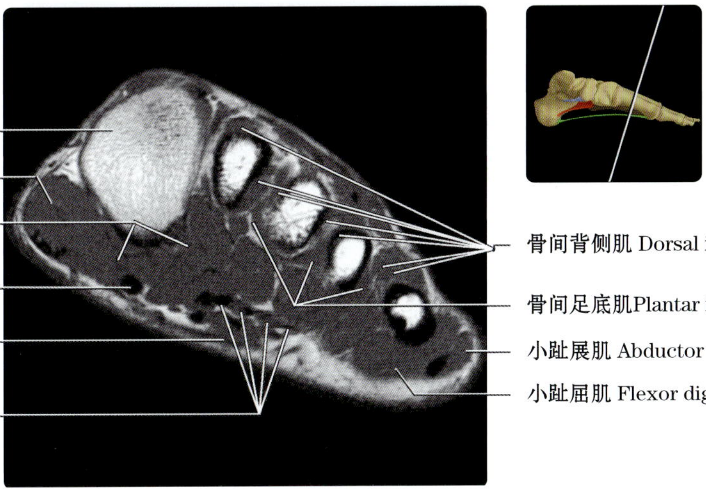

上图：Lisfranc 韧带在内侧楔骨和中间楔骨之间向远端延伸，分为背侧、骨间和足底束，止于第 2 跖骨基底部内侧缘，以骨间束最坚固。

中图：腓骨长肌腱以腱束的形式最终附着于第 1 跖骨基底部、内侧楔骨，有时也附着于第 2 跖骨基底部。踇收肌的斜头起于第 3 和第 4 跖骨基底部及腓骨长肌腱的腱鞘。

下图：踇短屈肌有两个头，踇长屈肌腱位于此两个头之间。踇展肌紧邻踇短屈肌的内侧头。

右足冠状位（短轴位）T_1WI

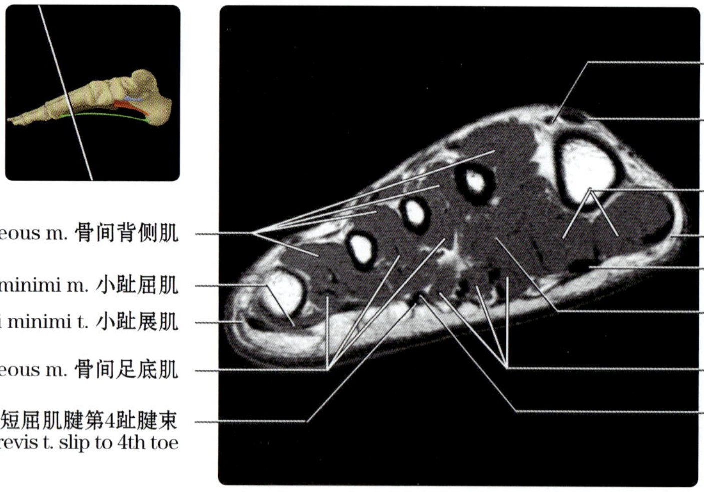

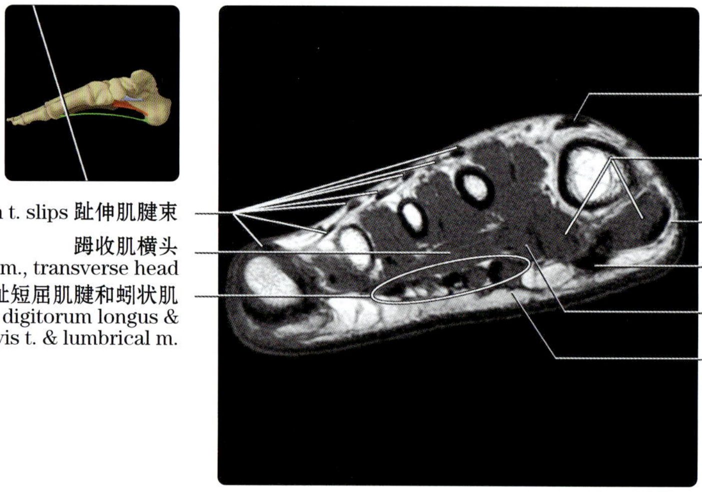

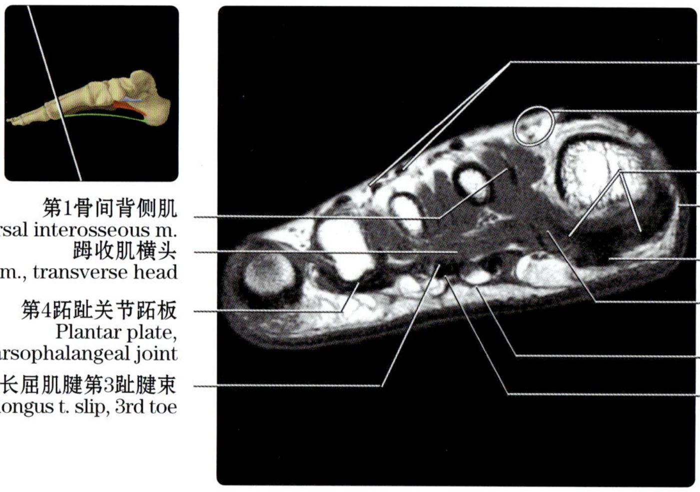

上图：趾短屈肌腱和趾长屈肌腱分成独立的腱束至各足趾，趾短屈肌腱束位于趾长屈肌腱束的浅层，蚓状肌紧邻趾长屈肌腱的腱束。

中图：踇收肌横头位于跖骨头下方，其有时先天缺如。该图显示踇收肌横头和斜头汇合后朝向其踇趾外侧籽骨的附着处走行。

下图：足底筋膜呈树枝状向背侧和足底发散分布。

左足冠状位（短轴位）T_1WI

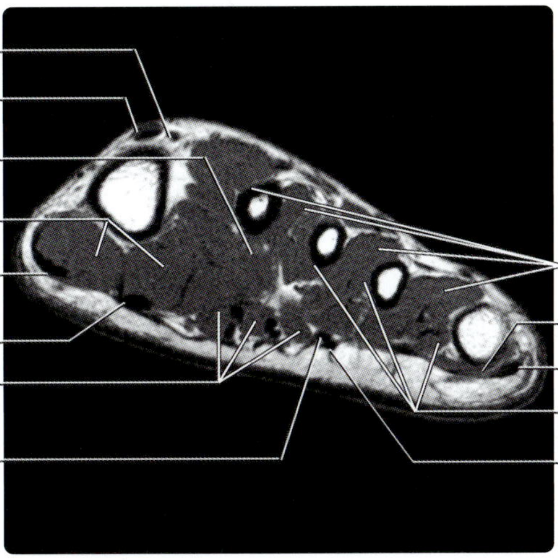

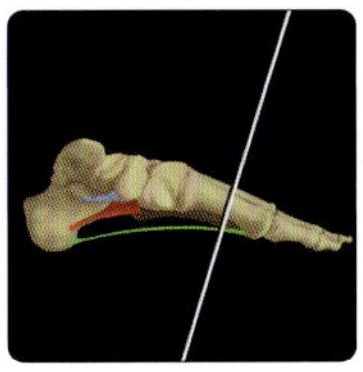

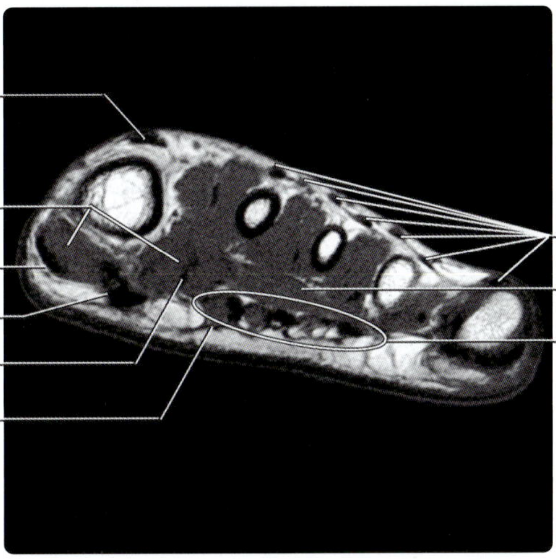

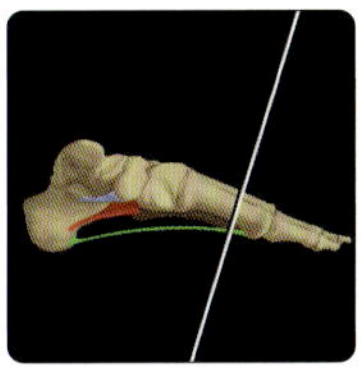

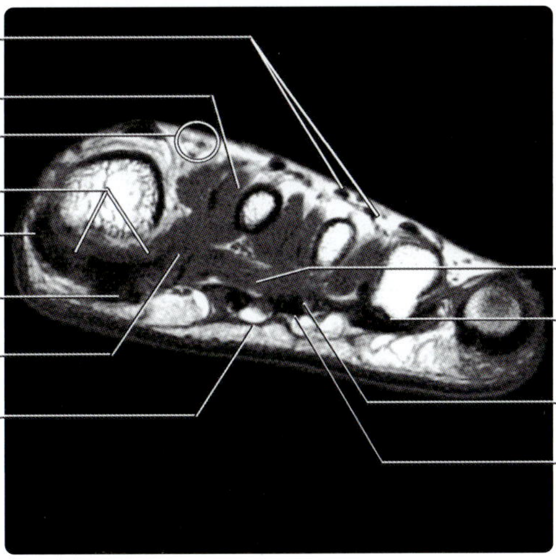

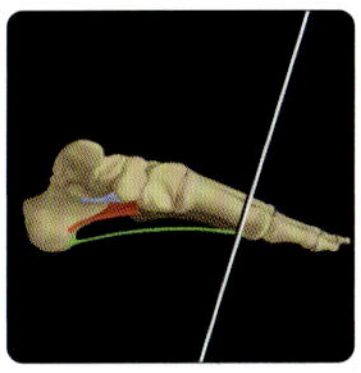

上图：趾短屈肌腱和趾长屈肌腱分成独立的腱束至各足趾，趾短屈肌腱束位于趾长屈肌腱束的浅层，蚓状肌紧邻趾长屈肌腱的腱束。

中图：踇收肌横头位于跖骨头下方，其有时先天缺如。该图显示踇收肌横头和斜头汇合后朝向其踇趾外侧籽骨的附着处走行。

下图：足底筋膜呈树枝状向背侧和足底发散分布。

右足冠状位（短轴位）T_1WI

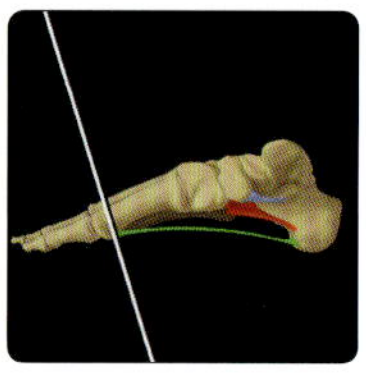

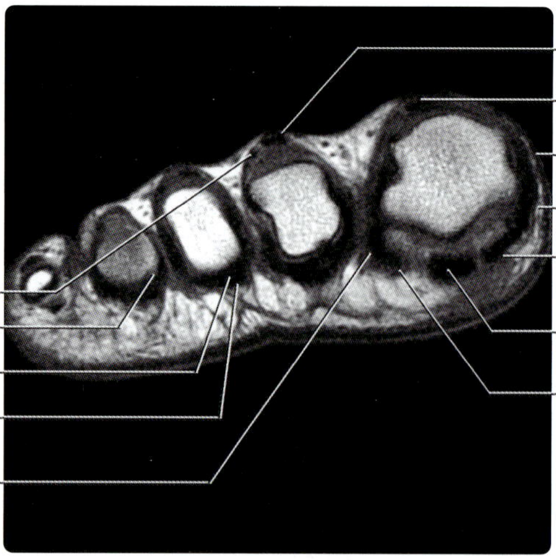

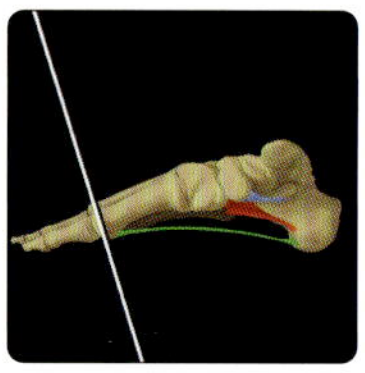

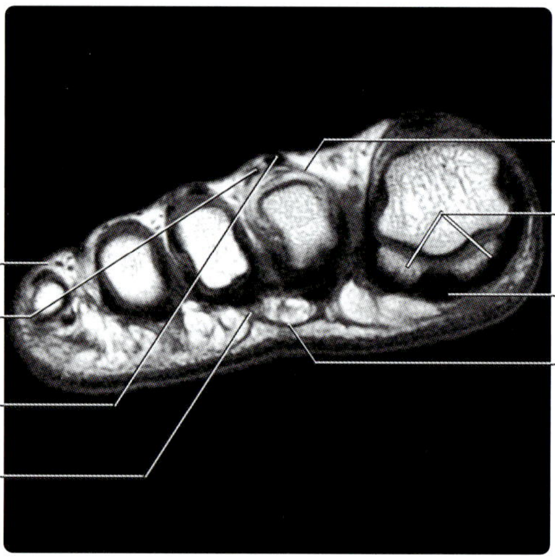

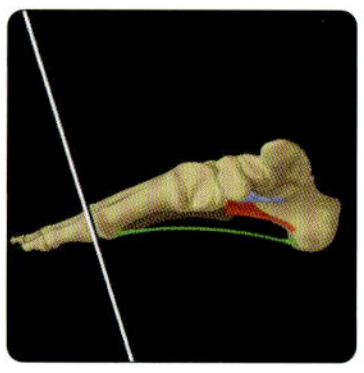

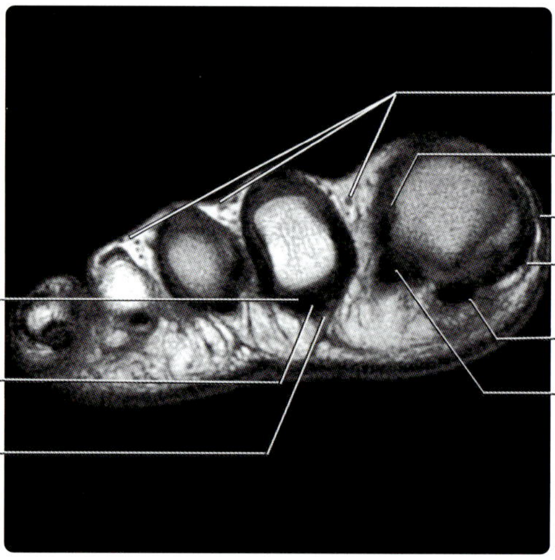

上图：趾长屈肌和趾短屈肌肌腱在跖骨头正下方，趾短屈肌腱位于趾长屈肌腱浅层，靠近跖趾关节跖板。蚓状肌位于跖骨头内侧，附着于近节趾骨的内侧缘。

中图：踇趾内侧籽骨包埋在踇短屈肌腱内侧头内并与踇收肌肌腱相连，外侧籽骨位于踇短屈肌腱外侧头内并与踇展肌腱相连，踇长屈肌腱在籽骨之间走行。该图也显示有纤维间隔从足底筋膜延伸到跖趾关节。

下图：跖板从跖骨颈延伸至近节趾骨的基底部，是跖趾关节的重要稳定结构。

左足冠状位（短轴位）T_1WI

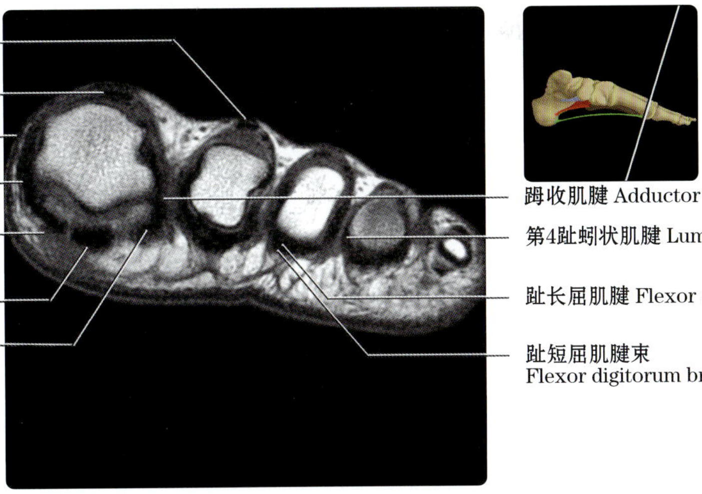

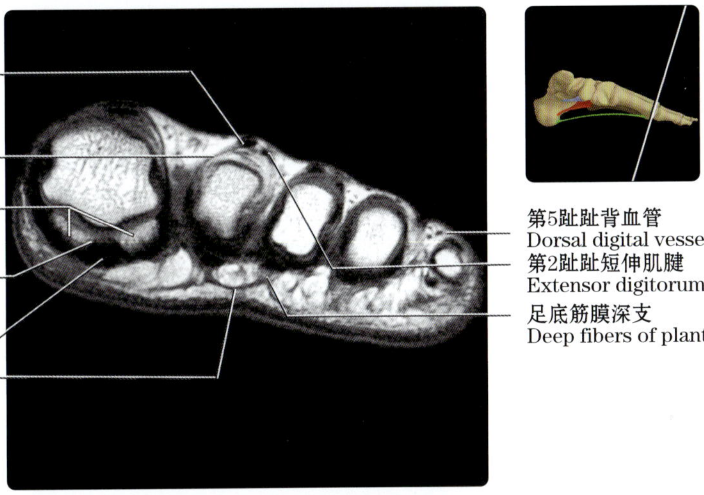

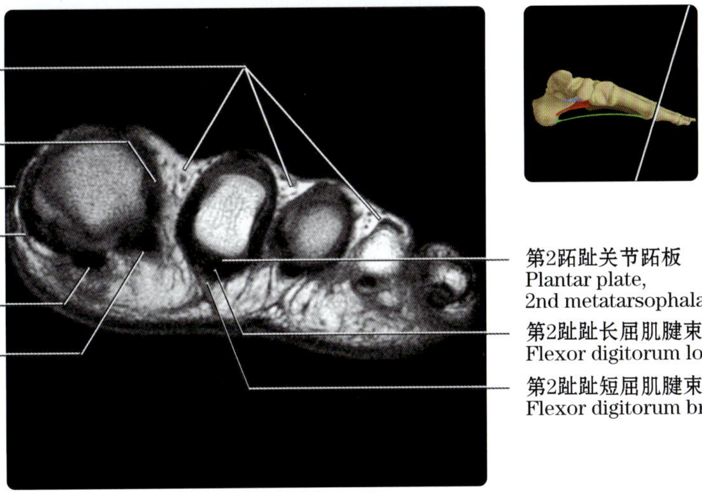

上图：趾长屈肌和趾短屈肌肌腱在跖骨头正下方，趾短屈肌腱位于趾长屈肌腱浅层，靠近跖趾关节跖板。蚓状肌位于跖骨头内侧，附着于近节趾骨的内侧缘。

中图：踇趾内侧籽骨包埋在踇短屈肌腱内侧头内并与踇收肌腱相连，外侧籽骨位于踇短屈肌腱外侧头内并与踇展肌腱相连，踇长屈肌腱在籽骨之间走行。该图也显示有纤维间隔从足底筋膜延伸到跖趾关节。

下图：跖板从跖骨颈延伸至近节趾骨的基底部，是跖趾关节的重要稳定结构。

右足冠状位（短轴位）T_1WI

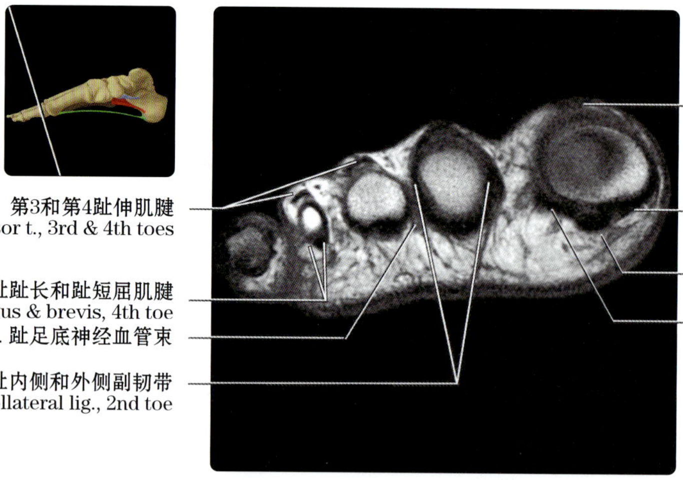

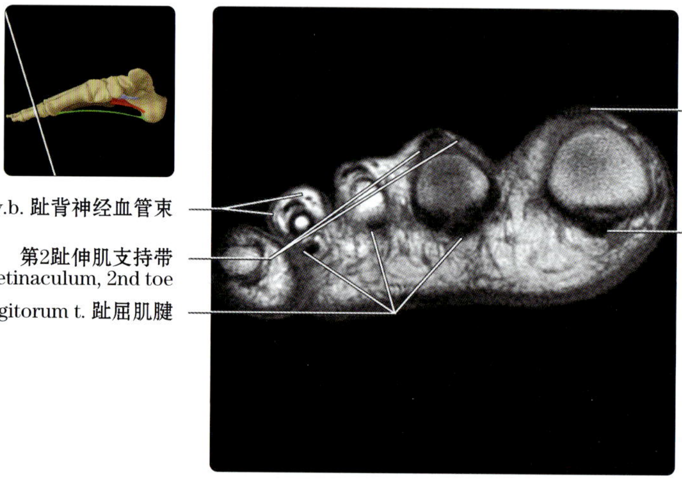

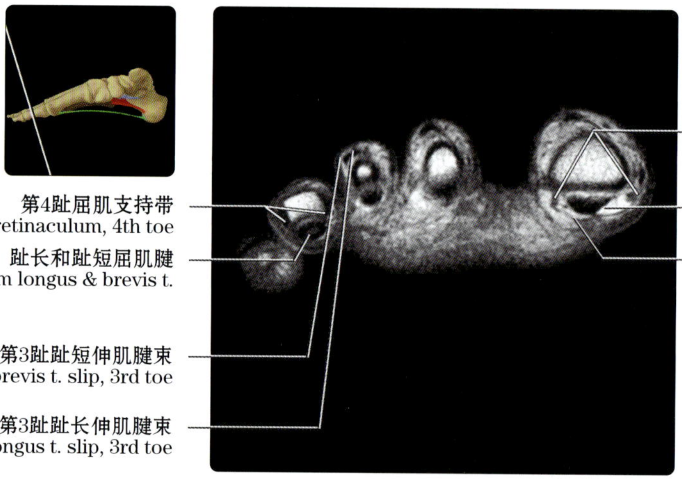

上图：足底血管和神经位于跖骨头之间，此处神经容易受压。

中图：伸肌支持带位于伸肌腱表面，止于趾骨背外侧缘。由于屈肌支持带与成像层面倾斜，使其在本层面上显示不清。在近节趾骨水平，趾短屈肌腱分为内侧和外侧腱束，止于中节趾骨。趾长屈肌腱走行于趾短屈肌内、外侧头之间，MRI 上难以区分微细的腱束。趾背神经血管束位于趾骨的内侧和外侧。

下图：趾短屈肌腱在每个足趾分为两个腱束，附着于中节趾骨，趾长屈肌有一支腱束位于其间走行并附着于远节趾骨。

左足冠状位（短轴位）T_1WI

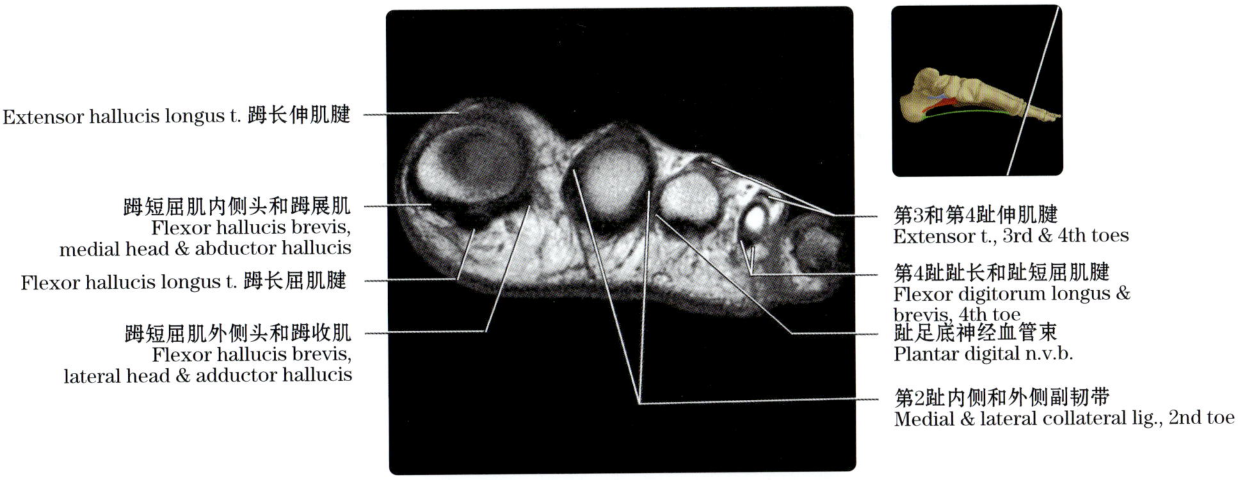

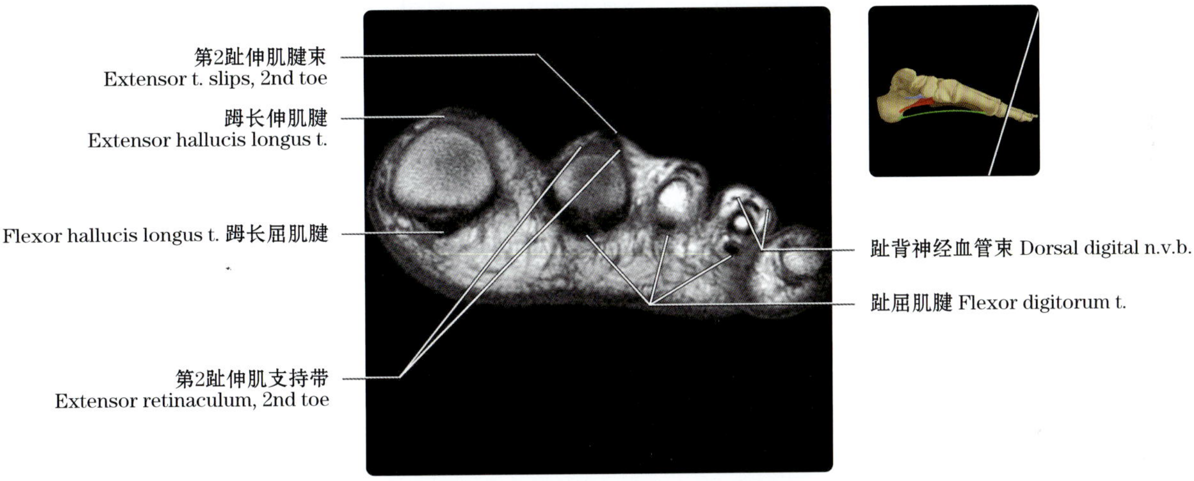

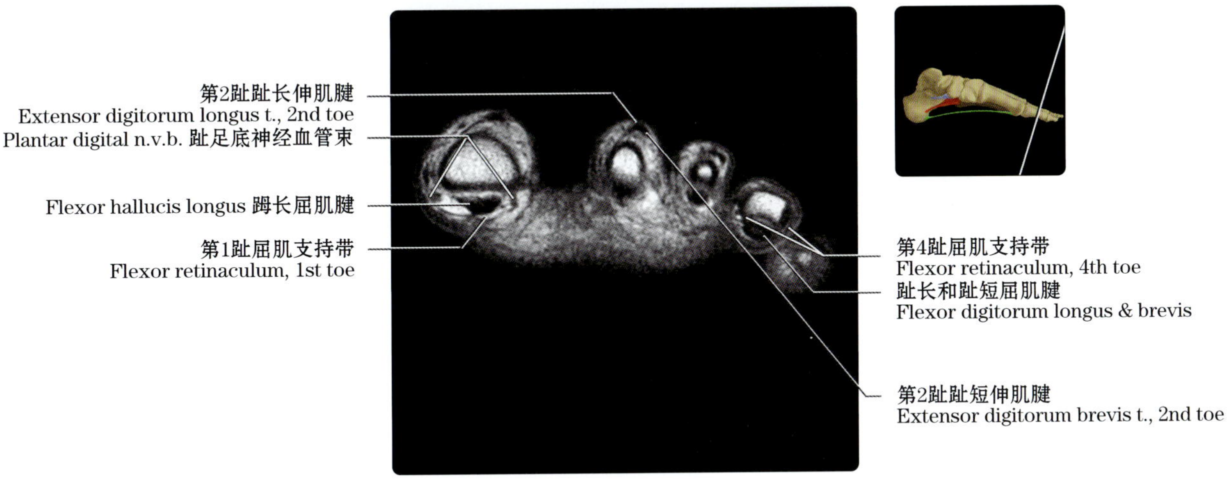

上图：足底血管和神经位于跖骨头之间，此处神经容易受压。

中图：伸肌支持带位于伸肌腱表面，止于趾骨背外侧缘。由于屈肌支持带与成像层面倾斜，使其在本层面上显示不清。在近节趾骨水平，趾短屈肌腱分为内侧和外侧腱束，止于中节趾骨。趾长屈肌腱走行于趾短屈肌内、外侧头之间，MRI 上难以区分微细的腱束。趾背神经血管束位于趾骨的内侧和外侧。

下图：趾短屈肌腱在每个足趾分为两个腱束，附着于中节趾骨，趾长屈肌有一支腱束位于其间走行并附着于远节趾骨。

足部矢状位 T_1WI

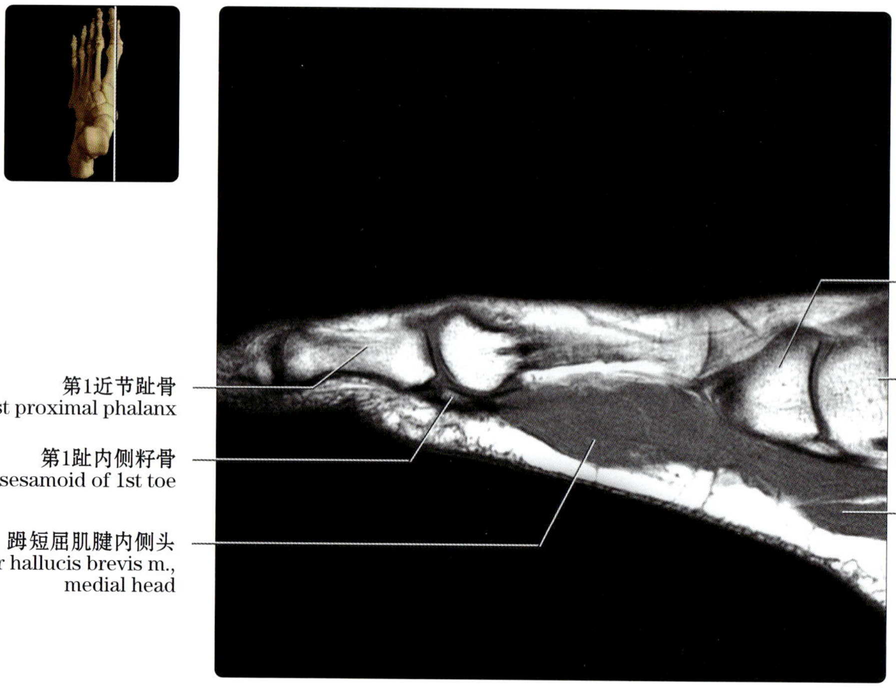

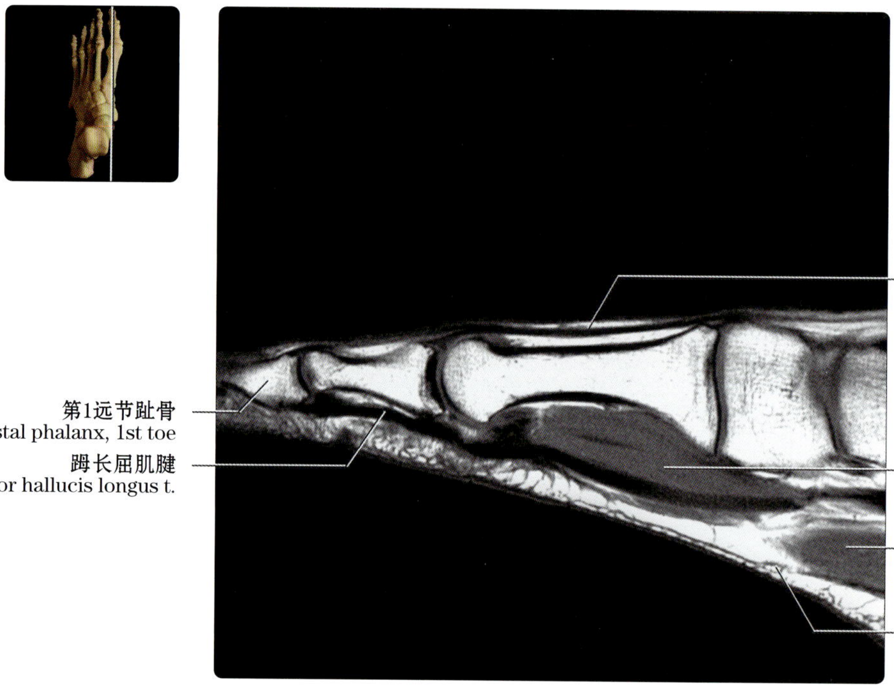

上图：前足内侧矢状位 MR 图像，沿第 1 跖骨轴线层面成像，蹈展肌位于第 1 跖骨内侧，蹈短屈肌位于第 1 跖骨下方。

下图：蹈长屈肌腱在第 1 趾的内、外侧籽骨之间走行，并附着于第 1 远节趾骨。蹈短伸肌腱位于蹈长屈肌腱的外侧并附着于第 1 近节趾骨。

足部矢状位 T_1WI

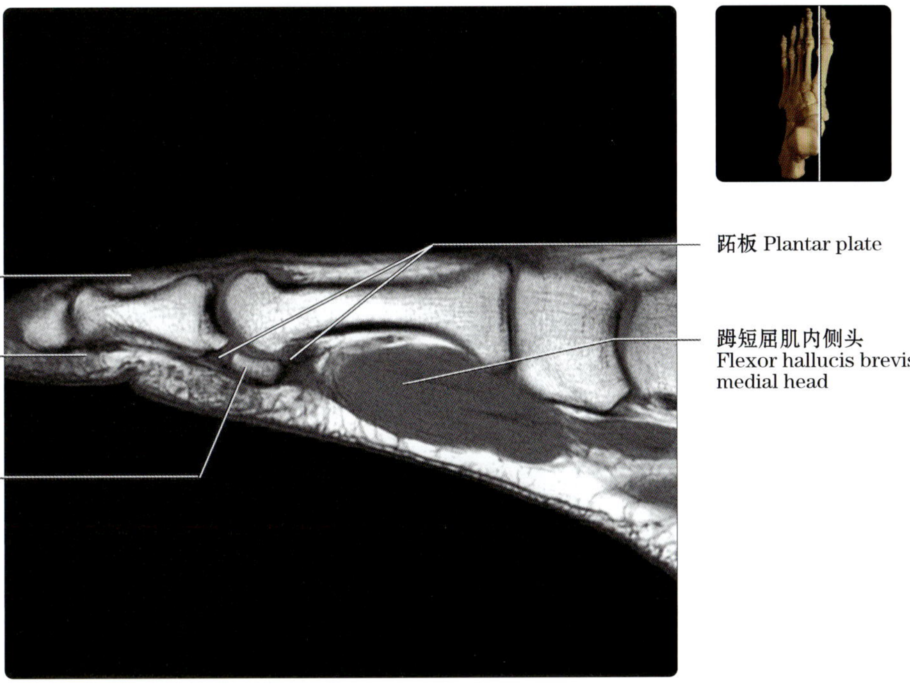

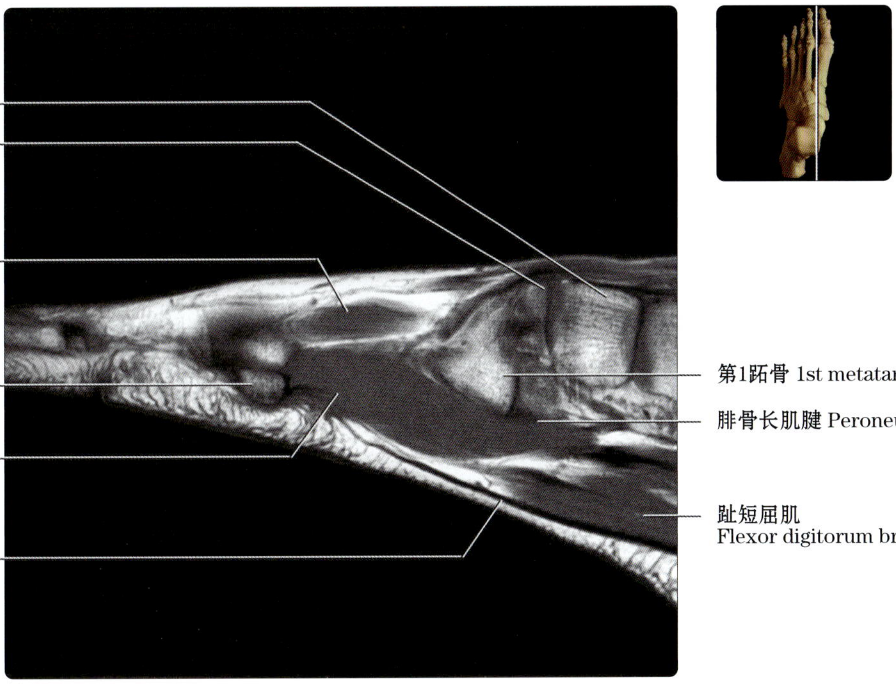

上图：第 1 跖趾关节的跖板为一个坚韧的纤维软骨结构，使得跖趾关节囊局部增厚，附着于两个籽骨、跖骨颈、内外侧副韧带和近节趾骨的基底部。

下图：显示腓骨长肌腱远端部附着于第 1 跖骨基底部。

足部矢状位 T_1WI

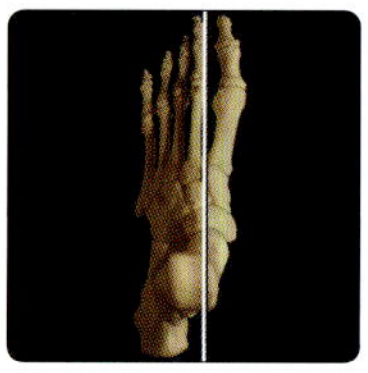

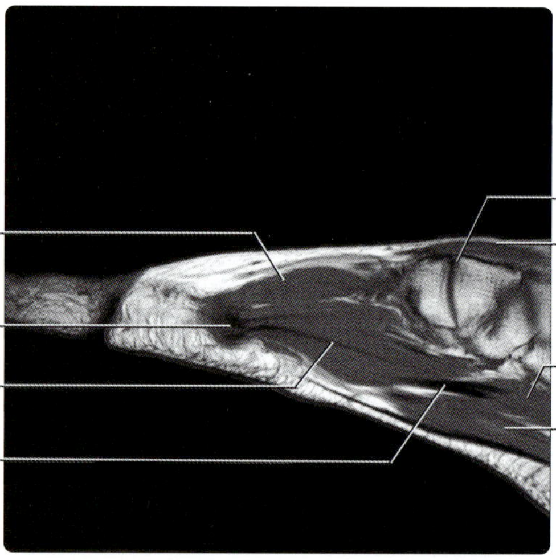

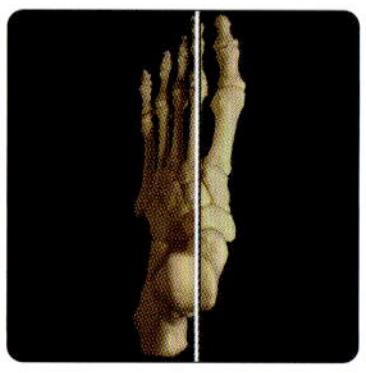

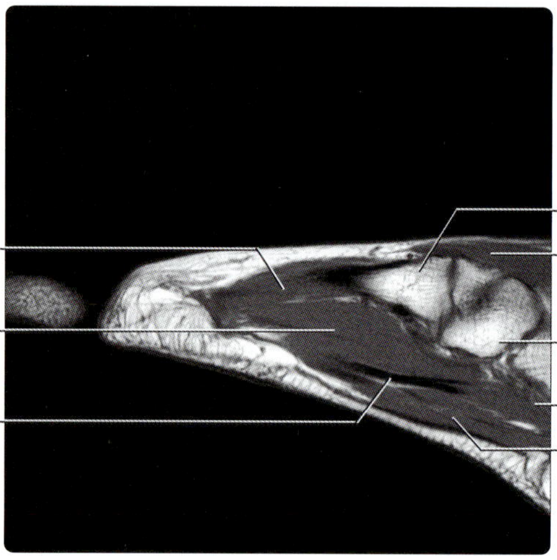

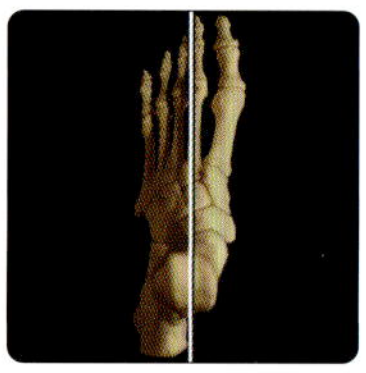

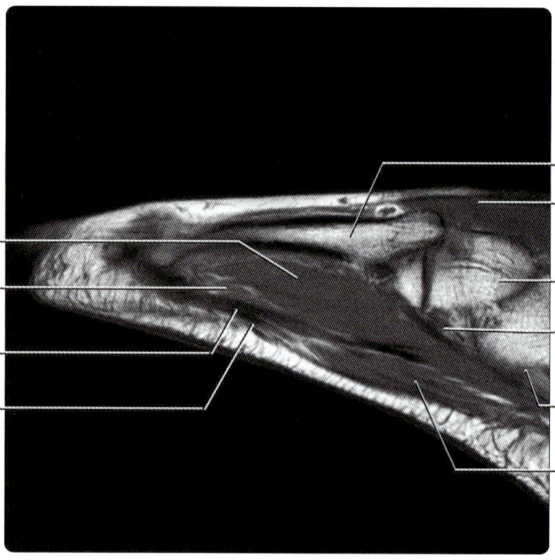

上图：蹞收肌粗大，附着于第 1 趾外侧籽骨。足底方肌与趾长屈肌腱相连。
中图：第 1 和第 2 跖骨之间的间隙仅有一块骨间背侧肌，附着于第 2 近节趾骨的内侧。其余跖骨间间隙包含骨间背侧肌和骨间足底肌。骨间背侧肌附着于第 2~4 近节趾骨基底部外侧，足底肌附着于 3~5 近节趾骨基底部的内侧。
下图：趾短屈肌在跖骨干水平分为 2~4 个腱束，有时 5 个腱束，位于趾长屈肌腱的浅层。

足部矢状位 T_1WI

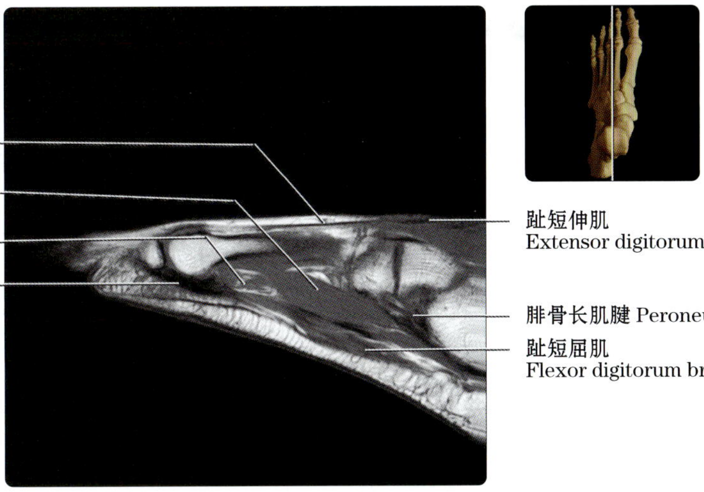

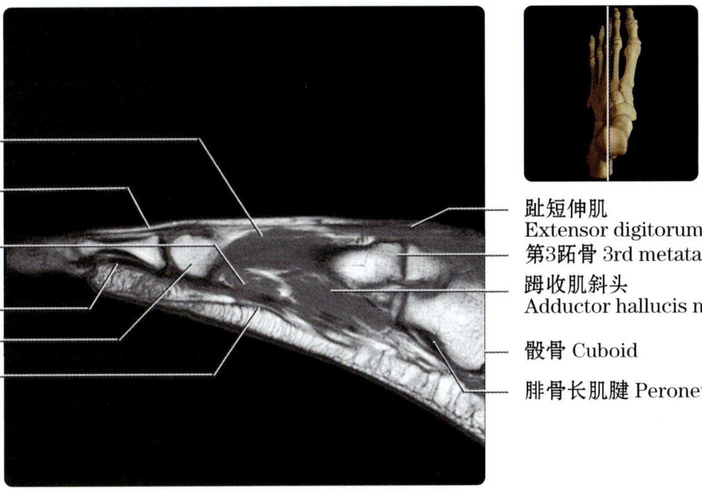

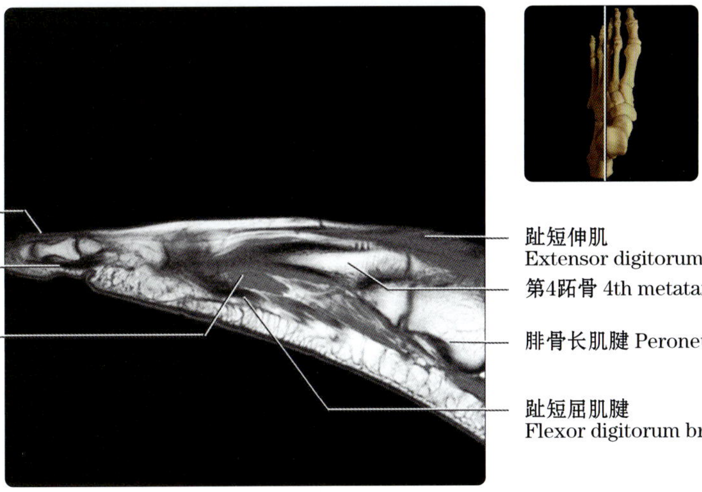

上图：趾长伸肌腱和趾短伸肌腱在前足并行，趾短肌腱位于相应趾长肌腱的外侧，趾短肌腱与趾长肌腱的外侧缘相连。

中图：在前足，足底筋膜分出足趾束，在跖骨头水平，又分为浅层和深层。

下图：腓骨长肌腱位于骰骨下方的沟中，由足底长韧带固定。

足部矢状位 T_1WI

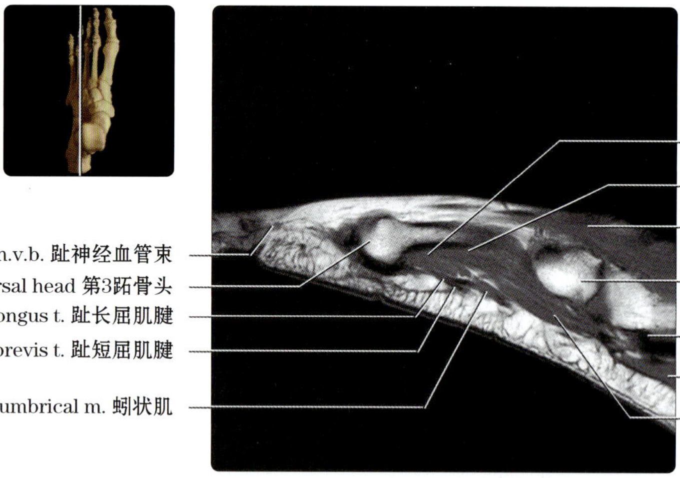

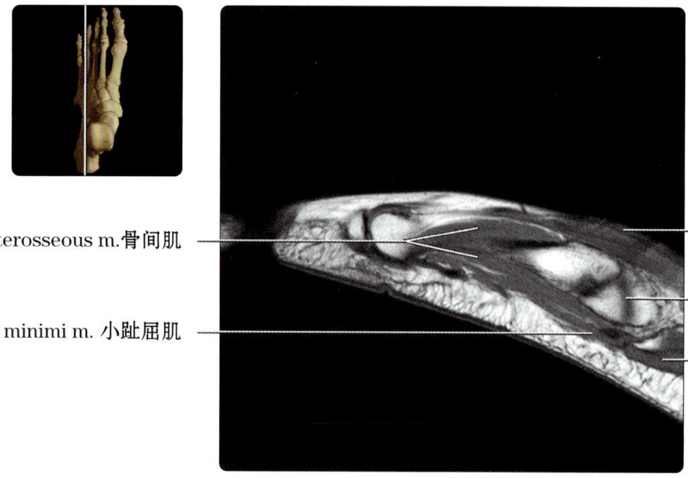

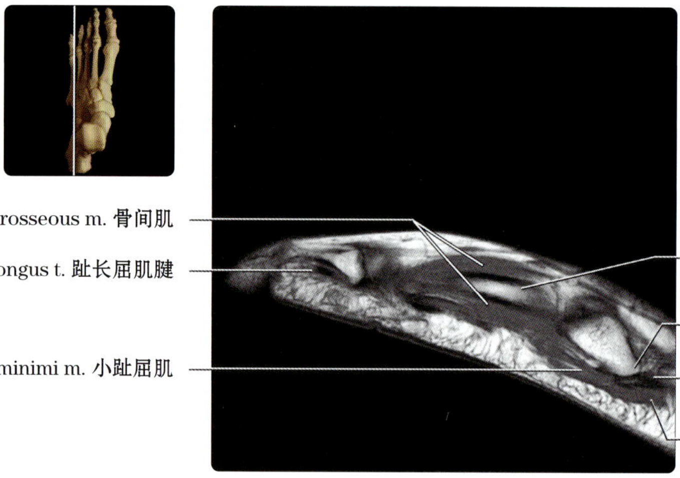

上图：蚓状肌纤薄，位于足底肌第 2 层，趾屈肌腱束附近。

中图：正常足趾呈扇形分布，与第 1 跖骨成角的矢状位图像上，足外侧层面图像变斜，如本图所示，第 3 跖趾关节、第 4 跖骨和第 5 跖骨基底均在本层面显示。在临床应用中，前足矢状位图像的轴线可根据所要检查的跖骨选择成像方向或默认沿第 1 跖骨长轴进行检查。

下图：小趾屈肌位于第 5 跖骨的跖侧，小趾展肌位于其外侧。腓骨短肌腱附着于第 5 跖骨基底部外侧缘的粗隆部（茎突）。

足部矢状位 T_1WI

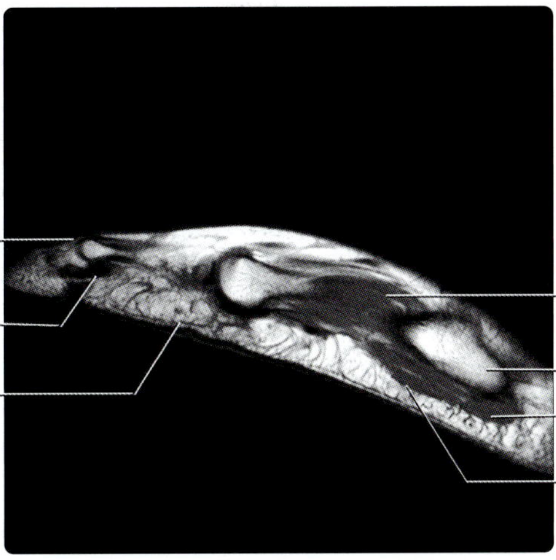

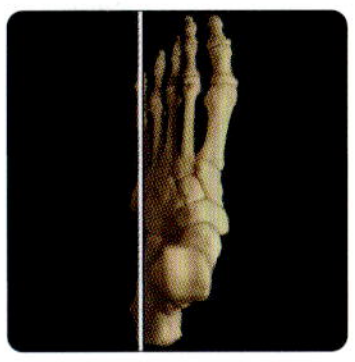

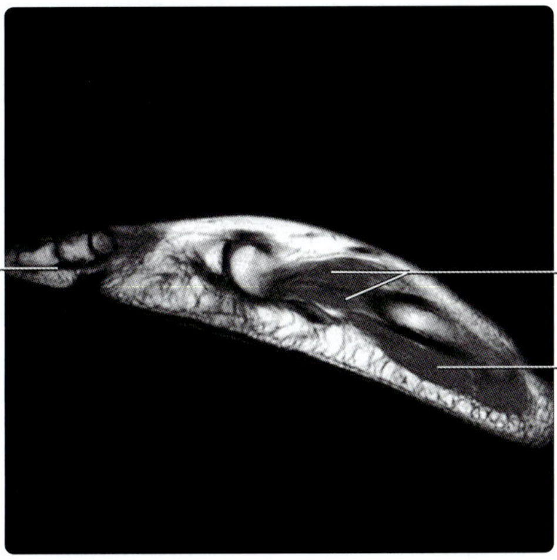

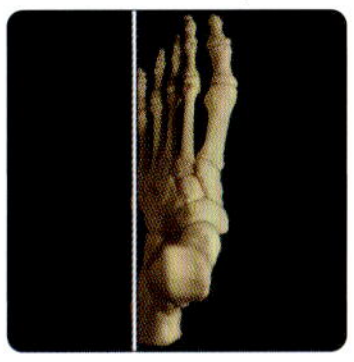

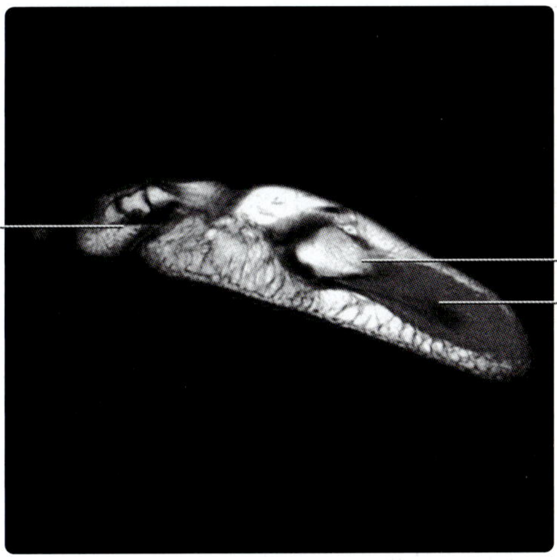

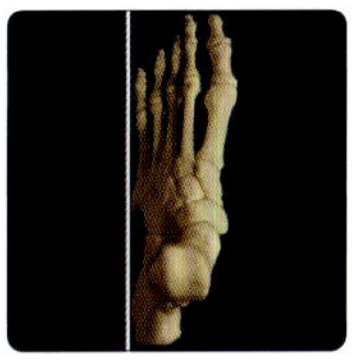

上图：清晰显示足底筋膜远端末梢部的足趾筋膜网。

中图：在静止、非负重位，近节趾间关节轻微弯曲，远节趾间关节伸直。

下图：小趾展肌是前足最外侧的肌肉。

4. 足部内在肌

大体解剖

足底肌

- 4层肌肉位于足底筋膜的深面
- 腓骨长肌腱穿过4层肌肉
- **表层（第1层）肌肉**
  - 踇展肌
    - 起点：跟骨后突内侧面、屈肌支持带、足底筋膜、肌间隔
    - 止点：第1趾的内侧籽骨和第1近节趾骨基底的内侧面
    - 神经支配：足底内侧神经
    - 功能：第1趾向内侧移动
  - 趾短屈肌
    - 起点：跟骨后突、足底筋膜、肌间隔
    - 分支：4个肌腱束在跖趾关节水平（MTPs）分为内侧和外侧腱束
    - 止点：中节趾骨基底部的内、外侧缘
    - 神经支配：足底内侧神经
    - 功能：屈近节趾间关节
  - 小趾展肌
    - 起点：跟骨后突
    - 止点：第5近节趾骨基底部
    - 神经支配：足底外侧神经
    - 功能：第5趾向外侧移动
    - 变异：第5趾展肌起源于第5跖骨粗隆，与小趾展肌相融合
  - 外在肌肌腱：腓骨短肌腱
- **中层（第2层）肌肉**
  - 足底方肌（也称附属屈肌）
    - 起点：2个头起于跟骨后突和足底长韧带
    - 止点：趾短屈肌腱
    - 神经支配：足底外侧神经
    - 功能：屈第2~5趾
  - 4块蚓状肌
    - 起点：趾长屈肌腱
    - 止点：第2~5趾近节趾骨内侧，附着于趾背腱膜
    - 神经支配：第1蚓状肌由足底内侧神经支配，其余由足底外侧神经深支支配
    - 功能：伸趾间关节，屈跖趾关节
  - 2块足外在肌肌腱：趾长屈肌腱和踇长屈肌腱
    - 来自这两个肌腱的纤维在Henry结节交叉
- **深层（第3层）肌肉**
  - 踇短屈肌
    - 起点：外侧头起自骰骨跖侧面；内侧头起于胫骨后肌腱的外侧腱束和内侧肌间隔
    - 止点：内侧头和外侧头分别止于踇趾近节趾骨基底部的内侧和外侧面
    - 包含：踇趾的内、外侧籽骨
    - 神经支配：足底内侧神经
    - 功能：屈踇趾近节趾骨
  - 踇收肌
    - 起点：斜头起自第2、3、4跖骨的基底部，横头起自第3、4，有时是第5跖趾关节足底韧带
    - 止点：踇趾的外侧籽骨和第1近节趾骨的基底部
    - 神经支配：足底外侧神经深支
    - 功能：稳定跖骨头，屈踇趾近节趾骨
    - 变异：横头有可能缺失
  - 小趾短屈肌
    - 起点：第5跖骨基底部和腓骨长肌腱鞘
    - 止点：第5近节趾骨基底部的外侧缘
    - 神经支配：足底外侧神经的浅支
    - 功能：屈第5跖趾关节
  - 外在肌肌腱：胫骨后肌腱
- **骨间肌（第4层）肌肉**
  - 骨间足底肌：3块肌肉，至第3、4、5趾
    - 起点：起自第3、4、5跖骨基底内侧面
    - 止点：第3、4、5近节趾骨基底内侧面
    - 神经支配：足底外侧神经深支
    - 功能：内收第3~5趾，屈跖趾关节，伸近节趾间关节
  - 骨间背侧肌：4块肌肉，至第2、3、4、5趾
    - 起点：每块肌肉有两个头，起自两个相邻跖骨的相对缘
    - 止点：第1骨间背侧肌止于第2近节趾骨的内侧缘，第2至第4骨间背侧肌止于第2至第4近节趾骨外侧缘
    - 神经支配：足底外侧神经深支
    - 功能：外展第2~4趾，屈跖趾关节，伸近节趾间关节

背侧肌肉

- 外在肌：胫骨前肌腱、踇长伸肌腱、趾短伸肌腱、第三腓骨肌腱
- 内在肌
  - 踇短伸肌：部分与趾短伸肌相连
    - 起点：跟骨前部
    - 止点：第1近节趾骨的基底部
    - 神经支配：腓深神经
    - 功能：伸踇趾近节趾骨
  - 趾短伸肌
    - 起点：跟骨前外侧面
    - 止点：在趾长伸肌腱外侧，止于第2~4趾和中节趾骨基底
    - 神经支配：腓深神经
    - 功能：伸趾骨
- 在后足，外在肌腱位于内在肌腱浅层
- 在前足，内在（短）肌腱位于外在（长）肌腱的外侧

足部肌肉止点示意图

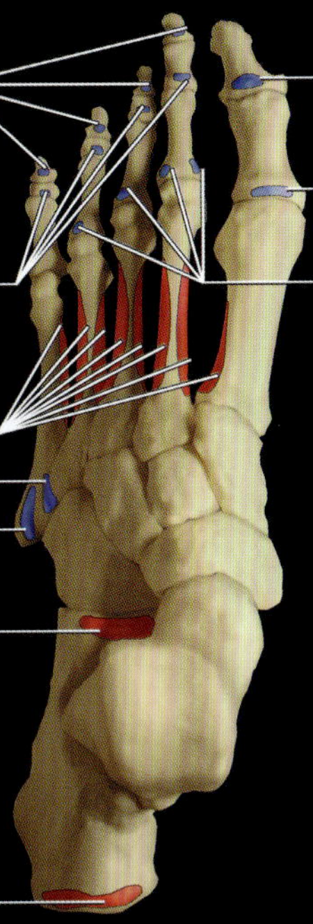

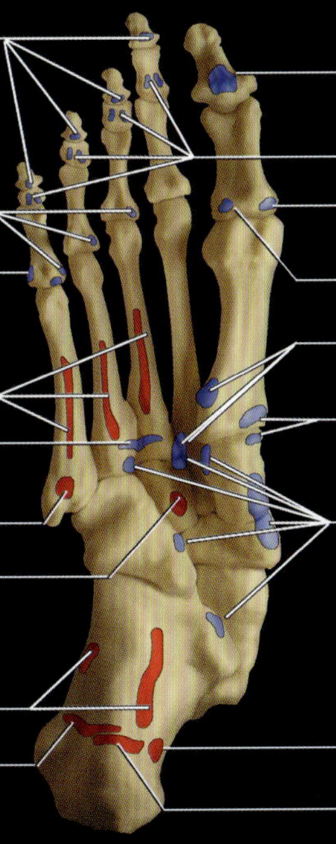

上图：显示足背面的肌肉起点（红色）和止点（蓝色）。骨间背侧肌附着于近节趾骨基底部，趾短伸肌附着于中节趾骨基底部，趾长伸肌附着于远节趾骨基底部。

下图：显示足底的肌肉起点（红色）和止点（蓝色）。注意胫骨后肌腱的多个附着点。趾短屈肌腱在每个足趾都分为 2 个腱束，止于中节趾骨的跖侧面；趾长屈肌腱走行于它们之间，并附着于远节趾骨的基底部。

第 1、2 层足底肌示意图

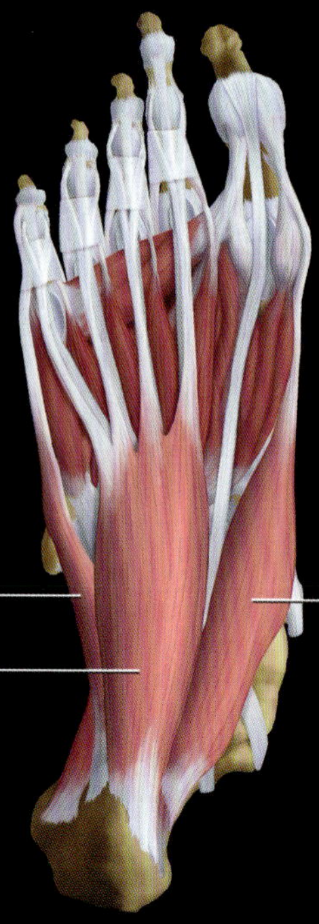

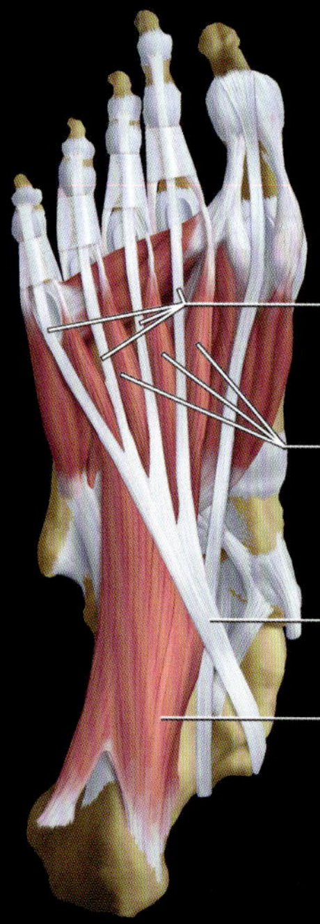

上图：足底肌第 1 层或浅层，由踇展肌、趾短屈肌和小趾展肌组成。足的外展是指远离中轴（即远离第 2 跖骨）的运动，腓骨短肌腱（未显示）是该层唯一的外在肌肌腱。

下图：足底肌的第 2 层，由内在肌、足底方肌（也称副屈肌）和蚓状肌，以及踇长屈肌和趾长屈肌这两条外在肌的肌腱组成。本图显示蚓状肌起自趾长屈肌腱束。

第 3、4 层足底肌示意图

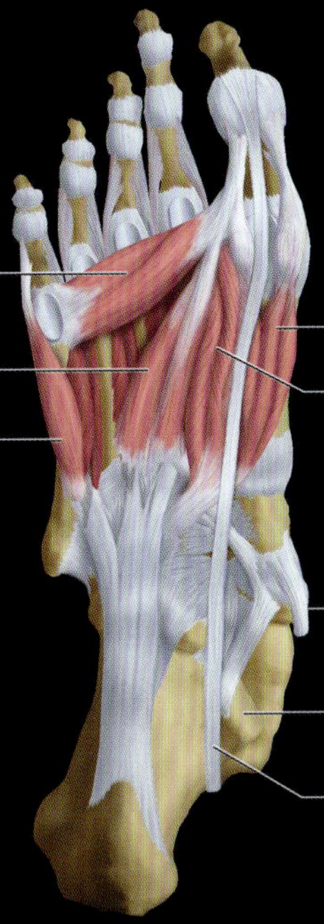

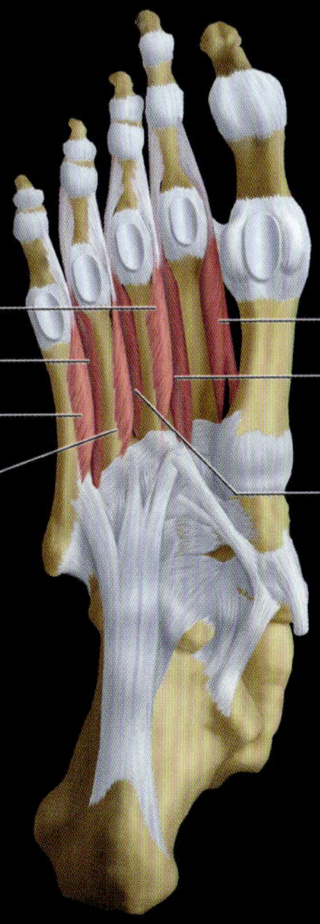

上图：足底肌第 3 层由 1 条外在肌腱（即胫骨后肌腱）和 3 条内在肌组成，后者包括跗短屈肌（内侧头、外侧头）、跗收肌（斜头、横头）和小趾屈肌。

下图：足底肌第 4 层，主要为骨间肌，其中 4 条骨间背侧肌，呈“双羽状”起于 2 个相邻的跖骨。第 1 骨间背侧肌止于第 2 近节趾骨内侧，其余的骨间背侧肌止于与其起源跖骨相对应的近节趾骨外侧面；骨间足底肌有 3 条，起于第 3 至第 5 跖骨的内侧，止于相应的近节趾骨内侧。

足底肌冠状位 T_1WI（短轴位）

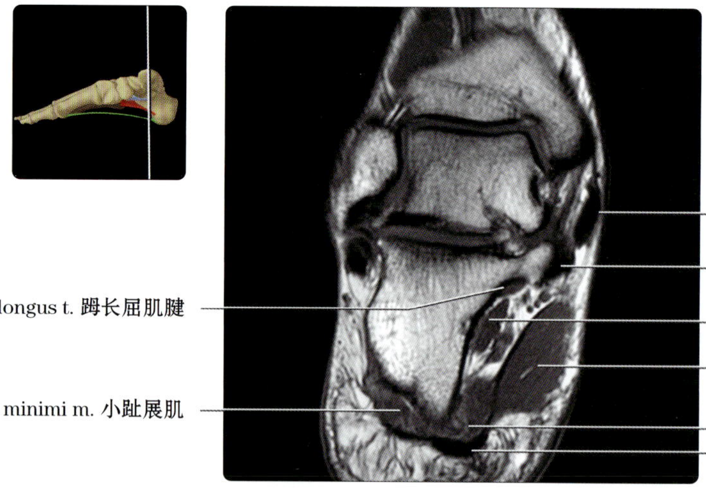

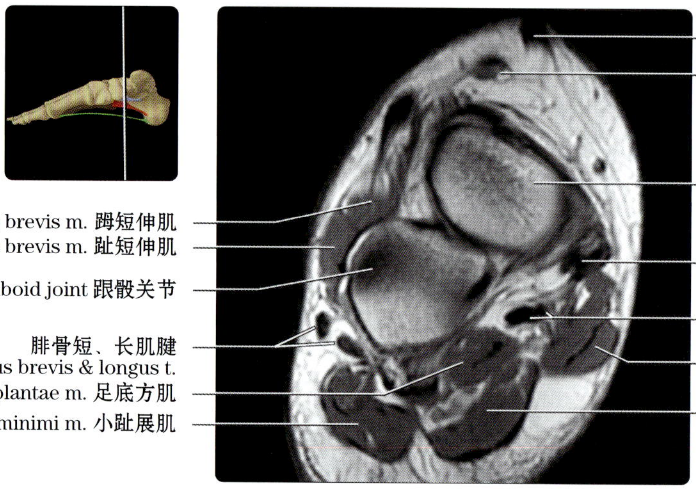

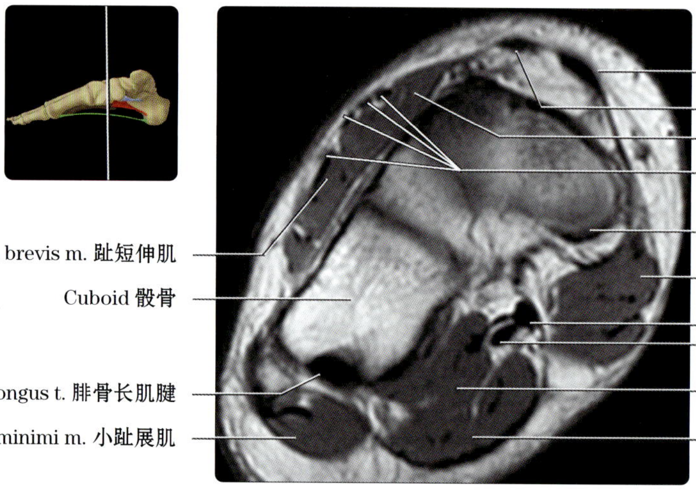

上图：冠状位 T_1WI 图像，显示足部内在肌群的关系。足底肌浅层包括踇展肌、趾短屈肌和小趾展肌。在后足，包括足底方肌和两个外在肌肌腱，即踇长屈肌和趾长屈肌肌腱，位于第 2 层（中层）。

中图：位于跟骰关节水平，趾短伸肌在跟骨背侧面与踇短伸肌相毗邻。

下图：骰骨沟水平，踇长屈肌腱和趾长屈肌腱相互交叉。足底方肌接近于趾长屈肌腱上的附着点区。

足底肌冠状位 T_1WI（短轴位）

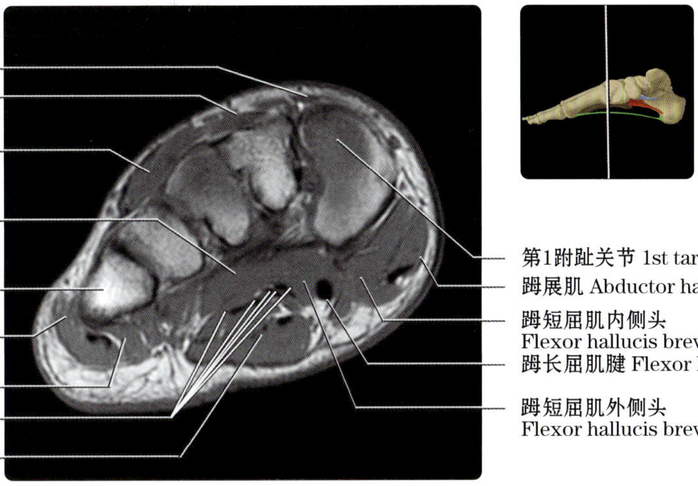

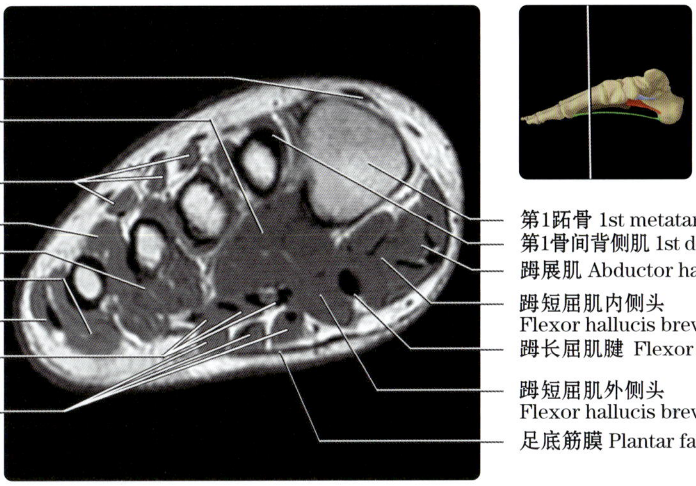

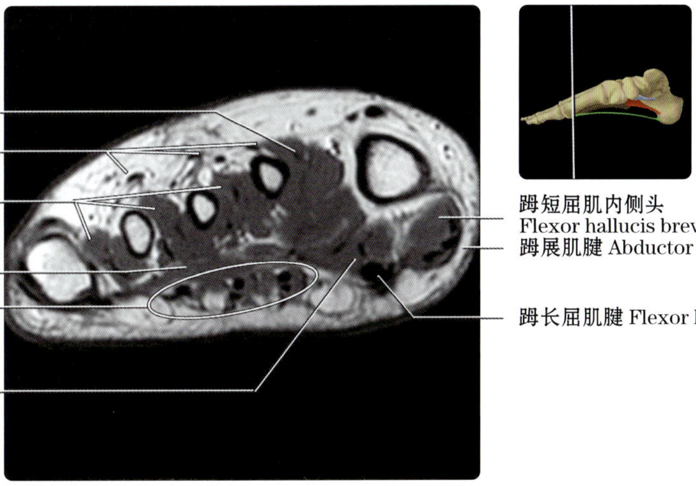

上图：第 1 跖跗关节水平图像，踇短屈肌的两个头位于踇长屈肌腱的两侧，属足底内在肌第 3 层。小趾屈肌在此处可见起源于第 5 跖骨的跖侧面，踇收肌是深层肌肉的一部分。

中图：跖骨近端水平图像，骨间肌或足底肌第 4 层，由骨间足底肌和骨间背侧肌组成。蚓状肌是足底肌第 2 层的一部分，趾短伸肌腱的腱束位于相应的趾长伸肌腱腱束的深层、外侧。

下图：第 5 跖骨头水平图像，小趾展肌和小趾屈肌均移行为肌腱，踇收肌的横头在此层面也可显示。

5. 跗跖关节

专业术语

同义词

- Lisfranc 关节

影像解剖

概论

- 第 1~5 跗跖关节在功能上通常被认为是一个完整的关节
- 由楔骨构成横行弓状结构
  - 第 2 和第 3 跖骨基底部也呈楔形
- 冠状位关节由前内向后外倾斜
  - 相对于第 1 和第 3 跖骨，第 2 跖骨呈嵌入样结构
    - 这种结构特点增加了关节稳定性（卯榫样结构）
    - 部分病例第 2 跖骨缺乏嵌入样结构特点，更容易发生脱位
  - 骰骨相对于外侧楔骨轻度凹陷
    - 在与第 2 跗跖骨关节相反的方向上，形成榫卯样结构
- 第 2~5 跖骨基底部之间存在小的跖骨间关节，有时第 1~2 跖骨基底部之间也可出现

运动

- 第 1 跗跖关节具有外展、轻度屈曲和伸展功能
- 第 2 和第 3 跗跖关节相对固定
- 第 4 和第 5 跗跖关节可进行大约 10° 的屈曲和伸展运动

滑膜腔

- 3 个单独的滑膜腔
  - 第 1 跗跖关节
  - 第 2~3 跗跖关节
    - 通常与中间楔骨和外侧楔骨之间的关节以及舟楔关节相延续
  - 第 4~5 跖跗关节
- 跖骨间关节与跗跖关节腔相延续

韧带

- **第 1 跖跗关节**
  - 背侧、足底、内侧和外侧副韧带从内侧楔骨至第 1 跖骨
- **第 2~5 跗跖韧带**
  - 每个足趾都有背侧和足底韧带
  - 第 2、第 3 骨间楔跖韧带存在变异
- **Lisfranc 韧带**
  - 防止中间楔骨的侧向移位，维持足横弓
  - 从内侧楔骨斜行延伸至第 2 跖骨
  - 分为 3 个独立的纤维束
  - 背侧束最薄
  - 骨间束最厚，为 0.5~1 cm，呈条纹状外观，有时分为两个单独的韧带束
    - 起于楔骨，止于跖骨背侧
  - 骨间束是 Lisfranc 关节的关键稳定结构
  - 足底束厚度是背侧束的 2 倍
    - 附着于第 3 和第 2 跖骨基底部，恰好位于腓骨长肌腱的背侧
- **跖间韧带**
  - 在第 2~5 跖骨基底部之间的背侧、骨间和足底韧带
  - 第 1~2 跖骨基底之间无背侧或足底韧带
    - 在该区域可见薄弱的骨间韧带
    - 由于第 1 和第 2 跖骨之间缺乏跖间韧带，Lisfranc 韧带更为重要

滑囊

- 位于第 1 和第 2 跖骨基底部之间的滑囊
- 外侧和跖侧滑囊，位于第 5 跖骨基底部，外展肌和屈肌起点的下方
- 位于第 1 跖跗关节跖侧滑囊，在踇短屈肌起始处的下方
- 位于跖跗关节跖侧滑囊，在伸肌腱的下方

解剖成像事宜

成像建议

- X 线摄片必须在负重状态，利于评估对位情况
  - 外展应力图像可能引发不稳定
- Lisfranc 韧带在 MR 横轴位和冠状位显示最佳
  - 以 Lisfranc 关节为中心的小屈曲线圈可使图像显示最佳

影像诊断注意事项

- 骨间 Lisfranc 韧带是 Lisfranc 关节最重要的稳定结构
  - 由于该韧带是斜向走行，需在连续的 MR 冠状位图像上显示
  - 在经过楔骨中部和跖骨基底部的横轴位 MR 图像上可清晰显示

临床应用

临床意义

- Lisfranc 关节损伤在急诊中常漏诊
- 足跖屈、轴向负荷时，可单独发生 Lisfranc 韧带撕裂
- 第 2 跖骨内侧缘相对于中间楔骨内侧缘，若向外侧移位，提示 Lisfranc 韧带撕裂
- 如果韧带撕裂不予治疗，将导致足横弓和纵弓变平以及加速 Lisfranc 关节骨性关节炎的发生

参考文献

1. Castro M et al: Lisfranc joint ligamentous complex: MRI with anatomic correlation in cadavers. AJR Am J Roentgenol. 195(6):W447-55, 2010
2. Johnson A et al: Anatomy of the lisfranc ligament. Foot Ankle Spec. 1(1):19-23, 2008

Lisfranc 关节，X 线平片

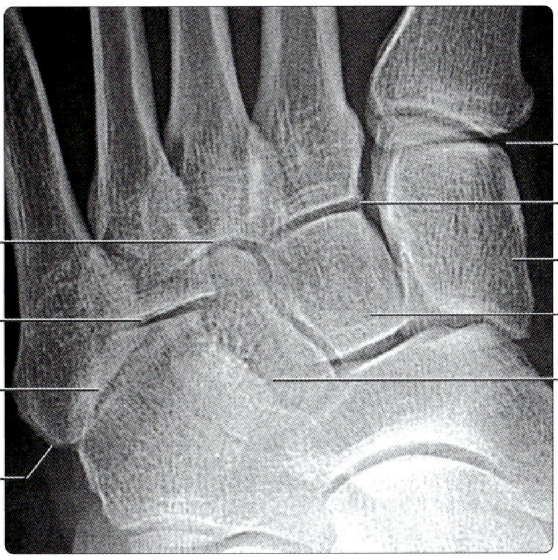

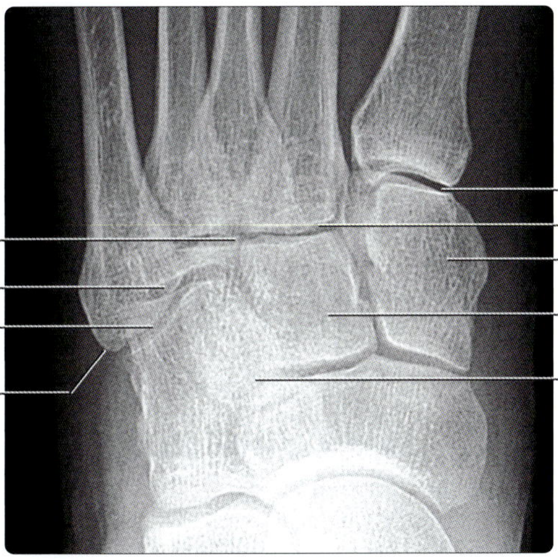

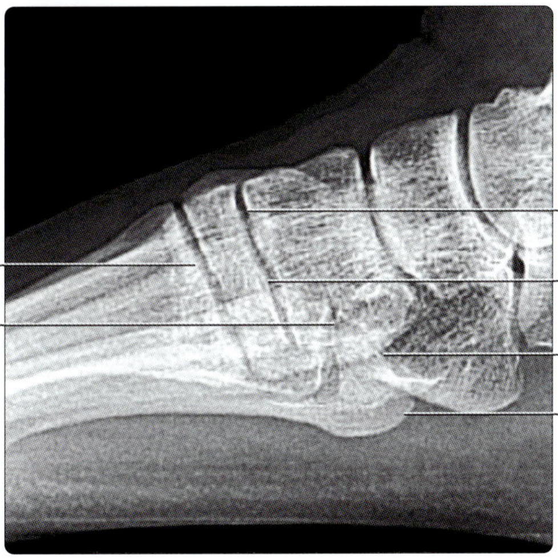

上图：前后位 X 线片，显示足部正常解剖关系，第 1 跖骨中心与内侧楔骨和中间楔骨内缘对应排列，第 5 跖骨茎突延伸至骰骨外侧。

中图：前后位 X 线片，相对于第 3 跖骨，第 2 跖骨基底部的凹陷消失，这种变异容易发生脱位。

下图：侧位 X 线片，第 1 和第 2 跗跖关节位于足背侧，第 2 跖跗关节位置更靠近端。

Lisfranc 关节，CT 矢状位重组

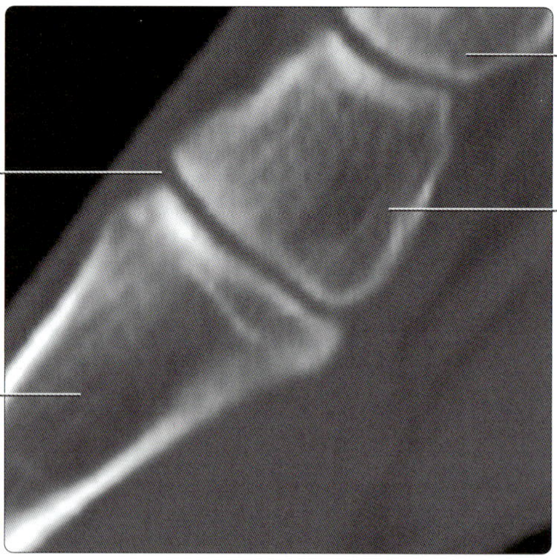

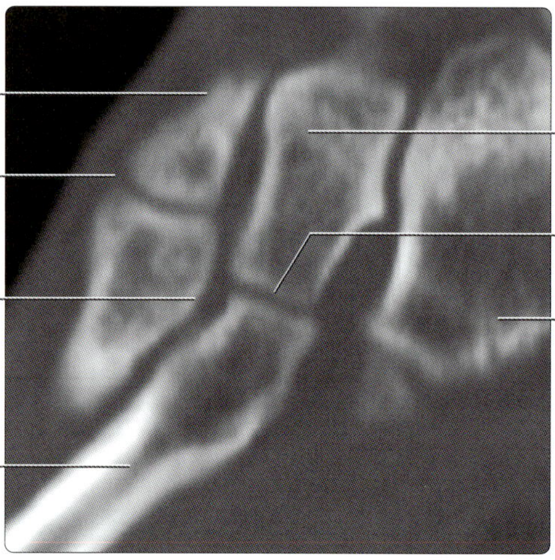

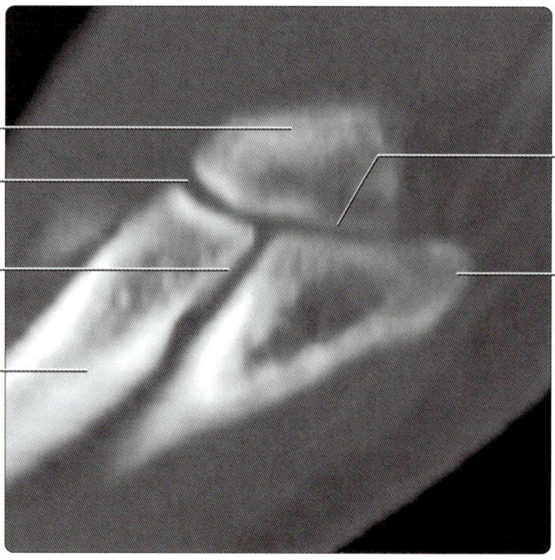

上图：通过 Lisfranc 关节的 CT 矢状位重组图像，显示足部骨解剖。内侧楔骨、跖骨基底和跖跗关节大于外侧足趾相应骨骼。非负重位摄影，与内侧楔骨相比，第 1 跖骨不应向足跖侧或足背侧移位。

中图：通过第 2、3 跖跗关节水平的 CT 矢状位重组图像，与第 3 跖骨相比，第 2 跖骨基底部轻度凹陷，第 2 和第 3 跖骨基底部之间的跖间关节显示清晰。

下图：通过第 4、5 跖跗关节层面的 CT 矢状位重组图像，显示骰骨与第 4、第 5 跖骨形成的关节。第 5 跖骨粗隆（茎突）超出骰骨外侧缘。

Lisfranc 韧带示意图

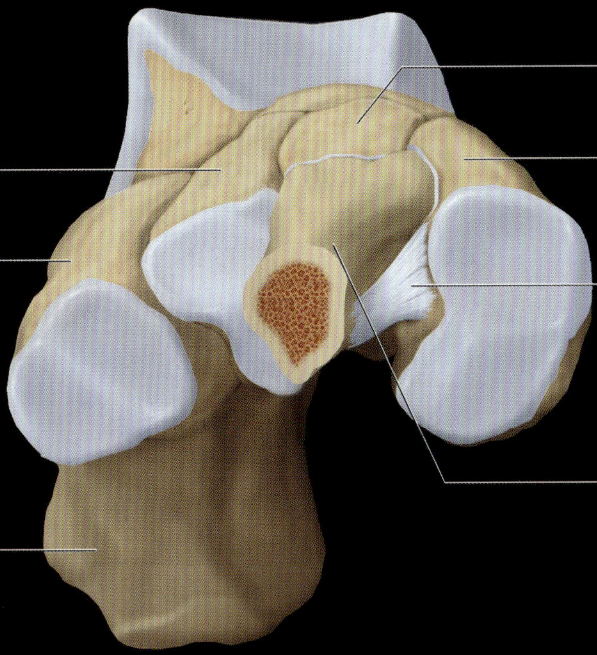

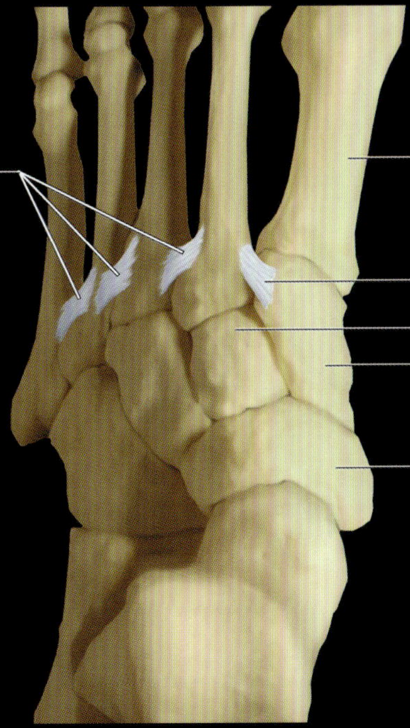

上图：从内侧楔骨外侧至第 2 跖骨内侧有 3 条独立韧带，包括背侧、骨间和足底韧带，主要功能是防止第 2 跖骨侧方移位，其中以骨间韧带最坚韧。

下图：第 2~5 跖骨背侧可见粗大的跖间韧带，第 1~2 跖骨之间没有，Lisfranc 背侧韧带起自内侧楔骨，止于第 2 跖骨。

Lisfranc 韧带横轴位 T_1WI

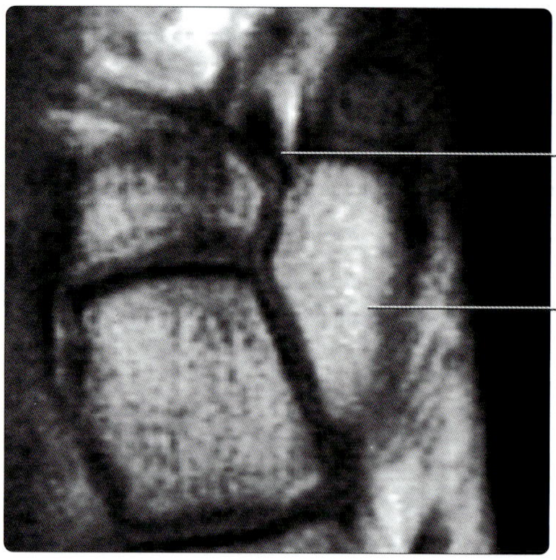

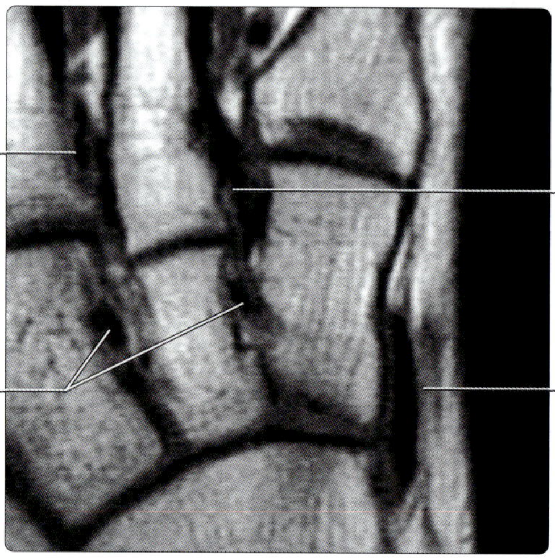

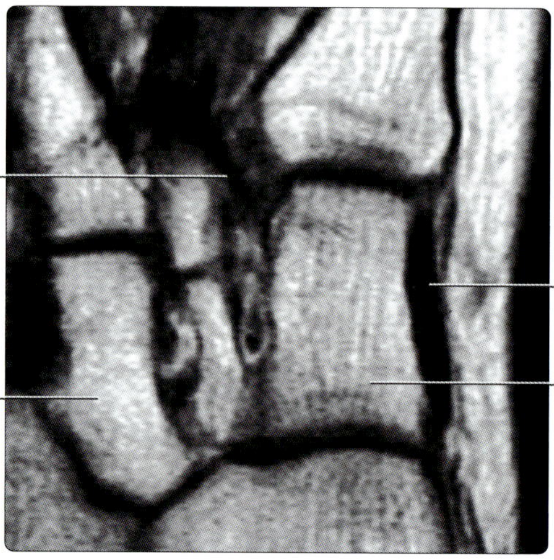

上图：横轴位 T_1WI 图像，通过 Lisfranc 关节层面。跖跗关节背侧，见一纤细韧带从内侧楔骨延伸到第 2 跖骨。在中足跖屈伤时，易最先发生 Lisfranc 韧带的单独损伤。

中图：骨间 Lisfranc 韧带是第 1 和第 2 列跗骨之间的主要稳定结构，与足部其他骨间韧带相比，该韧带较粗大。

下图：足底 Lisfranc 韧带菲薄，平行于背侧和骨间 Lisfranc 韧带。

Lisfranc 韧带冠状位 T_2WI

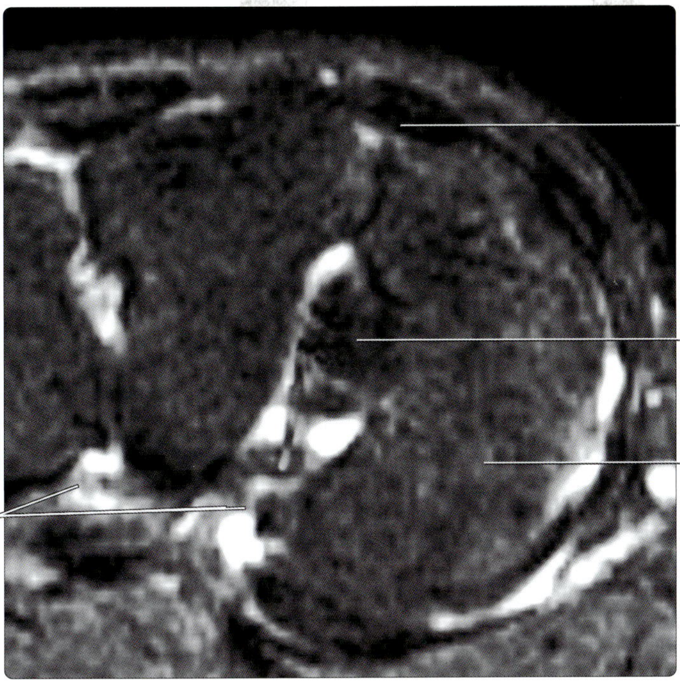

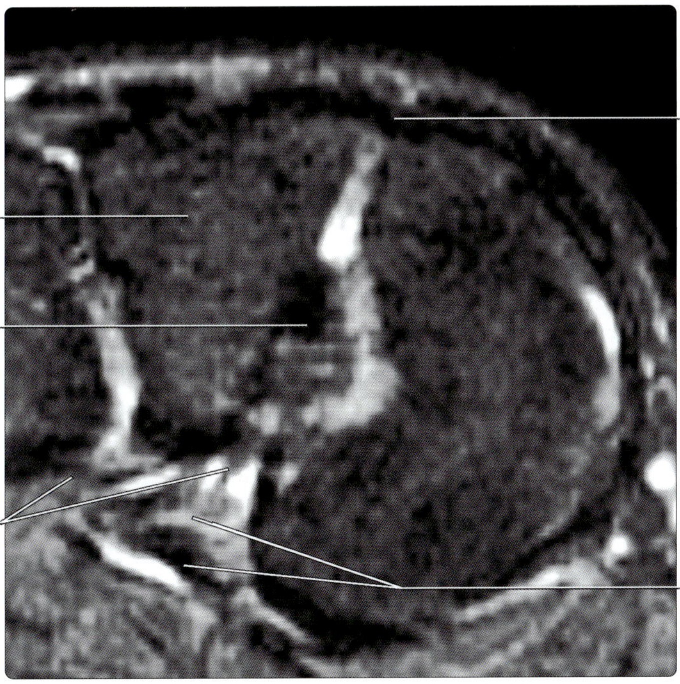

上图：Lisfranc 韧带冠状位 T_2WI 图像，由于韧带为斜向走行，单一冠状位图像无法显示其全程。本层面显示该韧带起自内侧楔骨。

下图：与上图相邻层面，显示骨间 Lisfranc 韧带附着于第 2 跖骨基底部，呈条纹状表现。

影像解剖

概述

- 正常负重状态，所有跖骨头均位于同一水平，且全部负重
  - 站立位时，跖趾关节处于轻度伸展状态
- 每一个跖趾关节都具有相互独立的滑膜腔

第 1 跖趾关节

- 足趾的背伸在蹬步阶段非常重要
- 第 1 跖骨头在跖侧有两个凹面，各对应一个籽骨，中间由骨嵴隔开
- 第 1 跖骨头远端关节面可为扁平形、圆形或为中部隆起形
- 第 1 近节趾骨基底部为凹形
- **籽骨**
  - 每个籽骨均为一个整体，也可分为两个部分
  - 内侧籽骨位于䠀短屈肌腱内侧头和䠀展肌腱内
  - 外侧籽骨位于䠀短屈肌腱外侧头、䠀内收肌腱和跖深横韧带内
  - 内侧和外侧籽骨通过籽骨间韧带相连接
    - 籽骨间韧带形成容纳䠀长屈肌腱的管状结构的顶部
  - 两籽骨均嵌于第 1 跖趾关节的跖板内
- **跖板**
  - 系足底部的纤维软骨，由第 1 跖骨颈延伸至第 1 近节趾骨基底部，使得关节囊局部增厚
  - 包含籽骨及籽骨远端的肌腱
- **籽趾联结结构**
  - 由籽骨、肌腱附着部及跖板构成
  - 止于第 1 近节趾骨跖侧面
  - 籽骨相对第 1 近节趾骨，位置较固定，但相对第 1 跖骨，其位置可变
  - 在䠀外翻时，籽骨可向外侧移位

外侧跖趾关节

- 跖骨头的凸形关节面与近节趾骨基底部的凹形关节面形成关节
- 跖骨头跖侧轮廓呈圆形
- 跖骨头的足背侧比跖侧小
  - 跖骨头足背侧的轮廓沿着内侧缘及外侧缘呈凹形或有凹口
- 籽骨变异较大，特别是第 5 跖趾关节籽骨变异更大
- 趾骨关节结构（Phalangeal apparatus）：由跖板和近节趾骨组成
- **跖板**
  - 由跖骨颈延伸至近节趾骨基底部，足底部纤维软骨性关节囊的增厚
  - 附着于跖深横韧带、足底筋膜和屈肌腱腱鞘、内侧和外侧副韧带
  - 不稳定的表现和莫顿神经瘤的症状相似

韧带

- 跖骨间韧带：位于跖骨头之间
- 足底筋膜：远端附着于关节囊
- 内侧和外侧副韧带：在各趾骨均可明确显示

滑囊

- 第 1 跖趾关节
  - 足背侧：变异较多，与䠀长伸肌腱鞘分离
  - 足底侧：位于跖骨头内侧和足底侧的皮下
- 第 2~4 跖趾关节
  - 位于跖骨头之间
  - 跖深横韧带背侧
  - 邻近足底神经血管束
    - 滑囊炎可能刺激神经，症状与莫顿神经瘤相似
  - 在第 4、5 足趾之间通常缺如
- 第 5 跖趾关节
  - 足底侧：位于跖骨头足底侧的皮下

神经

- 足底侧和背侧神经沿着足趾内、外侧与小动脉相伴行
- 足底侧神经在跖骨头之间容易受到撞击

解剖成像事宜

成像建议

- 跖趾关节 MR
  - 使用腕关节线圈或其他小型线圈，FOV 为 10~12 cm
  - 3 mm 层厚可清晰显示韧带

临床价值

临床意义

- 跖趾关节不稳定导致前足疼痛、变形

第 1 跖趾关节稳定性相关因素

- 侧副韧带
- 䠀短屈肌腱和䠀短伸肌腱
- 䠀长屈肌腱和䠀长伸肌腱对关节稳定性的作用较小

其他跖趾关节稳定性相关因素

- 侧副韧带
- 跖板
  - 跖板撕裂可导致跖趾关节背侧半脱位

第 1 跖骨短小（莫顿足，Morton Foot）

- 正常变异，但会增加第 2 跖骨的应力（转移性跖骨痛）
- 易诱发
  - 第 2 跖骨头骨坏死（Freiberg 病）
  - 应力性骨折
  - 第 2 跖趾关节背侧半脱位

第 1 跖趾关节

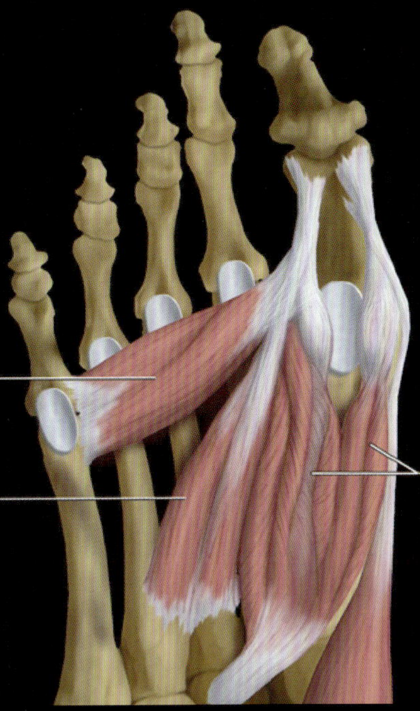

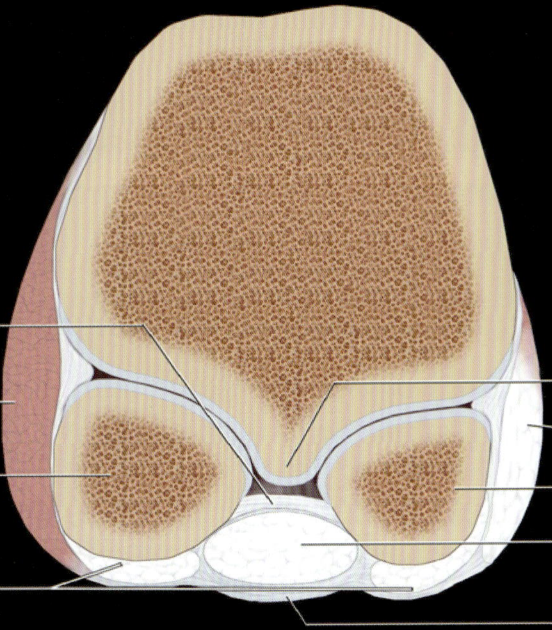

上图：横轴位图像显示附着于第 1 跖趾关节籽骨的肌肉，踇展肌和踇短屈肌内侧头附着于内侧籽骨，踇短屈肌外侧头和踇收肌附着于外侧籽骨。

下图：冠状位图像显示籽骨位于第 1 跖骨头足底侧，由跖骨正中嵴分隔。籽骨通过籽骨间韧带连接，后者形成籽骨间沟的顶部，踇长屈肌腱在籽骨间沟内通过。

第 1 跖趾关节

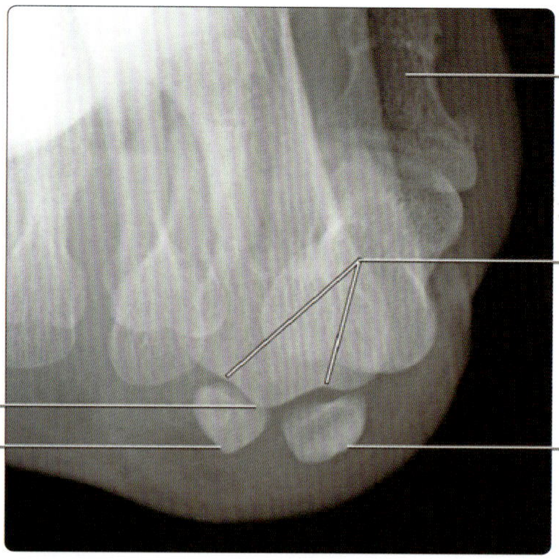

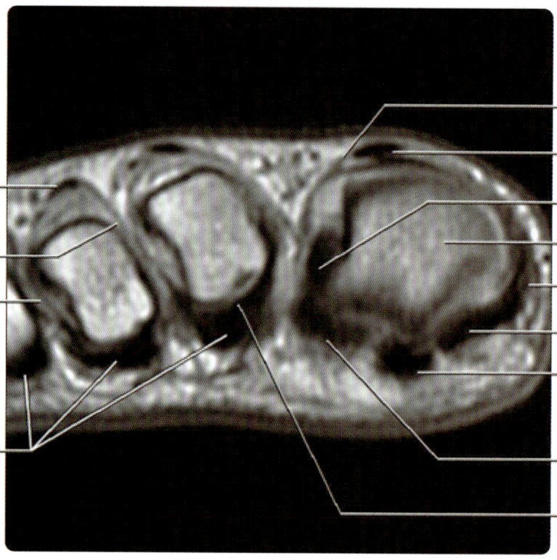

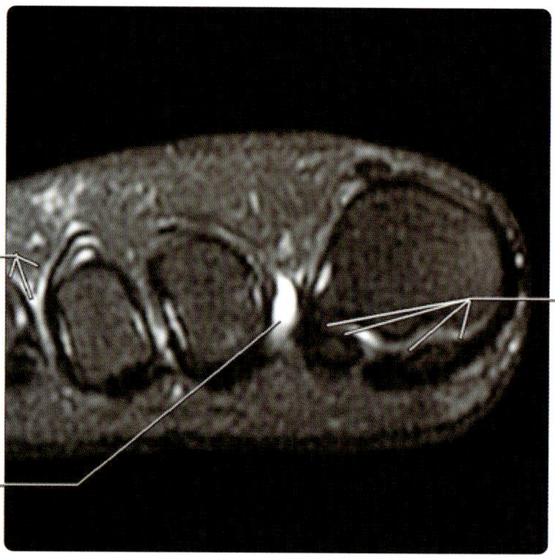

上图：足趾背屈、籽骨切线位 X 线片，籽骨位于跖骨头关节面中心。

中图：经过第 1 跖趾关节和第 2、3 跖骨头的冠状位 PDWI 图像，显示维持关节稳定的韧带。注意，由于跖板并入使得跖侧关节囊增厚，厚度大于足背侧关节囊。

下图：冠状位脂肪抑制 T_2WI 图像，显示第 1、2 跖骨头间正常的跖骨间滑囊，足趾血管清楚显示，这些正常结构有时可能被误认为莫顿神经瘤。

跖趾关节

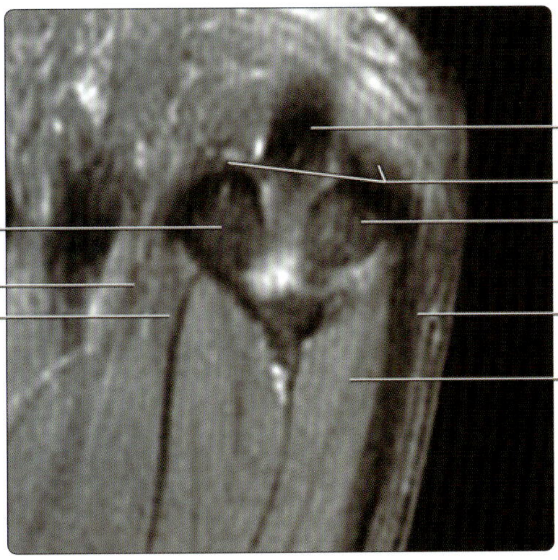

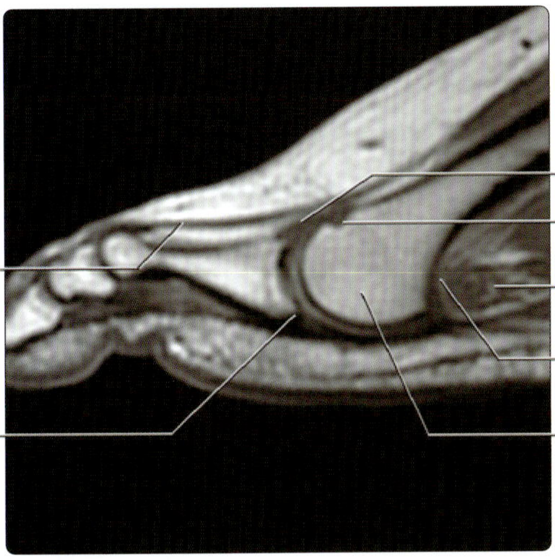

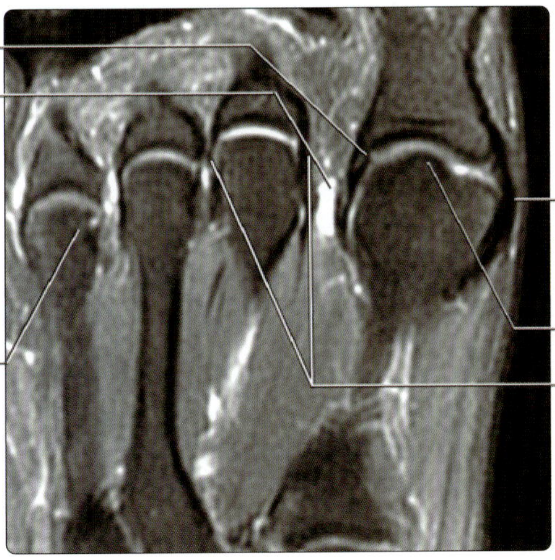

上图：经过第 1 跖骨头籽骨的横轴位脂肪抑制 PDWI 图像，显示附着于籽骨的肌腱，在第 1 跖趾关节籽骨附着部，肌腱远端增厚，形成跖板。

中图：经过第 2 跖趾关节的矢状位 T_1WI 图像，显示跖板近端起于跖骨颈，附着于近节趾骨基底部。

下图：横轴位脂肪抑制 PDWI 图像，显示跖趾关节的侧副韧带，在第 1、2 跖趾关节间见一小滑囊。

影像解剖

概述

- **腓骨远端变异**
  - 踝后腓骨沟缺如
    - 容易导致腓骨肌支持带损伤，腓骨肌腱半脱位
  - 腓下骨：腓骨前下缘副骨化中心
- **胫骨远端变异**
  - 内踝前丘副骨化中心
- **踝关节囊变异**
  - 约 10%~15% 踝关节囊与距下关节相通
- **距骨变异**
  - 距后三角骨：距骨后突副骨化中心
  - Stieda 骨突（Stieda process）：距骨后突增大
- **跟骨变异**
  - 跟骨腓侧结节
    - 跟骨外侧边缘的变异，将腓骨长肌、腓骨短肌分开
  - 跟骨第二骨骺：跟骨前突旁的游离小骨
  - 跟骨后突硬化性骨化中心
    - 可能呈多块状、分裂状，容易与骨质坏死相混淆（跟骨骨突炎、跟骨骨骺骨软骨病）
- **足舟骨变异**
  - 副舟骨（也称胫外侧籽骨）：舟骨结节旁的小骨块
    - Ⅰ型：籽骨位于胫骨后肌腱内
    - Ⅱ型：副骨化中心通过软骨连结与舟骨相连
    - Ⅲ型：增大的舟骨结节
  - 舟骨上骨（也称距舟背侧骨、Pirie 骨）：位于舟骨背侧、近端边缘部
  - 儿童足舟骨可能呈硬化、扁平、分裂状
    - 容易和足舟骨缺血坏死混淆（Köhler 病）
- **骰骨变异：第二骰骨（罕见）**
  - 位于舟骨、骰骨之间，骰骨近端内侧缘的小骨块
- **楔骨变异**
  - 楔间骨：位于足背侧、内侧、中间楔骨之间
  - 内侧楔骨可能由 2 个骨化中心发育而来
- **跖骨变异**
  - 副骨化中心
    - 第 1 楔跖骨：位于第 1 跖骨基底部及内侧楔骨之间
    - 韦萨留斯骨：位于第 5 跖骨基底部
    - 跖间骨：位于第 1、2 跖骨间背侧
    - 副骨骺：位于真正骨骺相反的骨端
  - 位于第 1、2 足趾之间的跖骨间关节
    - 位于第 1、2 跖骨基底部之间的关节面存在变异
  - 莫顿足：第 1 跖骨短于第 2 跖骨
    - 导致第 2 跖骨应力增加
- **趾骨变异**
  - 中节、远节趾骨分节不良
  - 第 1 远节趾骨基底部外生骨赘

籽骨

- **腓籽骨**：位于腓骨长肌内、邻近骰骨外侧边缘的籽骨
  - 可能呈二分状或多分裂状
- **踇趾籽骨**
  - 30% 呈二分状或多块状
  - 罕见内侧（胫侧）籽骨先天性缺如
  - 趾间籽骨：位于趾间关节，踇长屈肌腱内
- **第 2~5 足趾籽骨**
  - 存在变异，可位于跖趾关节或趾间关节

儿童骨髓变异

- 可于儿童骨髓出现岛状低 T_1WI、高 T_2WI 信号
- 此为残留的红骨髓信号，一般在 15 岁前完全消失

肌肉变异

- 副比目鱼肌
  - 起自比目鱼肌前缘，止于跟骨
- 副屈肌
  - 起点及止点不定，根据该变异的起、止点进行命名
- 第四腓骨肌
  - 起自腓骨远端、腓骨短肌或腓骨长肌
  - 止点位于足外侧，存在变异：可位于第 5 跖骨、跟骨、骰骨或外侧支持带
- 足底方肌：可缺如；可分束止于第 5 足趾、第 2~4 足趾或第 2~3 足趾
- 小趾对跖肌：存在于小趾屈肌的变异，起点与小趾屈肌相同，由小趾屈肌发出肌束，止于第 5 跖骨干远端
- 第三腓骨肌：约 10% 的人群缺如

解剖成像事宜

成像建议

- X 线平片、CT 或 MR 图像可区分正常变异和骨折的征象
  - 骨折：锯齿状边缘，轮廓清晰锐利
  - 副骨 / 二分骨：边缘光滑，呈圆形，有骨皮质样边缘
- 由于副骨与母骨之间的软骨联合损伤，副骨化中心可能引起症状
  - 出现症状时，MR 图像上可见以软骨联合为中心的水肿
- 附属肌肉可能出现症状，不应误为肿瘤

副骨化中心及籽骨示意图

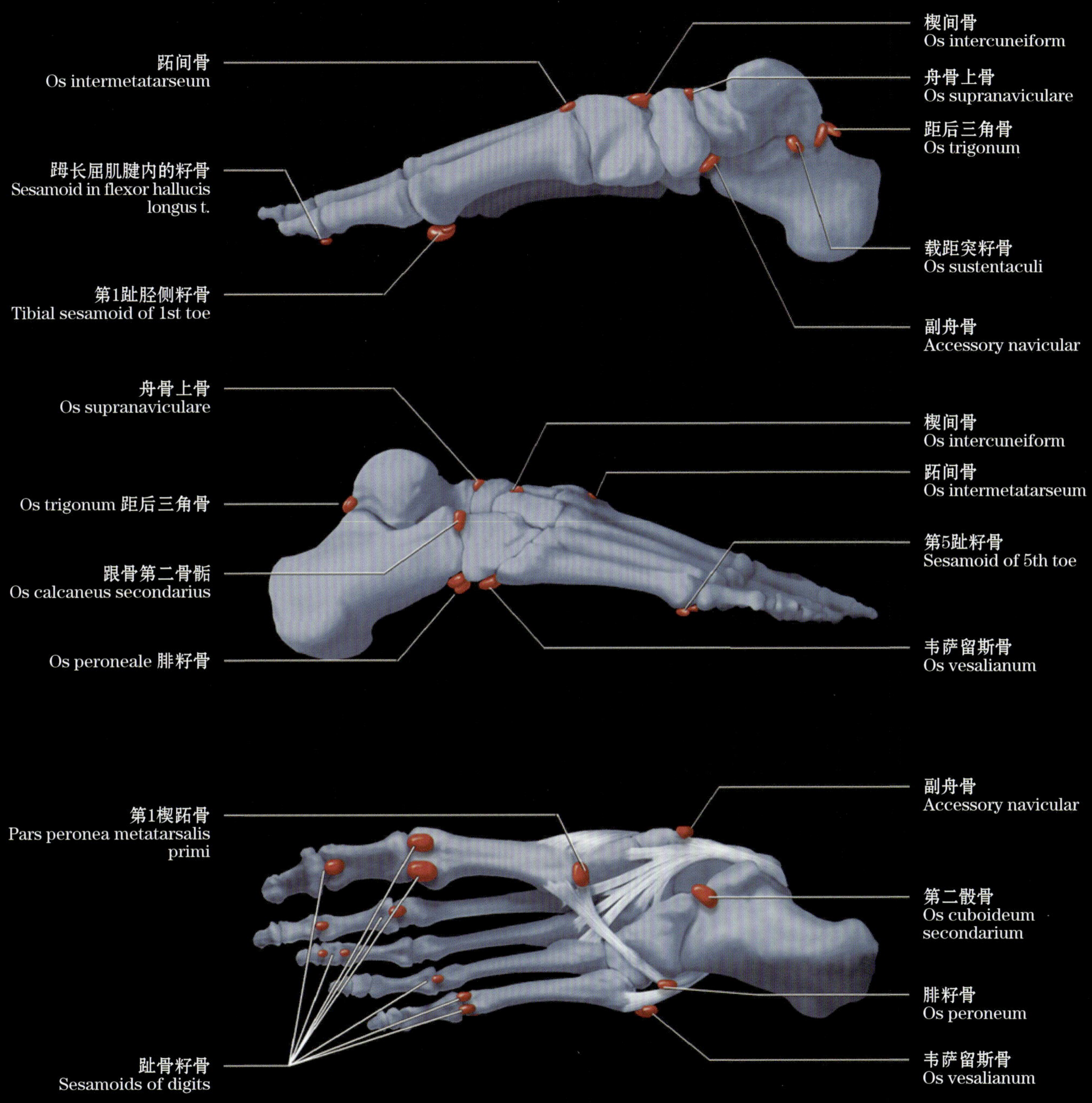

足部副骨变异较多，载距突副骨和第 1 楔跖骨相对少见，其他副骨变异较为常见。足部籽骨一般使用拉丁语进行命名，但副舟骨例外，“副舟骨”一般用英语 accessory navicular 表达，而不是拉丁语“胫外侧籽骨”(Os tibiale externum)。

踝关节囊变异

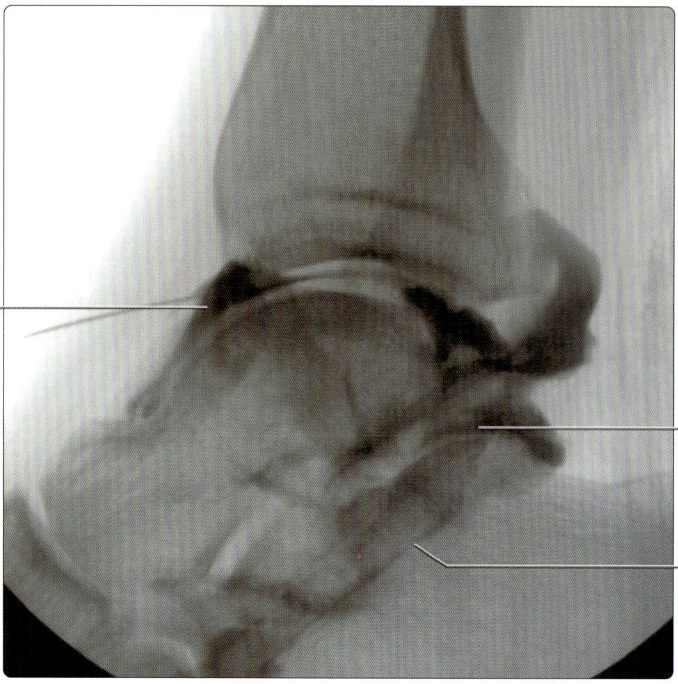

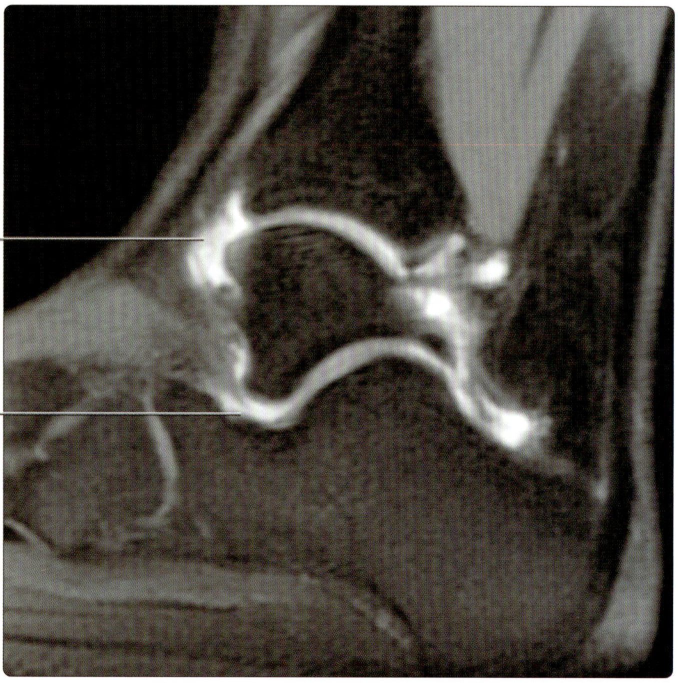

上图：关节造影 X 线侧位片，显示踝关节、踇长屈肌腱鞘和后距下关节互相连通。踝关节和踇长屈肌腱鞘互相连通较为常见，但踝关节和后距下关节互相连通仅在 10%~15% 的人中出现。
下图：MR 关节造影矢状位脂肪抑制 T_1WI 图像，显示踝关节和前距下关节内对比剂填充。

内踝副骨化中心

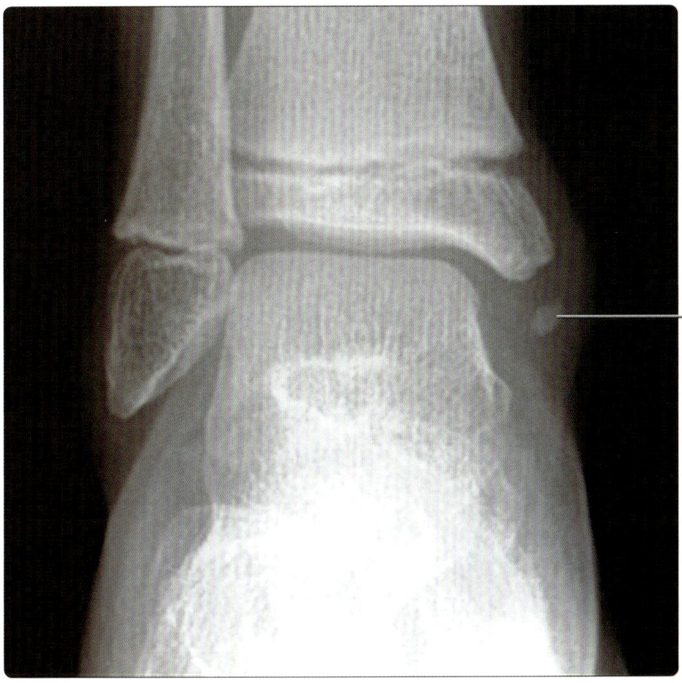

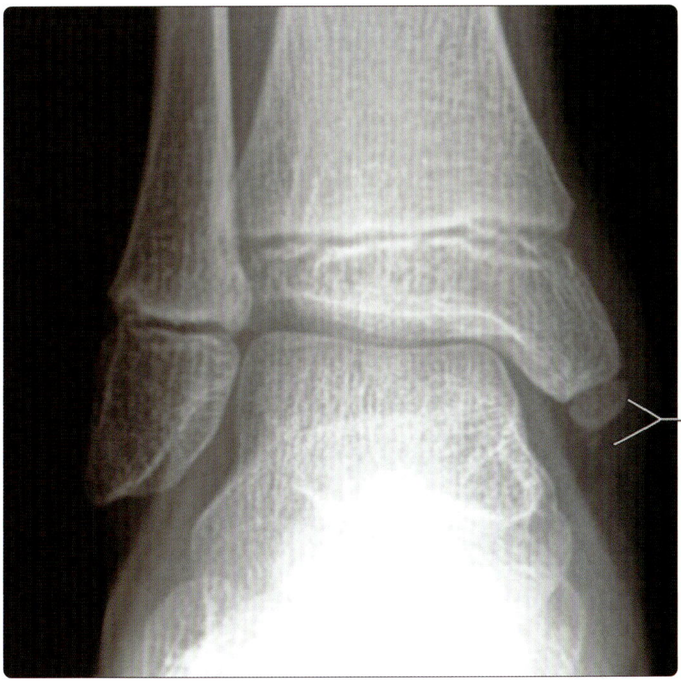

上图：踝关节前后位 X 线片，显示儿童的胫下骨（内踝副骨化中心），该籽骨约 20% 儿童可见，约 7~10 岁时 X 线片可显示，骨骼发育成熟后将和胫骨融合。连接该籽骨与内踝的软骨联合发生损伤时，可出现临床症状。

下图：另一儿童的踝关节前后位 X 线片，显示二分胫下骨（内踝副骨化中心）。

外踝副骨化中心

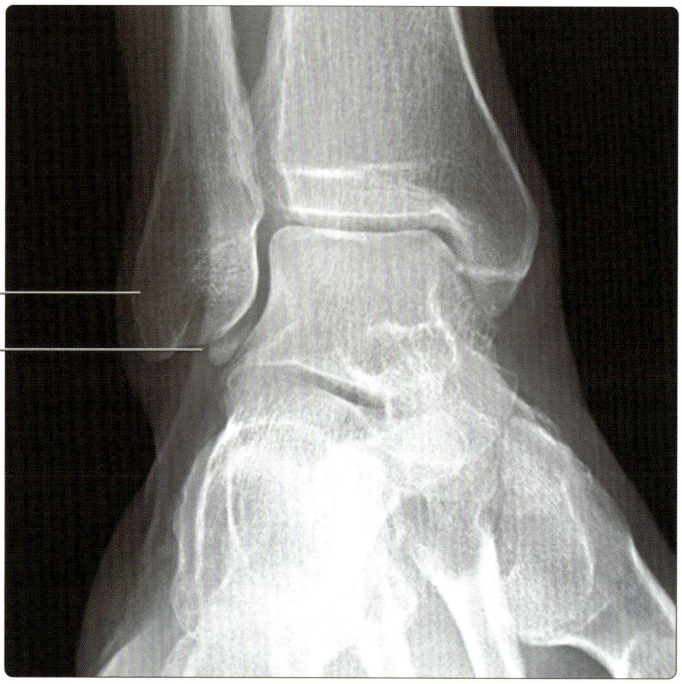

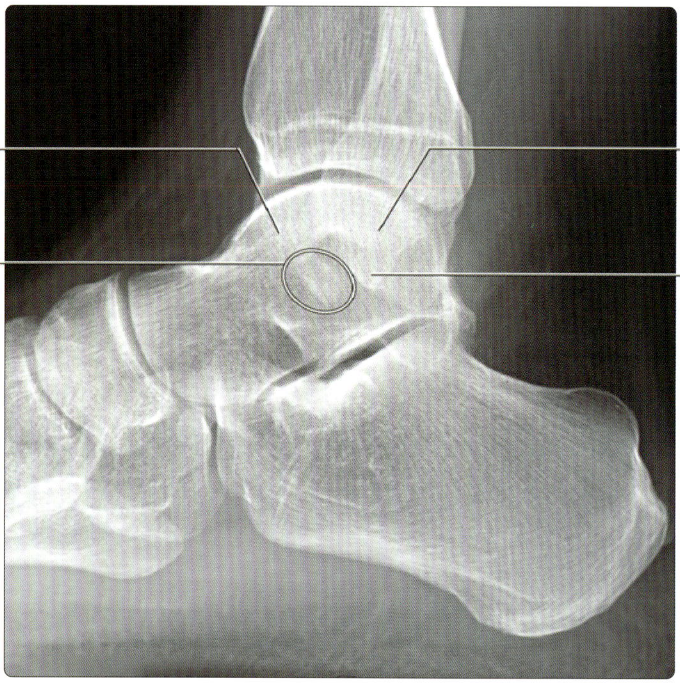

上图：踝穴位 X 线片，显示成人腓下骨。腓下骨可见于约 1% 的儿童，一般在成年后和腓骨相融合。籽骨的形态、大小及与邻近外踝的对位关系，有助于鉴别腓下骨和腓骨远端骨折。
下图：同一患者踝关节 X 线侧位片，显示腓下骨的特点是位于腓骨前下缘。踝关节侧位片踝关节结构重叠，但此体位 X 线片可清楚显示外踝与外踝副骨化中心

距后三角骨和 Stieda 骨突

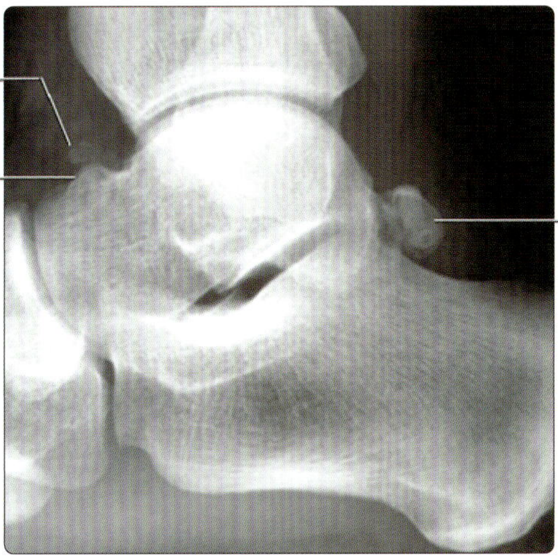

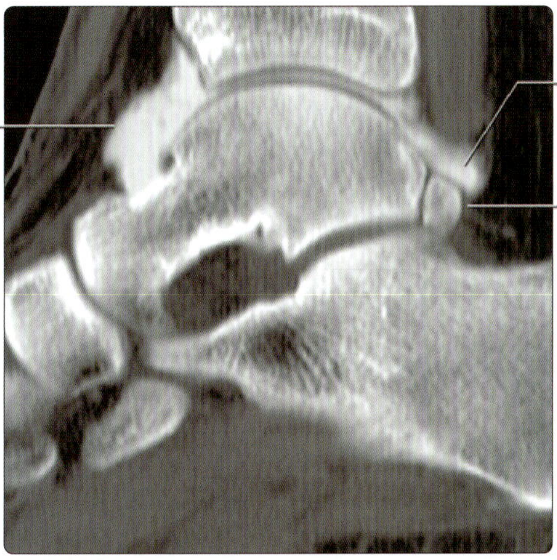

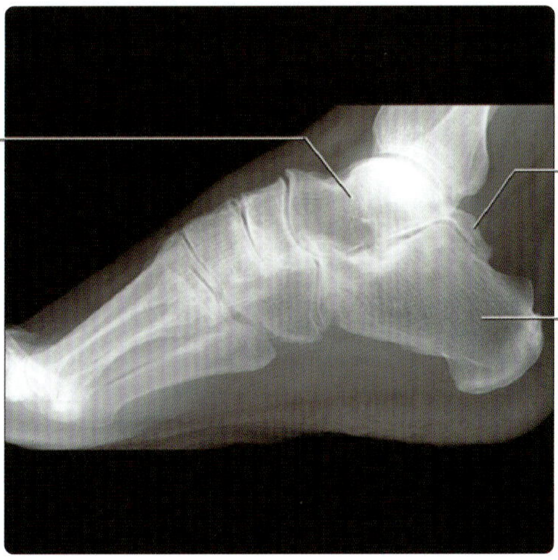

上图：踝关节 X 线侧位片，显示异常增大的距后三角骨，其内囊变提示距骨后三角骨可能和距骨或踇长屈肌腱发生撞击，即距骨后三角骨综合征。该患者距骨嵴轻度突出，为另一正常变异，但邻近距骨嵴的游离骨片不是正常变异，而是陈旧性骨折。

中图：踝关节 CT 关节造影矢状位重组图像，显示踝关节内的对比剂平滑流过三角形的距骨后三角骨上缘。

下图：踝关节 X 线侧位片，显示增大的距骨后突结节，即 Stieda 骨突，该骨突虽然是一正常变异，但容易引发后踝撞击综合征或踇长屈肌腱撞击综合征，尤其足跖屈时容易发生。

跟骨变异

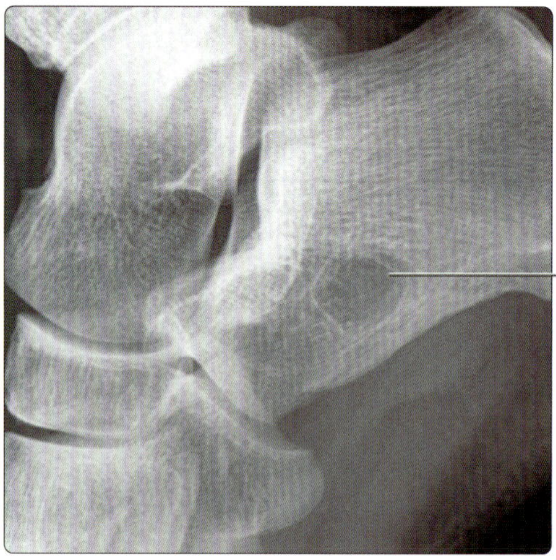

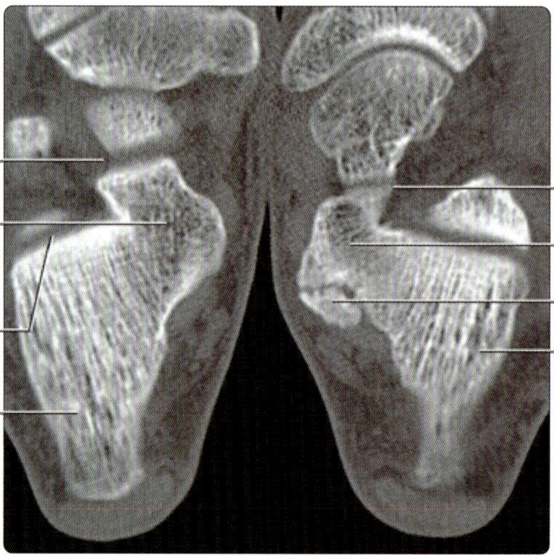

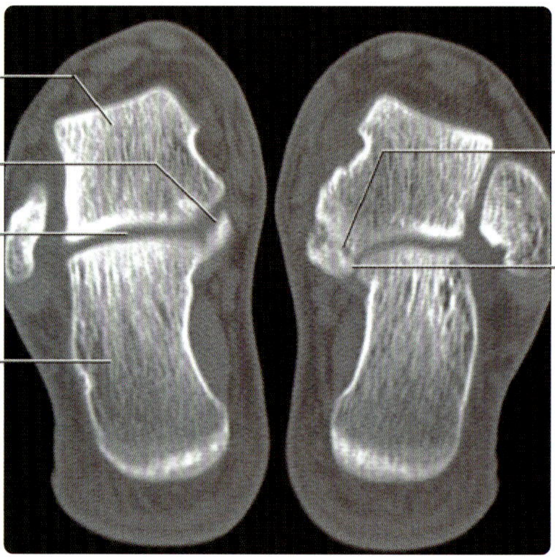

上图：X 线侧位片显示跟骨假囊肿，位于载距突下方的低密度区，提示该区域骨小梁稀疏。跟骨真性囊肿和脂肪瘤也好发于这一区域，但此类病灶边界更清楚、连续。

中图：斜轴位 CT 图像，显示左足载距突籽骨，位于跟骨载距突后缘，源于跟骨，罕见。右足未见类似籽骨。

下图：经过左足载距突籽骨水平的冠状位 CT 图像，显示载距突籽骨位于载距突后缘，并可见载距突籽骨与载距突之间的非骨性连接，为该籽骨的常见表现。右足未见类似籽骨。

跟骨变异

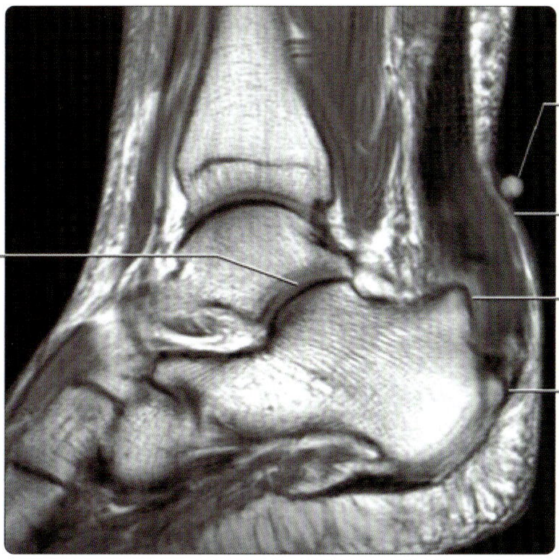

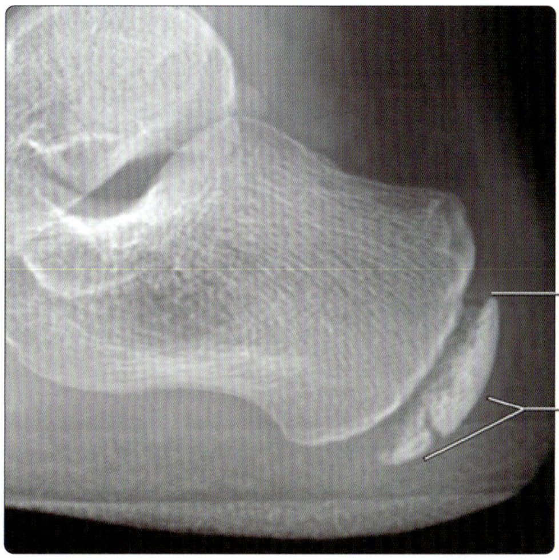

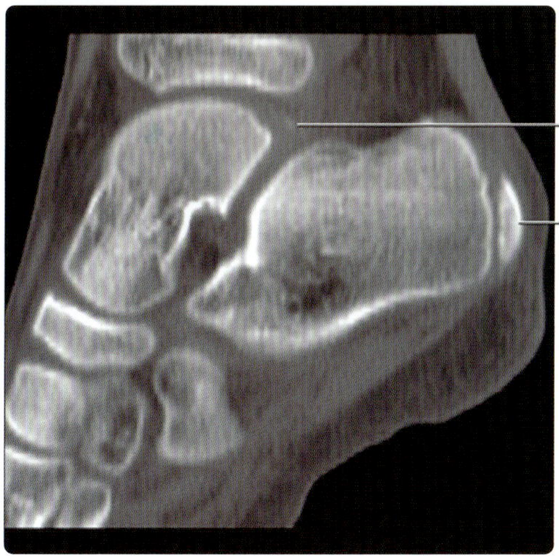

上图：矢状位 T_1WI 图像，显示跟骨后突增大畸形（Haglund 畸形），畸形位于跟骨后突上缘。此种变异易和较高的鞋后帮互相撞击，导致跟骨后滑囊炎和跟腱病。

中图：儿童 X 线侧位片，显示二分跟骨粗隆硬化，表现为跟骨粗隆上缘多发小骨片，此为正常变异。

下图：矢状位 CT 图像，显示儿童跟骨粗隆正常硬化表现，其邻近干骺端的波浪状边缘也属正常变异。该患者距骨后三角骨已经开始形成。

跟骨变异

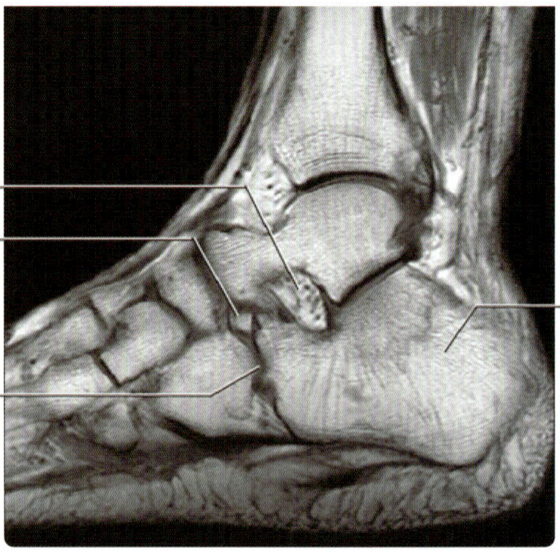

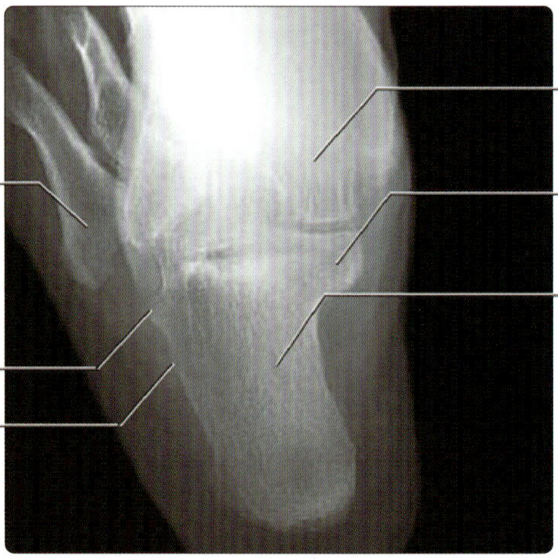

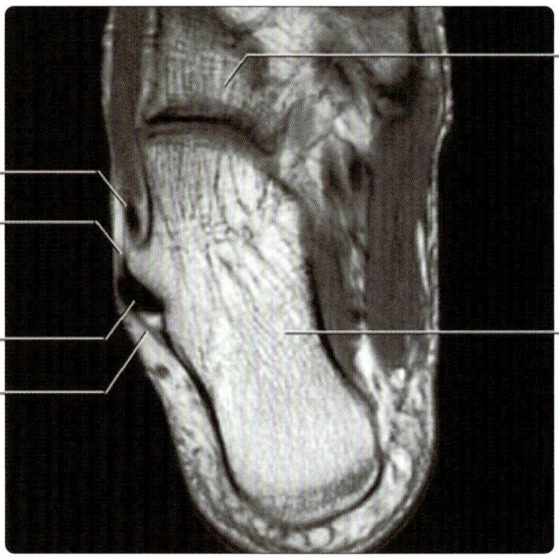

上图：跟骨第二骨骺位于跟骨前突顶点、距骨头、舟骨和骰骨之间，可见于 2%~7% 的人群。该籽骨可呈圆形或尖角状，可能与分歧韧带跟骨附着端的陈旧骨折相混淆。

中图：跟骨轴位（或 Harris 位）X 线片，显示跟骨腓侧小结节样突起。跟骨腓侧结节，又称滑车突，是跟骨外侧的骨性突起，将腓骨长肌腱和腓骨短肌腱分开，在 40% 的人群可见。

下图：踝关节横轴位 MR 图像，显示轻度增大的腓侧结节。腓骨短肌腱和腓骨长肌腱分别位于该结节的前方和后方。腓骨肌下支持带发出纤维止于腓侧结节，形成包绕腓骨长、短肌腱的两个纤维骨性管道。

儿童骨髓变异

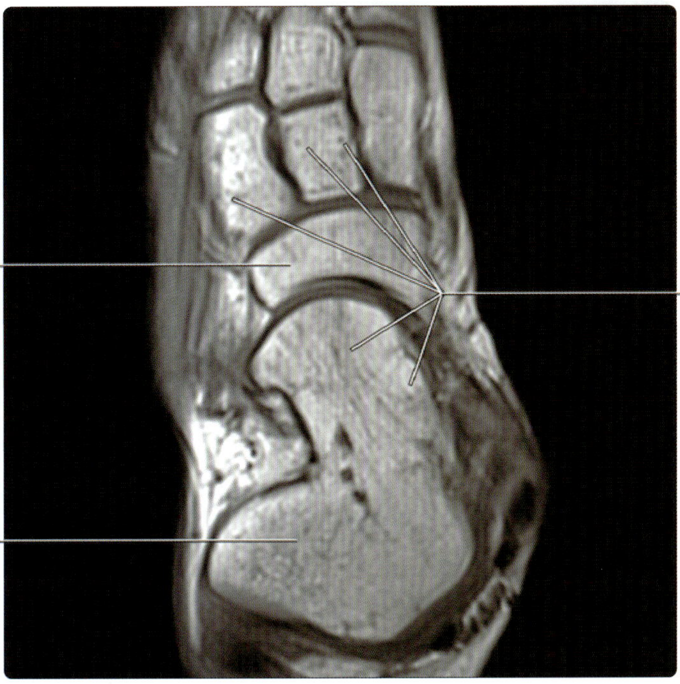

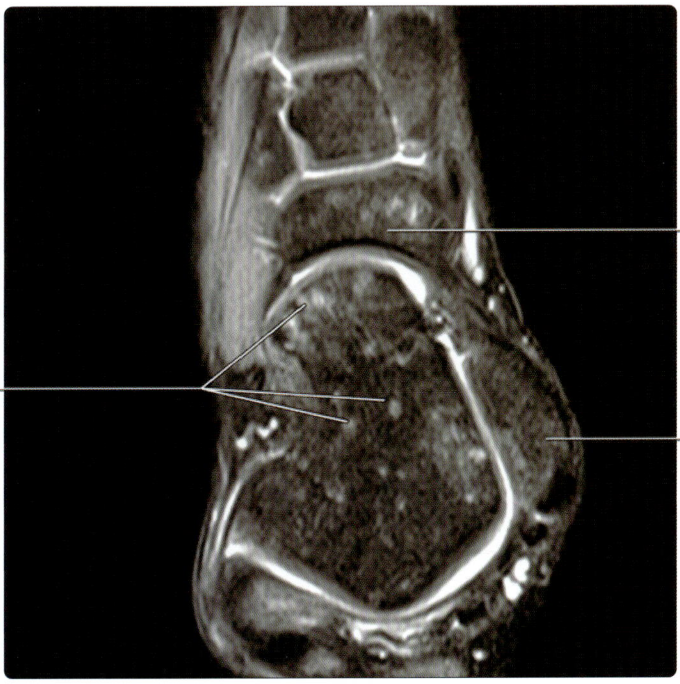

上图：12 岁男孩横轴位 T_1WI 图像，显示骨髓内多发岛状低信号，为残余的红骨髓，约 13~14 岁消失。下图：同一患者横轴位脂肪抑制 PDWI 图像，显示液体敏感，红骨髓灶呈高信号，图中线标所示为部分红骨髓灶。患者年龄、异常信号灶呈广泛、弥漫分布，有助于残留红骨髓灶的诊断。

副舟骨

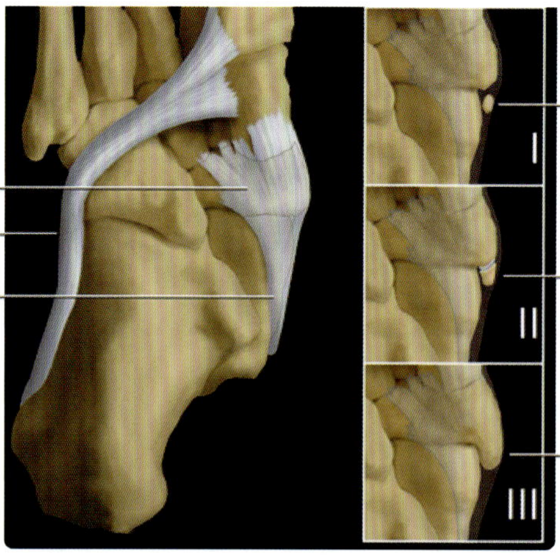

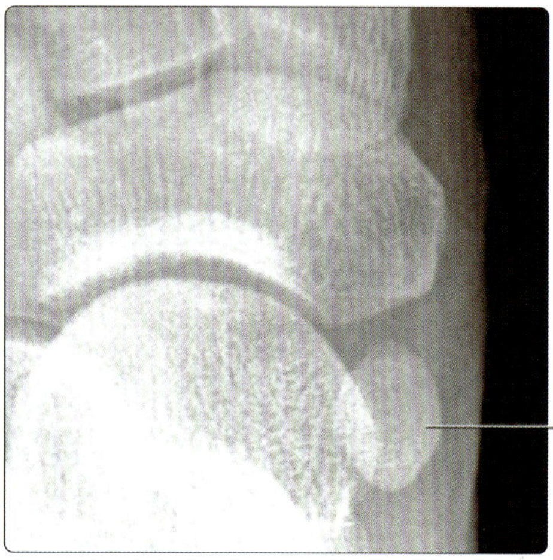

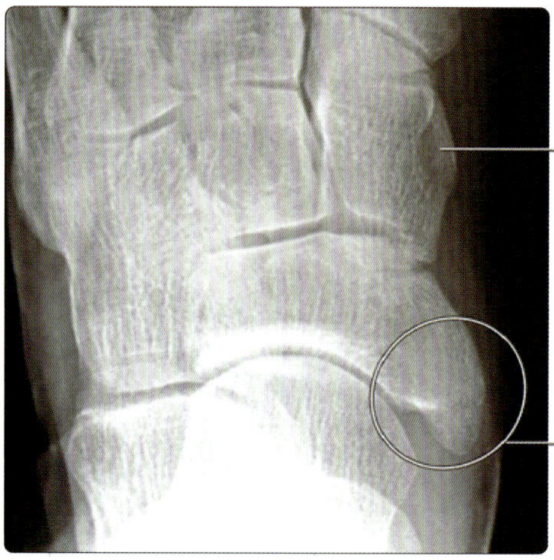

上图：足底侧示意图，显示副舟骨（胫外侧籽骨，os tibiale externum）变异。正常情况下，胫骨后肌腱附着于舟骨结节的跖侧面。Ⅰ型副舟骨为一位于胫骨后肌腱内的籽骨；Ⅱ型为副骨化中心；Ⅲ型为增大的舟骨结节（又称角状舟骨，cornuate navicular）。

中图：后前位 X 线片，显示增大的Ⅰ型副舟骨，图示籽骨大于常见的多数Ⅰ型副舟骨，与Ⅱ型副舟骨的鉴别点在于此籽骨与舟骨间无关节面形成。

下图：后前位 X 线片，显示Ⅲ型副舟骨，也称角状或舌状舟骨。该型为融合的副舟骨，在舟骨结节部形成一突起，有时可与鞋帮（特别是滑雪靴）摩擦引起撞击综合征。

副舟骨

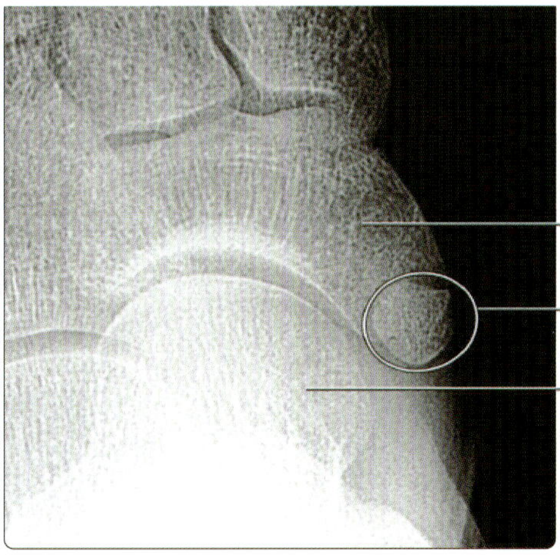

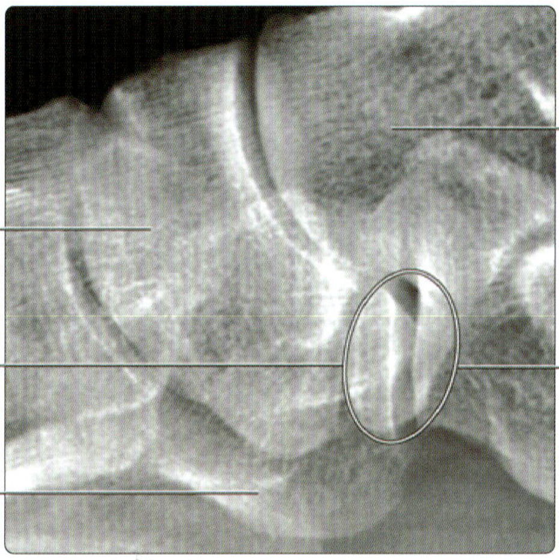

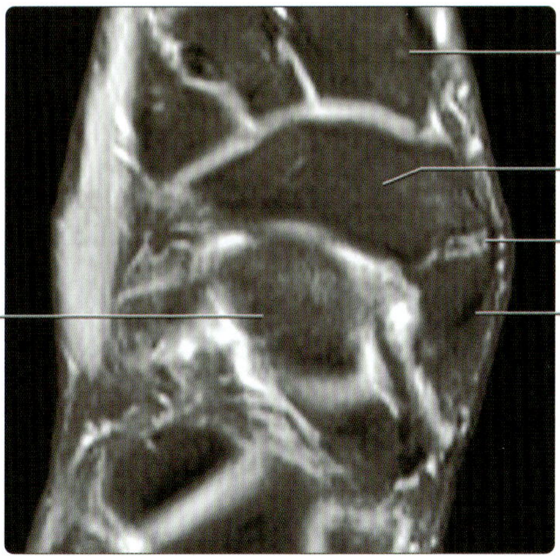

上图：X 线前后位片，显示与舟骨结节部分重叠的类圆形 Ⅱ 型副舟骨。在后前位 X 线片上可以显示副舟骨与舟骨间的软骨连接，但也可能显示不清。

中图：同一患者 X 线侧位片，显示副舟骨位于跖侧，为副舟骨特征性表现。注意副舟骨前关节面平坦，与舟骨间通过软骨联合相连接。

下图：横轴位脂肪抑制 PDWI 图像，显示 Ⅱ 型副舟骨关节面扁平，通过软骨联合与舟骨相连。

足部

副舟骨

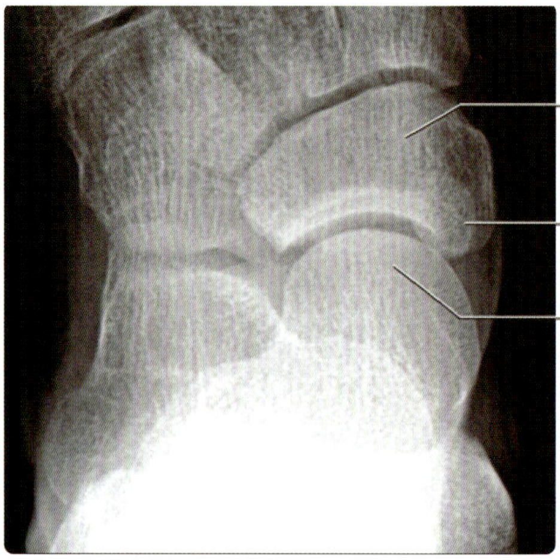

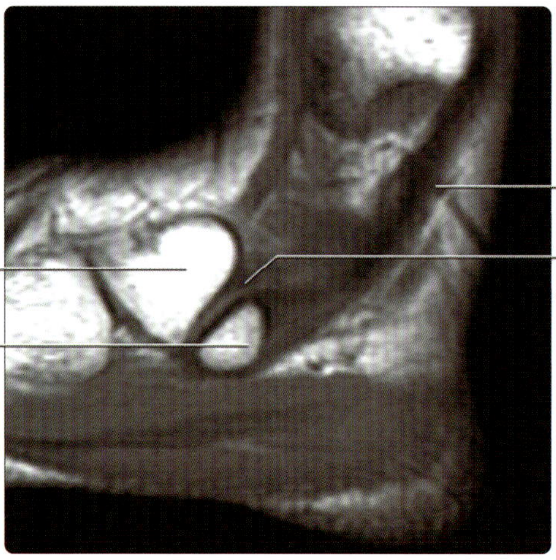

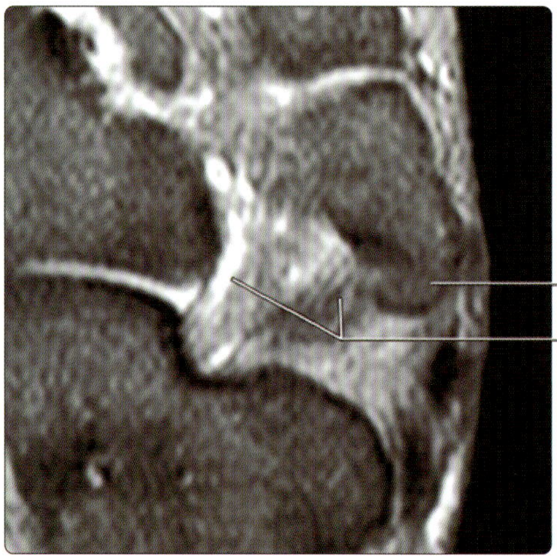

上图：X 线前后位片，显示 Ⅱ 型副舟骨。副舟骨位于舟骨跖侧，在前后位 X 线片上，与舟骨结节互相重叠。

中图：同一患者 PDWI 图像，显示位于舟骨结节跖侧的 Ⅱ 型副舟骨，前关节面平滑，通过软骨联合与舟骨相连接。注意附着于副舟骨的胫骨后肌腱，对软骨连接产生应力，可能造成胫骨后肌腱功能障碍。

下图：横轴位脂肪抑制 PDWI 图像，显示 Ⅲ 型副舟骨，可见跳跃韧带附着于副舟骨的骨性突起，内侧附着于舟骨主体。

舟骨变异

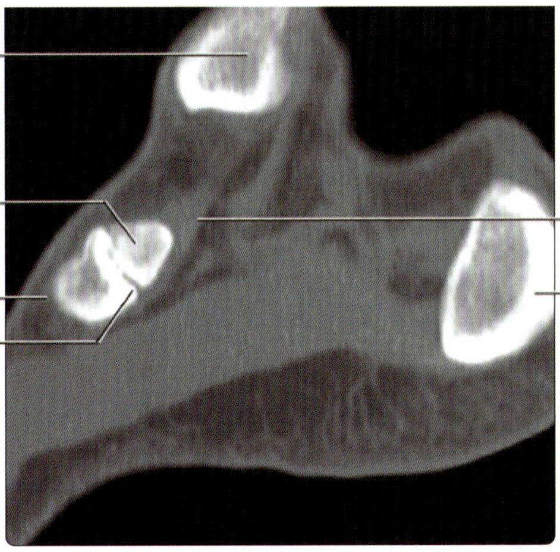

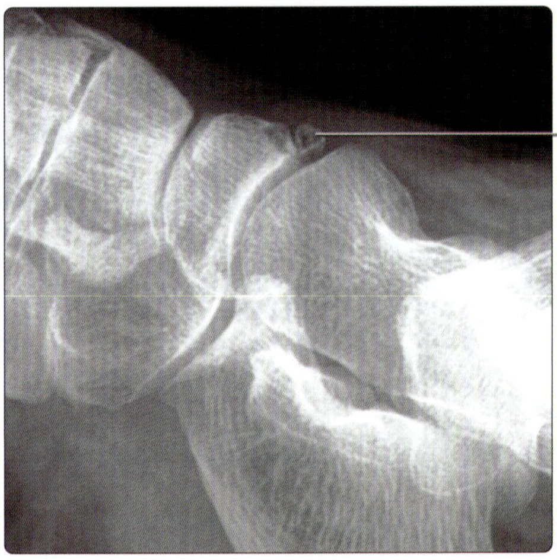

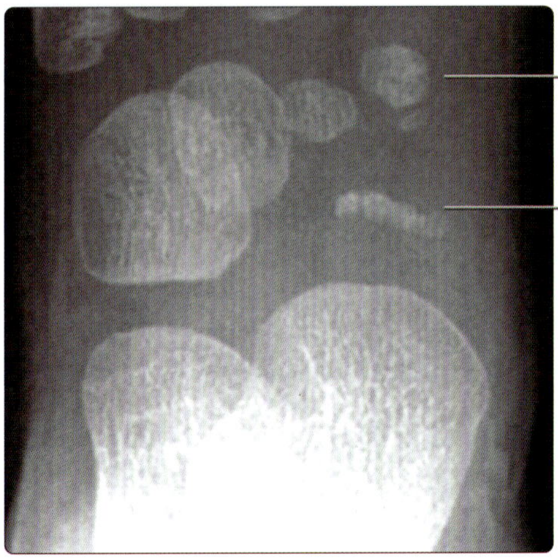

上图：矢状位 CT 重组图像，显示 II 型副舟骨及其软骨连接。

中图：X 线侧位片显示三角形籽骨位于舟骨近端背侧缘，称为舟骨上骨，又称距舟背侧骨、Pirie 骨，但许多病例所谓的舟骨上骨可能是陈旧、未愈合的骨折块。

下图：前后位 X 线片显示舟骨不规则、变扁平并硬化，但无症状，此种表现随儿童骨骼发育可消失。此患者内侧楔骨出现两个骨化中心，属正常变异。科勒病（Köhler disease）是指儿童舟骨缺血性坏死，也可有类似的表现。

第二骰骨

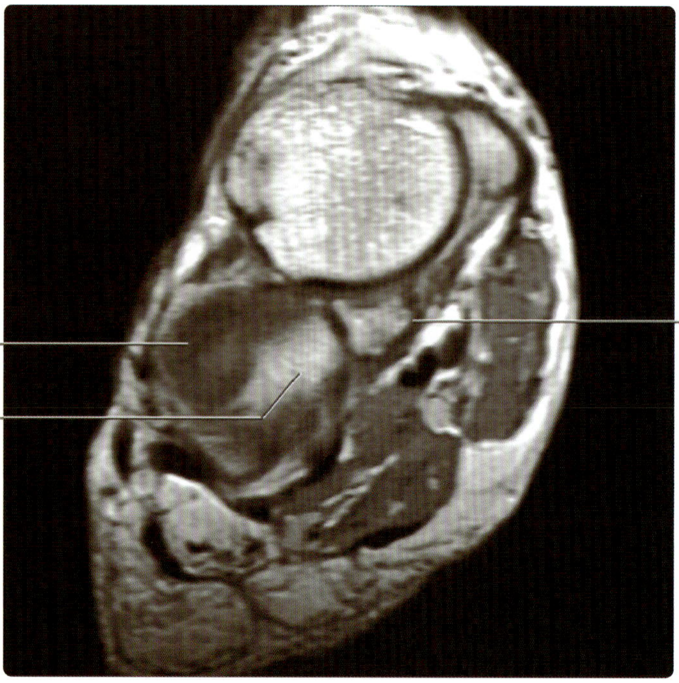

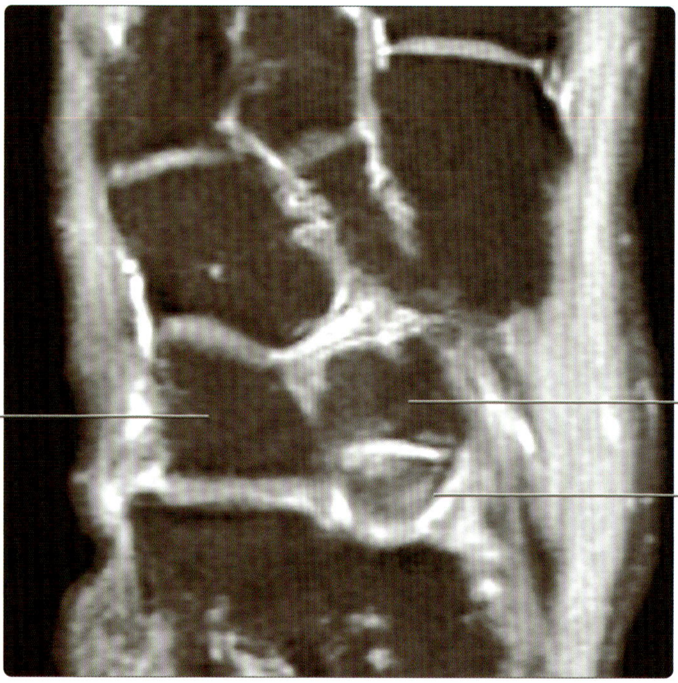

上图：冠状位 T_1WI 图像，显示第二骰骨位于舟骨、骰骨之间，骰骨近端、内上缘。这种籽骨较为罕见，在 X 线平片上难以辨认。

下图：横轴位脂肪抑制 PDWI 图像，显示第二骰骨与骰骨、舟骨的位置关系。

腓籽骨

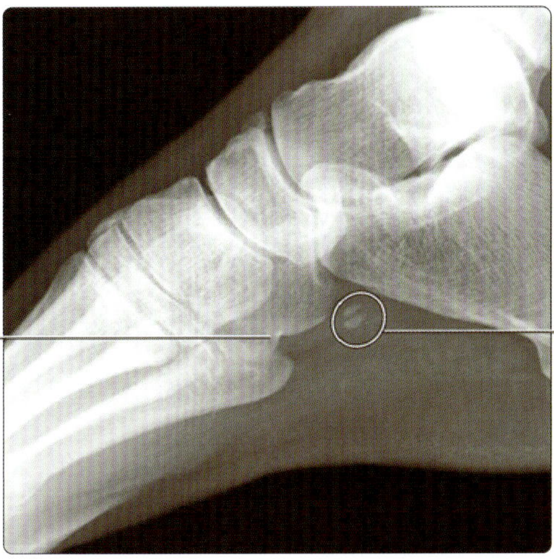

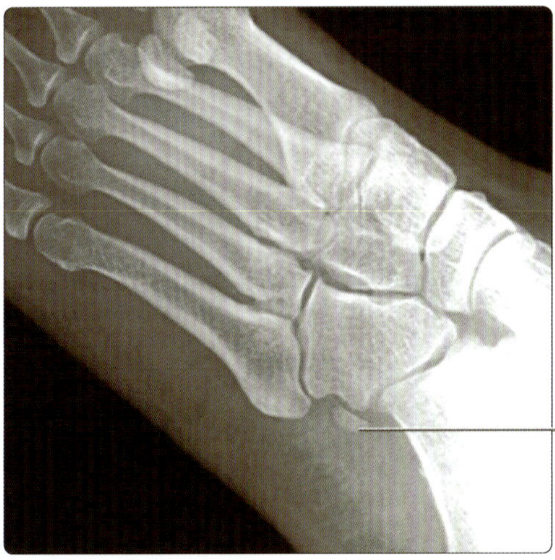

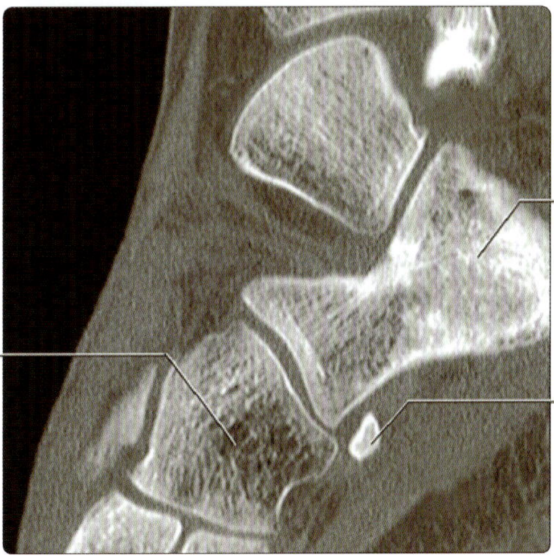

上图：X 线侧位片显示二分腓籽骨，可单块状、二分状，或是多块状，位于腓骨长肌腱内，邻近跟骰关节或骰骨。腓籽骨向近端移位，为腓骨长肌腱断裂的 X 线表现之一。

中图：X 线斜位片显示单块状腓籽骨，腓骨长肌在骰骨沟越过骰骨，腓籽骨位于此沟近侧。

下图：矢状位 CT 重组图像，显示腓籽骨邻近跟骰关节。

韦萨留斯骨（Os vesalianum）

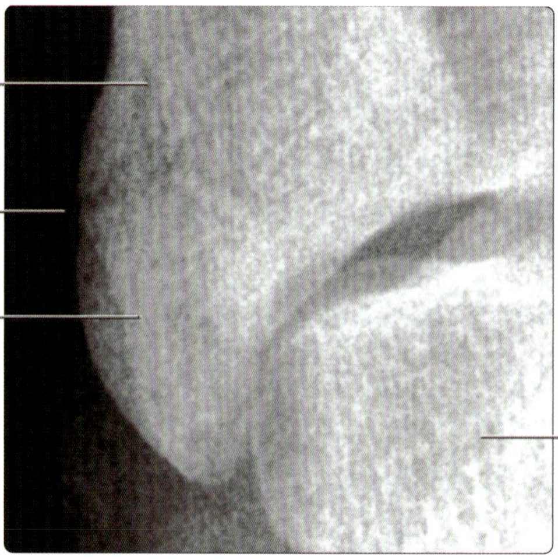

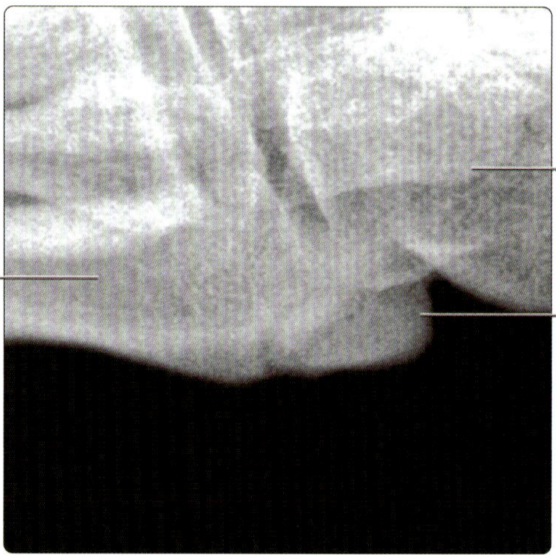

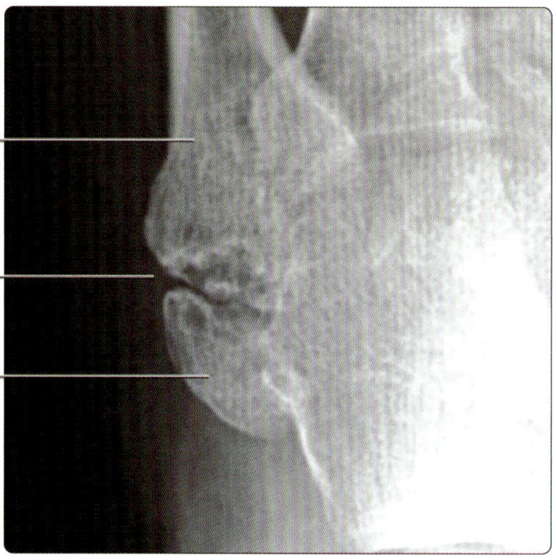

上图：前后位 X 线片，显示韦萨留斯骨与第 5 跖骨茎突重叠，其与第 5 跖骨间的软骨连接可能被误认为骨折。韦萨留斯骨为第五跖骨粗隆分离形成的独立骨块，位于第 5 跖骨近端腓骨短肌腱内，为副骨化中心。

中图：同一患者的 X 线侧位片，显示籽骨呈类圆形，和副骨化中心表现一致，可以与骨折相鉴别。

下图：另一患者的前后位 X 线片，显示一较大的韦萨留斯骨，其与第 5 跖骨基底部间的软骨连接面有多发囊变，可能是由于附着于韦萨留斯骨的腓骨短肌腱反复牵拉，由应力间接作用于软骨连接所致。

跗跖关节变异

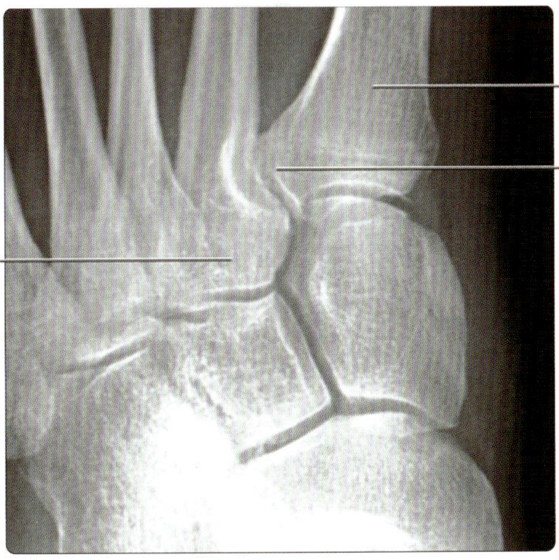

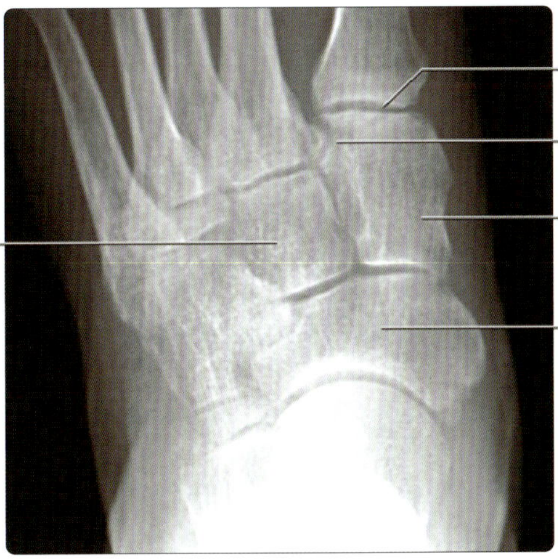

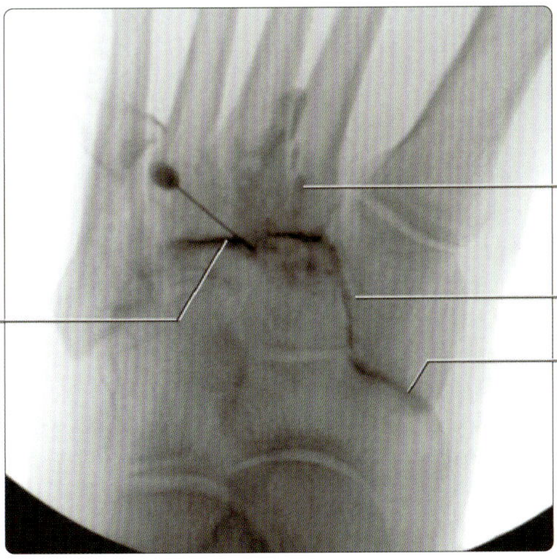

上图：X 线前后位片，显示第 1~2 跖骨基底部之间的关节，此关节可缺如、发育较小或较大，如此例所示。

中图：X 线前后位片，显示内侧楔骨与第 2 跖骨间的副关节，罕见。

下图：第 3 跗跖关节造影 X 线前后位片，对比剂扩散进第 1~2 楔骨间及舟楔关节间隙，显示此正常变异。多数病例第 2~3 跗跖关节会形成独立的关节间隙。对比剂扩散至第 2 跖骨间关节也较为常见，如该例所示。

跖间骨

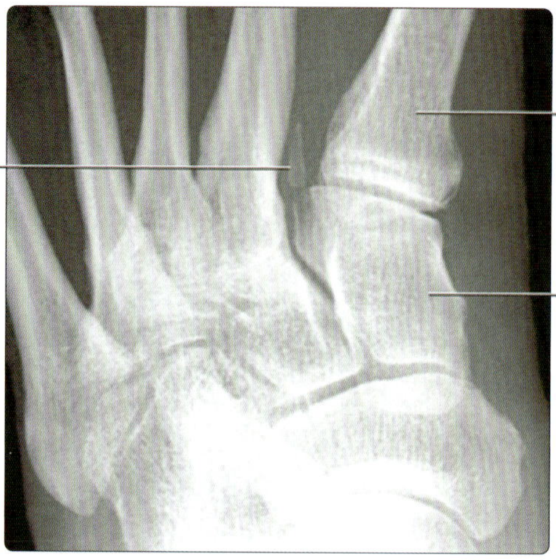

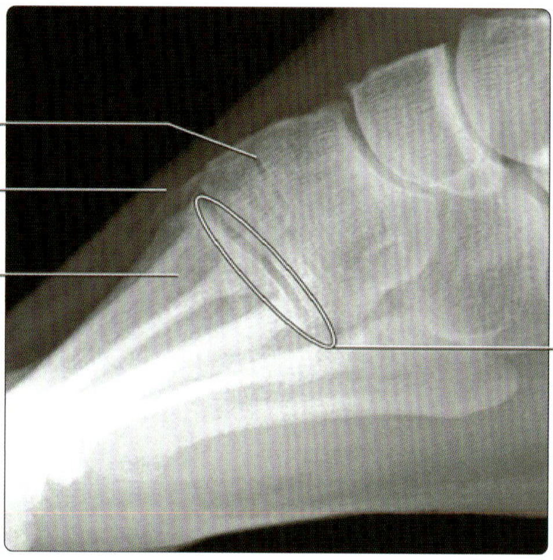

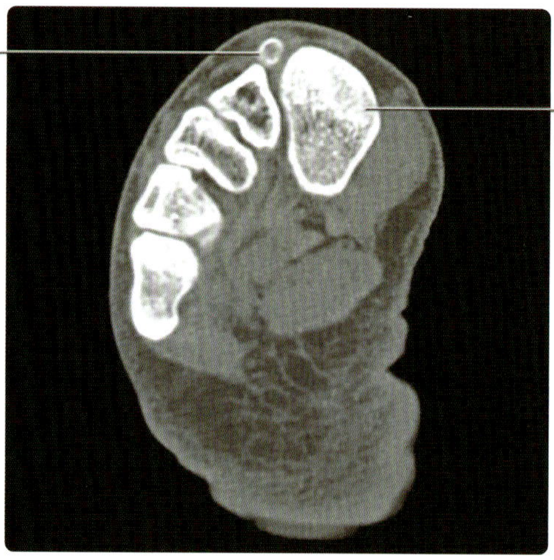

上图：X 线前后位片，显示第 1~2 跖骨基底部之间泪滴状的跖间骨，偶见此籽骨与第 1 跖骨基底部相连。
中图：X 线侧位片，显示籽骨位于足背侧，邻近第 1 跖骨基底部。
下图：冠状位 CT 图像，显示跖间骨呈类圆形，未见其源自于相邻骨的表现。与骨折碎片容易鉴别。

跖骨变异

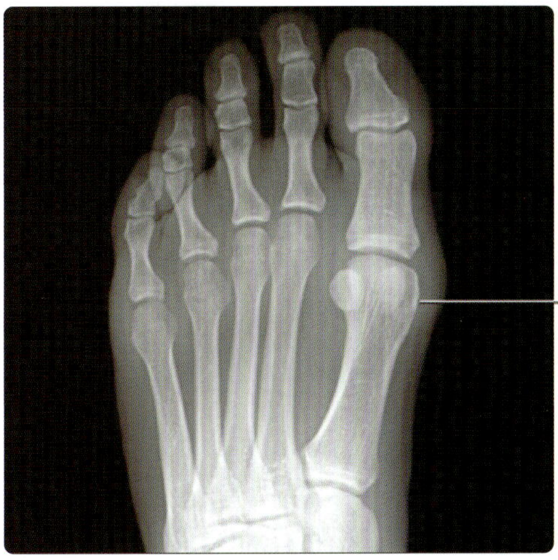

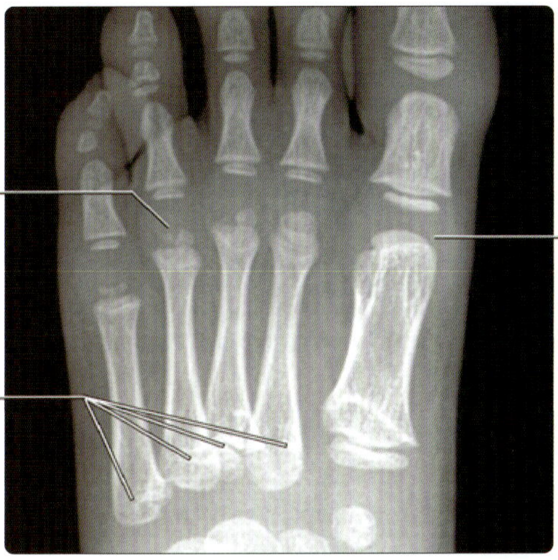

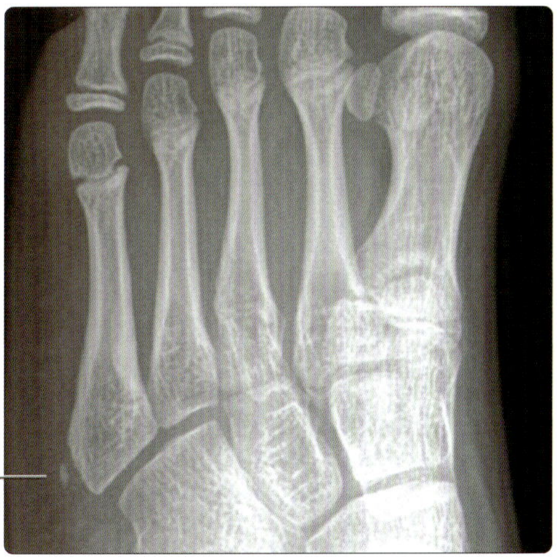

上图：X 线前后位片，显示第 1 跖骨明显短于第 2 跖骨，为莫顿足的典型表现。此变异较为常见，可能造成第 2 跖骨头应力增加。

中图：X 线前后位片，显示跖骨多发副骨骺。正常第 1 跖骨的骨化中心位于骨干的近端，其余跖骨正常的骨化中心位于远端。副骨骺位于正常骨化中心在骨干相反的一侧。副骨化中心可在全部跖骨出现，也可部分出现。

下图：显示正常第 5 跖骨基底部结节。第 5 跖骨基底部骨折一般呈水平走行，而基底部结节则为纵向排列。

第 1 跖趾关节籽骨变异

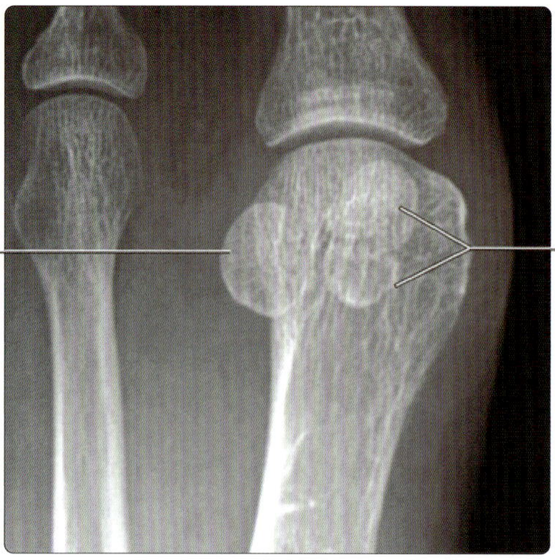

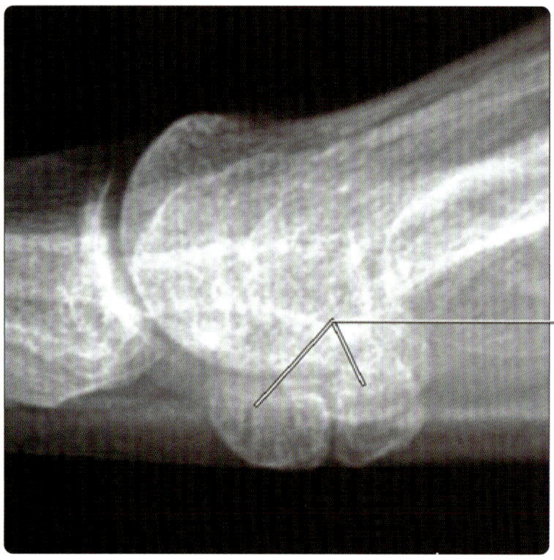

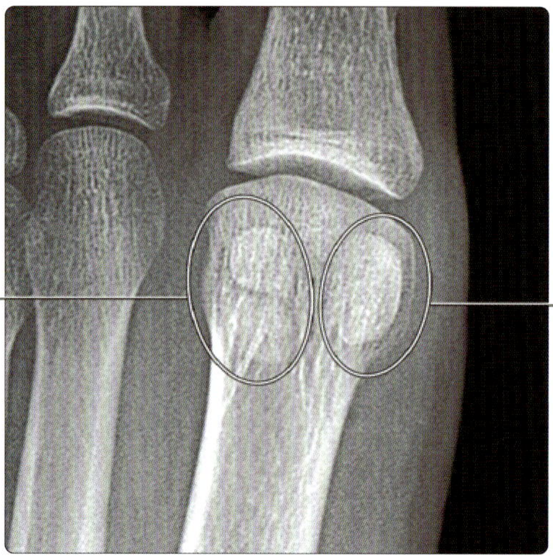

上图：X 线前后位片，显示第 1 跖趾关节的内侧二分籽骨，和单发块状外侧籽骨。
中图：X 线侧位片，显示典型的类圆形二分籽骨，边缘光滑。骨折片边缘多不规则。
下图：X 线前后位片，显示第 1 跖趾关节的外侧二分籽骨和内侧单块状籽骨。与籽骨骨折对比，二分籽骨通常呈圆形。二分籽骨一般比单发块状籽骨大，对侧足可有或无二分籽骨。

籽骨变异

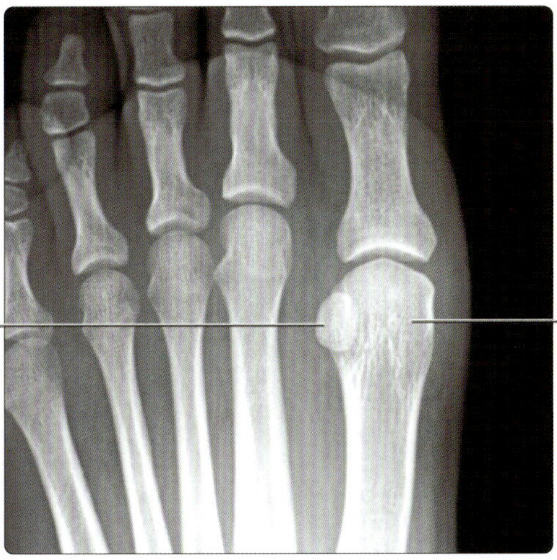

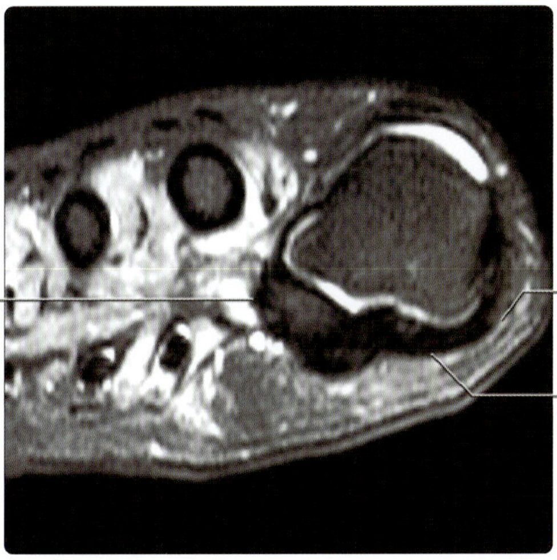

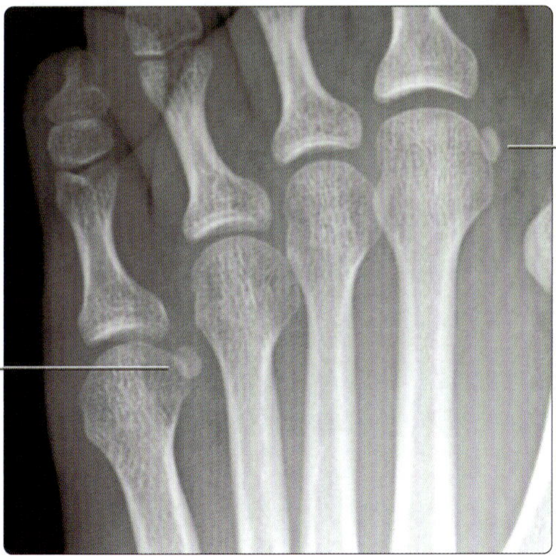

上图：X 线前后位片，患者无外伤史，内侧籽骨缺如。一般籽骨缺如患者都有创伤史，导致籽骨吸收，先天性籽骨缺如极为罕见。

中图：同一患者冠状位脂肪抑制 T_2WI 图像，证实内侧籽骨缺如。

下图：X 线前后位片，显示第 2 和第 5 跖骨头籽骨。第 2~5 趾籽骨常存在变异，籽骨通常较小，呈圆形或椭圆形。第 5 趾可能同时出现内、外侧籽骨。

趾骨变异

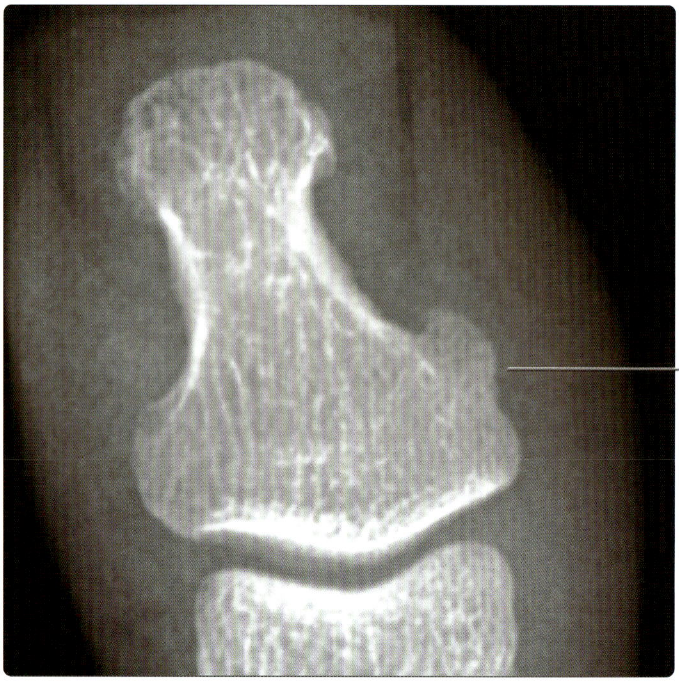

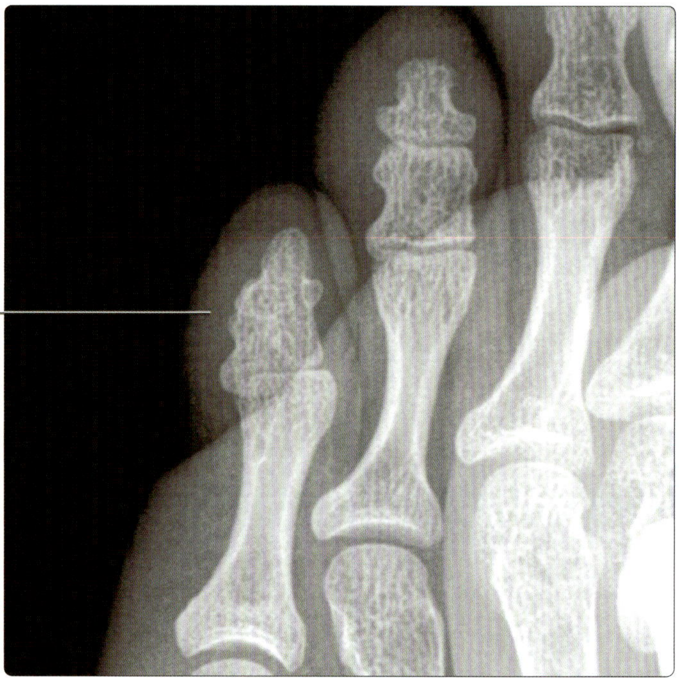

上图：X 线前后位片，显示第 1 远节趾骨基底部内侧缘外生性骨疣。此表现较为常见，外生性骨疣一般较大且无症状。

下图：X 线前后位片，显示第 5 趾中节、远节趾骨分节不全，该正常变异常见。

比目鱼肌变异

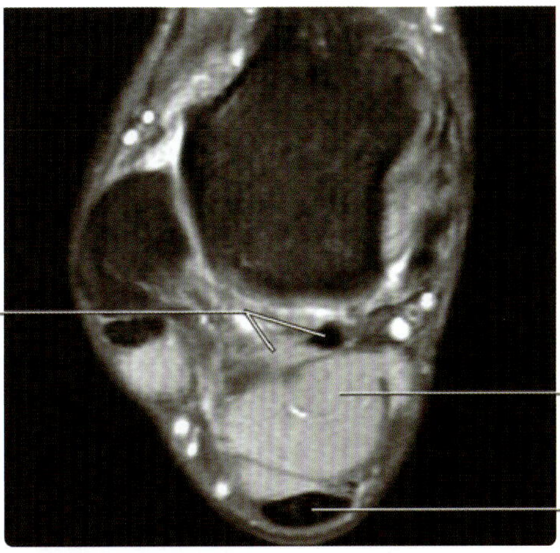

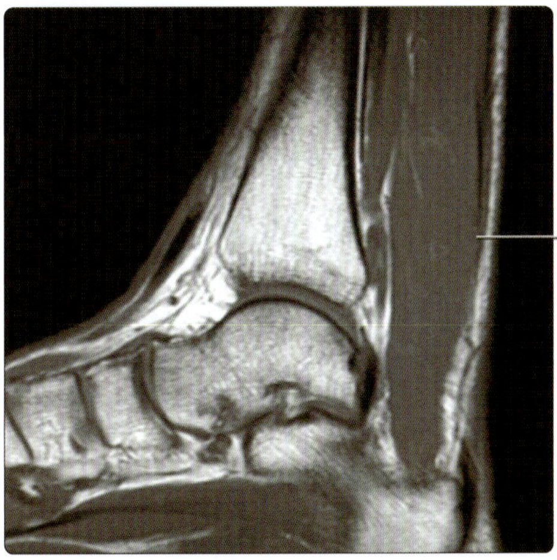

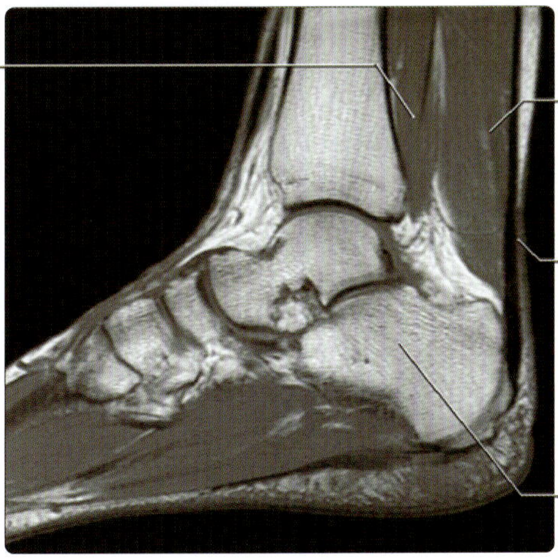

上图：横轴位脂肪抑制 PDWI 图像，显示跟腱前方较大的副比目鱼肌。该肌起自比目鱼肌前缘，止于跟骨内侧面。

中图：矢状位 T_1WI 图像，显示副比目鱼肌向跟骨后突内侧缘延伸。该变异的肌肉在临床上可能表现为肿块，或可能引起撞击。

下图：矢状位 MR 图像，显示比目鱼肌低位，患者无症状。大部分人比目鱼肌末端位于跟骨上方约 2.5~7.5 cm，但约 12.5% 此肌肉 - 肌腱复合体距跟骨仅有 0~2.5 cm。在临床上，比目鱼肌低位可能表现为小腿饱满。(病例由 J. Bencardino，MD 提供)

副屈肌

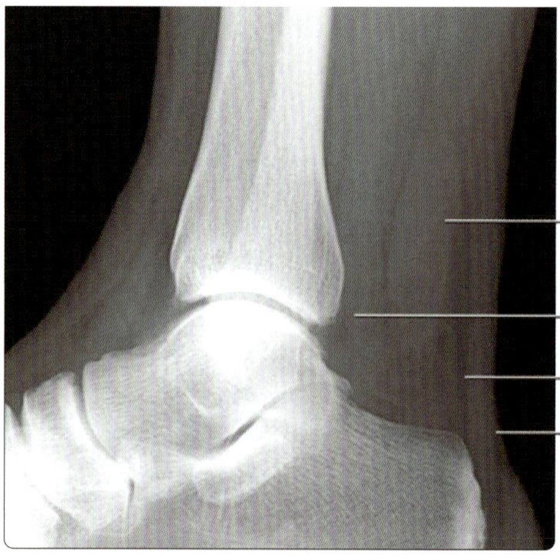

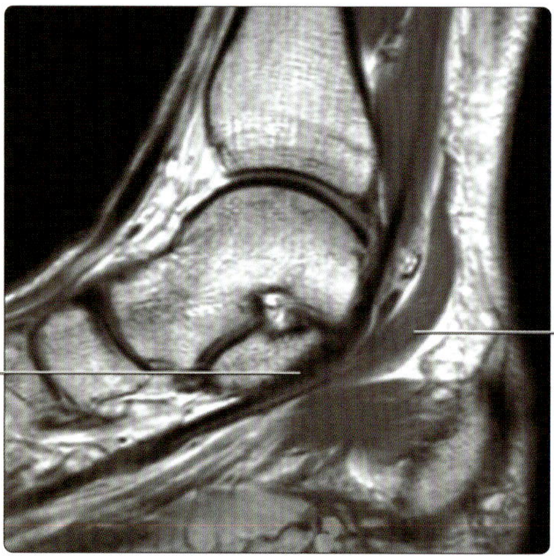

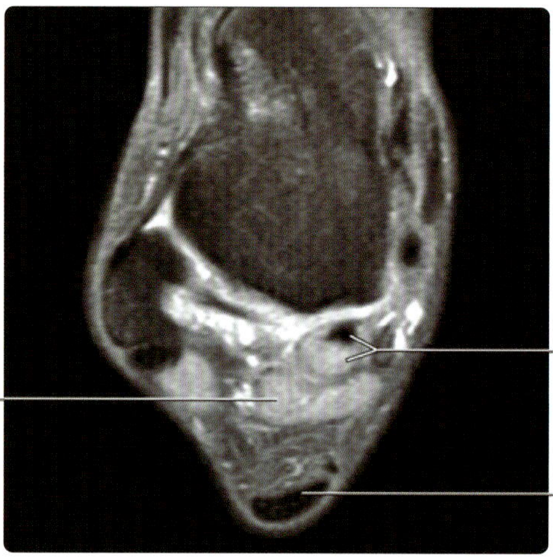

上图：X 线侧位片，显示屈肌后方梭形软组织密度影，为副踇长屈肌。
中图：同一患者矢状位 T_2WI 图像，显示副踇长屈肌附着于踇长屈肌并与其伴行。由于副踇长屈肌的占位效应，患者可能会出现踝管综合征，或在踝关节跖屈时出现撞击症状。此患者为一名芭蕾舞演员，踝关节跖屈受限，在切除副踇长屈肌后症状消失。
下图：同一患者横轴位 PDWI 图像，显示位于踇长屈肌后方的副踇长屈肌。

副屈肌

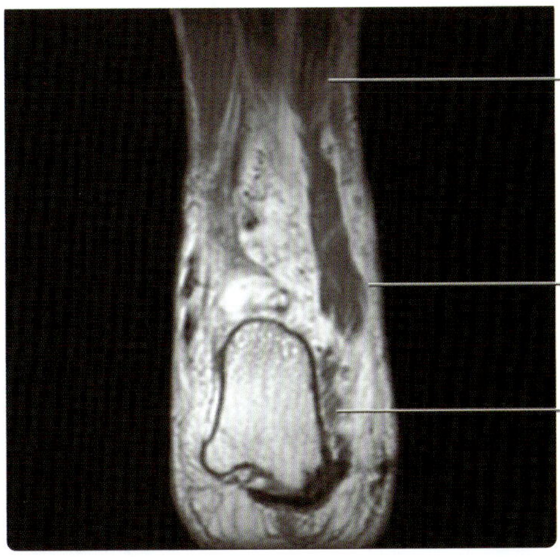

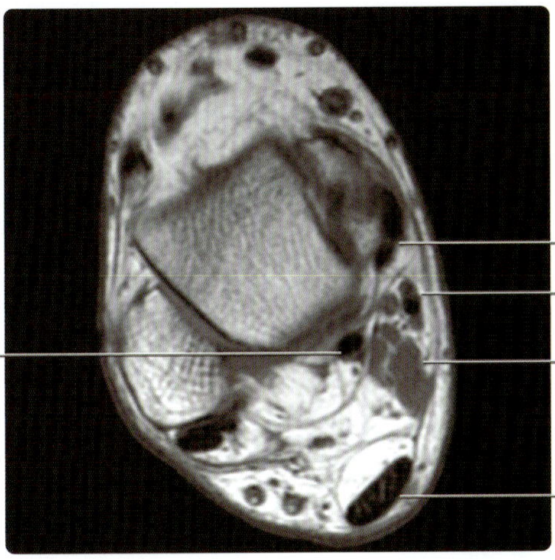

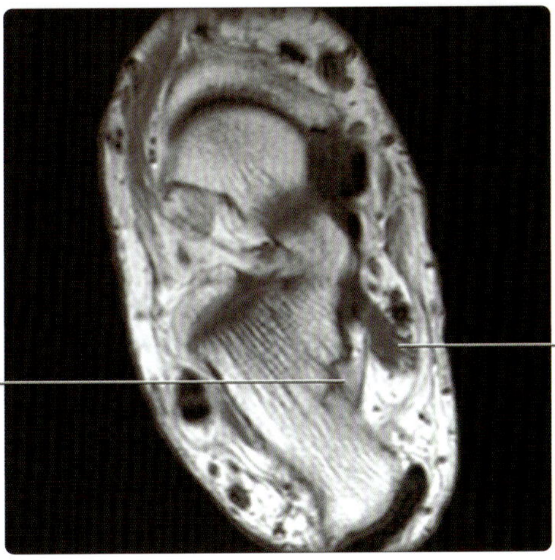

上图：冠状位 T_1WI 图像，显示副趾长屈肌起自趾长屈肌肌腹，止于足底方肌。
中图：横轴位 PDWI 图像，显示副趾长屈肌紧靠趾长屈肌腱，位于神经血管束后方。
下图：横轴位 PDWI 图像，显示副趾长屈肌邻近其足底方肌（已萎缩）的附着点。

屈肌变异

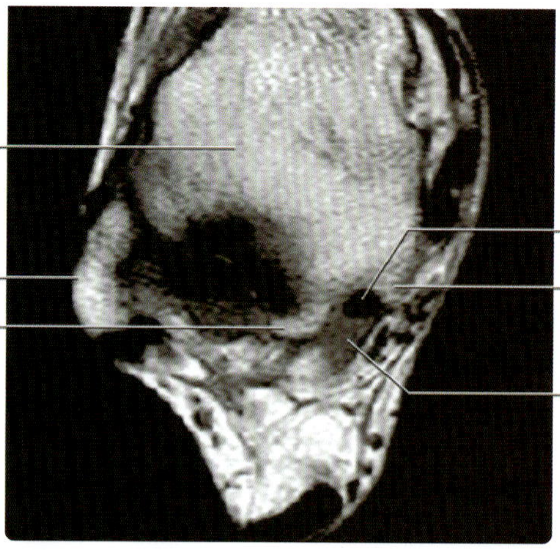

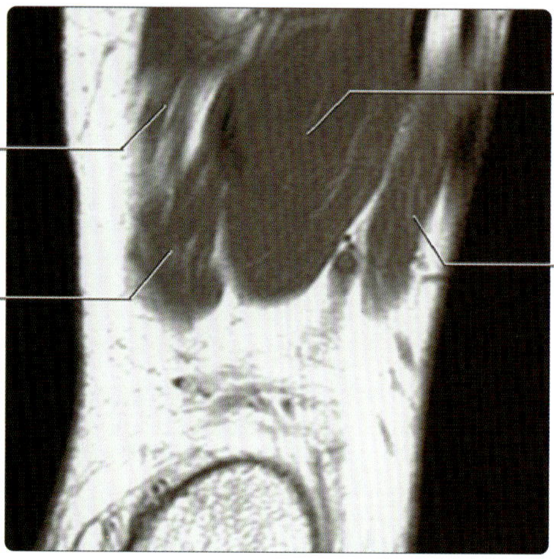

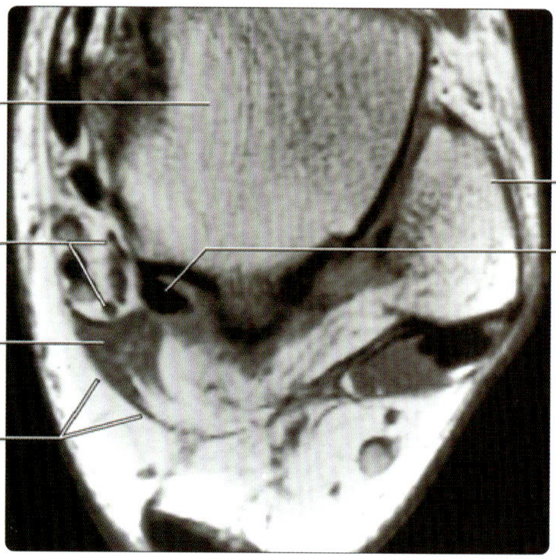

上图：横轴位 T_1WI 图像，显示踇长屈肌低位，肌纤维位于距骨后突内、外侧距骨结节间的纤维骨管内。足跖屈及背屈过程中，该变异可能引起踇长屈肌腱在距骨管内滑动受限。

中图：副趾长屈肌在横轴位图像上显示最佳，在冠状位或矢状位图像也可显示。

下图：副趾长屈肌一般直接起于踝关节的屈肌支持带，通常呈三角形，尖端指向距骨或胫骨，底边邻屈肌支持带。由于副趾长屈肌和副踇长屈肌的起点和止点存在变异，因此，有学者将其归为“加长的副长屈肌（long accessory of long flexors）”或“足底方肌”。

第四腓骨肌

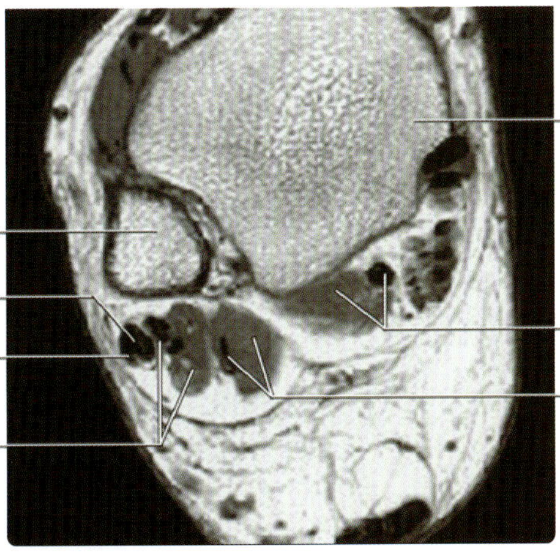

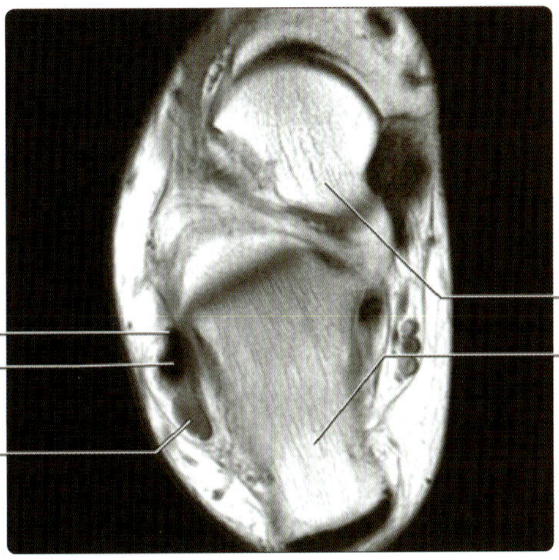

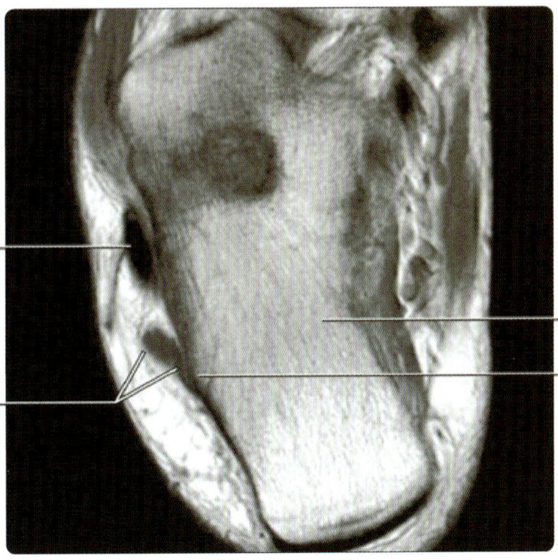

上图：横轴位 MR 图像常见第四腓骨肌，为腓骨短肌的副肌 / 肌腱，位于其内侧，MR 显示清楚。踝关节 MR 检查发现第四腓骨肌时，放射科医生应特别注意有无腓骨肌腱撕裂或移位。本层面偶然发现腓骨长肌腱的副肌腱束。

中图：腓骨短肌腱远端可能存在较明显变异，但腓骨短肌一般在后踝沟水平移行为肌腱。本层图像可见孤立的第四腓骨肌位于腓骨长、短肌腱后方。

下图：第四腓骨肌止于跟骨滑车后隆突，与其他研究报告的止于跟骨腓侧结节有所不同。滑车后隆突位于跟骨腓侧结节后部稍偏下方，约 98% 的人可见，体积较小，如图所示，该隆突在横轴位 MR 图像显示最佳。

影像解剖

概述

- 异常对位关系可能导致足部疼痛和功能障碍

解剖关系

- 足的轴线可在足前后位 X 线平片上识别
  - 解剖轴线
    - 从第 2 跖骨头中心到跟骨后结节中点的连线
  - 力学轴线
    - 从第 1 跖骨头中心到跟骨后结节中点的连线

足纵弓

- 出生时常表现为扁平足
- 10 岁时形成足弓
- 20%的正常成年人有扁平足畸形

距骨跖骨角（侧位片）

- 沿第 1 跖骨和距骨的轴线分别画一条直线
- 正常情况下，两条直线重合
- 弓形足：距骨轴线延伸至第 1 跖骨轴线的足背侧
- 扁平足：距骨轴线延伸至第 1 跖骨轴线的足底侧

跟距角

- 前后位平片
  - 沿距骨中轴和跟骨外侧缘分别画一条直线
  - 新生儿：27° ~56°
  - 成人：25° ~45°（平均：35°）
  - 后足外翻：> 45°
  - 后足内翻：< 20°
- 侧位片
  - 沿距骨中轴和跟骨下缘分别画一条直线
  - 新生儿：23° ~55°
  - 成人：30° ~50°（平均：35°）

跟骨结节关节角(Böhler angle)

- 第 1 线：跟骨前突到跟距后关节面最高处的连线
- 第 2 线：跟距后关节面最高处到跟骨结节上缘的连线
- 正常值：20° ~40°

跟骨交叉角（Gissane anle）

- 第 1 线：沿着跟骨前突上缘
- 第 2 线：沿着后距下关节面外侧缘
- 正常值：100° ~130°

后足宽度（前后位平片）

- 从距骨头内侧缘到跟骨外侧缘的距离
- 正常值：4~5.5 cm

距舟关节对位关系（前后位平片）

- 距舟关节距骨关节面中点至舟骨关节面中点的距离
- 正常值：< 7 mm，> 7 mm 提示旋前过度

第 1~5 跖间角（前后位平片）

- 正常值：14° ~35°
- 八字脚时增大

第 1 跖间角（前后位平片）

- 正常值：< 9°
- 第一跖骨内翻时增大

第 4~5 跖间角（前后位平片）

- 正常值：< 5°
- 小趾内翻畸形（Bunionette deformity）时增大

前足宽度（前后位平片）

- 从第 1 跖骨头内侧缘至第 5 跖骨头外侧缘的距离
- 正常值：7~9 cm

跖骨相对长度（前后位平片）

- 第 1 跖骨长度可能等于、长于或短于第 2 跖骨
- 第 2~5 跖骨逐渐变短
- 可以通过 Meschan 跖骨折角评估
  - 第 1 线：第 1、2 跖骨头关节面的切线
  - 第 2 线：第 2、5 跖骨头关节面的切线
  - 正常值：140°；< 135° 提示第 1 跖骨相对短小

踇趾 - 跖趾角（前后位平片）

- 正常值：< 15°；> 15° 提示踇外翻

踇趾 - 趾间角（前后位平片）

- 正常值：6° ~14°

足底软组织测量

- 厚度随体重增重而增加，随年龄增长而减少
- 足底软组织增厚：肢端肥大症，感染，黏液水肿
- 跟骨脂肪垫：4~17 mm
- 跖骨脂肪垫
  - 第 1 跖骨头：7~25 mm
  - 第 5 跖骨头：1~16 mm

解剖成像事宜

成像建议

- 仅在负重位 X 线平片上评估对位关系
- 拍摄婴儿足部负重位平片时，可通过将患足轻压在平板上模拟负重

参考文献

Jahss M: Disorders of the Foot and Ankle: Medical and Surgical Management. vol 1. 2nd ed. Philadelphia, 1990

踝穴对位

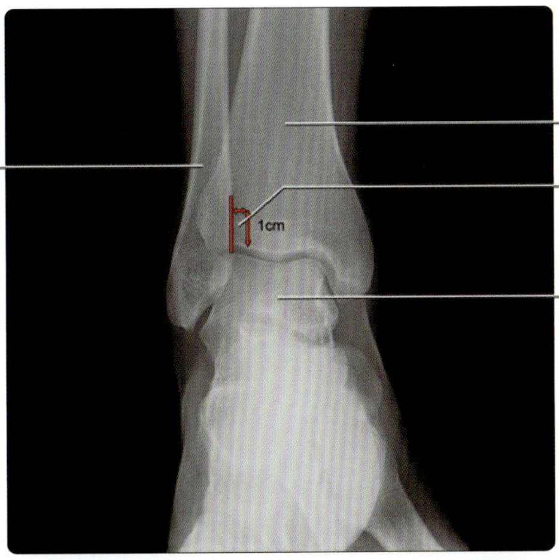

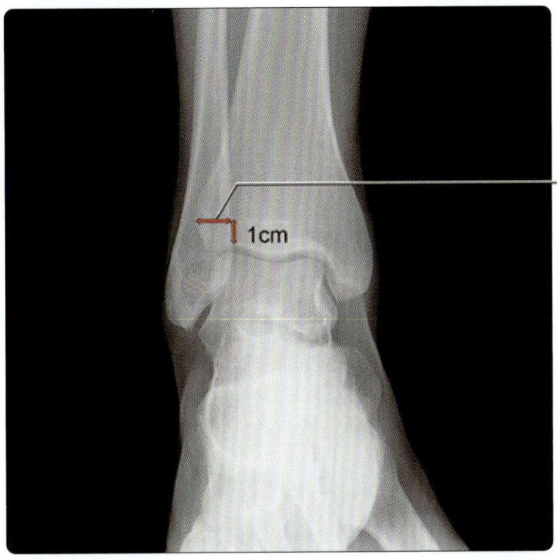

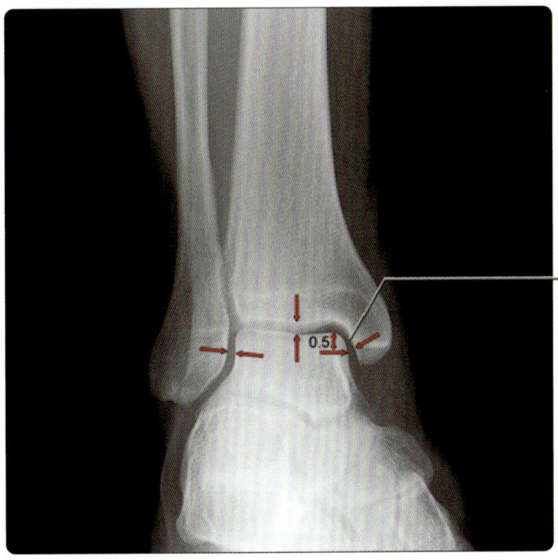

上图：胫距关节面距骨平台上方约 1 cm 处测量的外侧联合间隙和胫腓重叠，是下胫腓联合关节完整性的标志。外侧联合间隙是指从胫骨后缘到腓骨内侧缘的宽度，其测量值在不同的文献中有所不同，踝关节后前位和踝穴位上测量值范围在 4~6 mm。

中图：胫腓骨重叠为 6~10 mm，文献报告测量值不同，多数认为后前位测量重叠值为 6 mm、踝穴位为 1 mm 属正常。

下图：在踝关节前后位和踝穴位上，距骨到胫骨的胫距关节面距离相等，微小倾斜属正常现象。距骨关节面下 0.5 cm 处，正常内侧间隙应为 4 mm。

后足对位

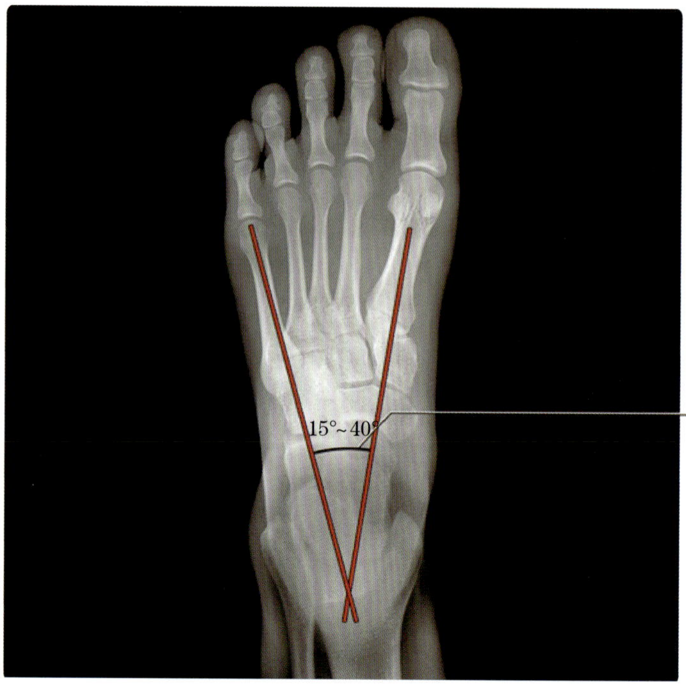

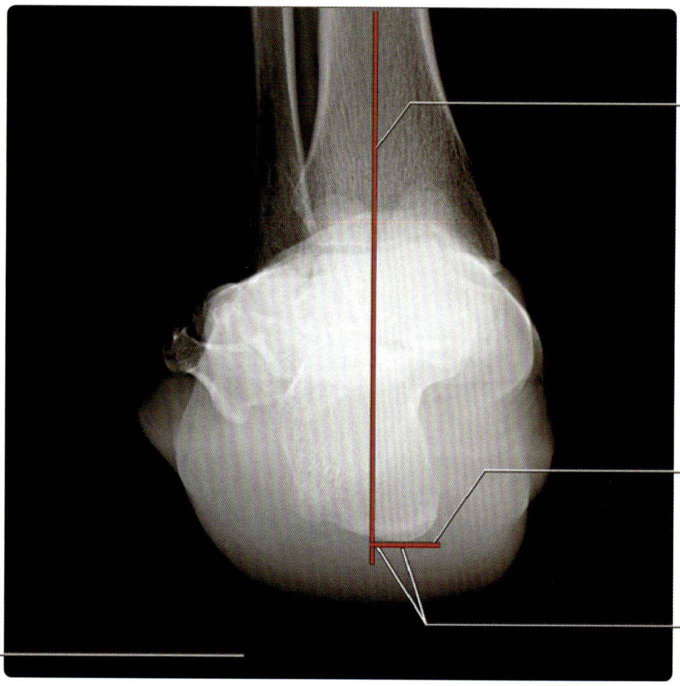

上图：距骨 - 跟骨角为距骨和跟骨纵轴间的夹角，采用足前后位测量，正常值为 15° ~40°。前后位片中，跟距角减小提示后足内翻畸形，角增大提示后足外翻畸形。

下图：采用站立位后足对齐位测量后足跟骨与胫骨的位置关系。投照方法为患者站立，足趾向前伸直至成像板，成像板与垂直方向成 20° 角，上缘远离患者脚趾，X 射线束尾端（足趾侧）倾斜 20° 角，从足跟到足趾投照。测量跟骨最低点到胫骨纵向轴线（“胫骨轴”）的距离，正常无症状志愿者，跟骨下端最低点至胫骨纵向轴线距离 <8 mm。若跟骨最低点位于胫骨轴线外侧 > 8 mm，提示后足外翻；跟骨最低点位于轴线内侧，提示后足内翻。

后足对位

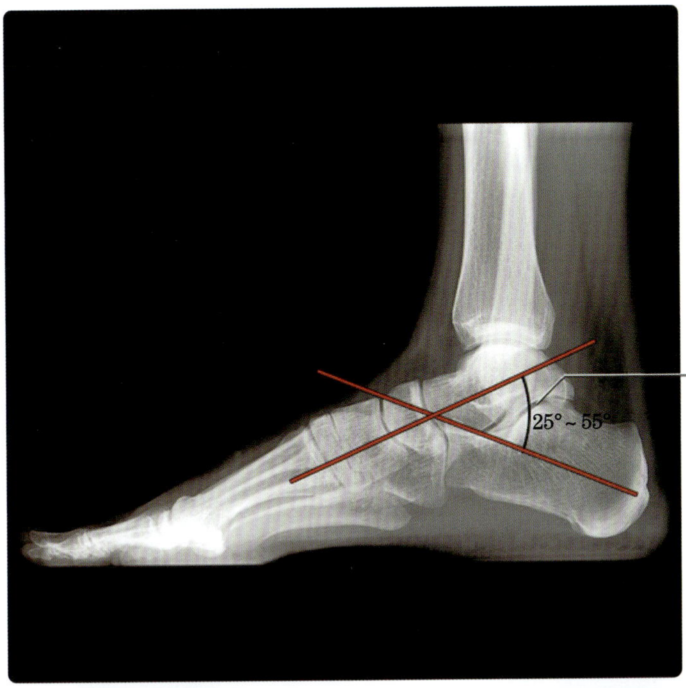

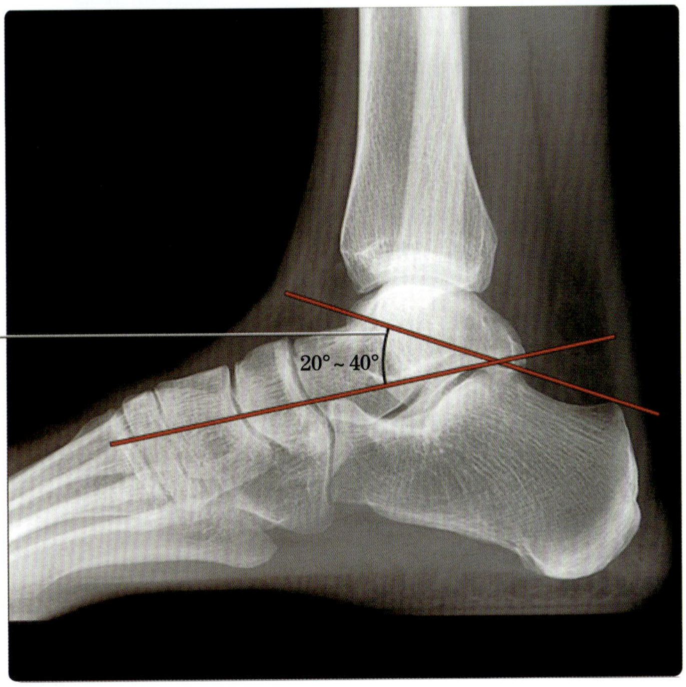

上图：跟距角（Kite 角）是在侧位片中，距骨纵轴线和跟骨纵轴线的夹角，正常值为 25°～55°。角度减小提示后足内翻畸形，角度增大提示后足外翻畸形。

下图：跟骨结节关节角（Böehler 角）是跟骨前突与后跟距关节面最高处连线同跟骨结节后上缘与后跟距关节面最高处的连线相交形成的夹角，正常范围 20°～40°，反映跟骨后关节面和跟骨高度的完整性。

中足对位

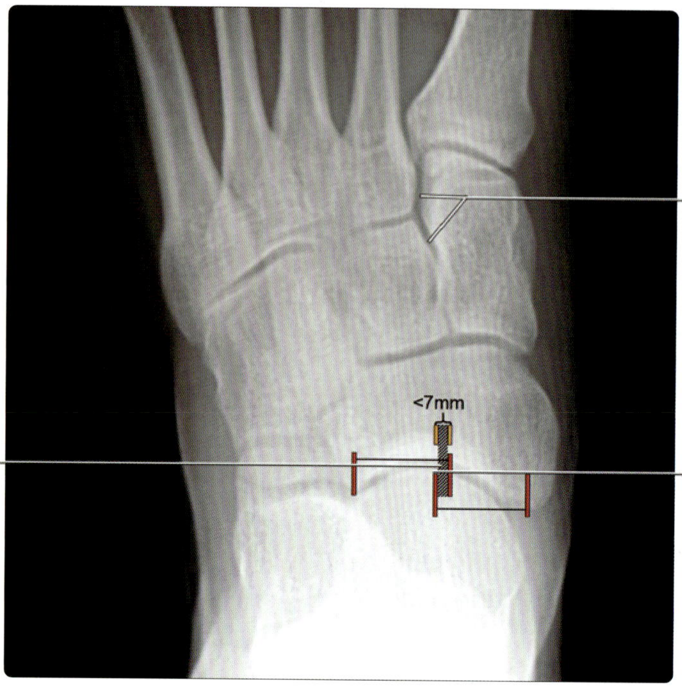

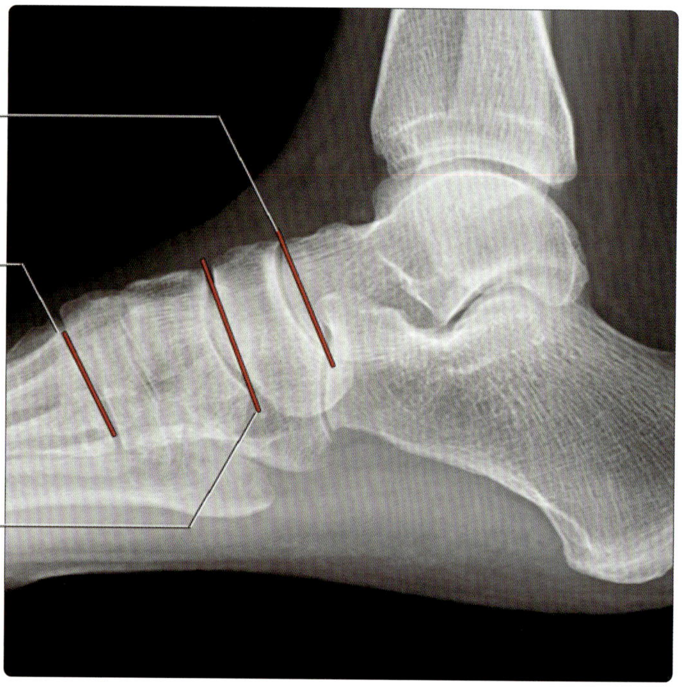

上图：X 线正位平片显示距骨和舟骨的正常对位关系，距骨头关节面中点到舟骨近侧关节面中点的距离 < 7 mm，中间楔骨和第 2 跖骨内侧缘对齐，若外移，提示 Lisfranc 韧带断裂。

下图：侧位片显示距骨、舟骨、楔骨的正常对位关系，距舟关节、舟楔联合和第 1 跗跖关节面角度近乎平行。

跗跖关节对位

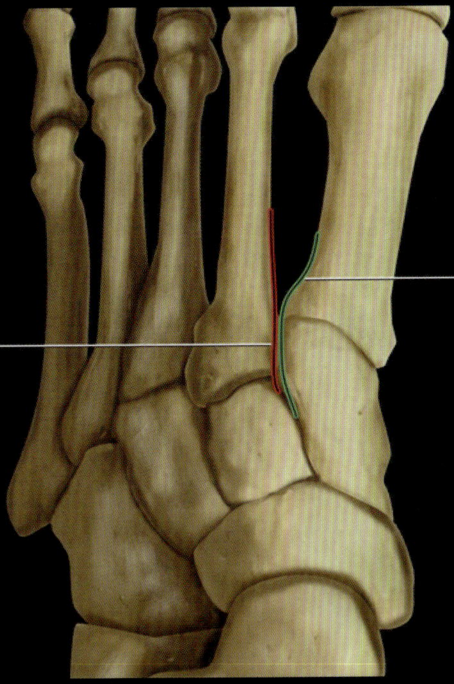

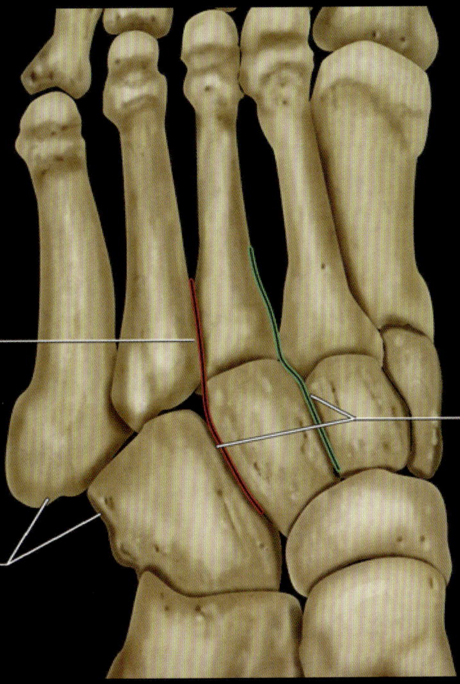

上图：正位示意图显示内侧楔骨与第 1 跖骨中心对齐，第 1 跖骨与内侧楔骨外侧缘的连线通常为弧形，也可有局部偏移。与之相对，沿中间楔骨和第 2 跖骨内侧缘的连线应为直线，该连线的任何偏移都提示 Lisfranc 关节韧带断裂。
下图：斜位示意图显示外侧楔骨与第 3 跖骨中心对齐，第 4 跖骨内侧缘与骰骨内侧缘对齐，第 5 跖骨茎突延伸至骰骨外侧。

足纵弓

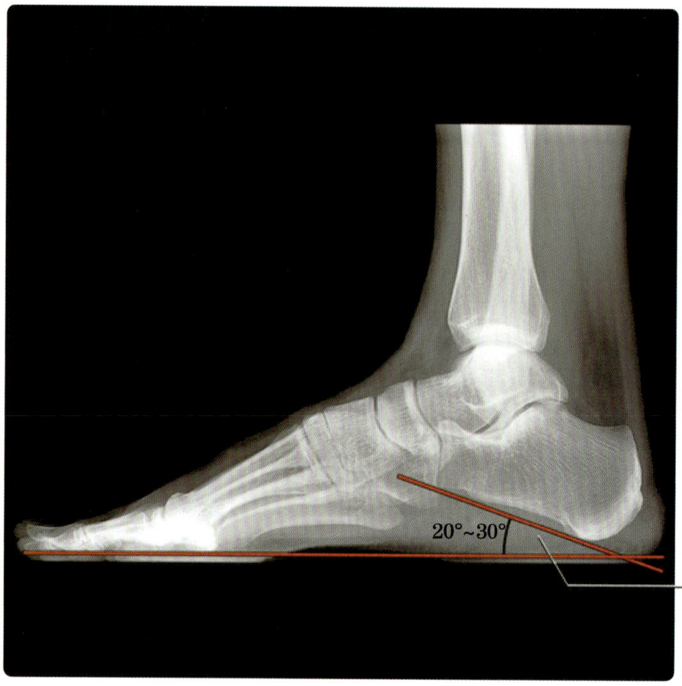

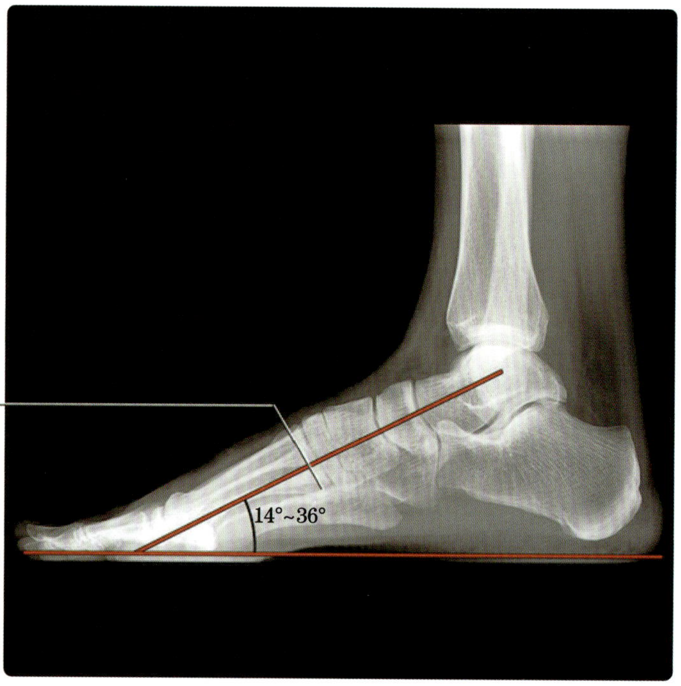

上图：负重位足部侧位平片提供纵向足弓的高度信息，跟骨倾斜角是跟骨跖侧面连线与水平线之间的夹角，正常为 20° ~30° 。

下图：正常距骨 - 基底角是距骨纵轴与水平线之间的夹角，正常为 14° ~36° 。

侧位跖骨对位

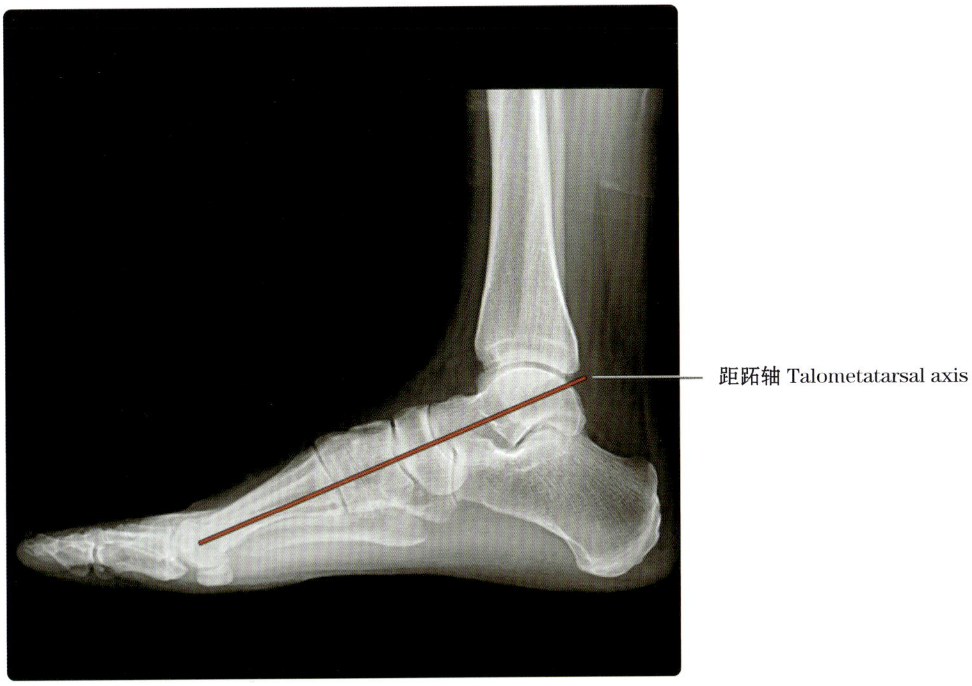

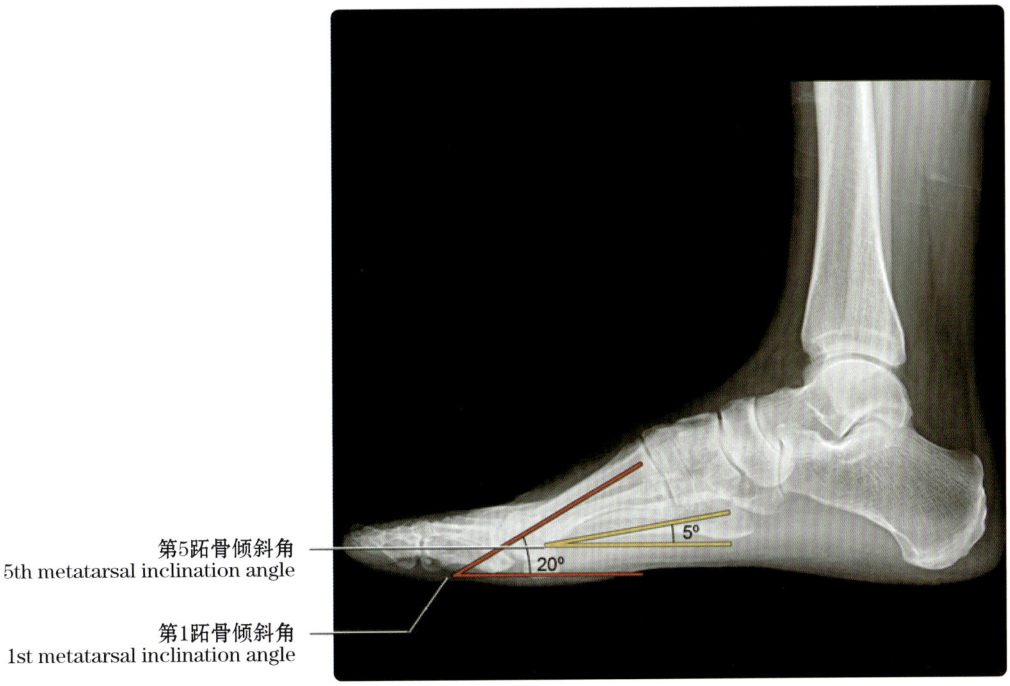

上图：负重位 X 线侧位平片显示距跖轴，正常情况下沿距骨轴的中心线将与第 1 跖骨轴线延续，若距骨轴线通过第 1 跖骨轴线上方为弓形足，通过第 1 跖骨轴线下方为扁平足。

下图：负重位侧位 X 线平片显示跖骨倾斜角，是指水平线与跖骨轴线的夹角。该角度从第 1 跖骨到第 5 跖骨逐渐减小，第 1 跖骨倾斜角为 20°，第 2 跖骨为 15°，第 3 跖骨为 10°，第 4 跖骨为 8°，第 5 跖骨为 5°。

前后位跖骨对位

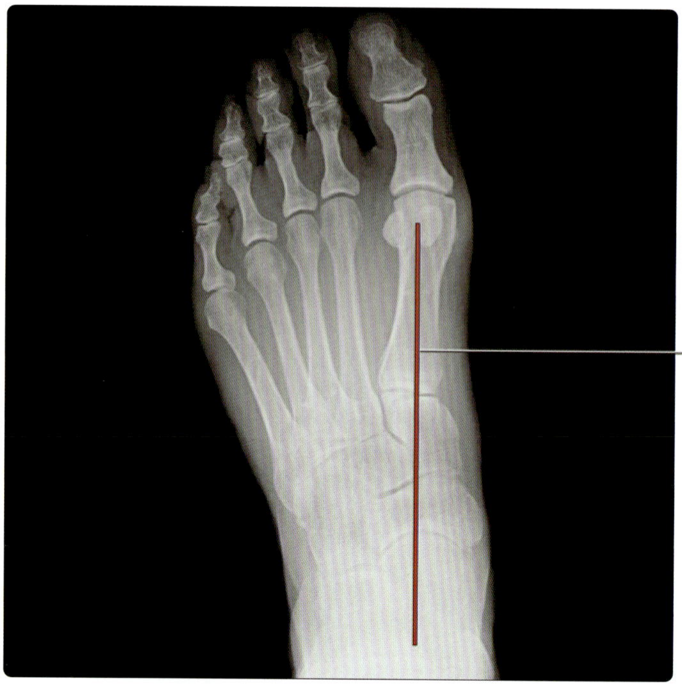

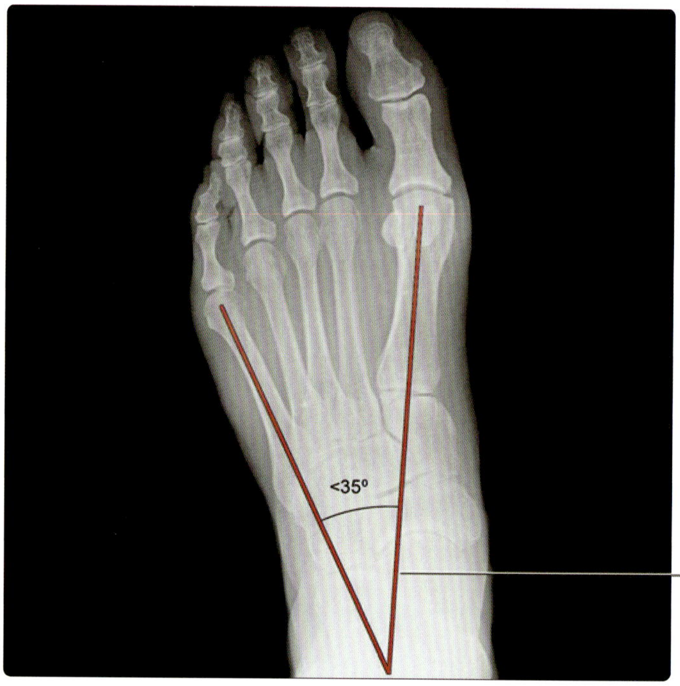

上图：X 线前后位片显示距骨轴线和第 1 跖骨轴线之间的正常对位关系，距骨轴线沿着第 1 跖骨轴延伸，或位于第 1、2 跖骨之间。前足内翻或内收时，第 1 跖骨轴线相对距骨轴线向内侧偏移；前足外翻或外展时，第 1 跖骨轴线向外侧偏移。

下图：X 线前后位片显示跖骨向外呈扇形分布，基底部重叠。八字脚时，第 1~5 跖骨夹角大于 35°。正常第 1~2 跖骨夹角小于 9°，第 4~5 跖骨夹角小于 5°。第 1~2 跖骨夹角增大，称为第 1 跖骨内翻；第 4~5 跖骨夹角增大，称为第 5 跖骨外翻。

跖骨长度

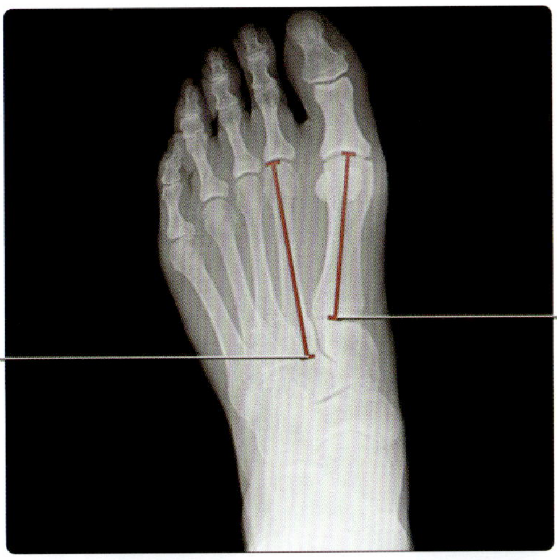

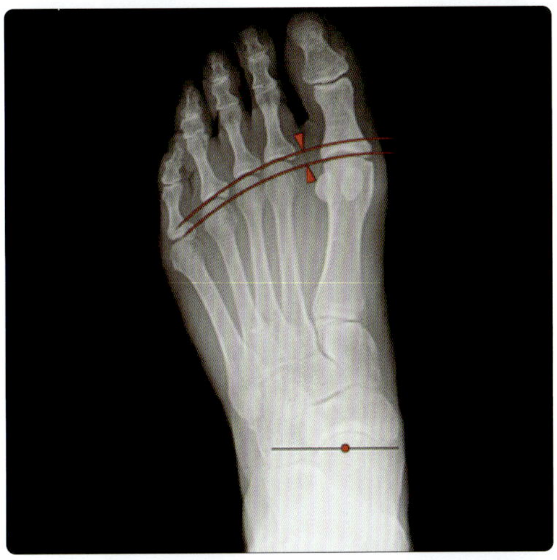

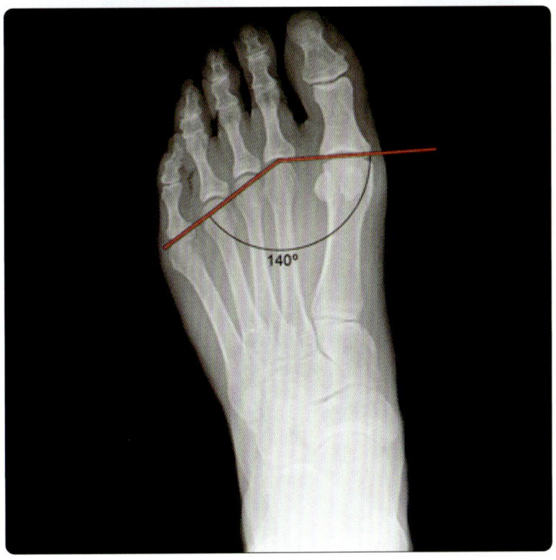

上图：使用 Stokes 法，在 X 线前后位片测量跖骨相对长度。此方法没有考虑整体对位，所以测量值为跖骨绝对长度。

中图：使用 Hardy 法和 Clapham 法，在 X 线前后位片显示跖骨的相对长度。以跖骨头为中心画一弧线，该弧线以距骨头的中心作为圆心，通过测量第 1 跖骨和第 2 跖骨弧线之间的距离，来显示跖骨长度的差异。

下图：在 X 线前后位片测量跖骨 Meschan 折角，该角度是第 1 和第 2 跖骨头关节面的切线与第 2~5 跖骨头关节面切线之间的夹角，正常为 140°。若角度 <135°，提示第 1 跖骨头相对较短。

跗趾对位

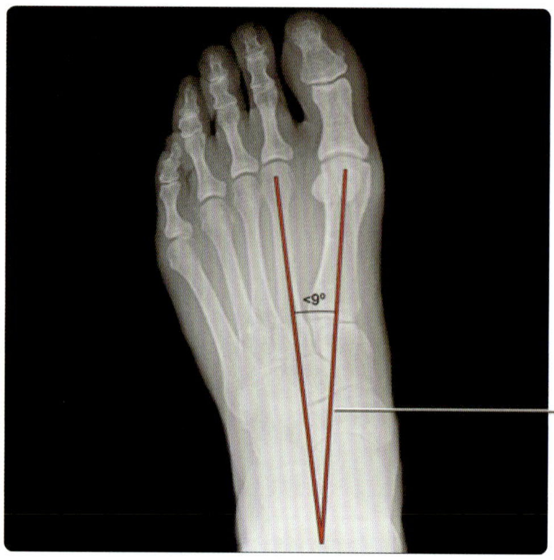

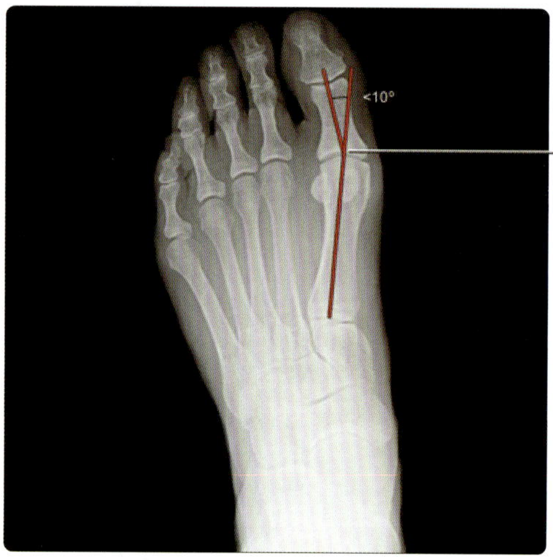

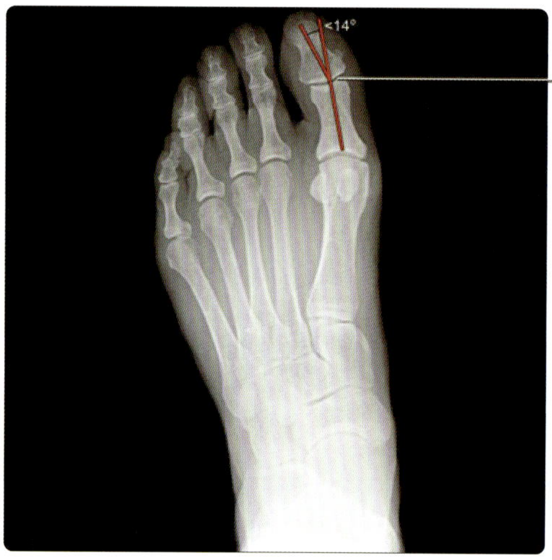

上图：X 线前后位片显示正常跖骨间角小于 10°。
中图：X 线前后位片显示正常跗趾角小于 10°，跗外翻的界定标准为 15°～20°。
下图：X 线前后位片显示跗趾趾骨间角，该角是第 1 近节趾骨和远节趾骨轴线的夹角，正常角度是 6°～14°。

软组织测量

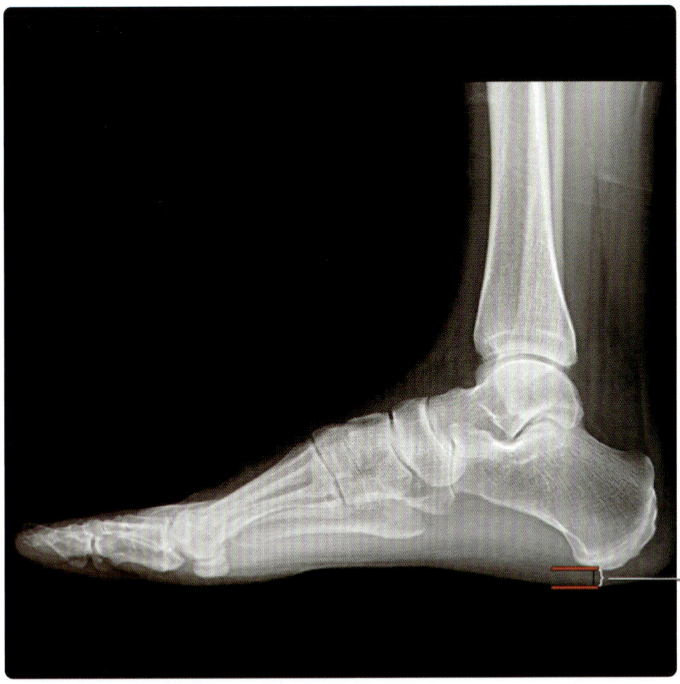

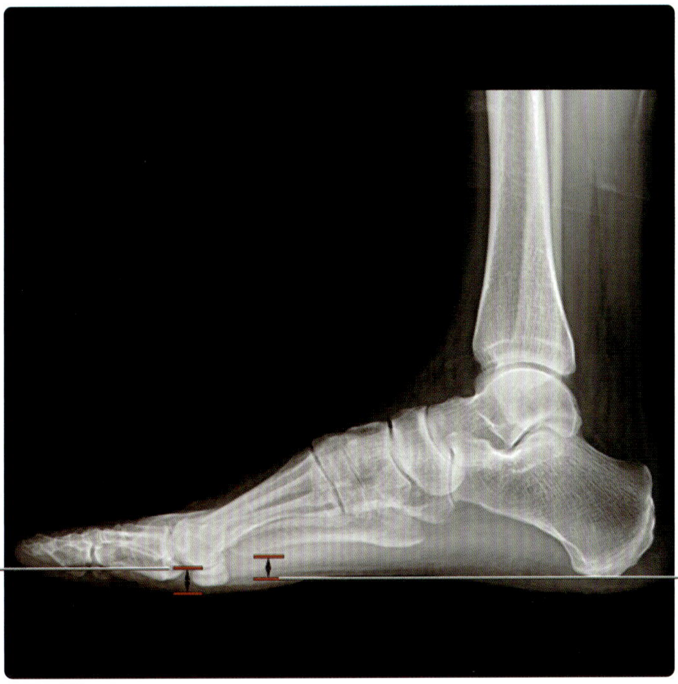

上图：X 线侧位片显示正常足底跟垫厚度为 4~17 mm。

下图：负重位 X 线侧位片显示正常跖骨软组织垫厚度，第 1 跖骨垫为 7~25 mm，第 5 跖骨垫为 1~16 mm。需注意的是，准确辨别足外侧软组织边缘常较困难，限制了第 5 跖骨垫厚度测量的准确性。